CLINICAL NEUROSCIENCE
임상신경과학

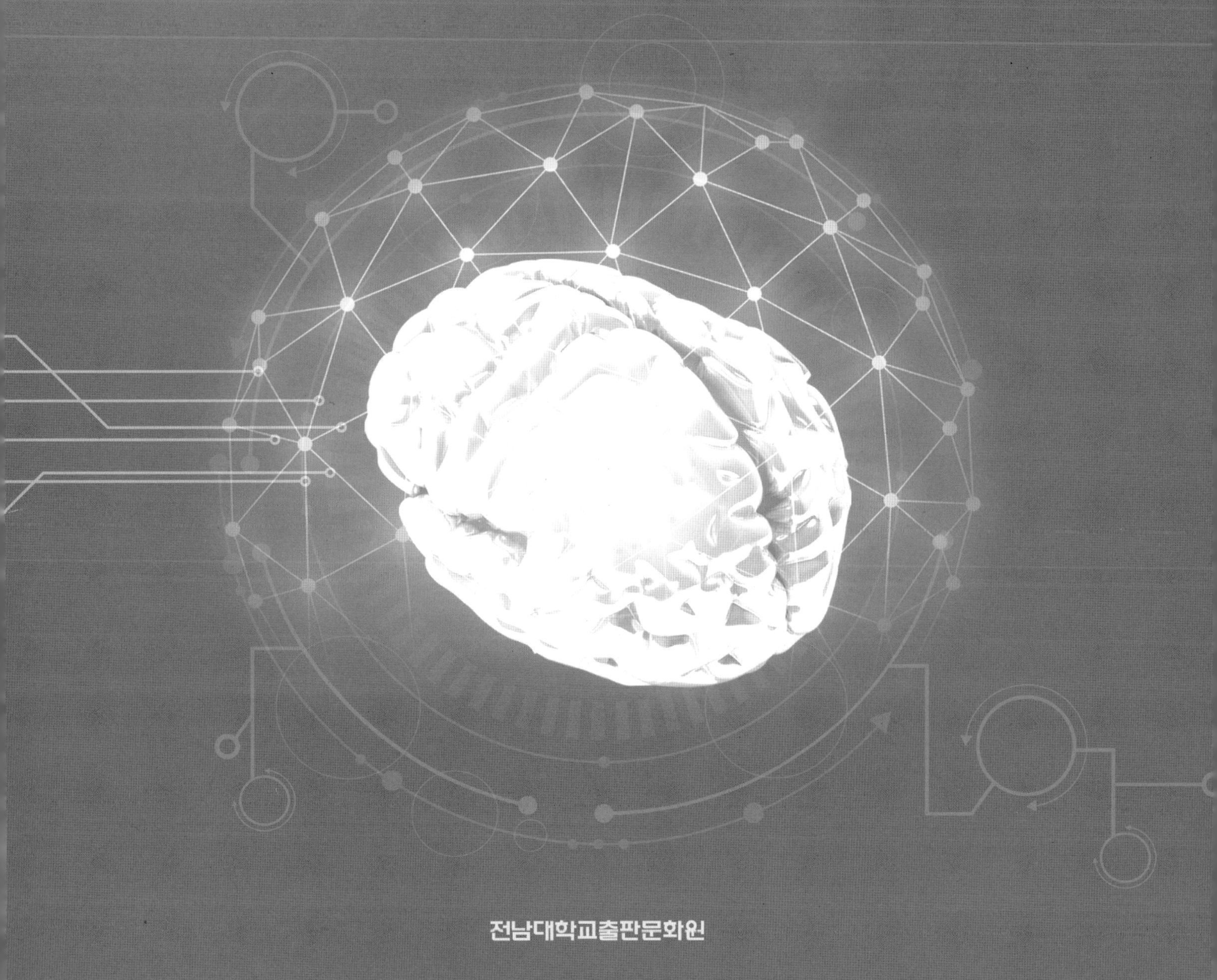

전남대학교출판문화원

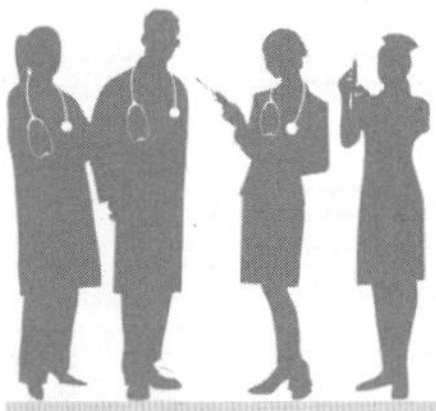

저 자

강경욱 (신경과학교실)
김광석 (성형외과학교실)
김명규 (신경과학교실)
김병채 (신경과학교실)
김인영 (신경외과학교실)
김재휴 (신경외과학교실)
김준태 (신경과학교실)
김태선 (신경외과학교실)
남태승 (신경과학교실)
문경섭 (신경외과학교실)
박만석 (신경과학교실)
송호천 (핵의학교실)
우영종 (소아과학교실)
윤 웅 (영상의학교실)
이경화 (병리학교실)
이민철 (병리학교실)
이삼규 (재활의학교실)
이승한 (신경과학교실)
이정길 (신경외과학교실)
정 신 (신경외과학교실)
정태영 (신경외과학교실)
조기현 (신경과학교실)
조방훈 (전남대학교 의과대학)
주성필 (신경외과학교실)
최성민 (신경과학교실)

임상신경과학

2018년 10월 10일 인쇄
2018년 10월 15일 발행

저자 | 정신·주성필·최성민·이민철 외
펴낸이 | 정병석

펴낸곳 | 전남대학교출판문화원
주소 | 61186 광주광역시 북구 용봉로 77
전화 | (062) 530-0571~3 팩스 | (062) 530-0579
등록 | 1981. 5. 21. 제53호
홈페이지 | http://www.cnup.co.kr
이메일 | cnup0571@hanmail.net

값 40,000 원

ISBN 978-89-6849-553-3 (93510)

이 도서의 국립중앙도서관 출판예정도서목록(CIP)은 서지정보유통지원시스템 홈페이지(http://seoji.nl.go.kr)와
국가자료공동목록시스템(http://www.nl.go.kr/kolisnet)에서 이용하실 수 있습니다.
(CIP제어번호: CIP2018032300)

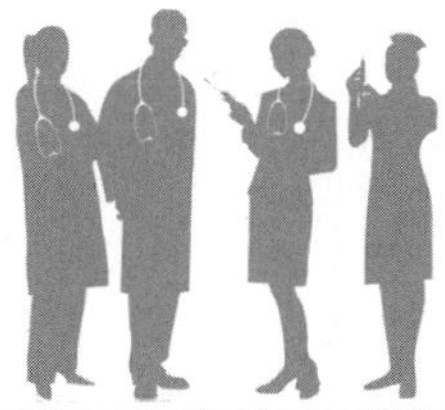

책을 발간하면서

주요 신경계질환으로는 뇌혈관질환, 치매, 간질, 두통, 탈수초질환, 척수질환, 신경근육접합질환, 운동신경세포질환, 근육질환, 뇌종양, 척수종양 등이 있습니다. 임상신경과학에서는 이들 질환을 수술적 치료나 약물 등의 내과적 방법으로 치료하는 것을 연구합니다.

신경과학 통합강의가 시작되면서 강의안에 준하는 신경과학 Ⅰ과 Ⅱ로 구성된 교재의 미진한 부분이 있었습니나. 이를 보완하고 개신하기 위하여 제대로 된 교괴서의 발간에 대하어 공감대가 형성되었고, 지난 약 2년여 동안 준비하여 왔습니다. 역사와 전통을 자랑하는 전남의대의 신경과학 참여 교수님들은 후학들의 교육의 질적 향상과 최신 내용을 담은 한글판 교과서가 필요하다는 인식하에 그동안 축적된 연구와 임상경험 등의 모든 역량을 발휘하여 "임상신경과학" 교과서를 처음으로 출간하게 되었습니다.

교과서는 의학을 전공하는 학생을 대상으로 집필하였으며, 신경계질환의 진단, 두개내압, 뇌혈관질환, 어지럼증, 뇌종양, 두통, 정위기능 및 통증, 두부 손상, 뇌전증, 신경퇴행질환, 탈수초질환, 말초신경 질환, 척추 및 척수질환 그리고 신경계 감염질환 등 14장으로 구성되어 있습니다. 본 교재의 내용은 전공 관련 교수님들의 풍부한 임상경험을 바탕으로 쓰였기 때문에 학생뿐만 아니라 전공의 또는 의료인들에게도 신경계질환을 이해하고 치료하는 실질적인 지침 서적으로써 매우 유익할 것으로 생각됩니다. 다만 처음 출간하는 교과서가 완벽하지 않을 수도 있습니다. 부분적으로 미흡한 부분은 추후 수정하고 또한 새로운 지식들에 대한 추가된 내용들은 향후 개정판에 포함시켜 지속적으로 노력하겠습니다.

어려운 여건과 짧은 준비시간에도 불구하고 조직적이고 체계적인 교과서 편찬을 위하여 혼신의 노력을 해주신 이민철 편집위원장님과 주성필, 최성민, 문경섭 편집위원님에게 무한한 감사의 말씀을 드립니다. 그리고 환자 진료와 연구에 바쁘신 와중에도 원고를 보내주신 모든 저자 교수님들께 감사드립니다. 또한 명실상부 제대로 된 교과서 "임상신경과학"을 출간하게 되는 기쁨을 모든 교수님들과 함께 나누고자 합니다.

2018년 10월

신경과학 책임교수 **정 신**

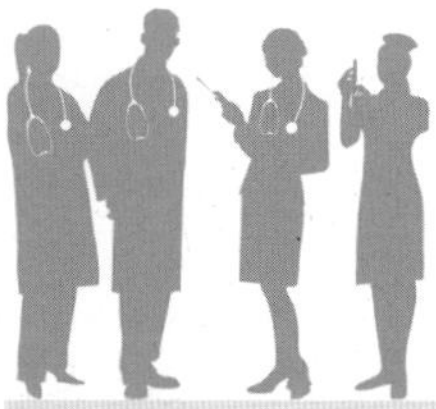

차 례

제1장 신경계질환의 진단

제2장 두개내압

제3장 뇌혈관질환

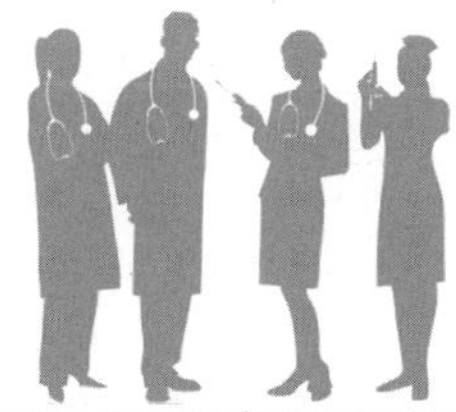

제4장 어지럼증

제5장 뇌종양

제6장 두통

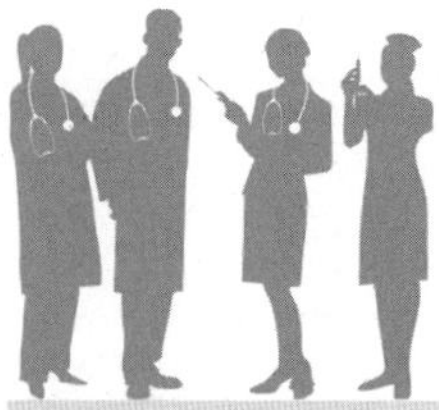

차 례

제7장 정위·기능·통증 신경외과

제8장 두부 손상

제9장 뇌전증

제10장 신경퇴행질환

제11장 탈수초질환

제12장 말초신경질환

제13장 척추 및 척수질환

제14장 신경계 감염질환

Chapter 01 신경계질환의 진단

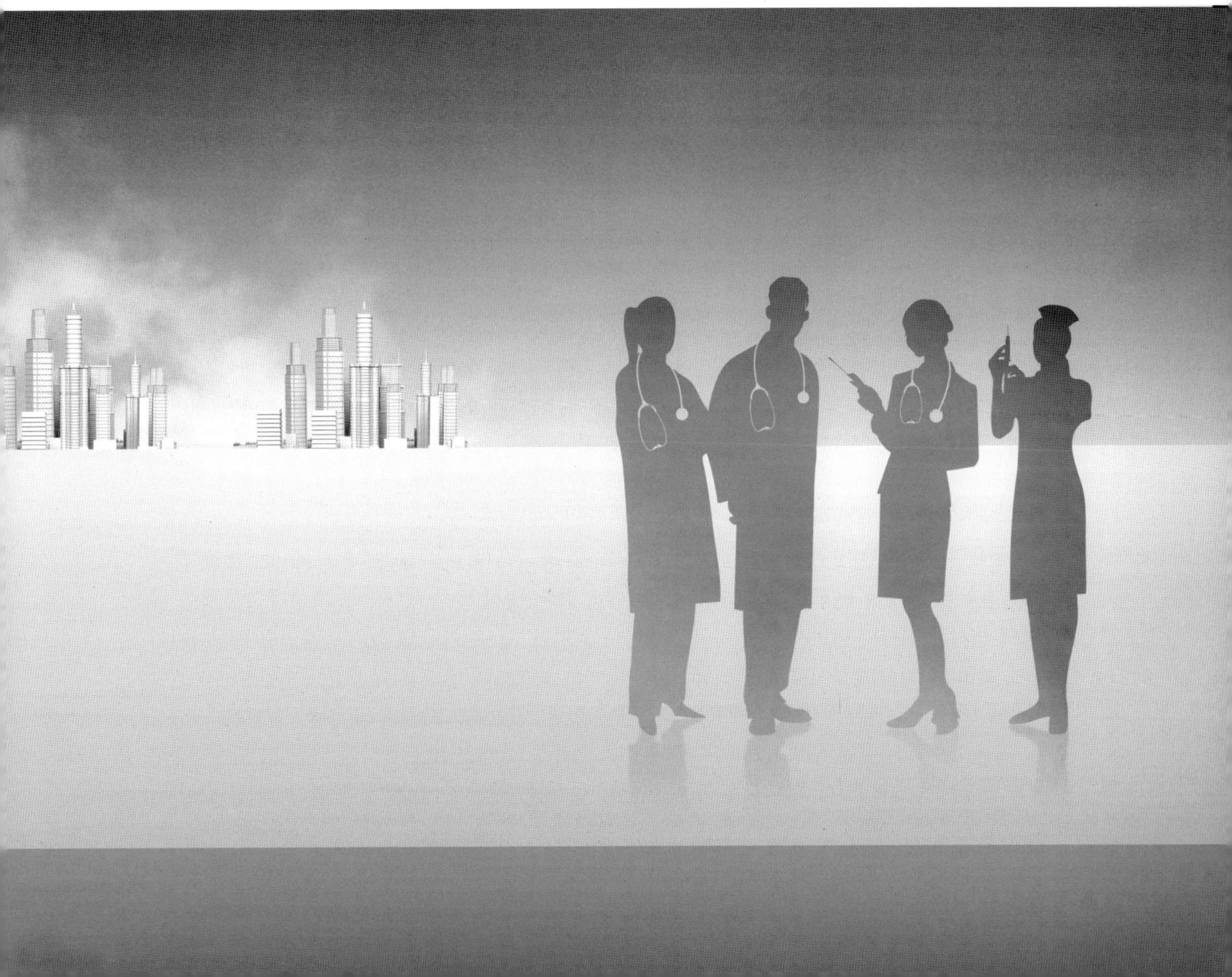

일반신경진단

김병채

일반 학습 목표

중추신경계, 근육 및 말초신경계의 해부, 생리적 지식을 토대로 하여 신경계의 기능평가에 이용되는 신경학적 검사 방법을 숙지하고, 신경계 병변의 위치에 따른 특징적인 신경계 증상 및 징후를 이해하며, 이를 신경계 질환의 진단에 응용하게 한다.

구체적 학습 목표

1. 대뇌피질의 각 부위별 기능을 설명하고 병변의 국소진단에 응용한다.
2. 환자의 언어 기능에 대한 검사방법을 습득한다.
3. 뇌신경의 해부학적 구조 및 기능평가 방법을 습득하고 그 임상적 의미를 설명한다.
4. 정상 운동신경계 및 감각계의 경로를 설명한다.
5. 정상 반사 및 비정상 반사의 종류와 그 임상적 의미를 설명한다.
6. 소뇌의 정상적인 기능을 토대로 기능평가 방법을 습득한 후 소뇌 장애시 관찰되는 신경학적 소견을 설명한다.
7. 혼수 환자의 신경학적 검사법과 이상소견에 대한 임상적 의미를 설명한다.

1. 서 론

신경계는 생리학적 관점에서 체성 신경계(somatic nervous system)와 자율 신경계(autonomic nervous system)로 구분되고, 해부학적 관점에서 중추신경계(central nervous system)와 말초 신경계(peripheral nervous system)로 구분한다. 이러한 신경계는 신경조직의 기본단위인 세포들로 구성되며, 이들 세포는 신경세포(nerve cell) 혹은 신경원(neuron)과 신경교세포(glial cell)로 이루어져 있다.

여러 원인들에 의한 신경계 질환들이 일으키는 임상현상으로는 의식상실, 갑작스러운 진행성 근쇠약, 시각장애, 현훈 및 실조증, 진행성 치매, 심각한 두통 및 배뇨 곤란 등이 있다.

2. 진 단

신경학적 진단이란 임상적 관찰에서 얻어진 여러 가지 정보들을 합리적으로 유추하여 한가지 설명으로 해석하려는 통정과정이다. 신경학적 진단에 있어서 가장 중요한 사항은 병력청취이며 이어서 이학적 검사와 더불어 신경학적 검사를 시행하게 된다.

1) 신경학적 병력(Neurologic History)

신경학에서의 경우 가장 중요한 사항이며 철저한 조사분석을 필요로 한다. 예로 환자의 표정, 몸짓, 혹은 걸음걸이, 혼수상태인 환자라면 옷차림새, 신발, 혹은 냄새 등이 해당된다. 환자나 보호자와 면담 중에 의사는 질병의 발병시기 및 경과를 알아내야 한다. 급성, 아급성 혹은 만성인지 발병시기와 질병이 진행성인지 지속성인지 혹은 경감되는지 경과도 중요하다. 환자의 문제점이 초점성인가 범발성인가에 대해서도 관심을 가지고 병력을 조사해야 한다. 일반적으로 독성 및 대사성 장애, 감염성 질환, 또는 변성 질환들은 범발성인 경우가 많으며, 혈관성 질환 또는 뇌종양에 의한 경우는 초점성 장애를 일으키기 쉽다. 임상증상 및 징후들을 이해하는 데는 신경계 자극현상에서 기인되는 간질 발작과 같은 양성 증상(positive symptom)과 사지마비나 편마비와 같은 기능 상실에서 기인되는 음성증상(negative symptom)으로 구분하는 것이 도움이 된다. 병력조사에서 수많은 요인들이 참조될 것이지만 고려해야 할 사항들로는 환자의 연령, 성별, 사회 경제적 고려, 과거 내과적 병력, 증상의 기간 및 추세, 증상과 부위 등과 같은 것들이 있다.

2) 전반적 신체검사(General Physical Examination)

신경학적 평가에 필요하며 매우 기본적이고 중요한 사항들에 관해서 언급하고자 한다.

(1) Vital signs

의식이 저하된 환자에서는 특히 호흡률과 호흡상태가 중요하다. 침범 부위에 따라 호흡양상이 특징적으로 나타날 수 있다.

* 병변부위에 따른 호흡 양상

① 대뇌반구, 간뇌 : Cheyne-Stokes respiration

② 중뇌, 상부 뇌교 : 중추 신경성 과호흡(Central neurogenic hyperventilation)

③ 뇌교 : 지속 흡식성 호흡(Apneustic breathing)

④ 상부 연수 : 군발 호흡(Cluster breathing)

⑤ 연수 : 실조성 호흡(Ataxic breathing)

혈압은 비교적 비특이적이며 국소성에 대한 가치는 없지만 뇌압상승이 있을 때 혈압이 현저하게 상승하며 뇌압이 떨어지면 혈압도 하강한다. 연수 기능 상실이 있을 때에는 혈압이 심하게 하강하는 수도 있다.

(2) Head

성인의 경우에서는 뇌의 변화를 시사해주는 경우는 적지만 감각운동장애 혹은 초점성 발작이 있는 환자에서는 두개골에 대한 촉진이 필요하다. 뼈의 돌출시에는 수막종의 가능성이 있으며 특히 혼수상태의 환자에서는 두개골의 촉진과 함께 눈 주위 또는 유양돌기에서의 반상출혈 유무를 조사해야만 한다. 특히 동정맥 기형이 의심되는 경우 유양돌기, 측두부, 이마, 눈 또는 두정부 등에서 청진을 하여 혈관성 잡음(vascular bruit)를 듣게 되는 수도 있다.

(3) Eyes

신경질환과 밀접한 관계가 있a는 안과적 소견은 울혈유두(papilledema), 유두염(papillitis) 및 초자체출혈(subhyaloid hemorrhage) 등이 있다.

(4) Ears

특히 소아에 있어서 두개내 세균성 침범이 일어나는 경우는 중이의 급성 감염으로 부터 기인하는 경우가 많으므로, 이런 경우는 반드시 이경 검사가 필요하다.

(5) Neck

신경근의 수막초(meningeal sheath)에 염증이 있는 경우, 특히 수막염(meningitis)의 경우는 목 근육에서의 통증과 반사성 경직이 특징적으로 일어난다.

* Brudzinski's sign : 수막염이 있는 경우 목을 가슴쪽으로 숙이면 이와 동시에 하지 및 둔부에서 자동적인 관절 굴곡이 일어나는 반사 현상
* Lhermitte's sign : 환자의 머리를 앞으로 갑자기 구부리면 뒷목 부분에서 팔, 몸통 및 다리까지 퍼져나가는 전기 충격같은 심한 통증을 일으키는 경우 - 다발성 경화증(multiple sclerosis)과 경부골 관절염에서 볼 수 있다. 또한 경동맥 맥박촉진과 carotid bruit 청진을 하여야한다.

(6) Chest

특히 heart sound와 heart rate을 주의 깊게 검사하여야 한다. 심방세동이나 심장판막질환에서 heart origin embolic infarction을 야기할 수 있다.

(7) Extremities

* straight leg raising test : 곧게 다리를 뻗은 상태에서 수동적으로 고관절 부위에서 굴곡시키는 방법을 말한다. 이는 요천공 신경총 및 그 신경근들이 자극성 혹은 파괴성 병변의 영향을 받고 있는가를 평가하는 수기법이다.
* Kernig's sign : 고관절 및 슬관절 모두에서 우선 90도로 굴곡시킨 후 슬관절에서 다리를 신전시키는 방법으로 슬관절의 각도가 135도 이상 펴지지 않은 경우이며, 수막염 환자에서 나타날 수 있다.
* Lasegue sign : 하지를 신전시킨 상태에서 다리를 들어 올리면 정상에서는 고관절 각도 70도까지 가능한데 그 이하에서 통증을 호소하는 경우는 좌골 신경통, 추간판 돌출증, 혹은 후신경근 질환에서 나타날 수 있다.

대뇌인지기능

김병채

1. 대뇌피질의 구조

뇌를 크게 두 부분으로 나누면 천막상 구조(supratentorial structure)와 천막하 구조(infratentorial structure)로 나눌 수 있다. 'tentorial'의 'tent'는 소뇌(cerebellum)와 대뇌 후두엽 사이를 나뉘고 있는 tentorium cerebelli라는 구조물의 tent에 해당된다. 천막하 구조에는 뇌간(brain stem)과 소뇌가 있다. 천막상 구조에는 대뇌(cerebrum)가 있는데, 매우 복잡하게 생겼지만 간단하게 생각하여 신경세포(neuron)의 세포체(cell body)가 있는 부분과 신경세포의 축삭(axon)이 주로 지나가는 곳으로 나눌 수 있다. 신경세포의 세포체가 있는 부위를 회백질(grey matter)이라고 하며, 신경세포의 축삭이 있는 부위를 백질(white matter)이라고 한다. 대뇌에는 회백질이 있는 부위는 크게 두 곳인데, 첫째는 대뇌피질, 둘째는 대뇌 내부(안쪽)에 자리잡고 있는 기저핵(basal ganglia)과 시상(thalamus)이다. 여기에서는 시상과 기저핵은 나루지 않겠다.

대뇌는 두 개의 대뇌반구(cerebral hemisphere)로 구성되어 있다. 대뇌피질은 여섯 개의 층(layer)으로 이루어진 sheet인데, 주름이 잡혀져 있다. 주름의 바깥쪽 방향으로 튀어나온 부분을 대뇌이랑(gyrus, 복수는 gyri)이라고 하고, 안쪽 방향으로 움푹 들어간 부분을 고랑(sulcus, 복수는 sulci)라고 한다. 고랑(Sulcus)중에서 매우 큰 것을 열(fissure)라고 한다. 예로서 두 개(좌우)의 대뇌반구 사이에 있는 큰 틈이 Interhemispheric fissure(longitudinal fissure)이며, 뇌를 옆에서 보았을 때 위에서 아래 방향의 대각선으로 나 있는 틈이 Central sulcus(중심고랑), 앞쪽에서 뒤쪽방향의 틈이 Sylvian fissure(실비우스 열, 또는 lateral sulcus)이다. <그림 1>

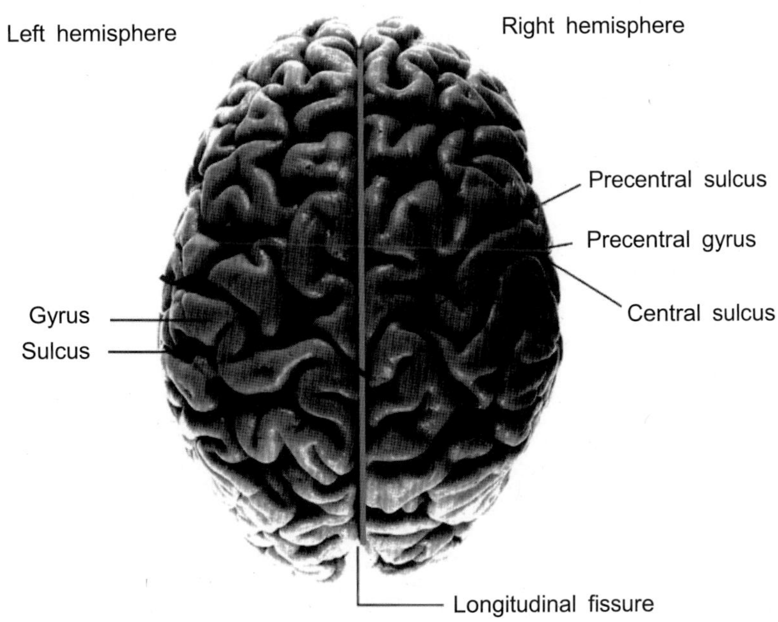

〈그림 1〉 Cerebral cortex(superior view)

대뇌피질은 여러 개의 엽(lobe)으로 나눌 때 기준이 되는 기본적인 지표(landmark)는 central sulcus와 Sylvian fissure다. 대뇌를 측면에서 보았을 때, central sulcus 앞 부분과 Sylvian fissure의 윗부분이 전두엽(Frontal lobe)이다. Central sulcus 뒤 부분에 두정엽(parietal lobe), 후두엽(occipital lobe), 측두엽(temporal lobe)이 위치하고 있는데, 이중 후두엽의 경계는 parieto-occipital sulcus와 preoccipital notch를 연결하는 가상의 선이다. 측두엽은 Sylvian fissure 아래쪽이며, 측두엽과 두정엽의 경계는 Sylvian fissure의 꼬리와 후두엽을 경계 짓는 선(parieto-occipital sulcus와 preoccipital notch를 연결하는 선)의 중앙점을 연결하는 가상의 선이다. <그림 2>

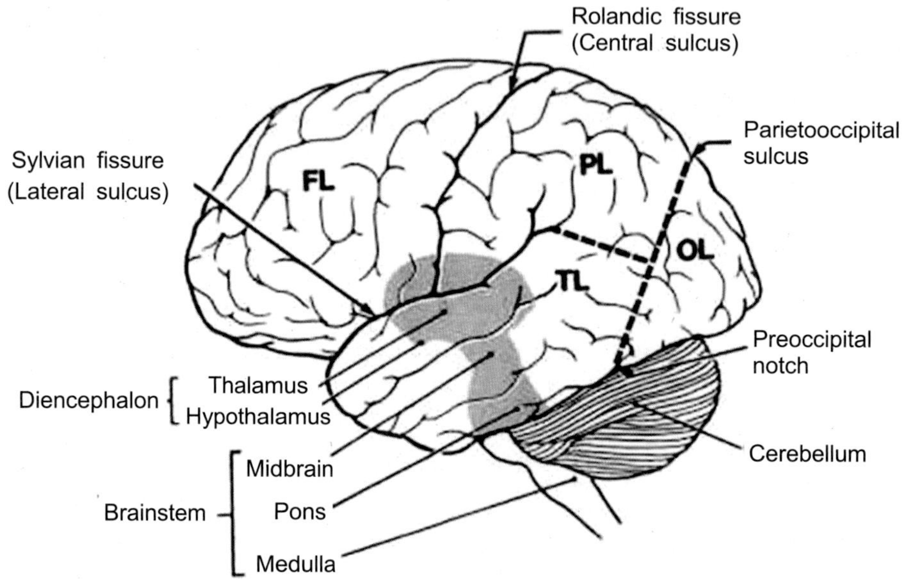

〈그림 2〉 대뇌 피질(Cerebral cortex): Frontal lobe(FL), Parietal lobe(PL), Temporal lobe(TL), Occipital lobe(OL)

두정엽은 central sulcus 뒤쪽에 postcentral gyrus가 있고, postcentral gyrus를 제외한 나머지 부분은 intraparietal sulcus를 중심으로 위쪽은 superior parietal lobule, 아래쪽은 inferior parietal lobule로 나뉜다. Inferior parietal lobule은 앞쪽의 supramarginal gyrus(Brodmann area 40)와 뒤쪽의 angular gyrus(Brodmann area 39)로 나눈다. <그림 3>

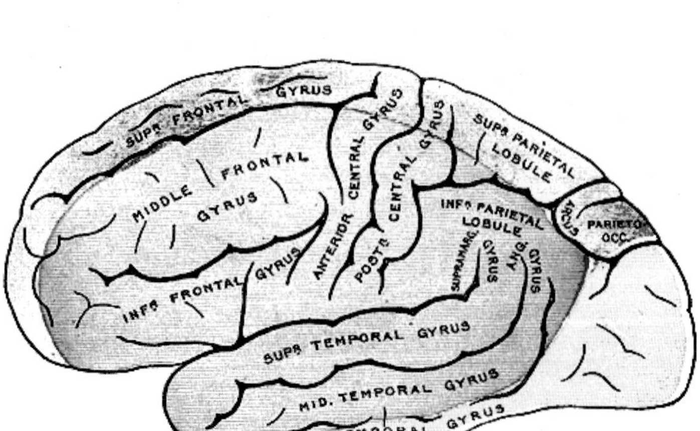

〈그림 3〉 Lateral view of cerebral cortex

전두엽의 lateral surface는 central sulcus 앞쪽에 precentral gyrus가 있고, 그 앞쪽에 있는 나머지 부분을 위에서 아래까지 superior and inferior frontal sulcus에 의해 superior frontal gyrus, middle frontal gyrus, and inferior frontal gyrus 세부분으로 나눈다. Inferior frontal gyrus는 다시 세부분으로 나누는데, 맨 앞쪽에 있는 부분을 pars orbitalis, 가운데 삼각형 모양의 것을 pars triangularis (Brodmann area 45), 맨 뒷부분을 pars opercularis(Brodmann area 44)라고 한다. Pars triangularis와 pars opercularis를 합쳐서 Broca's area라고 한다. **<그림 3>** 전두엽의 medial surface는 superior frontal gyrus가 안쪽으로 겹쳐진 부분과 cingulate gyrus로 이루어져 있다. **<그림 4>** 전두엽의 inferior surface는 가장 내측에 매우 똑바르게 생긴 gyrus를 rectal gyrus 또는 gyrus rectus라고 하며, rectal gyrus옆에 불규칙적으로 생긴 gyrus를 orbital gyrus라고 한다. 이는 눈의 바로 윗쪽에 있기 때문에 명명된 것이다.

측두엽은 옆에서 보았을 때 superior, middle, inferior temporal sulcus에 의해 구분되어져 superior, middle, and inferior temporal gyrus로 나눈다. Superior temporal gyrus의 후방 1/3이 Wernicke's area(Brodmann area 22)이고, 이 부분의 안쪽(Sylvian fissure안쪽)에는 Heschl's gyrus(Brodmann area 41, 42)가 있다. **<그림 3>** Inferior temporal gyrus는 아래쪽으로 연결되어 Occipitotemporal gyrus, parahippocampal gyrus, uncus의 안쪽 순서로 구분된다. 측두엽의 가장 안쪽(내측)에 있는 구조물은 hippocampus와 amygdala이다.

후두엽의 medial surface는 calcarine fissure를 경계로, 위쪽에는 cuneus, 아래쪽에는 lingual gyrus가 있다. **<그림 4>**

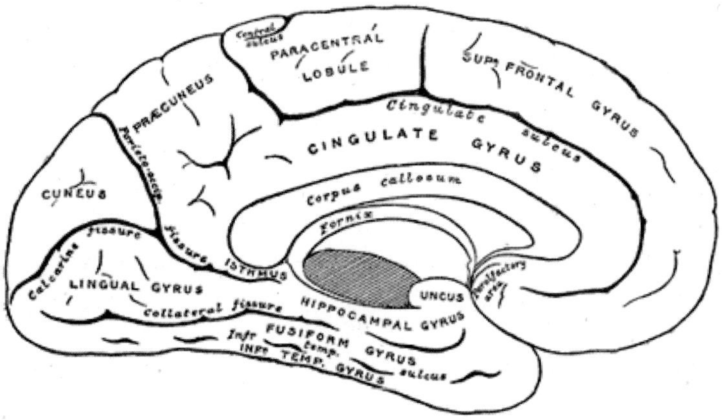

〈그림 4〉 Medial view of Cerebral cortex

2. 대뇌피질의 인지기능과 평가

대뇌피질은 뇌의 인지기능(정보를 받아드리고 기억하고 사고하는 뇌의 기능)이 주로 일어나는 영역이다. 대뇌피질은 모든 부위가 같은 기능을 하는 것이 아니라 일종의 분업을 하고 있으므로 손상부위에 따라 나타나는 인지장애나 행동장애가 다르다. 따라서 인지장애나 행동장애를 평가하여 뇌의 어느 부위가 손상되었는지 예측이 가능하다.

대뇌는 위에서 언급했듯이, 좌측 대뇌반구와 우측 대뇌반구로 나뉘어 있다. 대뇌 우성반구(Cerebral dominance)는 언어기능을 담당하는 반구를 말하는데, 주로 좌뇌가 우성반구이다. 손잡이가 우성반구의 빈도에 영향을 끼치므로, 대뇌인지기능 평가 시에는 반드시 손잡이를 질문해야 한다. 즉, 오른손잡이는 대부분이 일차적으로 좌뇌에 언어성 우성이 있다. 반면에 왼손잡이는 우뇌 대뇌반구에서 그 능력이 월등하다. 그러나 우측에 국한되는 것은 아니고 임상적으로 흔히 양측성이나 혹은 좌측성을 나타내는 경우가 많다.

대뇌의 좌우반구를 나누어 비교하면, 좌반구는 언어기능(말하기, 읽기, 쓰기), 의미있는 몸짓 또는 동작에 대한 기능, 계산능력 등이 우세하고, 우반구는 시공간능력(공간에서 보고 행동하는 능력, 예를 들어 길 찾아가기, 레고 블록 쌓기)이 우세하다. 물론 이와 같은 측량화(laterality)는 절대적인 것이 아니라 전반적인 경향을 말한다.

인지기능에 관한 평가는 간단한 검사부터 복잡한 신경심리검사까지 매우 다양하다. 인지장애나 행동장애를 가진 환자들에게 접근할 때 뇌의 좌반구와 우반구의 병변에 따른 인지장애와 전방부(전두엽)와 후방부(두정, 측두, 후두엽)의 병변에 따른 인지장애를 염두에 두고 검사해 나가는 것이 좋다.<표 1>

〈표 1〉 Cognitive dysfunction associated with left versus right hemisphere and anterior versus posterior region injury

*Left hemisphere lesion	*Right hemisphere lesion
• Aphasia, alexia, agraphia • Acaculia • Right-left disorientation • Finger agnosia • Ideomotor apraxia • Autotopagnosia • Verbal memory loss • Decreased digit span	• Neglect syndrome • Anosognosia for hemiplegia, anosodiaphoria • Asomatognosia • Visuospatial dysfunction - visuoperceptual dysfunction - Geographical disorientation - Constructional apraxia • Visual memory loss • Aprosodia, amusia • Decreased spatial span

*Anterior half(frontal lobe) lesion	*Posterior half(parietal, temporal, occipital lobes) lesion
• Abulia, akinetic mutism • Disinhibition • Executive dysfunction • Motor impersistence	• Visual agnosia - object(visual object agnosia) - face(prosopagnosia) - color(color agnosia) • Balint syndrome

검사의 진행에 일정하게 정해진 순서는 없다. 그러나 참고문헌들에 따르면 언어에 관련된 기능을 먼저 평가하고 이어서 우반구 병변에 따른 인지장애, 즉 시공간능력장애와 무시증후군에 대한 검사를 하는 것이 편리하다. 그 다음에 기억력검사를 하게 되는데, 이와 같이 언어검사와 시공간능력검사를 한 후 기억력검사를 하는 이유는 언어장애나 시공간능력장애가 기억력검사에 영향을 끼칠 수 있기 때문이다. 예를 들어 실어증이 심한 환자에게 언어적 기억력검사를 하는 것은 의미가 저하된다. 또한 심한 시공간능력장애가 있으면 시각적 기억력검사의 타당도가 떨어진다. 기억력 검사 다음에는 전두엽기능검사를 그리고 필요에 따라서 후방부 병변시 나타나는 실인증(agnosia)검사를 할 수 있다. 여기서는 이와 같은 순서에 따라 인지기능장애에 대한 평가를 설명하고자 한다.

1) 실어증(aphasia)에 대한 평가

(1) 말장애와 언어장애

말(speech)과 언어(language)는 비슷한 말이나 학자들은 구별해 쓰기도 한다. 말이란 발음(articulation)과 발성(phonation)의 측면을 주로 일컫는다. 대표적인 말장애는 발음장애(dysarthria)와 발성불능증(aphonia)으로서 발성이나 발음에 관여하는 뇌 부위의 손상으로 발생할 뿐만 아니라 말초신경, 혀나 입술 같은 말초기관의 손상으로도 나타난다. 이에 비해 언어는 신호, 소리, 몸짓을 일정한 규칙에 따라 순차적으로 나열함으로써 개인의 생각이나 감정을 전달하고 이해하는 수단을 말한다. 실어증은 언어장애로서 알아 듣기, 표현 등의 장애를 의미하는 것으로서 일단 정상적으로 언어를 습득한 사람에서 후천적인 뇌손상으로 언어장애가 발생한 경우를 말한다.

(2) 실어증의 검사 방법

실어증 환자를 대할 때 기본적으로 먼저 네가지, 즉 스스로 말하기, 알아듣기, 따라 말하기, 이름대기를 조사해야 한다. 이와 같은 기본적인 네 가지 항목만 검사해도 언어장애를 선별하는데 큰 문제는 없다. 국내의 검사도구는 K-WAB(Korean Western Aphasia Battery)가 있다.

가. 스스로 말하기(spontaneous speech)

환자에게 질문을 던져서 환자의 자발적 언어 표현을 이끌어 낸다. 예를 들어 "어디가 불편해서 병원에 오셨습니까?", "같이 방문한 보호자는 누구입니까?" 라고 질문 한다. 여러 가지 방법을 동원하여 환자가 가능하면 많은 말을 하도록 유도한다. 스스로 말하기에서 점검하여야 할 것은 첫째로 유창성(fluency) 즉, 말수, 끊기지 않는 문장의 길이, 발음장애, 착어증, 문법, 말의 높낮이(prosody) 등이며, 둘째로 내용전달능력이다. 비유창성 실어증(non-fluent aphasia)은 스스로 말하기에서 문장이 짧고 말수가 적으며, 머뭇거림이나 말의 끊김 현상이 자주 나타난다. 일반적으로 명사, 동사, 형용사 같은 핵심 단어는 살아 있으나 조사나 접속부사 같은 기능어는 생략되는 것이 보통이다. 이에 반해 유창성 실어증(fluent aphasia)에서는 환자가 말을 많이 하고 언뜻 듣기에 매끄럽게 문장을 구사하는 것처럼 들리나, 자세히 들어보면 핵심 단어가 빠지거나 지시대명사 등으로 대치되어 내용을 알 수 없는 경우가 많다. 스스로 말하기에서 유창성 여부를 판단하는 것은 그리 쉽지 않지만, 드물게라도 끊기지 않는 5~6어절의 문장을 구사할 수 있으면 유창하다고 말할 수 있다.

나. 알아듣기(auditory comprehension)

알아 듣기를 검사하는 방법에는 보통 세 가지가 있다. 첫째는 '예/아니오' 검사다. 환자에게 여러 가지 질문을 하여 그 질문에 '예' 또는 '아니오'로 간단하게 대답하는 방법이다. 둘째, 청각적 낱말 식별검사다. 책상 위에 여러 개의 물건이나 그림을 나열해 놓고 "여기에서 시계가 어디에 있습니까?" 라고 질문을 하고 환자로 하여금 손가락으로 가리키게 하는 것은 알아듣기 검사의 좋은 예가 된다. 셋째 방법은 명령을 주고 동작을 수행하게 하는 방법이다. 예를 들어, "손을 들어 보세요"라고 명령하고 환자가 이해하고 따르는지 알아볼 수 있다.

다. 따라 말하기(repetition)

환자에게 "제가 하는 말을 그대로 따라 하십시오" 라고 한 다음 1음절 단어(예, 코, 눈, 옷 등)부터 2음절 단어(예, 엄마, 학교 등), 3~4음절 단어(예, 해바라기, 달리기 등)를 따라 말하게 한다. 단어 따라 말하기 다음으로 문장 따라 말하기를 시행한다. 짧은 문장, 예를 들면, '산은 푸르다' 같은 문장에서 '창밖에 비가 부슬부슬 온다'와 같은 비교적 긴 문자를 사용해 보아야 한다.

라. 이름대기(naming)

환자에게 실물이나 그림을 보여주고 이름대기를 시행한다. 일상생활에서 매일 접하는 쉬운항목 뿐만 아니라 어려운 항목도 검사해야 한다. 대표적인 검사도구로 '한국형 보스톤 이름대기 검사(K-BNT)'가 있다.

(3) 실어증의 유형에 따른 병변의 위치

실어증의 분류 방법에는 여러 가지가 있으나 가장 널리 쓰이는 방법은 보스톤 학파의 분류 방법이다. <표 2>와 같이 스스로 말하기, 알아듣기, 따라 말하기, 이름대기의 검사결과를 토대로 여덟 가지 유형으로 분류한다. 즉, 브로카실어증(Broca aphasia), 초피질 운동실어증(transcortical motor aphasia), 전실어증(global aphasia), 혼합형 초피질실어증(mixed transcortical aphasia), 베르니케실어증(Wernicke aphasia), 초피질 감각실어증(transcortical sensory aphasia), 전도실어증(conduction aphasia), 명칭실어증(anomic aphasia)이 그것이다. 이와 같이 실어증을 분류함으로써 실어증을 일으킨 병변의 위치를 예상할 수 있고, 실어증의 예후를 판정하는데 도움이 되며, 언어치료의 방향을 결정하는데 매우 유용한 지표가 된다. <표 2>

〈표 2〉 Classification of aphasia

	Nonfluent(NF) aphasia				Fluent(F) aphasia			
	Broca	TM	Global	MT	Wernicke	TS	Conduction	Anomic
Spontaneous speech	NF	NF	NF	NF	F	F	F	F
Comprehension	Good	Good	Poor	Poor	Poor	Poor	Good	Good
Repetition	Poor	Good	Poor	Good	Poor	Good	Poor	Good
Naming	Poor	Poor	Poor	Poor	Poor	Poor	Poor	Poor

TM: transcortical motor, MT: mixed transcortical, TS: transcortical sensory

대뇌피질에서 언어를 담당하는 주요 부위는 우성 반구의 브로카 영역, 베르니케 영역, 모이랑(angular gyrus), 모서리위이랑(supramarginal gyrus)을 들 수 있다. 또한 이들 영역은 실비우스열의 주위에 위치하고 있으며 궁상 섬유속(arcuate fasciculus)으로 연결되어 있다. 하부 전두엽(inferior frontal gyrus)은 세 가지 부분으로 이루어져 있다. 앞부터 뒤로 orbital part(또는 pars orbitale), triangular part(또는 pars triangularis), opercular part(또는 pars opercularis) 순으로 되어 있다. 브로카 영역은 하부 전두엽의 후반부, 즉 triangular part와 opercular par에 놓여 있다. 한편 베르니케 영역은 상부 측두엽(superior temporal gyrus)의 후방 1/3에 자리잡고 있다. 브로카 영역은 말을 산출하는 중추이고 베르니케 영역은 알아듣는 중추이기 때문에, 브로카 영역에 손상이 생기면 말을 알아 듣는 언어 이해력은 좋은 상태이지만 말수가 적고 말을 하는데 상당히 애를 쓰며 힘들어하는 현상이 발생한다. 특히 이 영역에 파괴성 병변이 있는 경우에서는 이 영역이 일차성 운동 피질과 가까이 있기 때문에 흔히 우측 편마비(right hemiplegia) 혹은 우측 편부전마비(right hemiparesis)가 동반된다.

반대로 베르니케 영역이 손상되면 환자 스스로 말을 생산하는 데는 수월하나 남의 말을 알아듣기가 힘들어 진다. 브로카실어증의 대부분의 병변은 브로카 영역을 포함한 전두엽 병변이고 베르니케 실어증도 베르니케 영역과 그 주위에 걸쳐 있는 병변, 즉 측두-두정엽 병변에 의해 발생한다. 전실어증은 일반적으로 브로카 영역과 베르니케 영역을 침범하는 광범위한 병변을 가지고 있기 때문에 알아듣기, 스스로 말하기를 모두 못하게 된다. 상기 언급한 것처럼 베르니케 영역과 브로카 영역은 궁상섬유속으로 연결되어 있다. 이들 주요 언어중추나 궁상 섬유속, 어느 곳에라도 손상이 있으면 따라 말하기에 지장이 온다. 따라서 브로카실어증, 베르니케실어증, 전실어증에서 따라 말하기의 오류가 발생한다. 따라 말하기 장애가 두드러진 실어증 중 대표적인 것이 전도실어증이다. 전도실어증을 일으키는 대부분의 병변은 하부 두정소엽(inferior parietal lobule)에 위치해 있다. 브로카 영역과 베르니케 영역이 온전하기 때문에 말을 산출하고 이해하는 데 이상이 없으나 이들을 연결하는 궁상 섬유속의 기시부, 즉 하부 두정소엽의 병변 때문에 따라 말하기를 유난히 못하는 것이다. 전도실어증과는 반대로 초피질실어증은 유난히 따라 말하기를 잘하는 특징을 가지고 있다. 여기서 'transcortical'이란 용어를 사용한 이유는 초피질실어증의 병변들이 대개 언어중추가 있는 실비우스 주변 피질(perisylvian cortical area)을 직접 건드리지 않고 이를 둘러싸고 있는 구조물에 위치함에서 기인된 말로 생각된다. 즉 'trans'의 여기서의 의미는 '관통'보다는 '초월'(피질을 넘어선 병변)의 뜻으로 해석해야 더 적절하다. 즉 이러한 상태는 언어 영역의 고립현상을 나타낸다. 마지막으로 명칭실어증은 병변의 위치가 매우 다양하여 국소진단에 도움이 덜 된다.

이외의 언어장애에 사용되는 용어들은 틀린 단어나 음절을 사용하는 경우를 어성 착어증(verbal paraphsia) 혹은 자성 착어증(literal paraphasia)라고 부르며, 새로운 말을 만들어 사용하는 경우를 언어 신작증(neologism), 문법에 맞지 않는 말을 사용하는 경우를 문법 착오증(paragrammatism)이라고 부른다. 이와 같이 이해할 수 없는 말을 사용하는 실어증의 형태를 흔히 착어성 실어증(jargon aphasia)이라고도 부른다. 반향언어(echolalia)는 sylvius 주변 부위를 제외하고 다른 주변 피질영역들이 파괴된 경우, 특히 피질하 구조물과만 연결되어 있는 소위 언어영역의 고립이 일어난 경우에 나타나는 언어장애로 자발성 언어는 거의 없고 들려오는 말을 반복하는 현상, 이해력은 거의 없는 상태를 말한다.

2) 실행증(apraxia)에 대한 평가

(1) 실행증의 정의

실행증이란 운동프로그램(motor programming)의 결손으로 발생되는, 이미 반복하여 학습된 운동이나 몸짓(gesture)에 대한 장애를 말한다. 단, 이 장애가 마비, 감각이상, 운동부조화(incoordination), 알아듣기의 장애, 비협조 등에 기인한 것이 아니어야 한다. 실행증의 유형에는 크게 관념운동실행증(ideomotor apraxia)과 관념실행증(ideational apraxia)이 있다. 관념운동실행증에는 limb apraxia와 안면구강실행증(buccofacial apraxia)이 있다. 그 밖에 왼쪽 반구의 praxis에 대한 정보가 우반구로 전달되지 못하여 왼쪽 손에만 실행증을 보이는 callosal apraxia가 있다. 또한 구성실행증(constructional apraxia)은 이후 설명하려는 우반구 병변에 의한 시공간능력장애의 일종이다. 여기에서는 관념운동실행증에 중점을 두어 설명해 나가려 한다.

(2) 관념운동실행증(ideomotor apraxia)의 검사 방법

관념운동실행증의 검사 항목은 크게 사지(limb apraxia검사)와 얼굴-구강에 관한 검사(buccofacial apraxia)로 나눌 수 있으며 각각에는 도구를 사용하는 항목(transitive 항목)과 도구 사용이 필요 없는 항목(intransitive 항목)이 포함되어 있다. 검사 방법은 간단하다. 예를 들어 "가위질하는 흉내를 내 보십시오"라고 지시를 내리고 환자의 반응을 살핀다. 만약 손가락을 가위날로 사용하는 행동을 보이면 "실제로 가위가 손에 있다고 생각하고 흉내를 내 보십시오"라고 다시 지침을 주어야 한다. 왜냐하면 정상인에게도 나타날 수 있는 오류이기 때문이다. 그러나 한두 번 지침을 반복해도 동일한 오류를 계속하면 실행증으로 간주한다. 실행증 오류는 이와 같은 신체 일부의 도구화 오류(body part as object error; BPO error) 외에도 여러 가지의 시간적, 공간적 오류가 있다. 흥미롭게도 동일한 환자가 자연스러운 상황에서 '자발적으로' 가위질을 할 때는 전혀 어려움이 없어 보인다. 이와 같은 현상은 안면구강운동에서도 볼 수 있다. 예를 들어 빨대로 빠는 흉내나 입맛을 다시는 흉내를 시켰을 때 어려움을 보이는 환자가 식사 시간에 빨대로 물을 빨아 먹고 입맛을 다시면서 맛있게 음식을 먹는 것을 흔히 경험한다. 실행증이 심해지면 실제로 도구를 주어도 동작을 수행하지 못한다.

(3) 관념운동실행증(ideomotor apraxia)를 일으키는 병변의 위치

Limb apraxia를 일으키는 대표적인 병변의 위치는 좌측 두정엽, 좌측 전두엽(특히, 전운동피질(premotor cortex)), 그리고 보조운동영역(supplementary motor area)이다. 이에 비해 안면구강실행증을 일으키는 병변은 전두덮개(frontal operculum) 즉, 하부 전두엽 부위(브로카 영역과, 운동피질이 실비우스열과 만나는 부위), 도(insula), centrum semiovale, 그리고 조가비핵(putamen) 병변에 있다.

3) Gerstmann 증후군에 대한 평가

(1) Gerstmann 증후군의 정의

실서증(agraphia), 계산불능증(acalculia), 좌우지남력장애(right-left disorientation), 그리고 손가락실인증(finger agnosia)을 보일 때 Gerstmann증후군이라고 한다. 이 네가지 요소가 모두 갖추어져야 하는 것은 아니다. 이 중에서도 손가락실인증이 가장 드문 편이다.

(2) Gerstmann 증후군의 검사방법

계산능력의 측정은 100에서 7 연속빼기나 암산보다는 단 단위 또는 다 단위 숫자의 덧셈, 뺄셈을 숫자를 세로로 써서 보여주는 것이 좋다. 좌우지남력은 환자나 검사자의 왼손, 오른손을 가리키게 하여 검사한다. 좀더 복잡하게는 "- - - -씨의 오른손을 제(검사자) 왼손에 올려 놓으십시오"라고 지시한다. 손가락실인증검사는 먼저 손가락 이름대기를 시키고 이것을 하지 못하면 손가락 이름을 불러주고 해당 손가락을 가리키게 한다.

(3) Gerstmann 증후군을 일으키는 병변의 위치

Gerstmann 증후군을 일으키는 병변의 위치는 좌측 하두정소엽(inferior parietal lobule)으로 알려져 있다. 이 부위는 알쯔하이머병에서 비교적 초기에 침범되는 곳이므로 알쯔하이머병에서 Gerstmann 증후군은 드물지 않다.

4) 시공간능력장애(Visuospatial dysfunction)에 대한 평가

(1) 시공간능력의 정의

시공간능력이란 사람이 공간에서 보고 행동하는 것을 말한다. 시공간능력은 시지각능력(visuoperceptual), 지리적 위치감각(geographical orientation), 시구성능력(visuoconstructive ability)으로 구분한다.

시지각능력이란 모양, 크기, 색깔, 각도 등을 시각적으로 인지하는 능력을 말한다. 어떤 사람의 정면 사진과 측면 사진을 보고 같은 사람임을 금방 알아 낼 수 있지만 왜 동일인인지를 말로 설명하기란 쉽지 않다. 그 이유는 얼굴 같은 자극은 비언어적인 과정, 즉 시각적 과정을 통해서 주로 인식되기 때문이다. 또 다른 예로서 액자가 삐뚤어 진 것을 바로 잡는 다거나 색맹검사에서 색깔로 쓰여진 글자를 읽어 내는 과정도 시지각능력의 일종이다. 지리적 위치감각은 2차원 공간에서 지도를 파악하거나, 3차원 공간에서 실제로 위치를 찾아가는 능력을 지리적 위치감각이라 한다. 마지막으로 2차원 공간 또는 3차원 공간에서 그림을 그리거나, 무언가를 제작하는 것이 시구성능력이다. 어린이가 레고 블럭을 가지고 무언가를 만드는 것도 좋은 예이다.

(2) 시공간능력의 검사 방법

시지각능력을 검사하는 대표적 방법은 제시한 두 선이 이루는 각도를 제시한 각도그림에서 찾는 검사이다. 이 검사를 Judgement of Line Orientation Test(JOLO)라고 한다**<그림 5>**. 또는 정면과 측면으로 찍은 낯선 얼굴사진 여러 개를 배열해 놓고 같은 얼굴끼리 짝짓기 하는 것도 매우 좋은 방법이다. 지리적 위치감각을 검사하려면 환자가 자기 병실을 잘 찾는 지를 관찰한다. 또는 평소의 길 찾는 능력을 물어보는 문신으로 대치할 수도 있다. 시공간능력 평가의 대표적 방법은 시구성능력을 평가하는 방법이다. 즉, 이차원 공간에서 도형베끼기를 한다. 또는 3차원 공간에서 블록쌓기(Block design)를 할 수 있다.

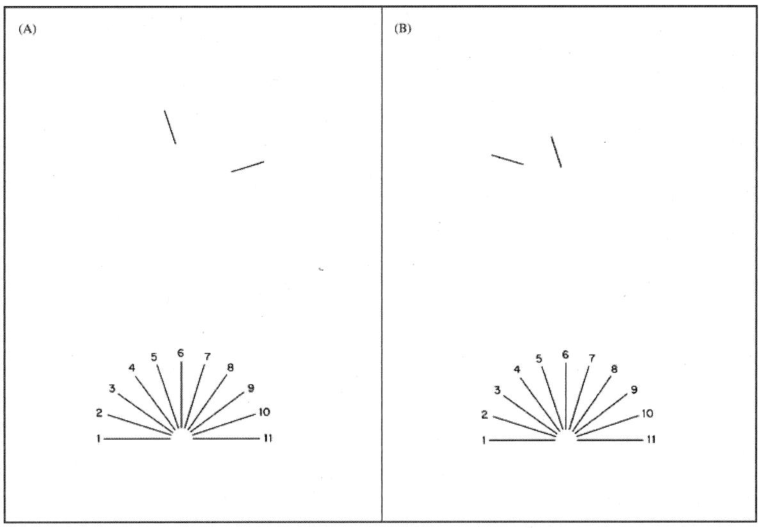

〈그림 5〉 Judgement of line orientation(JOLO) test

(3) 시공간능력 장애를 일으키는 병변의 위치

이와 같은 시공간능력은 주로 우반구의 기능이며, 시지각능력에 장애를 보이면 우반구의 후방부 손상을 의미한다. 이에 비해 시구성능력의 장애는 전방부, 후방부 병변 모두에서 보일 수 있다.

5) 무시증후군(Neglect syndrome)에 대한 평가

(1) 무시증후군의 정의

무시증후군이란 뇌병변 반대측에 의미가 있는 자극을 제시하였을 때 이 자극에 대한 감지를 못하거나 반응을 하지 않는 것을 말한다. 단, 이와 같은 무반응이 기본적인 감각, 운동장애 때문이 아니어야 한다. 무시증후군에는 여러 가지 형태가 있는데 1) 동시자극에 대한 감각소멸(sensory extinction to double simultaneous stimulation), 2) 편측 공간무시(hemispatial neglect) 등이 있으며 3) 무시증후군과 관련된 증상으로서 신체실인증(또는 신체소속실인증, Asomatognosia), 편마비불각증(anosognosia for hemiplegia)이 있다.

(2) 무시증후군의 검사 방법

가. 감각소멸(Sensory extinction)

감각소멸은 병소의 동측 또는 반대쪽에 일측성 자극을 주었을 때는 적절한 반응을 하지만 양쪽에 동시에 주었을 때 병소반대측 자극을 무시하는 현상을 말한다. 자극의 종류에 따라 시각소멸(visual extinction), 촉각소멸(tactile extinction), 청각소멸(auditory extinction)이 있다. 시각소멸은 다음과 같이 검사한다. 검사자와 환자가 마주 앉아서 검사자가 시야 내에 양팔을 편 다음 손가락을 움직일 때 피검자에게 움직이는 손가락을 가리키게 하거나 움직이는 손가락이 어느 쪽인지를 말하게 한다. 왼쪽, 오른쪽, 양쪽 자극의 순서를 무작위로 제시한다. 촉각소멸을 보기 위해서는 환자의 눈을 감기고 환자의 손등을 검사자의 집게 손가락으로 두드리는데, 왼손, 오른손, 양손을 임의의 순서로 두드린다. 청각소멸을 보기 위해서는 환자의 눈을 감기고 손가락 snapping을 오른쪽, 왼쪽, 양쪽 귀에 들려주는데 양쪽의 소리의 크기가 비슷해야 한다. 이와 같은 검사시 환자가 왼쪽, 오른쪽은 잘 말하는데 양쪽 자극을 주었을 때 오른쪽이라고 대답하면 감각소멸이 있는 것이다(이 경우 병소는 우반구).

나. 편측 공간무시(Hemispatial neglect)

환자에게 여러 가지 과제를 시켰을 때 병변의 반대쪽에 있는 공간을 무시하는 현상을 볼 수 있다. 우반구 병변을 가진 환자들, 특히 우측 두정엽병변 환자들에서는 꽃 그리기(flower drawing)를 할 때 왼쪽 반을 무시하고 오른쪽 반만 그릴 수 있고 **<그림 6>**, 선을 주고 가운데가 되는 점을 표시하라고 하였을 때(bisection) 오른쪽으로 치우칠 수가 있다. 이를 편측 공간무시라 하며 같은 개념의 용어로

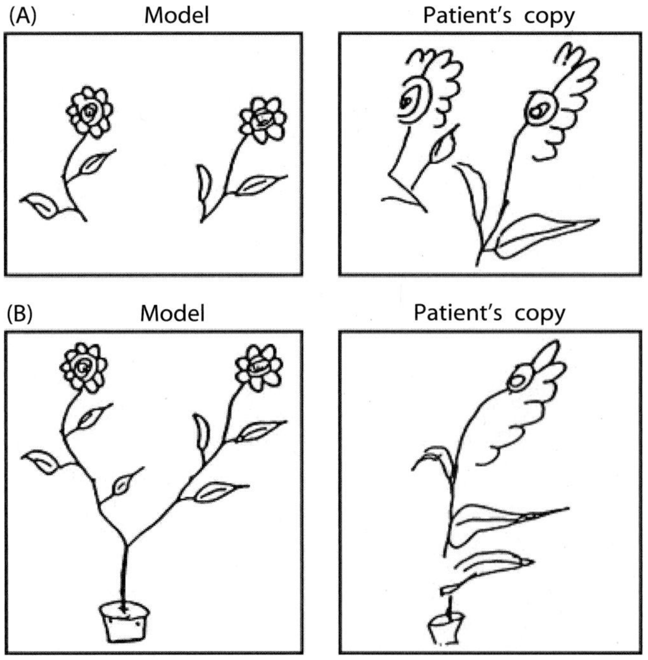

〈그림 6〉 Examples of left hemispatial neglect on copying task of Two daisy

서 spatial neglect, visuospatial neglect, unilateral spatial neglect 등으로도 부른다. 여기에는 여러 가지 검사 방법이 있다. 선이등분검사(Line bisection), 지우기검사(Cancellation tasks), 그림 베끼기 검사, 글씨 읽기 등이 있다.

다. 신체(소속)실인증(asomatognosia)과 편마비불각증(anosognosia for hemiplegia)

신체실인증은 신체의 일부가 자기에게 속함을 부인하는 것이다. 심하면 다른 사람의 소유라고 믿는 것이다. 검사 방법은 환자의 좌측 손을 보여주고, 이것이 누구의 손이냐고 물어보는 것이다. 신체실인증이 있을 때 "내 것이 아니다.", 또는 "의사 손이다."라고 대답하는 것을 볼 수 있다. 편마비불각증의 경우에는 자신의 팔, 다리가 마비되었음을 알지 못하거나 부정한다. 이의 경한 형태를 병식결여증(anosodiaphoria) 라고 하는데, 이 경우에는 마비를 인정한다. 그러나 마비에 대하여 심각하게 생각하지 않고, 무관심하고 최소화하려고 한다. 이외에 자기신체부위실인증(autotopagnosia)은 자신 신체의 일부를 분별하지 못하는 현상을 말한다.

여기에서 실인증(agnosia)에 대해 간단히 언급하면, 이는 시각, 청각, 혹은 촉각 등의 감각 신경로를 통해 대상이 무엇인가를 인지하는 능력의 장애를 말한다. 실인증을 분류하면, 시각실인증(visual agnosia)은 흔히 양측성 후두엽 병변에서 일어나며, 물건을 인식 못하는 물체실인증(object agnosia), 색채를 인식하지 못하는 색채실인증(color agnosia), 사람 얼굴을 알아보지 못하는 안면실인증(prosopagnosia), 단어를 읽지 못하는 실독증(alexia), 혹은 읽기 쓰기를 하지 못하는 실독실서증(alexia with agraphia)등이 포함된다. 이밖에 시공간 실인증(visuospatial agnosia), 신체 실인증(asomatognosia), 청각 실인증(auditory agnosia) 등도 있다.

(3) 무시증후군을 일으키는 병변

좌반구 손상 때에는 우측을 무시하고, 우반구 손상 때에는 좌측을 무시한다. 그러나 우반구 손상 때에 좌반구 손상 때보다 증상이 심하고 오래 간다. 교과서에는 두정엽 병변이 가장 강조되어 있으나 무시증후군을 일으키는 병변은 두정엽 외에도 전두엽, 측두엽, 기저핵, 시상 등 다양하다. 우반구에 territorial 뇌경색이나 출혈이 있을 때, 병변의 크기가 매우작지만 않으면 무시증후군이 나타날 수 있다. 우반구 손상 환자에서 무시증후군의 유병률은 검사 방법에 따라 다양하나 약68%이다.

신체실인증은 좌반구 병변보다는 우반구 병변에서 더 흔하게 나타난다. 편마비불각증과 신체실인증은 같이 나타나는 것이 흔하지만 해리(dissociation)를 보일 수 있다. 편마비불각증을 일으키는 병변은 신체실인증과 마찬가지로 우반구에 더 많이 치우쳐 있다. 보통 넓은 부위의 뇌졸중 후에 발생한다. 처음에는 두정엽 병변과 일정한 관계가 있다고 보고되었으나 그 후에 두정엽 병변뿐만 아니라 전두엽, 측두엽, 그리고 피질하 병변(기저핵이나 시상 병변)으로도 생긴다고 보고하였다.

6) 기억장애(amnesia)에 대한 평가

(1) 기억과 관련된 해부학적 구조

기억은 Papez 회로와 밀접한 관계가 있으며, 중요한 center로서는 해마(hippocampal formation), 시상(thalamus), 전뇌기저부(basal forebrain), 전전두엽(prefrontal cortex)등이 있다. 일반적으로 언어적 기억은 좌반구가, 비언어적 기억(시각적 기억)은 우반구가 더 우세한 것으로 알려져 있다. 역행성 기억장애를 일으키는 병변 부위로는 해마와 주위 entorhinal cortex, 측두엽 등의 신피질과 장기기억의

engram이 보존되어 있을 것으로 생각되는 전두엽과 배내측시상 등이다.

(2) 기억의 분류

가. 즉각회상(immediate recall), 최근기억(recent memory), 오래된기억(remote memory)

즉각회상이란 어떤 정보를 제시한 즉시 그 정보에 대하여 회상하는 것이다. 남이 전화번호를 불러주는 즉시 되받아서 말하는 것이 좋은 예이다. 최근기억은 몇 분부터 수 주전에 받은 정보를 기억하는 것이다. 예를 들어 병원에 입원해 있는 환자에게 최근기억을 물어 볼 때 "오늘 오전에 무슨 검사를 받았습니까?", "어제 누가 면회 왔습니까?", "최근 우리나라에 일어난 큰 사건은 무엇입니까?" 같은 질문을 사용할 수 있다. 오래된 기억은 어느 학교를 졸업했는지, 언제 결혼했는지 등 먼 과거의 사건에 대한 기억을 말한다. 물론 최근기억과 오래된 기억의 시간적 경계는 명확하게 가를 수 없다.

나. 언어기억(verbal memory)과 시각기억(visual memory)

언어적 정보를 제시한 후 그 정보를 다시 회상하게 하는 과제를 수행하기 위하여 언어기억이 필요하다. 예를 들면 여러 개의 단어를 불러준 다음, 즉각회상(immediate recall)이나 지연회상(delayed recall, 20분 내지 30분 동안 주의를 딴 곳으로 돌렸다가 다시 회상을 시킴)을 시행한다. 이에 비해 언어정보가 들어있지 않은 그림이나 디자인을 기억한 다음 즉각회상이나 지연회상을 할 때 시각기억이 필요하다.

(3) 기억 평가방법

최근기억에 대한 평가 방법 중 가장 흔하게 사용하는 것은 K-MMSE 방식이다. 즉, 세 가지 물건 이름(비행기, 연필, 소나무)을 불러주고, 주의를 다른 곳으로 돌렸다가 수분 후에 물어보는 것이다. 이는 주로 언어기억을 평가하는 것이다. 이를 응용한 방법이 세 가지 물건 이름을 불러주는 대신 세 가지 물건을 보여주면서 환자가 보는 앞에서 이 물건들을 여러 장소에 감추고 수분 후에 다시 물어보는 방식이다. 이 때 숨긴 장소를 알아맞히게 하는 것은 시각기억이라 할 수 있다.

최근기억에 대한 평가를 하는 가장 좋은 방법은 며칠 또는 몇주 전에 있었던 사건과 사실을 물어보는 것이다. 보호자에게 환자에게 최근에 있었던 특별한 일을 먼저 물어본다. 특별한 일이란 결혼식, 장례식, 돌잔치나 생일 같은 가족모임, 여행, 최근에 있었던 특별한 공휴일(추석, 구정, 크리스마스 등), 병원에 갔던 일 등에 관한 일이다. 병실에 입원한 경우라면 입원한 지 며칠이 되었는지, 오늘은 어떤 검사를 했는지, 누가 면회왔는지 등에 관한 일이다. 이 사실을 먼저 보호자에게 물어보고 그 다음 환자와 면담하여 확인하는 것은 환자의 기억력을 평가하는 매우 좋은 방법이다(CDR기억점수 평가 방법). 오래된 기억은 환자의 개인적인 사건 또는 사고(예를 들어 결혼식, 아들 딸에 대한 정보 등)와 지난 공공사건이나 사고(예를 들어 88올림픽 등)에 대해 물어 볼 수 있다.

7) 전두엽기능에 대한 평가

(1) 전두엽 손상위치에 따른 행동장애의 세분류

전두엽의 기능들은 기본적인 운동기능, 복잡한 운동기능(praxis), 언어를 산출하는 기능(speech output), 주의(attention), 작업기억(working memory), 집행기능(executive function), 사회적 판단력(social judgment, comportment) 등으로 매우 다양하다. 이와 같이 전두엽의 기능들은 매우 다양하고 복잡하나 전두엽 손상 후 나타나는 행동장애를 크게 세 가지로 분류하고 있다.

첫째, dorsolateral frontal lobe에 손상이 있으면 집행기능의 장애가 온다. 어떤 사회조직의 집행부가 하는 역할은 계획을 세우고 이를 실천하는 일이다. 또한 계획을 실천하는 도중 다른 일이 생기면 다시 계획을 세우고 목표를 수정하는 일을 한다. 이와 같이 집행기능은 한마디로 목적 달성을 위한 planning과 goal monitoring이다. 사람이 어떤 목표를 향하여 일을 추진해 나가기 위해서는, 또는 일을 추진해 나가다가 난관을 만나게 되면 여러 가지 선택 또는 여러 가지 경우 수를 생각해야 한다. 이와 같이 여러 경우수를 번갈아서 생각하다가 마침내 자신에게 가장 유리하고 목적에 맞는 것을 고르게 된다. 전두엽의 dorsolateral prefrontal cortex가 손상되면 여러 경우수(cognitive set)를 풍부하게 갖지 못한다(mental fluency의 장애). 또한 한 경우수에서 다른 경우수로 사고를 전환하지 못한다(cognitive set shifting 장애). 결과적으로 환자는 일상생활 또는 직업생활에서 고집스럽게 변하고 융통성이 없어진다.

둘째, 전두엽의 medial frontal area에 병변이 있으면 무동성 무언증(akinetic mutism)이나 무의지증(abulia)이 초래된다. 무동성 무언증이란 전혀 말을 안하고 스스로 움직이지도 않는 행동장애로서 loss of spontaneity 또는 loss of initiative의 가장 극단적인 형태이다. 이것의 경한 형태가 무의지증으로서 주위에 관심이 없어 보이고 만사를 귀찮아 하는 경향이 있으며 말을 걸지 않으면 스스로 말을 하지 않는다.

셋째, 전두엽의 orbitofrontal lobe의 손상은 탈억제(disinhibition)를 일으킨다. 충동조절이 되지 않아 성적행동을 하거나, 음식을 지나치게 많이 먹거나 술, 담배, 마약 등에 탐닉하기도 한다. 돈을 절제하지 못하고 물건을 쓸데없이 많이 사거나 충동구매를 하기도 한다. 이외에도 강박행동(compulsive behavior)을 보이기도 한다. 강박증상에는 씻기(cleaning), 점검하기(checking), 정리하기(arranging 또는 ordering), 모으기(hoarding), 세기(counting) 등이 있다. 어떤 학자들은 전두엽 손상 때 보이는 모방행동(imitation behavior)과 이용행동(utilization behavior)을 orbitofrontal lobe 장애의 한 증상으로 분류한다. Orbitofrontal lobe에 손상이 오면 사회적 행동(social behavior)이 떨어져 소위 acquired sociopathy가 발생한다.

(2) 전두엽기능 장애를 가진 환자의 병력 청취

전두엽기능장애가 의심될 때 아래 나열한 전두엽기능검사가 유용하지만 이 검사들이 집행기능에 치우쳐 있기 때문에 병력 청취(문진)가 전두엽기능장애를 발견하는 데 큰 역할을 한다. 전두엽 손상이 의심되는 환자에서 병력 청취를 할 때 위에서 언급한 병변부위에 따른 세 가지 증후군을 염두에 두고 질문하는 것이 바람직하다. 첫째, medial frontal region의 손상을 염두에 두고, 말 수가 적어졌는가, 게을러졌거나 의욕이 없어졌는가 등을 물어 보아야 한다. 둘째, dorsolateral prefrontal cortex의 손상을 염두에 두고, 한 가지 생각을 하면 다른 생각은 하지 못하는가, 고집스러워졌는가, 융통성이 없어졌나, 계획을 세우지 못하는가 등을 물어보아야 한다. 셋째, orbitofrontal lobe의 손상을 염두에 두고, 화를 잘 내게 되었는가, 많이 먹으려고 하거나 성적 행동을 조절하지 못하거나, 많이 웃는 등 충동조절능력이 떨어졌는가, 같은 행동을 반복하는 등 강박적 행동 등을 질문을 해 보아야 한다.

(3) 전두엽기능검사

전두엽 기능을 검사하는 방법들은 Contrasting program, Go-No-Go test, Alternating square & triangle, Luria loop, 주먹-손날-손바닥(Fist-edge-palm), Alternating hand movements, Motor impersistence, 단어 유창성(word fluency), Stroop test, Trail making test, Wisconsin card sorting test, category test 등이 있다.

뇌간, 소뇌

최성민

1. 뇌간(brain stem)과 뇌신경(cranial nerve)

뇌간은 두개강에서 가장 아래쪽인 후두개와(posterior fossa)에 위치하며, 중뇌(midbrain), 교뇌(pons), 연수(medulla)로 구성된다. 뇌간에서는 제3-12번까지 10쌍의 뇌신경이 나오며, 대뇌와 척수, 소뇌를 연결하는 상행 또는 하행 신경로가 통과하고, 자율신경중추 및 의식을 조절하는 그물활성계(reticular activating system)가 존재한다.

1) 후각신경(olfactory nerve) (I)

(1) 해부 및 기능

후각신경은 냄새를 인식하는 기능을 담당한다. 코안쪽의 후각상피세포로부터 후각신경이 나와서 후각망울(olfactory bulb)과 후각로(olfactory tract)를 거쳐서 측두엽의 후각피질에 도달한다. 뇌신경중 유일하게 시상(thalamus)을 거치지 않고 바로 대뇌로 연결된다.

(2) 검사

후각기능은 독특한 냄새를 풍기는 비누, 담배 등으로 냄새를 맡을 수 있는지 파악하며, 알코올이나 암모니아와 같은 자극성이 강한 냄새는 일반감각(general sense)을 담당하는 삼차신경을 통해 인식이 가능하므로 검사에 적합하지 않다.

2) 시각신경(optic nerve) (II)

(1) 해부 및 기능

시각신경은 망막에서 시각교차(optic chiasm)까지를 말하며, 이는 시각교차에서 동측성 신경섬유들과 함께 시각로(optic tract)를 구성한다. 그 후 계속 주행하여 속섬유막(internal capsule) 후수족(posterior limb) 부위를 통해 시각로부챗살(optic radiation)을 형성하여, 후두엽의 시각피질(calcarine cortex, Brodmann 17 area)까지 도달한다.

(2) 검사

시력은 표준거리를 볼 수 있게 작성된 시력표로 검사하며, 흔히 원거리 시각은 Snellen 표(Snellen chart)를, 근거리 시각은 Jaeger 표를 이용한다.

시야검사는 시각신경 경로의 병변 유무나 병변의 위치를 알아보는데 중요한 검사이다. 개괄적인 검사를 위해서는 흔히 대면법(confrontation test)이 이용된다. 이는 검사자와 환자와 사이에 약 1m의 거리를 두고 환자로 하여금 한 쪽 눈을 가리도록 지시한 후, 검사자의 반대측 눈을 주시토록 한다. 이 때 작은 물체를 검사자와 환자의 중간 거리를 움직여 지나가게 하여 그 물체를 감지하는 순간, 또는 물체가 시야에서 사라지는 순간을 확인토록 하는 것이며, 동시에 환자의 시선 확인, 검사자와의 시야 비교, 및 시야 결손의 범위를 알 수가 있다.

그 외 검안경을 이용하여 안저의 이상소견, 예를 들어 유두의 색깔, 부종 및 형태, 동정맥의 분포 및 형태, 무맥성 정맥의 출현, 유두연 출혈 및 삼투액, 백반의 유무 혹은 황반부 이상 유무 등을 확인한다.

(3) 시야결손(visual field defect)

시각경로(optic pathway)의 여러 지점의 병변에 따른 다양한 형태의 시야장애가 보일 수 있다.

3) 동안신경(oculomotor nerve)(III), 활차신경(trochlear nerve)(IV), 외전신경(abducens nerve)(VI)

(1) 해부 및 기능

가. 핵하주시조절(infranuclear gaze control)

안구의 운동은 동안신경, 활차신경, 외전신경 등에 의해 조절된다. 안구는 내직근, 외직근, 상직근, 하직근, 상사근, 하사근 등의 6개의 외안근(extraocular muscle)의 작용에 의해 움직인다. 동안신경은 내직근, 하직근, 하사근, 상직근 등을 지배하고, 활차신경은 상사근을, 외전신경은 외직근을 지배한다. 동안신경은 안구운동 조절 이외에도 눈꺼풀을 위로 올리는 안검거근, 동공괄략근을 수축하는 부교감신경, 근거리 시력에 관여하는 섬모체근(ciliary muscle)의 수축 등을 담당한다.

나. 핵상주시조절(supranuclear gaze control)

수의적 수평주시의 신호는 전두엽눈영역(frontal eye field; area 8)에서 발생해 반대측으로 교차하여 교뇌의 교뇌주변그물체(parapontine reticular formation; PPRF)를 지나 외전신경핵에 투사된다. 외전신경핵은 동측 외직근을 조절하는 외전운동신경원과 반대측 안쪽세로다발(medial longitudianl fasciculus; MLF)을 통해 동안신경의 내직근 신경원으로 투사되는 외전핵간신경원을 포함한다. 이러한 신경 연결을 통해 양안에서 동시에 일어나는 일측 방향의 주시는 동측 외직근과 반대측 내직근의 동시적인 신경지배로 이루어지고, 후자는 안쪽세로다발의 내측 부위를 지나는 섬유를 통한다.

(2) 검사

가. 외안근 기능

외안근 중에서 외직근은 외전신경이, 상사근은 활차신경이 지배하고, 나머지 상직근, 하직근, 내직근, 하사근 등은 동안신경이 지배한다.(L_6SO_4) 그러므로 안구운동 이상을 관찰하여 어느 신경의 이상에 의해 안구 운동장애가 초래되었는지 알 수 있다.

나. 빛반사(light reflex)

눈으로 불빛이 들어가면 시각신경을 통해 시각교차, 시각로를 거쳐 외측무릎체(lateral geniculate body)에 이르기 전에 시각회로를 이탈하여 덮개앞신경원(pretectal nucleus)에 도달하며, 여기서 신경을 교대하여 동측 및 반대측의 에딩거-베스트팔핵(Edinger-Westphal nucleus)에 도달하게 되고, 이 부위로부터 부교감신경인 동안신경을 통해 섬모체신경절(ciliary ganglion)까지 주행해 와서 신경 교대 후, 안구내로 들어가 동공수축을 일으킨다. 이때 반사는 양측으로 일어난다(직접 및 간접 빛반사). 만약 우측 시각신경에 병변이 있다면 오른눈에 빛을 비추면 양측 모두 빛반사가 일어나지 않지만 왼눈에 빛을 비추면 우측과 좌측 동공 모두 수축이 일어나게 된다.

(3) 안구운동이상

가. 동안신경 마비

내직근, 하직근, 하사근, 상직근 등의 외안근 마비, 상안검 마비에 의한 눈꺼풀처짐(ptosis), 동공 확대, 빛반사 소실 등이 나타나며, 정상인 외직근의 작용으로 안구의 외측편위(outward deviation)가 일어나 복시를 호소하게 된다.

나. 활차신경 마비

상사근 마비에 의해 하방 주시의 장애를 일으켜 환자가 계단을 내려갈 때 복시가 심해지고 이를 조정하기 위해 반대측으로 머리를 기울이게 된다.

다. 외전신경 마비

외직근 마비에 의해 눈의 외전 기능 상실이 일어나고, 환자는 복시를 호소한다. 외전신경은 가장 긴 경로를 주행하고 있어, 외전신경마비는 뇌압 상승에 의해서 거짓국소징후(false localizing sign)로 나타날 수 있다.

라. 핵상주시조절 이상에 의한 병변부위 구분

천막위병변(supratentorial lesion)시, 즉 대뇌, 대뇌부챗살(corona radiata), 속섬유막(internal capsule) 등의 병변 시는 눈이 편마비의 반대방향으로 돌아가고, 천막아래병변(infratentorial lesion)시는 편마비와 동측으로 눈이 돌아간다. 예를 들어 오른쪽 대뇌에 병변이 있으면, 이것은 왼쪽의 외직근쪽의 지배가 사라져 오른쪽으로 향하게 되고, 사지로 가는 운동신경섬유는 연수의 피라미드(pyramid)에서 교차하므로 왼편에 편마비가 오게 된다. 오른쪽 교뇌에 병변이 있으면 오른쪽의 외직근 지배가 사라져 눈은 왼편을 향하게 되고 사지로 가는 운동신경섬유는 연수의 피라미드에서 교차하므로 왼편에 편마비가 오게 된다.

마. 신경핵사이눈근육마비(internuclear opthalmoplegia)

뇌간에서 외전운동신경원과 동안신경의 내직근신경원을 연결하는 안쪽세로다발에 병변이 있는 경우, 중추성 자극이 외전신경핵에는 전달되지만 반대측 동안신경핵에는 전달되지 못하여 반대측 내직근의 수축이 되지 않는 내직근 마비현상이 나타난다. 내직근 마비가 있는 눈의 반대측 방향으로 안구운동을 할 경우, 마비가 없는 반대측 눈에서는 눈떨림(nystagmus)이 동반된다.

바. 하나반증후군(One and a half syndrome)

안쪽세로다발과 교뇌주변그물체가 침범 될 경우, 동측으로의 수평주시장애와 반대측의 신경핵사이눈근육마비가 일어나 수평 안구운동 중 유일하게 한쪽 눈에서의 외전운동이 남게 된다.

4) 뇌간의 교감신경로와 호너증후군(Horner syndrome)

(1) 해부 및 기능

교감신경은 시상하부에서 시작하여 뇌간을 거쳐 하부경추 및 상부흉추(C8-T2)에서 척수를 빠져나온다. 그 후 경동맥 벽을 따라 위쪽으로 주행하여 삼차신경의 안구가지(ophthalmic branch)와 만나게 되어 눈으로 향하게 된다.

(2) 섬모체척수반사(ciliospinal reflex)

의식이 희미한 사람에게 경부에 강한 자극을 주면 동공이 확장되는 반사반응이다. 반사궁(reflex arc)은 정확히 알려지지 않았지만, 통증이 척수의 후근(posterior root)을 거쳐 시상, 시상하부를 통해 교감신경 유출이 증가된 것으로 보고 있으며, 이 경로가 반사궁 중에서 가장 길기 때문에, 이를 뇌간의 정상 여부를 알아보는 가장 효과적인 방법이라고 말하기도 한다.

(3) 호너증후군

교감신경로의 병변에 의한 증상으로, 동공수축(miosis), 부분적 눈꺼풀처짐(partial ptosis), 동측 얼굴 땀없음증(anhidrosis), 안구함몰(enophthalmos) 등의 증상을 보일 수 있다.

5) 삼차신경(trigeminal nerve)(V)

(1) 해부 및 기능

삼차신경은 안구가지(ophthalmic branch), 상악가지(maxillary branch), 하악가지(mandibular branch) 등 세 가지로 분지되며, 안면전체의 일반몸감각(general somatic sense) 기능과, 씹기운동을 담당한다.

(2) 검사

가. 감각 및 운동기능

감각기능은 환자의 눈을 감게 한 후 삼차신경 분지 분포 부위를 따라 가벼운 솜뭉치나침을 이용하여 조사하며, 이때 항상 좌우측을 비교해야 한다. 운동기능은 어금니를 깨물게 하여 측두근(temporalis) 및 깨물근(masseter)의 수축 정도를 촉진한다.

나. 각막반사(corneal reflex)

각막에는 혈관은 없지만 신경은 있어 눈을 보호하는 각막반사가 일어난다. 약간 축축한 솜(알콜은 자극성이므로 피한다)으로 가볍게 각막을 자극하면 삼차신경의 안구가지를 타고 올라가 안면신경에 의해 눈둘레근(orbicularis oculi muscle)이 수축하여 눈을 감게 된다. 정상에서는 한쪽 각막을 자극할 때 양측 눈을 깜박이는 반응을 나타낸다.

6) 안면신경(facial nerve)(VII)

(1) 해부 및 기능

안면신경은 안면표정근을 움직이는 운동기능, 눈물샘(lacrimal gland)이나 턱밑샘(submandibular gland)의 분비를 조절하는 부교감신경기능, 혀의 앞쪽 2/3에서의 미각과 관련된 특수감각, 외이도 주변의 일반몸감각 등의 기능을 가진다.

(2) 검사

안면운동기능은 환자와의 대면에서 안면마비를 관찰할 수 있고, 더 자세한 검사를 위해서 환자로 하여금 눈을 꽉 감게 하고 눈둘레근의 저항상태를 비교 관찰하거나, 입을 꼭 다물게 하여 검사자가 억지로 벌려보는 방법, 환자로 하여금 이가 보이도록 활짝 웃거나 혹은 얼굴 찡그리기를 시행하는 방법, 입술을 다물고 볼에 공기를 가득 채우게 하는 방법, 휘파람 불기, 또는 이마에 주름잡기 등으로 안면 근육 상태를 점검한다.

부교감신경기능은 Schirmer 검사와 같은 눈물의 정량적평가를 이용한다. 혀의 미각기능은 검사자가 환자의 혀를 거즈 조각으로 잡아당겨 혀의 앞 분을 노출시킨 후, 잘 용해된 설탕물을 바르고 미각상태를 조사하며, 같은 방식으로 짠맛, 신맛, 및 쓴맛을 조사한다. 체성감각은 안면신경에 의해 지배를 받는 외이도 주변의 외이도관, 고막, 귓바퀴(pinna) 및 꼭지돌기(mastoid process) 부위의 감각을 조사한다.

(3) 안면신경마비

안면신경마비는 중추성과 말초성이 있으며, 말초성은 뇌간의 안면운동신경원 하방의 병변을 말하고 중추성은 안면운동신경원을 조절하는 상위신경섬유의 병변을 말한다. 말초성 안면신경마비의 대표적 원인이 벨마비(Bell's palsy)이다. 중추성의 경우 이마근(frontalis)과 눈둘레근이 하부 안면 근육보다 덜 침범되거나 전혀 침범되지 않는다. 그 이유는 상부안면근육은 양측 운동피질로부터 상부운동신경원 지배를 받기 때문이다. 따라서 중추성 안면신경마비는 이마에 주름잡기가 가능하지만 말초성 안면신경마비는 주름잡기가 불가능하다.

7) 전정달팽이신경(vestibulocochlear nerve)(VIII)

(1) 해부 및 기능

전정신경은 평형, 균형, 외계로부터 신체의 위치감 등을 담당하며, 달팽이신경은 청각기능을 수행한다.

(2) 검사

가. 청각기능검사

청각기능은 환자로 하여금 눈을 감게한 후 소리를 들려주고 좌우측의 청각 상태를 비교 조사한다. 양측의 청력에 차이가 있는 경우 다음과 같은 검사를 통해서 병변의 방향과 원인을 구분할 수 있다.

① **Weber 검사** : 소리굽쇠(tuning fork)를 진동시킨 후 손잡이를 이마 혹은 마루점(vertex)에 대어 어느 귀에서 소리가 크게 들리는지 비교하는 것으로, 양측귀의 골전도를 비교하는 검사법이다. 정상에서는 양측의 소리가 동일하고, 전도성난청(conductive deafness)에서는 병변쪽이 더 크게 들리고, 감각신경난청(sensorineural deafness)에서는 정상쪽이 더 크게 들리게 된다.

② **Rinne 검사** : 소리굽쇠를 진동시킨 후 손잡이를 꼭지돌기에 대면 골전도에 의해 소리가 들리게 되는데, 이 소리가 안들린다고 하면 즉시 소리굽쇠를 외이도 입구에 옮겨 공기전도에 의한 소리를 듣게 하는 것으로, 한쪽귀에서 골전도와 공기전도를 비교하는 검사법이다. 정상에서는 공기전도가 골전도보다 오래 지속되므로 꼭지돌기의 소리가 중단된 후에도 외이도의 소리를 들을 수 있다. 전도성난청인 경우 공기전도시간이 골전도보다 짧아져서 소리굽쇠를 외이도로 옮겼을 때 소리를 들을 수 없다.

나. 전정기능검사

가) 전정안구반사(vestibulo-ocular reflex, VOR)

여러 방법에 의해 한쪽 전정신경이 자극되면, 이러한 자극은 전정신경핵을 통해 반대측 외전신경핵을 자극하고, 이것은 다시 교차해서 안쪽세로다발을 통해 동측의 동안신경을 자극하여 동측 안구의 내전을 유발한다. 결과적으로 양쪽 안구는 반대편을 향하게 된다. 이와 같이 전정신경의 자극에 의해 일어나는 눈의 운동을 전정안구반사라고 한다.

나) 인형눈수기(Doll's eye maneuver)

누운 상태에서 머리를 한쪽으로 돌리면, 돌리는 방향의 전정신경이 자극되고, 위에서 서술한 전정안구반사 경로를 통해 양눈은 반대방향으로 돌아간다. 이는 주로 혼수환자에서 시행하며, 눈움직임이 없이 고정되어 있으면('인형눈') 뇌간의 기질적 이상을 시사한다. 반대로 정상적인 눈운동이 나타나면 이는 뇌간의 기질적 이상이 없음을 시사한다. 전정안구반사는 시각고정에 의해 억제되므로, 정신이 명료한 정상인에서는 정확한 평가를 하기 위해 Frenzel 안경을 씌워 시각고정을 배제한 후 검사하여야 한다.

다) Caloric test(온도눈떨림검사)

외이도에 찬물(30oC)이나 더운물(44oC)을 넣어 온도의 변화에 의해 유발되는 눈떨림을 통해 전정안구반사를 확인하는 검사이다. 누운 상태에서 머리를 수평으로부터 30도 정도 앞으로 기울이면, 수평 반고리관이 수직면에 놓여, 온도 자극에 가장 민감하게 된다. 정상인에서 한쪽귀에 찬물을 넣으면 전정신경이 억제되고 상대적으로 반대측 전정신경핵으로부터의 자극이 강해져 양눈의 동측 편위(tonic deviation)가 일어나고, 그 후 반대편으로 눈떨림이 유발된다. 반대로 더운물은 양눈의 반대측 편위 및 동측으로의 눈떨림을 유발한다. 의식이 없는 사람에서는 눈떨림은 볼 수 없고 눈의 편위만 나타난다.

8) 혀인두신경(glossopharyngeal nerve)(IX), 미주신경(vagus nerve)(X)

(1) 해부 및 기능

혀인두신경과 미주신경은 해부학적으로나 기능적으로 거의 중복되어 있으며, 주로 혀인두신경은 혀의 후방 1/3의 미각, 편도, 인두 및 인후두의 감각 및 귀밑샘(parotid gland)의 침분비에 관여하며, 미주신경은 인두 및 후두부의 운동기능과 외이 일부의 감각을 담당한다.

(2) 검사

혀인두신경과 미주신경의 기능을 동시에 보는 검사로 구역반사(gag reflex)가 있다. 이 검사는 입인두(oropharynx)의 후방을 설압지로 자극하여 구역을 유발하는 것으로, 반드시 한쪽 부위를 자극해야 하며, 환자가 구역질 소리를 내는 예민도 및 구개 수축 정도를 좌우 비교 관찰한다. 자극 감도가 떨어진 경우 구심성(혀인두신경) 이상을 의심하며, 수축정도가 떨어진 경우 원심성(미주신경) 운동 이상을 의심한다.

(3) 혀의 감각지배

일반몸감각은 삼차신경이 담당하고, 미각과 관련된 특수감각(special sense)은 전방 2/3는 안면신경이, 후방 1/3은 혀인두신경이 담당한다.

9) 척수부신경(spinal accessory nerve)(XI)

(1) 해부 및 기능

척수부신경은 순수운동신경으로 연수와 척수의 두가지 부위에서 기원하고, 이를 각각 중추가지

(central branch)와 부가지(accessory branch)로 구분한다. 중추가지는 목정맥구멍(jugular foramen)을 통과하여 후두 및 인두 근육조직, 흉곽 및 복부 내장들에 분포하며, 부가지는 큰구멍(foramen magnum)과 목정맥구멍을 지나 목의 하부로 주행하여 등세모근(trapezius) 상부와 목빗근(sternocleidomastoid muscle)을 지배한다.

(2) 검사

피검자의 뺨에 검사자의 손을 대고 피검자에게 그쪽 방향으로 힘주어 얼굴을 돌리게 했을 때 반대측 경부의 목빗근의 수축을 관찰함으로서 그 기능을 평가할 수 있고, 등세모근은 환자에게 어깨를 올려보라고 하여 기능을 평가한다.

10) 혀밑신경(hypoglossal nerve)(XII)

(1) 해부 및 기능

혀밑신경은 순수운동신경으로 연수의 운동신경핵에서 시작하여 혀밑구멍(hypoglossal foramen)을 통해 두개골 기저부를 지나 혀에 분포하여 혀의 운동을 지배한다.

(2) 검사

혀밑신경이 완전히 차단되면 일측 혀마비가 초래된다. 혀를 내밀어 보게 하면 망가진 쪽 근육수축이 되지 않아 혀는 병변쪽으로 틀어진다. 신경마비가 있는 쪽의 혀는 주름이 지고 위축되며, 근육부분수축(fasciculation), 잔떨림(fibrillation) 등이 관찰된다.

2. 뇌간의 기타 기능

1) 의식장애의 분류

의식은 정상인이 깨어있을 때의 상태로 자신과 주위환경을 충분히 인식하여 외부자극에 합당하게 반응하는 상태를 말한다. 정상 의식을 위해서는 깨어있는 각성(alertness)과 주위와 자신에 대해서 알고 있는 인식(awareness)이 필요하다.

(1) 각성 이상

가. 정상의식(alert); 정상인이 깨어 있을 때의 상태로, 자극에 대하여 완전히 반응하고, 행동과 말로써 검사자와 같은 정도로 자신과 주변을 인지하고 있다.

나. 졸음(drowsy); 외부자극이 없이 각성 상태를 유지하지 못한다.

다. 혼미(stuporous); 강력하고 계속적인 자극에 의해서만 깨워질 수 있는 상태로, 환자는 자신의 눈을 뜨고 검사자를 쳐다보며 무의식 상태 같아 보이지 않으나 구두 명령에 대한 반응은 없거나 느리고 부정확하다.

라. 반혼수(semicoma); 외부자극에 대해 깨어나지는 못하나, 강한 자극이나 방광 팽창에 의해 움직임이 나타나거나 신음과 호흡 속도가 빨라질 수 있다.

마. 혼수(coma); 외부자극이나 내부욕구에 의해 깨어날 수 없을 때이다.

(2) 기타 의식장애

가. 혼돈(confusion): 인식 이상의 예로, 외부자극 없이도 의식의 각성상태는 유지되나 사고가 부적절하고 주위환경에 대한 지각이 완벽하지 못하며 주의력이 떨어져 산만한 경우를 말한다.

나. 지속식물상태(persistent vegetative state): 위협이나 빛에 대해서 눈을 깜박거리는 정도의 반응을 보인다. 부주의하고, 말을 하지 못하고, 주위환경에 대한 인지나 내부적 욕구의 징후를 보이지 않는다. 반응은 사지의 초보적인 체위운동과 반사적 운동에 국한된다. 반복되는 각성-비각성 주기(arousal-nonarousal cycles)는 있으나 인지기능이 회복되지 않고 목적있는 행동을 하지도 못한다.

다. 감금증후군(locked-in syndrome): 인지(의식) 장애가 거의 없으면서 단지 적절히 반응할 수 없는 상태(수직주시와 눈깜박임으로 의사표시)로, 주로 양측 교뇌 기저부의 병변에 의해 나타난다.

2) 혼수 환자의 병변 부위에 따른 호흡양상

혼수 환자는 다양한 형태의 호흡양상을 보일 수 있어서, 혼수 환자에서 호흡을 관찰함으로서 병변의 국소화에 도움이 될 수 있다. <표 1>

〈표 1〉 혼수 환자의 병변 위치에 따른 호흡 양상

이상호흡	병변 위치	호흡양상	
체인-스토크스호흡	간뇌	과호흡과 무호흡이 규칙적으로 반복	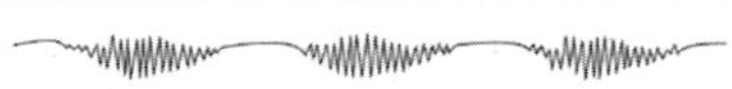
중추신경성과호흡	중뇌와 교뇌	지속적이고 빠른 과다호흡	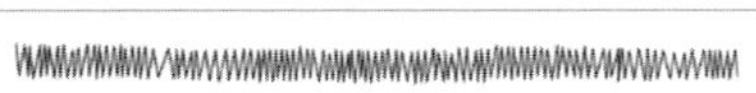
지속흡식성호흡	하부 교뇌	긴 흡기를 수초 동안 지속한 후 호기	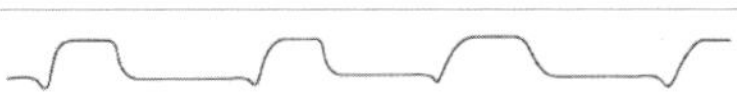
군발호흡	하부 교뇌, 상부 연수	군집된 호흡이 불규칙하게 연속됨	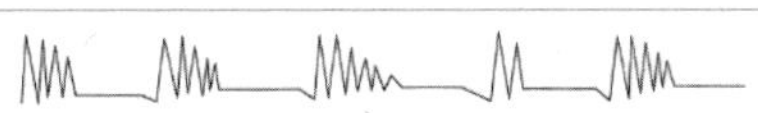
실조호흡	연수	완전히 불규칙한 호흡	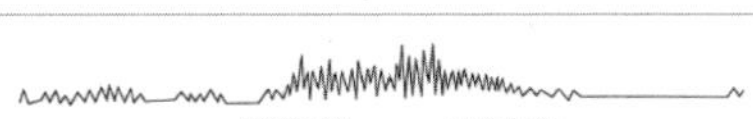

3) 혼수 환자의 병변 위치에 따른 동공변화

혼수 환자에서는 교감신경과 부교감신경의 불균형에 의하여 다양한 동공의 변화가 발생하여, 병변의 국소화에 도움이 될 수 있다. <표 2>

〈표 2〉 혼수 환자의 병변 위치에 따른 동공 변화

병변 위치	동공 변화
양측 간뇌, 시상하부	수축
중뇌덮개	중간크기, 빛반사 소실, 모양체척수반사 유지
중뇌뒤판	동공편위, 중간크기, 빛반사 소실, 모양체척수반사 소실
교뇌뒤판	점동공(pinpoint pupil), 빛반사 미약
외측연수	수축(호너증후군)

3. 소뇌(cerebellum)

1) 소뇌의 해부 및 기능

소뇌는 치아적핵시상피질로(dentatorubrothalamocortical tract)를 통해 반대편 대뇌와 연결되어 있고, 대뇌는 다시 피질척수로(corticospinal tract)를 통해 반대편 팔다리의 운동신경과 연결된다. 따라서 소뇌에 병변이 발생하면 동측에 기능이상이 나타나게 된다.

소뇌는 평형, 근긴장도, 자세 및 협동운동(coordination movement) 등을 조절한다. 따라서 소뇌에 기능이상이 있는 경우에는 불균형(disequilibrium), 근육긴장저하(hypotonia), 근육협동장애(dyssynergia), 연속 동작이 부드럽지 못함(decomposition of movement), 운동거리조절이상(dysmetria) 등이 나타난다.

2) 소뇌기능검사

(1) 손가락코검사(finger to nose test) / 손가락맞대기검사(finger-nose-finger test)

환자에게 양팔을 벌리게 한 후 한손씩 번갈아 집게손가락 끝을 코끝에 대게하거나, 환자의 집게손가락을 환자의 코와 검사자의 손가락에 번갈아 맞대라고 시킨다. 운동거리조절이상이 있는 경우 환자는 목표물인 자신의 코나 검사자의 손을 지나치거나 목표물에 미치지 못하게 된다.

(2) 발꿈치정강이검사(heel to shin test)

환자가 한쪽발을 들어 발꿈치를 반대쪽 무릎에 닿게 한 후 발등까지 정강이를 따라 똑바로 내려가게 하여 검사한다. 소뇌병변시에 팔에서와 비슷한 양상으로 운동거리조절이상을 보인다. 중력의 영향을 배제하기 위해 누운 자세에서 검사하는 것이 낫다.

(3) 빠른교대운동(rapid alternating movement)검사

환자의 한 손을 엎침과 뒤침 운동을 최대한 빠르게 반복하거나, 한손은 주먹쥐고 동시에 다른손은 펴는 동작을 빠르게 시키는 방법으로 검사한다. 이러한 검사에 서툴고 동작지연이 있는 것을 상반운동반복수행장애(dysdiadochokinesia)라 한다.

(4) 저지운동(checking movement) / 반동검사(rebound test)

검사자가 환자의 손목을 잡은 상태에서 환자로 하여금 팔꿈치관절(elbow)을 힘껏 굽히게 한 후 검사자가 잡고 있던 환자의 손목을 갑자기 놓을 때 나타나는 반응을 관찰한다. 정상인에서는 대항근의 수축에 의해서 정지가 가능하나, 소뇌질환에서는 정지가 불가능하여 주먹으로 환자 본인의 몸을 치게 된다.

(5) 목표빗나감(past-pointing)

검사자과 환자가 서로의 집게손가락을 맞댄 후, 환자로 하여금 팔을 수직이나 수평으로 움직이고 나서 검사자의 손가락을 맞대게 한다. 눈을 뜬 상태에서 수차례 연습 후, 눈을 감은 상태에서 검사한다. 정상인에서는 원래 위치로 돌아와 검사자의 손가락을 잘 맞추지만, 소뇌질환에서는 원래 위치로 정확히 돌아오지 못하고 목표를 벗어나게 된다.

(6) Romberg 검사

환자로 하여금 두발을 모은 상태에서 똑바로 서게 하고 눈을 뜬 상태와 감은 상태에서 균형을 유지하는지 관찰한다. 소뇌질환에서는 눈을 뜨거나 감거나 모두 균형을 유지하지 못하는데, 고유감각(proprioception)장애의 경우에는 눈을 뜬 상태에서는 균형이 유지되나 눈을 감으면 균형을 잃게 된다.

(7) 보행검사 및 일자보행(tandem gait)

환자를 걷게 한 후 보행속도, 보폭, 걸음(step), 좌우발 사이의 폭 등을 관찰한다. 소뇌질환에 의해 평형이상이 있으면 술취한 사람처럼 좌우로 흔들거리며 걷게 되고 이를 보상하기 위해 좌우발 사이의 폭이 넓어지게 된다. 발꿈치와 발가락 끝을 맞붙이면서 일직선으로 걷게 하는 일자보행을 시키면, 소뇌질환 환자들은 중심을 잡지 못하거나 심하게 흔들거린다.

참고문헌

1. 대한신경과학회, 신경학 2판, 범문에듀케이션, 2012.

운동, 감각, 반사

김명규 · 조방훈

1. 운동계(추체로계, pyramidal system)

일차운동피질과 연결된 척수의 운동신경세포는 주로 팔다리의 원위부근육과 연결되어 있다. 피질척수로의 축삭은 대뇌부챗살(corona radiata), 속섬유막(internal capsule), 중뇌다리(peduncle of midbrain), 교뇌바닥(basis pontis)을 지나 연수(medulla)에서는 피라미드(pyramid)라는 구조를 통과하기 때문에 피질척수로를 '피라미드로(pyramidal tract)'라고 부른다. 연수의 아랫부분에서 피질척수로를 형성하는 축삭 중 75-80%는 반대쪽으로 교차해서 외측피질척수로를 통해 반대쪽 척수로 내려가고, 교차하지 않은 20-25%의 축삭은 앞피질척수로를 통해 동측 척수로 내려간다.

일치운동피질 이외의 운동영역에서도 피질척수로를 통해 척수로 운동정보를 전달한다는 것이 밝혀졌다. 피라미드를 통과하는 피질척수로 축삭들 중 약 30%만이 일차운동피질에서 기원하는 축삭이고, 특히 Betz세포로부터 시작된 축삭은 3.4%에 불과하다. 피질척수로를 형성하는 축삭 중 30%는 전운동피질영역, 40%는 두정엽피질에서 기원한다. 전운동피질영역과 두정엽피질에서 기원한 피질척수로 축삭들은 Betz세포에서 기원한 축삭에 비해 직경이 작고 전도속도가 느리다. 전운동피질과 두정엽피질에서 기원한 피질척수로 축삭은 척수회질의 사이신경세포를 통해 알파운동신경세포와 간접적으로 연결되어 있는데, 척수 내에서 이들의 구체적인 역할에 대해서는 아직 잘 알려져 있지 않다. 피질척수로 축삭의 일부는 머리와 얼굴의 수의적인 운동을 담당하는 뇌줄기핵 즉, 삼차신경운동핵(motor trigeminal nucleus), 얼굴신경핵, 모호핵(ambiguous nucleus), 혀밑신경핵(hypoglossal nucleus)에 투사되며 이를 피질연수로(corticobulbar tract) 라고 한다.

2. 감각계 검사(Sensory system examination)

1) 표재성 감각 ; 가벼운 촉각, 통각, 및 온도각

통각 및 온도각(pain and temperature)은 말초성 수용체(nociceptors)을 통해 전달된다. 급성 통증은 수초신경섬유(myelinating fiber)인 A-delta fiber를 통해, 만성통증은 무수초신경섬유(unmyelinating fiber)인 C-fiber가 전달한다. dorsolateral tract에 afferent fibers이 집중되어 교양질(substantia gelatinosa)에 연결 혹은 교차되어 반대측 외측척수시상 신경로(lateral spinothalamic tract)을 따라 상행한다. 이후 시상의 복측 후외측 신경핵(VPL)을 지나 대뇌의 중심이랑뒤 피질(postcentral gyrus)로 이어진다. 표재성 감각검사로 pinprick, pinwheel, 찬물 또는 뜨거운 물이 든 시험관으로 피부를 자극하여 반응을 검사한다.

가벼운 촉각(light touch)은 dorsal root ganglia, fasciculus gracilis or cuneatus 후 교차, anterior spinothalamic tract, 시상으로 연결되며 솜뭉치를 이용하여 감각검사를 시행한다.

2) 심부 감각 ; 위치각, 진동각 및 심부 동통

감각전달 경로는 dorsal root ganglia, fasciculus gracilis or cuneatus, Nucleus gracilis or cuneatus 후

교차, medial lemniscus, 시상(thalamus)이다. 위치각은 환자에게 손가락이나 발가락의 위치를 상하로 움직여 환자가 이해한 후에 다시 환자로 하여금 눈을 감게 한 후 발가락의 위치가 어느 방향인지를 알아맞추기를 시행한다. 진동각은 여러 관절이나 말단에서 뼈의 돌출부에 대어 진동을 느끼는가를 검사한다.

3. 반사 검사(Reflex examination)

1) 근신장 반사(Muscle stretch reflexes)

(1) **안윤근 반사(Orbicularis oculi reflex)** : 안와부를 손가락으로 가볍게 타진하면 안윤근의 수축이 발생. 안면 신경에 대한 검사이다.

(2) **하악 반사(Jaw jerk)** : 입을 반쯤 열게 하고 턱에 검사자의 손가락을 댄후 타진하면 저작근의 수축이 발생. 삼차 신경의 하악신경에 대한 검사.

(3) **이두근 반사(Biceps reflex)** : 검사자의 손가락을 피검자의 이두근의 건위에 대어 가볍게 타진하면 피검자의 팔이 굴곡되는 현상. 관여하는 신경은 근피신경(musculocutaneous nerve)이며, 중추는 C5-6.

(4) **삼두근 반사(triceps reflex)** : 팔을 굴곡시킨 상태에서 팔꿈치에서 약 5㎝거리의 주두(olecranon) 상부를 타진하면 삼두근의 수축으로 팔의 신전이 발생. 관여하는 신경은 요골신경(radial nerve)이며, 중추는 C6-7.

(5) **상완 요골근 반사(brachioradialis reflex)** : 관여하는 신경은 요골 신경이며, 중추는 C5-6.

(6) **척골 회내근 반사(ulnar pronator reflex)** : 관여하는 신경은 정중 신경(median nerve)이며, 중추는 C6-8.

(7) **수지 굴근 반사(finger flexor reflex)** : 관여하는 신경은 정중 신경이며, 중추는 C6-T1(C7-8).

(8) **무릅반사(knee jerk)** : 의자에 걸터 앉은 상태에서, 또는 환자가 누워 있는 경우에서는 검사자가 팔로써 무릎밑을 바쳐 굴곡시킨 상태에서 슬개골(patella)과 붙어 있는 슬개건을 타진하면 다리가 신전된다. 관여하는 신경은 대퇴 신경(femoral nerve)이며, 중추는 L2-4.

(9) **발목반사(ankle jerk)** : 침대나 의자에 무릎을 구부린 상태에서, 또는 누워있는 환자는 무릎을 굴곡시켜 반대측 다리에 올린 상태에서 아킬레스 건이 보이게 하여 그 위를 타진하면 발목에서 신전운동이 발생. 관여하는 신경은 내측 경골 신경(medial popliteal nerve)이며, 중추는 S1.

(10) **Hamstring reflex** : 피검자가 엎드려 누워있는 상태에서 무릎을 구부리게 한 후 검사자는 하퇴를 지지하면서 무릎 뒤의 슬건을 타진하면 다리의 굴곡이나 근수축을 발생. 관여하는 신경은 좌골 신경(sciatic nerve)이고, 중추는 L5-S2.

(11) **근신장 반사의 기록법** : 반사반응은 없음(absent), 감퇴(diminished), 정상(normal), 항진(exaggerated) 및 과활동성(hyperactive)으로 구분. 정상을 ++로 하고 과도항진을 ++++, 중간항진을 +++, 감퇴를 +, 그리고 소실 상태를 0로 표시.

2) 표재성 반사(superficial reflex)

(1) **각막 반사(corneal reflex)** : 각막을 솜 뭉치로 가볍게 자극하여 눈 깜박임이 일어나는가를 관찰.

구심성 경로 - 삼차 신경의 안 신경분지, 원심성 경로 - 안면 신경.

(2) **인두 반사(pharyngeal reflex)** : 입을 벌리게 하고 인두후벽을 설압자나 혹은 면봉으로 자극하여 연구개 및 인두벽이 수축하여 올라가는 형태를 관찰. 구심성 및 원심성 경로 모두 미주 신경이 관여.

(3) **구개 반사(palatal reflex)** : 피검자로 하여금 입을 벌리게 하고 연구개를 자극하면 인두벽이 수축되고 연하반사가 발생. 구심성 경로 - 설인 신경, 원심성 경로 - 미주신경.

(4) **복벽 반사(abdominal reflex)** : 피검자의 복부에서 배꼽을 중심으로 자극방향을 향하도록 자극을 주면 복직근의 수축을 관찰. 관여하는 중추는 상부가 T7-8, 중간이 T9-10, 하부가 T11-12에 해당.

(5) **고거근 반사(cremaster reflex)** : 대퇴상부의 내측을 자극하면 고환이 올라가는 현상. 중추는 L1-2.

(6) **항문 반사(anal reflex)** : 항문 주변 피부를 자극하면 외측 괄약근의 수축을 관찰. 중추는 S4-5.

(7) **족저 반사(plantar reflex)** : 발바닥의 외측부를 약간 둔한 물체로 자극하면 발가락들이 모두 굴곡하는 현상. 이러한 경우를 정상 반응이라고 하며 만약 엄지 발가락이 배측굴곡하고 나머지 발가락이 마치 부채살 모양으로 벌려지면 이는 병적 상태로 흔히 바빈스키 반응(Barbinski response)이라고 부른다. 중추는 S1-2.

3) 병적 반사(pathologic reflexes) : 정상에서는 나타나지 않는 반사

(1) **Babinski sign** : 추체로의 장애가 있음을 의미하는 징후

(2) **흡인 반사(sucking reflex)** : 입술 주변의 자극으로 구윤근 수축이 일어나는 또는 입술이 돌출되는 형태를 나타나는 반사. 대뇌의 양측성 장애가 있음을 의미.

(3) **Hoffmann's reflex** : 피검자의 손목을 약간 배굴시킨 상태에서 중지를 검사자가 잡아 검사자의 엄지 손가락으로 피검자의 중지가 하방으로 굴곡되게 강력하게 튕기면 피검자의 모지(엄지 손가락)가 굴곡되는 현상이 발생. 추체로 장애를 의미.

(4) **Trömner reflex** : 피검자의 중지를 약간 배굴시킨 상태에서 검사자가 중지를 잡고 다른 손으로 상방으로 배굴되게 튕기면 호프만 반사와 같은 모지 굴곡 현상이 발생.

(5) **Wartenberg sign** : 피검자의 모지를 제외한 4개의 손가락을 굴곡시키도록 한 후 검사자의 손가락을 걸어 당기거나 혹은 당긴 상태에서 검사자의 손가락 위를 타진하면 피검자의 모지가 굴곡하는 현상이 일어난다. 현저한 굴곡은 추체로장애를 의미한다.

(6) **Barbinski's reflex** : extensor plantar response 일으키는 여러 가지 변법들이 있는데 대표적인 경우가 Chaddock sign, Oppenheim sign, Gonda sign, Gordon sign 및 Schaefer's sign 등이 있다.

(7) **Marie-Foix sign** : 피검자가 누워있는 상태에서 엄지발가락을 제외한 4개의 발가락을 강력하게 굴곡시키면 엄지발가락이 배굴되는 현상. 흔히 횡단성 척수장애의 회복기에 발견.

(8) **Chvostek's sign** : 안면 신경 혹은 신경분지들이 위치하는 부위를 타진 하면 입가의 경련 혹은 수축이 발생. 이는 tetani 혹은 기타 근육 자극성 상태에서 기인되며 간혹 저칼슘증 혹은 안면 신경 손상에서의 회복기에도 발견.

(9) **손바닥-하악 반사(palmomental reflex)** : 손바닥의 모지구를 약간 둔한 물체로써 문지르면 동측의 턱에서 근육의 수축이 발생. 이는 추체로 장애를 의미하며 안면신경 마비에서 중추성의 경

우는 반사 항진이 일어나 감별에 도움이 된다.

(10) **미간 반사(glabellar feflex)** : 피검자의 양쪽 눈 중간 지점의 미간을 가볍게 손가락으로 두드리면 눈 깜박임 현상이 일어나는데 점차 회수가 줄어들게 된다. 그러나 파킨슨 증후군과 같은 기저핵 병변환자나 치매 환자들에서는 탈억제 현상으로 계속적 반응을 나타내는 수가 있다.

(11) **간대경련(clonus)** : 피검자가 누워있는 상태에서 다리를 들어 무릎밑을 받쳐들고 다리가 평행을 이루도록 한 후 검사자의 다른 손으로 피검자의 발을 잡아 배측굴곡시키면서 압박한다. 이러한 방법을 과간대경련 검사(ankle clonus)라고 부르며, 이때 발목에서 배측굴곡 및 족저굴곡의 율동적 운동이 일어나면 병적 반응이라고 한다. 이는 다른 반사들이 과활동성을 나타내는 경우에 반드시 검사해 보아야 할 것이며 상운동신경원 질환에서 일어나는 반사 반응의 하나이다.

〈표 1〉 피라미드로징후와 피라미드외로징후

	피라미드로징후	피라미드외로징후
근긴장의 형태	경직(clasp-knife type)	경축(lead-pipe type)
과다근긴장의 분포	상지의 굽힌근, 하지의 폄근	전신, 그러나 팔다리와 몸통의 굽힘근에 더 나타남
Shortening and lengthenin reaction	있음.	없음
불수의운동	없음	있음
심부건반사	항진	정상 혹은 약간 항진
바빈스키 징후	있음	없음
수의운동의 마비	있음	없거나 경미함

〈표 2〉 힘의 세기(strength)

등급 : 중력-저항(gravity-resistance) 방법에 기초

등급(%)	정의	기능적 설명
0(0)	근 수축이 없고 운동이 없으며 근 섬유가 만져지지 않는다.	움직임이 없다.
1(20)	실제적인 운동은 없으나 수축은 있고, 경미한 수축이 만져질 수 있다.	매우 미약하다.
2(40)	중력이 없으면 일부 운동이 일어날 수 있다.	매우 약하다.
3(60)	중력이 없으면 완전한 운동이 일어날 수 있다.	중등도로 약하다.
4(80)	중력이 없으면 완전한 운동이 일어나고 일부 저항성이 있다.	경도로 약하다.
5(100)	정상 근육 세기	정상

〈표 3〉 상운동신경원(UMN) 질환과 하운동신경원(LMN) 질환

	상운동신경원 질환	하운동신경원 질환
1. 근력	근쇠약 및 마비	근쇠약(마비)
2. 근위축	경미하다	심하다
3. 근신장반사	과활동성, 강직성(spastic)	감퇴 혹은 소실
4. 근긴장성	과긴장성	감퇴, 이완성(flaccid)
5. 이상운동	경축, 이상반사	속상연축
6. 근전도	정상	다양한 운동단위활동전위

〈표 4〉 Sensory tracts in central nervous system

Pathway	Function	Level of decussation
Posterior column	Vibration, joint position, fine touch	Internal arcuate fiber (lower medulla)
Anterior/Posterior spinocerebellar tract	Deep sensibility, muscle, tendon	Anterior commissure (anterior spinocerebellar tract)
Anterolateral pathway (Spinothalamic tract)	Pain, temperature, crude touch	Anterior commissure (spinal cord)

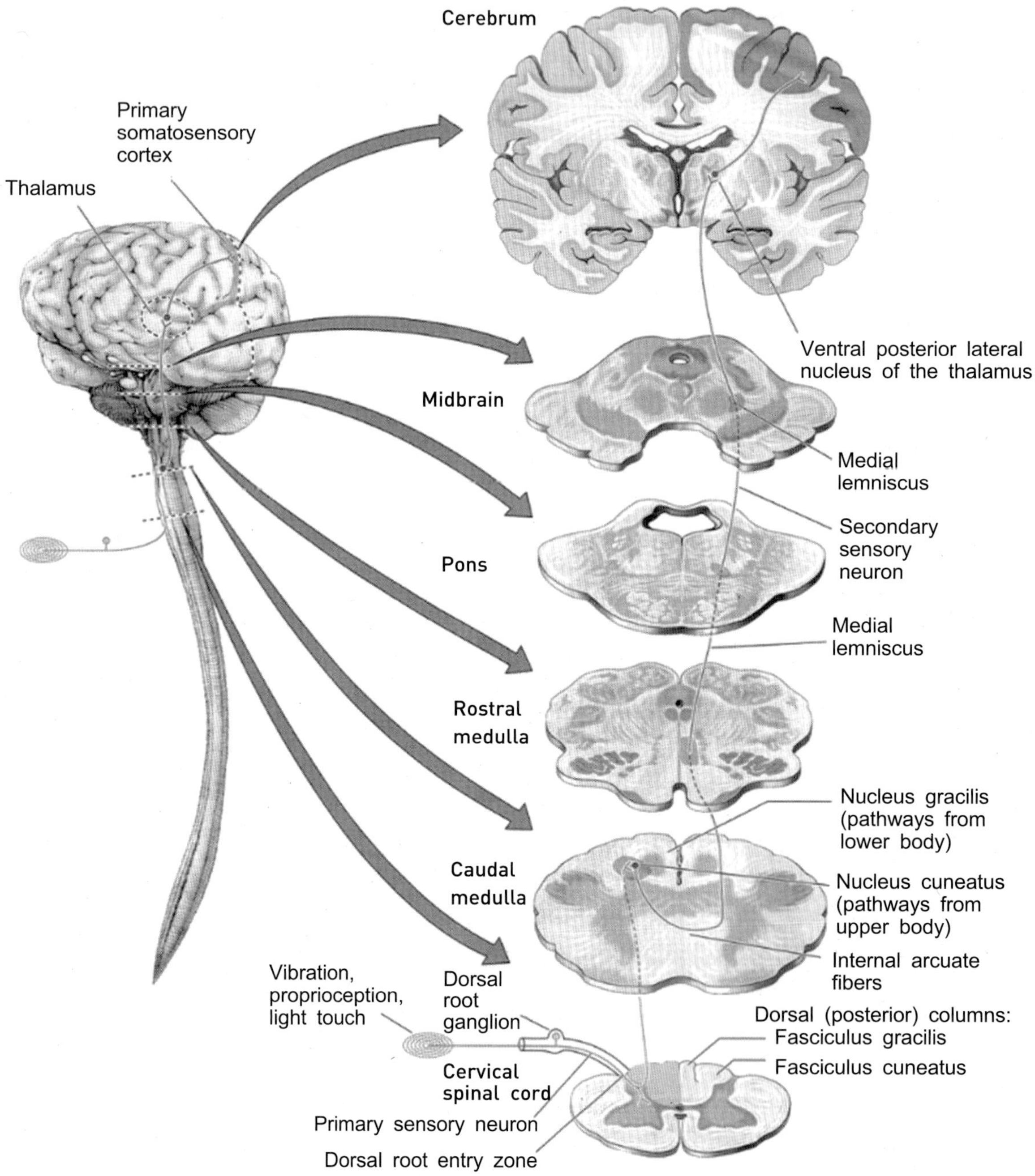

〈그림 1〉 Posterior column-medial lemniscal pathway

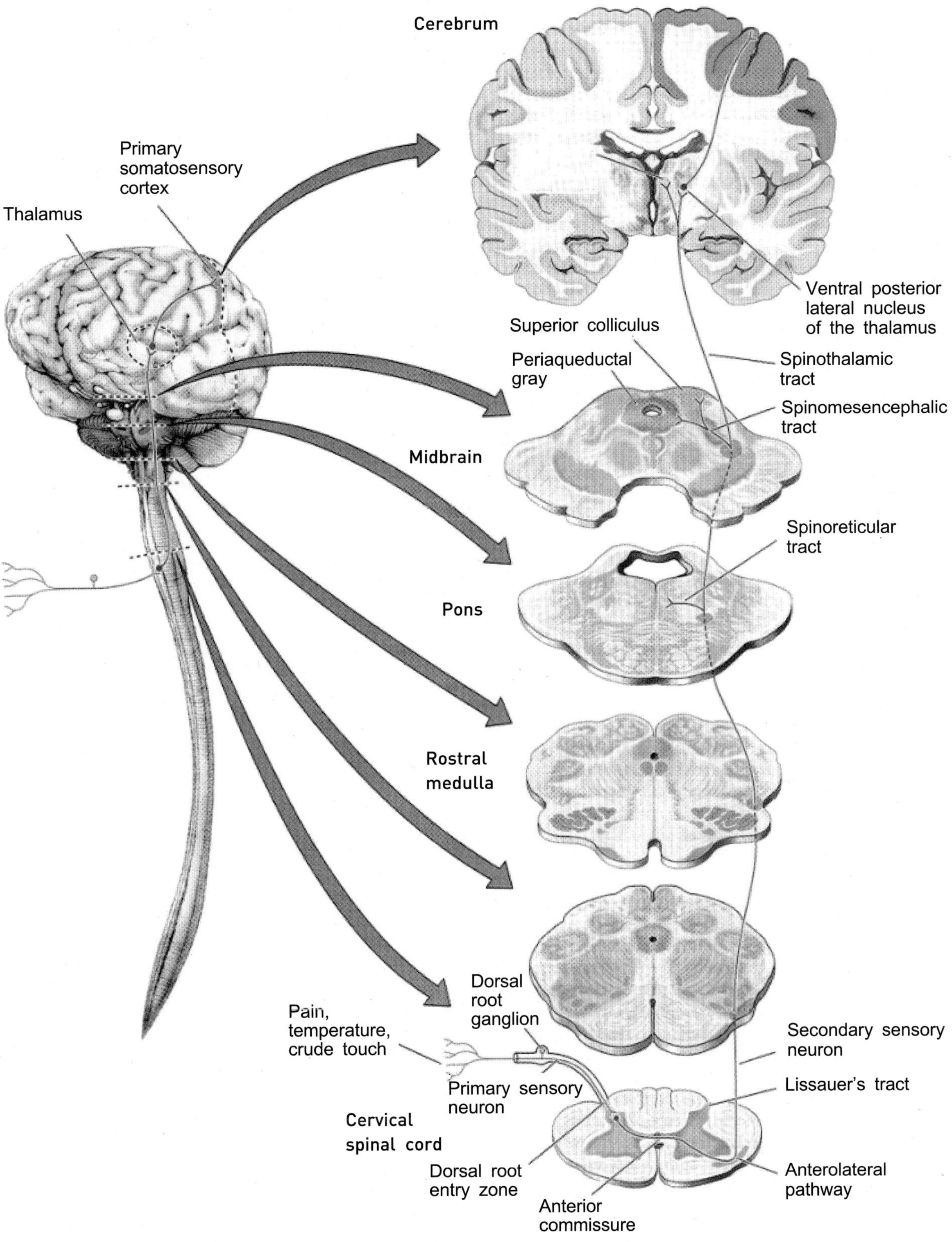

〈그림 2〉 Anterolateral pathway

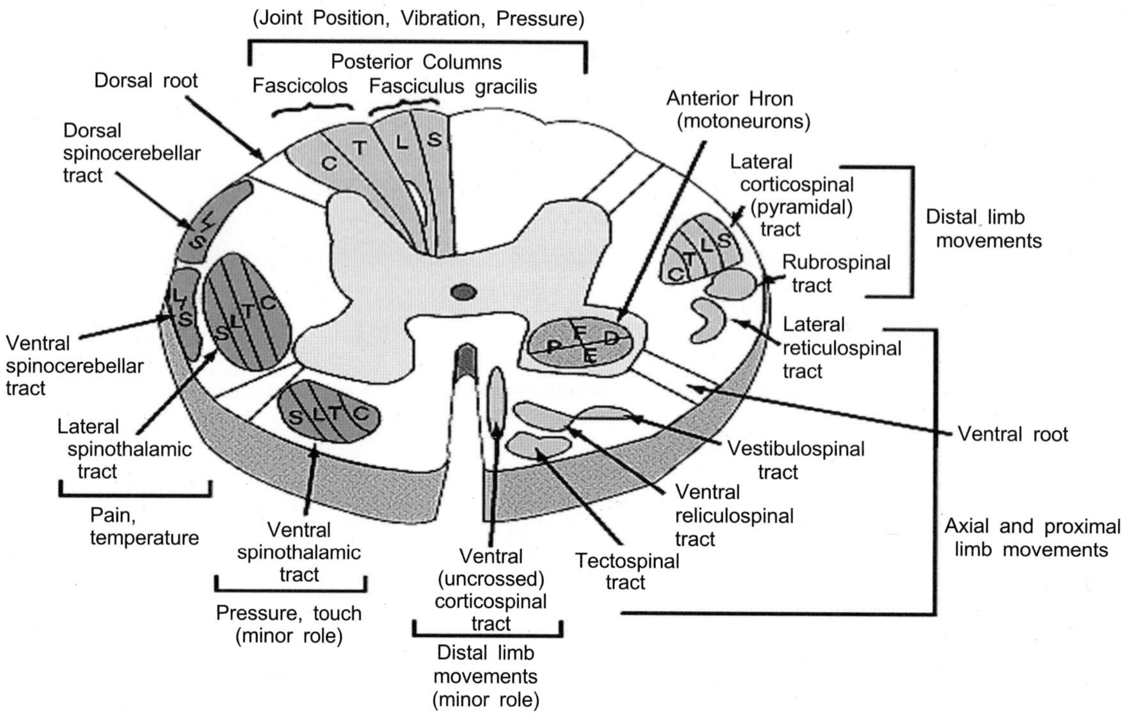

〈그림 3〉 Transverse section through the spinal cord, composite representation, illustrating the principal ascending(left) and descending(right) pathways. The lateral and ventral spinothalamic tracts(dark blue) ascend contralateral to the side of the body that is innervated

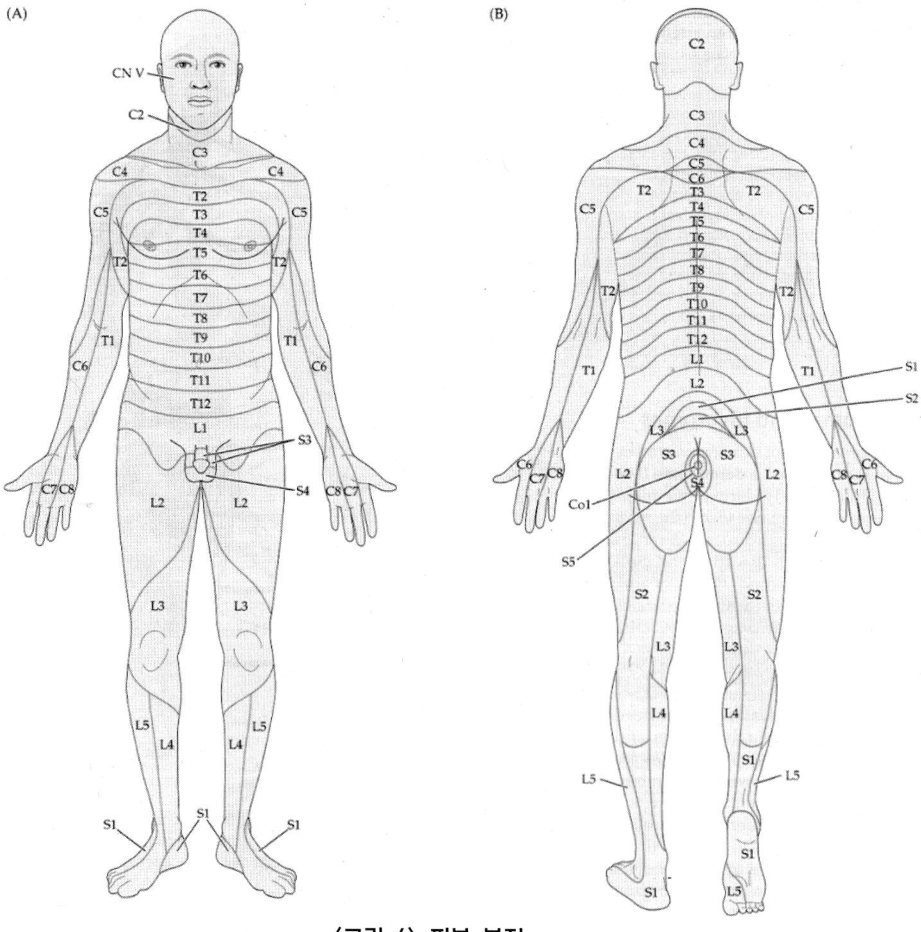

〈그림 4〉 피부 분절

〈표 5〉 시상(Thalamus)

NUCLEI[a]	MAIN INPUTS[b]	MAIN OUTPUTS	DIFFUSENESS OF PROJECTIONS TO CORTEX[c]	PROPOSED FUNCTIONS
RELAY NUCLEI				
Lateral nuclear group				
Ventral posterior lateral nucleus (VPL)	Medial lemniscus, spinothalamic tract	Somatosenosory cortex	+	Relays somatosensory spinal inputs to cortex
Ventral posteromedial nucleus (VPM)	Trigeminal lemniscus, trigeminothalamic tract, taste inputs	Somatosensory and taste cortex	+	Relays somatosensory cranial nerve inputs and taste to cortex
Lateral geniculate nucleus (LGN)	Retina	Primary visual cortex	+	Relays visual inputs to cortex
Medial geniculate nucleus (MGN)	Inferior colliculus	Primary auditory cortex	+	Relays auditory inputs to cortex
Ventral lateral nucleus (VL)	Internal globus pallidus, deep cerebellar nuclei, substantia nigra pars reticulata	Motor, premotor, and supplementary motor cortex	+	Relays basal ganglia and cerebellar inputs to cortex
Ventral anterior nucleus (VA)	Substantia nigra pars reticulata, internal globus pallidus, deep cerebellar nuclei	Widespread to frontal lobe, including prefrontal, premotor, motor, and supplementary motor cortex	+++	Relays basal ganglia and cerebellar inputs to cortex
Pulvinar	Tectum (extrageniculate visual pathway), other sensory inputs	Parietotemporo-occipital association	++	Behavioral orientation toward relevant visual and other stimuli
Lateral dorsal nucleus	See anterior nucleus	–	++	Functions with anterior nuclei
Lateral posterior nucleus	See pulvinar	–	++	Functions with pulvinar
Ventral medial nucleus	Midbrain reticular formation	Widespread to cortex	+++	May help maintain alert, conscious state
Medial nuclear group				
Mediodorsal nucleus (MD)	Amygdala, olfactory cortex, limbic basal ganglia	Frontal cortex	++	Limbic pathways, major relay to frontal cortex
Anterior nuclear group				
Anterior nucleus	Mammillary body, hippocampal formation	Cingulate gyrus	+	Limbic pathways
Midline thalamic nuclei Paraventricular, parataenial, interanteromedial, inter-mediodorsal, rhomboid, reuniens (medial ventral)	Hypothalamus, basal forebrain, amygdala, hippocampus	Amygdala, hippocampus, limbic cortex	++	Limbic pathways
INTRALAMINAR NUCLEI				
Rostral intralaminar nuclei Central medial nucleus Paracentral nucleus Central lateral nucleus	Deep cerebellar nuclei, globus pallidus, brainstem ascending reticular activating systems (ARAS), sensory pathways	Cerebral cortex, striatum	+++	Maintain alert consciousness; motor relay for basal ganglia and cerebellum
Caudal intralaminar nuclei **Centromedian nucleus** Parafascicular nucleus	Globus pallidus, ARAS, sensory pathways	Striatum, cerebral cortex	+++	Motor relay for basal ganglia
RETICULAR NUCLEUS	Cerebral cortex, thalamic relay and intralaminar nuclei, ARAS	Thalamic relay and intralaminar nuclei, ARAS	None	Regulates state of other thalamic nuclei

[a]The most well known and clinically relevant nuclei are shown in bold. Some additional, smaller nuclei have not been included.
[b]In addition to the inputs listed, all thalamic nuclei receive reciprocal inputs from the cortex and from the thalamic reticular nucleus. Modulatory cholinergic, noradrenergic, serotonergic, and histaminergic inputs also reach most thalamic nuclei (see Chapter 14).
[c]+ represents least diffuse (specific thalamic relay nuclei); ++ represents moderately diffuse; +++ represents most diffuse.

말초신경, 근육

박만석

1. 말초신경질환

말초신경병에서 비교적 흔히 두드러지는 증상은 감각증상이다. 환자들은 '손이나 발이 저리다', '멍멍하다', '바늘로 찌르는 듯하다', '화끈거리다', '모래를 밟는 듯하다'. '바닥에 한 꺼풀이 씌워져 있는 것 같다' 등의 증상을 호소한다. 말초신경의 운동신경이 침범되면 근력 약화를 보일 수 있다. 침범된 말초신경에 따라서 다양한 마비의 형태를 보이나 대부분의 말초신경병에서는 사지 말단부의 근력 약화를 보이는 경향이 있으므로 상지에서는 수저질, 열쇠 돌리기, 문 손잡이를 돌려서 열기, 병 따기, 손가락으로 물건 쥐기 등에 이상이 있으면 말초신경계 질환으로 인한 상지 말단부 근력 이상을 의심해야 한다. 하지에서는 비골신경이 흔히 침범되므로 족하수(foot drop)가 비교적 흔한 증상으로 나타난다. 말초신경병에서 자율신경이 침범되면 피부가 건조해지며 이영양성 변화(trophic change)가 동반될 수 있다.

말초신경병은 특징적인 운동 및 감각 증상과 징후, 자율신경 증상, 이영양 변화, 관절 변형, 건반사 변화 등의 임상적 소견으로 진단이 가능하다. 그리고 만성 경과를 보이는 말초신경병에서는 말초신경손상 척도검사(neuropathic deficit score)를 주기적으로 시행하여 치료에 대한 반응이나 질병의 경과를 판단할 수 있다.

2. 근육질환

근육은 위치가 다르더라도 비교적 비슷한 구조와 기능을 가지고 있으므로 질환마다 원인은 다르더라도 임상 양상은 비슷하다.

1) 근쇠약(weakness)

근쇠약은 근병증의 특징적인 소견이다. 각각의 근 질환은 특정 부위를 침범하므로(사지 근위부, 안면, 상지 근위부) 침범 부위는 진단적 가치가 있다. 근병증을 분류하고 신경병증이나 중추신경계 질환과 감별하기 위해서 모든 근육군에서 자세히 검사해야 한다.

2) 근수축력(muscle contractility)의 변화

근긴장증(myotonia)은 근육을 수축시킨 후에 다시 이완시키려고 해도 수초 동안 수축이 지속되는 현상으로 근긴장성 이영양증(myotonic dystrophy), 선천성 이상근긴장증(paramyotonia congenita), 고칼륨성 주기성 마비(hyperkalemic periodic paralysis), 선천성 근긴장증(congenital myotonia) 등에서 관찰된다. 근전도에서 율동성 파(wax and wane)가 관찰된다. 이런 근긴장 현상은 근육을 고무망치로 가볍게 치면 유발된다(percussion myotonia). 근긴장증은 신경 이상에 의해 유발되는 신경성 근긴장증(neuromyotonia)과 감별되어야 한다. McArdle 증후군은 허혈과 같은 원인에 의한 일련의 강한 근수축이 있은 후 특징적으로 근육의 축소 고정(진성구축, true contracture)이 나타난다.

3) 근긴장도 변화(Changes in muscle tone)

근 질환에 의한 이차성 근긴장도 감소(hypotonia)가 관찰된다.

4) 근육의 부피변화(Changes in muscle bulk)

근위축은 근이영양증이나 하위 운동신경원 병변이 원인이다. 근비대는 근섬유의 과잉활동으로 유발될 수 있고, 근쇠약과 지방침윤을 동반하는 가성 근비대(psuedohypertrophy)는 이영양증의 조기 징후로 나타난다.

5) 동통(Pain)

동통은 일차성 근육 질환에서 드문 증상이나, 당 분해나 지방대사 효소의 결핍 또는 근육의 혈관을 침범하는 질환(Polymyalgia rheumatica)에서 나타날 수 있다.

3. 말초신경질환 및 근육질환의 진단

1) 신경학적 검사

(1) 근력검사

말초신경질환에서는 근위부보다는 주로 원위부에서 근력이 감소하며 상위 또는 하위 운동신경세포의 침범 여부에 따라서 나타나는 증상이 다르다. 상위운동신경세포(upper motor neuron)를 침범하는 경우에 환자는 근력이 조금만 감소하여도 증상을 느끼지만, 하위운동신경세포(lower motor neuron)를 침범하는 경우에는 근력이 상당히 감소하여야 쇠약을 느끼게 된다. 감각이상을 검사하기 위해서 각 말초신경의 지배영역을 알아야 한다. 다발신경병(polyneuropathy) 일 때는 가장 길고 굵은 신경섬유가 먼저 침범되기 때문에 감각장애가 신체의 말단부에서 가장 심하게 발생하고, 좌우에 대칭적이며 경계가 모호한 감각저하 양상을 보인다(glove-stocking distribution).

대부분의 근육질환에서는 원위부보다는 근위부에 근력약화가 심하다. 중간볼기근(gluteus medius)이 약해지면 뒤뚱거리는 오리걸음(waddling gait)을 걷는다. 쪼그려 앉거나 누운 상태에서 일어날 때 손으로 다리를 짚어가면서 일어나는 Gower 징후가 나타난다. 머리를 빗을 때와 같이 팔을 높이 드는 것이 어렵다. 심부건반사항진, 감각장애 그리고 바빈스키징후는 없으며, 질환에 따라서 근육비대, 근긴장증, 근육의 압통을 보이기도 한다.

2) 전기 진단학적 검사(Electrodiagnostic tests)

(1) 신경 전도 속도 검사(Nerve conduction velocity, NCV)

말초신경을 자극한 후 일정거리의 신경전도속도를 측정하고 반응잠복 시간을 산출한다. 잠복 시간의 연장은 탈수초화를 의미한다. 반응의 진폭이 작아진 경우는 축삭 병변을 의심해 볼 수 있다.

(2) 근전도 검사(Electromyography, EMG)

근육의 전기적 활동을 기록하여 근육의 생리적 상태와 신경의 활동성을 조사, 임상에 적용한다. 근전도 검사를 통해, 말초신경병증, 척수전각세포질환, 근육병증을 감별할 수 있다.

3) 생검(Biopsy)

(1) 근육 생검(Muscle biopsy)

주로 침범된 근육에서 시행하지만, 근위축이 심한 부위는 피한다. 근쇠약 및 근위축이 신경병증 혹은 근육병증에서 기인했는지 감별하기 위해 시행한다. 적응증은 선천성 근육병증, 지방 및 당원 질환, 유육종증, 일차성 혈관 질환, 다발성근염, 중증 근무력증, 근긴장증, 갑상선 기능 항진증이 해당된다.

(2) 신경 생검(Nerve biopsy)

시행 부위는 비복 신경(sural nerve), 표재성 요골 신경(superficial radial nerve) 이며 적응증은 탈수초성 신경병증, 골수종, 유육종증, 유전분증, 혈관염, 지방 저장증, 백질이영양증, 침윤성 말초 신경병증이 해당된다.

4. 근육병증(myopathy)과 신경병증(neuropathy)의 감별진단

근육병증과 신경병증의 감별은 임상에서 매우 중요하다. 감별을 위한 신경학적 진찰, 전기생리학적 검사 및 근육, 신경 생검 소견을 다음 <표 1>에 정리하였다.

〈표 1〉 근육병증과 신경병증의 감별

감별사항	근육병증	신경병증
1. 근쇠약(weakness) 근수척(wasting) 근위축(atrophy)	근위부(proximal)가 현저하다.	원위부(distal)가 현저하다.
2. 감각이상(sensory change)	없다.	흔히 있다.
3. 속상연축(fasciculation)	없다.	전각세포변성에서 현저하다.
4. 타진(percussion)에 대한 반응	감퇴한다.(예외;근긴장증)	과활동적 반응
5. 검사소견		
1) 근전도 검사(EMG) 신경전도속도(NCV)	운동단위의 감소 (low-amplitude polyphasic motor unit potential of brief duration)	신경전도속도 지연 (increased insertion activity, fibrillation, fasciculation, positive sharp wave)
2) 근효소(muscle enzyme)	증가(CPK가 민감)	정상
3) Neostigmine 반응	없다.	속상연축 증가
4) 혈액침강속도(ESR)	근염에서 증가	정상
5) 생검(biopsy)	다양한 근섬유크기, 염증소견, 모자익 양상(rounded fibers)	근위축 및 변성 소견, 신경섬유변성(angulated fibers)

중추신경계 병적반응

이민철

일반 학습 목표

- 중추신경계를 구성하는 세포의 종류에 따른 병적반응을 이해한다.

구체적 학습 목표

- 허혈성/저산소증의 병리소견을 이해한다.
- 신경계 감염증과 CJD의 병리소견을 이해한다.
- 퇴행성질환, 탈수초질환, 신경계 종양의 병리소견을 이해한다.

중추신경계의 기본이 되는 기능단위는 신경세포로서, 이들은 신경정보를 받아들이고, 보내고, 저장하는 중요한 역할을 한다. 신경세포는 위치와 종류에 따라 zmrl(10~50 μm), 기능, 연접의 분포, 신경전달물질, 대사 그리고 전기활동의 수준 등이 다르다. 대부분의 분화된 신경세포는 더 이상 세포분열을 할 수 없으므로, 특정한 기능을 하는 소수의 신경세포만 파괴되어도 신경질환 증상을 나타낼 수 있다. 최근 성인의 대뇌에도 신경줄기세포(neural stem cell; NSC)가 있어 신경세포의 손상 시 어느 정도 복구되는 것으로 밝혀졌고, 이를 이용한 신경계 질환의 병인론 연구와 치료법 개발이 진행되고 있다. 신경줄기세포는 주로 뇌실 밑, 가쪽뇌실막, 치아이랑, 해마 등에 분포하고 있다.

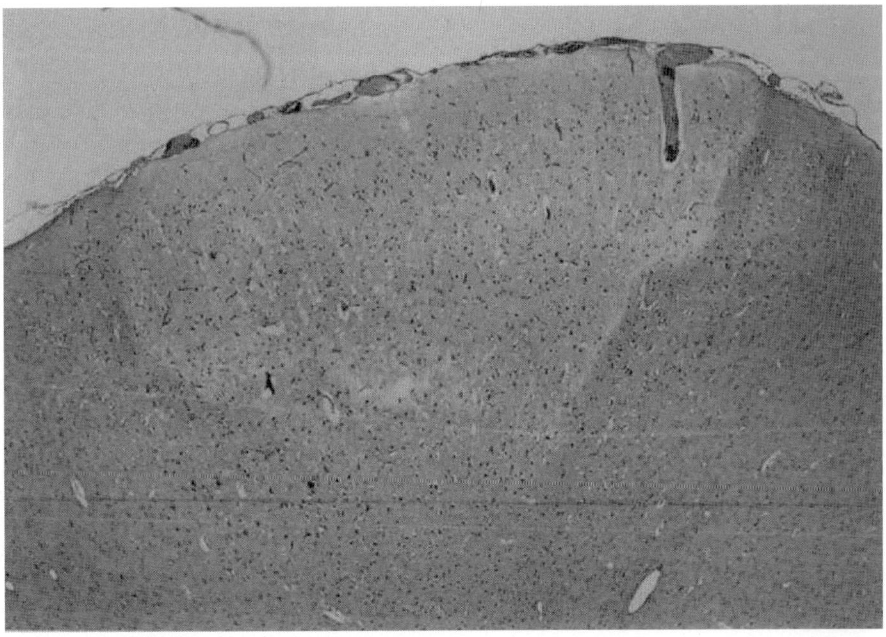

〈그림 1〉 허혈성뇌손상. H & E 염색상 쐐기모양의 저염색 손상부위에서 신경세포의 세포독성 부종(cytotoxic edema)이 관찰된다.

중추신경계를 구성하는 중요한 세포는 신경세포(또는 신경원, neuron)와 아교세포(glial cell)이다. 신경세포는 핵, 세포질, 가지돌기(dendrite)와 축삭(axon)으로 구성된다. 신경세포는 크고 창백한 핵과 뚜렷한 핵소체를 가지며 세포질에는 니슬소체(Nissl body)가 있는데 이것은 전자현미경으로 보면 리보소체가 결합된 세포질그물망(rough endoplasmic reticulum; rER)이다. 그 외에 신경원섬유(neurofilament), 미세소관(microtubule)과 골지체 등이 잘 발달되어 있다. 신경세포는 허혈성저산소증에 의하여 쉽게 손상되며<그림 1>, 재생력이 미약하기 때문에 각종 퇴행질환을 야기시킨다. 아교세포는 신경상피에서 기원하며, 별아교세포(astrocyte), 희소돌기아교세포(oligodendrocyte), 뇌실막세포(ependymocyte)가 있다. 또한 골수에서 기원한 미세아교세포(microglia)가 있다. 손상에 대한 중추신경계 세포들의 병적 반응은 다음과 같다<표 1>.

〈표 1〉 중추신경계를 구성하는 세포의 종류와 병적 반응

세포 종류	병리학적 소견	원 인	임상 증상
신경세포	괴사(일반적으로 액화괴사)	저산소증(허혈성) 저혈당증 독성물질, 일부 약제 대사산물 감염증 종양 뇌손상(물리적)	손상된 신경원의 기능 소실 (재생 가능성이 미약)
	염색질융해: Nissl 소체의 종창과 소실 Neurofibrillary tangles 세포질 봉입체 Lipid Mucopolysaccharide Aβ, Tau, TDP-43, α-synuclein Lewy bodies Negri bodies 핵 봉입체 Viral inclusions	축삭 손상 Alzheimer's disease Lipid storage diseases Mucopolysaccharidoses Neurodegenerative disease Parkinson's disease Rabies (viral inclusion) Cytomegalovirus Herpes simplex virus Papovavirus	신경원 기능장애 동반
별아교세포	변성 및 소실	독성반응(간부전증) 경색	주증상 미약
	비종양성 증식	각종 손상	교증(뇌의 섬유화)
	종양	Astrocytomas	기능장애, 뇌압증가, 두통
희소돌기 아교세포	변성 및 소실	탈수초질환 (Demyelinating diseases)	운동 및 감각장애
	종양	Oligodendroglioma	기능장애, 뇌압증가, 두통
뇌실막세포	종양	Ependymoma	수두증, 뇌압증가, 두통
미세아교세포	증식 및 활성화	신경원 괴사를 일으키는 모든 요인	염증반응에 따른 기능장애

참고 문헌

1. 대한병리학회. 병리학 8판. 고문사, 2017.
2. 이민철 외. 신경병리학. 전남대학교출판부, 1999.

보조진단

이승한·이삼규

학습 목표

- 뇌막자극을 보이는 환자에서 뇌척수액 검사 방법을 순서대로 설명한다.(A)
- 뇌막자극을 보이는 환자에서 30분 이내에 바늘을 요부 거미막하강에 삽입한다.(B)
- 얻어진 척수액의 세포학적 및 생화학적인 검사 결과를 해석한다.(A)
- 요추천자의 적응증과 금기를 설명한다.(A)
- 뇌파검사의 적응증을 설명하고 정상적인 각성 뇌파와 수면뇌파를 구분한다.(B)
- 근전도 검사 및 유발전위 검사의 적응증을 설명한다.(B)

1. 뇌척수액검사(요추천자)

뇌척수액검사는 다양한 신경학적 질환의 감별에 있어서 중요한 검사법이다. 요추천자는 시술에 따른 위험성도 있기 때문에 검사가 시행되어야 하는 경우는 최대한의 정보를 얻을 수 있도록 면밀히 계획, 검토 후 능숙하게 시행되어야 한다.

1) 적응증

크게 나누면 다음과 같다. (1) 척수액압, 세포수와 종류, 화학조성, 세균 동정 등의 확인이 필요할 때, (2) 척추마취제나 항균제, 항암제를 척수강내 투여할 때 또는 뇌척수액압을 낮춰줄 때, (3) 척수조영술이나 뇌조 조영술시 방사선 조영제의 투여를 위해서 각각 시행한다.

이중 수막염이나 뇌염이 의심되는 경우는 반드시 시행해야 한다. 또한 치매, 퇴행성질환, 다발성경화증의 진단에도 이용된다. 거미막하출혈이 의심되는 경우에는 뇌 CT에서 출혈이 뚜렷하지 않거나 수막염과 감별이 힘든 상황에서 혈액이 검출되어 나오는지 확인함으로써 감별한다. 다양한 두개내의 암(림프종, 일차중추신경종양, 전이종양)의 경우 척수액에서 암세포나 암표지자가 종종 검출되기도 한다.

2) 금기증

요추천자에 앞서 두개강내압의 상승여부를 반드시 고려해야 한다. 뇌압이 높아져있어 뇌이탈(brain herniation) 상태에서 시행하는 경우는 이를 더욱 악화시킬 수 있으므로 주의해야한다. 유두부종이나 두통 등 뇌압 상승이 의심되면, CT나 MRI를 반드시 시행하고 종괴나 부종 등을 시사하는 소견이 없는 경우에 요추천자를 시행한다. 또한 국소신경증상이나 뇌간 압박을 시사하는 소견이 있을 때도 뇌촬영 후 천자여부를 결정한다. 만일 두개내압이 상승되어 있으나 반드시 천자를 시행해야 한다면 가는 침(22번이나 24번)을 사용하고, 압력이 400 mmH_2O 이상되는 경우에는 최소한의 필요량만 채취하고, 환자 상태에 따라 뇌척수액압이 감소할 때까지 만니톨 등을 정맥투여하기도 하며, 스테로이드를 투여하면서 뇌압을 조절하기도 한다.

요추천자부위의 피부에 감염증이 있는 경우에는 천자를 시행해서는 안된다. 또한 프로트롬빈 시간이 연장(INR>1.5)되거나, 혈소판이 50,000/mm^3 이하로 감소되어 있거나, 헤파린 사용중이나 혈우병 등 출혈성 경향이 있는 경우에 요추천자를 시행하면 출혈로 인해 cauda equina 압박의 위험이 있어,

반드시 이러한 응고장애를 일시적으로라도 교정한 뒤에 시행한다.

3) 뇌척수액압의 측정

개방압(opening pressure)은 끝이 열린 압력계를 마개가 있는 수직연결기를 사용하여 요추천자침에 연결하여 측정한다. 척수액이 빨리 상승하고 눈금은 환자의 맥박에 따라 1mm 정도씩 변동을 보이며, 호흡에 따라서는 그보다 더 큰 변동을 나타낸다. 환자가 기침을 하거나 힘을 주면 중심정맥압의 상승에 따라 몇 센티미터 정도의 일시적인 압력상승을 관찰할 수 있고 이로써 거미막하공간에 침이 제대로 위치함을 알 수 있다. 만일 침이 신경근에 의해 막히거나 거미막공간에 충분히 들어서 있지 않았을 가능성이 있다면 침을 약간 돌리거나 침의 깊이를 약간 조절해준다. 압력을 측정할 때는 환자에게 긴장을 풀게 하고 입을 벌린 채 편하게 숨쉬도록 하며, 목과 엉덩이는 완전히 구부린 상태로부터 살짝 펴서 편하게 한다.

평균개방압은 100-180 mmH_2O의 범위이며, 소아의 경우는 30-60 mmH_2O이다. 200 mmH_2O 이상이면 일단 긴장을 풀도록 자세를 조절하고 이후에도 계속 높게 측정되면 비정상적으로 증가된 것이다. 뇌부종, 종양, 감염, 급성 뇌졸중, 뇌정맥경색, 심부전, 폐부전, 간부전, 가성뇌종양 등의 경우 뇌압이 올라간다. 50 mmH_2O 이하로 측정되는 경우는 두개강내압 저하로 판단하며 이전에 요추천자를 한 경우, 전신적 탈수상태, 척수거미막밑차단, 척수액 누출상태, 자발두개강내압저하 등에서 나타난다.

4) 뇌척수액의 채취

압력측정 후에는 마개를 변경시켜서 압력계를 분리하고, 검체를 필요한 양만큼(5-15 ml) 얻도록 한다. 튜브의 모서리에 척수액의 방울이 닿게 하여 모세관 현상을 이용하여 좀 더 빨리 척수액이 흐르게 하여 척수액을 더 쉽게 얻을 수 있도록 한다. 모으는 순서는 단백질, 당 등의 화학적 검사용, 세균동정용, 혈청학적검사나 세포진단용, 세포수 측정용 순으로 채취하며 항상 보관용 검체를 남겨두도록 한다.

〈표 1〉 각종 질환에서 뇌척수액 소견

Condition	Cells	Protein	Glucose	Other features
Bacterial infection	WBC >50/mm^3, often greatly increased	100-250 mg%	20-50mg%; usually lower than half of blood glucose level	Gram stain shows organisms; pressure increased
Viral, fungal infection	WBC 10-100/mm^3	50-200 /mm^3	Normal or slightly reduced	Special culture technique required; pressure normal or slightly increased
Tuberculous infection	WBC>25/mm^3	100-1,000 /mm^3	<50, often markedly reduced	Special culture technique and PCR may be needed
Subarachnoid hemorrhage	RBC>500/mm^3, slight increase in WBC	60-150 /mm^3	Normal, slightly reduced later	Must be distinguished from traumatic tap

Condition	Cells	Protein	Glucose	Other features
Cerebral hemorrhage, trauma	RBC50-200/mm^3, higher if ventricular rupture of blood	50-150 /mm^3	Normal	Pressure may be elevated
Ischemic stroke	Normal or few WBC	Normal	Normal	Normal pressure unless brain swelling
Multiple sclerosis	Normal or few WBC	Normal	Normal	Increased IgG fraction and oligoclonal bands
Meningeal cancer	WBC 10-100/mm^3	Normal or depressed	Normal or depressed	Neoplastic cells in CSF; elevation of certain protein marker

2. 뇌파검사

대뇌피질의 신경세포에서 발생하는 뇌전기활동을 두피에서 기록하는 것을 뇌파 또는 뇌파검사라고 한다. 피질신경세포의 전기 활동은 수많은 흥분성 및 억제성 신경전달의 영향을 받으며 시상이나 뇌간 등 심부뇌조직의 영향도 받을 수 있다.

뇌파의 종류로는 일반적으로 시행하는 두피뇌파(scalp EEG)와 피질뇌파(cortical EEG)나 심부전극뇌파 등을 포함하는 두개강내 뇌파(intracranial EEG) 및 나비뼈뇌파(sphenoidal EEG) 등이 있으며 뇌파 시행 당시 간질발작의 유무에 따라 발작간뇌파(interictal EEG)와 발작뇌파(ictal EEG), 환자의 각성상태에 따라 각성뇌파(waking EEG)와 수면뇌파(sleep EEG)로 분류한다. 뇌파측정 시 사용하는 전극의 종류로는 일반적으로 많이 사용되는 컵전극과 함께 간질의 진단용도로 사용하는 바늘형전극이나 그리드(grid)나 스트립(strip) 등의 두개내전극 등이 있다. 머리표면 위에 뇌파 전극을 부착하는 위치는 국제적으로 10/20 또는 10/10 전극시스템을 이용한다.

뇌파측정 시 부착하는 전극의 수가 많을수록 여러 부위의 뇌파 양상을 알 수 있으며 대개는 20채널 뇌파의 경우 16-18개 내외의 전극을 통하여 측정한다.

뇌파검사는 임상적으로 뇌전증의 진단 및 감별진단에 많이 이용되지만, 그 외에 뇌졸중, 뇌종양, 치매, 뇌염 등 여러 뇌질환, 원인 모를 의식장애, 대사성 혼수, 성장장애, 정신질환 등의 진단과 더불어 뇌사의 판정, 수술 중 뇌상태 감시 등에 사용된다.

1) 정상뇌파

정상성인에서 뇌파의 특징은 주파수는 8-12 Hz이고 진폭은 50uV 내외의 알파(alpha)파가 양측 마루엽 및 뒤통수엽에서 비교적 대칭적으로 나타난다는 것이다. 환자의 의식수준에 따라 주파수 및 진폭이 달라지며 같은 각성상태라도 정신이 맑거나, 긴장이 풀어지거나, 졸리거나, 눈을 뜨거나 감은 상태, 정신을 집중하고 있는지 등에 따라 알파파의 발생이 억제될 수도 있고 활성화될 수도 있다. 베타(beta)파는 주파수가 12 Hz이상이고 진폭이 작으며(10-20 uV) 양측 이마엽(frontal lobe)에서 비교적 대칭적으로 나타난다. 세타(theta)파는 4-7 Hz의 주파수를 가지며 정상 각성 뇌파에서도 주로 관자엽(temporal lobe) 부위에서 나타날 수 있으며, 4Hz 미만의 주파수에 해당되며 50-350 uV의 진폭을 가진 델타(delta)파는 정상 각성뇌파에서 나타나지 않는다. 수면상태에 들어서면 뇌파의 진폭이 줄고 알파파가 소실되면서 세타파가 나타나고 수면방추(sleep spindle) 및 vertex sharp이 나타나게 되며 델타파에 속하는 불규칙한 서파가 보이게 된다. <그림 1>

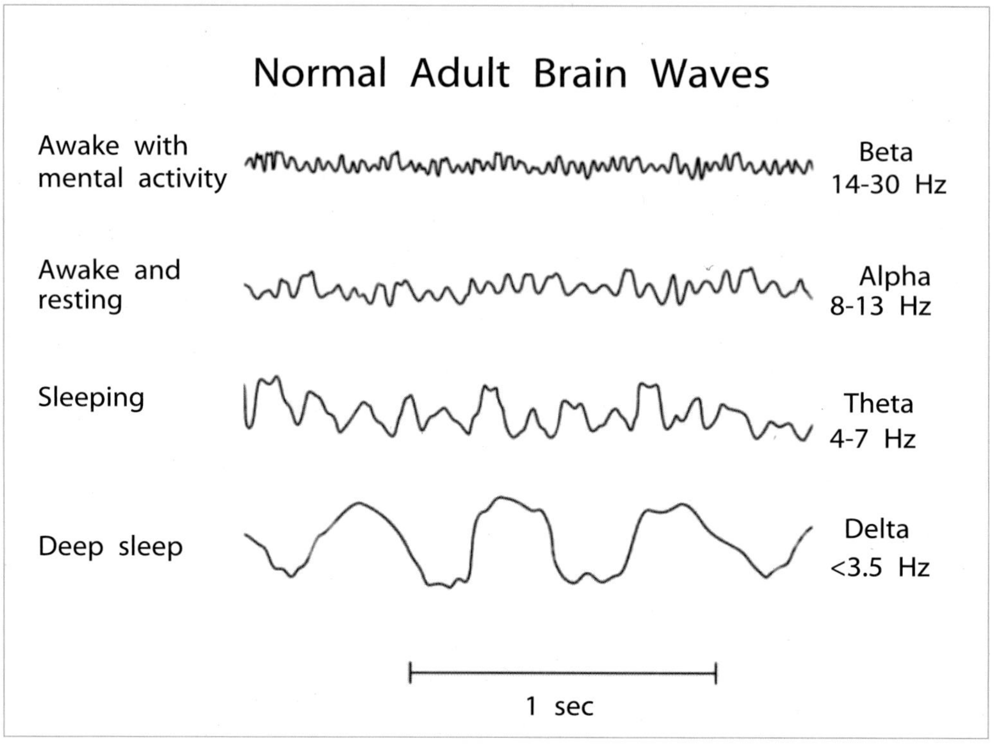

〈그림 1〉 정상뇌파

2) 비정상뇌파

각성 뇌파 또는 수면뇌파에서 정상적으로 나타나는 소견들이 없어지거나 비대칭적으로 나타나고, 정상 뇌파에서는 발생하지 않는 서파나 epileptiform discharge 등이 나오는 경우에 비정상뇌파라고 칭한다. 뇌의 국소 부위에 뇌졸중이나 종양, 농양 등이 있는 경우 뇌파에선 그 부위의 이상소견이 나오게 된다. 병소부위의 뇌파소견은 대개의 경우 주파수가 줄어들거나 진폭이 커지면서 세타파나 델타파 등의 서파가 나타나고 정상적인 뇌파 파형이 소실되고, 어떤 경우에는 반대로 병소 부위 뇌파의 진폭이 줄어들어 뇌파 활동이 억제된 것처럼 보이거나 드물게는 epileptiform discharge가 나타날 수도 있다. 헤르페스 뇌염이나 급성 국소 뇌질환의 경우 뇌파 상 병변 부위에 1-3 Hz의 periodic lateralized epileptoform discharges(PLEDs)가 나올 수 있다.

심한 저산소성 뇌손상이나 barbiturate 등의 약물 중독 또는 저체온증 등과 같은 경우 두피 뇌파의 파형이 매우 미약하고 진폭이 2uV이하인 경우 electrocerebral silence라고 부르며 매우 심한 전반적 뇌손상이 있다는 것을 의미한다. 이런 뇌파 소견과 함께 환자의 자발적 호흡과 운동 및 반사의 소실이 있는 경우 뇌사(brain death)라고 부른다.

3) 뇌전증의 뇌파소견(뇌전증 chapter 참조)

4) 기타 질환에서 뇌파소견

국소 뇌병변 외에도 여러 전신 또는 뇌 질환에서 뇌파가 특징적인 소견을 보일 수 있다, 간성혼수(hepatic coma)의 특징적인 뇌파소견은 양측의 대칭성 triphasic wave로서 신부전이나 호흡부전 등에서도 나타날 수 있다. 원인이 불분명한 혼수에서 뇌파는 간성혼수, 약물중독, 뇌졸중, 간질중첩 등의 감별진단에 도움이 될 수 있다. 크로이츠펠트야콥병(Creutzfeldt-Jakob disease)이나 아급성경화범뇌염(subacute sclerosing panencephalitis, SSPE) 같은 퇴행성 뇌질환은 대칭성 예파가 주기적으로 분출되는 뇌파적 특성을 가지고 있다.

3. 신경근육계 전기진단검사

신경근육계 전기진단의학적 검사로서 감각감소, 이상감각, 근위약, 근위축 등 감각운동계 관련한 증상과 징후들에 대해 신경과 근육세포들의 전기적 흥분성과 전도성 등 전기생리학적 세포신호전달계 특성을 바탕으로 전자기자극기와 모니터링시스템을 이용한 기능진단학적인 방법이다. 특히 검사 중 실시간 신체김사도 함께 이루이지며 검시가 진행되는 임상진찰검사의 연장선 상에 있으며, 이를 통해 (1) 신경병인지, 근육병인지, (2) 신경병이면 중추성인지, 말초성인지, (3) 축삭병변인지, 탈수초병변인지, (4) 급성인지, 만성인지, (5) 완전손상인지, 불완전손상인지, (6) 국소신경병이면 손상부위가 어디인지, (7) 근육병의 경우, 운동단위활동전위 양상과 복합운동 활동전위의 동원 양상 분석으로 신경병증과의 차이에 따른 진단이 가능하며, 특히 특별한 조직화학적 연구가 목적이 아니라면, 전기진단의학적 근거만으로 조직검사에 이르지 않고도 확진에 이르도록 도움이 된다. 또한 임상병력과 신경, 근육조직검사에 부가적으로 원인진단에 중요한 열쇠를 제공할 수 있으며, 그 예후를 추정하는데 근거를 제공할 수 있다.

신경근육계 전기진단의학적 검사는 신경전도검사(Nerve conduction study, NCS) 및 H 반사, F 파 등 후기 반응(Late response) 검사, 순목반사(Blink reflex) 검사, 구해면체근 반사(Bulbocavernous reflex, BCR) 검사, 유발전위검사(evoked potentials), 침근전도(needle Electromyography) 검사, 반복신경자극(Repetitive nerve stimulation) 검사 등이 있다.

신경근육계 전기진단 검사에서 구별해야 하는 이상 소견은 다음과 같다. (1) 전각세포 변변(anterior horn cell disease), (2) 다발신경병증(polyneuropathy, axonal/demyelinating, sensory/motor), (3) 단발신경병증(mononeuropathy), (4) 신경총병증(plexopathy), (5) 신경근병증(radiculopathy), (6) 다발신경근병증(polyradiculoneuropathy), (7) 신경근육 접합부 병변(neuromuscular junction disorder), (8) 근육병증(myopathy).

1) 유발전위검사(Evoked Potential)

1950년대 말초신경에 전기적 자극을 가하면 반대쪽 대뇌피질에 유발전위가 형성된다는 사실을 발견한 후, 1970년대부터 유발전위가 임상에서 이용되기 시작하였으며 현재에도 신경계의 신경생리학적 기능을 평가하는 진단도구로서 이용되고 있다. 체성감각신경, 시각신경 또는 청각신경을 자극한 후 생긴 전위가 각각의 경로를 따라 신경 구조물을 통과하면서 생기는 활동 전위를 신경 구조물 바로 인접한 곳이나 떨어진 곳에서 기록하여 각 경로의 이상 유무를 평가하게 된다, 유발전위검사에서 기록되는 전위의 진폭은 뇌파검사에서 기록되는 전위의 진폭에 비하면 매우 작지만 뇌파와 달리 신경을 자극한 후 여러 번의 자극에 의하여 만들어진 전위들을 모두 합산하여 평균화하는 작업을 거치기 때문에 뇌파는 서로 상쇄되어 없어지고 유발전위만 남게 된다.

뇌유발전위는 자극하는 부위에 따라 시각유발전위(visual evoked potential, VEP), 뇌간청각유발전위(brainstem auditory evoked potential, BAEP), 체성감각유발전위(somatosensory evoked potential, SEP) 등으로 나뉜다.

(1) 시각유발전위(VEP)

각각의 시각신경을 반복 자극한 후 줄무늬피질과 그 주위에서 생기는 전위를 두피 위에 있는 전극으로 기록하여 나타낸 것으로 시각경로를 따라 생긴 병변 특히 시각신경(optic nerve)에 생긴 병변을 찾는데 도움이 된다. 시각신경 자극방법은 다양하나 주로 화면 전체에 나타나는 check board pattern reversal 자극을 사용하며 초당 1-2회로 100-200번 정도 하게 된다 **<그림 2>**. 이때 나오는 여러 파형 중 극성과 잠복기에 따라 P60, N70, P100, N145로 표시하며 그 중 P100이 가장 중요하다, 검사결과 다음의 아무런 파형이 형성되지 않거나, P100의 잠복기가 연장되었거나, P100과 안구간의 잠복기의 차이가 연장되어 잇는 경우 비정상이라고 판단할 수 있다.

다발성경화증 환자의 70% 정도에서 시각 유발전위가 연장되거나 소실되어 있는 것으로 알려져 있다, 다발성경화증 환자에서 시각 증상이 없더라도 약 45-70%의 경우 시각 유발전위의 이상을 보인다.

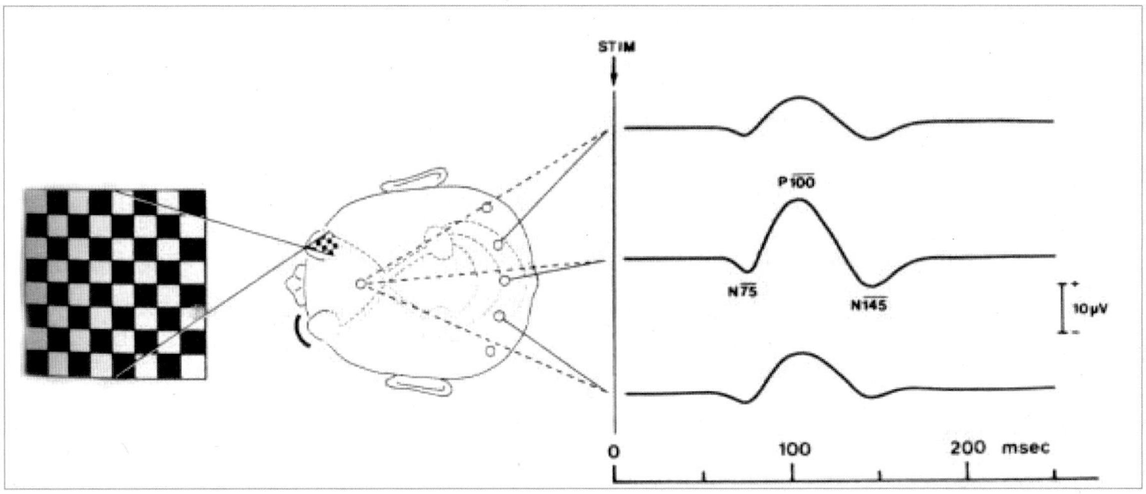

〈그림 2〉 Visual Evoked Potentials

(2) 뇌간청각유발전위(BAEP)

수신기를 통해 한쪽 귀에 여러 번의 자극을 준 후 청각신경이 전달되는 통로(auditory nerve, cochlear nucleus, superior olivary nucleus, lateral lemniscus, inferior colliculus)를 따라 전해지는 신경자극을 머리마루와 귀를 잇는 전극을 통해 평균화하여 기록하는 것으로 다발성경화증, 청력평가, 후두개와의 종양, 및 혼수 등의 진단에 유용한 검사이다. 시각유발전위는 줄무늬피질 주변에 기록하기 때문에 near filed recording이라 분류되나 뇌간청각유발전위는 뇌간에서 멀리 떨어진 곳에서 기록하기 때문에 far field recording으로 분류된다. 기록시간은 10 msec로 하고 초당 8-10회의 속도로 2,000-4,000회의 자극을 주며 5개의 파형(wave I, II, III, IV, V)이 기록된다 **<그림 3>**.

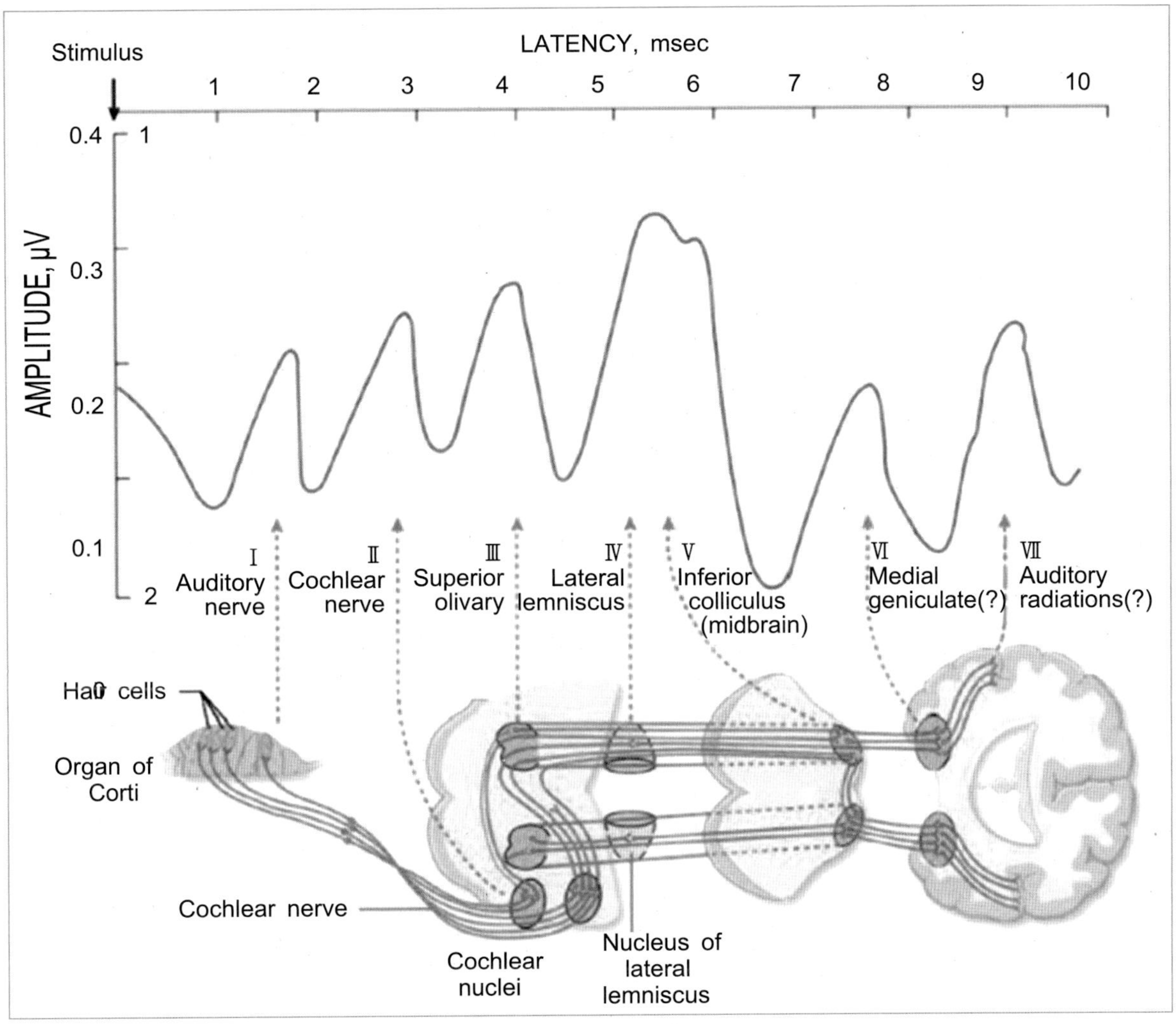

Diagram of the proposed electrophysiologic-anatomic correlations in human subjects. Waves I through V are the ones measured in clinical practice.

〈그림 3〉 Brainstem auditory evoked potential(BAEP)

(3) 체성감각유발전위(SEP)

체성감각유발전위는 말초신경을 자극하였을 때 체성감각 경로를 따라 일어나는 일련의 전위의 변화를 말한다. 체성감각 전달 경로는 후주경로(posterior column)를 경유하는 것으로 알려져 있다. 즉, 근섬유의 구심섬유 중 Ia 또는 II섬유를 지나 척수의 후각에 도착한 전위는 후주와 내측융대(medial lemniscus)를 거쳐 시상(thalamus)을 경유하여 체성감각피질(somatosensory cortex)에 도달한다. 체성감각유발전위는 주로 척수 신경로의 기능을 보기 위한 것으로 상지에서는 정중신경(median nerve), 하지에서는 뒤정강신경(posterior tibial nerve)을 주로 자극하여 경과를 얻으며, 각종 척수질환, 다발성경화증, 말초성 질환 등의 감별진단에 사용된다. 정중신경자극의 경우 손목을 200-300usec 동안 근육의 수축이 보이는 정도로 최대강도 이하로 4-7/sec의 속도로 자극한다. 기록하는 전극의 위치는 Erb's point, 5번 경추, 3-4번 경추, 이마엽 중앙부에 위치시킨다. Erb's point에서 측정되는 N9파는 상완신경총(brachial plexus)을, N11은 후근진입부(dorsal root entry zone)를, N13 및 N14는 후주 및 cuneatus를 각각 반영하며, 각 위치에서 나오는 파형의 절대잠복기의 간격을 분석하여 이상 유무 및 어느 부위에 이상이 있는지 판정한다.

뒤정강신경은 아킬레스건과 내측복사(meduial malleus)사이를 자극하고 자극의 강도나 방법은 정중신경 SEP때와 비슷하다. 기록하는 전극의 위치는 다리오금(popliteal fossa), 3번 요추의 가시돌기(L3 spinous process), 12번 흉추의 가시돌기, 이마엽 중앙부 등이며 각각의 객관적 잠복기와 파간 잠복기의 간격을 분석하여 말초나 척수의 이상 등을 감별 진단할 수 있다.

또한 체성감각유발전위는 수술 중 감시(intraoperative monitoring, IOM)에도 이용된다. 수술 중 감시는 신경 수술 도중 유발전위를 지속적으로 모니터링 함으로써 수술 조작에 의한 유발전위의 이상 변화를 조기에 파악하여 수술 중 있을 수 있는 사고를 예방하고 후유증을 최소화하기 위해 이용된다.

(4) 운동유발전위(Motor evoked potentials, MEP)

운동유발전위는 대뇌피질에 경두개 자기자극(Transcranial Magnetic Stimulation, TMS)을 가하여 말초 부위에서 복합근육활동전위(compound muscle action potential, CMAP)를 기록한다. 평가 지표로 피질역치, 잠시(latency), 중추운동전도시간(central motor conduction time, CMCT), 진폭 등이 이용된다. 경두개 자기자극의 절대적 금기증은 별로 없으나, 간질의 기왕력, 뇌동맥류 수술 등 뇌에 금속물질이 삽입된 경우, 와우이식물(cochlear implant), 심박 조율기 등이 삽입된 경우는 주의하여야 한다. 운동유발전위는 피질척수로(corticospinal tract)의 평가에 유용하며, 다발성 경화증, 경추척추증, 척수손상, 운동신경원병변, 뇌졸중 등의 다양한 질환에서 진단 및 예후 판정에 중요한 정보를 제공한다. 또한, 경두개 자기자극을 통해 뇌의 가소성(plasticity)을 보기 위한 뇌 지도화(brain mapping)가 가능하나, 시간이 오래 걸리는 단점이 있다. 최근 들어, 치료적 목적으로 반복 경두개 자기자극(repetitive Transcranial Magnetic Stimulation, rTMS)을 이용하여 많은 연구가 이뤄지고 있다. 자극 빈도(frequency)에 따라 뇌피질 활성도를 조절하게 되는데, 저빈도 자극은 활성도를 억제하며, 고빈도 자극은 활성도를 촉진시키는 것으로 알려져 있다. 이미 우울증을 비롯한 여러 정신 질환에 효과가 있는 것으로 알려져 있고, 뇌졸중, 외상성 뇌손상, 운동장애, 언어장애, 인지장애, 연하장애 등 다양한 분야 및 질환에서 연구가 활발히 진행되고 있다.

(5) 전정유발근전위(vestibular evoked myogenic potential, VEMP)

전정유발근전위(vestibular evoked myogenic potential, VEMP)는 1992년 Colebatch와 Halmagyi에 의해 처음 기술되었다. 그 이후 이 검사의 사용은 점차 증가하여, 어지럼증 검사 중 임상적으로 중요한 검사 방법으로 인정받고 있다. 초기에는 청각 자극 이후 목의 근육에서의 억제성 근전위반응인 경부 전정유발근전위(cervical VEMP, cVEMP)에 관하여 주로 연구가 이루었지만, 최근에는 유사한 소리자극으로 발생하는 외안근에서의 흥분성 근전위 반응인 외안근 전정유발근전위(ocular VEMP, oVEMP)에 관한 이해도도 깊어지고, 관련 연구도 증가하고 있다.

cVEMP는 이석기관 중 구형낭(saccule)과 하전정신경의 기능을 반영한다고 보고된다. 이중 단일 운동단위에서의 측정 결과에 의하면, 청각 자극(소리 또는 진동)에 의해서 근전도 전기신호가 일시적으로 변동하는 것을 cVEMP 반응으로 간주하였다. cVEMP는 일반적인 유발전위검사와는 달리 지속적인 수축과정에 있는 근육의 방해 자극 또는 억제 자극으로 인해 발생하는 것으로 알려져 있다.

oVEMP는 전정안반사의 한 종류로 추측되며, oVEMP는 기존의 cVEMP와는 달리 반대쪽 외안근에서 주된 반응이 관찰된다는 점과 흥분성 반응이라는 점이다. 단일 운동단위 측정 결과에 의하면,

oVEMP가 발생하는 기원은 외안근 중에 하사근으로 추정된다. 하지만 oVEMP의 수용기가 어느 말초 전정 기관인지에 관해서는 명확하지 않다. 상전정신경은 이석 기관 중 대부분 난형낭(utricle)에서 발생하는 신호를 전달한다. 따라서 oVEMP의 경우에는 난형낭이 수용기일 가능성이 높다고 여겨진다.

2) 신경전도검사(Nerve conduction velocity, NCV)

신경전도검사는 운동신경, 감각신경, 혼합신경에 전기 자극을 가하여 탈분극을 유도하고 이로 인해 유발된 활동전위가 신경을 따라 전파된 것을 자극 지점에서 떨어진 부위의 신경이나 근육에서 기록하는 것을 말한다. 신경전도검사는 신경 축삭과 근섬유의 생리적 상태와 수에 대한 정보를 제공하며, 주로 말초신경계 질환의 진단에 유용하다. 운동신경전도검사 상 근육에서 기록한 활동전위를 복합근육활동전위 라고 하며, 감각신경전도검사 상 혼합신경에서 기록한 활동전위를 복합신경활동전위(compound nerve action potential, CNAP), 감각신경에서 기록한 활동전위를 감각신경활동전위(sensory nerve action potential, SNAP)라고 한다.

복합근육활동전위에서 측정하는 지표는 기시잠시, 진폭, 신경전도속도, 지속시간, 영역, 상승시간 등이다. 측정된 지표는 각 검사실에서 설정한 정상치와 비교하여 이상 유무를 판정한다. 신경 손상이 있는 경우 일반적으로 진폭의 감소, 기시잠시의 지연, 신경전도속도의 감소, 반응이 유발되지 않음 등의 소견이 관찰된다.

감각신경전도검사에서는 신경에서 직접 활동 전위를 기록하므로 한 지점에서만 자극해도 신경전도속도를 구할 수 있고, 말초신경의 손상 부위를 명확히 해야 하는 경우 각 분절에 해당하는 지점에서 각각 자극하여 정확한 병변 위치를 찾아낼 수 있다. 감각신경활동전위에서 측정하는 지표는 기시잠시, 정점잠시, 진폭 등이다.

신경전도검사에서 기시잠시의 지연이 나타나는 경우는 말단부의 탈수초화, 굵은 유수신경섬유의 손실, 축삭 지름의 감소, 기록 부위의 온도 저하 등이 있는 경우이며, 신경전도속도의 감소는 광범위한 탈수초화, 굵은 유수신경의 소실, 국소적 또는 다발성 탈수초화, 심한 축삭의 협착 그리고 기록부위의 온도 저하 등에 의한다. 시간분산(temporal dispersion), 전도차단(conduction block), 심한 축삭협착, 굵은 유수신경섬유의 과도한 손실, 기록 부위의 부종 등이 있는 경우 감각신경활동전위 진 폭의 감소가 관찰되며, 신경 지배를 받는 근섬유의 밀도가 감소한 경우(전각세포 질환, 신경병증, 국소적 근섬유괴사 등)나 근섬유내의 활동 유발전위를 생성할 수 있는 기능적 이상(근육병증)이 있는 경우와 시간 분산, 전도 차단 등이 있는 경우에는 복합근육활동전위 진폭의 감소가 관찰된다.

운동신경전도검사에서 복합근육활동전위가 나타나고 어느 정도 시간이 경과한 후 후기 반응이 나타나는데, F-파(F-wave)와 H-반사(H-reflex)가 진단검사로 유용하다. F-파는 운동신경에 자극을 가하여 근위부로 전달된 역방향성 자극이 운동신경세포 집단을 흥분시키고, 이중 1-2%의 흥분된 운동신경세포에서 발생한 방전(discharge)이 알파 운동신경을 타고 되돌아 나와 발생하는 것으로, 근위부 운동신경 평가에 유용한 정보를 제공하며 상부 운동신경원의 영향에 따른 우농신경절의 흥분성 검사에도 이용된다. H-반사는 근육에서 기원하는 Ia 구심성 감각신경을 자극하여 구심성으로 전달된 전위가 척수의 후각에서 단일 시냅스를 통해 같은 근육을 지배하는 알파 운동신경으로 전달되어 내려와 기록되는 복합근육활동전위로, 근위부 말초신경 평가 및 제1천추 신경근병증의 진단에 유용하다.

3) 근전도 검사(Electromyography, EMG)

침근전도 검사는 침 전극을 근육 내에 삽입하여 근육의 전기적 활동을 기록하는 검사이다. 이는 각각 근섬유의 생리적 상태와 운동단위(motor unit)의 해부학적 구성에 대한 정보를 제공한다. 하나의 운동단위가 흥분할 때 여러 개의 근섬유가 동시에 흥분하는데, 각각의 근육에서 발생되는 근육활동전위(muscle action potential)의 시간적, 공간적합(summation)을 운동단위활동전위(motor unit action potential, MUAP)라고 한다.

침근전도 검사에서는 휴식기에 침 전극을 근육에 삽입할 때 발생되는 삽입 전위(insertional activity)를 관찰하고, 근육을 이완시키고 자발 전위(spontaneous activity)를 관찰하며, 최소한의 수축을 시켜 개개의 운동단위활동전위의 모양과 점증양상(recruitment pattern)을 평가하며, 최대한의 수축 상태에서 운동단위활동전위의 간섭 양상(interference pattern)을 관찰한다.

근육병증의 특징적인 침근전도 소견으로 휴식기에는 비정상 자발 전위가 관찰되며, 수축기에는 작은 진폭, 짧은 지속기간의 다상성 운동단위활동전위(low amplitude, short duration, polyphasic MUAP), 조기 점증 양상 등이 관찰된다. 신경병증에서 특징적인 침근전도 소견으로 휴식기에는 비정상 자발 전위가 관찰되며, 수축기에는 다상성 운동단위활동전위(large amplitude, long duration, polyphasic MUAP), 점증 양상의 감소, 간섭 양상의 감소 등이 관찰된다.

4) 순목반사 검사(Blink reflex test)

순목반사는 각막반사(Corneal reflex)와 같이 삼차신경을 자극하면 뇌간의 시냅스를 거쳐 안면신경을 통해 안륜근(Orbicularis oculi)의 수축이 일어나는 것으로 기계적인 자극이나 전기 자극을 삼차신경의 눈확위신경(Supraorbital nerve)에 주면 같은 측의 안윤근에서 짧은 잠시의 R1 반응과 늦은 잠시의 R2 반응이 기록되며 자극의 반대측 안륜근에서도 R2 반등이 나타나게 된다 **<그림 4>**. R1 반응은 교뇌(Pons)를 통해 전파되는 짧은 반사 경로이며 R2 반등은 교뇌와 외측 연수(Lateral medulla)를 모두 거치는 좀더 복잡한 경로를 가진다 **<그림 4>**. 삼차신경에 손상이 오는 경우 같은 쪽의 R1, R2와 반대쪽 R2, 즉 모든 반응의 잠시가 지연이 되며, 얼굴 한쪽의 안면신경에 이 상이 있는 경우 병변쪽에서 R1, R2의 잠시가 지연된다. 이처럼 R1, R2 잠시의 이상 유무에 따라 삼차신경, 뇌신경핵, 연수, 안면신경 등 반사 경로의 어느 부분에 손상이 있는지를 알 수 있어 뇌간의 손상 부위를 구명하는데 좋은 정보를 준다.

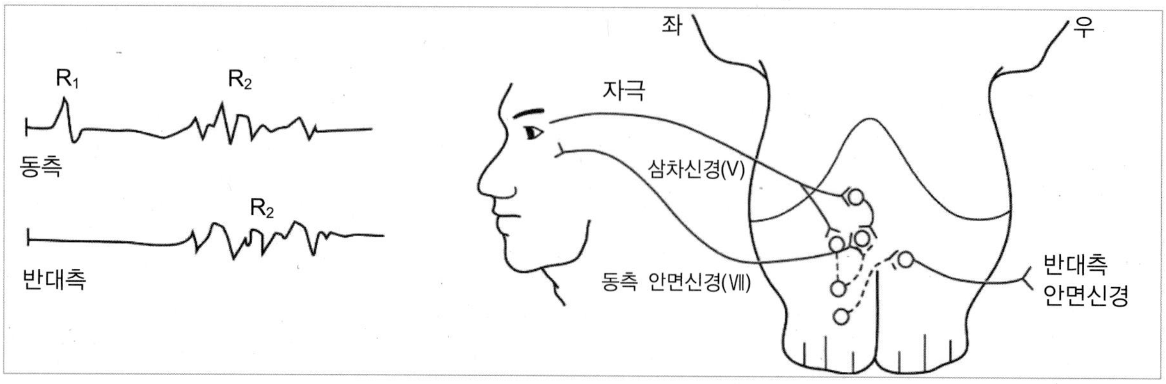

〈그림 4〉 순목반사의 경로와 기록전위

5) 반복신경자극검사(repetitive nerve stimulation study)

반복신경자극검사는 신경근접합부(neuromuscular junction, NMJ) 병변의 진단에 주로 사용된다. 자극 빈도 5 Hz 미만의 저속 반복 자극은 중증 근무력증과 같은 신경 근접합부의 시냅스 후막에 이상이 있는 질환의 진단에 이용되며, 5 Hz 이상의 고속 반복 자극은 시냅스 전막에 병변이 있는 근무력 증후군이나 보툴리눔 독소증의 진단에 이용되며, 20-50 Hz의 자극 빈도를 사용한다 <그림 5>.

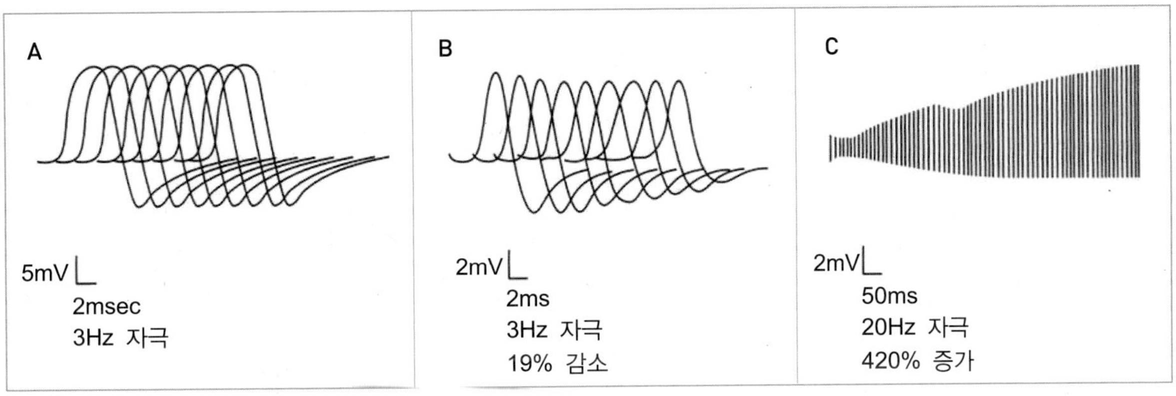

A: 정상에서 저속 반복 자극 검사, 진폭 변화 없음,
B: 중증 근무력증에서 저속 반복 자극 검사(19%의 진폭감소),
C: 근무력 증후군에서 고속 반복 자극 검사(420%의 진폭 증가)

〈그림 5〉 반복신경자극검사

4. 경두개 초음파(Transcranial Doppler ultrasonography, TCD)

1982년 Aaslid 등이 2MHz의 펄스파를 이용하여 두개골을 통과하여 윌리스고리(circle of Willis) 혈관의 혈류속도를 측정할 수 있는 경두개초음파(TCD)를 개발하였다. 이후 꾸준한 발전을 통하여 허혈성뇌졸중에서의 혈관협착, 거미막하출혈 후 혈관연축, 미세색전증의 진단과 뇌혈관 및 심혈관수술 시 감시에 이용되고 있다. 또한 뇌사판정, 두통의 감별진단과 같은 분야에서도 이용되고 있고, 최근에는 급성뇌경색에서 진단 뿐 아니라 초음파혈전용해법(ultrasonographic thrombolytic therapy)과 같은 치료목적으로 영역을 넓혀가고 있다.

1) 경두개도플러 검사방법

TCD 검사에서 다음의 4가지 주요 청각창(acoustic window)를 주로 사용한다.

(1) Transtemporal approach: 측두경유창(transtemporal window)은 머리 옆면의 zygomatic arch의 머리쪽으로 tragus 바로 앞쪽 그리고 약간 위쪽에 통상 위치한다. Probe의 초음파 방향을 앞쪽으로 향하게 함으로써 중대뇌동맥의 M1 분절과 M2 분절, 경동맥 siphon의 C1 분절, 전대뇌동맥의 A1 분절 그리고 전교통동맥(anterior communicating artery)을 검사하게 된다. 그 후 초음파방향을 뒤로 향하게 하면 후대뇌동맥의 P1 분절, 뇌기저동맥의 윗부분, 그리고 후교통동맥을 검사하게 된다.

(2) 안와경유접근(transorbital approach): Probe를 감은 눈의 눈꺼풀에 위치하여 검사하는 방법으로 이때 눈의 수정체를 보호하기 위하여 초음파의 파워는 감소시켜야 한다. 눈동맥은 보통 45-50 mm

깊이 그리고 경동맥사이편의 C3분절은 60-65 mm 깊이에서 측정된다. 70-75 mm의 깊이에서는 probe에서 멀어지는 혈류방향의 C2분절 그리고 probe 쪽으로 다가오는 혈류방향의 C4분절을 검사할 수 있다.

(3) 후두하접근(suboccipital approach)

Probe를 foramen magnum의 뒤쪽 경계부분과 제1경추의 가시돌기(spinous process) 사이에 위치하고 초음파를 콧등을 향하여 검사한다. 검사 깊이를 65mm에서 시작하여 점차 얕게 하면서 척추동맥을 따라가면서 검사하게 된다. 뇌기저동맥은 양쪽 척추동맥들이 합쳐지는 부분에서 머리쪽으로 추적할 수 있다. 뇌기저동맥의 가장 깊은 부분은 대략 95-125 mm 부분에서 측정된다. 척추기저동맥 혈류방향은 정상적으로 probe에서 멀어지는 방향이다.

(4) 하악하접근(submandibular approach)

두개내외경동맥의 원위부(C5-6분절)를 80-85 mm까지 추적할 수 있으며, 경동맥박리(carotid dissection)와 만성내경동맥폐색을 검사하는데 역할을 할 수 있다.

2) 경두개초음파의 해석

TCD는 혈관을 직접관찰하지 않고 도플러로만 검사하기 때문에 검사결과 해석을 위해서는 음파조사(insonation)의 깊이, 혈류방향, 속도, 박동지수(pulsatility index, PI), 파형분석을 이용하게 된다.

혈류속도가 증가된 경우는 그 혈관의 협착을 의미하며 이는 혈류속도가 면적에 반비례한다는 혈류역학적 원칙에 의한다. 혈류속도가 감소된 경우는 근위부 혈관의 협착 또는 폐색에 의한 혈류량의 감소 때문이다. 중대뇌동맥의 평균혈류속도가 100 cm/초 이상인 경우 혈관직경 50% 이상의 협착증을 의심할 수 있으며, 또한 반대쪽 혈관보다 최고수축기혈류속도(peak systolic flow velocity)가 30% 이상 높을 때는 혈류학적으로 중요한 협착증이 의심되고, 50% 이상 차이가 있을 경우에는 협착증이 확실함을 의미한다.

거미학하출혈 환자의 혈관연축 때 혈류속도의 증가는 거미막하 출혈의 정도와 정비례하며 환자상태와 혈관연축의 정도를 예측할 수 있는 지표로 쓰일 수 있다. 거미막하출혈 후 수일 이내의 20 cm/초/일 이상 혈류속도의 증가 또는 중대뇌동맥혈류속도 200 cm/초 이상 증가는 뇌혈류의 심각한 감소를 의미하며 나쁜 예후와 관련된다.

박동지수(PI)는 수축기혈류와 확장기혈류의 비교치로 정상치보다 낮은 박동지수는 근위부 혈관협착/폐색 또는 동정맥기형에서 관찰할 수 있다. 근위부 혈관협착/폐색으로 인한 산소농도의 저하는 세동맥을 확장시키며 그에 따라 혈관의 저항성이 감소되어 수축기혈류는 유지되면서 확장기혈류는 증가하여 박동지수는 감소하게 된다. 정상치보다 높은 PI는 원위부 혈관폐색이 원인이 될 수 있으며, 확장기혈류의 감소와 심한 경우 혈류의 역전을 보이기도 한다. 그 밖에 두개내압이 증가한 경우에도 저항성이 증가하여 확장기혈류가 감소하기 때문에 PI는 증가할 수 있고, 노년기에 혈관탄성이 감소하는 경우에도 PI는 증가할 수 있다.

참고문헌

1. Ropper AH, Samuels MA, Klein JP. Adams and Victor's Principles of Neurology, 10th edition. New York: McGraw-Hill education, 2014.
2. 대한신경과학회. 신경학 3판. 서울: 범문에듀케이션, 2017.
3. 한병인. 사진과 그림으로 배우는 초음파 뇌혈류 검사. 푸른솔, 2004.

신경근육계 전기진단검사*

이삼규

학습 목표

- 신경근육계 전기진단법의 기본 신경생리학적 기전을 이해하고 적응증을 숙지하도록 한다.
- 신경전도속도검사 개요를 이해하도록 한다.
- 침근전도검사 개요를 이해하도록 한다.
- 각종 유발전위검사 개요를 이해하도록 한다.

1. 개요

신경근육계 전기진단 검사(약칭, 신경근전도 검사, 근전도 검사, 또는 전기진단 검사)는 신경과 근육의 병태생리학적 변화에 따른 전기진단의학적 변화를 탐색하여 신경근육계 질환에 대해 기능 진단하는 방법이다. 전기진단 검사는 감각감소, 이상감각, 근위약, 근위축 등 감각운동계 관련한 증상과 징후들에 대해 신경과 근육세포들의 전기적 흥분성과 전도성 등 전기생리학적 세포신호전달계 특성을 바탕으로 전자기자극기와 모니터링시스템을 이용한 기능진단학적인 방법으로, 신경근육계 질환의 진단 분야에서 MRI, CT 등 영상진단방법들과 쌍벽을 이루는 검사이다. 특히 철저한 병력조사와 함께, 검사 중 실시간 신체검사가 이루어지는데, 전기진단 검사 자체가 환자의 협조와 함께 이루어지는 임상진찰 검사의 연장선 상에 있는 역동적인 진단방법이다. 검사자는 당연히 근육과 신경의 기본적인 해부학적 구조와 활동전위(action potential) 생성**<그림 1>**, 전도와 파형 생성**<그림 2>** 등 생리학적 작용에 대하여 숙지를 하여야 하고, 질병이나 질환 경과 상 나타나는 병태생리에 따른 전기진단의학적 변화와 양상을 이해해야 하며 전기진단 검사기기의 기본 구조와 기능에 대한 이해가 선결되어야 올바른 검사 진행과 판독이 가능하다.

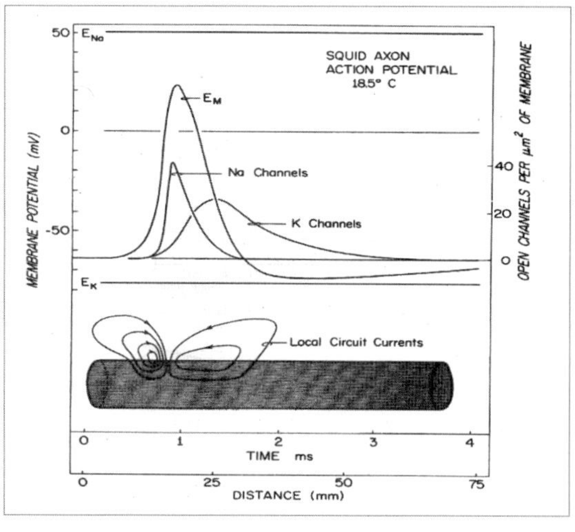

〈그림 1〉 활동전위의 생성

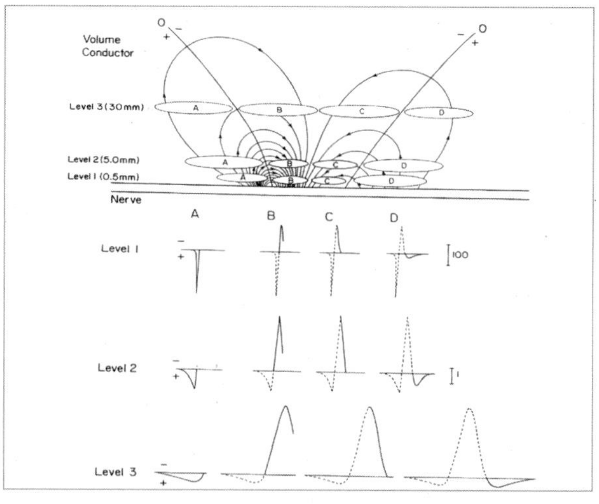

〈그림 2〉 활동전위의 전도와 파형

* This research was supported by Basic Science Research Program through the National Research Foundation of Korea funded by the Ministry of Education, Science and Technology (NRF-2017R1D1A1A02019434).

전기진단 검사는 다양한 검사 방법들이 있는데, 신경전도검사(nerve conduction study, NCS), H-반사, F파 등 후기 반응(late response) 검사, 순목반사(blink reflex) 검사, 구해면체근 반사(bulbocavernous reflex, BCR) 검사, 침 근전도(needle electromyography) 검사, 체성감각-, 운동-, 시각-, 청각- 등 유발전위(somatosensory-, motor-, visual-, auditory-evoked potential) 검사, 반복 신경자극(repetitive nerve stimulation) 검사 등이 있다.

임상에서 병력과 신체검사를 통해 추정되는 부위의 병변에 대한 전기진단의학적 접근은 다양한 검사 방법들의 조합으로 이루어지며, 이를 통해 우선, 신경병인지, 근육병인지, 또는 신경근접합부 질환인지 등 여부를 파악하고, 다음, 신경병의 경우라면, 첫째, 중추성인지, 말초성인지 등 여부, 둘째, 전신적인지, 국소적인지 등 여부, 셋째, 축삭병변인지, 탈수초병변인지 등 여부, 넷째, 급성인지, 만성인지 등 여부, 다섯째, 완전손상인지, 불완전손상인지 등 여부, 여섯째, 국소신경병이라면 병변 부위가 어디인지 여부 등을 파악하게 되며, 근육병의 경우라면, 운동단위활동전위(motor unit action potential, MUAP) 형태와 동원(recruitment) 양상 분석으로 신경병증과의 구별 진단이 가능하며, 특히 특별한 조직화학적 연구가 목적이 아니라면, 전기진단의학적 근거만으로 조직검사에 이르지 않고도 근육병의 확진에 이르도록 도움이 된다. 또한 임상병력과 신경, 근육조직검사에 부가적으로 원인진단에 중요한 열쇠를 제공할 수 있으며, 그 예후를 추정하는데 근거를 제공할 수 있다. 전기진단 검사에서 구별해야 하는 이상 소견은 운동신경원 질환(motor neuron disorder), 다발신경병증(polyneuropathy), 단발신경병증(mononeuropathy), 신경총병증(plexopathy), 신경근병증(radiculopathy), 다발신경근병증(polyradiculopathy), 신경근육접합부 질환(neuromuscular junction disorder), 근육병증(myopathy) 등을 들 수 있다.

전기진단 기기의 구성은 자극기를 통해 신경에 자극이 가해지면 탈분극에 의해 발생한 활동전위가 신경을 따라 이동하여 기록전극을 통해 기록이 된 후 증폭기를 통해 증폭되며 주파수여과장치(filter)를 통해 잡음(noise)은 제거되며, 기록된 아날로그 신호(analogue signal)은 아날로그-디지털 신호변환기를 통해 디지털 신호로 바뀐 후 음극선관(cathode ray tube, CRT)을 통해 화면에 보이게 된다 <그림 3>.

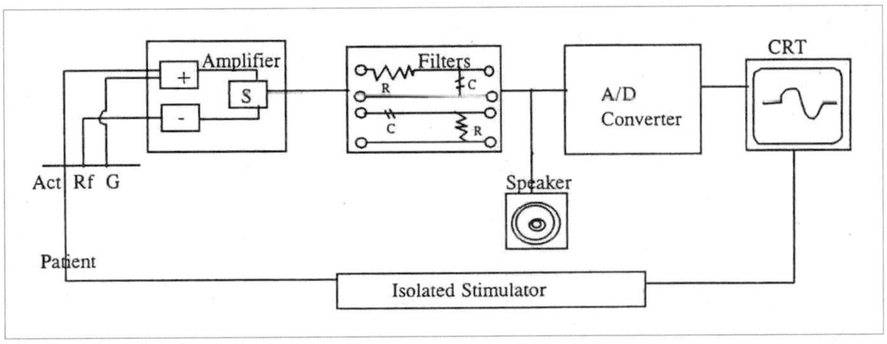

〈그림 3〉 전기진단 기기의 구성도

2. 신경전도 검사(Nerve conduction study, NCS)

신경전도검사는 신경에 전기나 자기 등 자극을 가하여 탈분극을 유도하고 이로 인해 유발된 활동전위가 신경을 따라 전파된 것을 자극 지점에서 떨어진 부위의 신경이나 근육에서 기록하는 것을 말한다. 신경전도검사는 신경 축삭과 근섬유의 생리적 상태와 수에 대한 정보를 제공하며, 주로 말초 신경계 질환의 진단에 유용하다. 근육에서 기록한 활동전위를 복합근육활동전위(compound muscle action potential, CMAP) <그림 4>라고 하며, 혼합신경에서 기록한 활동전위를 복합신경활동전위(compound nerve action potential, CNAP), 감각신경에서 기록한 활동전위를 감각신경활동전위(sensory nerve action potential, SNAP) <그림 5>라고 한다. 복합근육활동전위에서 측정하는 지표는 기시 잠시(onset latency), 진폭, 신경전도속도(nerve conduction velocity), 지속시간(duration), 영역(area), 상승시간(rising time) 등이다. 표준화된 검사실에서 측정된 지표는 설정한 정상치와 비교하여 이상 유무를 판정한다. 신경 손상이 있는 경우 일반적으로 진폭의 감소, 기시 잠시의 지연, 신경전도속도의 감소, 반응이 유발되지 않음 등의 소견이 관찰된다.

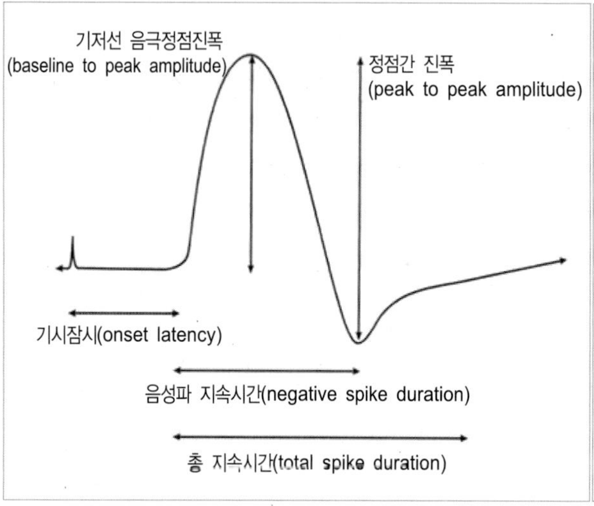

〈그림 4〉 복합근육활동전위

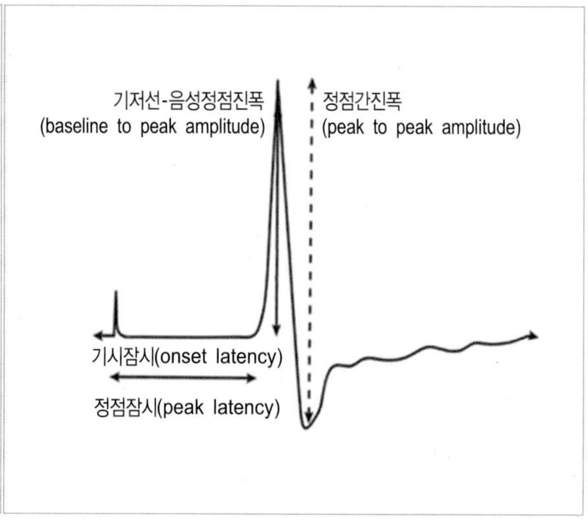

〈그림 5〉 감각신경활동전위

신경전도 검사 결과에 영향을 미치는 요소로서, 크게 기구조작적 요소와 생리적 요소가 있으며, 기구조작적 요소로는, 주파수 여과범위, 감응도와 소인속도, 기록전극의 크기, 기록전극의 위치, 자극 강도, 자극기의 음극 위치, 자극 artifact, 전기적 잡음 등이 있고, 생리적 요소로는 나이, 온도, 신경지배 변이 등이 있다.

신경전도검사에서 기시잠시의 지연이 나타나는 경우는 말단부의 탈수초화, 굵은 유수신경섬유의 손실, 축삭 지름의 감소, 기록 부위의 온도 저하 등이 있는 경우이며, 신경전도속도의 감소는 광범위한 탈수초화, 굵은 유수신경의 소실, 국소적 또는 다발성 탈수초화, 심한 축삭의 협착 그리고 기록부위의 온도 저하 등에 의한다. 시간 분산(temporal dispersion), 전도 차단(conduction block), 심한 축삭 협착, 굵은 유수신경섬유의 과도한 손실, 기록 부위의 부종 등이 있는 경우 감각신경활동전위 진폭의 감소가 관찰되며, 신경 지배를 받는 근섬유의 밀도가 감소한 경우(전각세포 질환, 신경병증, 국소적 근섬유괴사 등)나 근섬유내의 활동 유발전위를 생성할 수 있는 기능적 이상(근육병증)이 있는 경우와 시간 분산, 전도 차단 등이 있는 경우에는 복합근육활동전위 진폭의 감소가 관찰된다.

1) 운동신경전도 검사

운동신경전도 검사는 운동신경에서 직접 기록하지 않고 운동신경이 지배하는 근육에서 복합근육활동전위를 기록한다. 활성전극(기록전극)은 근육의 운동점(motor point), 즉 종말판 부위(endplate area)에 부착해야 하는데, 대부분 운동점은 근육의 기시부와 종지부의 한 중간에 있거나 건이 긴 경우에는 근육의 근위부 1/3과 원위부 2/3 사이에 있다. 참고전극(대조전극)은 전기적 활성도가 없는 근육의 건 부위나 건이 뼈에 붙는 부위에 부착한다. 검사대상의 신경에 대한 자극은 운동신경의 주행경로에 따라 활성전극보다 근위부에서 두 군데 이상 자극하여 분절의 이상 유무를 평가하며, 표준검사를 위해 신경 자극점은 신경에 따라 정해져 있다 <그림 6>.

운동신경전도 검사에서 근전도기기의 주파수 여과범위는 10~10,000Hz, 소인 속도는 2~5msec/division, 기록 감응도는 1~5mV/division 범위가 이용된다 <그림 7>.

상지에서 주로 많이 시행되는 운동신경은 정중신경, 척골신경, 요골신경, 액와신경, 근피신경 등이며, 하지에서는 비골신경, 경골신경, 대퇴신경, 좌골신경 등이다. 그외 안면신경을 포함한 일부 뇌신경 검사도 시행된다.

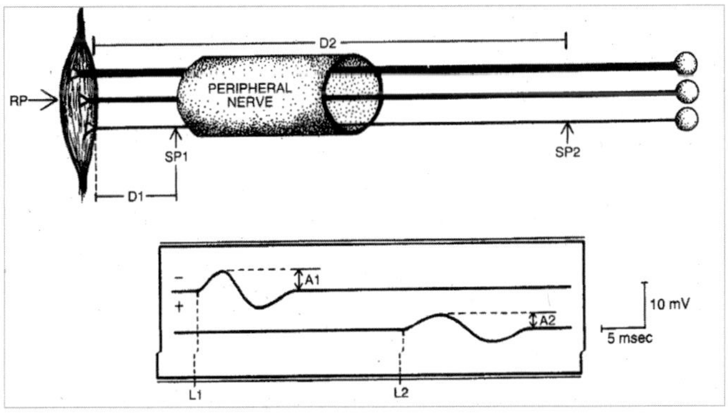

〈그림 6〉 운동신경전도 검사

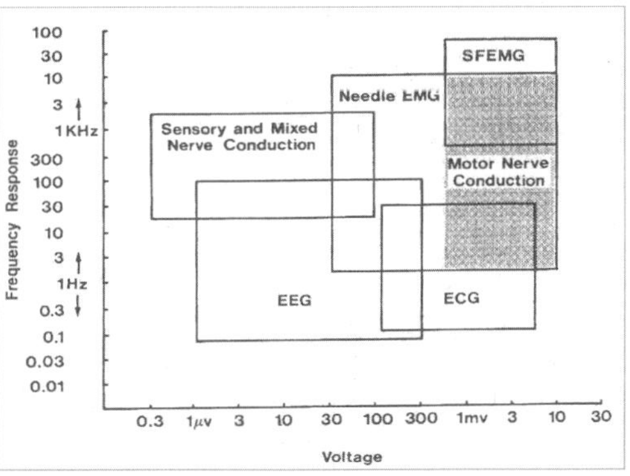

〈그림 7〉 전기진단에 이용되는 주파수 여과 범위

2) 감각신경전도 검사

감각신경전도 검사는 근육에서 기록하는 운동신경 검사와는 달리 신경에서 직접 기록하며 감각신경의 정상 구심성 방향에 따라 원위부에서 자극하고 근위부에서 기록하는 방법인 정방향성 검사법과 그 반대로 근위부에서 자극하고 원위부에서 기록하는 역방향성 검사법이 있다 <그림 8>. 감각신경전도 검사에서 근전도기기의 주파수 여과범위는 20~2,000Hz, 소인 속도는 1~2msec/division, 기록 감응도는 10~20 uV/division 범위가 이용된다. 활성전극은 검사대상 신경 지배 부위에 부착하고 참고전극은 활성전극으로부터 최소한 4cm 이상 떨어져야 증폭기에서 공통전위로 인식하지 않아 진폭이 감소하거나 잠시가 짧아지는 것을 피할 수 있다. 감각신경활동전위에서 측정하는 지표는 기시잠시, 정점잠시, 진폭 등이다. 상지에서 주로 많이 시행하는 감각신경은 정중

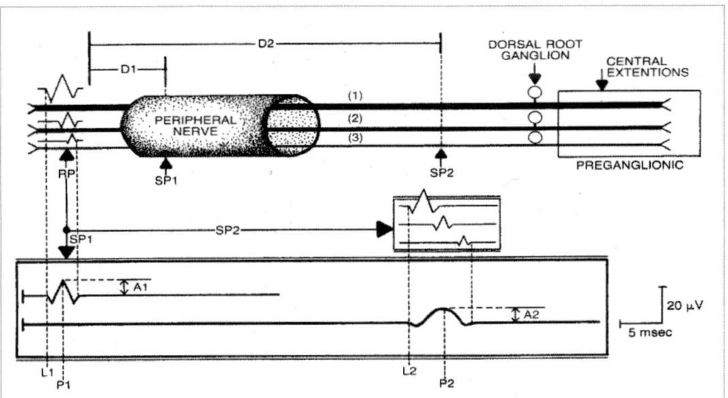

〈그림 8〉 감각신경전도 검사

신경, 척골신경, 표재 요골신경, 배측 척골신경, 전완 내측 또는 외측 피부신경이 있으며, 하지에서는 천비골신경, 심비골신경, 비복신경, 복재신경, 외측 대퇴피신경 등이 있다.

3. 후기 반응(Late response)

운동신경전도검사에서 복합근육활동전위가 나타나고 어느 정도 시간이 경과한 후 말초에서 척수까지의 신경전달과 운동신경원의 흥분성을 반영하는 후기 반응이 나타나는데, 근위부 병변, 신경총 병증이나 신경근병증 등 진단에 유용하며, F-파(F-wave response)와 H-반사(H-reflex)가 진단 검사로 유용하다 **<그림 9>**. F-파는 운동신경에 자극을 가하여 근위부로 전달된 역방향성 자극이 운동신경세포 집단을 흥분시키고, 이중 1~2%의 흥분된 운동신경세포에서 발생한 방전(discharge)이 알파 운동신경을 타고 되돌아 나와 발생하는 것으로, 근위부 운동신경 평가에 유용한 정보를 제공하며 상부 운동신경원의 영향에 따른 신경절의 흥분성 검사에도 이용된다. H-반사는 근육에서 기원하는 Ia 구심성 감각신경을 자극하여 구심성으로 전달된 전위가 척수의 후각에서 단일 시냅스를 통해 같은 근육을 지배하는 알파 운동신경으로 전달되어 지배받는 근육에서 기록되는 복합근육활동전위로, 근위부 말초신경 기능평가에 도움이 되며, 특히 제1천추 신경근병증(S1 radiculopathy)의 진단에 유용하다.

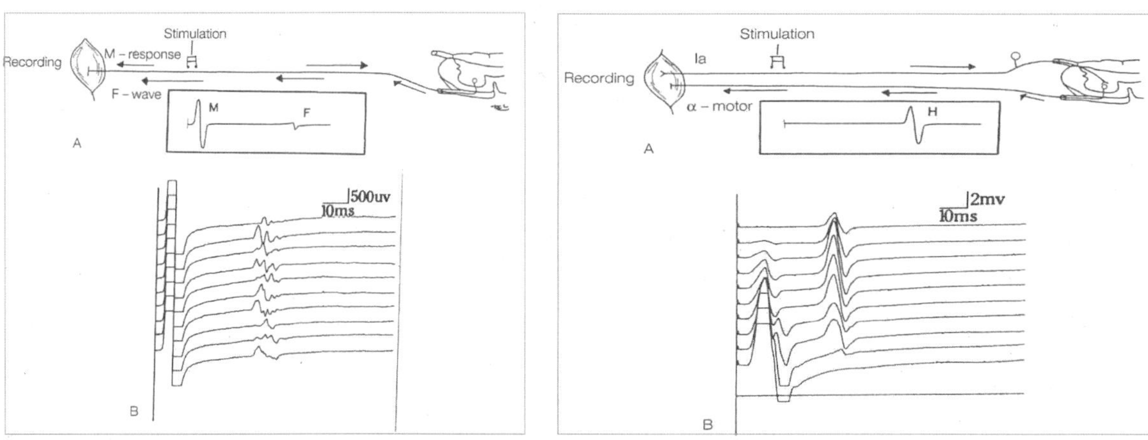

〈그림 9〉 (가) F파 검사 (나) H-반사 검사

4. 침 근전도 검사(Needle electromyographic study, needle EMG)

일반적으로 운동신경계는 대뇌피질과 척수에 이르는 상부 운동신경원 계와 전각세포, 말초신경, 신경근 접합부, 근육, 근육내 근수축 요소를 포함하는 하부 운동신경원 계로 구분되는데, 전기진단 검사는 근약증(muscle weakness)을 유발할 수 있는 위 구조물들의 기능 통합성(functional integrity)을 평가하는 것으로 그 중, 침 근전도 검사는 침 전극을 신경지배 부위별 각 근육 내에 삽입하여 근육의 전기적 활동을 기록하는 검사법으로 신경과 마찬가지로 휴식기엔 분극(polarization) 상태, 신경의 자극이나 근활동 촉진 자극에 의해 탈분극(depolarization)이 일어나면서 전기활동이 발생되는데, 이를 근육활동전위(muscle action potential)라고 한다.

운동단위(motor unit)는 전각세포와 그 말초신경, 신경근 접합부 및 근육으로 이루어진 운동 단위체로 하나의 운동단위는 여러 개의 근섬유를 지배하고 있으므로, 하나의 운동단위가 흥분할 때에는 여러 개의 근섬유가 거의 동시에 흥분하게 되고, 침 근전도 검사에서는 각각의 근육에서 발생되는 근육활동전위의 시간적, 공간적 합인 운동단위활동전위(motor unit action potential, MUAP)를 관찰할 수 있게 된다. 침근전도 검사에서는 휴식기에 침 전극을 근육에 삽입할 때 발생되는 삽입 전위(insertional activity)를 관찰하고, 근육을 충분히 이완시키고 자발 전위(spontaneous activity)를 관찰하며, 최소한의 수축을 시켜 개개의 운동단위활동전위의 모양과 점증양상(recruitment pattern)을 평가하고, 최대한의 수축 상태에서 운동단위활동전위의 간섭양상(interference pattern)을 관찰한다 <그림 10>.

침근전도 소견상, 신경근육계의 병태생리 변화의 차이에 따라 근육병증의 경우, 휴식기에는 비정상 자발 전위가 관찰되며, 수축기에는 작은 진폭, 짧은 지속기간의 다상성 운동단위활동전위(low-amplitude, short-duration, polyphasic MUAP), 조기 점증 양상(early recruitment pattern) 등이 관찰되고, 신경병증의 경우, 휴식기에는 비정상 자발 전위가 관찰되며, 수축기에는 큰 진폭, 긴 지속기간의 다상성 운동단위활동전위(large-amplitude, long-duration, polyphasic MUAP), 점증 양상의 감소, 간섭 양상(interference pattern)의 감소 등 특징적인 소견이 관찰된다 <그림 11, 12>.

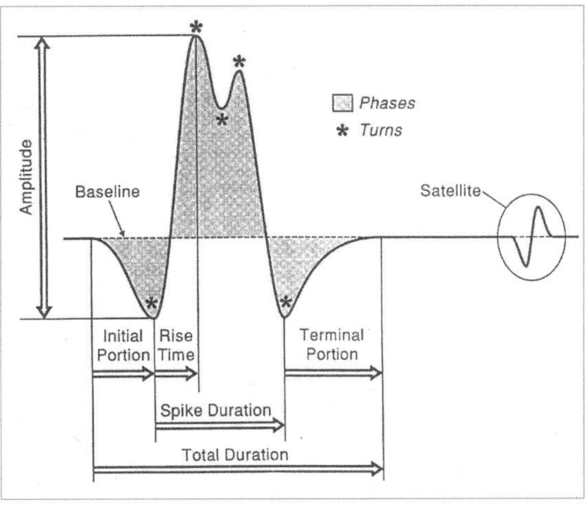

〈그림 10〉 운동단위활동전위

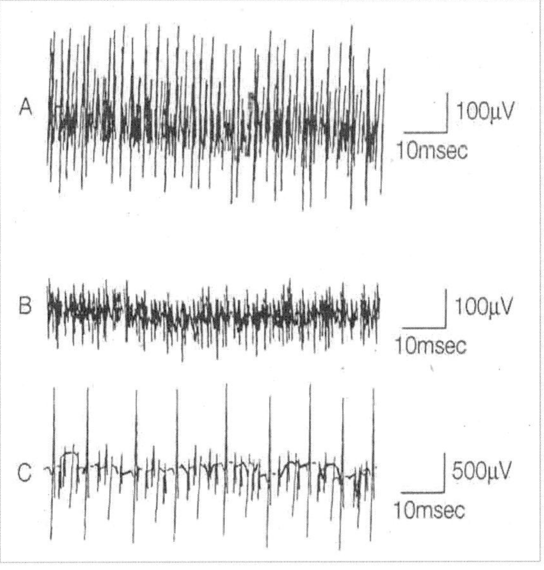

〈그림 11〉 운동단위활동전위 양상
A. 정상, B. 근육병, C. 신경병

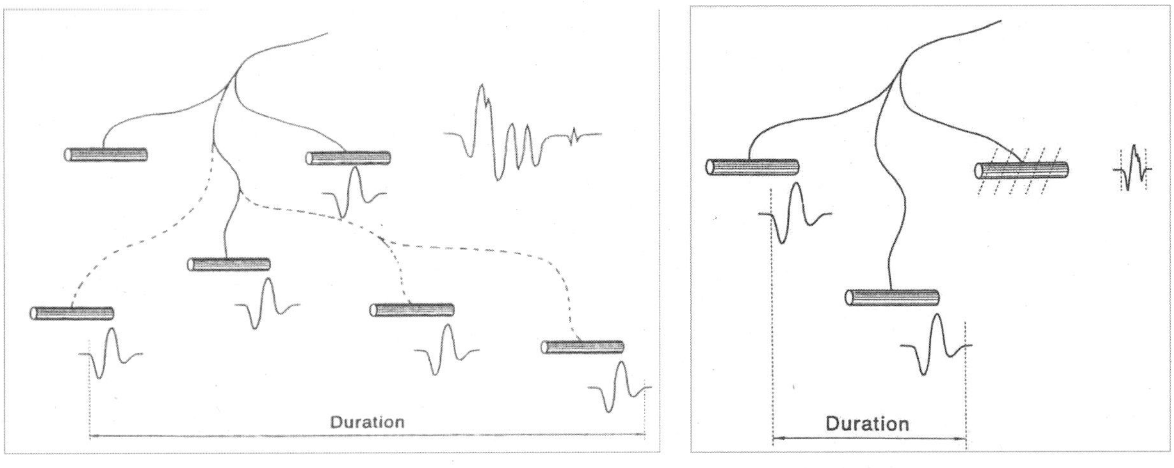

〈그림 12〉 (가) 신경병증성 운동단위활동전위, (나) 근육병증성 운동단위활동전위

5. 그외 특수한 반사 검사들

1) 순목반사 검사

순목반사는 각막반사(Corneal reflex)와 같이 삼차신경을 자극하면 뇌간의 시냅스를 거쳐 안면신경을 통해 안륜근(Orbicularis oculi)의 수축이 일어나는 것으로 기계적인 자극이나 전기 자극을 삼차신경의 눈확위신경(Supraorbital nerve)에 주면 같은 측의 안윤근에서 짧은 잠시의 R1 반응과 늦은 잠시의 R2 반응이 기록되며 자극의 반대측 안륜근에서도 R2 반등이 나타나게 된다. R1 반응은 교뇌(Pons)를 통해 전파되는 짧은 반사 경로이며 R2 반등은 교뇌와 외측 연수(Lateral medulla)를 모두 거치는 좀더 복잡한 경로를 가진다 **<그림 13>**. 삼차신경에 손상이 오는 경우 같은쪽의 R1, R2와 반대쪽 R2, 즉 모든 반응의 잠시가 지연이 되며, 얼굴 한쪽의 안면신경에 이상이 있는 경우 병변족에서 R1, R2의 잠시가 지연된다. 이처럼 R1, R2 잠시의 이상 유무에 따라 삼차신경, 뇌신경핵, 연수, 안면신경 등 반사 경로의 어느 부분에 손상이 있는지를 알 수 있어 뇌간의 손상 부위를 구명하는데 좋은 정보를 준다.

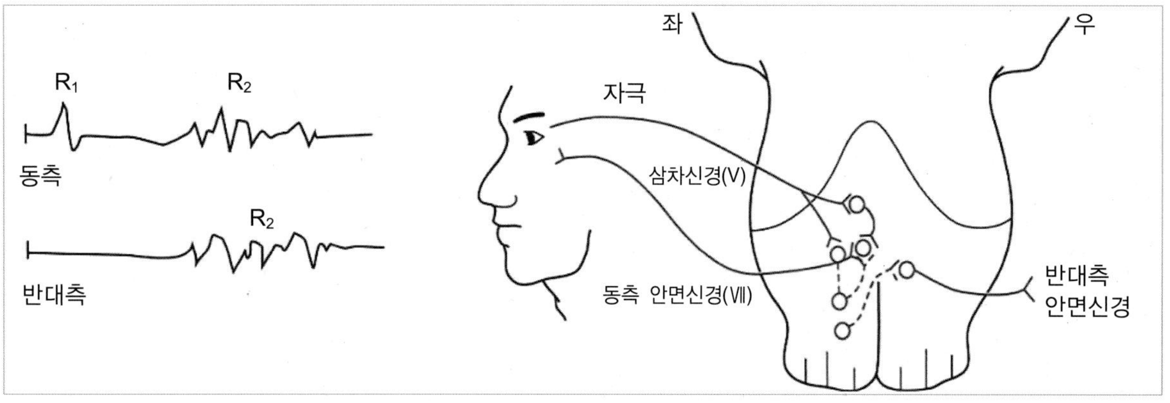

〈그림 13〉 순목반사 검사

2) 구해면체 반사 검사

구해면체근반사는 척수손상이나 하부 천수 신경절(Lower sacral segment)의 기능을 평가하는데 유용한 검사방법으로 귀두(Glans penis)나 음핵(Clitoris)을 자극할 때 항문의 괄약근의 수축이 일어나는 것이다 **<그림 14>**. 장, 방광 및 성기능을 평가하는데 도움을 주며 특히 척수 손상의 일반적인 평가나 신경인성 방광의 검사에 유용하다.

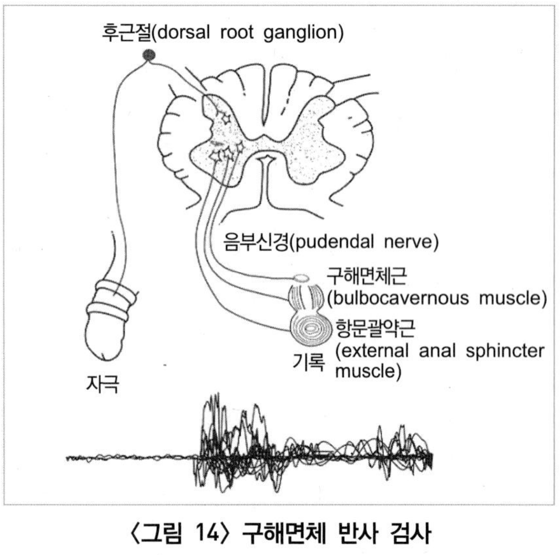

〈그림 14〉 구해면체 반사 검사

6. 반복신경자극 검사(Repetitive nerve stimulation study, rTMS)

반복신경자극검사는 신경근접합부(neuromuscular junction, NMJ) 병변의 진단에 주로 사용된다. 자극 빈도 5Hz 미만의 저속 반복 자극은 중증 근무력증과 같은 신경근접합부의 시냅스 후막에 이상이 있는 질환의 진단에 이용되며, 5Hz 이상의 고속 반복 자극은 시냅스 전막에 병변이 있는 근무력 증후군이나 보툴리눔 독소증의 진단에 이용되며, 20~50Hz의 자극 빈도를 사용한다 <그림 15>.

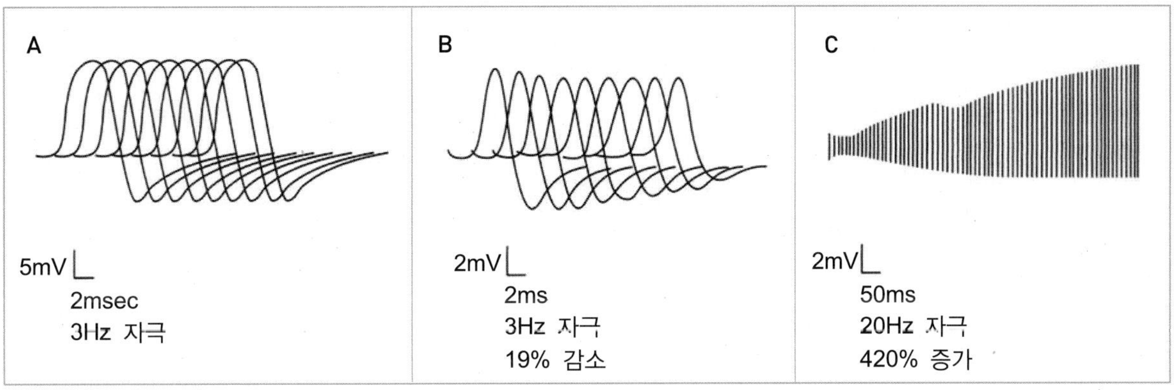

〈그림 15〉 반복신경자극 검사: A.정상, B. 중증 근무력증, C. 근무력 증후군

7. 유발전위 검사(Evoked potential study)

1) 유발 전위

유발 전위는 감각 자극에 대해 나타나는 신경 조직의 전기적 반응 상태로, 감각 자극이 있은 후 일정한 잠복기를 지나 출현한다.

2) 유발전위 검사들

(1) 청각유발전위(auditory evoked potentials, AEP, Brainstem AEP, BAEP) 검사

혼수상태, 허혈성 뇌질환, 다발성 경화증, 청신경 종양, 뇌종양 등 뇌간의 병변 진단에 이용된다 <그림 16>.

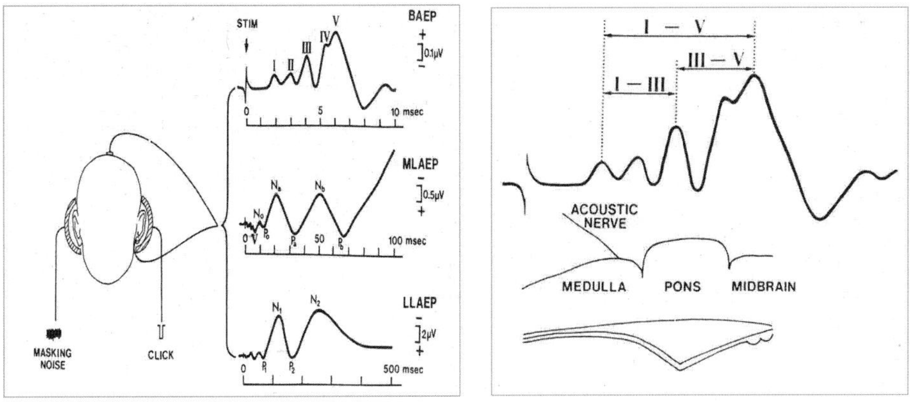

〈그림 16〉 청각유발전위 검사

(2) 시각유발전위(visual evoked potentials, VEP) 검사

시신경염, 다발성 경화증 등 진단에 이용된다 <그림 17>.

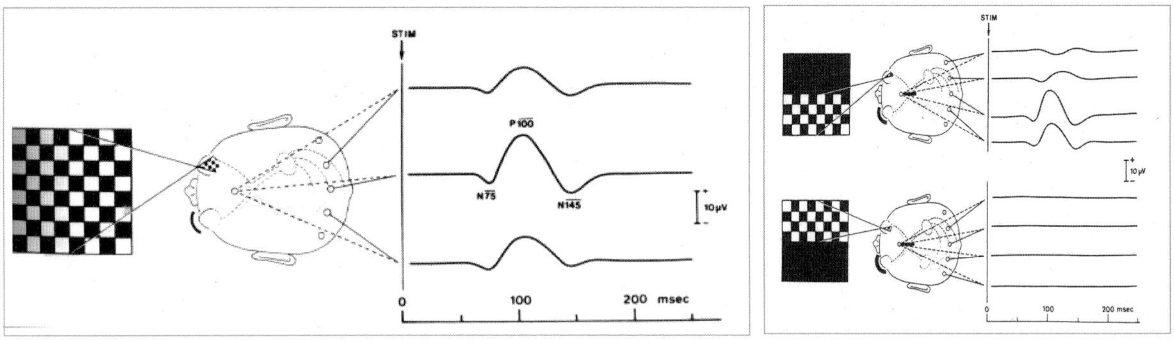

〈그림 17〉 시각유발전위 검사

3) 체성감각유발전위 검사(somatosensory evoked potential study, SSEP, SEP)

체성감각유발전위 검사는 말초신경 또는 피부신경을 자극하여 말초신경, 척수의 후근 신경절(dorsal root ganglion), 후주(posterior column), 내측 융대(medial lemniscus)를 거쳐 시상을 경유한 후 뇌 피질의 체성감각 인지 부위에 이르는 체성감각의 전달경로를 평가하는 방법이다. 뇌파의 국제기록법인 10-20 기록법을 이용하여 기록하는데, 상지 검사 시에는 활성 전극을 C3 또는 C4에, 하지 검사 시에는 Cz에 놓고 참고전극은 Fz에 놓으며 접지 전극은 활성전극과 자극부위의 중간에 두게 된다 <그림 18>. 실제 임상에서는 진폭이 더 크게 기록되는 위치인 C3' 또는 Cz' 위치에 활성전극을 놓고 검사하기도 한다.

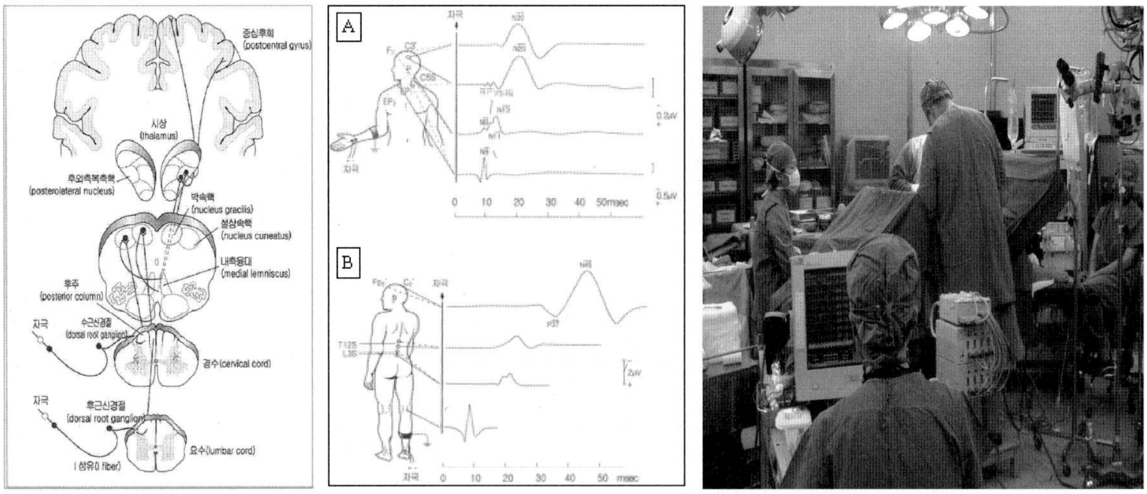

(가) (나) (다)

〈그림 18〉 체성감각유발전위 검사: (가) 신경 경로, (나) A. 상지, B. 하지, (다) 수술중 감시

체성감각유발전위 검사는 두피나 척수에서 기록할 때 뇌파나 주위 근육에서 나오는 전위 등의 잡음을 제거하기 위해 주로 평균화 기법(averaging technique)을 이용하여 500회 정도 반복 자극해 나온

전위를 평균화해 기록한다. 체성감각 유발 전위는 자극 부위에서 기록 부위에 이르는 말초신경 및 중추신경의 기능을 모두 대변하고 있으나, 중추전달시간(central conduction time)을 산출하여 중추신경계의 생리학적 기능 이상을 평가하는데 유용하다. 체성감각유발전위 검사는 임상적으로 척수손상 환자의 기능평가, 척수협착증, 척수공동증, 종양 등 척수 병변의 진단과 예후 판정시, 뇌졸중, 뇌손상, 뇌종양 등 뇌질환 병변 정도 및 예후 판정 시, 일반 감각신경전도 검사로 검사되지 않는 말초신경손상을 진단시, 신경총손상의 신경절전 침범진단 및 예후판정 시, 다발성 경화증의 진단, 척추 및 척수 수술, 뇌 수술 및 말초신경수술 시 수술중 감시(intraoperative monitoring, IOM) 등에 이용되는데, 이는 신경 수술 도중 유발 전위를 지속적으로 모니터링 함으로써 수술 조작에 의한 유발 전위의 이상 변화를 조기에 파악하여 수술 중 있을 수 있는 사고를 예방하고 후유증을 최소화하기 위해 이용된다.

4) 운동유발전위 검사(motor-evoked potential study, MEP)

운동 유발 전위는 대뇌 피질에 경두개 자기자극(Transcranial Magnetic Stimulation, TMS)을 가하여 말초 부위에서 복합근육활동전위(compound muscle action potential, CMAP)를 기록한다. 평가 지표로 피질 역치, 잠시, 중추운동전도시간(central motor conduction time, CMCT), 진폭 등이 이용된다. 경두개 자기자극의 절대적 금기증은 별로 없으나, 간질의 기왕력, 뇌동맥류 수술 등 뇌에 금속 물질이 삽입된 경우, 와우 이식물(cochlear implant), 심박 조율기 등이 삽입된 경우는 주의하여야 한다. 운동유발전위 검사는 자기자극기로 운동피질이나 운동신경 경로중 검사대상 부위를 자극하여 중추 또는 말초에서 파형을 기록하는 검사로 자극하는 방법으로 표면전극으로 표적 근육에서 기록하게 된다 **<그림 19>**. 표적 근육은 상지에서는 단무지외전근, 상완이두근, 지신근, 하지에서는 전경골근, 족무지 외전근, 안면부에서는 안륜근, 교근 등이 이용되며, 그 이 척수나 말초신경에서 기록하기도 하는데 이때 파형의 크기가 너무 작아 평균화 기법을 사용하기도 한다.

운동유발전위의 측정요소 중 잠시는 가장 유용한 지표로, 신경이상에 따라 잠시가 지연되어 있을 경우에는 중추에서의 지연인지, 말초에서의 지연인지 이에 대한 구별을 위해 신경근 자극검사나 F파 검사 등을 통해 말초전도시간을 구하여 그 값을 전체 전도시간 잠시에서 빼서 중추전도시간을 구해 구별한다.

운동 유발 전위는 피질척수로(corticospinal tract)의 평가에 유용하며 **<그림 19>**, 다발성 경화증, 경추척추증, 척수손상, 운동신경원 병변, 뇌졸중 등의 다양한 질환에서 진단 및 예후 판정에 중요한 정보를 제공한다.

또한, 경두개 자기자극을 통해 뇌의 가소성(plasticity)을 보기 위한 뇌 지도화(brain mapping)가 가능하나, 시간이 오래 걸리는 단점이 있다.

최근 들어, 치료적 목적으로 반복 경두개 자기자극(repetitive Transcranial Magnetic Stimulation, rTMS)을 이용하여 많은 연구가 이뤄지고 있다. 자극 빈도(frequency)에 따라 뇌피질 활성도를 조절하게 되는데, 저빈도 자극은 활성도를 억제하며, 고빈도 자극은 활성도를 촉진시키는 것으로 알려져 있다. 이미 우울증을 비롯한 여러 정신질환에 효과가 있는 것으로 알려져 있고, 뇌졸중, 외상성 뇌손상, 운동장애, 언어장애, 인지장애, 연하장애 등 다양한 분야 및 질환에서 연구가 활발히 진행되고 있다.

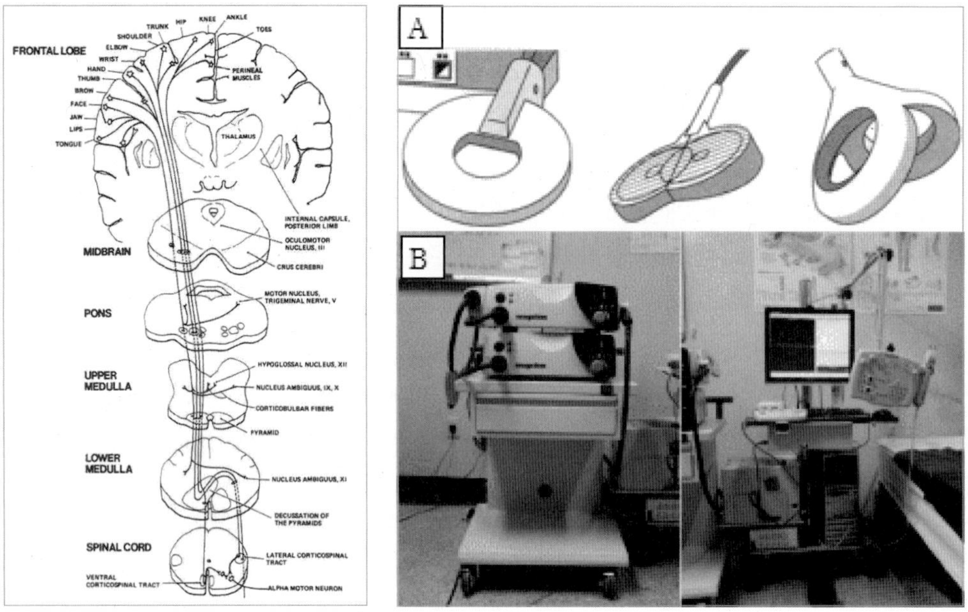

〈그림 19〉 자기자극 운동유발전위 검사: (가) 신경 경로, (나) A. 자기자극기 B. 검사 기기

8. 결어

궁극적으로 신경근육계 전기진단법은 근전도기기를 사용하여, 전기생리학적 특성을 바탕으로 신경근육계 질환을 전기생리학적 기능 진단하며 중증도와 예후 평가가 가능한 중요한 보조진단 방법이며, 근전도기기 감시술(monitoring & guidance) 하에서 신경 차단술(nerve block), 운동점 차단술(motor point block) 등 특정 신경이나 근육 접근 국소주사 시술을 하기 위해 탐촉자 역할을 하게 되며, 신경발달치료와 같이 근전도 생체되먹임 운동치료(EMG-biofeedback exercise treatment)나 인지증이나 우울증 등에 적용할 수 있는 반복경두개자기자극 치료(rTMS treatment)와 같이 치료적 활용도 가능하여, 신경근육계 질환의 진단과 치료 분야에서 중요하게 활용된다.

참고문헌

1. 고영진, 강세윤 등 공저, 물리의학과 재활, 초판, 서울: 정문각, 2009.
2. 박창일, 문재호 등 공저, 재활의학, 초판, 서울: 한미의학, 2007.
3. 한태륜, 방문석 등 공저, 재활의학, 3판, 서울: 군자출판사, 2008.
4. Braddom RL, ed. Physical medicine & rehabilitation, 4th ed. Philadelphia: Elsevier Saunders, 2011.
5. Dumitru D, Amato AA, Zwarts MJ, Electrodiagnostic medicine, 2nd ed. Philadelphia: Hanley & Belfus, inc., 2002.
6. Frontera WR, Gans BM, ed. Rehabilitation medicine,-principles and practice-, 5th ed. Philadelphia: Lippincott Williams & Wilkins, 2010.
7. Gonzalez EG, Meyers SJ, Edelstein JE, Lieberman JS, Downey JA, editors. Downey & Darling's Physiological basis of rehabilitation medicine, 3rd ed, Butterworth-Heinemann, 2001.
8. Grabois M, Garrison SJ, Hart KA, Don Lehmkuhl L, editors. Physical medicine and rehabilitation, the complete approach, Massachusetts: Blackwell Science, 2000.
9. Haines DE, Fundamental neuroscience for basic and clinical applications, 3rd ed, Philadelphia: Elsevier, 2006.

신경핵의학

송호천

일반 학습 목표

핵의학 영상검사의 원리와 적응증을 이해하고 신경질환에 활용할 수 있다.

구체적 학습 목표

- 뇌혈관질환 환자에서 아세타졸아미드 부하 뇌혈류 SPECT 촬영 방법, 적응증, 정상이나 이상소견을 설명한다.
- 기억력 저하를 의심하는 사람에서 진단에 필요한 핵의학 영상검사를 선택하고, 그 결과를 해석하여 원인 질환을 진단할 수 있다.
- 보행이상/운동실조가 있는 사람에게서 진단에 필요한 핵의학 영상검사를 선택하고 그 결과를 해석할 수 있다.
- 발작이 있는 사람에서 수술 전 간질 병소를 찾을 수 있는 핵의학 영상검사를 선택하고 그 결과를 해석할 수 있다.
- 외상 환자에서 사용되는 핵의학 영상검사와 이상소견을 설명할 수 있다.
- 뇌사를 진단하는데 사용되는 핵의학 영상검사와 그 소견을 설명할 수 있다.
- 뇌종양 환자에서 핵의학 영상검사의 적응증을 이해할 수 있다.
- 뇌척수액영상의 정상소견, 질환 별 이상소견, 그리고 적응증을 각각 설명할 수 있다.

1. 방사선의약품

1) 뇌혈류영상

(1) ^{99}mTc-HMPAO

^{99}mTc-HMPAO가 현재 널리 사용되는 SPECT용 방사성의약품이며, 중성, 지용성인 ^{99}mTc-HMPAO는 혈뇌장벽을 자유롭게 통과하여 뇌방사능의 15%가 주사 후 2분 이내에 제거되며(초기역확산, initial back-diffusion), 이후 24시간동안 ^{99}mTc의 물리적 붕괴를 제외하고는 뇌방사능의 변화가 거의 일어나지 않는다. ^{99}mTc-HMPAO는 뇌조직에서 세포내 글루타치온(glutathion)과 반응하여 수용성, 비확산성 대사물로 전환되어 뇌조직에 정체된다.

(2) ^{99}mTc-ECD

^{99}mTc-ECD는 ^{99}mTc-HMPAO와 함께 사용되는 SPECT용 방사성의약품이며 중성, 지용성의 테크네슘표지 뇌혈류영상 방사성의약품으로 혈뇌장벽을 통과하여 정상 뇌조직에 재빨리 섭취되어 주사 후 5분 이내에 최대뇌방사능을 나타낸다. 이는 뇌조직내에서 특이효소반응에 의해 혈뇌장벽을 통과할 수 없는 수용성 대사물로 재빨리 탈에스테르화됨으로써 뇌조직에 정체된다. 병소대 정상조직 대조비와 공간해상력이 높고, 방사화학적 안정성이 높아 부분성경련의 발작기, 뇌졸중의 급성기 등과 같은 급성신경학적 질환 환자에서 미리 제조해 놓은 ^{99}mTc-ECD를 바로 주사할 수 있어 진단에 유용하게 쓸 수 있다.

(3) $H_2{}^{15}O$

PET용 방사성의약품으로 국소혈류량 측정하는데 사용되며, $H_2{}^{15}O$를 순간주사 또는 연속주사를 하거나, $C^{15}O$를 지속적으로 흡입함으로 폐에서 혈중으로 들어가면서 $H_2{}^{15}O$가 바뀌어 심장을 거쳐 뇌로 간다. ^{15}O는 반감기가 2분으로 매우 짧기 때문에 단시간에 반복적인 검사가 가능하므로 휴식기와 특정 작업 수행시의 국소뇌혈류량의 변화를 반복적으로 측정하여 작업과 관련된 활성화된 뇌의 특정 부위를 찾아낼 수 있다.

2) 포도당대사 영상

(1) ^{18}F-fluorodeoxyglucose(FDG)

PET에서 국소 뇌당대사량(regional cerebral metabolic rate for glucose) 측정하는데 가장 흔히 사용하고 있고, 혈액에서 뇌조직으로 ^{18}F-FDG의 이동은 일반적인 포도당과 동일한 운반체를 통해서 일어나며, 조직 내로 운반된 ^{18}F-FDG와 포도당은 헥소키나제(hexokinase)에 의해 ^{18}F-FDG는 ^{18}F-FDG-6-PO_4로, 포도당은 glucose-6-PO_4로 각각 인산화된다. Glucose-6-phospate는 연속적으로 해당작용 과정을 통해 이산화탄소와 물로 대사된다. 이에 반해 18F-FDG-6-PO_4는 대사가 더 이상 진행되지 못하고, 헥소키나제 반응은 비가역적이므로 세포 내에 포획되므로 뇌의 포도당 섭취분포를 쉽게 알 수 있게 된다.

3) 도파민 신경계 영상 방사성의약품

(1) 도파민합성효소 영상

^{18}F-DOPA는 도파민신경세포 말단에서 도파의 섭취와 도파민으로의 전환을 반영하는 방사성추적자로서, 체내로 들어간 ^{18}F-DOPA는 중성펩티드운반체(large neutral amino transporter)에 의하여 뇌-혈액장벽을 통과하여 뇌조직으로 들어간 후 도파민 신경세포에 있는 도파탈탄산효소(DOPA decarboxylase)에 의하여 ^{18}F-fluorodopamine으로 전환된다.

(2) 소포모노아민운반체 영상

소포모노아민운반체(vesicular monoamine transporter type 2, VMAT2)는 도파민 신경세포 말단에서 시냅스 소포의 소포막에 존재하며 새로 만들어지거나 재흡수에 의하여 세포 안으로 들어온 도파민을 소포 안으로 이동시키는 역할을 한다. VMAT2에 대한 강력한 길항제인 ^{11}C-DTBZ(dihydrotetrabenazine)를 이용하면 선조체 안에 있는 VMAT2 농도를 측정할 수 있다.

(3) 도파민운반체영상

도파민운반체(dopamine transporter)는 도파민 신경세포 말단에 주로 위치하고 있으며, 시냅스 간극에서 도파민의 재흡수를 통하여 시냅스에 유리된 도파민을 제거하는 데 중요한 역할을 하며, 또한 수용체 자극에 의하여 분비되는 중추성 도파민의 조절에도 관여하는 것으로 알려져 있다. 도파민운반체에 결합하는 방사성의약품으로 PET 영상에는 ^{18}F-FP-CIT, SPECT 영상에서 ^{123}I-β-CIT나 ^{99}mTc-TROTAT-1가 사용되고 있다.

(4) 도파민수용체 영상

선조체에는 도파민수용체(dopamine receptor) 중 D2 도파민수용체(D2R)가 가장 많이 분포한다. ^{11}C-raclopride나 ^{123}I-IBZM은 D2/D3 수용체에 선택적 결합을 하는 방사성 리간드로, 흑질-선조체 도파민 신경계의 시냅스 후 신경세포를 영상화할 수 있다.

4) 아밀로이드와 타우 영상

(1) 아밀로이드 영상

가. ^{18}F-FDDNP: 아밀로드반(amyloid plaque)와 신경섬유매듭(neurofibrillary tangles)에 모두 결합한다.

나. ^{11}C-PIB(Pittsburgh compound B): 아밀로드반과 다른 베타 아밀로이드(beta amyloid) 단백질이 포함된 병소에 대해 높은 친화력과 선택성을 가진다. 단, Carbon-11의 반감기가 20분으로 짧아 사이클로트론이 있는 병원에서만 사용할 수 있다는 단점이 있다.

다. ^{18}F 표지 아밀로드 방사성의약품: 반감기가 110분으로 긴 방사성동위원소(^{18}F)에 표지된 방사성 의약품 3가지(18F-florbetaben, ^{18}F-florbetapir, ^{18}F-flutemetamol)가 임상에 사용되고 있다.

(2) 타우 영상

현재 임상 연구에 가장 흔히 사용하고 있는 타우단백(tau protein)에 결합하는 방사성의약품은 ^{18}F-AV1450, THK 시리즈(^{18}F-THK5317, ^{18}F-THK5351)과 ^{11}C-PBB3이 있다.

5) 뇌종양 영상

(1) ^{18}F-FDG

포도당은 세포의 주된 에너지원으로 정상조직에 비해 종양에서 포도당의 이용이 증가되어 있다. 원발성 및 재발 신경아교종(primary and recurrent gliomas) 환자에서 ^{18}F-FDG 섭취는 종양 등급(tumor grade)와 관련이 있고 생존을 간접적으로 반영한다.

(2) ^{11}C-methionine

단백질 합성을 영상화하는 방사성의약품으로, 대부분 종양조직에서 아미노산 운반과 단백질 합성이 증가되어 있으므로 정상 뇌에서 섭취가 낮아 종양 대 배후방사능비가 높아 발견율이 높고 병소를 잘 구별할 수 있는 장점이 있다. ^{11}C-methionine 섭취는 아미노산의 세포 내 대사와 간접적으로 종양 증식능(proliferation activity)을 반영하므로 비침습적으로 종양 등급과 저등급 신경아교종(low-grade gliomas)의 침습성 암으로 전환(aggressive transformation)에 대한 조기에 진단할 수 있는 정보를 얻을 수 있다.

(3) ^{18}F-fluorothymidine(^{18}F-FLT)

세포에 섭취되어 thymidine kinase 1(TK1)에 의하여 인산화되면 세포 내에 포집되어 DNA 합성을 하는 세포에서 섭취가 증가된다. 따라서 조직 증식이나 증식하는 종양세포에서 의의있게 과발현되는 세포액효소(cytosolic enzyme)인 TK1의 활성도를 더 정확히 영상화할 수 있다.

6) 방사성동위원소 뇌조조영술

방사성동위원소 뇌조조영술(radionuclide cisternography)에 사용되는 방사성의약품은 ^{99}mTc-DTPA (diethylenetriamine pentaacetic acid) 또는 ^{111}In-DTPA는 수용성 테크네슘 표지 방사성의약품으로 지주막하강에 직접 투여한다.

〈표 1〉 우리나라에서 신경계질환에 사용되는 방사성의약품

종 류	방사성의약품	기기	
혈류/관류	^{99}mTc-HMPAO, ^{99}mTc-ECD	SPECT	
	$H_2{}^{15}O$	PET	
대사	^{18}F-FDG	PET	포도당
도파민운반체	^{123}I-β-CIT	SPECT	도파민운반체
	^{18}F-FP-CIT	PET	도파민운반체
아밀로이드	^{11}C-PIB	PET	베타 아밀로이드
	^{18}F-florbetaben	PET	베타 아밀로이드
	^{18}F-florbetapir	PET	베타 아밀로이드
	^{18}F-flutemetamol	PET	베타 아밀로이드
뇌척수액	^{99}mTc-DTPA	SPECT	
뇌종양	^{18}F-FDG	PET	포도당
	^{11}C-methionine	PET	아미노산
	^{18}F-fluorothymidine	PET	핵산

2. 뇌혈관질환

1) 뇌혈관질환에서의 뇌혈류 영상

(1) 뇌혈관질환의 진단, 병변 위치 파악과 경과를 관찰하는데 CT와 MRI가 임상적으로 주로 이용되고 있다. SPECT는 환자의 증상 발현 직후부터 높은 예민도와 특이도로 뇌혈류의 변화를 평가할 수 있다. SPECT에서 관찰되는 혈류 결손 부위의 크기와 정도가 환자의 임상결과를 잘 반영하고 혈류 감소 정도에 따라 치료 후 예후 예측도 가능하다. 그러나 백질 내 병변 또는 피질하구조의 크기가 작은 열공성 경색(lacunar infarct) 병변 등의 경우는 뇌혈류 SPECT에서 잘 관찰되지 않고, 출혈성과 허혈성 뇌경색을 감별하기 힘들며, 응급 치료방침을 결정하는데 결정적 영향을 미치지 못한다는 단점이 있다. 이러한 단점에도 불구하고 SPECT나 PET를 이용한 뇌기능영상으로 뇌혈관질환으로 유발되는 국소뇌혈류분포 및 국소뇌기능상태의 변동을 관찰, 예측할 수 있을 뿐만 아니라 뇌혈관질환의 경과 중 일어나는 여러 현상들의 병태생리학적 또는 기능적 기전에 대한 접근이 가능하여 해부학적 영상과 다른 임상적 중요성을 갖는다.

(2) 뇌관류압 저하에 따른 뇌순환 및 대사 변화

정상인에서 뇌의 회백질 혈류는 대체로 70~90 mL/min/100g, 백질의 혈류는 20~30 mL/min/100g, 평균 혈류는 50 mL/min/100g이다. 정상 뇌에서는 뇌관류압(cerebral perfusion pressure)의 변동에 대해서 뇌혈류를 일정하게 유지하려고 하는 기전이 존재하며 이를 자동조절(autoregulation)이라고 한다. 자동조절에 의해 뇌관류압이 50~150 mmHg 사이에서 변화하더라도 뇌혈류는 거의 일정하게 유지된다. 자동조절은 뇌관류압의 변동에 대해 뇌저항혈관(resistance vessels)의 내경(즉, 혈관저항)을 조절함으로써 일어난다. 정상 뇌에서는 자동조절 및 혈관확장예비능(vasodilatory reserve)이 잘 유지되어 있어 항상 뇌의 대사수준에 알맞은 혈류가 공급되고 있다(coupling of flow-metabolism).

(3) 폐쇄성 뇌혈관질환의 영상

가. 폐쇄성 뇌혈관질환의 병태생리

허혈성 뇌혈관질환에서 협착부 뇌혈관을 통한 혈류공급이 20 mL/min/100g 이하로 감소하게 되면 신경학적 기능장애가 발생하고 10 mL/min/100g 이하로 감소하면 수 분 안에 비가역적 세포손상이 일어나게 된다. 10~20 mL/min/100g의 혈류를 공급받는 부위는 세포사망이 수 시간 가량 지연될 수 있다. 폐쇄성 뇌혈관이 지배하는 영역의 중심부는 신경세포가 죽어 뇌경색이 발생되며, 그 주변부는 허혈성 경계부(ischemic penumbra)라고 하여 세포기능이 일시 정지되어 있으나 혈류가 적절한 시간 안에 재관류되면 회복될 수 있으나 지연되면 경색으로 진행될 수 있는 가역적 손상이 일어난 부위이다.

나. SPECT 영상

일반적으로 SPECT 영상에서 관찰되는 혈류감소부위의 크기는 CT나 MRI 병변보다 크다. CT에서는 국소뇌혈류가 정상의 약 1/5 이하로 저하되어 비가역적인 조직변화를 일으킨 경우에 한하여 저감쇠병변으로 나타나므로 병변은 통상 경색조직과 주위의 뇌부종에 한정된다. 그러나 뇌혈류 SPECT에서 보이는 저관류부위는 ① 경색 및 경색주위이 뇌부종 부위뿐만 아니라, ② 생존력을 유지하고 있는 허혈조직, ③ 경색주위 허혈경계부의 선택전 신경세포 소실(selective neuronal loss)에 의한 이차적인 혈류감소, ④ 경색부위와 기능적으로 연결되어 있는 부위에서 경색부위로부터의 수입신경로 차단(deafferentiation)에 의한 대사 및 혈류저하(해리, diaschisis)를 모두 포함한다. 따라서 뇌혈류영상에서 관찰되는 저관류부위는 흔히 CT나 MRI에서 보이는 병변에 비해 광범위하게 나타난다.

다. 원격효과(remote effect)

대부분 환자에서 뇌졸중 발생 후 처음 2주 동안에 신경학적 결손의 회복이 가장 현저하며, 또 이 환자들에서 최초의 신경학적 결손은 CT나 MRI에서 보이는 해부학적 병변의 크기 및 위치로부터 예상되는 것보다 더 심한 것이 보통이다. 이러한 사실은 주로 해리현상(diaschisis)으로 설명한다. 해리란 급성뇌졸중, 뇌종양 등의 뇌손상이 있을 때, 병변부위와 공간적으로 떨어져 있으나 기능적으로 연결되어 있는 부위에서 병변부위로부터 수입신경로 차단에 의해 이차적으로 일어나는 대사 및 혈류의 저하를 말한다. 해리가 발생한 부위에서는 산소대사율, 포도당대사율 및 혈류가 저하되어 있으나 허혈부위에서 관찰되는 산소추출분획의 증가는 보이지 않으며 정상을 유지한다. 이러한 소견은 해리부위의 혈류 저하가 일차적으로 대사활성 또는 신경세포활성의 저하에 의해 발생하며 허혈성 손상에 의한 것 아님을 의미한다. 따라서 해리부위는 CT나 MRI와 같은 해부학적 영상에서는 정상 소견을 보이나 뇌혈류나 대사영상에서 혈류 또는 대사의 저하를 보인다. 해리는 대뇌피질에 병변이 있는 경우 같은 쪽 시상에서 가장 일관성 있게 관찰되며, 같은 쪽 미상핵(caudate nucleus), 같은 쪽 대뇌반구 또는 반대 쪽 대뇌반구에서도 관찰된다. 시상, 기저핵 또는 속섬유막(internal capsule) 등의 병변에서는 같은 쪽 대뇌반구에 주로 발생한다. 한편 천막상뇌경색증(supratentorial infarction) 환자의 약 50%에서는 반대쪽 소뇌에 혈류 및 대사 저하가 관찰되는데, 이는 교차소뇌해리(crossed cerebellar diaschisis)라고 하며 피질뇌교소뇌로(corticopontocerebellar tract)의 차단에 의한 것으로 이해되고 있다.

라. 일과성허혈발작(transient ischemic attack)

일과성허혈발작은 일시적인 뇌혈류 감소로 인하여 뇌졸중과 유사한 증상이 나타나지만 특별한 치료 없이도 저절로 호전될 수도 있다. 이러한 일과성허혈발작을 보이는 환자에서의 절반 이상은 허혈성 뇌경색으로 발전될 수 있다. 따라서 일과성허혈발작 환자에서 허혈성뇌질환을 평가하고, 질병의 재발과 뇌졸중의 발생을 예방하기 위한 치료방침을 정하는데 있어서 뇌혈류 SPECT는 매우 중요한 가치를 가진다. 안정상태 뇌혈류영상에서 신경학적 증상과 관련된 저관류부위가 나타나는 빈도는 일과성허혈발작증상 발생 후 검사 시기에 따라 달라서 첫 24시간 이내에는 약 60% 정도이며, 1주일 이상 경과되면 40% 미만에서 관류감소가 나타난다. 일과성허혈발작 환자에서 증상과 관련된 관류저하가 지속되는 경우나 혈류예비능이 감소되어 있는 경우 향후의 뇌경색발생 위험도가 높아 이러한 환자의 경우 수술의 적응증이 된다.

2) 뇌혈관예비능 평가

(1) 허혈성뇌혈관질환에서 혈류감소가 있는 부위는 일차적인 혈류 차단 부위뿐만 아니라 중심허혈부 주위의 선택적 뉴우런 소실 및 수입신경로차단(해리)에 의한 대사 수요의 감소로 야기되는 이차적인 혈류감소 부위까지도 포함한다. 따라서 뇌혈관예비능(cerebrovascular reserve)을 평가하면 뇌혈관질환의 범위를 파악하는 데 도움이 될 뿐만 아니라, 뇌혈관질환 진단의 예민도(특히 일과성허혈발작 진단의 예민도) 및 특이도를 높일 수 있다.

(2) 뇌혈관예비능의 임상적 유용성

가. 뇌혈관질환(특히 일과성허혈발작) 진단의 예민도 높임

나. 뇌혈관질환의 범위 파악

다. 뇌혈관질환에서 측부순환의 발달상태, 즉 허혈부위의 혈역학적 상태를 평가함으로써 예후를 판정

라. 동맥폐색이 있는 환자에서 색전성과 혈전성 원인의 뇌허혈을 감별하여 혈관수술의 대상과 범위를 선정 및 수술의 효과를 평가

마. 일차적인 혈관질환과 뉴우런 기능저하, 즉 대사저하에 따른 이차적인 혈류감소를 감별

(3) SPECT를 이용한 아세타졸아마이드 부하검사

가. 아세타졸아마이드

뇌혈관예비능를 평가하는데 사용되는 뇌혈관확장제인 아세타졸아마이드(Acetazolamide)는 적혈구, 뇌실질, 혹은 뇌혈관에 있는 탄산탈수효소(carbonic anhydrase)를 억제함으로써 H_2CO_3의 CO_2 + H_2O로의 전환이 차단되어 뇌탄산산증(cerebral carbonic acidosis) 및 뇌세포외액의 수소이온 농도 증가가 가장 유력한 기전으로 알려져 있다. 이 외에 탄산탈수효소 억제와는 별개로 뇌혈관벽의 평활근에 대한 직접 작용하여 뇌혈관을 확장시킨다는 이론도 있다. 아세타졸아마이드의 부작용은 어지러움, 사지 원위부 혹은 입주위의 이상감각(paresthesia), 단기적인 이뇨작용 등이 있으나 대체적으로 일시적이며 경미하다.

나. 휴식기/아세타졸아마이드 부하 뇌혈류 SPECT의 방법

촬영방법으로 휴식기와 아세타졸아마이드 부하 뇌혈류 SPECT를 같은 날에 시행하는 방법과 각각

다른 날에 시행하는 방법이 있다. 시행하는 방법에 따라 두 영상을 각각 촬영하여 두 영상을 비교한다.

다. 아세타졸아미드 부하 뇌혈류 SPECT의 소견

① 정상인에서 아세타졸아마이드에 의한 뇌혈류 증가 정도는 다양하나(5%~70%), 대체적으로 약 30%의 혈류증가를 보인다.

② 아세타졸아마이드에 대한 국소뇌혈류 반응은 3가지 유형으로 나눌 수 있다 <표 2>. 첫째, 아세타졸아마이드 투여 전 정상 혈류를 보이며, 아세타졸아마이드 투여 후 혈류증가(아세타 졸아마이드에 대한 정상반응)가 관찰되는 유형으로 정상 관류압(측부순환을 포함한 정상 혈관 공급) 및 보전된 혈관예비능을 의미한다. 두 번째 유형으로, 아세타졸아마이드 투여 전 국소혈류감소를 보이나, 아세타졸아마이드 투여 후 혈류증가(아세타졸아마이드에 대한 정상 반응)가 관찰되는 경우이며 이는 정상 관류압 및 보전된 혈관예비능을 보인다. 세 번째 유형은 아세타졸아마이드 투여 전 정상 혈류 또는 국소혈류감소를 보이며, 아세타졸아마이드 투여 후 혈류증가의 소견이 보이지 않거나 또는 오히려 혈류감소(아세타졸아마이드에 대한 비정상반응)가 관찰되는 경우이며 관류압 저하 및 혈관예비능 고갈을 보이는 상태이다.

〈표 2〉 아세타졸아미드에 대한 국소뇌혈류 반응

유형	국소뇌혈류		관류압	혈관 예비능	예
	기저상태	아세타졸아미드 투여 후			
Ⅰ	정상	증가(정상반응)	정상	보전	정상, 측부순환이 충분히 발달된 폐쇄성뇌혈관질환
Ⅱ	감소	증가(정상반응)	정상	보전	적절한 측부순환이 발달된 폐쇄성뇌혈관질환, 선택적 뉴우런손실, 수입신경로차단(해리), 알츠하이머병
Ⅲ	감소 또는 정상	변화없거나 더욱 감소 (비정상반응)	감소	고갈	측부순환 형성이 부적절한 폐쇄성뇌혈관질환 (혈역학적 원인의 뇌허혈), 혈관성 치매

3) 모야모야병

모야모야병(moyamoya disease)은 원인 미상의 폐쇄성 뇌혈관질환으로 원위부의 내경동맥이나 근위부 전뇌동맥/중뇌동맥에 이환되어 반복적인 허혈성 증상을 나타내며 진행한다. 임상경과는 혈관폐쇄 정도와 진행속도, 그리고 측부순환의 발달정도에 의해 결정된다. 모야모야병은 혈관조영술로 진단되며, 치료는 직·간접 뇌혈관문합술을 통해 혈관폐쇄부 원위부로의 우회혈관 또는 신생혈관을 통해 허혈부위에 혈류를 공급하게 한다.

뇌혈류 SPECT는 수술할 환자에서 국소관류상태와 혈관예비능을 평가하여 수술방법 및 수술영역을 결정하고 수술 후 추적검사를 통하여 우회술의 효과를 평가할 수 있다. 수술 전 뇌관류 상태와 혈관예비능은 환자의 예후와 관계가 있고, 기저혈류의 감소가 적으나 혈관예비능의 감소가 심한 경우는 수술 후 허혈증상의 호전이 기대할 수 있다. 이에 반해 수술 전 혈류와 혈관예비능이 충분하

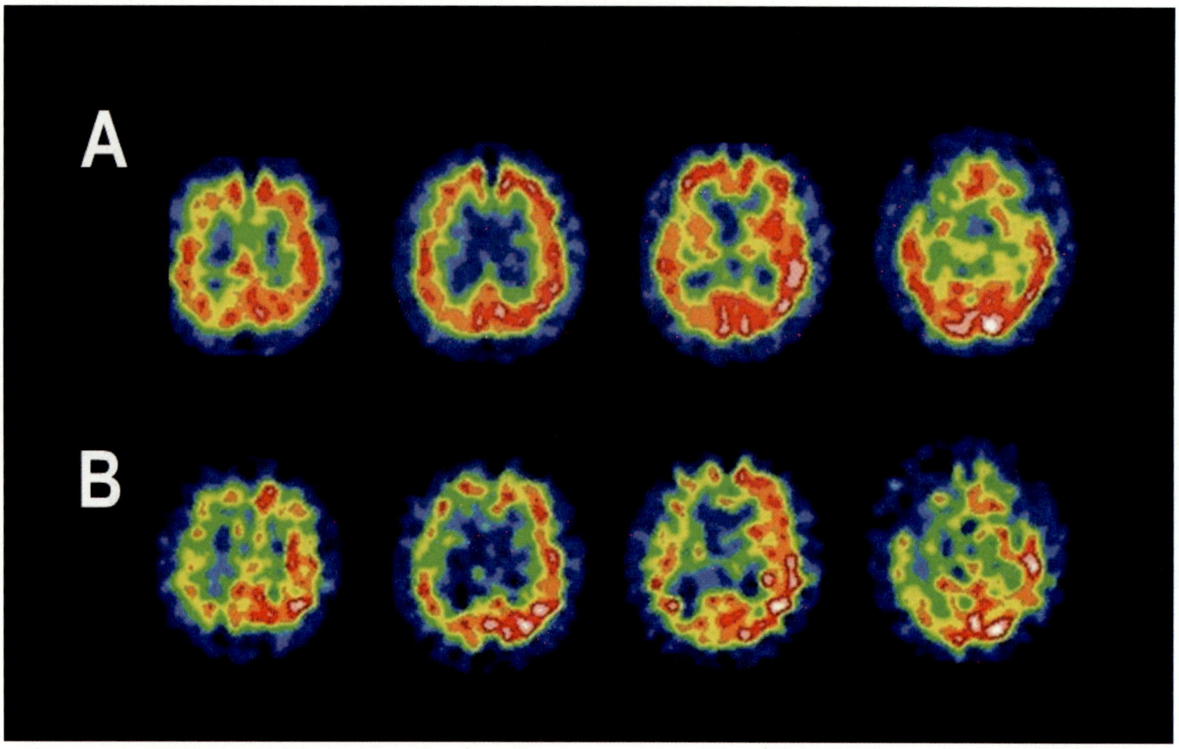

〈그림 1〉 양측 내경동맥 협착을 보인 75세 환자의 기저 뇌혈류 영상(B)에서 우측 전두엽, 두정엽과 측두엽의 뇌혈류가 약간 감소하였으나 아세타졸아미드 부하 뇌혈류영상(B)에서 우측 내경동맥 영역에서 현저한 뇌혈류 감소를 보이며, 좌측 전두엽과 측두엽에서 경미한 뇌혈류 감소를 보임. 우측 내경동맥 영역에서 뇌혈관예비능이 더 감소되었음을 시사.

거나 이미 뇌경색에 의해 뇌조직이 손상된 경우는 우회술이 성공적으로 이루어지고 혈관조영술에서 호전을 보이더라도 임상증상의 호전이 없는 경우가 많다. 또한 수술 후 뇌혈류 SPECT에서 혈관예비능이 감소가 지속되면 허혈 또는 뇌경색의 발생, 임상적 뇌기능 장애에 대한 예후가 좋지 않다.

4) 과관류증후군

과관류증후군(hyperperfusion syndrome)은 뇌혈관의 자가조절능력이 손상된 곳에 재관류로 인하여 과관류가 일어난 경우, 혈관 내피세포의 폐쇄소대(tight junction)가 파괴되어 단백과 수분이 혈관 밖으로 유출되어 일어나는 뇌부종으로 두통, 구토, 정신착란, 전간 및 동맥성 고혈압이 유발될 수 있고 심하면 뇌내출혈도 발생할 수 있다. 이는 경동맥내절제술이나 경피경관혈관성형술 등과 같은 재관류 치료 후 0.4~2.1% 환자에서 과관류증후군에 의한 뇌출혈이 보고된 바 있다.

아세타졸아미드 부하 뇌혈류 SPECT에서 뇌혈류예비능이 심한 손상을 보이거나 뇌혈류의 감소가 심한 경우에 재관류 치료 후 과관류증후군이 발생 위험도가 높을 것으로 예측되며 이런 경우 단계적 혈관확장술 등 치료방침을 변경하거나 결정하는 데 도움을 준다.

5) 지주막하출혈 및 혈관경련

지주막하출혈(subarachnoid hemorrhage)은 두개강 내 출혈에 의한 출혈성 뇌졸중의 약 50%를 차지한다. 출혈 후 발생되는 신경학적 결손의 원인 중 하나인 혈관경련(vasospasm)에 의한 자발성 뇌허혈은 출혈 후 약 2주 후에 발생되며 약 20%에서 뇌경색에 의한 영구적 신경손상 또는 사망 등 심각한 합병증을 일으킬 수 있다.

뇌혈관촬영으로 비교적 큰 혈관의 혈관수축은 확인이 가능하지만 작은 관통혈관의 수축이나 경미한 혈관수축은 잘 관찰할 수 없으므로 뇌실질의 허혈상태를 정확히 판단하기 어렵다. SPECT 검사는 CT나 MRI 병변 혹은 혈관촬영 병소보다 더 많은 혈류결손을 보인다. 아세타졸아미드 부하 뇌혈류 SPECT는 뇌혈관예비능이 소실된 부위를 찾아냄으로써 혈관수축의 발생, 중증도, 범위를 알아볼 수 있고 환자의 치료 및 예후 예측에 유용하다.

3. 경도인지장애, 알츠하이머병과 치매

1) 경도인지장애(mild cognitive impairment, MCI)

동일한 연령과 교육수준에 비해 인지기능은 저하되어 있으나 일상생활능력과 사회적인 역할수행능력은 유지되는 상태로 정상노화와 치매의 중간단계이다.

경도인지장애는 기억상실형 경도인지장애(amnestic MCI)와 비기억상실형 경도인지장애(non-amnestic MCI)로 분류되며, 기억상실형 경도인지장애는 알츠하이머병으로 진행될 가능성이 높고, 비기억상실형 경도인지장애는 전두측두엽변성이나 레비소체치매 등으로 이행될 가능성이 높다.

(1) ^{18}F-FDG PET 영상: 기억상실형 경도인지장애 환자에서 후대상회(posterior cingulate gyrus)와 내측 측두엽(parahippocampal gyri와 inferior temporal gyrus)의 포도당 대사가 감소를 보인다. ^{18}F-FDG PET에서 측두-두정엽과 후대상회의 대사감소는 경도인지장애에서 알츠하이머병으로 전환을 예측하는 인자로 사용되는데 특히 기억경도인지장애에서 측두-두정엽의 대사감소는 알츠하이머병으로 전환에 대한 높은 예측력(75~100%)을 보인다.

(2) 아밀로이드 영상: 뇌에서 11C-PIB의 섭취는 다양하며, 정상 노인에서와 같이 11C-PIB 집적이 없는 경우도 있으나 50~60%에서 알츠하이머병에 상응하는 섭취증가 소견이 나타나며, 이런 경우 알츠하이머병의 위험도가 높다.

2) 알츠하이머병(Alzheimer's disease)

대뇌피질세포의 점진적인 소실로 인하여 기억장애를 포함한 전반적인 인지기능장애가 발생하고 행동장애도 나타나 결국은 모든 일상생활 수행능력을 상실하는 질환이다.

(1) 포도당 및 뇌혈류 영상: 알츠하이머병에서 후대상회(posterior cingulate gyrus), 쐐기앞소엽(precuneus)과 양쪽 측두-두정엽에서 대칭적으로 포도당 대사와 혈류 감소를 보이며, 질병이 진행될수록 대사 감소의 정도와 범위가 증가되어 진행된 알츠하이머병에서 전두엽 피질까지 포도당 대사와 혈류 저하가 나타난다. 그러나 일차시각피질, 일차감각운동피질, 일차청각피질, 기저핵, 시상과 소뇌의 대사와 혈류는 비교적 잘 유지되며, 특히 시각피질은 질병이 진행되더라도 대사와 혈류가 매우 안정적으로 유지된다.

(2) 아밀로이드 영상

가. 알츠하이머병 환자의 ^{11}C-PIB 섭취 양상은 알려진 아밀로이드 뇌병리 분포와 일치하며, 아밀로이드 침착은 대뇌 피질 전반에 걸쳐서 관찰되는데, 특히 전두엽과 쐐기앞소엽에서 가장 많은 아밀로이드 침착이 일어나며, 일차감각운동피질이나 일차시각피질, 내측 측두엽에서는 상대적으로 낮다. 반

면에 소뇌와 교뇌, 피질하백질 등에서는 아밀로이드 병리가 관찰되지 않는다. 알츠하이머병 환자의 ^{11}C-PIB 영상에서 전두엽, 측두엽, 두정엽과 일부 후두엽을 포함한 연합피질영역 및 선조체에서 정상 노인과 비교하여 높은 ^{11}C-PIB 집적을 나타낸다.

나. 피질부위에서 ^{11}C-PIB의 집적이 보이지 않은 것이 정상 소견이나, 인지장애가 없는 건강한 노인의 약 20~25%에서 ^{11}C-PIB의 섭취 증가가 보이며, 이는 치매증상이 없는 75세 이상의 정상 노인에서 사후 뇌병리 검사에서 1/4 이상에서 상당량의 아밀로이드 침착이 뇌피질에서 관찰된다는 보고와 일치하는 소견이다.

다. 아밀로이드 PET 영상의 임상 사용에 대한 적정 기준(appropriate use criteria)은 다음과 같다(Amyloid Imaging Task Force of the Alzheimer's Association and Society for Nuclear Medicine and Molecular Imaging, 2013년 기준).

① 지속적이거나 점진적인, 설명할 수 없는 경도인지장애를 보이는 환자,

② 비정형적인 임상경과 혹은 병인학적으로 혼합된 양상과 같이 불분명한 임상 양상으로 가능 알츠하이머병(possible AD)의 핵심 임상기준을 만족하는 환자,

③ 65세나 그 이하 연령에서 비정형적으로 조기에 발생한 진행성 치매 환자

3) 레비소체 치매(dementia with Lewy body, DLB)

알츠하이머병 다음으로 흔한 퇴행성치매로, 임상과 병리소견으로 볼 때 파킨슨병과 알츠하이머병의 중간단계에 있는 병으로 보기도 한다. 치매가 파킨슨병에 선행해서 나타나거나 파킨슨병의 운동증상이 시작된 후 1년 이내에 나타난다.

(1) ^{18}F-FDG PET: 알츠하이머병과 마찬가지로 광범위한 뇌피질의 대사 감소 소견을 보내며, 여기에 일차시각피질(후두엽)의 대사 감소 소견이 관찰되는데 이는 알츠하이머병과 레비소체치매를 감별하는 특징적인 소견이다.

(2) 아밀로이드 영상: 알츠하이머병의 아밀로이드 병리와 같은 양상이며 약 82%의 레비소체치매환자에서 뇌피질의 ^{11}C-PIB 섭취가 관찰된다.

4) 전두측두엽변성(frontotemporal lobar degeneration, FTLD)

전두측두엽변성은 전전두엽과 전측두엽에 신경세포 소실과 변성이 생겨서 행동장애나 언어장애가 점차 진행하는 이질적인 증후군이다. 인지기능 중 언어와 수행기능이 주로 손상되며 알츠하이머병과 달리 기억은 비교적 보존되는 것이 특징이다. 초기 임상에 따라 임상적으로 행동장애형 전두측두치매(behavioral-variant frontotemporal dementia, bvFTD), 의미치매(semantic dementia, SD), 진행비유창실어증(progressive nonfluent aphasia, PNFA)로 나눈다.

(1) ^{18}F-FDG PET: 전두측두엽변성의 경우 진행 초기부터 전두엽 또는 전두엽과 전/내측측두엽 연합피질의 대사 및 혈류 감소가 비교적 심하게 나타나며 종종 비대칭적 대사 감소를 나타낸다. FTLD의 아형에 따라 대사이상 분포가 다른 양상을 보이는데 진행비유창실어증의 경우 좌측 하전두엽에서 변화가 주로 보이고, 의미치매의 경우 좌측 전측두엽의 변화가 주된 소견이다.

(2) 아밀로이드 영상: 뇌피질에 ^{11}C-PIB 섭취는 관찰되지 않는다.

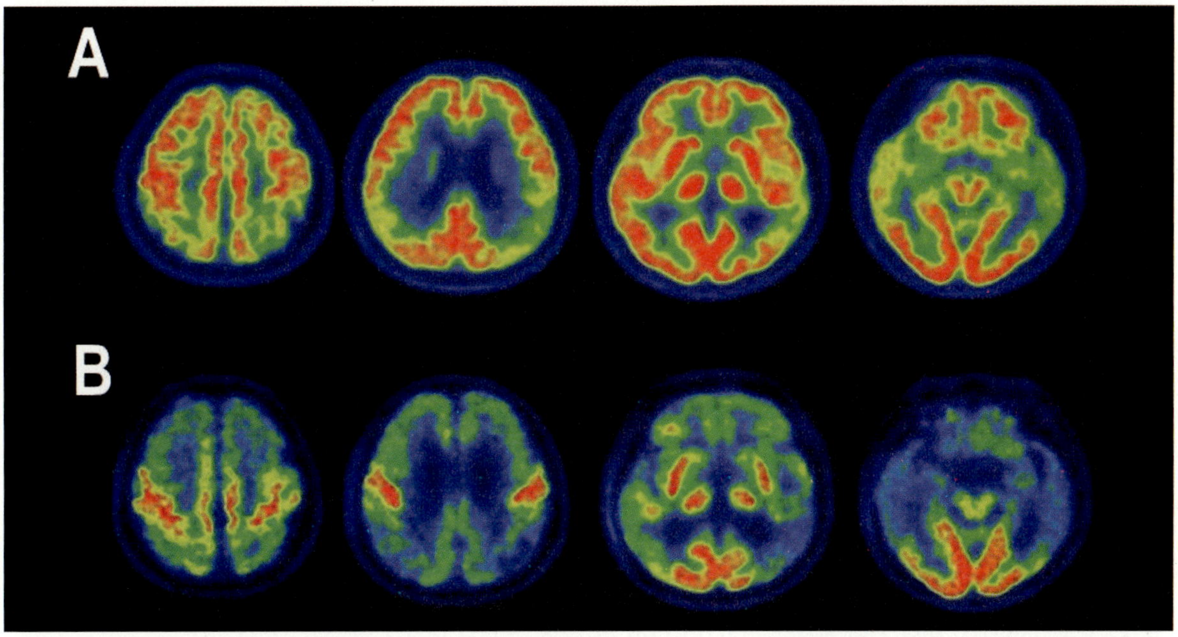

〈그림 2〉 알츠하이머병의 ^{18}F-FDG PET 영상. 경도인지장애(A)로 진단시 두정엽과 측두엽 일부에서 당대사 감소를 보이나 4년 후 알츠하이머병으로 진행된 영상(B)에서 일차 시각피질, 일차감각운동피질, 기저핵과 시상을 제외한 양측 대뇌에서 현저히 감소된 당대사 소견을 보임.

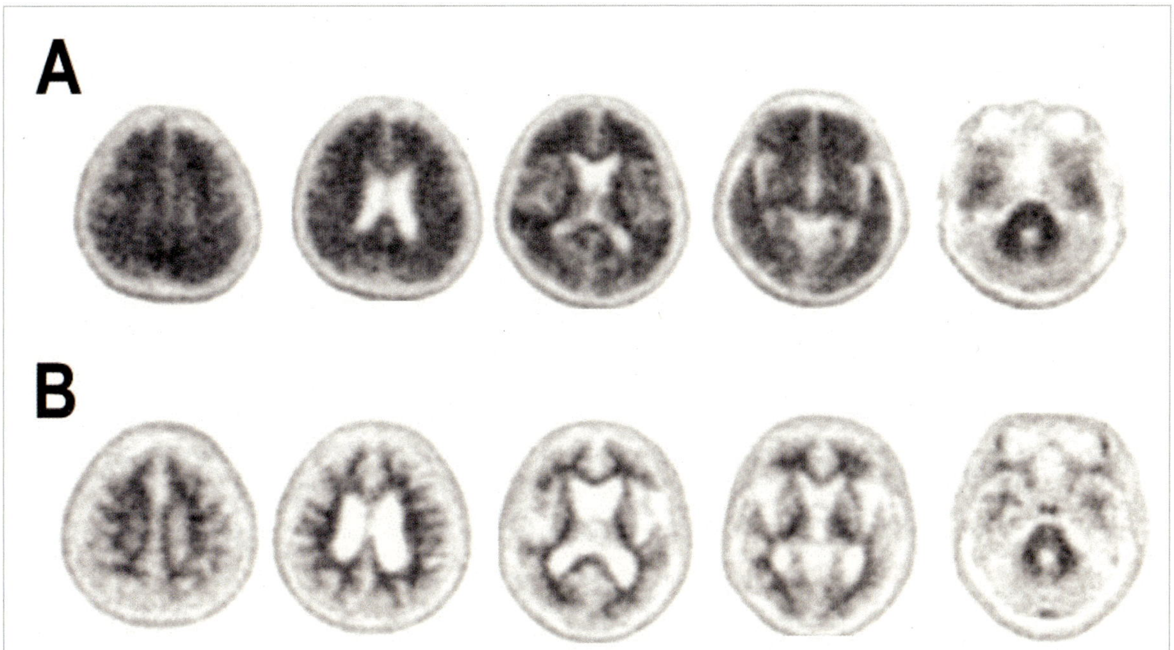

〈그림 3〉 아밀로이드 PET 영상(^{18}F-florbetaben). 알츠하이머병(A)에서 전두엽, 외측 측두엽, 두정엽, 후대상회, 쐐기앞소엽을 포함한 대뇌 피질에 광범위하게 아밀로이드 침착이 관찰되며, 정상인(B)의 경우 정상적으로 섭취되는 백질만 관찰되나 대뇌 피질에는 섭취가 없음.

5) 파킨슨병 치매(Parkinson's disease dementia)

많은 파킨슨병 환자에서 치매가 발생하는데 평균 유병율이 약 40%이고 이를 파킨슨병치매라고 한다.

(1) ^{18}F-FDG PET: DLB와 비슷하게 후두엽에서 뚜렷한 대사 감소를 보이며, 두정엽, 외측 측두엽과 전두엽에서도 뇌피질 대사 감소를 보인다.

(2) 아밀로이드 영상: 파킨슨병에서는 아밀로이드의 집적을 보이지 않으나 파킨슨치매로 진행되면 알츠하이머병에서처럼 연합피질과 대상회에 ^{11}C-PIB 집적을 보이며, 일부 선조체와 뇌간에 섭취가 나타난다.

6) 혈관치매(vascular dementia)

혈관치매는 뇌혈관질환으로 인해 발생한 치매를 통칭하며, 알츠하이머병과 더불어 노인에서 가장 흔한 치매의 원인이다.

^{18}F-FDG PET에서 특정 뇌피질이나 피질하영역에 국한되어 있는 국소적이거나 비대칭적인 대사 감소와 함께 미만성 뇌대사 감소를 나타낸다.

〈표 2〉 경도인지장애와 여러 치매 환자의 ^{18}F-FDG FDG PET에서 포도당 대사의 특징적인 소견

Disease	Brain regions with reduced glucose uptake
Amnestic mild cognitive impairment	Posterior cingulate cortex and parahippocampal gyri plus inferior temporal gyrus
Alzheimer disease	Limbic system(parahippocampal gyrus and posterior cingulate gyrus), extending to precuneus plus bilateral temporal lobes(middle and inferior temporal gyri) plus posterior parietal cortex. * Preserved metabolism in the sensorimotor and visual cortices, both basal ganglia and thalami, both cerebellar cortices **Advanced Alzheimer disease**: posterior cingulate cortex, precuneus, and parieto-temporal lobes, extending to the frontal cortex
Dementia with Lewy body	Occipital cortex(primary visual and occipital association areas) plus temporal and parietal cerebral cortices * Preserved metabolism in the posterior cingulate cortex(posterior cingulate sign)
Parkinson's disease dementia	Hypometaboiism are similar to those of DLB, but with less sparing of visual cortex and more sparing of mesiotemporal area
Frontotemporal dementia	Both frontal cortices(usually symmetrical) and anterior temporal cortices
Vascular dementia	Regional cortical hypometabolism corresponding to a vascular territory with corresponding signal changes on MRI

4. 파킨슨병과 이상운동질환

1) 파킨슨병(Parkinson's disease)

파킨슨병은 안정시 떨림(resting tremor), 경축(rigidity), 운동완만(bradykinesia) 및 체위불안정(posture instability) 등을 보이면서, 병리적으로 흑질(substantia nigra)의 도파민신경세포 소실과 함께 특징적인 레비소체가 나타나는 만성으로 진행하는 신경계퇴행성질환이다.

(1) 도파민계 영상

가. 도파민합성효소 영상

파킨슨병에서 ^{18}F-DOPA가 의의있게 감소되고, 미상핵(caudate nucleus)보다 피각(putamen)에서 더 심하며, 특히 피각의 꼬리부위(caudal part)에서 가장 심하게 감소되었다. ^{18}F-DOPA 섭취는 임상적으로 파킨슨병의 심한 정도와 진행 정도와 관계가 있다.

나. 소포모노아민운반체 영상

선조체의 소포모노아민운반체(VMAT2) 밀도(density)는 nigrostriatal neuron number와 비례한다. 파킨슨병에서 ^{11}C-DTBZ가 선조체(corpus striatum)에서 섭취가 감소되고, 피각에서 심하게 감소되었다. ^{11}C-DTBZ 섭취는 synaptic dopamine levels이나 dopaminergic agent에 의해 영향을 받지 않기 때문에 dopaminergic system integrity를 검사하는데 가장 유용한 방사성의약품이다.

다. 도파민운반체 영상

파킨슨병에서 선조체 도파민운반체 감소는 도파민을 생산하는 nigrostrital dopaminergic neurons의 감소을 반영하며 임상 증상보다 먼저 감소를 보이기도 한다. 파킨슨병 환자의 선조체에서 ^{18}F-FP-CIT 섭취 감소가 관찰되며, 일차적으로 피각이 손상을 받고 미상핵은 보다 적게 손상을 받는다. ^{18}F-CIT 섭취는 임상적으로 파킨슨병의 심한 정도와 진행 정도와 관계가 있다.

도파민운반체영상은 진단이 애매한 경우, 특히 애매한 증상으로 시냅스 전 파킨슨증(presynaptic parkinsonism)인지 아닌지를 감별진단을 포함해 임상 결정 과정을 지원하는데도 유용하다.

라. 도파민수용체 영상

파킨슨병에서 ^{11}C-raclopride가 선조체 D2 도파민수용체에 대한 결합이 정상이거나 증가를 보인다. 이는 선조체 도파민신경계 말단(striatal dopaminergic terminal)이 감소되고 내인성 도파민 결핍에 의한 것이다. D2 도파민수용체 영상은 파킨슨병은 정상이거나 증가된 반면, 다계통위축증(multiple systemic atrophy, MSA)와 진행핵상마비(progressive supranuclear palsy, PSP)는 섭취가 감소되었기 때문에 파킨슨증을 감별진단하는데 광범위하게 사용된다.

(2) 혈류 및 대사 영상

가. 순수한 운동장애 증상을 있을 때 뇌피질에서 비교적 정상적인 뇌대사와 뇌혈류 소견을 보인다. 뇌피질 당대사 감소는 측두-두정엽에서 관찰되며. 반대로 당대사 증가가 여러 뇌영역(putamen, globus pallidus, thalamus, brainstem, central cerebellum, white matter, primary sensory-motor areas)에서 관찰된다.

2) 진행핵상마비

진행핵상마비는 경축, 운동완만은 파킨슨병과 같으나 안정시 떨림이 드물고 근경축이 사지보다 목주위에서 더 심할 수 있다는 것이 특징이다. 파킨슨병과 구별되는 가장 특징적인 임상증상은 체위불안정이 초기에 나타나 넘어지는 경우가 있다.

(1) 도파민계 영상 : ^{18}F-DOPA 및 도파민운반체 영상에서 피각과 미상핵 모두에서 심한 섭취 감소를 보이며 전후피각에서의 섭취 차이는 보이지 않는다. 선조체내 D2 도파민수용체 감소를 보이며,

특히 D2 수용체 감소가 미상핵에서 피각보다 더 심하다.

(2) 대사 영상 : 전두엽(middle frontal area), 기저핵과 뇌간, 그리고 전측 대상회(anterior cingulate), 운동 및 전운동피질(motor and premotor cortex), 선조체와 시상에서 미만성으로 감소를 보인다. 진행핵상마비에서 전두엽과 뇌간에서 특징적인 대사감소를 보이므로 파킨슨병이나 비정형 파킨슨증과 구별할 수 있다.

3) 다계통위축증

다계통위축증은 임상적으로 파킨슨 증상이 있으면서 초기에 자율신경계 증상이나 소뇌증상이 두드러진다. 주된 임상증상에 따라 3가지 형태로 나뉘는데, 진전 없이 파킨슨증을 주로 나타내는 줄무늬체흑질변성(striatonigral degeneration, MSA-P), 소뇌 장애가 주로 나타나는 올리브교뇌소뇌위축증(olivopontocerebellar atrophy, OPCA, MSA-C), 자율신경장애를 주 증상으로 하는 Shy-Drager증후군(MSA-A)로 구분된다.

(1) 도파민계 영상 : ^{18}F-DOPA 및 도파민운반체 영상에서 피각과 미상핵 모두에서 심한 섭취 감소를 보이며, 피각 뒤쪽 ^{18}F-DOPA 섭취가 피각 앞쪽이나 미상핵보다 매우 심하게 감소를 보인다. 선조체 내에서 D2 수용체가 감소를 보인다.

(2) 대사 영상 : MSA에서 선조체(특히 피각), 뇌간과 소뇌에서 의의있는 대사 감소를 보인다. MSA 환자에서 양측 피각의 포도당 대사 감소 소견은 파킨슨병과 감별하는데 사용된다. MSA-P 환자에서 선조체에서 현저한 대사 감소를 보이고, MSA-C 환자는 소뇌에서 대사 감소를 보인다.

4) 피질기저핵변성(corticobasal degeneration, CBD)

파킨슨병과 더불어 현저하게 비대칭 임상증상을 보이며, 중심구(central sulcus) 전후의 뇌피질과 뇌기저핵의 변성이 중요한 병리소견이다.

(1) 도파민계 영상 : ^{18}F-DOPA 또는 도파민운반체 영상에서 선조체의 도파민신경세포 지배감소에 의한 비대칭적인 섭취 감소를 보인다. 초기 CBD 환자에서 ^{18}F-DOPA 섭취는 피각에서 심하게 감소를 보이나 미상핵에서 섭취는 비교적으로 유지되나 질병이 더 진행되면 미상핵 섭취 감소는 피각과 비슷하게 감소된다.

(2) 대사 영상 : ^{18}F-FDG PET 영상에서 전운동피질, 일차운동피질, 보충운동피질, 일차감각피질과 전전두엽, 하두정엽 및 선조체와 시상 등의 비대칭적 대사감소를 보인다.

5) 헌팅톤병(Huntington's disease)

헌팅톤병은 미상핵 및 피각의 치명적인 퇴행성 변화에 의한 과운동성 운동장애의 전형저인 질환으로 상염색체 우성으로 유전된다. 무도증과 더불어 정신증상과 인지장애의 3대증상을 특징으로 하는 이상운동질환이며 대개 발병나이는 25세~45세이다. 이 질환은 빠르고 정형화되지 않고, 반의도적인 불수의운동이 특징이다. 구음장애, 보행장애, 그리고 눈운동이상이 흔한 임상양상이다. 병이 진행하면 무도증은 감소하나 근긴장이상, 경축, 운동완만, 근간대경련과 경직이 나타난다.

(1) 도파민계 영상 : 선조체의 시냅스전 도파민신경세포에서 ^{18}F-DOPA의 섭취, 즉 도파탈탄산효소의 활성은 정상적으로 잘 유지되나, 선조체내 도파민수용체(D1, D2) 밀도가 감소되어 있다.

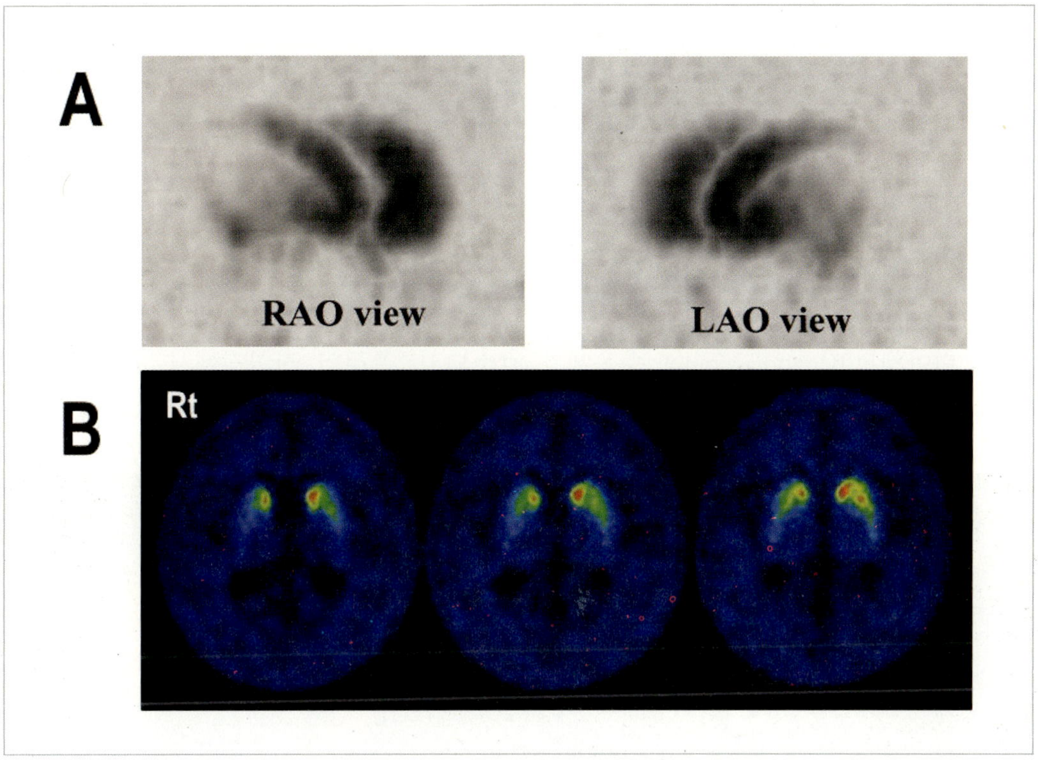

〈그림 4〉 파킨슨병의 ^{18}F-CIT PET영상. 좌측 다리에 안정시 떨림을 보인 환자로 양측 기저핵에서 도파민 운반체 섭취가 현저히 감소되었고, 특히 우측에서 더 심함.

(2) 혈류 및 대사 영상 : 헌팅턴병에서 특징적으로 증상이 있는 환자 모두에서 선조체의 혈류와 대사의 감소가 나타난다. 선조체의 대사변화는 환자의 증상과 관련이 있다. 미상핵의 대사감소는 완만운동, 강직과 치매의 증상과, 피각의 대사감소는 무도증, 안구운동장애와 각각 상관관계를 보인다. 이에 반해 근긴장이상 증상은 시상의 대사증가와 관련이 있다. 치매, 무능력 등 비교적 심한 증상을 보이는 말기 환자에서 대뇌피질의 대사 및 혈류 저하가 미만성으로 관찰된다.

5. 뇌전증

2년간 적합한 항뇌전증약의 조합을 통해서도 발작조절이 안 되는 경우를 약물저항뇌전증(drug resistant epilepsy)이라고 하는데 이는 새로 진단 받은 환자 중 약 5-10%에서 생긴다. 따라서 약물치료로 조절되지 않는 약물 난치성 발작(intractable seizure) 환자는 수술적 치료의 대상이 되며 뇌전증 수술을 위한 검사의 목적은 뇌전증 발작의 원인이 되는 부위를 찾는 것이며, SPECT나 PET 검사가 유용하게 사용된다. 병소가 국소화되고 수술적 절제가 성공적으로 이루어진 환자의 80%에서 발작이 없어지거나 약물에 의한 조절이 개선된다.

1) 뇌혈류 및 대사영상

발작간(interictal) 뇌혈류 SPECT에서 발작 병소 부위에 혈류 감소를 보이며 발작중(ictal) 뇌혈류 SPECT에서 혈류 증가를 보인다. ^{18}F-FDG PET에서는 발작간에 병소 부위에 포도당 대사저하를 보이며 발작중에는 포도당 대사가 증가를 보인다. 측두엽발작(temporal lobe epilepsy) 환자에서 발작중

뇌혈류 SPECT의 국소화율은 약 85%로 ^{18}F-FDG PET과 유사하여 간질병소를 국소화하는데 매우 유용하게 사용되나 발작간 SPECT의 간질병소 국소화율은 보고에 따라 다양하여 약 30%~70%로 그 국소화율이 낮다. 발작간/발작중 뇌혈류 SPECT는, 특히 측두엽간질환자에서 간질병소를 국소화하는데 유용하나 비측두엽간질에서 뇌혈류 SPECT의 발작 병소 국소화율은 측두엽간질에서보다 낮다.

2) 신경수용체 영상

발작 병소의 국소화에 신경체수용체 영상 연구도 이루어지고 있는데 측두엽발작 환자에서 내측측두엽의 벤조디아제핀(benzodiazepine) 수용체가 감소되고, 측두엽 신피질에서 오피에이트(opiate) 수용체가 증가되어 있는 것으로 알려져 있다.

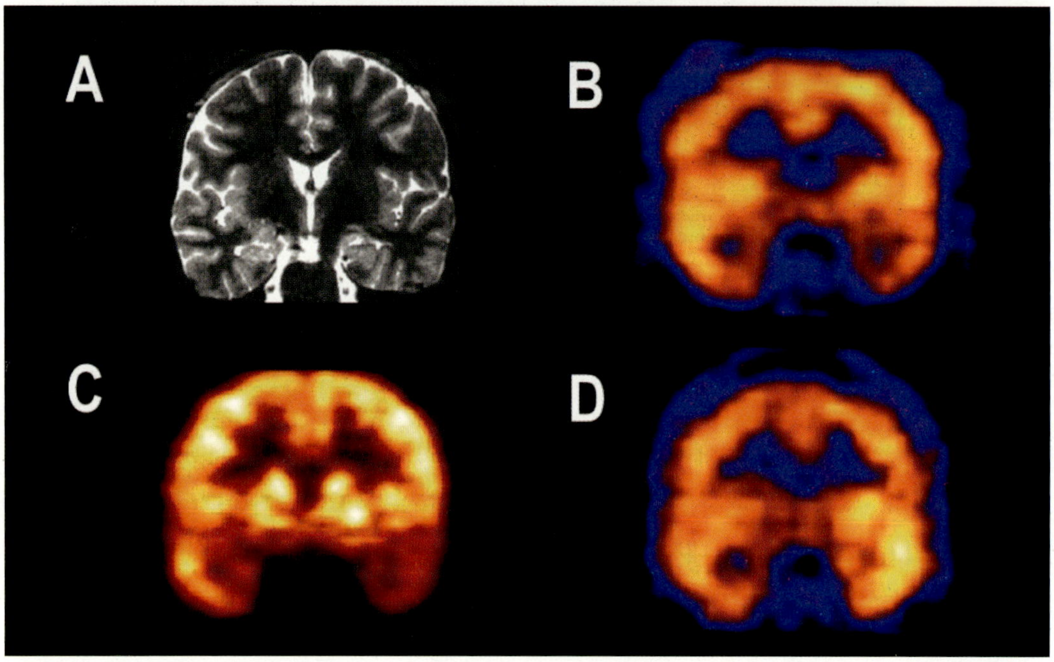

〈그림 5〉 MRI 영상(A)에서 좌측 해마의 경화를 보인 측두엽 뇌전증 환자로 발작간 ^{99}mTc-HMPAO 뇌혈류 SPECT 영상(B)과 ^{18}F-FDG 뇌 PET영상(C)에서 좌측 측두엽에서 뇌혈류와 당대사의 감소를 보이고 발작중 뇌혈류 영상(D)에서 좌측 측두엽에서 현저한 뇌혈류 증가 소견을 보임.

6. 두부외상

외상성두부외상(traumatic brain injury) 환자에서 두통, 현기증 및 다양한 정신행동학적 후유증을 호소한다. 타각적 증상으로는 정서장애가 가장 많고, 다음으로 행동증상, 인지증상, 그리고 신체증상을 보인다.

SPECT, PET, MRS(magnetic resonance spectroscopy)와 같은 비침습적인 영상검사는 경미한 외상성두부외상 후 국소 뇌혈류, 포도당 대사와 뇌 대사산물 농도에 대한 정보를 제공하는 이상적인 방법이다. 뇌혈류 SPECT나 ^{18}F-FDG PET는 뇌 CT나 MRI 등에서 보이지 않는 뇌혈류나 당대사 저하를 보인 병소를 찾을 수 있고, 두부외상 후 병소 범위나 중증도를 더 예민하게 평가할 수 있다. 여러 연구의 결과에서 만성두부외상환자에서 MRI 9%~51%, CT 4.6%~34%에서 이상 소견을 보인 반면 ^{99}mTc-HMPAO 뇌혈류 SPECT에서 40%~75%에서 이상 소견을 보였다. 그리고 뇌혈류 감소를 보인

대부분의 영역이 전두엽과 두정엽이었다. 두부외상환자에서 뇌혈류 SPECT상 뇌혈류 결손의 심한 정도가 임상적 예후와 관련되어 있다는 보고도 있어 환자 치료에 중요한 역할을 할 수 있음을 시사하였다.

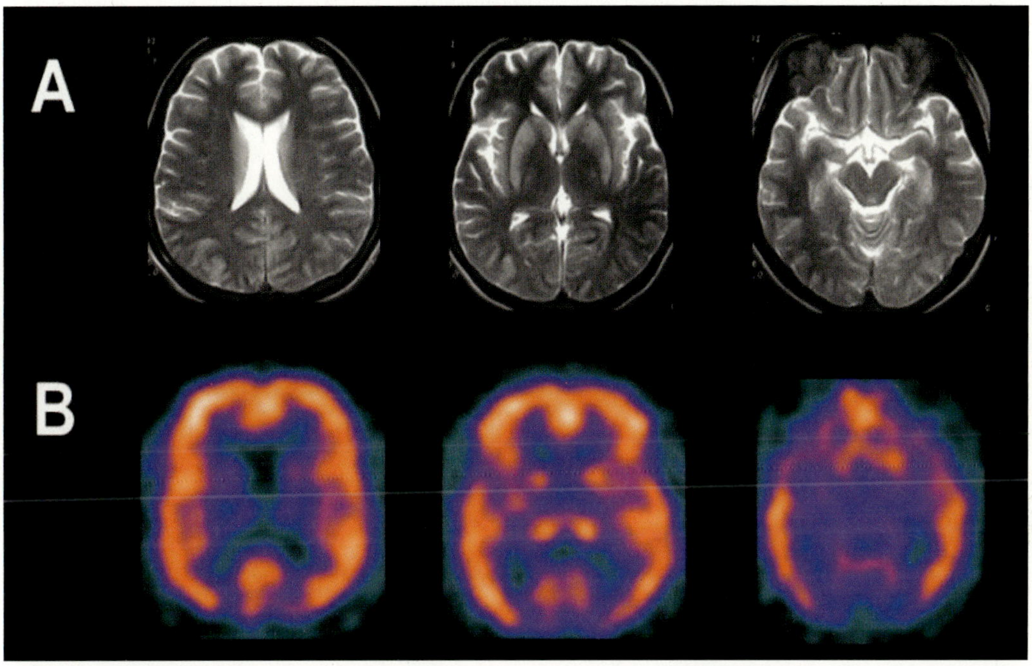

〈그림 6〉 두부외상. 교통사고 후 양측 시력저하를 보인 환자의 뇌 MRI 영상(A)에서 대뇌를 포함하여 이상 소견이 관찰되지 않으나 ^{99m}Tc-HMPAO 뇌혈류 SPECT 영상에서는 양측 후두엽에서 저명한 뇌혈류 감소가 관찰됨.

7. 뇌사

뇌사(brain death)는 대뇌와 뇌줄기를 모두 포함한 광범위한 뇌손상이 비가역적으로 발생한 경우로 어떠한 치료에도 회복되지 않은 상태로 임상진찰로 판단할 수 있다.

뇌사를 진단할 때 확증검사를 권고하는 나라도 있고 반드시 할 것을 법으로 규정한 나라도 있다. 확증검사로 뇌파, 두개경유도플러(transcranial Doppler, TCD)와 뇌혈관조영술(cerebral angiography) 등이다.

뇌사가 일어나면 뇌혈류가 멈추게 됨으로 방사성동위원소 뇌혈관조영술을 이용하여 뇌동맥혈관순환 또는 뇌조직관류가 유지되고 있는지를 평가하여 뇌사를 진단한다. 촬영방법은 ^{99m}Tc-DTPA나 $^{99m}TcO_4^-$와 같은 방사성의약품을 정맥주사하고 1~2초 간격으로 30~60초동안 동적영상을 얻고 필요에 따라 정적영상을 얻는다. 뇌사에서는 전대뇌동맥과 중대뇌동맥의 순환이 보이지 않으며 모세혈관기와 정맥기도 관찰되지 않는다. 다만 외경동맥을 통한 두개골, 두피, 얼굴의 혈액풀이 보일 뿐이다. 또한 현재 가장 많이 사용하고 있는 ^{99m}Tc-HMPAO나 ^{99m}Tc-ECD 뇌혈류 SPECT에서는 동적영상의 소견상 뇌혈관조영술과 동일한 소견을 보이며 정적영상에서는 뇌관류가 관찰되지 않음으로써 뇌사를 진단한다.

8. 뇌종양

현재 뇌종양의 진단에는 MRI가 표준 기술로 사용되고 있다. 이에 반해 ^{18}F-FDG PET는 정상 뇌 조직이 에너지원으로 포도당을 사용하므로 뇌종양을 구별하기가 쉽지 않기 때문에 ^{18}F-FDG PET가 다른 종양에 비해 역할이 크지 않다. 그러나 ^{11}C-methionine, ^{18}F-fluorothymidine와 ^{18}F-DOPA를 포함한 아미노산 추적자가 최저등급 종양(most low-grade tumors)를 포함한 신경아교종를 정상 조직과 구별할 수 있어 재발 종양을 찾는데 유용하게 사용할 수 있다. 18F-FLT 섭취가 종양의 증식 속도를 반영하므로 항암화학요법와 방사선치료의 효과를 관찰하는데 유용하게 쓸 수 있다. 임상적용은 다음과 같다.

1) 악성도 평가 및 예후 예측

원발 뇌종양 중 가장 많은 신경아교종은 병리학적으로 양성에서부터 악성까지 다양하고 병리학적 소견이 환자의 치료와 예후를 추정하는데 중요하다. PET은 신경아교종 환자에서 중요한 임상정보를 제공하여 준다. 종양의 조직학적 소견이 악성일수록 ^{18}F-FDG 축적이 증가한다.

2) 치료효과의 판정

방사선이나 항암제 치료할 때 ^{18}F-FDG를 이용하면 치료에 대한 반응을 초기에 예측할 수 있다. 즉 종양에서 포도당대사가 떨어져 FDG 섭취가 감소되기 시작하면 치료 효과가 있다는 증거가 되고, 이는 실제 종양의 크기가 해부학적인 영상에서 감소되는 것보다 먼저 나타난다.

3) 재발의 판정

대부분의 뇌종양에서 수술 후에 방사선치료를 하고 경우에 따라서 항암제치료를 한다. 다발성 전이성 병소인 경우에는 보통 전 뇌에 방사선치료를 시도하고 있다. 그러나 방사선치료 후 5~37%에서 뇌 조직에 방사선괴사(radiation necrosis)가 나타나고, 방사선괴사의 임상증세는 전이성 혹은 재발성 뇌종양의 증세가 비슷하고, CT나 MRI에 서도 비슷한 소견을 보인다. 즉 CT나 MRI에서 재발종양과 방사선괴사 모두 혈뇌장벽이 파괴되어 조영제 증강소견을 보이므로 이 두 가지를 감별하기 어렵다. ^{18}F-FDG PET은 악성 신경아교종에서 방사선괴사를 재발성 뇌종양과 감별하는데 유용하여 80~90% 예민도와 50~90% 특이도를 보인다. 즉 방사선괴사에서는 ^{18}F-FDG의 섭취가 없으나 재발종양에서는 섭취증가가 관찰된다.

4) 전이암의 평가

뇌종양의 절반은 원발 종양이 아니고 전신에 다른 곳에서 생긴 암의 뇌전이이다. 뇌전이가 의심되는 경우에 지금까지는 여러 방사선학적인 방법으로 전신을 촬영하였으나 원발 병소를 찾아내는 것이 용이하지 않은 경우가 있었다. 18F-FDG PET을 이용한 전신스캔은 이러한 경우에 큰 도움을 줄 수 있을 것으로 생각된다.

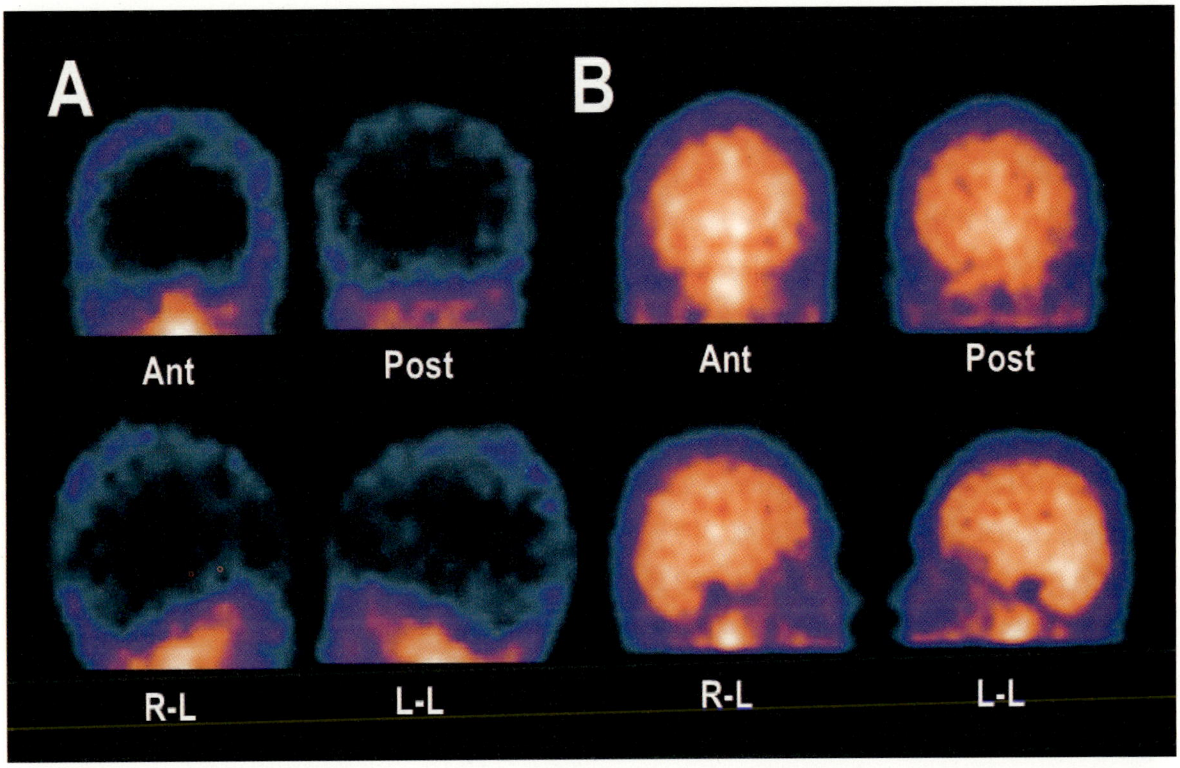

〈그림 7〉 뇌사. 흉통을 호소하다 갑자기 의식을 잃은 후 대광반사, 안구운동, 각막반응이 없고, 등전위성 뇌파를 보인 환자의 뇌혈류 영상(A)에서 정상인(B)과 비교하여 대뇌의 뇌혈류가 전혀 관찰되지 않음.

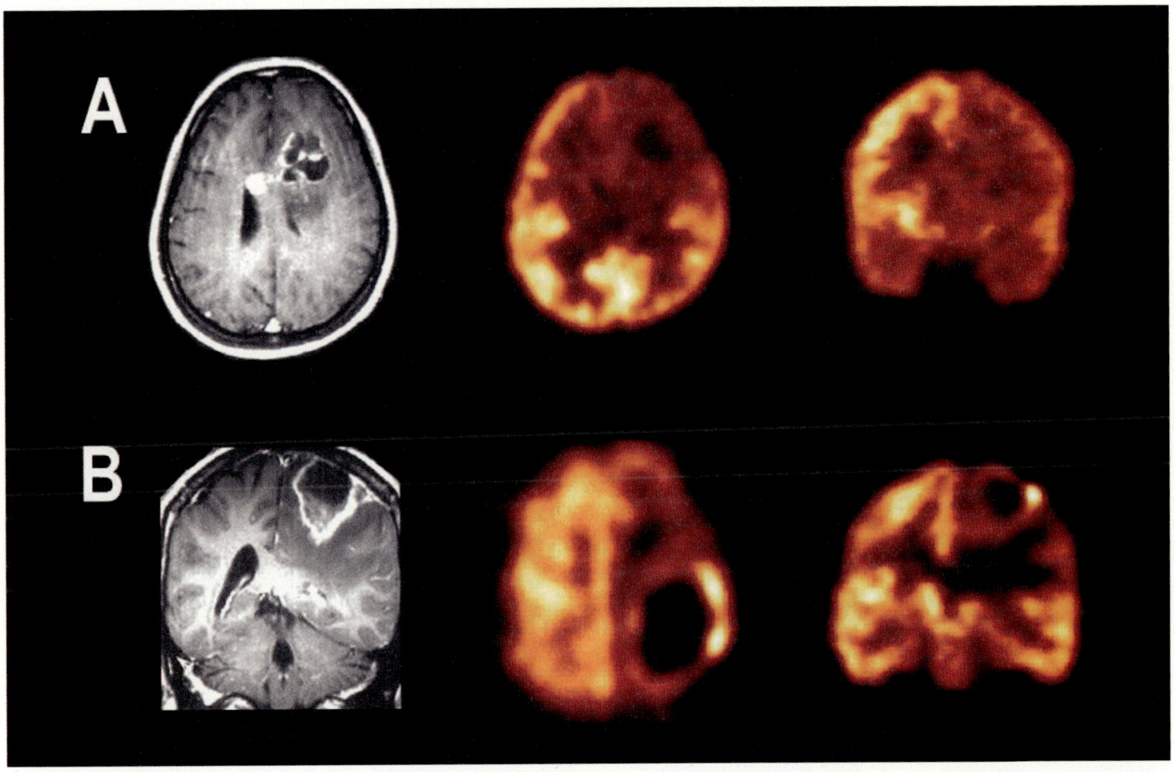

〈그림 8〉 뇌종양 방사선괴사(A). 좌측 전두엽의 다형성교아종으로 방사성치료를 받은 환자에서 조영증강 MRI에서 종양 절제부위 주변에 조영증강된 종괴가 관찰되었으나, ^{18}F-FDG PET 영상에서 포도당 섭취가 전반적으로 감소되었음. 다형성교아종 재발(B). 좌측 두정엽의 다형성교아종으로 고식적 절제술과 방사성치료를 받은 환자에서 조영증강 MRI에서 종양 절제부위 주변에 조영증강된 종괴가 관찰되었으나 일부에서 포도당 섭취 증가를 보임.

9. 뇌척수액영상(Cerebrospinal Fluid Imaging)

1) 방사성 뇌조조영술(Radionuclide Cisternography)

(1) 촬영방법

요추천자를 시행하여 ^{99m}Tc-DTPA(diethylenetriamine pentaacetic acid) 또는 ^{111}In-DTPA를 지주막하강에 투여하고 주사 후 2시간, 4시간, 6시간, 24시간에 전면상과 좌우 측면상을 얻는다. 그리고 필요한 경우에 48시간, 72시간 지연영상을 촬영할 수 있다. 그리고 SPECT/CT 영상을 촬영하면 뇌척수액 누출 부위를 정확히 알 수 있다.

(2) 정상소견

주사 후 1시간에 뇌저조(basal cistern), 2~6시간에 전두부와 실비우스열(Sylvian fissure), 12시간에 대뇌철면(cerebral convexity), 24시간에 지주막융모와 시상정맥동이 보인다. 특히 뇌실은 뇌척수액의 정상적인 흐름이 뇌실에서 지주막하강 쪽으로 향하기 때문에 요추천자로 방사성의약품을 주입한 경우 뇌실 내로는 방사능이 들어가지 않으며, 따라서 뇌실은 정상적으로는 보이지 않는다. 24시간 이후에는 뇌저조나 실비우스열 부위의 방사능은 없어지고, 이후에는 방사성의약품이 대뇌로 들어가서 뇌척수강은 안보이고 대뇌에서만 방사능이 보인다.

2) 임상적 응용

(1) 수두증(hydrocephalus)

뇌조조영술은 수두증의 감별진단에 이용되며, 수두증의 가장 흔한 원인은 뇌척수액 이동경로의 폐쇄에 의한 폐쇄성수두증(obstructive hydrocephalus)이다. 폐쇄성수두증은 뇌실계와 지주막하강 사이에 폐쇄가 있는 비교통성수두증과 지주막하에 폐쇄가 있어 뇌실계와 뇌척수액이 이동되는 교통성수두증(communicating hydrocephalus)으로 나뉜다.

정상뇌압수두증(normal pressure hydronephrosis)은 정상 또는 약간 증가된 뇌척수액압을 보이는 경우이며 보행실조, 치매, 요실금의 3대 증상을 보인다. 이 환자의 40%~60%에서 수술 후 호전을 보이므로 치매를 보이는 환자 중 정상뇌압수액증에 의한 경우와 퇴행성 치매의 감별하는 것이 매우 중요하다. 따라서 방사성동위원소 뇌조조영술이 감별진단에 매우 유용하며, 그 소견은 교통성수두증과 유사하다.

〈표 4〉 방사성동위원소 뇌조조영술 소견에 따른 분류

분류 형태	검사소견		단락수술에 대한 반응	대표적 예
	뇌실역류	방사능 이동		
Ⅰ	없음	정상		정상, 노령, 뇌위축, 뇌압상승, 비교통성수두증
Ⅱ	없음	지연	불량	
Ⅲ-A	일시적	약간 지연 대뇌반구로 이동	불량	노령, 뇌위축, 교통성 수두증의 생기거나 호전되는 시기
Ⅲ-B	일시적	약간 지연 대뇌반구 아닌 다른 통로로 이동	불량	대상기전이 있는 경우 (예: transependymal resorption)
Ⅳ	지속적	매우 지연	양호	교통성 수두증

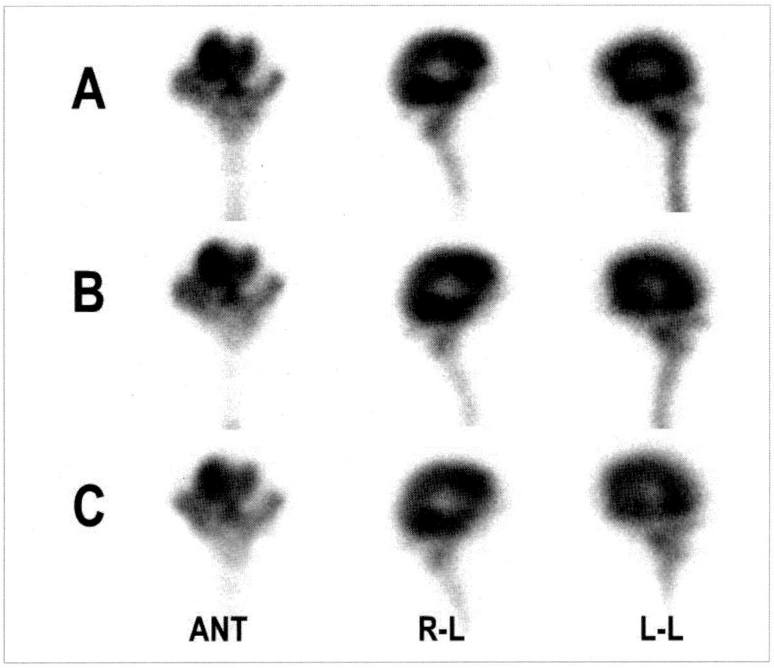

〈그림 9〉 뇌수두증 환자. 뇌 MRI에서 뇌실이 확장되고 뇌실 주위에 저음영이 관찰된 뇌수두증 환자의 뇌조조영술에서 2시간(A)부터 뇌실에 역류가 있고 뇌실내 방사능이 24시간(B)과 48시간(C)까지 지속적으로 관찰됨(Type IV).

(2) 단락기능의 평가

수두증 치료에 사용되는 단락(shunt)수술 중 뇌실-복강 단락술, 요추지주막하-복강 단락술, 뇌실-심방 단락술 등이 있다. 따라서 뇌척수액 단락영상을 통해 단락을 통한 뇌척수액의 흐름을 영상화함으로써 수두증환자에서 단락수술 후 단락이 잘 기능하는 지를 정확히 평가할 수 있다.

뇌실-복강 단락술에는 압력차에 의해 열리는 일방통행 밸브, 저장소(reservoir), 도관(catheter)로 구성된 단락장치를 이용된다. 단락이 막히는 원인은 뇌실 쪽 끝에서는 세포찌꺼기나 맥락막총이 원인이 되며, 복막강 쪽에서는 감염이 주된 원인이다. 뇌실 내로 방사성의약품이 역류하는지를 확인하기 위하여 저장소 원위부를 손으로 압박하면서 ^{99}mTc-DTPA 또는 ^{111}In-DTPA를 저장소에 주사한다. 저장소, 뇌실, 원위부 단락카테터의 방사능 변화를 관찰할 수 있도록 연속적인 영상을 얻는다. 단락의 기능이 정상적으로 유지되어 있을 때에는 뇌실의 충만이 관찰되며, 원위부 카테터의 방사능과 함께 복강내에 퍼져 있는 방사능이 보인다. 원위부 폐쇄가 있을 때에는 복강 내의 방사능이 관찰되지 않거나, 방사능이 복강 안에서 소방(loculate)을 형성하고 있을 뿐 자유롭게 퍼져 있는 방사능이 보이지 않는다.

요추지주막하-복강 단락술 환자에서 단락기능을 평가할 때는 환자 위치는 요추지주막하-복강 단락술이 된 방향으로 와위(decubitus)자세를 하고, 요추천자 후 주입할 방사성동위원소의 양의 2배의 뇌척수액을 뽑고, 지주막강하에 ^{99}mTc-DTPA 740 MBq을 주입한 후 뽑아 놓은 뇌척수액의 반만 다시 주입한다. 촬영방법은 방사성동위원 주입 후 20분간 동적영상을 얻고, 2시간째 복부의 전면과 양측면, 4시간과 24시간째 복부의 후면과 양측면의 평면영상을 얻는다. 그리고 두부의 전면과 양측면을 연속해서 얻는다. 복강내에 퍼져 있는 방사능이 보이면 요추지주막하-복강 단락의 기능이 잘 유지되는 것이며 그렇지 않으면 폐쇄가 있음을 시사한다.

(3) 뇌척수액 누출의 평가(cerebrospinal fluid leakage)

가. 뇌척수액비루

뇌척수액비루(CSF rhinorrhea)의 원인은 약 80%에서 직접적인 머리 외상의 결과로 발생하며, 16%는 수술 중 일어난 의인성(iatrogenic)외상, 4%는 자발성(spantaneous) 또는 비외상성 원인으로 생긴다. 뇌척수액 누출을 일으킬 수 있는 부위는 전두동, 사골판, 사골동, 접형동, 추체골이며, 이 중 전두동과 사골판이 가장 흔하다.

검사방법은 ^{99}mTc-DTPA를 요추천자로 지주막하강에 투여하고, 1시간 후부터 6시간까지 머리의 영상을 찍기 시작한다. 영상으로 누출 부위를 증명하는 것과 함께, 방사성의약품을 주사하기 전부터 주사 후 4~6시간까지, 또는 주사 후 2시간~4시간까지 비강 내에 거즈를 넣어 두고 거즈 제거시 채혈을 해서 같은 무게의 혈장과 거즈의 방사능을 측정한다. 정상 거즈/혈장의 방사능비는 1.3이며, 뇌척수액 누출이 있는 경우에는 보통 2~10이다.

나. 자발두개내압저하(spontaneous intracranial hypotension)

자발두개내압저하는 특별한 원인이 없이 뇌척수액의 누출되어 나타나며, 서거나 앉으면 심해지고 누우면 개선되는 기립두통을 특징으로 하며 구역, 경부경직, 이명이 동반된다.

진단은 요추천자를 통해 압력이 60 mmH_2O 이하인 경우 가능하다. 의심되는 뇌척수액 누출 부위가 있을 때 뇌 MRI로 확인할 수 있지만, 그렇지 않을 경우에 요추천자를 통한 방사성동위원소 뇌조조영술이나 척수조영술로 확인할 수 있다. 누출부위는 주로 경흉추부위와 흉추부위에서 많이 발견되며, SPECT/CT 영상을 촬영하면 누출부위를 정확히 알 수 있다.

치료는 뇌조조영술로 누출부위가 확인되면 경막외혈액첩포술(epidural blood patch) 등을 통해 노출부위를 막을 수 있다.

중심 단어

SPECT	single photon emission computed tomography
PET	Positron emission computed tomography
뇌혈관질환	cerebrovascular disease
뇌혈류예비능	cerebrovascular reserve
알츠하이머병	Alzheimer's disease
치매	dementia
파킨슨병	Parkinson's disease
운동장애	movement disorder
뇌전증	epilepsy
두부외상	traumatic brain injury
뇌사	brain death
뇌종양	brain tumor
수두증	hydrocephalus
뇌척수액 누출	cerebrospinal fluid leakage
자발두개내압저하	spontaneous intracranial hypotension

참고문헌

1. 정준기, 이명철 편저. 핵의학 제3판. 서울: 고려의학; 2008.
2. 대한신경과학회. 신경학 제2판. 서울: 범문에듀케이션; 2012.
3. Wagner HN, Szabo Z, Buchanan JW. *Principles of Nuclear Medicine.* 2nd ed. Philadelphia: Saunders; 1995.
4. Sandler MP, Coleman RE, et al. *Diagnostic Nuclear Medicine*. 3rd ed. Baltimore: Williams & Wilkins; 1996.
5. Henkin RE, Boles MA, Dillehay GL, et al. *Nuclear Medicine.* St. Louis: Mosby; 1996.
6. Wilson MA. Textbook of Nuclear Medicine. Philadelphia: Lippincott-Raven; 1998.
7. Maisey MN, Britton KE, Collier BD, Siraj QH. Clinical Nuclear Medicine. 3rd ed. London: Chanpman & Hall; 1998.
8. Villemagne VL, Doré V, Bourgeat P, Burnham SC, Laws S, Salvado O, Masters CL, Rowe CC. Aβ -amyloid and Tau Imaging in Dementia. *Semin Nucl Med.* 2017 Jan;47(1): 75-88.
9. Berti V, Pupi A, Mosconi L. PET/CT in diagnosis of movement disorders. *Ann N Y Acad Sci.* 2011 Jun;1228: 93-108.
10. Theodore WH1. Presurgical Focus Localization in Epilepsy: PET and SPECT. *Semin Nucl Med.* 2017 Jan;47(1): 44-53.
11. Lin AP1, Liao HJ, Merugumala SK, Prabhu SP, Meehan WP 3rd, Ross BD. Metabolic imaging of mild traumatic brain injury. *Brain Imaging Behav.* 2012 Jun;6(2): 208-23.
12. Lopci E, Franzese C, Grimaldi M, Zucali PA, Navarria P, Simonelli M, Bello L, Scorsetti M, Chiti A. Imaging biomarkers in primary brain tumours. *Eur J Nucl Med Mol Imaging.* 2015 Apr;42(4): 597-612.

신경영상

윤 웅

학습 목표

1. 급성 뇌경색의 영상소견과 관련된 병태생리학적 기전을 이해한다.
2. 자발성 뇌출혈의 영상소견과 관련된 병태생리학적 기전을 이해한다.
3. 뇌혈관 기형의 영상소견과 관련된 병태생리학적 기전을 이해한다.
4. 뇌종양의 영상검사의 목표와 일반적인 접근방법을 이해한다.
5. 뇌 외상의 흔한 영상의학적 소견과 관련된 병태생리학적 기전을 이해한다.

1. 허혈성 뇌경색의 영상진단

1) 허혈성 뇌졸중의 병태생리적인 분류

(1) TOAST (Trials of Org 10172 in Acute Stroke Treatment)

1993년 발표된 분류법으로 뇌경색의 발생 기전에 따라 큰동맥죽상경화증 (large artery atherosclerosis), 심장성색전증 (cardioembolism), 소혈관폐색 (small artery occlusion), 다른 원인, 원인불명 등 5가지로 분류한다.

가. 큰동맥죽상경화증

뇌혈관 영상에서 큰 뇌혈관이 50%이상 협착 또는 폐색이 있으면서, 대뇌피질 증상 (cortical sign)이 있거나 brainstem 또는 소뇌의 기능장애가 있는 경우이다.

나. 심장성색전증

심장에서 생긴 색전에 의해 생긴 뇌경색. 대표적인 심장 질환으로는 심방세동, 좌심방혈전, 심근경색, 판막질환, 감염심내막염 등이 있다.

다. 소혈관폐색: 열공경색

기저핵, 시상, 뇌줄기 (brainstem)등에 생긴 소혈관의 폐색에 의한 뇌경색. 뇌경색 크기의 지름이 15mm 이하인 경우이다.

라. 다른 원인 뇌졸중

비동맥경화성 혈관질환, 과응고 상태, 동맥박리, 혈액질환 등 드문 원인에 의한 뇌경색이다.

마. 원인불명 뇌졸중

광범위한 검사에도 불구하고 모든 검사가 정상인 경우, 두 가지 이상의 원인이 공존하는 경우, 원인을 밝히는 검사를 시행하지 못한 경우 등이 포함된다.

2) 대혈관 폐색 뇌경색의 영상 소견

(1) 뇌경색의 병태생리학적 기전

뇌의 큰 혈관이 막히면 막힌 이하 부위의 관류압력이 낮아져 저관류 상태가 일어난다. 뇌혈류가 50mL/100g/min이하인 경우를 저관류 상태로 정의한다. 뇌혈류가 20mL/100g/min 미만이 되면 뇌파 및 시냅스 활성이 감소하고, 이 상태를 뇌허혈 (ischemia)로 정의한다. 뇌혈류가 10mL/100g/min 미만이 되면 비가역 뇌손상이 일어난다.

뇌허혈이 일어나면, 뇌세포의 세포막의 energy dependent ion pump의 기능이 저하되고, 이로 인해 세포외 공간으로 이온들의 방출이 저해되어 세포내에 나트륨 이온들이 축적된다. 이에 따라 삼투압 현상에 의해 물 분자들이 세포내로 이동하게 되고 세포가 팽창되는 세포독성 부종이 생긴다.

뇌허혈이 지속되면 신경혈관 단위 (neurovascular unit)을 이루는 혈관내피세포 사이의 밀착연접이 투과성이 증가되거나 파괴되어 혈관내 단백질이 뇌실질의 세포외 공간으로 이동하여 이에 따라 주로 뇌백질에 부종이 생기는 혈관성 부종이 생긴다.

세포독성 부종이나 혈관성 부종에 의해 뇌 조직에 물 성분이 증가하게 되면 CT영상에서는 부종이 생긴 조직의 CT음영이 감소해서 어둡게 보이게 된다. 뇌 조직 물 성분이 1% 증가하면 CT 하운스필드 계수 (HU) 2.5 단위만큼 감소한다.

(2) 뇌혈관 영역

큰 뇌혈관이 막힐 경우, 각 뇌혈관의 지배 영역에 따라 뇌영상에서 특정 부위의 음영이 감소되어 보인다. 중대뇌동맥이 막히면 전두엽의 뒷쪽, 측두엽, 두정엽에 병변이 보이게 되고, 전대뇌 동맥이 막히면 전두엽의 앞쪽, 전두엽과 두정엽의 내측에 병변이 생긴다. 후대뇌동맥이 막힌 경우에는 후두엽에 병변이 발생한다. 기저동맥이 폐색되는 경우에는 뇌줄기, 시상 등에 뇌경색이 일어난다.

(3) 시기에 따른 CT (Computed tomography, 전산화단층촬영) 소견

가. 초급성기

뇌경색 발병 후 1일 이내를 초급성기로 분류한다. 중대뇌동맥이 막혔을 경우에 보이는 CT 소견을 조기허혈소견 (early ischemic finding)이라고 하며 아래 소견들을 말한다.

- 종괴 효과 (mass effect): 경색 부위 부종에 의해 뇌고랑 (sulcus)이 소실되어 보이지 않거나, 실비안열 (sylvian fissure)이 보이지 않는 소견이다.
- 기저핵의 저음영: 기저핵을 공급하는 lenticulostriate arteries의 폐색으로 인해 뇌 기저핵 구조물 (lentiform nucleus, internal capsule, caudate head)의 구분이 되지 않은 소견이다.
- Insular ribbon sign: external capsule과 insular cortex 간의 구분이 소실되어 정상적으로 ribbon 처럼 보여야 할 insular cortex가 보이지 않는 소견이다.
- 혈관 고음영: 막힌 혈관내의 혈전이 고음영, 즉 하얗게 보이는 소견이다.

나. 급성기

- 약 1일 이후부터 막힌 혈관의 지배영역에 경계가 좋은 쐐기모양으로 회질과 백질을 함께 침범하는 광범위한 저음영으로 보인다. 종괴 효과는 2-4일 쯤에 가장 심하다. 뇌경색 조직내의 혈관 손상

으로 인해 경색 부위에 출혈이 일어날 수 있으며 이를 출혈성 변환 (hemorrhagic transformation) 이라 한다.

다. 아급성기

뇌경색 발생 후 1주일이 경과한 시점이다. 경색 부위의 부종과 종괴 효과가 감소하며, 경색 부위의 저음영은 더욱 뚜렷해진다. 조영제 주입 후 사진에서 경색의 주변부와 뇌회질을 따라 구불구불한 모양의 조영증강 소견이 나타난다. 이는 혈뇌장벽이 파괴되었음을 시사한다.

라. 만성기

3주 이후부터 경색 부위는 신경교증이 일어나며 뇌위축과 뇌연화증으로 진행한다. 경색 부위 뇌조직 부피는 감소하며, 이에 따라 주위 뇌척수액 공간이 확장된다.

(4) 뇌경색의 MRI 소견

확산강조영상 (diffusion-weighted imaging, DWI)에서는 뇌경색이 일어난 지 수 분 이내에 뇌경색 부위가 고신호강도, 즉 하얗게 보여 뇌경색을 조기에 쉽게 진단할 수 있다. 정상적인 인체조직 내에서는 물 분자들이 자유롭게 확산 운동을 하는데, 뇌경색이 일어난 부위에서는 물 분자의 확산운동이 저하되게 된다. DWI영상에서는 물 분자의 확산이 저하되면 고신호 강도로 보인다. 급성 뇌경색에서 물 분자의 확산이 저하되는 기전은 세포독성 부종으로 인하여 세포 외부공간이 감소하여 물 분자의 확산이 어려워져서 일어나는 것으로 생각된다.

뇌경색의 초급성기 및 급성기에 DWI에서 고신호강도가 나타나며, 아급성기부터는 경색 조직내의 물 분자의 확산저하 현상이 없어져서 고신호강도로 보이지 않게 된다.

3) 열공성 경색 (lacunar infarction)의 영상 소견

Lacunar infarction은 뇌 심부를 공급하는 관통동맥의 폐색으로 인하여 일어난다. 위치는 뇌 기저핵, 시상, 뇌교 등이며 DWI에서 직경 15mm 이하의 둥근 고신호 강도로 보인다. 각각 부위를 공급하는 관통동맥의 해부학을 알고 있는 것이 중요하다.

기전은 관통동맥의 lipohyalinosis나 색전에 의한 폐색으로 생각되며, 당연히 뇌의 영역성 뇌경색 (territorial infarction)에 비해 예후가 좋다.

4) 경계성 뇌경색 (Borderzone infarction)

(1) 피질 경계성 뇌경색

중대뇌동맥 지배영역과 전대뇌동맥 지배영역, 중대뇌동맥 지배영역과 후대뇌동맥 지배영역 사이 경계에 생기는 뇌경색으로 혈관의 지배영역 경계 부위에 점상으로 보이는 뇌경색을 말한다. 기전으로는 뇌의 전반적인 저관류 상태 (저혈압 등)일 때 잘 발생한다.

(2) 내부 경계성 뇌경색

뇌 반구의 corona radiata나 centrum ovale와 같은 백질 부위에 염주 모양이나 자전거 체인 모양의 점상의 뇌경색이 이어진 형태로 보인다. 기전으로는 내경동맥이나 큰 뇌동맥의 심한 협착이나 폐색이 있을 때 생기며, 피질 경계성 뇌경색에 비해 예후가 좋지 않다.

5) 급성 뇌경색의 중재시술 (Acute stroke Intervention)

뇌동맥이 막혀 허혈 상태가 되었을 때 뇌 조직이 비가역적인 손상을 받지 않고 기능 저하만 일어난 부위가 존재하는데, 이와 같은 부위를 허혈반영부 (ischemic penumbra)라고 한다. 허혈반영부위는 이른 시간에 혈류가 재개되면 영구적인 뇌경색에 빠지지 않고 정상 조직으로 복귀하게 된다. 그러므로, 뇌경색이 발생한지 수시간 이내에 막힌 혈관을 재개통 시키면 환자의 신경학적 손상을 최소화할 수 있게 된다.

막힌 뇌혈관내의 혈전을 제거하여 재개통 시키는 시술을 혈전제거술 (endovascular thrombectomy)라고 하며, 이 시술은 2015년 발표된 여러 연구들의 결과에 의해 현재는 표준 치료법으로 받아들여지게 되었다. 전남대병원 영상의학과에서는 2010년 12월부터 뇌경색 환자에 대해 혈전제거술을 시행하고 있으며, 매년 120명 정도의 환자가 시술을 받고 있다. 혈전제거술은 뇌경색 치료의 획기적인 전기를 마련하게 되었고 시술 기법이 점차 발전하고 있으며 매년 치료받는 환자 수도 증가하고 있다.

혈전제거술의 방법은 다음과 같다. 대퇴동맥을 통하여 도관을 삽입하여 내경동맥에 위치시키고, 이를 통하여 직경 1-2mm의 미세도관을 막힌 뇌동맥까지 위치시킨다. 이 미세도관 내부로 혈전을 제거할 수 있는 미세 스텐트를 삽입하여 펼친 후 이 스텐트를 이용하여 혈진을 체외로 끄집이내게 된다.

현재 혈전제거술에 의한 혈관 재개통율은 우리 병원에서는 90% 정도이며, 이 시술을 받은 환자 90일째 좋은 임상결과의 비율은 45% 정도이다. 최근에는 허혈반영부가 큰 경우에는 뇌경색이 생긴지 16시간이나 24시간이 경과한 뇌경색 환자들에서도 혈전 제거술이 효과가 있음이 입증되어 치료적 응증이 확대되고 있다.

2. 뇌출혈의 분류

1) 뇌출혈의 분류

뇌출혈의 가장 흔한 원인은 두부외상이다. 이 장에서는 두부외상을 제외한 뇌출혈 (spontaneous intracerebral hemorrhage, ICH)에 대해 이야기하고자 한다. 뇌출현은 뇌실질출혈 (intraparenchymal hemorrhage)과 지주막하 출혈 (subarachnoid hemorrhage)로 나눈다.

2) 뇌실질출혈 (Intraparenchymal hemorrhage, IPH)의 원인

IPH의 원인은 연령에 따라 다르다, 40세 이상에서 흔한 원인으로는 고혈압, 아밀로이드병증 (cerebral amyloid angiopathy), 혈액응고질환, 그리고 종양 등이 있고, 40세 미만 젊은 연령에서는 동정맥 기형이 있다. 드문 원인으로는 정맥혈전증, 경막동정맥루, cavernous angioma, 모야모야병, 혈관염 등이 있다.

3) 뇌출혈의 CT 소견

뇌출혈은 CT에서 고음영 (hyperattenuation)으로 보인다. 그 이유는 혈관 외로 유출된 혈액의 주성분인 적혈구 내의 단백질 성분 때문이다. 적혈구 내의 헤모글로빈은 2개의 alpha chain과 두 개의

beta chain으로 구성된 단백질 덩어리이다. 단백질은 밀도가 높고 CT에서는 밀도가 높은 조직은 고음영으로 보이게 된다. 혈액이 혈관 내로 유출되면 혈장은 급속히 흡수되고 적혈구끼리 뭉치게 되면서 밀도는 더욱 높아지게 된다.

급성기가 지나 단백질이 파괴되고 대식대포의 탐식작용에 의해 헤모글로빈이 제거되면 고음영 효과는 사라지게 된다.

4) 뇌출혈의 MRI 소견

뇌출혈의 MRI 소견은 출혈 시기에 따른 적혈구내 헤모글로빈의 대사변화에 따라 달라진다. 헤모글로빈은 oxyhemoglobin, deoxyhemoglobin, intracellular methemoglobin, extracellular methemoglobin, hemosiderin으로 대사 과정을 거치게 된다. 출혈 후 초급성기에는 적혈구 내의 oxyhemoglobin 상태, 급성기에는 deoxyhemoglobin 상태, 초기 아급성기에는 intracellular metHb, 후기 아급성기에는 extracellular metHb, 만성기에는 hemosiderin상태로 존재한다.

혈종은 초급성기에는 T1WI에서 주위 뇌실질과 등음영 (isosignal intensity), T2WI에서 고음영, 급성기에는 T1에서 등음영, T2에서 저음영, 초기 아급성기에서는 T1 고음영, T2저음영, 후기 아급성기에서는 T1, T2에서 고음영으로 보인다. 만성기에는 T1, T2에서 모두 저음영으로 보인다.

5) 지주막하 출혈

(1) 원인

자발성 급성 지주막하 출혈 (acute subarachnoid hemorrhage, SAH)의 가장 흔한 원인은 뇌동맥류 파열이다. 뇌동맥류는 윌리스환 (Willis circle) 주위에 주로 발생하며, 전교통동맥, 후교통동맥, 기저동맥 분지부, 중대뇌동맥 분지부 등이 호발 부위이다. 그 외, 전교통동맥의 pericallosal artery, 내경동맥의 안동맥 주위나 paraclinoid segment에도 잘 발생한다.

(2) CT 소견

뇌혈관은 지주막하 공간에 위치하므로 뇌동맥류가 터지게 되면 지주막하 공간을 따라 뇌출혈이 퍼지게 된다. CT소견으로는 뇌의 기저뇌조, 실비안 열, 그 외 뇌조를 따라 고음영의 혈액이 관찰된다. 원래 지주막하 공간에는 뇌척수액 (cerebrospinal fluid, CSF)이 흐르고 있으므로 정상 CT에서 지주막하 공간은 물과 같은 저음영으로 관찰된다.

지주막하 공간은 뇌실과 연결되어 있으므로 혈액이 뇌실로 흘러 들어가서 뇌실내 출혈이 발생할 수도 있으며, 혈액이 CSF의 흐름을 막아 뇌수종이 발생할 수 있다. 동맥류 파열시 일차적인 소견은 급성 SAH이나 출혈이 많을 경우에는 혈종이 생기기도 한다.

6) 뇌혈관 기형

뇌혈관 기형은 capillary telangiectasia, cavernous angioma, venous angioma, arteriovenous malformation으로 분류한다.

(1) 동정맥 기형 (Arteriovenous malformation)

동정맥 기형은 뇌동맥과 뇌정맥이 엉켜있는 실타래와 같은 형태를 가지며, 내부에 정상적인 모세혈관이 없어 동맥압이 정맥으로 바로 전달되게 된다. 동정맥 기형은 소아나 청년의 자발성 뇌출혈의 흔한 원인이며, 증상은 뇌출혈에 의한 증상, 간질발작, 국소 신경학적 결손, 두통 등이 있다. 영상 소견에서 동정맥 기형은 feeding arteries, nidus, draining vein의 구조를 가져야 한다. 동정맥 기형의 핵(nidus)를 이루는 구조물은 비정상적인 정맥이며, 동정맥 기형을 통과하는 혈류가 많고 빠르기 때문에 섭식 동맥과 배출정맥은 구불구불하게 늘어나 있다.

(2) 해면상 혈관종

해면상 혈관종은 과오종의 일종이며, 내부에 다양한 시기의 출혈이 혼재하며 석회화와 신경교종을 동반하고 있다. 혈관조영술에서는 보이지 않으며, CT에서는 내부의 출혈 때문에 고음영으로 보이며 보통 원형의 형태를 가진다. MR에서는 다양한 시기의 출혈을 동반한 원형 종괴로 보이는 특징적인 팝콘모양을 보인다.

3. 뇌종양의 영상소견

1) 뇌 종양 영상 검사의 목표와 일반적인 접근방법

목표는 종양을 감별진단하고, 종양의 악성도를 예측하여 결국 환자의 예후를 예측하는데 있다. 뇌영상에서 종괴가 의심되는 병변이 보일 경우, 다음 몇 가지를 생각해야 한다. 첫 번째로 발생위치가 뇌실질인지 뇌의 주변 조직인지를 감별해야 한다. 뇌실질에 생긴 경우 intraaxial tumor, 뇌주변조직, 즉 뇌수막이나 두개골 등의 주변 조직에 생긴 경우에 extraaxial tumor라고 한다. Intraaxial tumor의 대표적인 종양은 뇌교종이 있고 extraaxial tumor의 대표적인 것은 뇌수막종이 있다. 뇌종양은 연령에 따라 잘 생기는 종양이 다른 것이 특징적이므로 진단시 환자의 연령을 염두에 두어야 한다. 소아에 호발하는 종양은 pilocytic astrocytoma, medulloblastom, ependymoma등이 있으며, 성인에서는 뇌교종, oligodendroglioma등이 잘 생긴다. 또한 종양의 위치에 따라 천막상부와 천막하부에 호발하는 종양이 다르다. 마지막으로, 종양의 CT/MRI 신호강도, 종양조직의 균질성, 조영증강 양상, 종양내 괴사나 낭성변화, 출혈, 석회화, 주위 부종, 뇌척수액 전이 여부 등을 확인한다.

2) 일반적인 MRI 신호강도

대부분의 종양은 조직 내에 물 성분이 증가하므로 T2에서 고신호강도를 보이고, T1에서 저신호강도를 보인다. 예외적으로 T2에서 저신호 강도를 보이는 경우가 있는데 이는 세포밀도가 높거나, 석회화, 섬유교원성 간질, 고단백물질 등이 있을 때이다. T1에서 예외적으로 고신호 강도를 보이는 경우는, 고단백물질, 지방조직, 종양 내 출혈에 의한 methemoglobin, 멜라닌 등이 있을 때이다.

3) 양성과 악성종양의 감별

양성종양은 경계가 좋으며, 종양 내부에 출혈이나 괴사가 없고, 종양 내부는 균일하게 보이며 종양주위 부종이나 종괴효과가 없거나 적다. 종양주위 부종은 종양세포가 분비하는 독성물질 때문에 생기며, globe-like하게 뇌백질을 따라 분포하며 T2에서 고신호강도로 보인다. 악성종양은 종양주위 부종이 심하고, 종양 내부에 괴사나 출혈이 흔하다. 악성종양은 신생미세혈관 증식이 흔하므로 종양조직에 혈액 관류가 증가되어 있다. 악성종양은 주위 조직과 경계가 불분명하고 주위조직으로 침윤하는 경향을 보인다. 또한 악성종양은 종괴 자체나 주위부종에 의해 정상 뇌조직에 종괴 효과를 나타낸다.

뇌종양 조직내의 신생혈관은 혈뇌장벽이 기능을 하지 않기 때문에 뇌종양은 조영제 주입 후 조영증강을 보일 수 있다. 따라서 조영증강 유무 만으로는 악성과 양성의 감별이 되지 않는다.

4. 외상성 뇌손상의 영상소견

1) 뇌 좌상 (Cerebral contusion)

주변 두개골의 손상과 동반한 충격이나, 또는 contre coup 손상에 의해 뇌 피질 부위의 작은 혈관 손상이 생기고 이에 의한 소량의 출혈과 부종의 소견으로 나타난다. 전두엽이나 측두엽의 기저부에 잘 생기며 출혈의 양이 적은 경우에 CT보다 MRI에서 더 잘 관찰된다.

2) 경막외 혈종 (Epidural hematoma)

경막과 두개골 내벽 사이의 공간에 생긴 혈종을 말하며, 70-80%에서 경막 동맥파열에 의해 발생한다. CT에서 볼록렌즈 모양의 고음영으로 보이는 것이 특징적이나 반달이나 초승달 모양으로 보일 수도 있다. 두개골 봉합선을 넘어서 생길 수 없으나 중심선을 넘어서 생길 수 있다.

3) 경막하 혈종 (Subdural hematoma)

경막과 지주막하 사이의 공간에 생기며, 피질교량 정맥 (bridging vein)의 파열이 주된 원인이다. CT에서 특징적으로 초승달 모양의 고음영 혈종 양상으로 보인다. 중심선을 넘어가지 못하나 두개골 봉합선을 넘어서 생길 수 있다. 두개골 골절을 동반하는 경우는 50% 미만으로 경막외 혈종보다 드물다. 아급성이나 만성 경막하 혈종은 CT에서 잘 보이지 않아 MRI 검사가 진단에 도움이 된다.

4) 미만성 축삭 손상 (Diffuse axonal injury)

자동차 사고와 같이 급가속이나 감속에 의해 뇌가 심한 회전력에 의해 손상 받을 때 일어나며, 축삭의 미만성 손상과 주위 미세혈관의 손상이 일어나는 것을 말한다. 피질백질 접합부, 뇌량, 뇌간의 뒤쪽에서 잘 생기며, 영상 소견은 상기 부위에 미세출혈 소견으로 나타난다. 이 미세출혈은 MRI의 gradient echo 시퀀스에서 잘 보인다.

소아신경진단학/저긴장 증후군

우영종

일반 학습 목표

1. 신경 발달에 대한 지식을 이용하여 소아신경질환의 진단법을 배운다.
2. 저긴장증후군의 원인 질환, 특징적인 임상양상을 기술한다.

구체적 학습 목표

1. 연령에 따른 신경학적 검사방법의 차이점을 인지하고 적용할 수 있다.
2. 근긴장도를 평가하는 방법을 설명할 수 있다.
3. 저긴장의 원인들에 따른 진단을 할 수 있다.

소아의 신경계 진찰은 진찰 대상의 발달 연령에 따라 병력 청취나 신경학적 진찰 방법이 달라지게 된다. 신경계질환의 증상도 발달 연령이 어릴수록 국소신경증상을 나타내지 않고 다른 신체 질환의 증상들과 감별하기 어려운 경우가 많아 우선적으로 발달에 대한 이해가 필요하게 된다.

1. 병력 청취

신경 증상의 발생한 시간, 빈도, 경과 및 관련증상 등에 대하여 면밀히 물어보아야 하며 영유아의 경우에는 엄마의 임신, 분만력, 수유, 수면, 발달력, 가족력 등을 조사한다. 모유나 음식의 섭취, 소화기계의 증상의 유무, 신장 및 체중 증가, 수면 양상 등에 대하여도 조사하고 시력과 청력, 언어 발달, 대인관계, 눈맞추기, 놀이행태 및 양육 상황 등에 대하여 조사한다. 학동기 아동의 경우에는 학교 생활의 적응에 대하여도 조사한다. 과거 병력을 조사한다.

2. 일반 진찰

신장, 체중 등의 일반적인 신체 계측과 2세 미만의 영유아들은 필히 두위를 측정하여야 한다. 두개골, 얼굴, 손 등의 선천기형의 유무에 대하여 조사하며 피부, 골격, 근육 및 내부 장기에 대한 일반적인 진찰을 시행한다.

3. 신경학적 진찰

1) 신생아 및 영아기

영아기에는 이상 국소 증상이 있는지, 정상적으로 있어야 할 반응이 결여되어 있는지, 정상 반응이 좌우 대칭적으로 잘 나타나는지, 발달하면서 소실되어야 할 생리적인 반응(원시 반사) <표 1>이 오랫동안 지속되는지, 정상적인 행동발달이 나타나지 않고 지연되는지 등을 조사한다. 특히 머리 부위의 평가가 중요하며 반사, 근력과 근긴장도, 뇌신경에 대한 진찰이 필요하다.

〈표 1〉 원시 반사의 소실 시기

반 사	소실 시기
Rooting reflex	3개월
Sucking reflex	3개월
Moro reflex	3개월
Trunk incurvation reflex	1-2개월
Crossed extension reflex	1-2개월
Grasp reflex	3개월
Placing reflex	3-4개월
Stepping reflex	1개월
Tonic neck reflex	3-4개월
Landau reflex	1-2년

2) 취학전 아동기

이 시기의 중요한 발달은 언어 및 사회성의 발달이 두드러지는 바 이에 대한 진찰이 필요하다. 대개 출생 후 2년이 지나면서 두 단어, 3년이 지나면서 세 단어 문장을 말할 수 있으면 정상으로 간주할 수 있으나 정상적으로도 4년이 지나면서 표현성 언어의 발달이 이루어지는 발달성 언어지연이 흔하므로 이 시기에는 언어발달 지연의 진단에 주의가 필요하다. 이 시기에는 손과 눈의 협동기능이 발달되는데 손으로 그리는 모양을 보아 2년이 지나면서 끄적거리거나 3년이 지나면서 동그라미 모양을 따라 그릴 수 있으면 정상적으로 판단할 수 있으며 집이나 인물을 그리는 것으로 지적인 발달을 평가 할 수도 있다. Soft neurological sign <표 2>들을 평가하는 시기이다.

〈표 2〉 Position-oriented neurologic examination
- assessment for overflow movements

(1) Sitting assessment
- ① Spontaneous motility(3 minutes)
- ② Muscle power, tone, mass
- ③ Reflexes
- ④ Sensory exam:
  finger localization,
  double simultaneous stimulation,
  graphesthesia,
  stereognosis

(2) Standing assessment
- ① Posture
- ② Spontaneous motility(2 minutes)
- ③ Posture with arm extended palms up and palms down
- ④ Assessment for involuntary movements
- ⑤ Mouth opening/ finger spreading phenomenon
- ⑥ Diadochokinesis and associated movements
- ⑦ Finger nose test
- ⑧ Fingertip touching test
- ⑨ Finger opposition test

⑩ Standing with eyes closed

(3) Assessment of gait and station

① Gait

② Walking a straight line

③ Walking on tiptoes

④ Walking on heels

⑤ One-foot stand

⑥ Hopping on one foot

⑦ Catch a ball

⑧ Trunk

(4) Prone or supine assessment

① Examine spine

② Knee-heel test

③ Sitting up without use of hands

(5) Sitting assessment of the head

① Musculature of face

② Eyes

③ Ears

④ Mouth

3) 학동기

이 시기부터는 계통적인 신경학적 진찰의 수행이 가능하다.

(1) 정신 상태 :

① 의식상태(시간, 공간, 사람에 대한 지남력, 기억력)

② 언어 발달 수준

③ 시각-공간지각-운동의 조화(visual-spatial-motor integration)

④ 주의력

⑤ 좌우 차이(dominance)

(2) 뇌신경 : 제1뇌신경부터 제12뇌신경까지 계통적으로 실시.

(3) 근력과 근 긴장도

(4) 감각계 검사 : 촉각, 위치, 진동, 통각에 대한 감각

(5) 심부 건 반사

(6) 소뇌 기능 검사

4. 진단적 특수 검사

1) 요추 천자와 뇌척수액 검사

(1) 위치 : L4-L5 or L3-L4

(2) 요추천자의 금기 사항

① 두개내압의 상승, 경천막 뇌탈출의 임박 증상

② 천자 부위의 피부 감염

③ 심한 혈소판 감소증

2) 경막하 천자

3) 뇌실 천자

4) 신경방사선학적 검사

(1) 두개골 단순 촬영:

① 급성 뇌압 상승 - 봉합선이 벌어짐

② 만성 뇌압 상승 - posterior clinoid proces의 침식, 터키안의 확장, 뇌회 흔적의 증가

(2) CT 스캔, MRI, SPECT, PET, 뇌혈관 촬영, 뇌초음파 검사 등

5) 뇌파 검사

6) 유발전위 검사

5. 저긴장 증후군

근 긴장도(muscle tone)란 피동 운동에 대한 저항성 및 안정 휴식 상태하의 근 탄력성을 말한다. 이는 근육 및 관절의 물리적 특성에 의하여 결정되며 γ 운동 신경계를 통하여 중추 및 말초 신경계에 의하여 조절된다. 근 긴장도가 저하되어 있는 경우를 저긴장 증후군이라고 하는데 신생아기에는 자발 운동이 적고 이상한 자세를 취하는 아이로서 영아기에는 운동 발달이 늦은 아이로서 내원하게 된다.

1) 근긴장도의 평가

(1) 객관적인 평가

① 복와위 보지(ventral suspension)

② 배와위에서의 견인반응(traction response)

(2) 정지 상태하에서의 근긴장도(resting tone)

① 근육의 경도(consistence)

② 관절의 신전도(extensibility)

(3) 반사성 긴장도(reflex tone)

① 피동성(passivity); 관절을 급격히 흔들었을 때의 저항의 정도

2) 늘어지는 영아 증후군 (Floppy infant syndrome)

(1) 정의 : 심한 근긴장 저하로 인하여 헝겊 인형과 같은 형상을 보이는 영아를 말하는데 ① 흔히 볼 수 없는 이상한 자세, ② 수동적 운동에 대한 관절 저항의 감소, ③ 관절 가동역의 확대를 보이게 된다.

(2) 원인 : 저긴장을 보이는 다양한 원인이 존재하며 ① 근력 저하 및 이완성 마비를 동반하는 경우(마비군)과 ② 근력 저하를 동반하지 않는 경우(비마비군)로 분류할 수 있다 <표 3>.

표 3. Floppy infant의 분류

마비성상태 (근력 저하를 동반)

1. 유전성 척수 근육 위축증(hereditary spinal muscular atrophy)
    - Werdning-Hoffmann병
    - Kugelberg-Welander병
2. 선천성 근병증(congenital myopathy)
    - Central core병
    - Nemaline근병증
    - 대사성 근병증; Glycogen 축적증 II, III, IV형
      - 지질축적근병증
      - 미토콘드리아근병증
3. 기타 신경근 질환
    - 선천성 근 이영양증(congenital muscular dystrophy)
    - 선천성 긴장성 근 이영양증(dystrophia myotonica)
    - 신생아 중증 근무력증(myasthenia gravis, neonatal form)
    - 말초신경증(peripheral neuropathies)

비마비성 상태

1. 중추신경계 질환
    - 뇌성마비(hypotonic cerebral palsy)
    - 정신박약(특발성)
    - 대사이상 질환
    - 염색체이상 질환; Down증후군
    - 분만 손상, 두개내 출혈, 저산소증
2. 결체조직질환
    - 선천성 인대이완증
    - Ehlers-Danlos증후군
    - Marfan 증후군
    - 골형성부전증
    - 뮤코다당축적증(mucopolysaccharidosis)
3. Prader-Willi 증후군(저긴장-비만 증후군)
4. 대사, 영양, 내분비 장해
    - 갑상선기능저하증
    - 구루병
    - 고칼슘혈증
5. 양성 선천성 저긴장(benign congenital hypotonia)

(3) 검사 : 병력, 이학적 검사, 자발 운동, 근력 저하의 유무, 근긴장 저하의 분포, 건반사, 지능 발달의 정도, 근전도 및 근생검 등을 검사한다.

6. 유전성 척수근육 위축증(Hereditary spinal muscular atrophy, SMA)

상염색체 열성 유전을 보이는 척수 근육 위축증은 태생기의 세포 자멸사(apoptosis) 과정이 비정상적으로 진행되어 척수 전각 운동신경세포의 변성을 보이는 질환으로서 Duchenne 근이영양증 다음으로 많은 신경근 질환이다. SMN1 유전자의 결손이나 돌연변이를 보인다.

1) 분류

발증 연령과 병의 진행경과에 따라 4형으로 분류한다.

(1) 1형 척수근육 위축증 (Werdnig-Hoffmann병)

지능은 정상이나 태아기 혹은 영아 조기부터 심한 근력저하와 근 긴장저하, 근위축을 보이며 심부건반사의 소실을 보인다. 혀 및 악 안면근을 침범하나 외안근 및 괄약근의 장애는 보이지 않는다. 중력을 이기지 못하여 전형적인 개구리 다리 모양의 자세(frog leg posture)를 보이며 머리도 가누지 못하며 호흡 곤란과 수유 장애를 보인다. 선천성 관절 구축(10%)과 근위부 근육의 장애가 심하고, 특히 하지가 더욱 강하게 침범하나 심근의 장애는 없다. 혈청 CK도 정상이며 근전도와 근생검에는 신경원성의 변화를 보인다. 2/3 이상에서 2세 이내에 사망한다.

(2) 2형 척수근육 위축증 (중간형)

생후 수 개월에서 24개월 사이에 발생하며 1형보다는 경한 근력 저하를 보인다. 호흡 장애는 보이지 않으며 수유도 정상적이다. 점차 진행되어 걸을 수 없게 되나 앉을 수는 있고, 척추 측만 등을 보인다. 대부분 10세 이전에 사망한다.

(3) 3형 척수근육 위축증 (Kugelberg-Welander병)

생후 24개월 이후에 발생하는데 비교적 서서히 진행하여 영아기에는 정상적인 발육을 보인다. 근위부 근력 저하가 심하여 Gowers 징후도 볼 수 있다. 발병 후 20-40년 동안은 걸을 수 있다.

(4) 4형 척수근육 위축증

근력 약화를 10대나 20대에 처음 경험하게 된다. 운동 장애는 미약하여 호흡곤란이 없다. 대부분 성인기에도 걸을 수 있다.

참고 문헌

1. 홍창의 소아과학. 안효섭, 신희영편 2016년
2. 소아신경학. 제2판 대한소아신경학회 2014년

Chapter 02

두개내압

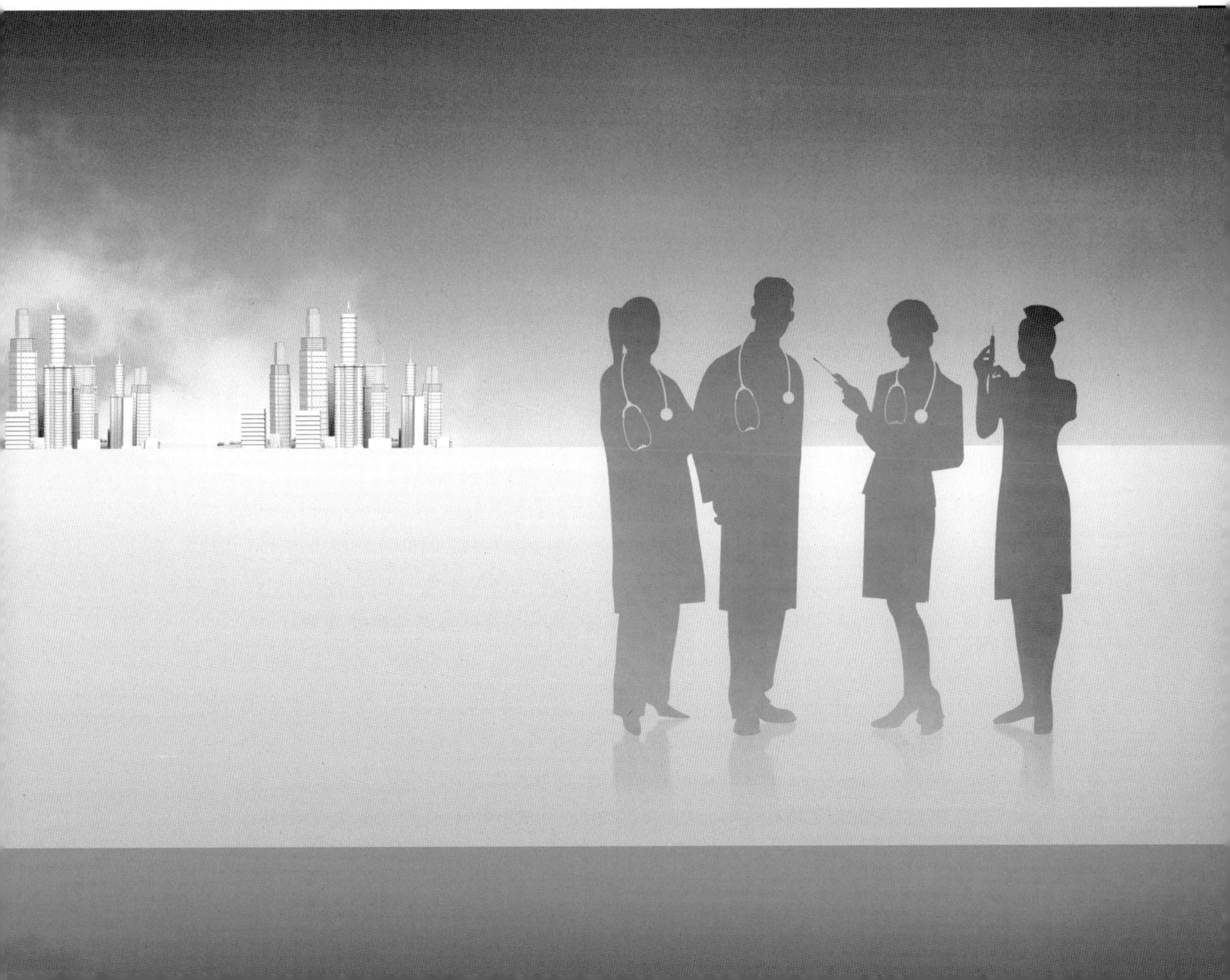

두개내압(Intracranial Pressure)

김인영

학습 목표

- 두개내압과 관련된 두개강의 해부학적인 구조와 기능을 안다.
- 정상 두개내압(ICP)의 범위를 안다.
- ICP 측정 방법의 종류를 안다.
- 두개강 용적과 압력과의 관계를 이해한다.
- 두개내압 항진과 뇌기능 장애를 이해한다.
- 두개내압 항진과 이상 생체 징후를 안다.
- 두개내압 항진과 뇌혈류의 관계를 이해한다.
- 두개내압 항진으로 인한 두통과 구토의 기전을 안다.
- 뇌부종의 정의 및 종류를 안다.
- 뇌 허니아의 종류 및 각각의 임상 증상을 안다.
- 두개내압 항진의 약물 및 수술 치료를 안다.

"두개내압"이란 대기압에 대한 상대적인 관계를 감안한 두개내에서의 압력을 말한다. 즉, 대기압, 중력에 의한 수압(hydrostatic pressure) 및 신경계의 탄성율(elastance)과 용적에 의해 결정되는 압력으로서, 심장 및 호흡의 주기와 뇌의 생리학적 상태에 따라서 변동될 수 있는 역동적인 압력이다.

이 장에서는 두개내압과 관련된 해부학적인 구조 및 이에 따르는 기능, 두개내압 항진이 발생할 수 있는 임상적인 상황들 및 이에 대한 병태생리학적인 기전을 기술하며, 두개강 내압 항진의 진단 및 이를 효과적으로 치료할 수 있는 약물 및 수술 치료법들을 소개하고자 한다.

1. 해부 및 생리

1) 두개척추강과 그 내용물

두개강(intracranial cavity)은 몇 개의 구멍이 뚫린 두꺼운 뼈로 둘러싸여 있고, 소뇌 천막(tentorium cerebelli)에 의하여 두 구획이 구분되며 이들 각 구획은 천막절흔(tentorial incisura)을 통하여 서로 통할 수 있도록 형성되어 있다. 두개강은 근본적으로 확장될 수가 없으므로 두개강 내의 용적은 사실상 두개강내압에 관계없이 일정하다.

두개강은 비압축성(noncompressible)인 고형물질로 가득차 있는 견고한 구(sphere)라고 하는 사실이 Monro-Kellie 학설(doctrine)의 기본 개념이다. Monro가 주장한 이론에 의하면 두개강내에는 용적이 변화 할 수 있는 두 가지의 내용물이 있는데 그것은 뇌조직과 혈관내의 혈액이며, 이들 중의 그 어느 것도 더 이상 압축되지 않고 두개골은 늘어날 수가 없으므로 두개내의 혈액의 양은 내내 일정하다는 것이 그의 주장이었다. 40년 후에 Kellie도 이 주장을 뒷받침하는 이론을 주장하였으나 1846년 Burrows는 뇌척수액의 개념을 도입하여 다음과 같은 결론을 내렸다. 즉, 뇌의 혈액량은 사실상 상황에 따라 변화하며 혈액량이 변화한 만큼 두개강 내의 다른 구획 즉 뇌조직이나 뇌척수액의 양이 상반되는 변화를 동반하게 된다고 하는 수정된 Monro-Kellie학설을 주장하였는데 1900년대에 Cushing이 이 이론을 신경외과에 도입한 이래 현재는 보편화된 이론으로 정립되었다.

2) 두개내 뇌척수액 동력학(Dynamics)

뇌실질 자체만으로도 75-80%의 수분을 함유하고 있으므로 두개척수강의 80-90%를 차지하는 것은 결국 물이다. 그러므로 두개척수강에서 물의 분포가 곧 두개강내압의 가장 중요한 결정인자라고 할 수 있을 것이다. 뇌부종이나 수두증에서의 뇌압의 상승은 그 좋은 예가 될 수 있다.

두개척수강은 생리학적으로 4구획으로 구분될 수 있고, 각 구획은 그 속의 물을 따로 관리할 수 있다. 이중 두 구획은 각각 뇌척수액과 혈액을 함유하는 구획이며, 뇌실질내의 세포내공간과 세포외공간이 또 다른 두 구획을 구성한다. 성인 두개강은 약 87%의 뇌, 9%의 뇌척수액, 4%의 혈액을 함유한다. 세포외공간은 전체 뇌용적의 15%를 차지한다. 전형적인 성인 두개강용적을 1500㎖로 본다면 이중 1100㎖는 세포내 공간, 200㎖는 세포외공간, 140㎖는 뇌척수액공간, 60ml는 혈액이 차지하는 공간이 된다. 뇌척수액의 80-90%가 맥락총(choroid plexus)에서 형성되며 20%는 조직간액(interstitial fluid)으로부터 유출된 것이다. 또한 뇌척수액은 성인 및 소아에서 약 0.35-0.4㎖/min의 속도로 만들어진다.

3) 정상 두개강내압

정상 두개강내압은 박동성인데 이는 주로 호흡과 심장 박동 때문이다. 요추 천자를 통한 뇌척수액압의 정상 하한치는 50 mmH_2O이고 상한치는 200 mmH_2O이다. 정상 두개강내압은 5 mmHg에서 10 mmHg사이에서 변동하는데 상한치는 15 mmHg이다.

두개내압 상승의 정의는 두개내압이 15-20 mmHg이상으로 지속되거나 고평부파(plateau wave) 같은 압력파(pressure wave)가 나타나는 경우이다.

정상에서도 요추 천자를 통한 뇌척수액압은 측와위(lateral recumbent position)에서 좌위(座位, sitting position)로 체위를 변경시키면 일차적으로 압력이 상승된 후 20-30초 후 다시 이차적으로 일시적인 압력 상승이 뒤따른다.

Magnae는 이러한 이차적 압력의 상승을 뇌혈관의 자동조절(autoregulation)로 설명하고 있다. 즉 측와위에서 좌위로 체위를 취하면 뇌혈관의 압력은 일시적으로 감소되나 뇌혈관의 이에 대한 자동조절 현상으로 뇌혈관은 확장되어 뇌척수액압이 일시적으로 상승된다. 그 다음 점차 동맥압이 정상으로 복귀되면서 뇌혈관은 다시 수축되어 뇌혈액용적이 감소되므로 두개내압이 저하된다는 것이다.

4) 두개강 내압의 측정 방법

두개강내압의 측정이 가능한 장소는 지주막하, 경막하, 뇌실, 뇌실질내 및 경막외이다 **<그림 1>**. 가장 일반적인 뇌압측정 장소는 뇌실내 측정이며, 이 방법으로는 두개내압 상승에 대한 치료로서 뇌척수액 배액이 가능하다.

뇌실천자(ventricular puncture)를 통한 뇌실압의 측정이 가장 정확하고 표준적인 두개강내압 측정 방법으로 알려져 있다. 그러나 뇌실이 좁아진 경우 정확한 시술이 어렵고, cannula의 끝이 맥락막종(choroid plexus)이나 상의 세포(ependymal cell)에 의하여 막힐 수 있으며 장기간 유지시 감염의 위험이 높아질 수 있다는 단점이 있다.

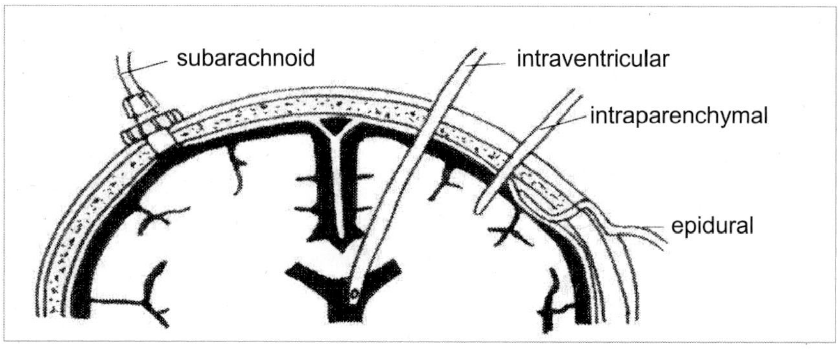

〈그림 1〉 두개내압 측정장소

5) 두개강내 용적과 압력 관계

두개강내의 뇌, 혈액과 뇌척수액 중 한가지의 용적에 변화가 발생하면 그 중 다른 것들은 그에 상반되는 변화를 겪는다. 두개강내 종양이나 종창이 점점 커질수록 뇌척수액을 두개강 밖 척수강내로 밀어내서 뇌척수액의 양이 감소되지만 더 진행되면 뇌혈액의 용적을 감소시켜 두개강 내압을 일정하게 유지시킨다. 여기서 두개강내 공간점유병소(space occupying lesion)가 커지는 속도와 이를 완충하는 뇌척수액의 이동(shift)은 두개강내압을 일정하게 유지하기 위해서 아주 중요한 요소이다.

실험적으로 Rhesus monkey의 두개강내 경막외부에 풍선을 삽입후 내부에 1㎖/hr의 속도로 물을 주입시키면 일정한 양을 주입하기까지 두개강내압은 상승되지 않는다. 그러나 계속 더 많은 양의 물을 주입시키면 그때부터 두개내압은 급격히 상승하며, 이후부터는 두개 내압 항진에 대한 완충 기능이 소실되었음을 의미한다.

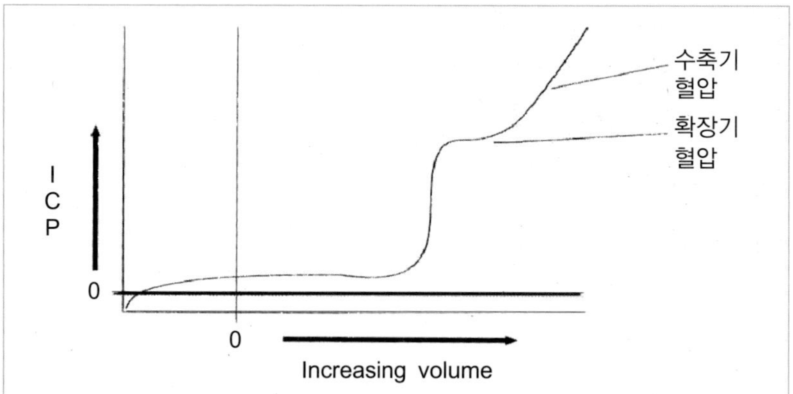

〈그림 2〉 두개강내압의 압력/용적 곡선

두개내의 용적/압력 상관관계를 이해하려면 두개강 내용물들의 탄성(compliance)과 탄성율(elastance)의 개념이 중요하다. Compliance(dV/dP)란 두개강내에서 압력 증가를 완충할 수 있는 신전성(distensibility)을 의미하며 elastance(dP/dV)는 compliance와는 반대로 두개강 내 공간점유병소의 확대로 인하여 나타나는 저항(resistance)을 의미한다. 그러므로 compliance가 높다는 것은 두개강내 용적이 크게 증가해도 압력의 상승은 적다는 것을 의미하며, elastance가 높다는 것은 두개강의 용적이 조금만 변화해도 두개내압은 크게 상승한다는 것을 의미한다.

2. 뇌혈류의 조절

1) 뇌혈관의 생리(Physiology of Cerebral Vessels)

정상적으로 뇌혈관은 고도의 resting vasomotor tone을 유지한다. 이것은 동맥내 탄산가스의 분압과 세포외액속에 정상적으로 존재하는 칼륨의 농도에 의하여 유지된다. 최근에는 Prostaglandin(PG)이나 Arachidonic acid의 유도체들이 뇌혈관을 통제하는데 중요한 역할을 한다고 알려졌다.

뇌혈류는 뇌조직에 충분한 산소와 포도당을 공급하여 정상 뇌대사기능을 수행할 수 있도록 조절된다. 즉, 전신동맥압이 하강하면 뇌혈관은 정상 혈류를 유지하기 위하여 확장되고, 전신 동맥압이 상승하면 반대로 뇌혈관은 수축한다. 이와 같이 뇌의 혈류량을 일정하게 유지시키는 기전을 자동조절(autoregulation)이라고 한다.

전신동맥압의 변화에 대하여 자동조절은 수초 내에 반응한다. 자동조절이 손상되면 뇌혈류변화는 느려지고 불완전해지며, 자동조절이 손상되면 뇌혈류변화는 느려지고 불완전해지며, 자동조절이 아예 없어지면 뇌혈류는 전신 동맥압에 정비례적으로 변화하게 된다.

자동조절기능은 전신동맥압이 50mmHg에서 160mmHg 사이일 때 작동한다. 이 범위내에서는 전신동맥압이 하강하면 뇌혈관들은 혈관 저항을 증가시키게 된다. 그러나 전신동맥압이 160mmHg를 넘어서면 혈관 수축은 중지되고 전신동맥압에 의한 수동적 혈관확장이 발생하면서 혈뇌장벽(blood-brain barrier)이 파괴된다. 반대로 전신동맥압이 50mmHg 이하로 감소하게 되면 그에 비례해서 뇌혈류가 줄어들게 된다.

뇌혈류는 뇌조직에서 요구하는 산소와 포도당의 양에 아주 밀접하게 연계되어 있는데, 이것을 혈류-대사 결합(flow-metabolism coupling)이라고 한다. 이 혈류-대사 결합의 관계에 불균형이 초래된다면 위험한 상황이 된다. 즉, 뇌혈류가 대사요구량을 넘어서면 충혈상태가 초래되어 뇌부종이나 뇌출혈이 될 수 있는 것이다.

대뇌반구에서 뇌혈류가 30ml/min/100gm 이하로 저하되면 어지러움(dizziness), 졸림(somnolence) 등의 증세가 시작되고, 국소적으로 그 이하가 된다면 반신마비, 실어증 등의 국소적인 임상소견이 발생한다. 뇌혈류가 16~20mL/100gm/min 이하가 되면 신경의 전기생리학적인 활동성에 지장이 초래되고, 10~12이하이면 이온펌프손상이 초래되어 세포독성부종이 발생한다. 10mL/100gm/min 이하이면 세포 대사에 이상이 생겨 세포의 괴사를 초래한다 <표 1>.

〈표 1〉 뇌혈류 감소시의 역치와 현상

Cerebral blood floow (mL/100g/minute)	Threshold	Consequences
40-60	-	Normal
20-30	Neurological function	Start of neurological symptoms altered mental status
16-20	Electrical failure	Isoelectric electroencephalogram Loss of evoked potentials
10-12	Ionic pump failure	Na^+ and K^+ pump failure Cytotoxic edema
<10	Metabolic failure	Complete metabolic failure with gross disturbance of cellular energy hemeostasis

2) 뇌혈류의 조절 기전

성인의 뇌는 체중의 2-3%를 차지하면서도 심박출양의 15-20%에 해당하는 혈액을 공급받으며, 몸에서 사용하는 산소의 20%를 소모하는 기관이다. 매 24시간마다 정상 뇌는 71리터의 산소와 100그램의 포도당을 공급받기 위하여 약 1,000리터의 혈류를 필요로 한다. 그러므로 뇌가 혈액, 산소, 포도당을 원활히 공급받으려면 이러한 혈액전달 체계가 매끄럽게 작용하여야 한다. 만일 이러한 체계에 문제가 발생하면 20초 내에 의식 소실이 발생하고, 4-8분 내에 비가역적인 중추신경계의 손상을 받게 된다.

뇌는 뇌혈류를 일정하게 유지하기 위한 여러 안전 장치를 가지고 있다. 첫째, 기능적 활동 상태나 대사적 활동 상태에 따라서 조절될 수 있는데 이것을 혈류-대사 결합(flow-metabolism coupling) 또는 대사성 조절(metabolic autoregulation)이라고 하며, 둘째, 동맥혈내 산소나 탄산가스의 분압에 따라 조절될 수가 있어서 이를 산소 및 탄산가스 혈관 반응성(oxygen or carbon dioxide vasoreactivity)이라고 일컫는다. 셋째로 뇌와 혈관을 연결 지어주는 신경이 존재하는데 이것에 의하여 뇌혈류가 조절될 수 있다고 하는 신경조절(neurogenic regulation)등이 있다.

3) 뇌압과 뇌혈류

뇌조직으로 혈액을 보낼 수 있는 압력의 크기를 뇌관류압(cerebral perfusion pressure, CPP)이라고 하며 다음과 같이 구해진다.

CPP = MAP(mean arterial pressure) - ICP

여기시 CPP는 뇌관류압, MAP는 평균 동맥압, ICP는 두개내압을 각각 표시한다.

한편 뇌혈류(CBF)는 뇌관류압(CPP)에 비례하고, 뇌혈관 저항(CVR)에 반비례하므로 다음과 같이 구할 수 있다. 즉 뇌혈류는 경동맥압에서 경정맥압을 뺀 값을 뇌혈관저항으로 나누면 구할 수 있는데, 경절맥압은 뇌압과 거의 유사한 값을 가지므로 다음과 같이 정리된다.

CBF = (MAP - ICP)/CVR

이 식은 뇌압, 뇌혈류, 뇌혈관 저항 및 전신동맥압의 관계를 간략하게 정리한 것으로 볼 수 있다. 즉 뇌혈류는 뇌관류압에 비례하고 뇌혈관저항에 반비례하는 관계이다. 뇌압이 상승하더라도 뇌혈관 저항이 감소되므로써 혈류를 유지하게 되는 것은 임상에서 이미 잘 알려진 사실이다. 뇌압이 변동될 경우 우리 몸에서 일어나는 방어기전을 보면, 용적완충반응(volume buffering response), 자동조절(autoregulation), Cushing 반응 등이 있다.

3. 두개내압 항진의 증상 및 징후

급성 고도의 두개내압 항진 환자에서는 극심한 두통 및 구토, 뇌신경마비, 의식장애, 호흡장애 등을 동반하며, 위험한 상태로서 혼수, 혈압상승, 서-빈맥 교대 등은 가장 심각한 상황이다. 만성으로 경과하는 두개내압 항진상태에서는 구역 내지 구토, 유두부종이 3대 징후이며, 이외에 현기증, 인격변화, 외전신경 마비 및 기억장애 등을 관찰할 수 있다.

1) 뇌부종

뇌의 병변에 의하여 뇌 모세혈관의 투과성이 항진되어여 수분을 포함한 Na^+이나 혈장단백 등의 혈장액체 성분이 뇌실질의 세포간 기질(interstitial matrix)에 증가하고 그 결과 뇌용적 전체가 증가하는 상태를 뇌부종이라 한다. 뇌혈관주위강(cerebral perivascular space)이 확대되고 뇌실질의 세포내 수분 등의 저류로 뇌 모세혈관이 확장되어 뇌용적이 증가 것을 뇌 종창(swelling)이라 부르고 있다. 그러나 이 두가지는 본질적으로 구별이 어렵고, 임상적으로는 감별해야 할 필요가 없어서 실제로는 동의어로 쓰이고 있다.

1967년 Klatzo는 뇌부종은 두가지 양상으로 세포독성부종(cytotoxic edema)과 혈관인성부종(vasogenic edema)이 있음을 발표하였으며, 현재까지도 이 개념이 쓰이고 있다.

(1) 세포독성부종

뇌세포막 펌프작용의 장애로 세포내 수분이 축적되어 발생한다. 이 부종의 영향은 전체적으로 미치며, 모세혈관의 투과성 장애는 일반적으로는 관찰되지 않는다. 가장 많은 원인은 저산소증이며, 뇌좌상 등에서도 관찰된다. 뇌 CT 소견 상 조영 증강되지 않는다.

(2) 혈관인성부종

임상적으로 가장 많이 관찰되는 뇌부종이다. 뇌의 모세혈관의 내피세포(endothelial cell)의 혈장 단백과 기타 다른 분자들에 대한 투과성이 증가되어서 발생하는데 뇌종양, 농양, 출혈, 경색 및 좌상 등의 병소 근접 뇌에서 발생하며, 뇌 CT 소견 상 저음영으로 보이며 조영 증강이 관찰되는 경우도 있다.

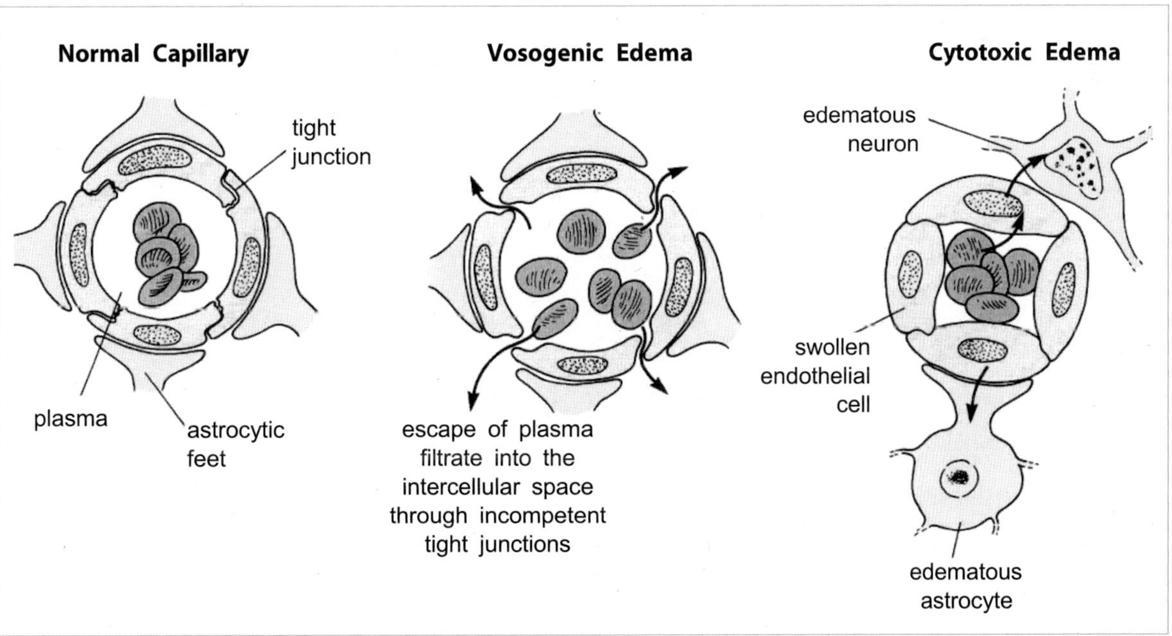

〈그림 3〉 정상 뇌의 모세혈관 및 혈관인성부종(vasogenic edema), 세포독성부종(cytotoxic edema)의 모식도

2) 뇌 허니아

고도의 두개강내압 항진, 공간점유 병소, 뇌척수액의 저류, 울혈이나 뇌종양의 국소적 변형 등으로 저항이 낮은 방향으로 뇌의 일부가 전위, 이동하게 되는데 뇌를 구획하고 있는 격벽 사이로부터 정상 위치가 아닌 부분으로 뇌조직 그 자체가 밀려나가는 현상을 뇌 허니아라고 한다.

뇌 허니아가 일어나는 부위는 해부학적인 위치 때문에 몇 군데로 국한되어 있다. 뇌조직이 천막 절흔이나 대 후두공으로 끼이는 것, 대뇌겸(大腦鎌, falx cerebri)을 걸쳐 나가는 것 등이 있다. 일단 뇌 허니아를 일으키면 뇌혈액 및 뇌척수액 순환장애와 뇌부종을 더욱 심화시켜 두개강내압 항진에 의한 병태는 더욱 진행한다. 뇌 허니아는 신경외과 영역의 사망 원인의 많은 부분을 차지하며, 임상에서 가장 중요한 허니아는 천막 절흔과 대 공에서 일어나는 허니아이다. 어느 것이든 뇌간을 압박하며 진행되면 사망하게 되므로 허니아를 예방하는 처치, 즉, 두개강내압 항진의 예방과 치료가 치료에서 가장 중요하다고 말할 수 있다.

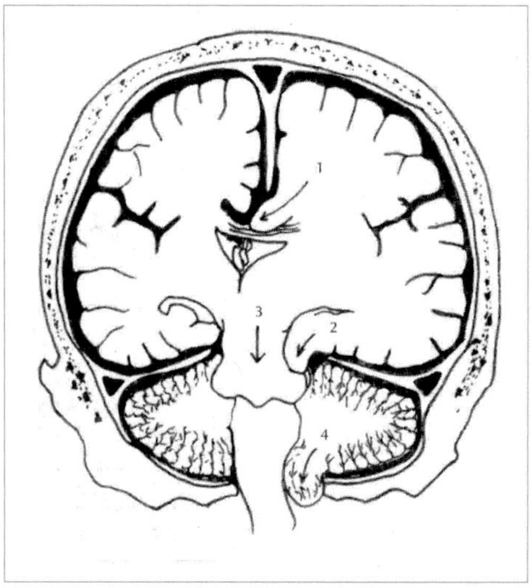

〈그림 4〉 뇌허니아의 종류
1. 대뇌겸하 허니아, 2. 측두엽 허니아, 3. 정중 허니아 4. 소뇌 편도 허니아

(1) 뇌 허니아의 종류와 임상증상

가. 정중 허니아(central herniation)

소뇌 천막절흔 상부 좌우에서 같은 압력이 가해졌을 때 상부뇌간이 소뇌천막 절흔으로부터 후두와 속으로 밀려들어가는 상태를 말한다. 원인 질환은 수두증, 소뇌천막상 거대공간점유병소, 대뇌반구 정중부의 병소, 두개인두종(craniopharyngioma), 거대 뇌하수체종양, 제3뇌실 종양 등이다.

상부뇌간이 아래로 밀려 동안신경장애와 뇌간장애가 나타난다. 측두엽 허니아와 달리 신경 장애는 양측성으로 나타난다.

① 뇌간장애

뇌간은 순환장애를 일으키며 동시에 뒤로부터의 압력에 의하여 의식장애가 나타난다. 대뇌각이 양측성 장애를 받기 때문에 사지마비가 발생하며 자극에 의하여 제뇌경직자세를 취한다. 또, 호흡중추의 장애에 의하여 Cheyne-Stokes 호흡이 나타난다.

② 동안신경마비

뇌간의 아래쪽으로 이동하면서 동안 신경이 눌리고 초기에는 양측 축동이 발생하며, 진행하면 안구정중위고정, 대광 반사 소실 등이 나타난다.

③ 소뇌장애

상 소뇌동맥(superior cerebellar artery)은 신전된 동안신경에 의하여 압박되어 소뇌 빈혈을 일으킨다. 그러나 소뇌 증상은 의식장애 때문에 소뇌손상에 대한 신경학적 검사가 불가능하다. 허니아가 점차 진행되면 뇌교, 연수의 장애가 더 추가되어 호흡장애가 진행되고 혈압은 하강하고 마지막엔 호흡이 정지된다.

나. 측두엽 허니아(temporal lobe herniation), 경천막절흔 허니아(transtentorial herniation)

측두엽의 내측부인 uncus나 hippocampus가 천막절흔을 통하여 아래로 허니아를 일으키는 것을 말하며, 구 허니아(uncus herniation), temporal lobe pressure cone 등으로도 불리운다.

원인질환으로는 급성 두개강내 혈종, 악성 뇌종양 및 뇌농양 등이다. 측두엽 내측의 압박뿐만 아니라 동시에 중뇌도 압박되어 아래로 눌리면서 내려와 이와 가까이에 있는 동안신경, 외전신경과 후대뇌동맥이 압박을 받는다. 증후는 급성과 만성 허니아에 따라 다르다. 급성측두엽 허니아의 증상은 다음과 같다.

① 중뇌압박과 의식장애

중뇌의 압박과 동시에 뇌저 동맥과 그 분지가 견인되고 뇌간 상부에 허혈이 발생하기 때문에 의식중후가 있는 망상변연계(reticular activating system)의 기능이 저하 마비되어 급격한 의식장애가 출현하고 악화된다.

② 동안신경 압박과 마비

동안 신경이 마비되는 기전은 허니아된 조직에 의한 직접압박, 중뇌의 허혈상태, 추체상상인대(petroclinoid ligament)에 의한 압박 및 해면정맥동(cavernous sinus) 내부의 동안신경 부위가 압박 받기 때문에 일어난다고 하지만, 가장 적합한 설명은 동안 신경이 후대뇌동맥을 지날 때 비틀리거나 또는 후대뇌동맥과 상소 뇌동맥 사이에 눌려서 발생한다. 동안 신경이 압박 받으면 같은 쪽의 동공이 산대(dilatation)되고 대광 반사가 손실된다. 허니아가 더욱 진행되면 양측 산동과 대광반사 소실이 나타나며 안구의 정중 고정이 관찰된다.

③ 외전신경마비

고도의 측두엽 허니아에서 관찰되는 경우도 있으나, 이것은 고도의 두개강내압 항진에서 모두 볼 수 있는 것이다.

④ 대뇌각(cerebral peduncle) 압박과 반신마비

허니아가 있는 쪽의 대뇌각 압박에 의하며 병소측과는 반대측의 추체로 징후가 관찰된다. 때로는 허니아가 발생된 측과 동측 반신 마비가 나타나므로 병소측 판정에 주의를 요하는 경우도 있다. 이것은 대뇌각이 소뇌 천막의 자유 연(free margin)에 대하여 압박되어 발생되는 소위 Kernohan-

Woltman 절흔에 의하여 발생한다. 반신 마비는 병측과 반대측의 어느 쪽에도 대개 반반 나타나기에 이것으로 병측을 판정하는 것은 어렵다.

Kernohan 절흔(Kernohan's notch)이란 뇌천막상부의 공간 점유 병소로 외측 변위가 심할 때, 반대측의 날카로운 소뇌천막 자유 연에 눌리게 되는 것을 말하며, 이때 대뇌각은 압박을 받아 괴사를 일으키기까지 한다.

⑤ 후대뇌동맥 폐색과 동측성반맹

후대뇌동맥 폐색과 동측성반맹 후 대뇌동맥의 폐색은 허니아 그 자체의 압박 또는 소뇌천막의 자유연에서의 각 형성(angulation)에 의하여 발생한다. 후대뇌동맥이 폐색되면 후두엽에 출혈성 경색이 일어나므로 반대측의 동측성 반맹이 나타날 수 있다. 그러나 허니아가 급성일 때에는 이것이 존재하여도 의식장애 때문에 시야 검사를 할 수 없어서 임상 진단에 크게 도움이 되지 않는 경우가 많다.

⑥ 제뇌성 경직(decerebrated rigidity)

일명 제뇌성 발작 또는 긴장성 중뇌성 발작(tonic mesencephalic fit)이라고도 하며, 이때 다리는 무릎에서 곧게 뻗고 발은 족서굴곡(plantar flexion)을 하고 있으며, 팔은 과회내(hyperpronation) 상태이고 주관절(elbow)은 신전 되고 주먹을 꽉 쥔 상태를 보인다. 혼수를 동반하면 예후는 불량하다.

⑦ 혈압상승, 서맥, 완서호흡

허니아가 고도로 진행되면 중뇌뿐만 아니라 뇌교 및 연수 부위까지 압박되어 이 부위가 허혈 상태가 되면 대량의 혈액, 산소를 보내기 위하여 보상하려는 생체의 방어반응으로 혈압상승, 서맥 및 심호흡이 나타난다. 이것 때문에 두개강내압은 더욱 더 항진하며 빈맥이나 불규칙 호흡 또는 Cheyne-Stokes 호흡이 나타나게 되면 빈사상태에 빠진다. 물론, 이 시점에서 의식은 혼수상태이고 혈압은 최고치를 나타내나, 이후 하강을 계속하며 호흡정지가 나타나 사망에 이르게 된다.

다. 대뇌겸하 허니아(subfalxial herniation)

대상회전(cingulum) 허니아라고도 불리우며 대뇌반구의 앞부분에 공간 점유병소(전두엽종양, 만성경막하혈종)가 있을 때 전두엽의 일부가 대뇌겸 아래로 전위하여 허니아를 형성하는 것을 말하며 전대뇌 동맥을 압박하여 하지쪽이 더 심한 반신마비를 일으킨다.

라. 소뇌편도 허니아(Cerebellar tonsil herniation)

대 후두공 허니아(foraminal herniation), foramen magnum pressure cone, 소뇌 허니아(cerebellar herniation), 경대공 허니아라고도 불리운다. 소뇌종양, 소뇌혈종이 생기면 후두와 내압이 심하게 상승하여 척추관내압과의 차가 뚜렷해져서 소뇌상부측 소뇌편도가 대 후두공내로 허니아를 일으킨다.

① 급성수두증

후두와가 좁기 때문에 두개강내압 항진의 증상 발현은 급속하게 나타나고, 더욱이 연수 및 하위뇌신경이 소뇌 편도에 의해 압박되고 대조(cisterna magna)를 폐색시키기 때문에 뇌척수액의 순환 장애에 의한 급성수두증이 발생한다. 급성수두증은 두개강내압을 항진시켜 증상을 한층 악화시키는데 증상의 진행은 측두엽 허니아보다 더 급속하게 나타난다.

② 연수압박과 호흡마비

공간점유 병소의 증대로 제 4뇌실은 압박, 폐쇄되어 연수의 제 4뇌실 바닥에 있는 호흡중추가 압박되기 때문에 호흡이 마비된다. 이 호흡장애는 소뇌편도 허니아의 특징이며 보통 호흡은 불규칙해지고 Cheyne-Stokes 호흡을 나타내기도 한다. 동시에 연수의 허혈을 회복하려는 Cushing반사, 즉 혈압상승과 서맥이 나타난다. 혈압상승이 더욱 두개강내압을 상승시키기 때문에 급격한 소뇌 편도 허니아에서는 전혀 전구증상없이 갑자기 호흡정지에 빠지기도 한다.

③ 뇌경막자극 증상과 경부 강직

후두 공주변의 뇌경막이 자극받기 때문에 경부강직이 나타난다. 이때 경부를 신전시키면 경추부를 압박하여 뇌척수액 경로 폐쇄에 의한 두개강내압의 상승으로 일과성의 의식 소실이 나타나는 경우가 있으므로 조심하여야 한다.

④ 상부뇌간 압박과 의식장애

초기에는 의식장애가 나타나지 않는다. 그러나 병세의 진행에 따라 뇌간상부까지 압박의 영향이 미치면 의식은 장애를 받는다.

⑤ 하위 뇌신경 압박증상

청신경, 미주신경 및 설인신경 등의 압박증상으로 안면의 지각이상, 구토, 연하장애, 전정계(vestibular system)의 장애에 의한 보행 시 두부경사(head tilting)등을 관찰할 수 있다.

⑥ 추체로증상과 소뇌증상은 나타날 수 있으나 급속한 병세의 진행에 의한 의식장애 때문에 검사가 안되는 경우가 많다.

4. 두개강내압 항진의 치료

1) 내과적 치료

(1) 일반적 치료방법

기침, Valsalva maneuver, 동통, 체온의 상승과 같은 뇌압상승을 유발하는 요인을 피해야 한다. 또한 morphine의 사용은 호흡의 억제하고 의식의 악화를 초래할 수 있으므로 피하는 것이 좋다.

(2) 두부의 위치

일반적으로 뇌압상승환자의 체위는 두부를 30-45°정도 올려 놓으며 그 이유로는 정맥 배액이 적절이 이루어지도록 함에 있다고 알려져 있다. 그러나 많은 연구결과를 토대로 보면 뇌압상승환자에서 어떠한 두부의 위치가 뇌압을 감소시키는지는 아직까지 분명하지 않고 다만 뇌관류압을 최적화하기 위한 두부의 위치가 바람직하다고 한다.

(3) 과호흡(Hyperventilation)

과호흡은 두개강내압 상승을 억제하는 가장 효과적인 방법중의 하나로서 뇌혈류량과 뇌혈액 용적을 감소시킴으로써 이루어진다. 뇌혈류량은 체내 동맥내 탄산가스압 1mmHg당 약 2%씩 변화한다. 정상인에서 과탄산혈증은 두개강내압상승없이 뇌혈관을 확장시키나, 뇌척수액이 전이되었거나 또 뇌용적과 압력간의 곡선이 수직부위에 달했을 때는 약간의 호흡부전만으로 과탄산혈증 상태가 되어 심히 두개강내압을 상승시킨다.

두개강내압이 높은 많은 환자들은 자연히 과도호흡을 하나 기관지 삽관법이 필요할 때에는 이것을 시행하는 동안 환자를 긴장시켜서 두개강내압을 상승시키지 않도록 조심스럽게 하여야 한다. 동맥내 탄산가스 분압은 30-35mmHg로 유지함이 이상적이다. 만일 동맥내 탄산가스 분압이 20mmHg 이하로 감소되었을 때는 뇌혈류량은 감소되어 뇌의 정상대사를 유지하는데 필요한 산소 유효량이 감소된다. 뇌분압을 감소시키면 정상부위의 동맥들은 수축되어 뇌허혈성 부위의 관류를 더 감소시킬 수 있다.

뇌압상승을 유발할 수 있는 저산소증과 뇌혈관의 확장을 방지하여 뇌세포의 산소공급을 최대로 하기 위한 혈중 산소분압은 80mmHg이상 유지해야 한다. 또한 positive end-expiratory pressure가 정상 혈중 산소 분압을 유지시키는데 도움이 된다고 알려져 있다.

(4) 저체온법(Hypothermia)

저체온상태에서는 뇌혈류량의 감소와 뇌대사가 저하된다. 그러나 섭씨 25℃에서는 부정맥이 발생되며, 저온상태에서 정상온도로 복귀시키면 두개강내압상승, 뇌혈류 용적의 증가와 뇌부종 때문에 경련발작, 기면(lethargy) 혼수 그리고 반신부전마비 등이 흔히 발생하므로 저체온법은 매우 제한적으로 이용되고 있다.

(5) 고장액(Hypertonic solution)

정상인에서 뇌, 뇌척수액 그리고 두개강내 혈액의 삼투압 농도(osmolar concentration)는 약 1리터당 300mOsm이다. 고장액을 정주하면 삼투(osmosis)에 의하여 두개강내 내용물로부터 수분의 이뇨효과가 나타나며 혈청과 뇌사이의 삼투변화도는 10mOsm/L 일때까지 두개강내압이 떨어진다. 따라서 이 제제들을 투여시는 혈청내 삼투압을 측정하여 치료의 지침으로 삼아야 한다. 삼투제제는 삼투성 탈수 작용뿐만 아니라 뇌대사에 대하여 복합적인 영향을 미친다.

뇌척수액 형성은 고삼투성 제제에 의하여 억제된다는 사실이 밝혀졌다. 고농도성 삼투제제 사용시 반동현상(rebound phenomenon)이 발생할 수도 있다. 반동현상 발생에 대한 이론적 근거로서는 첫째, 삼투적으로 활성적인 용질이 뇌세포 속으로 점차적으로 들어감에 따라 뇌세포내의 삼투성이 증가되어 뇌세포 속으로 수분을 끌어들이며, 둘째, 용질이 뇌척수액 속에서 평형상태에 도달한 후에 이 제제는 혈청에서보다 뇌척수액에서 더 서서히 제거되므로, 뇌척수액의 삼투압이 증가되기 때문이다.

가. mannitol

1962년 Wise와 Chater는 두개강내압 항진의 치료제로서 mannitol의 사용을 보고하였다. Mannitol은 체중 kg당 1mg을 10분에 걸쳐 투여하였을 때 혈장내 삼투도는 약 20-30mm Osm/L 증가되어 약 3시간 후에 정상치로 회복된다. mannitol을 신장에서 제거되는 양보다 더 많은 양을 주입시키면, 일시적으로 뇌혈류량이 증가되고 두개강내압이 증가된다.

나. glycerol

glycerol은 mannitol과는 달리 부분적으로 대사되어지고 높은 칼로리효과를 나타낸다. 장점은 정주뿐만 아니라 체중 kg당 0.25-2mg씩 매 4시간 복용할 수도 있고, 다른 고장액에 비해 탈수나 전해질

이상도 적게 초래된다. 그러나 glycerol은 뇌속으로 누출되기 때문에 삼투평형이 이루어져 두개내압은 지속적 감소를 달성키 어려우며 합병증으로는 용혈, 혈색소뇨증, 신부전증 등이 발생할 수 있다.

(6) Furosemide

신장에서 Cl^-와 Na^+의 재흡수를 억제하여 수분의 재흡수를 억제하는 loop diuretics의 하나로서 혈청의 삼투도의 증가, 저칼륨증, 저나트륨증의 초래없이 두개강내압을 저하시킨다. 실험적으로 furosemide는 뇌척수액 생산도 억제한다고 알려져 있다. 고장액은 혈뇌관문이 정상적인 상태에서만 효과가 있으나, furosemide는 혈뇌관문의 병적인 상태에도 뇌부종은 감소시킬 수 있다. 삼투성 이뇨제(osmotic diuretics)와 loop diuretics를 병합해서 사용하면 두개강내압 감소에 상승적으로 작용하여 더욱 효과가 있다.

(7) Steroid

glucocorticoid는 이미 1960년대에 뇌부종의 치료에 도입되었다. glucocorticoid의 뇌부종에 대한 약리작용은 명백히 밝혀져 있지 않으나, 현재까지 알려진 바로는, 뇌척수액 생산을 억제하고 내피세포에 직접 작용하여 투과성을 정상으로 유지시키고 유리기 반응(free-radical reaction)도 감소시켜 신경세포의 안정화를 이루고, 세포막으로부터 불포화다지방산 유리를 억제하고 lysosme의 활성을 억제시키는 기전에 의한 것으로 알려져 있다. 특히 steroid는 신경교종, 전이성 뇌종양의 종양주위 부종(peritumoral edema)에 대하여 효과가 있다. 부작용으로는 창상치료의 장애, 감염의 증가, 소화기관의 출혈, 채내의 자연 hormone생산의 일시적 억제, 당뇨병 유발 등이 있다.

(8) Barbiturate

Barbiturate는 뇌대사를 억제시켜 뇌의 산소소모량을 줄이고, 뇌 허혈부위에 혈류를 감소시키는 즉, reversed steal 현상을 일으키고, 항산화작용 또는 세포막 보호작용을 한다. 특히 국소적 뇌허혈상태 때 barbiturate는 허혈상태가 되기 전인 2시간 이내에 투여해야 하며, 최소 96시간까지 지속시키고 미세순환을 유지시킬 수 있는 다른 약제, 삼투제 등과 같이 병용함이 효과적이며, 투여 중 뇌파검사, 두개강내압측정 등을 병용해야 한다. 사용양은 pentobartital 0.5-3mg/kg.hr 정도가 이상적이다.

2) 외과적 치료

(1) 외 감압술(Silent decompression)

특히 두부손상환자에서 심한 뇌부종에 의한 뇌압상승시 병소 주위 두개골을 절제하거나 또는 측두골하감압술, 양측 두개골 절제술 등을 시행하여 뇌를 외부로 감압하는 것을 말한다. 수막은 가능하면 열지 않는 것이 좋으나 필요시에는 개방한다.

(2) 내 감압술(Internal decompression)

두개강내압 상승의 요인이 되는 뇌종양, 또는 혈종의 제거나 뇌조직 특히 sulent area인 전두엽, 측두엽 또는 후두엽을 절제하여 공간을 얻는 것을 말한다.

(3) 뇌실 천자 또는 뇌실단락술(Shunt operation)

수액의 통과 또는 흡수장애를 초래하는 종괴에 의해 두개강내압이 급격히 상승하였을 경우에는 전두부에 뇌실 천자를 하여 감압을 시도한다. 환자 상태가 호전되면 종괴에 대한 근치수술 또는 뇌실

복강간 단락술이나 뇌실심방간 단락술, 척수요추부 복강간 단락술 등을 시행한다.

3) 뇌압상승환자에서 마취

뇌수술중의 마취는 뇌에 적절한 산소를 공급함에 그 목적이 있다. 마취는 유도는 thiopental과 같은 barbiturate로서 시행한다. 근이완제 투여 후 기관삽입을 시행하여 호흡을 유지시키고 N_2O isoflurane, fentanyl 및 근이완제를 조합하여 마취를 유지한다. 가능한 정맥의 흐름에 방해되지 않게 두부 및 목의 위치를 정해야 한다. 모든 마취제는 어느 정도의 차이는 있으나 뇌혈관의 확장과 이차적으로 뇌압상승을 초래하나 이중 isoflurane이 가장 안전하며 과호흡의 유지나 약제의 병합사용으로 그 용량을 최소화하여 부작용을 최소화시킬 수 있다. 일반적으로 근이완제는 뇌압상승을 초래하지는 않는다. 마취중 갑작스런 뇌종창의 소견이 보이는 경우 mannitol과 같은 삼투성이뇨제의 투여로 뇌내의 수분을 감소시킴은 물론 수술체위 등에 의해 발생할 수 있는 경부정맥 압박의 확인이나 수술 중 기도의 유지와 같은 기본적 처치에도 유념해야 한다.

참고문헌

1. H. Richard Winn. Youmans and Winn Neurological Surgery. 7th edition. 2016. Section 1 / Part 4 / Chap 15 // Section 2 / Part 4 / Chap 53.
2. 대한신경과학회. 신경학 교과서 3판. 2017. Chap 2, 25.
3. 대한신경외과학회. 신경외과학 교과서 4판. 2012. Chap 1, 2, 6.
4. 대한신경손상학회. 신경손상학 교과서 2판. 2014. Part 1 / Chap 1, 5.
5. 대한정위기능신경외과학회. 정위기능신경외과학 교과서. 2017.

Chapter 03

뇌혈관질환

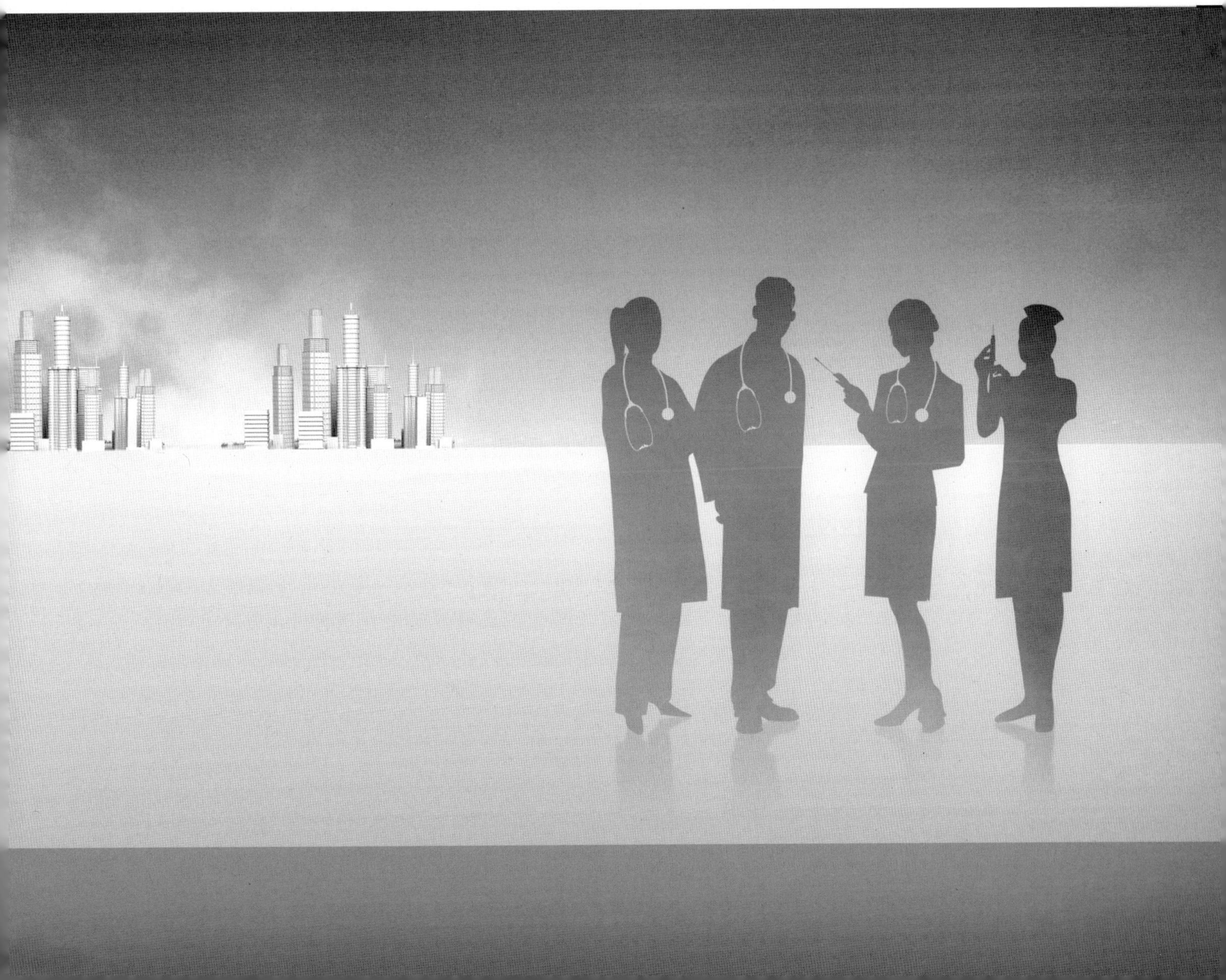

뇌혈관질환의 소개

조기현 · 김준태

일반 학습 목표

뇌혈관질환을 분류하여 각 뇌혈관질환들의 발생기전, 증상, 징후 등을 이해하고 국소 및 병인적 진단을 하고 이에 대한 검사방법 및 치료대책을 세울 수 있어야 한다.

- 핵심 학습성과
- 뇌혈관질환의 정의 및 분류
- 뇌혈관질환의 일차예방
- 뇌혈관질환의 급성기 치료
- 뇌혈관질환의 이차예방

구체적 학습 목표

1. 뇌혈관질환을 병태생리에 따라 정의 및 분류할 수 있다.
2. 뇌혈관질환의 위험인자를 알 수 있고, 이를 조절하여 일차예방 할 수 있다.
3. 뇌혈관질환의 증상을 파악하고 진단에 필요한 검사를 선택하고 그 결과를 해석할 수 있다.
4. 뇌혈관질환의 적절한 급성기 치료를 시행할 수 있다.
5. 뇌혈관질환의 이차예방을 위한 치료 계획을 수립할 수 있다.

뇌졸중은 우리나라뿐 아니라 미국을 비롯한 전세계에서 가장 중요한 3대 사망 원인의 하나이며, 1998년 통계청 자료에 의하면 우리나라에서 사망 원인 중 가장 많은 빈도를 차지한다. 식생활이나 생활방식의 변화에 따라 고혈압, 당뇨병, 고지혈증 등 성인병의 발생 빈도가 높아지면서 뇌졸중의 발생은 증가할 수 있으나, 위험인자를 조절함으로써 그 발생률을 감소시킬 수 있다.

뇌졸중이란 흔히 중풍으로 더 잘 알려져 있으며, 크게 허혈성 뇌졸중과 출혈성 뇌졸중의 두가지로 분류할 수 있다. 허혈성 뇌졸중은 뇌혈전증, 뇌색전증, 열공성 뇌졸중, 일과성허혈발작(Transient ischemic attack, TIA) 등으로 나뉘고, 출혈성 뇌졸중은 뇌실질내출혈과 지주막하출혈, 경막하출혈로 나뉘어진다. 뇌졸중의 종류별 발생빈도를 보면 미국에서는 뇌경색이 80%, 뇌실질내출혈이 12%, 그리고 지주막하출혈이 7%이나, 한국에서는 뇌경색이 43.9%, 뇌출혈이 34.4%, 지주막하출혈이 13.2%로 보고되었다가. 최근 들어 우리나라에서도 뇌졸중의 위험인자에 대한 조절 노력으로 그 발생 양상이 허혈성 뇌졸중이 75%까지 증가하였다. 따라서 뇌혈관질환에 대한 자세한 이해와 이를 바탕으로 한 적절한 대처가 요망된다.

1. 뇌졸중의 정의와 분류

뇌졸중은 뇌혈관이 갑자기 막혀서 뇌손상이 발생하는 허혈성뇌졸중(뇌경색)과, 뇌혈관이 터져서 발생한 혈종이 뇌조직을 손상시키는 출혈성뇌졸중(뇌출혈)으로 구분된다. 뇌경색은 뇌혈관이 막히는 주원인에 따라 죽상경화에 의한 뇌혈전증(atherosclerotic thrombosis), 뇌색전증(cerebral embolism), 그리고 뇌의 소혈관폐색(small vessel occlusion)으로 나눌 수 있다. 이 외에도 기타 다른 원인으로 동맥박리, 혈관염, 혈관연축 등이 있고, 원인이 명확하지 않은 경우에도 허혈성 뇌졸중이 발생할 수 있다. 출혈성뇌졸중은 출혈이 발생한 위치에 따라, 뇌내출혈(intracerebral hemorrhage, ICH)과 거미막하출혈(subarachnoic hemorrhage, SAH)로 구별한다.

1) 허혈성 뇌혈관질환(Ischemic cerebrovascular diseases)

(1) 뇌경색(Cerebral infarction)

뇌경색은 분류방법에 따라 여러 가지 아형으로 나눌 수 있다. 가장 많이 이용하는 방법은 TOAST (Trials of Org 10172 in Acute Stroke Treatment) 분류법으로 뇌경색을 발병 기전에 따라 <표 1>과 같이 5가지로 분류한다.

〈표 1〉 급성뇌경색의 TOAST 분류

큰동맥죽경화증,	Large artery atherosclerosis
심장성색전증,	Cardioembolism
소혈관폐색,	Small vessel occlusion
다른원인의 뇌졸중,	Stroke of other determined etiology
원인불명의 뇌졸중,	Stroke of undetermined etiology
a. 두가지 이상의 원인,	two or more causes identified
b. 원인미상,	negative evaluation
c. 불완전검사,	incomplete evaluation

가. 큰동맥죽경화증(LAA)

큰동맥죽경화증은 뇌경색이 발생한 뇌영역과 관련된 큰 뇌혈관에 죽경화증으로 인한 50% 이상의 협착이나 폐색이 있는 경우를 의미한다. 뇌병변이 주로 대뇌피질이나 소뇌에 발생하며, 피질하나 뇌줄기에 병변이 있는 경우는 CT 혹은 MRI에서 병변의 크기가 15-20mm 이상이어야 한다. 죽경화증의 위험인자가 있는지 확인해야 하고, 이전에 동측 뇌혈관영역에 해당하는 일과성허혈발작의 과거력이 있는 경우 분류를 뒷받침하는 근거가 될 수 있다. 또한 심장성색전증의 원인을 배제해야 한다.

나. 심장성색전증

심장성색전증은 심장에서 만들어진 색전에 의해 발생한 뇌경색을 의미하며, 임상증상은 큰동맥죽경화증과 비슷할 수 있다. 특히 큰뇌혈관의 폐색을 유발할 수 있지만, 큰동맥죽경화증과 다르게 색전을 야기할 수 있는 심장질환이 존재하면 심장성색전증으로 진단할 수 있다. 뇌영상에서 두개 이상의 혈관영역에 뇌경색이 동시에 발생한 경우, 혹은 전신색전증의 증거가 있는 경우는 심장성색전증을 의심할 수 있다. 색전의 위험이 있는 심장질환은 고위험군과 중간위험군으로 분류할 수 있다<표 2>. 심장성색전증의 존재를 확인하기 위해 심전도, 경흉부/경식도심장초음파, 24시간 심전도와 같은 심장에 대한 검사가 필요하다.

〈표 2〉 심장성색전증의 원인

뇌경색 고위험원인	뇌경색 저위험 또는 불확실원인
좌심방혈전	승모판고리석회화
좌심실혈전	심방사이막자루
심방세동	심방중격류와 열린타원구멍
발작심방세동	혈전이 없는 심실류
동기능부전증후군	승모판협착이나 심방세동 없이 심장초음파에서 보이는 좌심방 연기
심방조동	상행대동맥 또는 근위부 대동맥활에 위치한 복합죽종

뇌경색 고위험원인	뇌경색 저위험 또는 불확실원인
최근 발생한 심근경색(1개월이내)	
류마티스승모판 또는 대동맥판질환	
조직 또는 기계인공판막	
박출율 28% 미만의 만성심근경색	
박출율 30% 미만의 증상울혈심부전증	
확장심근병	
비세균혈전심내막염	
감염심내막염	
유두섬유탄력종	
좌심방점액종	

다. 소혈관폐색

소혈관폐색은 임상적으로 대뇌피질 증상이 없어야 하고, 전형적인 열공증후군(lacunar syndrome)의 증상이 있어야 진단이 가능하다. 당뇨병, 고혈압이 주요한 위험인자이며, 주로 뇌줄기나 피질하에 15mm 이하의 병변인 경우 진단할 수 있다. 심장성색전증의 원인이 없어야 하며, 병변과 관련된 뇌혈관에 50% 이상의 협착이 없는 경우 소혈관폐색으로 분류할 수 있다.

라. 다른 원인의 뇌졸중

다른 원인의 뇌졸중은 매우 드문 원인에 의해 발생하는 뇌졸중으로 주로 비동맥경화혈관질환, 과응고상태, 혹은 기타 혈액질환에 의한 뇌경색을 의미한다 <표 3>. 뇌경색의 원인을 혈액검사나 뇌혈관조영술로 진단하는 경우가 많으며, 심장성색전증이나 큰동맥죽경화증을 배제해야 한다.

〈표 3〉 다른 원인의 뇌졸중

혈관병증	혈액 질환	기타 질환
비염증성	**혈액응고장애**	**편두통연관뇌졸중**
동맥박리	C단백질/S단백질결핍	MELAS
섬유근육형성이상	항인지질항체증후군	**비정형색전증**
거미막하출혈 후 혈관연축	**적혈구질환**	지방, 종양, 공기, 콜레스테롤 색전증
가역뇌혈관협착증후군	낫적혈구빈혈	**뇌정맥혈전증**
방사선유발혈관병증	진성적혈구증가증	
모야모야병	**혈소판질환**	
유전혈관병증; 호모시스틴뇨증, 파브리병, 카다실	본태혈소판증가증	
염증성		
단독중추신경계혈관염		
거대세포동맥염		
콜라겐혈관병; 결절다발동맥염, 전신홍반루푸스		
감염동맥혈관병증; 매독, 결핵, 에이즈, 세균과 곰팡이 감염		
독관련동맥혈관병증; 암페타민, 코카인, LSD, 헤로인		
신생물관련동맥혈관병증		

마. 원인불명뇌졸중

원인불명의 뇌졸중은 다음의 3가지로 분류될 수 있다; 뇌경색의 원인을 밝히기 위한 광범위한 검사를 시행했음에도 모든 검사에서 정상이 나온 경우(negative), 두 가지 이상의 뇌경색 발병기전이 공존하는 경우(two or more), 또는 여러 사정으로 검사를 시행하지 못하여 정확한 진단을 내리기 어려운 경우(incomplete).

TOAST 분류는 현재 가장 널리 쓰이고 있고, 발병기전에 근거한 분류이기 때문에 심뇌혈관질환의 위험인자, 조기재발율, 그리고 장기예후 및 사망률이 다르다. 따라서, TOAST 분류는 뇌경색의 치료 전략에도 도움을 줄 수 있다. 하지만, 초기의 TOAST 분류는 여러 가지 약점을 가지고 있어, TOAST 분류의 대략 40% 정도를 원인불명뇌졸중이 차지하였는데, 이런 약점을 보완하고자 SSS-TOAST, CCS, MAGIC-TOAST 등 보완된 분류 방법으로 좀 더 직관적이고 정확하게 분류하려는 노력이 진행되고 있다.

(2) 일과성 허혈발작(Transient Ischemic Attack, TIA)

뇌혈관 장애가 뇌 혹은 뇌간 부위를 침범하는 시간이 일시적인 경우로서, 허혈성 증상 혹은 징후가 24시간 이내로 없어지는 상태를 의미한다. 전통적인 TIA의 성의는 '24시간 이내에 호전되는 일시적 신경학적 결손으로 뇌 또는 망막의 허혈에 기인한다'로 뇌경색 환자의 12-30%에서 발병 전 선행하는 TIA 증상이 있으며, 특히 그 중 1/4에서는 발병 수 시간 전에 TIA 증상이 지나갔던 것으로 추정된다. 따라서, 뇌경색의 경고 증상으로 TIA 를 고려해야 하고, 위험도에 대한 인지와 신속한 대처가 매우 중요하다.

TIA 환자의 대다수(대략 60%)는 증상이 1시간을 넘지 않고, 대부분 10-15분 정도 증상이 지속된다. 6시간 이상 증상이 지속되는 경우는 14% 정도에 불과해서 24시간이라는 전통적 정의는 지나치게 확장된 경우로 최근 급성뇌경색 환자에서 확산강조영상(diffusion weighted imaging, DWI) 이 이용되면서, 시간 기준으로는 TIA에 합당하지만 DWI 영상에서 뇌경색 병변이 관찰되는 경우가 30-40% 의 환자에서 관찰되었다. 이런 24시간 기준의 전통적인 정의의 문제점을 보완하기 위해 2002년 TIA working group 에서는 "뇌실질이나 망막의 허혈에 의해 발생하는 짧은 기간 동안의 신경계 기능이상으로 1시간 이상 지속되지 않고, 급성뇌경색의 증거가 없는 경우"라는 조직기준의 정의를 제안하였고, 2009년 미국심장학회/미국뇌졸중학회에서는 더 간단명료하게 "뇌, 망막, 또는 척수의 허혈에 의한 일시적 신경계 증상으로 급성뇌경색의 증거가 없어야 한다"라는 정의를 제시하였다. 여전히 임상현장에서 TIA 의 정의는 논란이 되고 있으나, 실제 진료에서 TIA는 결국 정확한 병력청취와 이를 해석해야 하는 임상진단의 영역으로 고려된다.

허혈성 뇌졸중과 유사하게 TIA 역시 발병기전에 따라 큰동맥죽경화증(LAA), 심장성(cardiogenic), 열공성(lacunar)으로 구분할 수 있다.

TIA의 임상적 중요성은 향후 뇌경색 발생의 위험을 판단하여 빠르고 적절한 치료를 시작하는 것이다. TIA 후 뇌경색 발생 위험은 TIA 발생 직후 가장 높고, 시간이 지날수록 위험이 감소하는 경향을 보인다.

가. 뇌경색 조기재발과 관련된 요인 및 예측척도

TIA 환자에서 뇌졸중 위험인자 중 고혈압, 당뇨를 가지고 있거나, 고령인 경우 재발의 위험이 높은 것은 잘 알려져 있다. 그 외에도 TIA 증상이 안구 TIA보다 대뇌반구 TIA에서 재발 위험이 훨씬 높고, 척추기저동맥 TIA 에서 경동맥 TIA 보다 재발위험이 더 크다. DWI 병변이 있는 경우 향후 뇌경색 재발을 예측하는 지표로 잘 알려져 있다.

TIA 환자에서 임상적 지표를 이용하여 뇌경색 발생을 예측하기 위한 척도는 여러가지가 있지만, 그 중 가장 흔하게 이용되는 것이 ABCD2척도이다 <표 4>. ABCD2척도는 과거 연구에서 2일내 뇌경색 재발위험이 저위험군(0-3점)에서는 1% 미만, 중위험군(4-5점)에서는 4%, 고위험군(6-7점) 에서는 8% 정도로 알려져 있다. 최근에는 ABCD2척도의 단점을 보완하고자 ABCD3-I척도가 제안되었고, 이 척도는 ABCD2척도보다 뇌경색의 재발을 더 잘 예측하는 것으로 알려져 있다.

〈표 4〉 ABCD2 및 ABCD3-I 척도

	ABCD2척도	ABCD3-I척도
위험인자	점수	
A: Age >=60yr	1	1
B: Blood pressure		
SBP >=140mmHg/DBP >=90mmHg	1	1
C: Clinical features		
Unilateral weakness	2	2
Dysarthria without weakness	1	1
D: Duration		
>60m	2	2
10-59m	1	1
<10m	0	0
D: Diabetes	1	1
D: Dual TIA(7일 이내의 TIA)		2
I : Imaging		
동측 경동맥 협착 >=50%		2
DWI 이상소견		2
총점	7	13
위험도에 따른 분류		
저위험군	0-3	0-3
중위험군	4-5	4-7
고위험군	6-7	8-3

나. 경동맥 질환

허혈성 증상 혹은 징후가 약 10분 정도로 대체로 1시간을 경과하는 법이 없다. 대표적인 임상 증상들에는 일과성단안실명(transient monoocular blindness) 및 일과성반구발작(transient hemispheric attack) 등이 있다.

다. 추골기저동맥질환

허혈성 증상 혹은 징후가 흔히 1시간 이상 경과하고, 색전증에서 기인되는 수가 많다. 추골 기저동맥의 허혈 현상으로 발생하는 증상들은 다양하고 복잡하지만 가장 흔히 일어나는 증상들로는 복시, 구음장애, 현훈, 실조 등이 있다.

2. 뇌혈관질환의 병태생리

1) 뇌혈류

뇌는 그 기능을 영위하기 위해서 끊임없이 산소와 포도당을 공급받아야 한다. 이는 전적으로 뇌혈류에 의해서 일어난다. 뇌의 무게는 체중의 약 2%에 해당되나 안정시 뇌가 필요로 하는 혈류량은 심박출량의 20%에 해당한다. 이를 정량화하면 분당 500-600㎖의 산소와 75-100㎎의 포도당이 있어야 정상적인 뇌의 활동에 필요한 ATP를 생산할 수 있다. 따라서 정상 상태에서 매분당 뇌조직 100g당 50-60㎖의 혈액이 필요하다.

뇌혈류량은 두개내의 동맥관류압(intracranial arterial perfusion pressure)에 의해 결정되며 이는 평균동맥압(mean arterial pressure)에서 두개내압(intracranial pressure)을 뺀 값에 해당된다. 뇌혈류량은 다음식으로도 계산할 수 있으며, 정상적인 경우에는 아래 그림과 같이 항상 일정하게 유지되는데, 이를 autoregulation이라 한다 <그림 1>.

$$CBF = \frac{\text{mean arterial pressure - cerebral venous pressure}}{\text{cerebral vascular resistance}}$$

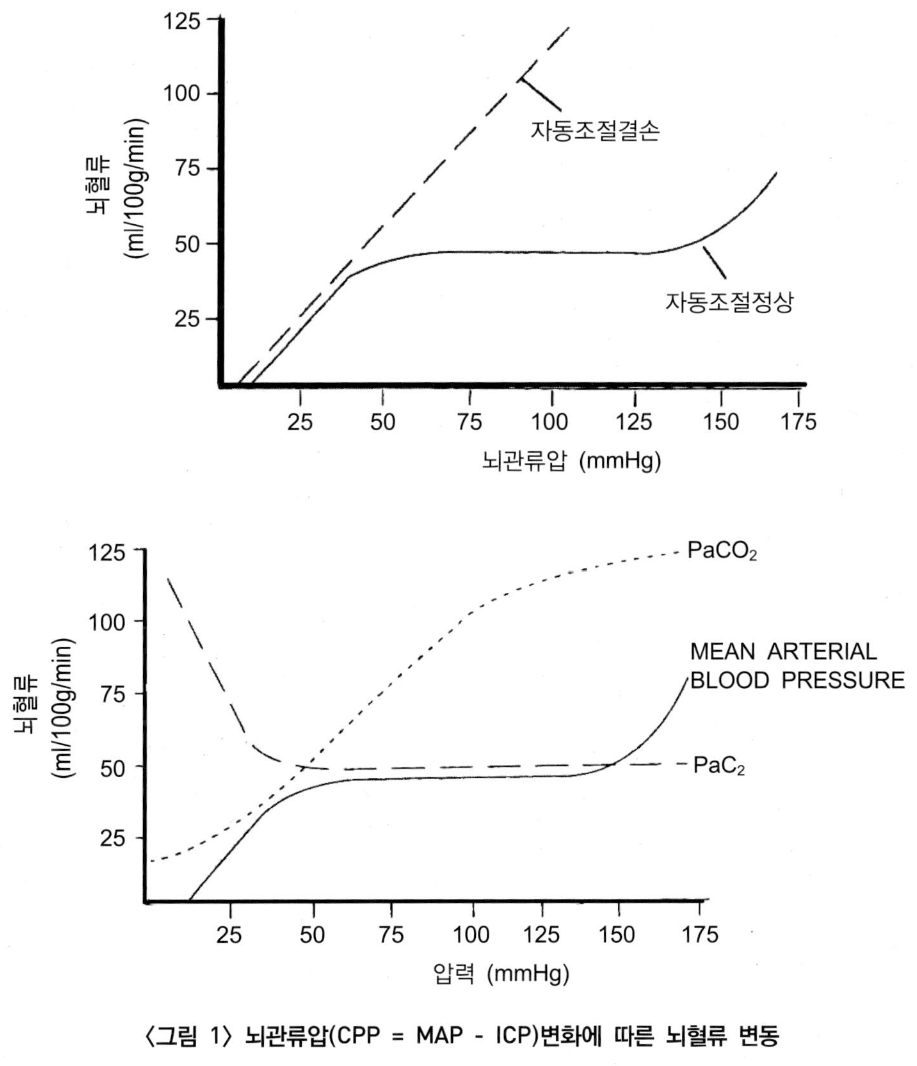

〈그림 1〉 뇌관류압(CPP = MAP - ICP)변화에 따른 뇌혈류 변동

평균동맥압, 동맥산소분압, 동맥탄산가스분압에 대한 뇌혈류반응 즉 혈압이 떨어지면 뇌혈류량을 유지하기 위해서 일정 비율로 혈관이 확장되고 반대로 혈압이 올라가면 혈관 수축이 된다. 여기에는 혈액내의 이산화탄소 분압이 가장 중요한 역할을 하는 것으로 알려져 있으며, 그 외에도 H^+ 이온이나 일부 자율 신경들이 이에 관여할 것으로 생각되고 있다.

이러한 항상성은 특수한 상황에서만 실패하는데, 예를 들어 혈압이 매우 낮거나(break down) 혹은 매우 높은 경우(break through)에는 자가조절능력이 상실되어 뇌손상을 일으킬 수 있다(예: 고혈압성 뇌증). 혈관의 기질적 변화에 따라 뇌혈류에 장애를 초래하기도 하는데, 예를 들면 죽상동맥경화나 혈관염, lipohyalinosis 등에 의한 혈관 폐쇄 등이 있으며 뇌혈관질환의 직접적인 원인이 된다.

2) 뇌혈관 분포

뇌혈관은 크게 앞쪽의 경동맥계와 뒤쪽의 추골기저동맥계에 의해 이뤄지며 이들이 두개내의 중심부에서 윌리스환(Circle of Willis)을 이뤄서 서로 문합한 후 전뇌동맥, 중뇌동맥, 후뇌동맥으로 분지하여 뇌의 각 부분에 혈류를 공급한다.

(1) 내경동맥(internal carotid artery)

총경동맥으로부터 분지된 내경동맥은 목위로 올라와 carotid canal을 통과하게 된다. 내경동맥은 cervical, petrous, cavernous 및 supraclinoid의 4가지 분절(segment)로 구성되어 있으며, clinoid process 상부는 carotid siphon을 이룬다. 그 후에 anterior cerebral artery(ACA), middle cerebral artery(MCA)로 나뉘며 그 외에 ophthalmic artery, superior hypophyseal artery, posterior communicating artery 및 anterior choroidal artey를 분지한다.

중뇌동맥(MCA)은 내경동맥에서 계속 연결되어 sylvian fissure에 이르는 분절을 M1 segment 혹은 horizontal segment라고 부르고, 계속해서 insula에 이르는 구간을 M2 혹은 insular segment라 부르고, 그 이후는 M3 혹은 opercular segment라 부른다. M1 segment에서 lenticulostriate artery를 분리하여 전장(claustrum), 피각(putamen), 담창구(globus pallidus), 미상핵(caudate) 및 내포(internal capsule) 등에 혈액을 공급한다. 전뇌동맥(ACA)은 경동맥의 말단부위에서 시작하여 전방내측으로 진행하며, 중앙 부위에서 전교통동맥(anterior communicating artery)까지를 A1 segment 혹은 proximal segment라고 하고 그 후부터를 A2 segment 혹은 distal segment라고 한다. A1 segment에서 recurrent artery of Heubner을 분리한다.

(2) 추골기저동맥(Vertebro-basilar artery)

추골동맥은 쇄골하동맥에서 시작하여 6번 경추의 횡돌기공을 통과해서 경막을 지나 두개낭내로 들어가 anterior spinal artery와 postero-inferior cerebellar artery를 분지한 후 반대편 추골동맥과 ponto-medullary junction 부위에서 만나 기저동맥을 이룬다. 기저동맥에서 paramedian penetrating artery들과 short and long lateral circumferential penetrating artery, antero-inferior cerebellar artery 및 superior cerebellar artery가 분지되고, 마지막으로 posterior cerebellar artery를 이룬다. 이들이 분포되는 영역은 뇌교, 중뇌, 소뇌, 시상 및 대뇌 후두엽 등에 혈액을 공급한다.

(3) 국소 뇌혈류 분포

국소 뇌조직에 혈액을 공급하는 양상은 뇌졸중의 여러 가지 증상을 이해하고 침범 부위를 예상하는데 매우 중요하다. 그림으로 도식화하면 다음과 같다 <그림 2>.

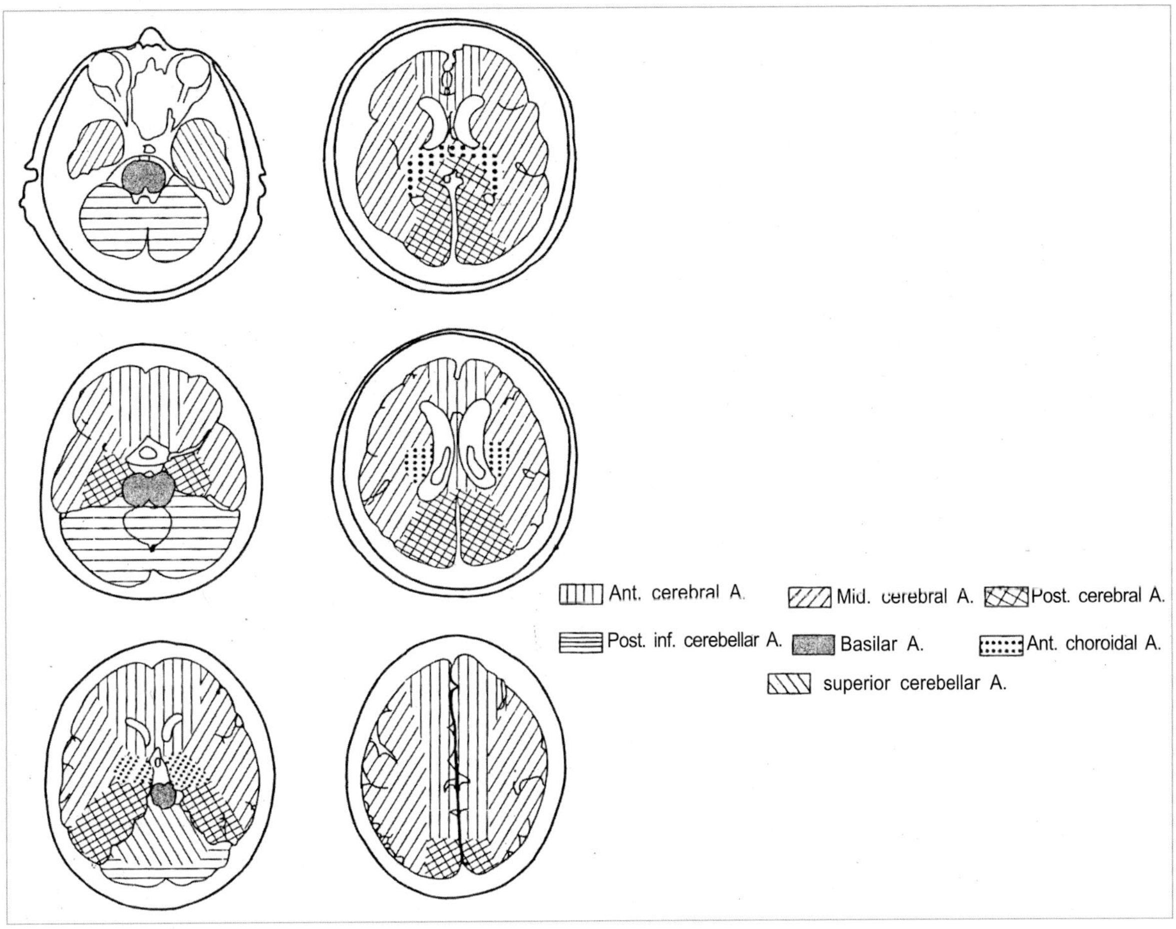

〈그림 2〉 국소 뇌혈류 분포

〈표 5〉 국소혈류량의 변화

Cerebral blood flow (㎖/100gm/min)	Consequence
40-60	Normal
20-30	Start of neurological symptoms
16-20	Electrical failure : isoelectric EEG, loss of evoked potentials
10-12	Ionic pump failure : Na-K pump failure
<10	Complete metabolic failure with gross disturbance of cellular energy homeostasis

(4) 뇌정맥계

뇌정맥계는 표재성 대뇌정맥과 심부 대뇌정맥으로 구분되며 이들은 정맥동(sinus)을 이루어서 결국 경정맥(jugular vein)으로 유출된다. 표재성 대뇌정맥은 superior sagittal sinus 및 cavernous sinus를 이루고 transverse sinus와도 교통이 이뤄져 있다. 심부 대뇌정맥들은 대뇌 중심 구조물에서 시작되어 great vein of Galen, inferior sagittal sinus, straight sinus를 이룬다. 이들은 transverse sinus를 지나 sagittal sinus를 거쳐 jugular vein으로 drain된다.

3) 허혈성 뇌졸중의 병태생리

평상시 뇌에서는 매우 왕성한 대사가 일어나고 있으며, 이러한 대사는 완전히 산소 공급과 포도당을 연료로 한 고에너지에 의존한다. 정상적인 상태에서 대뇌 피질의 산소 소모량은 회질 부위가 평균 6㎖/100g/min이고 백질 부위는 2㎖/100g/min이다. 평균 당소모량은 4.5-7㎖/100g/min 정도이다. 뇌는 산소와 포도당을 사용하여 고에너지를 생산하며, 이 에너지를 이용하여 세포막의 electrical potential을 유지하고, signal을 받아들이고 전달하며, 각종 신경전달물질이나 호르몬을 합성하고, 세포막 등과 같은 자신의 구조를 지속적으로 유지하여 세포 외부와 내부와의 항상성을 유지함으로써 중추신경계로서의 역할을 담당한다. 정상에서는 ATP의 생성과 소비가 평형을 이루고 있으며, 뇌세포 활동 정도와 대사 활동들이 매우 밀접하게 맞물려 있는데, 이를 coupling이라고 하고, 뇌허혈시에는 이러한 상호 작용의 평형이 깨어지게 되어 여러 가지 증상이 나타난다. 뇌허혈은 심장마비나 심한 출혈 등에 의해 전반적으로 뇌혈류가 감소하여 발생하는 전뇌허혈(global ischemia)과 혈전이나 색전증에 의해 특정 혈관이 막혀서 국소 혈류 장애로 발생하는 초점성뇌허혈(focal cerebral ischemia)로 구분된다. 초점성뇌허혈의 경우에는 중심영역(infarct zone), 경색변연부(peri-infarct zone: ischemic penumbra)과 측부순환영역(collateral zone)으로 구별할 수 있다.

허혈성 중심영역은 뇌혈류량이 10㎖/100g/min 이하가 되어 세포막의 기능을 완전히 상실하여 괴사에 빠지는 지역을 말하고, 경색변연부(ischemic penumbra)은 뇌혈류량이 10-20㎖/100g/min정도 유지되어 뇌세포의 전기적 기능은 유지할 수 없으나 이온펌프(ionic pump)는 기능할 수 있으며, 뇌세포의 손상이 가역적이어서 적절한 시기에 혈류를 재건하거나 치료하면 회복 가능성이 있는 지역으로 치료의 목표가 되는 영역이다. 측부순환영역(collateral zone)은 이웃하는 혈관으로부터 일부 혈류를 공급받는 부위로서 허혈 정도가 가벼워 발병 당시 기능이 저하되었다가 궁극적으로는 정상으로 회복되는 부위이다. 뇌허혈이 발생하면 calcium, sodium 및 물이 세포내로 축적되고 흥분성 신경전달 물질로 알려진 glutamate와 aspartate 등이 그 부위에 다량 분비되어 칼슘이 세포내에 더 유입되어 단백질과 지방분해효소를 활성화 시켜 뇌세포를 파괴시키고 활성산소를 발생시키는 등 이른바 허혈성 칼슘 폭포현상의 악순환이 일어나서 비가역적인 세포손상이 일어난다 **<그림 3>**. 이러한 현상은 매우 역동적이기 때문에 경색변연부에서 이를 차단하여 신경 세포를 구할 수 있는 치료법을 개발하고 있으나 아직은 임상에서 만족할만한 결과는 없다.

4) 뇌출혈의 병태생리

혈관파열에 의해 발생하는 두개강내 출혈은 출혈부위에 따라 경막외출혈(EDH), 경막하출혈(SDH), 지주막하출혈(SAH), 뇌실질내출혈(ICH), 뇌실내출혈(IVH) 등으로 구분한다. 일반적으로 뇌막동맥 혹은 정맥(meningeal artery or vein)의 열상은 경막외혈종을 잘 일으키며 경막하공간을 가로지르는 정맥(bridging vein)의 파열은 흔히 경막하혈종을 일으키게 된다. 고혈압 환자에서 발생되는 뇌출혈은 대개 세동맥(arterioles)이 파열되어 일어나는데 그곳에 미세동맥류가 있다가 파열되는 것으로 설명되기도 하며, 흔히 심부 소관통동맥(deep small penetrating artery)이 파열되어 피각을 포함한 기저핵과 시상, 뇌교, 소뇌 등에 발생된다. 그밖에 amyloid 혈관병증, 동정맥기형, 동맥류, 혈액 질환, 모야모야병, 외상, 종양, 해면상 혈관종, 마약 중독 시에 뇌출혈을 일으킬 수 있다. 지주막하출혈은 주로 뇌동맥류의 파열로 인해 지주막하에 혈액이 고이는 경우가 많으며 간혹 뇌실질내출혈이 지주막하강내로 퍼져서 발생되는 수도 있다.

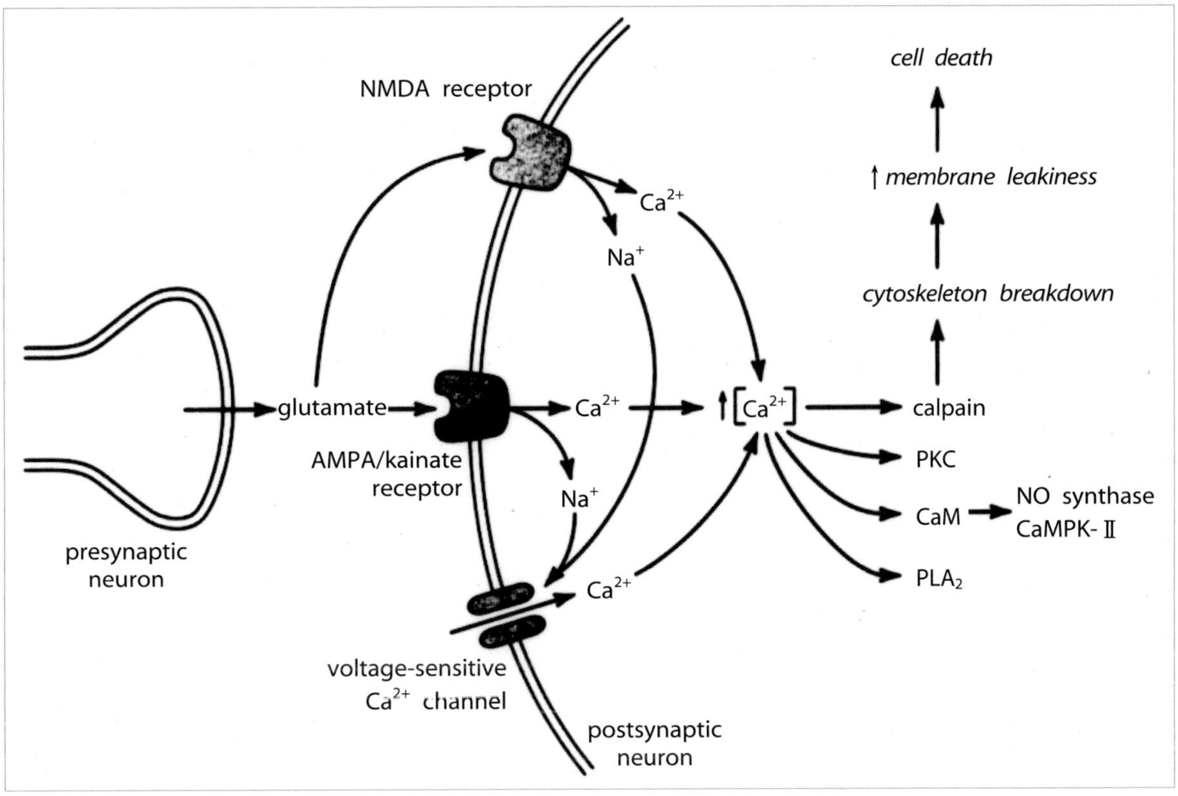

〈그림 3〉 Calpain and excitotoxicity: Excessive presynaptic release and impaired uptake of glutamate reults in a synaptic glutamate level surge during cerebral ischemia. This results in overactivation of the ionotropic NMDA and AMPA/kainate receptors, which allows Ca^{2+} and/or Na^{+} influx. The elevated free intracellular Na^{+} level further triggers the opening of voltage-sensitive Ca2+ channels, and the resultant intracellular Ca^{2+} overload leads to sustained activation of a number of Ca^{2+} - dependent systems including protein kinase C(PKC), calmodulin(CaM)-dependent NO synthase(NOS) and protein kinase II(CaMPK-II), phospholipase A(PLA) and calpain.

3. 뇌졸중의 위험인자와 일차예방

뇌졸중의 치료가 계속 발전해왔지만, 여전히 뇌졸중으로 인한 개인과 사회의 부담은 매우 크다. 따라서, 이를 줄이기 위해서는 뇌졸중의 일차예방이 가장 효과적이다. 여러 가지 조절 가능한 위험인자들의 뇌졸중발생 기여노가 밝혀졌고, 이들이 전체 뇌졸중 위험에서 차지하는 비중은 약 80-90%까지 보고되고 있어, 위험인자의 조절은 뇌졸중 발생의 예방에 도움이 된다.

1) 위험인자

뇌졸중의 뚜렷한 원인은 아직 모르지만 여러 위험인자들이 뇌졸중 발병에 관여하고 있는 것으로 밝혀졌다. 예방측면에서 위험인자들은 조절 가능한 위험인자와 조절이 불가능한 위험인자로 분류한다 <표 6>.

일차예방을 위한 위험인자들의 관리에 대한 지침이 제공되고 있다 <표 7>.

〈표 6〉 뇌졸중의 위험인자

1) 조절 불가능한 위험인자	
나이	
성별	
출생 시 저체중	
유전요인	
2) 조절 가능한 위험인자(근거확실)	
고혈압	비만
흡연	무증상경동맥협착
당뇨	부족한 신체활동
이상지질혈증	비파열두개내동맥류
심방세동	폐경 후 호르몬치료
기타 심장질환	식이와 영양
3) 조절 가능하나 근거는 부족한 위험인자	
음주	폐쇄수면무호흡
대사증후군	편두통
염증과 감염	고호모시스테인혈증
경구피임제	응고항진상태

〈표 7〉 위험인자의 관리 지침

위험인자	관리
고혈압	목표혈압 ≤14/90mmHg(당뇨병과 신질환 환자의 경우 ≤130/80mgHg)
	특별한 적응증이 없다면 베타차단제보다는 칼슘통로차단제나 레닌-안지오텐신계 억제제 추천
흡연	금연, 간접흡연노출 피함
	금연을 위해 상담, 니코틴대체제, 경구연 금연보조제 등 고려
당뇨병	목표혈압 ≤130/80mmHg
	목표 LDL 콜레스테롤 ≤100mg/dl
	다른 위험인자를 가지고 있는 2형 당뇨병 환자의 경우 스타틴 사용
이상지질혈증	고위험군의 목표 LDL콜레스테롤 ≤100mg/dl
	중간위험군의 목표 LDL콜레스테롤 ≤130mg/dl
	HDL콜레스테롤이 낮은 환자는 체중감량, 신체활동 증가, 금연과 함께 니아신(niacin)이나 젬피프로질(gemfibrozil) 투여 고려
심방세동	CHA2DS2-VASc ≥2 인 경우 항응고제 투여 Warfarin 사용하는 경우 목표 INR 2-3
기타 심장질환	ST 분획상승 심금경색의 경우 심방세동, 좌심실의 벽내혈전, 또는 운동불능이 있으면 항혈소판제와 항응고제 병합투여, 항응고제 투여기간은 동반된 심장질환을 고려하여 결정
신체활동	규칙적인 운동(매일 30분 이상 중등도 운동)
식이	저나트륨 식이와 고칼륨 식이(하루 나트륨 2.3g 이하, 소름으로는 6g 이하, 하루 칼륨 4.7g 이상 섭취) 과일, 야채, 저지방 유제품 섭취 권장

2) 일차예방을 위한 항혈소판제 사용

일반인구집단에서 뇌졸중을 예방하기 위해 아스피린을 사용하는 것은 근거가 부족하다. 아스피린으로 인해 증가하는 출혈위험을 고려하면 선택된 환자군에서만 사용해야 한다. 따라서, 당뇨병 환자나 10년 심혈관질환 발생 위험도가 10% 이상인 경우는 심혈관질환을 예방하기 위해 아스피린 사용이 도움이 될 수 있다.

4. 뇌졸중의 임상양상 및 진단

1) 전순환계 뇌경색의 임상양상

뇌혈관질환의 증상은 침범된 혈관이 어느 혈관인가에 따라 달라지며, 뇌색전증(cerebral embolism)에서 혈전증(thrombosis)보다 갑자기 혈관의 폐색이 일어난다. 전순환계와 후순환계에 따라 임상양상이 특징적으로 구별될 수 있는데, 전순환계는 대뇌를 포함해 천막상부의 뇌조직과 안구로 가는 혈액을 공급하는 통로이다. 전체 뇌혈류의 2/3 이상을 이 전순환계가 담당하며, 이에 속하는 동맥은 내경동맥(internal carotid artery, ICA), 중대뇌동맥(middle cerebral artery, MCA), 선대뇌동맥(anterior cerebral artery, ACA), 그리고 전맥락막동맥(anterior choroidal artery, AChA)이 있다.

(1) 내경동맥 영역에 발생한 뇌경색의 임상양상

내경동맥 영역의 뇌경색은 주로 내경동맥 자체의 급성 폐색, 내경동맥의 협착 부위에서 원위부로 혈전이 날아가 발생하는 동맥-동맥 색전증, 그리고 심한 협착으로 인해 저관류가 발생하여 발생하는 혈류역학뇌경색(경계성 뇌경색)의 기전으로 발생할 수 있다.

가. 내경동맥의 급성폐색

일반적으로 내경동맥의 급성폐색으로 인한 뇌경색은 매우 큰 병변을 일으키고, 심한 신경학적결손 및 나쁜 예후를 보인다. 근위부에 의한 폐색 보다 원위부인 중대뇌동맥과 전대뇌동맥의 분지부인 T-부위의 폐색이 주로 생기는데, 따라서 임상적으로는 중대뇌동맥, 전대뇌동맥, 전맥락막동맥, 눈동맥, 일부는 후대뇌동맥 영역의 증상 및 증후군이 모두 나타날 수 있으나, 일반적으로는 발병초기부터 의식수준이 나쁘고, 의사소통이 되지 않아 각각의 증상을 구분하기 쉽지 않다.

나. 동맥-동맥색선증

내경동맥 근위부에 발생한 협착부위에서 혈전이 떨어져 원위부를 막게 되면 막힌 혈관부위에 따라 다양한 증상이 나타날 수 있으며, 심장성색전증에 비해 상대적으로 뇌경색 크기가 작다. 일과성허혈발작(TIA)이 선행할 수 있으며, 특히 일과성흑암시(amaurosis fugax) 혹은 일과성단안실명(transient monocular blindness)이 선행하는 경우 내경동맥질환으로 인한 증상임을 시사할 수 있고, 이런 경우 뇌경색의 적절한 예방이 필수적이다.

다. 혈류역학뇌경색

혈류역학뇌경색은 관류압 저하에 가장 취약한 경계구역에 뇌경색이 발생하는 경우를 의미한다. 흔히 초기 증상으로 TIA 가 반복되는데, 기립성 TIA, 팔다리 떨림 TIA(limb shaking TIA) 등이 특징적으로 발생하고, 증상의 변화를 보이는 신경학적 결손을 나타내는 경우가 많다. 그러나 뇌경색으로 완전히 진행한 경우에는 모든 종류의 뇌경색 증상이 발생할 수 있는데, 중대뇌동맥과 전대뇌동맥 사이의 경계구역에 뇌경색이 발생한 경우는 사지의 근위부에 마비가 더 심한 운동마비가 나타나며, 중대뇌동맥과 후대뇌동맥의 경계구역에 뇌경색이 발생한 경우는 불일치반맹을 일으킬 수 있고, 좌측의 병변인 경우 피질경유운동실어증(transcortical motor aphasia)이 자주 발생한다.

(2) 중대뇌동맥 영역에 발생한 뇌경색의 임상양상

중대뇌동맥은 가장 넓은 영역의 뇌조직에 혈액을 공급하고 있으며, 크게 M1-M3 분절까지 3부분으로 나눌 수 있다. 폐색된 부위에 따라 증상이 달라질 수 있으며, M1, M2 분절의 큰 가지가 막힌 경우 색전증과 두개내동맥경화에 의한 혈전증의 가능성이 있고, M3 분절의 폐색인 경우는 주로 색전증에 의해 발생할 수 있다.

가. 완전중대뇌동맥 폐색의 뇌경색

전형적인 임상양상은 병변 반대쪽의 반신마비, 감각저하, 시야장애가 발생하고, 좌/우반구에 따라 다른 피질 증상이 나타난다. 좌반구의 병변에서는 실어증, 우반구의 병변에서는 시공간기능저하 및 무시증후군이 나타날 수 있다.

흔히 존재하는 임상 증상들로는 반대측 사지 근력 약화와 감각 저하, 연하곤란, 공간 지각 장애(spatial perception disturbance) 등이 있다.

나. 중대뇌동맥 상분지 뇌경색

병변 반대측의 운동마비가 주로 얼굴과 팔에 심하게 나타나며(facio-brachial weakness), 다리는 상대적으로 경하다. 병변쪽으로 안구편위가 일어날 수 있다.

다. 중대뇌동맥 하분지 뇌경색

시야장애 및 피질 증상이 동반될 수 있는데, 좌반구는 초기에 전실어증처럼 나타났다가 감각실어증으로 변하게 되며, 편측 운동마비는 없거나 경미하다. 이외에도 병변의 위치에 따라 Gerstmann 증후군(실서증; agraphia, 계산불능증; acalculia, 좌우혼동증; left-right disorientation, 손가락실인증; finger agnosia) 이 발생할 수 있다. 우반구 병변은 좌측공간무시, 구성행위실행증 및 행동변화가 발생할 수 있는데, 급성 혼동상태, 섬망을 일으킬 수 있다.

라. 피질동맥영역의 뇌경색

M3 분절의 뇌경색은 상대적으로 작은 색전에 의해 발생하므로 앞서 기술한 여러 증상 중 일부만 장애가 나타날 수 있다.

(3) 전대뇌동맥 영역에 발생한 뇌경색

주요 증상으로 반대측 원위부 하지의 근력 약화와 의지상실, 기억상실, 병적움켜쥐기, 요실금 등이 있다. 정신운동증상(psychomotor symptom) 이 특징적으로 나타날 수 있는데, 의지상실(abulia), 무감동(apathy) 이 흔하고 양쪽이나 왼쪽 병변인 경우 증상이 심하거나 지속될 수 있다. 뇌량단절증후군(callosal disconnection syndrome)은 뇌량의 병변에 의해 좌반구-우반구의 연결이 끊어져 좌반구의 기능을 왼손에서 수행하지 못하고, 우반구의 기능을 오른손에서 수행하지 못하는 것을 의미한다. 왼손에서 left unilateral ideomotor apraxia, left hand agraphia, left unilateral tactile anomia 가 발생할 수 있고, 오른손에서 right unilateral constructive apraxia가 발생할 수 있다. 통제불능손증후군이 동반될 수 있는데, 이것은 한 손이 하는 행동을 반대손이 방해하는 것을 의미한다.

(4) 전맥락막동맥 영역에 발생한 뇌경색

전맥락막동맥은 내경동맥의 가지로 후교통동맥이 분지된 후에 분지되며, 시신경록, 외측무릎체, 속섬유막의 뒷다리의 뒤쪽 2/3, 창백핵, 시각부챗살의 일부, 대뇌다리의 중간 1/3에 혈액을 공급한다. 이곳에 뇌경색이 발생하면 3대 증상으로 병변반대측 반신마비, 편측무감각, 병변반대측 시야의 동측 반맹을 보일 수 있다.

2) 후순환계 뇌경색의 임상양상

후순환계 영역에 분포된 혈관은 후대뇌동맥, 척추동맥, 기저동맥 및 이들의 분지인 소뇌동맥, 둘레동맥 등이 있다. 후순환계뇌경색의 증상 및 징후는 매우 다양하여, 현기증, 안구운동장애, 보행장애, 감각장애 및 운동장애, 혼수, 청력소실, 시야장애 등이 나타날 수 있다.

후순환계가 매우 복잡하기 때문에 이로 인한 뇌경색의 임상양상도 다양하므로 간략하게 각각의 부위별 전형적인 증상을 <표 8> 및 <표 9>로 요약하였다.

〈표 8〉 후하 및 전하소뇌동맥경색에서 흔히 볼 수 있는 증상 및 징후

	후하소뇌동맥경색의 구조물	전하소뇌동맥경색의 구조물
현기증, 안진	전정핵, 후하소뇌	미로, 전정신경, 타래
이명, 청력소실	없음	달팽이, 청신경, 달팽이핵
보행장애 및 실조	사지 등쪽척수소뇌로, 후하소뇌	중간소뇌다리, 전하소뇌
삼킴곤란	미주신경핵 및 신경	없음
얼굴감각소실	5번 뇌신경 및 핵	5번 뇌신경 및 핵
얼굴마비	없음	7번 뇌신경
교차감각장애	척수시상로	척추시상로
호너증후군	하행교감신경섬유	하행교감신경섬유

〈표 9〉 후순환뇌경색의 전형적인 임상양상

연수증후군 (medullary syndrome)	배꼬리교뇌(ventrocaudal pontine) 증후군	중간교뇌바닥(midpontine base) 증후군
외쪽연수경색(Wallenberg syn)	Foville **증후군**	같은쪽 실조
같은쪽 호너증후군	반대쪽 몸통/사지의 감각장애	반대쪽 반신마비
쉰소리, 삼킴곤란	같은쪽 말초얼굴신경마비	같은쪽 저작근 마비
보행장애, 현기증	동향주시마비	같은쪽 얼굴의 모든 감각장애
같은쪽/반대쪽 얼굴 감각장애	같은쪽 외전신경마비	
반대쪽 몸통/사지 감각장애	Millard-Gubler **증후군**	
같은쪽 실조 및 근긴장저하	반대쪽 반신마비	
같은쪽 눈기울임반응	반대쪽 몸통/사지 감각장애	
딸꾹질	같은쪽 말초얼굴신경마비	
내측연수경색(Dejerine syn)	같은쪽 외전신경마비	
반대쪽 반신마비		
같은쪽 혀밑신경마비		
각종 안진		

뒤판교뇌(tegmental pontine) 증후군	중뇌증후군	시상증후군
입쪽교뇌증후군	**하적핵증후군**(Benedikt syn)	**시상무릎동맥 영역**
같은쪽 얼굴 감각장애	같은쪽 눈돌림신경마비	편측실조
같은쪽 저작근마비	반대쪽 몸통/사지 위치/진동감각장애	반신감각장애
같은쪽 눈깜박반사저하	반대쪽 사지경직	경한반신마비
반대쪽 몸통/사지 감각장애	반대쪽 무도병	입체실인증
같은쪽 말초얼굴신경마비	**대뇌다리증후군**(Weber syn)	자발신경병통증
같은쪽 실조	같은쪽 눈돌림신경마비	불수의 무도증
꼬리쪽교뇌증후군	반대쪽 반신마비	시상기립불능증
같은쪽 동향주시마비, 안진	얼굴 및 혀밑신경마비	**극동맥 영역**
같은쪽 외전신경마비	같은쪽 실조	혼동
같은쪽 말초얼굴신경마비	반대쪽 사지경직	기억장애
같은쪽 편측실조	**정중위중뇌증후군**(Claude syn)	반무시
반대쪽 몸통/사지 감각장애	같은쪽 눈돌림신경마비	언어장애
외측교뇌증후군	반대쪽 소뇌기능장애	시공간정보처리장애
같은쪽 말초얼굴신경마비		**시상-시상밑부-정중곁동맥 영역**
반대쪽 몸통/사지 감각장애		의식저하, 졸림
같은쪽 핵간안근마비		수직안구운동장애
같은쪽 스큐편위		편측실조
같은쪽 외전신경마비		시상치매
같은쪽 호너증후근		기억장애
같은쪽 편측실조		**후맥락막동맥 영역**
		시야장애
		경한 반신마비
		반신감각장애

3) 뇌졸중의 진단

급성기의 치료는 매우 중요하여 처음 발생하였을 때 즉시 뇌졸중을 전문으로 다룰 수 있는 병원에 입원하여 정확한 진단과 적절한 급성기 치료를 시행하고 지속적인 치료 대책을 마련하는 것이 그렇지 못한 경우보다 훨씬 좋은 예후를 보인다는 것은 잘 알려진 사실이다. 따라서 급성기 치료를 잘하기 위해 선행되어야 할 것은 정확한 진단이다.

세심한 병력 조사와 신경학적 검사가 필수적이며, 특히 뇌출혈과의 감별이 중요한 사항이다. 요즈음에는 CT가 보편화되면서 경색증과 출혈의 감별에 필수적 조건이 되었다. 비록 CT가 뇌경색의 진단에 중요한 단서를 제공하지만 점차 조기 치료의 필요성이 강조되면서 MRI의 정확성이 더 높게 평가되고 있다. 기본적인 검사인 청진, 심전도, 흉부 방사선 촬영, 안저 소견 및 혈액 검사 등도 준비되어야만 한다. 이러한 기본적인 검사들은 최소한 뇌졸중 발생 후 6시간 이내에 끝내고 각각의 뇌졸중에 가장 적절한 치료를 시작하는 것이 좋다.

더 정확한 원인을 찾기 위한 검사들인 혈액 응고 검사, lipid profile 검사, TCD, Neck doppler, TTE, TEE, cerebral angiography 등은 치료를 하면서 병행하는 것이 바람직하다 <표 10>.

〈표 10〉 급성뇌경색 환자에게 필요한 검사

병력청취	
발병시간	
발병상황; clear vs unclear onset or wake-up	
TIA 발생 vs 새로운 뇌졸중 증상	
신체검사	
Vital signs	
신경학적 진찰 및 뇌졸중척도	
혈액진단검사	
뇌영상검사	
비조영증상 CT 혹은 MRI	
ECG	

(1) 뇌졸중 척도

뇌졸중은 손상된 뇌영역에 따라 임상양상이 다양하고, 여러가지 원인에 의해 발생하기 때문에 예후를 예측하기가 쉽지 않다. 뇌졸중척도는 뇌졸중 환자들의 신경손상의 중증도와 기능상태를 정량화하여 의료인 사이의 정보교환, 뇌졸중 임상연구, 그리고 예후를 예측하는데 도움을 준다. 최근에 많이 이용되는 뇌졸중척도의 종류는 병원전진단척도(prehospital stroke scale), 중증도평가척도(severity assessment scales), 기능평가척도(funtinal assessment scale) 및 전체예후척도(global outcome scales)로 나뉜다.

가. 병원전진단척도

뇌졸중은 응급구조사가 환자의 예후를 향상 시키는데 매우 중요한 역할을 할 수 있는데, 응급구조사가 환자를 처음 보았을 때 빠른 시간 내에 뇌졸중을 감별할 수 있다면 치료 시작시간을 줄일 수 있다. 응급구조사가 병원전단계에 이용할 수 있는 뇌졸중진단척도로는 CPSS(Cincinnati Prehospital Stroke Scale), LAPSS(Los Angeles Prehospital Stroke Scale) 등이 개발되었다 <표 11>. 또한, 영국에서는 뇌졸중 증상의 조기 인지를 위해 FAST(facial dropping, arm weakness, speech difficulties, time)를 고안하여 뇌졸중 증상을 가진 3시간 이내의 환자의 혈전용해제 투여율을 높이기 위해 노력하고 있다.

〈표 11〉 병원전뇌졸중척도

CPSS(Cincinnati Prehospital Stroke Scale)	LAPSS(Los Angeles Preshospital Stroke Screen)
얼굴 비대칭	선별기준
팔 처짐	45세 이상
언어	뇌전증의 병력없음
	24시간 이내 증상 발생
	평소 보행 가능
	혈당 60-400mg/dl
	진찰소견에 편측 위약 여부
	얼굴 미소
	주먹 쥐기
	상지 위약

다양한 뇌졸중 척도가 이용되고 있지만, 급성기 및 퇴원 후 신경학적 손상의 중증도를 정량화하기 위해 NIH 뇌졸중척도(NIHSS)가 가장 많이 이용된다. 또한 기능 및 전체적인 예후판정에 이용되는 척도로는 수정 Rankin 척도(modified Rankin Scale; mRS)가 많이 이용된다.

나. 중증도척도

뇌경색 환자의 중증도 평가 및 임상연구 목적으로 NIHSS 가 가장 널리 이용되고 있다. NIHSS 는 의식수준, 주시, 시야, 얼굴마비, 팔마비, 다리마비, 감각, 팔다리 운동실조, 언어장애, 구음장애, 및 무시의 15개 검사 항목으로 구성되며, 신경학적 이상의 중증도를 정량적으로 측정할 수 있다 <표 12>. 초기 NIHSS 점수는 뇌경색 크기를 예측할 수 있고, 혈전용해제 투여 후 출혈변환을 예측할 수 있다. 또한, 일반적으로 초기 점수가 4점 미만일 경우 좋은 예후를 가질 가능성이 높은 경한 뇌경색으로 판단하고 있다.

〈표 12〉 뇌졸중 중증도 척도(NIHSS)

지시 사항	척도 정의
1a. 의식수준	0=명료 1=명료하지 않으나, 약한 자극에 깨어나 지시에 따르거나 대답 또는 반응을 함 2=명료하지 않고, 여러 번 자극을 주어야 주의집중이 유지되거나, 강한 또는 아픈 자극을 주어야 움직이는 경우 3=반사적인 운동이나 자율신경계에 의한 반응만을 보이는 경우, 또는 완전 무반응, 이완 또는 무반사 반응상태
1b. 의식수준에 관한 질문; 현재 월과 나이를 질문	0=두가지 질문에 정확하게 대답 1=한가지 질문에만 정확하게 대답 2=두가지 질문 모두 정확하게 대답하지 못함
1c. 의식수준에 관한 지시; 눈감기, 주먹지기 지시	0=두가지 지시를 정확하게 시행함 1=한가지 지시만 정확하게 시행함 2=두가지 지시 모두 수행하지 못함
2. 최적의 주시; 수평안구운동	0=정상 1=부분적인 주시마비, 단안 또는 양안 주시에 이상이 있으나, 강제적인 편향이나 완전주시마비는 없음 2=강제적인 편위 또는 완전 주시마비가 있으며 눈머리반사에 의해 극복되지 못하는 경우
3. 시야	0=시야상실없음 1=부분적 반맹 2=완전 반맹 3=양측 반맹
4. 얼굴마비	0=정상대칭적 움직임 1=경미한 마비 2=부분마비 3=일측 또는 양측의 완전마비
5. 상지근력	0=하락없음, 상지를 90도(혹은 45도)에서 10초 동안 유지함 1=하락있음, 상지를 90도(혹은 45도)에서 유지는 하나 10초가 되기전에 내려오기 시작함; 침상이나 다른 지지물을 건드리지는 않음 2=중력에 대항하는 약간의 노력이 있음. 상지를 90도(혹은 45도)까지 들어올리지 못하거나 유지를 못하고 침상까지 내려옴. 그러나 중력에 대항하는 약간의 노력이 있음. 3=중력에 대항하는 노력없이 상지가 바로 내려옴 4=움직임이 없음 UN=절단 또는 관절유합
6. 하지근력	0=하락없음, 하지를 30도에서 5초 동안 유지함 1=하락있음, 하지가 5초 전에 내려오지만 침상을 건드리지는 않음 2=중력에 대항하는 약간의 노력이 있음; 하지가 5초 전에 침상까지 내려오나 중력에 대항하는 약간의 노력이 있음 3=중력에 대항하는 노력이 없이 하지가 바로 침상으로 내려옴 4=움직임이 없음 UN=절단 또는 관절 유합

지시 사항	척도 정의
7. 사지 운동실조	0=없음 1=사지 중 하나에서만 나타남 2=사지 중 둘 이상에서 나타남 UN=절단 또는 관절 유합
8. 감각	0=정상 1=경도 내지 중등도의 감각소실 2=중증 또는 완전 감각소실
9. 최상언어능력	0=정상 1=경도 내지 중등도의 실어증 2=중증의 실어증 3=벙어리, 완전 실어증
10. 구음장애	0=정상 1=경도 내지 중등도 2=중증
11. 소거와 무관심	0=이상소견 없음 1=시각, 촉각, 청각, 공간, 또는 사람에 대한 무관심 상태나 양측동시자극에 대한 소거가 하나의 감각 기능에서 확인됨 2=중증의 편측 무관심 또는 2개 이상의 감각기능에 대한 소거가 확인됨

하지만, 언어장애와 관련된 점수로 인해 우반구병변에 비해 좌반구병변의 점수가 높을 수 있고, 후순환뇌졸중의 경우 증상이 충분이 점수에 반영되지 않아 낮은 점수의 NIHSS 임에도 불구하고 중증 뇌졸중일 수 있다.

다. 기능 및 전체적인 예후척도

뇌졸중 후 기능장애의 정도는 일상생활동작을 평가하는 기능평가척도를 통해 평가한다. 수정 Rankin 척도(mRS)가 가장 많이 이용되지만, 바텔지수, 글라스고예후척도 등이 추가적으로 이용될 수 있다.

수정 Rankins 척도는 6개 항목으로 구성되어 있으며 <표 13>, 검사자간 일치도, 신뢰도 및 타당도가 높아 뇌졸중 임상연구에서 가장 흔히 사용된다.

〈표 13〉 수정 Rankin 척도

0	무증상
1	증상은 있으나 무의미한 장애; 모든 일상생활과 업무 수행 가능
2	경미한 장애; 이전에 하던 모든 업무를 하지는 못하나, 도움없이 자신의 용무 수행
3	중등도 장애; 일부 도움을 필요로 하나, 도움 없이 걸을 수 있음
4	중등-심한 장애; 도움없이 걸을 수 없고, 스스로 기본신체요구를 충족시키지 못함
5	심한 장애; 침상의존상태, 요실금, 상시 간호를 요함
6	사망

5. 뇌혈관질환의 급성기치료

1) 급성기 재관류 치료

허혈 현상에 빠진 뇌조직은 한번 경색이 와서 괴사에 이르면 어떤 치료(침술, 약물 치료, 물리 치료 등)에도 재생할 수 없으므로, 뇌경색의 초기에 허혈 상태에 빠져있는 회생 가능한 뇌조직에 대한 치료를 빨리 시행하는 것이 급성기에 가장 중요하다. 따라서, 급성 뇌경색환자에서 비가역적인 뇌손상이 진행하기 전에 막힌 혈관을 재관류 시켜줄 수 있다면 환자의 기능이 회복될 수 있을 것이다. 급성 뇌경색에서 막힌 뇌혈관을 재관류하여 기능을 향상 시킬 수 있는 방법은 현재까지 두가지 방법이 있다.

(1) 정맥내혈전용해술

혈전용해제를 정맥내로 주사하면 빠른 치료가 가능하다. 여러 약제가 개발되어 임상연구를 시행했지만, 현재까지 효과가 입증된 혈전용해제는 tissue Plasminogen Activator(tPA, alteplase)가 유일하다.

IV-tPA의 효과는 몇 가지 대규모 임상연구를 통해서 연구되었는데, 그 중 1995년 발표된 NINDS (National Institute of Neurological Disorder and Stroke) 연구는 증상 발행 후 3시간 이내에 IV-tPA를 0.9mg/kg 주입할 경우, 대조군에 비해 3개월 째 장애가 거의 없는 환자(mRS 0-1)의 빈도가 유의하게(상대적으로 30-50%) 높음을 증명하였다. 이 연구에서 증후성 뇌출혈의 빈도는 IV-tPA 군에서 6.4%, 대조군에서 0.6%로 거의 10 배 정도 높았으나, 사망률은 차이가 없었다. NINDS-tPA 연구 결과를 통해 IV-tPA는 급성 뇌경색 환자 중 증상 발생 후 3시간 이내에 사용할 수 있도록 승인되었다.

비슷한 시기에 유럽에서 시행된 ECASS-I, ECASS-II 등의 연구는 IV-tPA 사용 용량(0.9-1.1mg/kg), 사용시간(증상 발생 후 6시간) 등 연구 방법에 차이가 있었고, 이 연구들은 IV-tPA 효과를 입증하지 못했다. 하지만, 2004년 NINDS, ECASS-I, ECASS-II, STAR 연구를 meta 분석한 연구에서 IV-tPA 효과가 증상 발생 후 4.5시간 까지 효과가 있을 것이라는 연구결과가 보고된 이후 ECASS-III 연구가 시행되었다. 이 연구에서는 증상 발생 후 3-4.5 시간 이내인 급성 뇌경색 환자에서 IV-tPA 의 효과를 증명하였다. 3개월 째 장애가 거의 없는 환자(mRS 0-1)의 빈도는 IV-tPA를 치료받은 환자에서는 52%, 대조군에서는 45.2% 로 통계적으로 유의한 차이를 보였고, 증후성 뇌출혈은 치료군에서 2.4%, 대조군에서 0.3% 였다. ECASS-III 연구가 보고된 2008년 이후로 미국 및 유럽의 뇌졸중 진료지침에서 IV-tPA 사용은 증상 발생 후 4.5시간 이내로 권고하고 있다.

이후 시행된 IST-3(The third International Stroke Trial) 연구는 급성뇌경색 환자를 IV-tPA 0.9mg/kg과 표준치료를 하는 군과 표준치료만 시행하는 군으로 무작위 배정을 시행하여 연구를 진행하였고, 이전에 3개월 예후만 평가한 것과 다르게 6개월, 18개월의 예후까지 평가하였다. 이 연구는 3000명 이상의 환자가 모집되었고, 대상 환자의 40% 이상이 80세 이상의 고령이었다는 점이 특징이다. 고령 및 장기 예후를 평가했음에도 불구하고 tPA 치료군에서 대조군에 비해 더 예후가 좋았다(OHS 0-2; 35% vs 31.4%, Odd ratio; 1.28).

가. IV-tPA 용량, 용법, 및 적응증

IV-tPA 는 전체용량의 10%를 일시주입(bolus)한 후 나머지 90%를 1시간에 걸쳐 주입한다. IV-tPA의 용량은 0.9mg/kg 를 사용하고 있는데, 최근 시행된 ENCHANTED 연구결과는 0.6mg/kg 로 IV-tPA를 사용한 경우에 표준용량인 0.9mg/kg 와 비교하여 사망 혹은 장애라는 효과면에서 비열등성을 보여주지 못했지만, 증후성뇌출혈의 발생은 더 낮은 것으로 보고하였다. IV-t 사용의 적응증 및 주의사항은 <표 14>에 제시되어 있다.

〈표 14〉 정맥내혈전용해술에 대한 국내의 권고사항

1. 허혈뇌졸중 환자에서 증상 발생 3시간 이내에 투여가 가능한 경우, 정맥내 tPA치료를 한다. 단, 영상검사에서 뇌출혈이 배제되어야 하며, 그 외 적응증은 다음 Table(정맥내혈전용해술 적응증)에 따른다.	근거수준 Ia, 권고수준 A
2. 위의 치료는 81세 이상의 환자에서도 적용 가능하다.	근거수준 Ib, 권고수준 A
3. 허혈뇌졸중 환자에서 증상발생 3-4.5시간 사이에 투여가 가능한 경우 정맥내 tPA를 사용할 수 있다.	근거수준 Ia, 권고수준 A
*단, 80세 이상, 심한 신경계 장애(NIHSS 점수 25점 초과), 과거 뇌졸중과 당뇨병의 병력이 함께 있는 경우, 경구항응고제를 복용하고 있는 환자에서는 근거가 부족하다.	
4. 정맥내 tPA치료는 치료하지 않은 군에 비해 유의하게 높은 뇌출혈의 위험이 있으므로 그 위험성에 대해 숙지하고 있어야 한다.	근거수준 Ia, 권고수준 A
5. 정맥내 스트렙토키나아제(streptokinase)는 출혈의 위험이 유의하게 높으므로 사용하지 말아야 한다.	근거수준 Ia, 권고수준 A
6. 허혈성뇌졸중에서 tPA 이외의 정맥내혈전용해제(urokinase, tenecteplase, desmoteplase)의 효과는 아직 입증되지 않았다.	근거수준 IV, 권고수준 C
7. 정맥내 tPA 치료는 조기에 투여될수록 환자의 예후가 좋아지므로, 적응증과 금기증을 확인한 후 가능한 신속히 시작하도록 한다.	근거수준 Ia, 권고수준 A
8. 정맥내 tPA 치료방법은 다음 Table(정맥내 tPA 투여방법)에 따른다.	근거수준 Ia, 권고수준 A

나. 시간에 따른 tPA의 효과

현재까지 시행된 tPA 무작위임상연구의 메타분석에 따르면, 급성뇌경색에서 IV-tPA 를 사용하면 대조군에 비해 좋은 예후를 가질 가능성은, 3시간 이내에 사용할 경우 75%, 4-4.5시간 사이에 사용할 경우 26%, 4.5시간 이후에 사용할 경우 15% 커지는 것으로 알려졌다. 즉, 증상 발생 4.5시간 이내에 IV-tPA로 치료할 경우 치료로 인한 이득이 있으며, 이런 이득은 빨리 치료할수록 더 커진다는 것을 증명하였다.

〈표 15〉 정맥내혈전용해술 적응증

1. 신경장애가 동반되고 경미하지 않은 허혈뇌졸중
2. 신경장애가 자발적으로 신속히 호전되지 않아야 함
3. 신경계장애가 심한 환자는 치료시 주의해야 함
4. 거미막하출혈(subarachnoid hemorrhage)로 인한 증상이 아니어야 함
5. 최근 3개월 이내에 두부외상(head trauma) 및 뇌졸중이 없어야 함
6. 최근 3개월 이내에 심근경색이 없어야 함
7. 최근 21일 이내에 소화기 및 비뇨기계에 출혈이 없어야 함
8. 최근 14일 이내에 주요수술(major surgery)을 시행하지 않았어야 함
9. 최근 7일 이내에 압박 불가능한 동맥천자(arterial puncture)를 시행하지 않았어야 함
10. 두개내출혈(intracranial hemorrhage)의 과거력이 없어야 함
11. 혈압은 수축기혈압 185mmHg 및 확장기혈압 110mmHg 이내로 조절되어야 함
12. 신체검사 당시 출혈 및 외상(골절 포함)이 발견되지 않아야 함
13. 경구항응고제를 복용하고 있다면 INR 1.7 이하여야 함
14. 과거 48시간 이내 헤파린을 투여받았다면, aPTT가 정상범위 이내로 조절되어야 함
15. 혈소판 수치는 100,000/mm^3 이상이어야 함
16. 혈당 수치는 50mg/dl(2.7mmol/L) 이상이어야 함
17. 경련 후 발생한 신경계 장애가 아니어야 함
18. CT에서 저음영병변이 대뇌반구의 1/3 이상인 다엽경색(multilobar infarction) 이 아니어야 함
19. 환자 또는 보호자가 치료에 따르는 위험과 이득에 대해 이해하고 있어야 함

〈표 16〉 정맥내 tPA 투여방법

1. 몸무게 kg당 총 0.9mg을 계산하여 용량의 10%는 1분 동안 일시 주입하고, 나머지를 60분간 주입한다 (최대용량 90mg을 넘지 않는다).
2. 환자는 모니터링을 위해 중환자실 혹은 뇌졸중전문치료실에 입원한다.
3. 혈전용해제 투여 중에는 신경학적 진찰을 매 15분 간격으로, 다음 60분 동안은 매 30분 간격으로, 다음 16시간 동안은 매 시간 시행한다.
4. 환자가 심한 두통을 호소하거나 갑작스런 혈압상승, 오심, 구토 같은 증상이 발생했을 경우, tPA 투여를 중단하고 응급 CT를 시행한다.
5. 혈압은 혈전용해제 투여 중 또는 투여 후 첫 2시간 동안은 매 15분 간격으로, 다음 60분 동안은 매 30분 간격으로, 다음 16시간 동안은 매 시간 시행한다.
6. 혈압조절
   1) 수축기 혈압이 180mmHg 이상 또는 확장기 혈압이 105mmHg 이상인 경우
      - 라베탈롤(labetalol) 10mg 정맥내투여한다(1-2분 동안). 조절이 안되면 10-20분 간격으로 반복 투여할 수 있다 (최대 300mg 까지 투여 가능).
      - 또는 라베탈롤 10mg 정맥투여 뒤 분당 2-8mg 주입한다.
   2) 수축기 혈압이 230mmHg 이상 또는 확장기 혈압이 140mmHg 이상인 경우
      - 라베탈롤 10mg 정맥내 투여한다(1-2분 동안). 조절이 안되면 10-20분 간격으로 반복투여할 수 있다 (최대 300mg 까지 투여가능).
      - 또는 라베탈롤 10mg 정맥투여 뒤 분당 2-8mg 주입한다.
      - 또는 니카르디핀(nicardipine) 시간당 5mg 정맥내투여 한다. 5분마다 시간당 2.5mg 증량 (최대 시간당 15mg 투여 가능).

다. 나이 및 뇌경색 중등도에 따른 tPA의 효과

이전의 임상연구는 주로 80세 이하의 급성뇌경색 환자만 대상으로 하였기 때문에, 80세 이상의 노년에서 IV-tPA의 효과는 의문이 있었는데, IST-3 연구 이후 최근 시행된 메타분석에서는 85세 이상의 환자라도 IV-tPA를 사용하는 것이 사용하지 않는 환자에 비해 좋은 예후를 가질 가능성이 56% 더 높았고, 이러한 tPA의 치료 효과는 나이에 따라 다르지 않았다. 또한, 이전에는 제외되었던 경도의 뇌경색(NIHSS 0-4)의 경우도 교차비(odds ratio)가 1.48 이었고, 아주 심한 뇌경색인 NIHSS 22점 이상인 경우도 교차비가 3.25로 IV-tPA 효과는 뇌경색의 중등도에 따라 변화하지 않았다. 즉, 증상 발생 후 4.5시간 이내의 급성뇌경색에서 나이나 증상의 심한 정도와 무관하게 tPA 치료가 도움이 되며, 가능한 빨리 tPA를 치료할수록 그 이득이 커진다는 것이 명백해졌다.

(2) 동맥내혈전제거술

폐색된 뇌혈관에 직접 혈전용해제를 사용하는 방법이 임상에서 실제 이용됐지만, 2013년 발표된 3개의 임상연구(MR-RESCUE, SYNTHESIS-EXPANSION, IMS-3)에서는 동맥내 혈전용해술이 표준치료에 비해 더 효과적이라는 결과를 얻지 못했다. 그 사이 동맥내 혈전용해제를 이용하는 대신 직접 혈전을 제거하는 방법들이 연구되었고, MERCI retriever, penumbra system 같은 혈전제거기구는 재개통률이 높아 무작위대조시험없이 미국식품의약청의 사용승인을 받을 수 있었다. 하지만, MERCI retriever나 penumbra system 은 임상연구에서 정맥내혈전용해제와 비교하여 임상적인 효과가 우월하다고 입증되지는 않았다. 이후 stent retriever 가 개발되었고, 1세대 혈전제거도구인 MERCI retriever와 비교임상연구가 이루어졌는데, stent retriever 인 Solitaire retriever(SWIFT study) 와 Trevo retriever(TREVO 2 study)는 MERCI retriever 에 비해 재관류율 및 예후에서 우월한 효과를 보였다.

2013년에 실패한 동맥내혈전용해술 임상연구와 다르게 이후 시행된 동맥내혈전제거술 임상연구는 주로 stent retriever 를 이용한 임상연구로 이로 인한 향상된 재관류율, 치료시간의 단축, 그리고 대상 환자의 선택적 선정 등 이전과 다른 연구방법을 시도하여 동맥내혈전제거술의 효과를 입증하였다 <표 17>.

〈표 17〉 Stent retriever 를 사용한 무작위대조시험 비교

	MR CLEAN	ESCAPE	EXTEND-IA	SWIFT PRIME	REVASCAT
발생-치료시간	6시간	12시간	4.5시간	6시간	8시간
허혈반음영고려	없음	ASPECTS 6-10, 좋은 곁순환	관류 CT, MRI, 뇌경색중심부 <70mL	ASPECTS 6-10, MRI 병변 <1/3	ASPECTS 6-10
정맥내 tPA	89%	75%	100%	100%	73%
Stent retriever	81.5%	86.1%	100%	100%	100%
ASPECTS(med)	9	9	데이터 없음	9	7
영상-천자시간	데이터없음	51분(39-68)	93분(71-138)	57분(40-80)	67분(47-84)
발생-재개통시간	데이터 없음	241분(176-359)	248분(201-277)	252분(190-300)	355분(269-430)
90일째 사망률 (치료군/대조군)	21%/22%	10%/19%	9%/20%	9%/12%	18%/15%
증상뇌출혈	7.7%/6.4%	3.6%/2.7%	0%/6%	0%/3.1%	1.9%/1.9%
3개월 mRS 0-2	33%/19%	53%/29%	71%/40%	60%/35%	44%/20%
24시간 재개통률	75%/33%	72%/31%	94%/43%	83%/40%	데이터 없음

2015년 발표된 5개의 동맥내혈전제거술 임상연구의 성공을 근거로 미국뇌졸중학회는 다음의 경우 stent retriever 를 사용한 동맥내치료를 가장 높은 근거수준으로 권고하였다. 1) 기존 mRS 0 혹은 1, 2) 발생 4.5시간 이내에 IV-tPA 를 받은 경우, 3) 내경동맥이나 중대뇌동맥의 폐색으로 인한 급성 뇌경색, 4) 18세 이상, 5) NIHSS 점수 6점 이상, 6) ASPECST 6점 이상, 7) 증상 발생 6시간 이내에 동맥천자를 시행할 수 있는 경우. 이와 함께 동맥내혈전제거술을 고려하더라도 증상 발생 4.5시간 이내에 IV-tPA 를 사용할 수 있는 경우는 tPA 치료를 받아야 함을 권고하고 있다.

2015년 보고된 5개 임상연구의 개별 데이터를 수집하여 meta-분석한 HERMES 연구자들의 연구결과는 IV-tPA와 유사하게 동맥내혈전제거술의 효과도 시간과 유의한 관련이 있음을 증명하였다. 이 연구에서는 증상 발생 후 2시간 이내에 천자를 시행한 환자의 동맥혈전제거술 효과가 가장 크다는 것을 증명하였고, 동맥내혈전제거술의 유의한 효과는 7시간 18분까지 지속됨을 관찰하였다. 따라서, 치료시간을 단축하기 위한 노력은 동맥내혈전제거술 대상이 되는 환자에서도 지속되어야 함을 시사한다.

2) 급성기의 일반적인 치료

급성기의 일반적인 치료는 제한적으로 시행할 수 있는 재관류 치료와 다르게 급성기 뇌경색 환자

에서 합병증을 줄이고 예후를 향상시키기 위해 적절한 신체 및 생체 상태를 유지하기 위한 처치를 의미한다. 이것은 뇌손상을 최소화하고, 초기 재발이나 악화를 방지하고, 동반될 수 있는 합병증을 예방하기 위한 방법으로 혈압, 혈당, 체온의 감시 및 조절, 산소분압 및 기도 유지, 탈수 및 감염의 예방, 심장의 감시 등이 포함된다.

(1) 급성뇌경색의 혈압관리

일반적으로 뇌졸중과 혈압의 예후 관계는 U자 형태의 관련성을 보이는 것으로 알려져 있어, 너무 높거나 낮은 혈압은 예후에 좋지 않은 것으로 알려져 있다. 혈압을 낮추면 뇌부종의 감소, 출혈변환의 예방, 추가적인 혈관손상의 방지, 초기 뇌졸중 재발의 예방 등을 기대할 수 있지만, 뇌혈류량을 감소시켜 오히려 뇌경색 부위를 확장시킬 위험을 가지고 있다. 하지만, 여전히 급성뇌경색 환자에서 초기에 혈압을 낮추는 것이 좋은지, 적정 혈압이 어느 정도인지 등에 대해 정확한 지침은 없다. 최근 뇌졸중 발생 36시간 이내 수축기혈압이 160mmHg 이상인 급성뇌경색 환자를 대상으로 고혈압 약을 투여한 임상연구에서 2주 이내 사망이나 좋은 예후에 차이가 없었다. 하지만, 3개월 사망율은 치료군에서 대략 절반가량 감소하였다.

급성뇌졸중에서 고혈압 치료에 대한 권고는 <표 18>에 제시되어 있다. 대규모 임상시험은 없으나 고혈압뇌병증, 대동맥박리, 급성신부전, 급성폐부종, 급성심근경색 같은 경우를 제외하고 즉각적인 혈압강하를 위해 항고혈압제 투여는 권고되지 않는다.

〈표 18〉 급성뇌졸중에서 고혈압 치료에 대한 권고

급성뇌경색 환자
1. 수축기 혈압이 220mmHg 이상 또는 확장기 혈압이 120mmHg 이상 1) Labetalol 10mg 정맥투여(1-2분 동안), 조절이 안되면 10-20분 간격으로 반복 투여할 수 있음(최대 300mg 까지 투여 가능). 또는, 2) Labetalol 10mg 정맥투여 뒤 분당 2-8mg 주입 또는 Nicardipine 시간당 5ml 정맥투여, 5분마다 시간당 2.5mg 증량(최대 시간당 15mg 투여 가능) 3) 만약 혈압이 조절되지 않으면 sodium nitroprusside 투여 고려
2. 수축기 혈압이 220mmHg 혹은 확장기 혈압이 120mmHg 이상 넘지 않는 경우 혈압 조절을 권고하지 않고 경과 관찰이 필요함. 단, 대동맥 박리, 심한 심부전, 고혈압뇌병증이 있는 경우는 신속한 혈압조절이 필요함.
정맥내 혈전용해제를 투여 받은 환자
정맥내혈전용해제 투여 중 또는 투여 후 2시간 동안 혈압 측정을 매 15분 간격으로, 6시간 동안은 매 30분 간격으로, 16시간 동안은 매 1시간 간격으로 혈압을 측정
1. 수축기 혈압이 185mmHg 이상 또는 확장기 혈압이 110mmHg 이상인 경우 상기와 같은 방법으로 치료
2. 수축기 혈압이 185mmHg 또는 확장기 혈압이 110mmHg 을 넘지 않은 경우 혈압 조절을 권고하지 않고, 경과 관찰이 필요함.

(2) 저혈압의 조절

관류저하가 있는 경색 주위의 허혈반음영(ischemic penumbra) 부위는 뇌관류압이 감소할 경우 경색 부위가 확장될 가능성이 있다. 일반적으로 수축기 혈압이 100mmHg, 확장기 혈압이 70mmHg 이하인 경우 신경계 증상 악화 및 사망율이 증가할 수 있다. 하지만, 급성뇌경색 환자에서 지속적인 저혈압은 매우 드물게 나타나며, 대동맥박리, 혈량저하, 출혈, 심박출량 감소, 심근경색, 또는 부정맥 등의 원인을 고려할 수 있다. 혈량저하가 있는 경우 생리식염수나 혈량증량제를 투여해 볼 수 있고, 이러한 치료에도 효과가 없는 경우 도파민 같은 혈압상승제를 이용할 수 있지만, 심부전, 급성심근경색, 혹은 부정맥이 있는 환자에서는 금기이다. 현재까지 인위적인 혈압상승치료의 효과를 시험한 대규모 임상연구는 없기 때문에 치료 효과가 확립되지 않았다.

(3) 기도유지

호흡기능장애를 유발하는 뇌경색은 대부분 심한 뇌경색이 많아서, 기도삽관이 필요할 정도의 심한 호흡기능장애가 있으면 예후는 매우 좋지 않다. 따라서, 이미 호흡기능이 좋지 않은 환자에서 뇌경색이 발생하였거나, 중증 저산소혈증/고이산화탄소혈증이 있는 경우, 또는 의식 저하로 기도유지가 어려운 경우에는 조기에 기도삽관을 통해 인공환기를 시행할 수도 있다. 하지만, 호흡기능장애가 없는 뇌경색 환자에서는 산소를 투여하여도 뇌경색의 예후를 개선하지 못하므로 일괄적인 산소공급 대신 산소포화도가 92-95% 이하로 떨어지지 않도록 유지될 수 있도록 하는 것이 필요하다.

(4) 체온

급성뇌경색 환자에서 체온의 상승은 예후를 나쁘게 할 수 있다. 발열은 뇌경색의 크기를 증가시키고, 대사량 증가 및 여러 가지 신경전달물질을 분비하여 나쁜 예후와 연관된다. 뇌경색 환자에서 발열은 뇌경색 자체의 원인, 감염성 심내막염 같은 감염에 의한 뇌졸중인 경우, 폐렴같은 합병증이 발생한 경우에 나타날 수 있다. 발열이 있는 경우(37-39도) 해열제를 이용해 체온을 낮추는 경우가, 그렇지 않은 경우에 비해 예후 향상에 도움이 될 수 있다. 하지만, 발열이 있는 경우 예방적 항생제의 사용은 권장되지 않는다.

저체온요법(hypothermia)은 실험적으로 뇌졸중에서 신경보호효과가 있다고 알려졌지만, 뇌졸중 환자를 대상으로 시행한 저체온요법은 여러가지 방법 상의 문제로 아직까지 좋은 결과를 보인 임상연구거 없어, 지속적인 연구가 필요하다.

(5) 혈당관리

저혈당은 뇌경색과 유사한 국소신경학적이상을 유발할 수 있으며, 저혈당 자체가 뇌손상을 일으킬 수 있으므로 반드시 응급으로 교정해야 한다.

급성뇌경색은 당뇨의 과거력이 없어도 뇌경색 자체만으로 고혈당을 유발할 수 있다. 당뇨병의 유무와 무관하게 고혈당은 뇌경색의 예후와 출혈성 변환에 나쁜 영향을 미치는 것으로 알려졌다. 하지만, 지금까지 시행된 인슐린을 이용하여 고혈당을 조절하는 임상연구에서는 저혈당의 발생 위험이 높아 대조군에 비해 좋은 예후를 보여주지 못했다. 따라서, 아직 혈당 조절의 명확한 기준은 정해져 있지 않지만, 일반적으로 혈당이 180mg/dl이 넘을 경우 조절하도록 여러가지 연구에서 추천하고 있다. 좀 더 자세한 내용은 현재 진행 중인 임상연구 결과를 기대하고 있다.

3) 신경집중치료 및 뇌부종의 관리

중증뇌졸중 환자는 부종에 의해 뇌병변의 크기가 증가하면서 두개내압이 상승하게 된다. 두개내압의 상승은 의식악화, 호흡곤란을 초래할 수 있어 기도삽관 및 적절한 호흡관리가 중요하다.

뇌부종으로 인한 두개내압상승을 적절하게 치료하지 않으면 뇌탈출로 인한 뇌줄기의 압박이나 뇌관류압 저하로 인한 허혈뇌손상이 이차적으로 발생할 수 있으므로 적절한 방법으로 두개내압을 조절해야 한다. 두개내압상승의 치료에 대한 연구는 대부분 외상성뇌손상 환자를 대상으로 시행되었고, 뇌졸중에 특별하게 적용되는 방법이 없어 향후 이에 대한 연구가 필요하다. 일반적인 원칙은 머리를 30도 정도 올려주면 뇌의 정맥환류를 용이하게 하여 두개내압조절에 도움이 된다. 또한 두개내압이 상승하면 이로 인한 통증으로 흥분이 조절되지 않아 두개내압이 더 많이 상승하게 되므로 적절하게 환자를 진정시키는 것이 필요하다. 레미펜타닐, 프로포폴, 덱스메데토미딘 같은 반감기가 짧고, 혈역학적으로 비교적 안전한 약물을 사용하는 것이 추천된다.

높은 삼투압을 갖는 만니톨, 고장식염수(hypertonic saline) 를 주입하면 혈관내의 삼투압이 증가하므로 뇌주변 조직의 수분을 뇌혈관으로 흡수하여 뇌부종을 감소시키는 역할을 할 것이라고 추정된다. 만니톨은 신장으로 배설되므로 신장합병증을 주의해야 하며, 수분균형이 유지되도록 조절해야 한다. 고장식염수는 외상성뇌손상 환자를 대상으로 한 연구에서 만니톨에 비해 두개내압의 조절 효과가 더 효과적인 것으로 밝혀졌다.

과호흡요법은 두개내압 감소를 위해 응급으로 사용할 수 있다. 혈중이산화탄소를 감소시켜 뇌혈류를 줄이고 뇌혈액양을 감소시켜 두개내압을 강하시키는 효과가 있는데 일시적이고 과도할 경우 뇌허혈을 조장할 수 있으므로 주의해야 한다.

6. 뇌혈관질환의 이차예방

급성 뇌경색이 발생 후 폐색된 혈관은 적절한 이차예방을 하지 않으면 초기에 혈전생성이 진행하거나 원위부로 색전되어 조기 재발 혹은 초기신경학적악화를 초래할 수 있다. 따라서, 뇌경색 발생 후 초기에 항혈전제를 사용하는 것은 뇌졸중 재발 및 심혈관질환의 발생을 억제해 초기 사망률을 줄이고 신경학적 결손을 최소화하는데 중요하다. 현재 급성 뇌경색의 초기에 이용되는 항혈전제는 항혈소판제와 항응고제가 있다.

1) 항혈소판제

급성 뇌경색은 초기 재발이 가장 흔하므로 항혈소판제의 빠른 작용이 필요하다. 현재 뇌졸중 진료지침에서는 뇌경색 발생 24-48시간 이내에 아스피린 160-325mg 을 가능한 빨리 투여할 것을 권고하고 있다. 발생 24시간 이내인 급성기 경한 뇌경색과 일과성허혈발작인 환자를 대상으로 시행한 CHANCE 연구에서는 급성기인 3주 동안 아스피린과 클로피도그렐 병합요법을 시행한 환자군에서 아스피린만 단독투여한 대조군에 비해 90일 간의 뇌졸중 재발을 유의하게 줄였다. 하지만, 이 연구가 중국에서만 이루어졌고, 뇌졸중 발생의 위험인자의 조절 빈도가 낮아 일반화하는데 제한점이 있고, 현재 비슷한 환자군을 대상으로 서구에서 POINT 연구가 진행 중이다.

두개내혈관의 심한 협착(intracranial artery stenosis, ICAS, 70-99%)이 있는 뇌경색/TIA의 경우 아스피린과 클로피도그렐을 90일 정도 병합투여하는 것이 뇌경색 재발을 예방하기 위해 도움이 될 것 같다. WASID 연구가 발표되기 전에는 두개내혈관의 심한 협착이 있는 뇌경색/TIA 는 와파린을 주로 사용했었다. 하지만, 두개내혈관의 심한 협착이 있는 환자를 대상으로 아스피린과 와파린의 효과를 비교한 WASID 연구에서 와파린은 아스피린과 비교하여 뇌경색 발생을 줄이지 못했고, 오히려 출혈성 부작용이나 사망같은 안전성의 위험을 유의하게 높였다. 이후 아스피린이 이러한 환자에서 이차예방을 위해 사용되었으나 재발의 위험이 여전히 높아 일부에서 협착된 혈관에 스텐트를 삽입하였고, 미국에서는 Wingspan 스텐트가 사용의 허가를 받게 되었다. 하지만, Wingspan 스텐트 삽입과 약물요법의 치료 효과를 비교한 SAMMPRIS 연구에서 약물치료를 시행한 군에서 뇌졸중이나 사망의 발생이 Wingspan 스텐트 삽입군과 비교하여 유의하게 낮았다. 특히 30일 이내에 뇌졸중 혹은 사망이 Wingspan 스텐트 군에서는 14.7%, 약물요법을 시행한 군에서는 5.8% 발생하였으며, 1년 이내에는 각각 20.9% 와 12.9% 발생하여 Wingspan 스텐트의 삽입은 약물요법에 비해 효과적이지도 안전하지도 않았다. 이 연구는 WASID 연구가 아스피린/와파린 치료시 30일과 1년 뇌졸중 혹은 사망이 각각 10.7%, 25% 였던 것과 비교하여 SAMMPRIS 약물요법은 5.8% 와 12.2% 로 상당히 낮게 발생했는데, WASID 연구와 비교하여 SAMMPRIS 연구는 아스피린과 클로피도그렐 병합용법을 비롯하여 혈압 및 LDL 콜레스테롤의 적극적인 조절, 생활습관의 관리를 통해 환자를 관리했다는 특징을 갖는다. 따라서, 항혈소판제 뿐 아니라 위험인자 관리 및 생활습관의 관리가 중요함을 시사하고 있다.

급성기 이후의 항혈소판제 투여에 대해 현재 뇌졸중 진료지침에서는 아스피린, 클로피도그렐, 아스피린과 서방형 디피리다몰 병합 투여 3가지를 권고하고 있다. 이외에도 실로스타졸, 트리플루잘, 티클로피딘 등이 아스피린과의 비교연구 혹은 위약-대조군 연구를 통해 아스피린과 비슷한 효과를 갖는 것으로 알려져 있어, 아스피린의 대용으로 선택되고 있으며, 실로스타졸의 경우 아시아인을 대상으로 시행한 CSPS-II 연구에서 아스피린에 비해 출혈성 뇌졸중과 출혈성 부작용을 유의하게 줄였으며, 특히 소혈관 질환에서의 뇌졸중의 발생을 유의하게 줄이는 것으로 밝혀져, 특정 환자군에서 아스피린의 대안으로 사용될 수 있다.

2) 항응고제

비판막성 심방세동을 갖는 환자에서 와파린이 대조군에 비해 우월하다는 것이 여러 임상연구에서 증명되었다. 5개의 일차예방 임상연구의 pooled analysis 결과에서 와파린의 상대적 위험의 감소율(relative risk reduction)은 68%(95% CI 50-79%)였고, 연간 뇌졸중 발생은 대조군의 경우 4.5%, 와파린의 경우 1.4%로 이러한 절대적 위험의 감소율(absolute risk reduction)은 매 1000명을 치료할 때 매년 32명의 뇌졸중의 재발을 예방할 것이라는 의미를 가지고 있다(number needed to be treated; 100/(4.5-1.4)). 또한, 유럽에서 시행한 EAFT 연구는 심방세동 환자의 이차예방을 위해 와파린이 대조군에 비해 우월함을 증명하였다. 이 연구에서 와파린은 대조군에 비해 주요한 사건(composites of vascular death, stroke, MI, or systemic embolism)을 유의하게 줄였고(HR 0.53, 95% CI 0.36-0.79), 뇌졸중의 연간 위험도는 12%에서 4%까지 감소하였다(HR 0.34, 95% CI 0.20-0.57). 따라서, 비판막성 심방세동에 의한 심인성 뇌경색의 경우 항응고제를 사용하는 것이 뇌경색 재발에 도움이 된다. 비판막성 심방세동에서 뇌경색 예방을 위한 적절한 와파린의 강도는 INR 2.0-3.0 을 유지하는 것이다. 대규모 case-control 연구와 RCT의 결과에 따르면, INR 2.0 이하에서는 와파린의 효과가 유의하게 감소하였는데, 상당수의 환자들이 치료강도보다 낮게 와파린 치료를 받고 있어 부적절하게 뇌졸중이 예방되고 있다. 적절하게 와파린 치료를 받고 있는 환자에서 뇌경색이 발생한 경우 와파린의 강도를 높이는 것이 이후 뇌경색을 더 예방할 수 있는지에 대해서는 적절한 연구결과가 없고, 오히려 INR이 3.0 보다 높은 경우에는 출혈의 위험성이 증가하였다. 하지만, 비심인성 뇌경색의 경우 항응고제가 항혈소판제보다 우월한 효과를 보인 연구결과는 없고, 오히려 출혈의 부작용만 높일 수 있어 비심인성 급성 뇌경색에서 항응고제 사용은 근거가 부족하다.

와파린의 좁은 치료범위와 여러 가지 제한점(약물 혹은 음식과의 상호작용)은 잦은 INR 검사와 용량조절을 요구한다. 많은 환자들이 적절한 치료강도보다 낮은 범위로 치료를 받고 있어 적절한 뇌경색 예방이 되지 않을 뿐 아니라, 이러한 문제로 상당수의 환자는 항응고요법을 시행하지 않고 있다. 이러한 문제점들을 해결하기 위해 몇 가지 새로운 항응고제가 개발 되었다. dabigatran은 공인된 첫번째 direct thrombin inhibitor로 RELY 연구를 통해 150mg과 110mg을 warfarin과 비교하여, dabigatran 150mg의 경우 warfarin에 비해 뇌졸중 혹은 전신색전의 발생을 유의하게 줄였고(RR 0.65, 95% CI 0.52-0.81), 110mg의 경우 유의한 차이를 보이지 않았지만, 비열등성을 증명하였다. 안전성에서 150mg은 와파린과 비교하여 유의한 차이를 보이지 않았으며, 110mg 의 경우는 출혈성 부작용을 유의하게 줄일 수 있어, 효과의 우월성은 dabigatran 150mg, 안전성의 우월성은 dabigatran 110mg에서 입증되었다.

3개의 factor Xa inhibitor 인 rivaroxaban, apixaban, edoxaban은 각각 ROCKET-AF, ARISTOTLE, ENGATE-AF TIMI 48 연구를 통해 와파린보다 비교적 안전하고, 항응고효과는 비슷하거나 우월한 결과를 보고하였다. 각각의 연구는 일차예방 연구이지만, 이차예방의 경우도 비슷한 경향의 효과를 보였다.

3) 두개외혈관의 협착을 동반한 뇌경색의 치료

(1) 경동맥죽경화증

경동맥죽경화증의 치료는 위험인자의 관리와 약물치료 및 경동맥내막절제술(carotid endarterectomy, CEA), 경동맥스텐트삽입술(carotid artery stenting, CAS)과 같은 혈관재건술로 이루어진다. 경동맥죽경화증으로 인한 경동맥 협착에서 증상의 유무는 예후 및 치료 방침의 결정에서 매우 중요하다. 경동

〈표 19〉 경동맥죽상경화질환의 수술적 치료의 국내권고 사항(한국뇌졸중진료지침 2014 개정판)

경동맥내막절제술	경동맥스텐트삽입술
1. 최근 6개월 이내에 일과성허혈발작이나 뇌경색이 있었던 심한 내경동맥 협착 환자(협착정도 70-99%)는 경동맥내막절제술을 하는 것이 권고된다.(근거수준Ib, 권고수준A)	1. 의학적 사유로 경동맥내막절제술 시행이 어려운 경우, 스텐트설치술이 추천될 수 있다.(근거수준IIb, 권고수준B)
2. 최근에 일과성허혈발작이나 뇌경색이 있었던 중등도 뇌경동맥협착(50-69%) 환자의 경우, 환자의 연령, 성별, 동반된 질환, 처음 증상의 정도를 고려하여 경동맥내막절제술을 고려할 수 있다.(근거수준Ib, 권고수준A)	2. 시술 전후의 이환율과 사망률이 낮은 숙련된 중재시술자에게 스텐트설치술을 받는 것이 바람직하다.(근거수준IIb, 권고수준B)
3. 경도의 내경동맥협착(50% 미만) 환자에게는 내과적인 치료가 우선 권장된다.(근거수준Ib, 권고수준A)	3. 유증상의 심한 내경동맥협착환자(70% 이상)와 무증상협착환자(80% 이상)에서 스텐트설치술을 고려할 수 있다.(근거수준IV, 권고수준C)
4. 증상이 없는 중등도 내경동맥협착(60-99%)을 가진 40-75세 환자의 경우 기대수명이 5년 이상이면 경동맥내막절제술을 고려하는 것이 바람직하다.(근거수준Ib, 권고수준A)	4. 스텐트설치술 직전과 시술 후 최소 1개월 동안 클로피도그렐과 아스피린 복합요법을 유지하는 것이 권고된다.(근거수준IV, 권고수준C)
5. 경동맥내막절제술은 허혈증상이 발생한 뒤 2주 이내에 시술하는 것이 더 좋은 예후를 기대할 수 있다.(근거수준Ib, 권고수준A)	

맥죽경화증을 증상의 유무에 따라 증상성 vs 무증상성으로 나누는 이유는 이에 따라 향후 재발의 위험이나 치료효과에 차이가 있기 때문이다. 예를 들어 이전의 연구에 따르면 75%의 무증상경동맥협착의 연간 뇌졸중 발생율은 2-2.5%인 것에 비해 70%의 증상성경동맥협착의 연간 뇌졸중 발생율은 10-15%였다. 또한, 치료로 인한 효과에도 차이를 보일 수 있어 무증상경동맥협착은 CEA 시행 후 5년 경과 시 절대위험감소가 6%이지만, 증상성경동맥협착은 19% 감소하였다.

증상성경동맥협착의 경우 증상 발생 후 수술 시점을 결정하는 것이 중요한 예후인자인데, 14일 이내에 CEA 를 시행하는 것이 14일 이후에 시행하는 것에 비해 치료 효과가 훨씬 커서 현재 진료지침에서는 증상 발생 후 14일 이내 시술 혹은 수술을 권고하고 있다.

(2) 척추동맥죽경화질환

척추동맥죽경화질환이 진단된 경우 위험인자 조절 및 항혈전제 투여의 기본원칙은 경동맥죽경화질환과 같다. 하지만, 혈관재건술에 대한 연구는 부족하여 충분한 결론을 내기에 적합하지 않아 권고되지 않는다.

4) 위험인자의 조절

뇌졸중은 재발이 흔하므로 이차예방이 매우 중요하다. 특히 재발한 경우 처음 발생한 경우에 비해 후유증이 심하고, 치명률도 높다. 따라서, 뇌졸중의 이차예방이 중요한데, 위험인자인 고혈압, 당뇨, 고지혈증, 비만 및 운동부족 등은 다른 심혈관질환의 발생도 증가시킬 수 있으므로 위험인자를 조절하는 것은 매우 중요하다. 뇌졸중의 이차예방을 위해서는 적절한 진단검사를 통해 뇌졸중의 원인 분류가 우선적으로 필요하고, 환자 개개인의 위험인자를 파악하여 이를 적절히 조절하며 추적관찰을 시행하는 것이 매우 중요하다.

2013년 개정된 뇌졸중진료지침에서는 뇌경색의 이차예방을 위한 위험인자 관리에 대해 다음과 같이 권고하고 있다 <표 20>.

〈표 20〉 뇌경색의 이차예방을 위한 위험인자 관리 권고안(2013년 뇌졸중진료지침)

고혈압	1. 급성기 이후 허혈뇌졸중 혹은 TIA 의 혈압치료는 뇌졸중 및 주요혈관질환의 재발감소에 중요하다. 이러한 치료효과는 뇌졸중 발병 전의 고혈압 병력과는 무관하므로, 모든 허혈뇌졸중 환자들은 적절하게 혈압을 조절하는 것이 권장된다.(근거수준 Ib, 권고수준 A) 2. 고혈압 약제의 선택과 혈압저하의 목표치는 협착 혹은 폐쇄성 두개외 혈관질환 유무, 당뇨병이나 신장실환 동반유무 등 환자의 상태에 따라 선택적으로 고려되어야 한다(근거수준 IV, 권고수준 C). 3. 허혈뇌졸중 환자를 위한 적절한 고혈압 약제 선택은 관련 근거가 부족하여 아직 논란이 있으나 ACEI와 이뇨제의 병용투여가 권장될 수 있다.(근거수준 Ib, 권고수준 A) 4. 혈압조절을 위해 약물요법과 함께 다양한 생활방식 개선이 동반되어야 한다. (근거수준 IV, 권고수준 C)
당뇨	1. 당뇨병을 동반한 뇌졸중 환자에서 소혈관 합병증 및 대혈관 합병증의 예방을 위해 혈당을 가능한 한 정상수준으로 조절하도록 추천된다. 2. HbA1C의 목표수치가 7% 미만이 되도록 혈당을 조절하는 것이 바람직하다. (근거수준 IIb, 권고수준 B)

고지혈증	1. 허혈뇌졸중의 경우, 고지혈증은 반드시 교정되어야 하며, 죽상경화성 동맥질환에 의한 허혈뇌졸중이나 관상동맥질환을 동반한 허혈뇌졸중 환자의 고지혈증 치료기준은 NCEP-ATP III 의 기준을 따른다. 생활방식의 변경, 식이요법, 약물 등이 고려될 수 있으며, 약물의 경우에는 스타틴 약제의 사용이 추천된다.(근거수준 Ia, 권고수준 A) 2. 관상동맥질환을 동반하거나 증후성죽상경화성 허혈뇌졸중 환자의 콜레스테롤 교정 목표는 저밀도 콜레스테롤을 기준으로 하여 100mg/dl 이하이다.(근거수준 Ib, 권고수준 A) 3. 다발성의 위험질환을 동반한 고위험군 환자들의 경우, 더욱 적극적인 치료를 고려해 볼 수 있다.(근거수준 Ib, 권고수준 A)
흡연	1. 흡연하는 뇌졸중 환자에게 금연을 강력히 권고하여야 한다.(근거수준 IV, 권고수준 C) 2. 뇌졸중 환자는 간접흡연도 피하도록 권고하여야 한다.(근거수준 IIb, 권고수준 B)
음주	뇌졸중 환자 중 과도 음주자는 최대한 음주량을 줄여야 한다.(근거수준 IV, 권고수준 C)
비만	체중의 증가는 뇌졸중 발생률의 증가와 관련되어 있으며, 이는 용량 의존적인 관계를 보여준다. 따라서 과체중 혹은 비만일 경우 적극적으로 체중을 감량하는 것이 권고된다.(근거수준 IV, 권고수준 C)
육체적 활동 및 운동	신체활동과 운동은 혈압 강하, 체중의 감소, 혈중 콜레스테롤의 변화 등을 통해 뇌졸중의 위험을 낮추는 것으로 알려져 있으므로 규칙적인 운동이 추천된다.(근거수준 IV, 권고수준 C)
식이	1. 나트륨의 일일 섭취량을 줄이고 칼륨의 섭취량을 늘리는 것이 뇌졸중의 예방을 위해 권장된다.(권고수준 GPP) 2. 과일과 채소를 많이 섭취하는 것이 뇌졸중 예방에 도움이 될 수 있다.(권고수준 GPP)

참고문헌

1. 뇌졸중 제2판, 대한뇌졸중학회, 범문에듀케이션.
2. 뇌졸중 진료지침 개정판, 뇌졸중임상연구센터.

뇌졸중 재활*

이삼규

학습 목표

- 뇌졸중 재활의 기본 목표를 숙지하도록 한다.
- 뇌졸중 재활치료의 기전과 치료방법들의 개요에 대해 이해하도록 한다.
- 뇌졸중 동반 합병증과 후유증에 대한 치료적 관리 방법들의 개요에 대해 이해하도록 한다.

1. 뇌졸중 재활과 신경기능의 회복

뇌졸중 등 뇌 혈관질환은 뇌혈관 지배 영역에 따른 중추신경계인 뇌 신경기관의 병적 상태를 초래하여 전신 기능 감소는 물론 장애를 초래하게 되는 중대한 질환으로, 여타 질환과 마찬가지로, 일차적으로 예방이 최선이고, 일단 발병시엔 가능한 빠른 시간내 응급의학적 처치가 중요하며, 이는 뇌졸중 후 생명 유지와 기능 예후를 결정하는 일차적이고 중대한 과정이다. 일반적으로 선진국에서는 응급의료 단계에서부터 조기 재활의학적 기능진단과 치료적 접근이 뇌졸중 후 기능예후를 결정하는 중대한 과정으로 인식하여 기본적인 조기 진료체계로 실행되도록 제도화되어 있고, 국내에서도 2011년부터 보건복지부 주관으로 심뇌혈관질환 종합대책이 수립되어 권역 대학병원내 심뇌혈관질환센터를 개설토록 하고, 이를 주축으로 하여 심뇌혈관질환들에 대한 예방과 치료, 이차예방과 재활이 함께 이루어지도록 골든타임내 신속한 치료와 팀접근 진단치료 방식으로 운영되면서 심뇌혈관질환에 대한 획기적인 관리 체계에 힘입어 급성 뇌혈관질환들에 대한 효율적인 조기 진단과 조기 치료의 성과가 크게 나타나고 있다.

뇌 질환에서 기능진단은 철저한 병력과 신체검사, 인지능 검사, 감각운동계 신경검사, 언어능 및 연하능 검사, 이동과 보행 운동기능 등 일상생활수행동작 검사 들을 통해 전인적이고 포괄적이며 기능적인 진단평가가 이루어지는데, 이는 CT, MRI 등과 같은 특수 신경영상진단법과 함께, 신체기능 회복 등 치료효과 판정을 위한 추시관찰과 예후 추정을 위해 치료과정 중 주기적으로 반복 실시된다.

뇌졸중 후 신경 기능회복의 주된 기전은 신경가소성(neuroplasticity)을 바탕으로 하는데, 이는 경험과 학습에 따라 신경 경로의 개조(modification)와 재조직화(remodeling, reorganization)가 평생동안 꾸준히 이루어진다는 것이며, 이 신경가소성은 새로운 기술의 습득이나 학습 및 기억의 기본 기전으로 효율적인 재활치료프로그램과 같은 의미있는 치료적 반복 훈련을 통해 그 강화 효과에 따라 신체 기능회복과 기능증진으로 나타나게 된다. 재활치료의 효과는 신경가소성의 분자생물학적인 관점에서 신경연접부의 재구조화(reorganization)에 따른 결과라고 알려져 있다. 즉, 새로운 경험과 학습은 새로운 신경연접부를 형성하게 되고, 합목적적인 재활훈련과 같은 경험과 학습이 지속적인 경우 그 신경연접부가 강화되고, 그 경험과 학습이 단절되면 일단 형성된 새로운 신경연접부가 유지는 되나 약화되게 되지만, 그 경험과 학습이 지속적으로 반복되는 경우, 그 신경연접부는 역시 더욱 강화될 수 있다는 것으로, 이러한 신경연접부의 재구조화, 즉 신경가소성은 '경험과 학습의 반복과 지속'이란 과정과 방법, 즉 재활치료의 근간인 감각운동성 기능 훈련을 바탕으로 이루어지는 재활의학적 치료 접근법들의 효과를 설명하는 중요한 기전이다 <그림 1>.

* This research was supported by Basic Science Research Program through the National Research Foundation of Korea funded by the Ministry of Education, Science and Technology (NRF-2017R1D1A1A02019434).

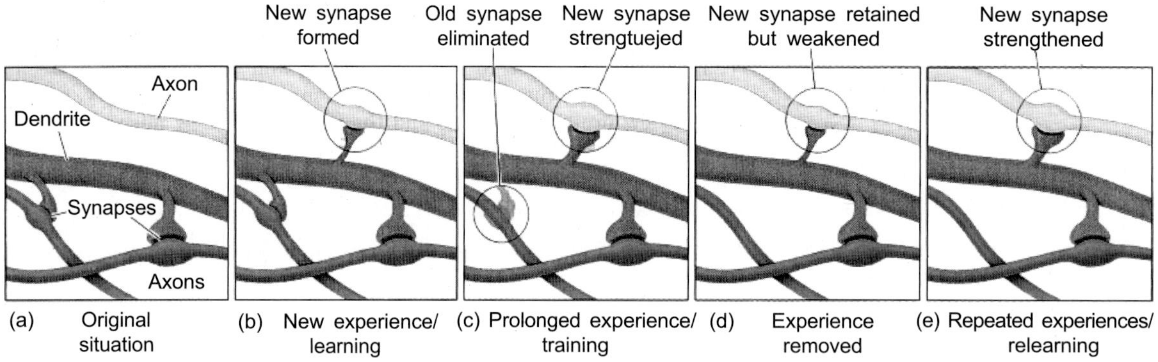

〈그림 1〉 재활치료 훈련의 지속 경험과 반복 경험 및 재학습의 효과: 강화된 신경연접부 재조직화(Synaptic remodeling in cerebral cortex during rehabilitative learning and memory. adapted and modified from Bear MF, Connors BW, Paradiso MA. 2016. Neuroscience; exploring the brain, 4th ed. Philadelphia: Wolters Kluwer)

이에 재활 훈련과 치료는 목표지향적인 감각운동성 기능 훈련을 통해 경험과 학습의 반복과 지속으로 신경연접부의 강화적 재구조화 즉 신경가소성 증진을 달성할 수 있는 방향으로 기능회복과 기능증진을 도모할 수 있도록 진행하는 것이다.

최근 특수 신경영상법과 비침습적 뇌지도화 연구 등을 통해 미성숙 뇌에서만이 아니고 성숙 뇌에서도 신경가소성이 내재되어 있다고 밝혀지고 있다.

이는 중추신경계 질환에서 학습과 재훈련을 통한 재활치료가 신경가소성 기전을 통해 기능회복과 기능증진을 도모할 수 있다는 근거로, 뇌질환에서 재활치료는 기본적이며 필수적인 치료적 접근이라 할 수 있다.

2. 뇌졸중 재활의 개요

뇌졸중은 현대사회에서 적정 활동의 부족이나 편향된 식이습관 등 잘못된 생활습관으로부터 초래되는 비만, 고지혈증, 고혈압 등 생활습관병의 증가와 고령화에 따라 유병률이 증가하고 높은 빈도의 사망률을 보이며 대부분의 경우 불가피한 잔존 장애를 초래하게 되는 비외상성 중추신경계 혈관 사고이다.

뇌졸중 형태에 따라, 환자 개개인에 따라, 발병당시 응급 처치의 시작시간과 적정 수준여부에 따라, 매우 다양한 기능적 회복을 보이며, 그 회복의 정도, 속도, 양상 결과는 다양한 임상 상황에 따라 다르므로, 효율적인 치료와 좋은 기능 예후를 기대하기 위해서는 이에 대해 전문적인 다과적 팀치료적 접근법을 통해 뇌졸중 재활프로그램을 진행하는 것이 바람직하다.

뇌졸중 재활에 대해, Kottke 등은 '재활치료는 최적의 육체적, 심리적, 사회적, 직업적인 기능의 회복으로 환자가 사회에 생산적으로 참여할 수 있도록 하는 것'이라고 하였으며,

Bobath 등은, '중추신경계 손상으로 인한 제한을 가진 환자가 스스로를 관리하도록 가르치는 것'이라고 하였고, Charness 등은 '재활치료는 단지 운동치료만으로 되는 것이 아니며 가능한 빨리 환자에 대한 관리를 포함하여야 한다'고 하였으며, 목표설정 과정을 통해 환자와 환자가족을 포함한 팀으로 접근하며, 치료계획을 세우고, 일상활동을 수행하게 하는 것 등이 중요한 관점으로, 환자가 대상이

되는 수동적 접근보다 환자가 함께 능동적으로 참여하도록 하는 것이 바람직하다고 하였다.

재활치료의 궁극적인 목적은 기능회복을 통해 사회복귀이며, Roth는 재활치료의 5가지 주된 기능을 제시하였는데, '첫째, 기존 의학적 상태와 진행 중인 전반적인 건강기능과 이차적인 합병증을 예방하고, 인식하고, 관리하며 최소화하도록 하며, 둘째, 최대한 기능 독립을 위하여 훈련하도록 하고, 셋째, 환자와 가족 모두가 최적의 심리적 적응을 하도록 고려하며, 넷째, 사회로의 재통합을 권장하고 생에 대한 역할을 되찾도록 하고, 가정과 가족, 여가활동과 직업활동 등으로 복귀하도록 하여, 다섯째, 삶의 질을 증진하도록 한다'는 것이다.

따라서, 뇌졸중 재활치료 프로그램은 전인적이며 포괄적이고 기능적인 재활의학의 특성이 대표적으로 반영된 개인맞춤형 프로그램으로 뇌졸중 병발 후 응급치료와 함께 향후 환자의 기능상태와 예후를 결정지을 수 있는 중요한 치료과정이라고 할 수 있다.

3. 뇌졸중에 동반되는 흔한 문제점들

1) 운동조절(motor control)과 근력 이상

뇌졸중후 편마비 환자에서 흔히 관찰되는 임상 소견으로 근위약과 수의운동 조절의 이상이 초기에 나타나며 안정시 근긴장도 감소가 유의하게 관찰된다. 일반적으로 수의적 운동조절이 일부 회복되면서, 비기능적인 근육군 굴곡과 신전 형태가 관찰되고 다발 근육군의 공력 양상(synergy pattern) <표 1>이 관찰되게 된다. 점차 더욱 회복되면서 운동양상은 공력과는 독립적으로 나타나게 되며 수의운동이 진행되게 된다 <표 2>.

〈표 1〉 뇌졸중 후 운동회복시 공력 양상(Synergy Patterns in Motor Recovery after Stroke)

상 지	하 지
굴곡 공력	
견관절 후방견인	고관절 굴곡
견관절 외전	고관절 외전
견관절 외회전	고관절 외회전
주관절 굴곡	슬관절 굴곡
전완부 회외	족관절 외번
완관절 굴곡	족관절 배굴
수지부 굴곡	족지부 신전
신전 공력	
견관절 전방견인	고관절 신전
견관절 내전	고관절 내전
주관절 신전	슬관절 신전
전완부 회내	족관절 내번
완관절 신전	족관절 척굴
수지부 굴곡	족지부 굴곡

〈표 2〉 Brünnstrom의 신경회복의 운동 단계

단계	임상 양상
1단계	편마비 부위 팔, 다리의 활동이 없음.
2단계	경직이 나타나고 미약한 기본 굴곡 및 신전 공력이 출현하게 됨.
3단계	경직이 두드러지게 나타남; 환자는 수의적으로 팔, 다리를 움직이게 되나 근활동은 공력 패턴내에 국한된 활동임.
4단계	환자가 굴곡, 신전 공력 패턴을 벗어나 선택적인 근활동을 시작함.
5단계	경직이 감소함; 대부분의 근활동이 선택적이고 공력 패턴과는 독립적임.
6단계	분리된 운동이 유연하고 위상적으로 잘 조화된 양상으로 수행됨.

2) 운동 협응성과 균형능 이상

뇌졸중후 흔히 복잡한 추체외로 신경계 이상에 따른 체간조절과 안정성 및 조화운동 등이 손상되어 나타난다.

3) 근긴장도 이상과 경직증(spasticity)

경직은 중추신경계내 상부운동신경원 손상후 근신장에 대해 속도의존성 근긴장 증가를 일컬으며, 이는 관절통증과 운동제한은 물론 유연성이나, 자세와 기능적 운동성을 감소시킨다. 지속적인 경우엔 관절구축과 관절강직을 초래하게 되고 자세불편감이 지속되며 회음부 위생관리도 힘들게 된다. 뇌졸중에서는 상부운동신경원의 조절 소실로 긴장성 반사와 위상성 반사의 항진이 나타나게 되며, 비억제된 a- 와 r- 운동신경원의 활성화와 Ia와 II 군 근방추 구심성 신경섬유들의 감수성이 높아져서 궁극적으로 단일신경연접부성 및 다발신경연접부성 척수반사가 과항진되어 나타나게 된다.

4) 감각의 이상

뇌졸중 후 감각 이상이나 소실은 관절과 피부보호, 균형능, 조화운동능과 운동조절능 등에 영향을 미치게 된다.

5) 언어와 의사소통 이상

실어증은 언어 능력의 장해를 의미하며, 적절한 의사 소통에 필요한 이해나 상징적인 도구들의 사용을 어렵게 한다. 언어능 검사는 구두표현, 발성이해, 사물 이름대기, 읽기, 쓰기와 따라말하기 등을 통해 실어증 증후군을 구별할 수 있다 <표 3>. 언어능은 흔히 좌뇌 반구나 우성 뇌 반구의 기능으로

〈표 3〉 실어증의 임상 분류

실어증 형태	유창능	이해능	반복능	표현능	명칭능(이름대기)
브로카	장애	경한 장애	장애	장애	장애
베르니케	정상	장애	장애	장애	장애
전실어증	장애	장애	장애	장애	장애
초피질성 운동성	장애	경한 장애	정상	중등도 장애	장애
초피질성 감각성	정상	중등도 장애	정상	경도 장애	장애
초피질성 혼합성	장애	장애	정상	장애	장애
전도성	정상	정상	장애	반복시 장애	경한 장애
명칭성	정상	정상	정상	정상	장애

알려져 있지만, 언어 수행에 실린 감정적인 리듬 양상과 발성 억양 등 운율(prosody)과 같은 의사소통 요소는 비우성 뇌 반구 조절을 받는다고 알려져 있다.

6) 연하곤란(dysphagia)

연하곤란(dysphagia)은 일측 또는 양측 대뇌반구, 뇌간에 경색증이 있는 환자의 30~65%에서 발생한다. 인두부 연하가 지연되어 있거나, 비디오투시연하검사 상 인두통과시간이 감소된 환자에서 흡인성 폐렴의 위험이 높다. 연하 시 일어나는 후두 거상의 정도는 나이가 들면서 감소하고, 이는 흡인의 위험을 증가시킬 수 있다.

7) 실행증(apraxia)

운동, 감각 및 인지장애 없이 익숙한 움직임을 실행하는데 어려움을 보이는 경우를 실행증(apraxia)이라고 한다. 실행증 환자는 종종 숟가락이나 빗을 사용하는 것처럼 간단한 기능을 수행하는데 어려움을 갖거나, 서투른 방법으로 수행한다. 검사자는 환자가 요구하는 것을 이해한다고 단정하기 때문에 언어장애가 있는 경우 실행증에 대한 검사를 하기가 종종 어렵다. 그러나 실행증 환자들은 손을 흔들며 작별인사를 하거나 히치하이킹(hitch hiking)과 같은 동작을 하도록 요구받으면 제대로 해내지 못한다. 분리 실행증(disconnection apraxia)은 좌측 대뇌반구 뇌졸중 환자에서 흔히 관찰되며, 좌측의 마비가 없는 사지를 침범한다. 우측 두정엽 뇌졸중 환자는 충분한 근력과 유연성을 갖고 있음에도 탈착의(dressing)에 현저한 어려움을 갖는 경우가 있으며 이를 탈착의 실행증(dressing apraxia)이라고 한다. 그러나 탈착의 동작은 숙련된 기술을 필요로 하는 운동이 아니므로 진정한 의미의 실행증이라고 할 수 없으며, 오히려 옷의 소매나 목을 발견하는 능력이 결여되는 공간지각장애(spatial perception disorder)의 하나이다. 구성행위 실행증(constructional apraxia) 환자는 우측 대뇌반구 뇌졸중에 일치되는 시공간능력의 결함때문에 그림을 따라 그리는데 어려움을 갖는다.

실행증은 운동, 감각이나 인지능 장해가 없음에도 불구하고 숙련된 운동 동작을 수행하지 못하는 상태로 빗으로 수저로 음식떠먹기, 머리 빗기나 치솔질 등 단순한 동작 수행이 힘들거나 느린 양상으로 관찰된다. 일반적으로 좌 대뇌반구 뇌졸중 환자에서 관찰되며 건측인 좌측 상하지에서 관찰된다. Geshwind 등은 실행증은 ant.callosal fiber 손상의 결과로 좌 뇌반구와 우 운동피질 연관부위(cortical motor association area)와의 연결성 이상(disconnection)에 따른 소견으로 우측 뇌가 좌측 뇌가 원하는 바를 알 수 없는 상태(the right brain cannot know what the left brain wants to do!)라고 하였다.

8) 시공간 무시증후군(visuospatial neglect, hemineglect)

편측무시(hemineglect)는 뇌병변의 반대쪽에서 관찰되는 의미 있는 자극에 대해 보고하거나, 반응을 보이거나, 인지할 수 없는 상태를 말한다. 이는 뇌졸중 발생 후 좌위 균형, 시각 인지, 의자차 이동, 안정감, 피부와 관절 보호, 낙상의 위험 등에 좋지 않은 영향을 미친다. 편측무시를 가진 환자는 환측에서의 위생 관리 및 자기 보호를 하는데 어려움이 있으며, 무시된 시공간에 있는 음식물을 먹을 수 없고 흔히 물체나 벽으로 돌진한다. 편측무시는 시공간 주의력 장애이고, 측두두정엽, 전두엽 안구운동야, 띠이랑(cingulate gyrus), 시상, 그물체 병변과 연관된다.

9) 비억제성 신경인성 방광과 장 증후군

뇌졸중 초기에는 상부운동신경원의 손상으로 인해 배뇨 및 배변의 수의적 억제가 부족하여 요실금 및 변실금이 생길 수 있다. 전립선 비대나 다른 방광 출구 폐쇄가 없으면 잔뇨량도 대개는 정상이다. 의식이 깨어있는 일부 환자들에서는 요의는 느끼나, 의사소통의 장애, 화장실로의 이동이 어려울 경우, 편측무시 등으로 인해 요실금이 지속되는 경우가 있으므로 이에 대한 이해와 관리가 필요하다.

4. 뇌졸중 재활치료 프로그램

뇌졸중 발생 후 뇌는 주변의 자극, 학습 및 반복 훈련 등을 통해 지속적으로 변화할 수 있는데, 뇌졸중 환자에서 이러한 뇌의 신경가소성(neuroplasticity)을 증진시켜 기능을 회복시키기 위해 신경재활치료가 필요하다.

뇌졸중 환자의 회복은 크게 두 가지 형태로 이뤄진다. 첫째는 신경학적 장해의 정도를 감소시키는 방법으로 이는 자연적인 신경학적 회복, 급성기 뇌졸중의 중증도와 정도를 제한하는 치료, 신경가소성을 증진시키는 치료를 통해 가능해진다. 둘째는 주어진 환경이나 신체적 장해 내에서 남아있는 기능을 향상시키는 방법이다. 신경학적 기능의 자연적인 회복의 정도는 다양하지만, 뇌졸중 발생 초기와 후기의 신경학적 결손의 빈도를 알면 어느 정도의 회복을 예측할 수 있다. 예를 들면, 편마비의 유병률은 발병 초기에는 73%에서 1년 추시관찰 시 37%로, 실어증은 36%에서 20%로, 구음장애는 48%에서 16%로, 연하곤란은 13%에서 4%로, 요실금은 29%에서 9%로 감소하는 것으로 보고되었다. 신체적 기능 회복의 대부분이 첫 3~6개월 이내에 일어나지만, 만성기에도 자연적인 기능 회복이 흔히 관찰된다.

뇌졸중으로 인해 마비된 운동기능은 점차 회복되는데, 발병 후 첫 4주 이내에 가장 빠른 속도로 회복되며, 3개월에 운동기능 회복의 90% 이상이 일어난다. 운동기능 회복은 재활치료를 통해 지속적으로 일어날 수 있고, 발병 후 수 년까지도 지속된다. 발병 초기 마비의 중증도가 심할수록 운동기능 회복의 속도가 늦어진다.

대부분의 중뇌동맥 영역의 뇌졸중 환자에서의 운동기능의 회복은 하지의 기능이 가장 먼저 돌아와 거의 완전히 회복되고 상지와 수부의 기능이 뒤따르는 형태를 취한다. 보통 근육 긴장도의 회복이 수의적 움직임의 회복에 선행하고, 근위부 근육의 조절이 원위부 근육의 조절에 선행되며, 집단 움직임 또는 공력 작용이 조화로운 수의적 운동기능에 선행되어 회복된다. 수의적 운동 조절이 환자의 예후에 강력한 정보를 제공할 수 있지만, 대부분 어느 정도의 운동기능의 회복은 뇌졸중 이후에 일어난다. 이러한 운동기능의 회복은 어떤 시기에서도 중단될 수 있다.

언어와 지각기능의 회복은 운동기능 회복 양상보다 더 다양하다. 실어증의 회복은 보통 운동기능의 회복보다 더 느리게 일어나고 더 긴 시간이 소요된다. Broca 실어증은 첫 3~6개월에 회복이 일어나는 반면, 전실어증(global aphasia)이 있는 환자에서는 뇌졸중 발생 후 첫 1년의 후반 6개월 동안 가장 큰 호전을 보였다고 보고되었다. 회복의 양과 형태는 보통 실어증의 형태와 관계된다. 비유창성 실어증은 유창성 실어증보다 더 좋지 않은 예후를 가진다. 이해력이 표현력보다 더 빨리, 더 큰 정도로 회복된다. 지각기능에서의 회복은 대부분 뇌졸중 발생 후 첫 3~6개월에 일어남에도 약간의 회복이 후기에 일어난다.

급성기 뇌졸중 환자에서 재활치료 시기와 수준, 목표를 설정하고, 신체 장해의 원인, 형태 및 중증도를 평가함은 물론 첫째, 전신 건강상태, 지구력 정도, 내과적 안정성, 둘째, 일상생활동작 수행능력 정도와 장해 정도, 셋째, 심리상태 및 대처 능력, 넷째, 가족 간의 지지, 다섯째, 사회적 환경 및 직업 관계, 여섯째, 인지기능, 대화능력, 지각능력 및 행동기능 등을 포함한 포괄적 평가를 시행한다.

재활치료는 재활병동의 입원기준에 해당되면 가능한 한 발병 후 조기에 실시되어야 최대한의 효과를 얻을 수 있으며 뇌졸중 후 조기재활치료는 예방적이자 치료적 의미를 지닌다. 급성기 뇌졸중 환자에서 여러 합병증으로 인해 재활치료 과정이 지연되어 기능 회복이 제한되는 것을 막고, 기능적 회복을 증진시키기 위해 조기재활치료가 반드시 필요하다 **<표 4>**.

〈표 4〉 포괄적 재활프로그램 병동 입원 기준들(Criteria for Admission to a Comprehensive Rehabilitation Program)

안정된 신경학적 상태
유의하게 지속되는 신경학적 결손
최소 다음 중 2개에 영향을 미치는 기능 결손 수준: 이동, 자조활동, 의사소통, 배변과 배뇨 조절, 연하능
학습이 가능한 인지 기능(예, 2단계 지시 수준 이행 능력 등)
치료진과 간단한 의사소통이 가능한 경우
재활프로그램을 감내할 수 있는 수준의 신체능력
중단기 치료 목표에 달성가능한 경우

이 시기 재활치료는 일상생활동작 수행의 독립성을 얻기 위한 조기 활동, 재기동화(remobilization) 훈련, 합병증 예방 교육 등을 중심으로 수행된다. 생체징후가 안정되면, 48~72시간 이내에 침상에서 일어나기, 침대 밖으로 이동하기, 보행 훈련, 일상생활동작 훈련, 관절가동운동을 바로 시작하도록 한다. 이러한 조기 재활치료프로그램을 통해 신경가소성에 따른 신경회복을 극대화하고 관절 구축, 욕창, 세균 감염, 심부정맥혈전증, 폐색전증 등의 합병증을 예방할 수 있고, 정신적 안정을 가져온다 **<표 5>**. 재활치료 프로그램 진행 중, 항상 안전을 위해 심혈관계 위험징후를 잘 관찰하여 주의 수준에 이르기 전, 적정한 수준의 재활치료와 휴식을 권고한다 **<표 6>**.

〈표 5〉 급성기 뇌졸중 재활 프로그램 내용

내과적 문제점들 평가와 관리
약물 효과 관찰과 적정화
적절한 수분 공급과 영양 상태 유지
안정과 수면 보조
정맥 혈전색전증 예방(재활물리의학적 또는 약물 치료)
올바른 침상과 의자 자세 유지
주기적 체위 변환
관절운동 치료
심호흡과 기침 훈련
주기적 피부 관찰
연하능력 평가
안전 수칙 이행
유치 도뇨관 제거 및 주기적 배뇨 훈련
주기적 배변 훈련

앉은 자세 훈련 안전한 침상 훈련 일상생활동작의 자력 수행 훈련 이동 훈련 가능한 경우, 기립과 보행 훈련 뇌졸중 관련 교육 프로그램 진행 의사소통 능력 평가와 훈련 정신사회적 지지 가족 교육과 지지 사회적 지지와 가용 지원체계 평가 정규 지속 재활프로그램 평가 재활치료 프로그램 참여

〈표 6〉 재활치료 프로그램 진행 중 심혈관계 주의 기준들
(Cardiac Precautions during Rehabilitation exercise program)

활동 중 다음 사항 중 하나라도 관찰되면 중단하도록 한다 : 1. 새로 출현한 심폐 증상 2. 심박수 감소가 기준치의 20% 이상 3. 심박수 증가가 기준치의 50% 이상 4. 수축기 혈압이 240 mmHg 까지 상승 5. 수축기 혈압이 90 mmHg 미만 또는 기준치의 30 mmHg 이상 감소 6. 이완기 혈압이 120 mmHg 까지 상승

1) 신경가소성과 신경회복

신경가소성은 중추신경계가 손상 이후, 재구성, 재형성, 재조직화하는 능력으로 성숙 뇌에서도 적응 가소성이 있다고 밝혀졌으며, 사용에 의존하는 운동회복의 개념이 확립되었다. 이에 운동회복을 촉진하는 약물치료 등을 포함하여 새로운 재활치료 기구와 치료방법들이 제안되고 있다.

2) 감각운동 조절

운동과 기능회복을 위한 감각운동 조절 기술들이 전통적으로 이용되어 왔으며, 기본적인 근력강화, 관절운동, 균형훈련, 자세조절 등이 포함된다. 흔히 이용되고 있는 운동치료방법들을 살펴보면, Brunnstrom이 제한한 운동치료(movement therapy)는 움직임을 촉진하여 운동회복을 도모하는 것이며, Bobath 등이 주창한 신경발달치료(neurodevelopmental treatment, NDT)는 처음 뇌성마비 환자를 치료하기 위해 고안되었지만, 뇌졸중에서도 궁극적인 뇌손상의 임상양상이 뇌성마비와 유사하게 비정상적인 자세와 움직임이 나타나고 독립적인 근조절이 힘든 상태이므로, 현재는 거의 모든 중추신경계 질환을 대상으로 적용되는데, 비정상적인 자세와 운동을 억제하고, 독립적인 근조절을 촉진하도록 하는 운동치료 방법이다. 고유수용체 신경촉진법(proprioceptive nerve facilitation, PNF)은 빠른 근육신장과 대각선 움직임을 통해 고유수용체 입력을 최대화시키는 운동치료 방법이다. Rood 는 움직임을 촉진하는 피부자극을 제안하였다. Carr 와 Shepherd 는 과제 접근적인 치료적 운동으로 기능적 업무를 수행하는 동안에 움직임을 촉진하는 방법이다.

3) 상지 기능에 대한 치료적 접근

상지 기능은 허혈성 뇌졸중의 대부분을 차지하는 중대뇌동맥 질환의 뇌졸중 환자에서 특히 문제가 되며, 자연적인 운동회복이 느리고 불완전하며, 자기돌봄 활동 등 일상생활동작 수행에 크게 영향을 미치고 있다. 또한 재활치료 방법으로 상지의 운동회복 효과가 잘 알려져 있지 않아, 정상 상지 기능을 보상하는 치료에 초점이 맞추어져 있었다. 최근 보상방법과 함께 운동회복을 증진하고 신경학적 기능회복을 촉진하도록 하는 억압운동치료법(constraint-induced movement therapy)과 과제지향 작업치료가 공히 사용되고 있다. Taub 등이 제안한 억압운동치료는 구심로 차단을 보이는 후근 병변 영장류에서 운동조절이 보존되어 있어도 환측 상지에서 기능수행을 회피하는 것을 밝혀냈고, 더욱 중요하게는 정상 상지를 자켓으로 사용 억제하면 환측 상지의 강제 사용으로 그 이용이 증가하게 되는 것을 증명하였다. 뇌졸중후 정상 상지만을 이용하고자 하며 환측 상지를 제대로 이용하기 힘든 여건에 좌절하며, 이러한 부정적인 되먹이기가 환측 상지를 이용하려는 시도를 감소시키게 된다고 한다. 이때 정상 상지 움직임을 억제하고 환측 상지를 강제로 사용하도록 유도하면 환측 상지 사용이 증가하게 되고, 운동기술이나 요구된 일에 적응하게 하는 과정을 통하여 환측 팔에 대한 재활훈련이 가능하다는 것을 밝혀냈다.

Nudo 등은 영장류의 정상 또는 손상 뇌에서 운동훈련에 대한 반응으로 피질 재조직화가 이루어진다는 것을 입증하였다.

4) 이동과 보행 재활훈련

마비측 운동기능 촉진과 감각 자극을 활용하는 신경생리학적 운동치료법을 적용하고 다양한 이동보조기구와 보행보조기구를 이용하여, 기능수준에 맞춘 이동훈련과 보행훈련을 실시한다. 편마비성 보행은 다양한 임상양상으로 관찰되는데, 흔히 고관절의 신전, 내전 및 내회전근, 슬관절의 신전근, 족관절의 족척 굴곡근의 경직성 마비 상태로 관찰된다. 편마비측 근력이 도수근력검사상 3등급 이하 수준으로 수의적인 하지 운동지지가 힘든 경우라면 로봇 지지 보행훈련 등 운동 재훈련을 실시한다.

5) 경직 재활치료

뇌졸중 환자에서는 마비에 따른 탈조건상태(deconditioned state)에 쉽게 이를 수 있으며, 그로 인한 요로감염, 욕창, 조갑내향증, 방광팽만, 심한 변비 등 근긴장도를 높일 수 있는 유해인자들에 흔히 직면하게 됨으로, 이를 예방하고 회피하도록 하고 관절운동치료, 근육신장운동치료과 항경직 약물치료를 실시한다 <그림 2>. 국소 경직증에 대해서는 보툴리눔 독소A형이나 B형을 이용한 약제를 사용하여 국소 항경직 주사치료 를 초음파검사나 신경근전도검사 투시하에 실시하며, 장기적으로는 운동치료와 함께 구강복용약물들 <표 7>로 조절 관리해 나간다.

6) 통증 재활치료

뇌졸중후 편마비 환자에서는 신경통(제1형 또는 제2형 복합국소통증 증후군 등), 근육통(편마비측 견관절 아탈구, 충돌증후군, 유착 견관절낭염 등), 관절통(편마비 측이나 건측 관절의 비대칭적인 체중부하 관절통 등) 등이 흔하며, 이에 대해 약물치료와 재활치료를 병행하며 적정한 재활보조기구들을 활용하여 조절 관리해 나간다.

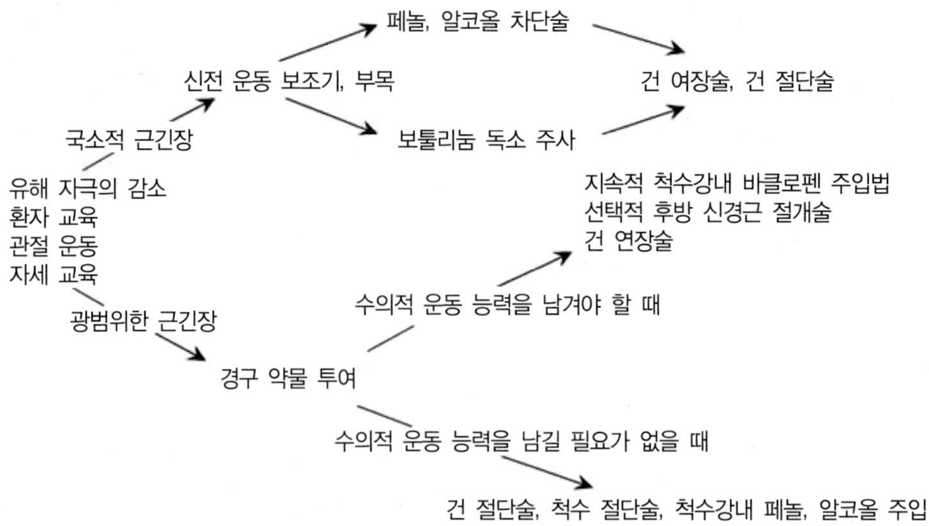

〈그림 2〉 경직증에 대한 단계별 치료 접근 방법

〈표 7〉 항경직제 약물치료

Medication	Half-life/daily-dose/ route	Metabolism	Site of action	Spasticity effects/ diagnoses benefiting	Common side effects
Baclofen	3.5 hr oral/ 10-80 mg + oral/ oral, intrathecal	Kidney, liver	CNS, GABA-B inhibition	Flexor spasms, spasticity clonus i.t. effectiveness >> oral/SCI, MS, CVA, TBI, CP	Sedation, confusion, hallucination, ataxia, weakness, depressed mood, nausea, fatigue withdrawal hallucinations, and seizures
Diazepam	>30 hr oral/ 2-40 mg oral/ oral, intravenous	Liver	CNS, facilitates GABA inhibition	Flexor spasms, spasticity, clonus/SCI, MS, CVA, TBI, CP	Drowsiness, fatigue, ataxia, depression, dizziness, impaired memory
Clonidine	12-16 hr oral/ 0.1-0.4 mg oral/ oral, transdermal	Kidney. liver	CNS, alpha2 adrenergic agonist	Spasticity, clonus, flexor spasms/SCI, CVA, CP	Drowsiness, hypotension, weakness, nausea, constipation, dry mouth, bradycardia withdrawal hypertension
Tizandine	4 hr oral/ 4-36 mg oral/ oral	Liver, kidney	CNS, alpha2 adrenergic agonist	Spasticity, clonus, fiexor spasms/SCI, MS, CVA, TBI	Drowsiness, weakness, dizziness, fatique, hypotension, abnormal liver function tests, dry mouth, visual hallucinations
Dantrolene	9 hr oral/ 25-400 mg oral/ oral	Liver	PNS, blocks Ca^{2+} release in muscle	Spasticity, clonus, fiexor spasms/TBI, CVA, MS, SCI	Hepatotoxicity (fatal, nonfatal), weakness, fatique, drowsiness, diarrthea, nausea, rash

CNS, central nervous system; CP, cerebral palsy: CVA, cerebrovascular accident; GABA, gamma-amino-butyric acid; i. t. intrathecal; MS, multiple scierosis; PNS, peripheral nervous system; SCI, spinal cord injury; TBI, traumatic brain injury.

The first-line oral medication is usually baclofen. Second-line oral medications are clonidine and diazepam. Third-line medications are tizanidine and dantrolene sodium.

(adapted and modified from Braddom RL. Physical medicine & Rehabilitation, 4th ed, Philadelphia: Saunders, 2011)

7) 언어 재활훈련

뇌졸중 환자에서는 침습 뇌혈관의 부위에 따른 실어증이 병발되고 유창성, 이해성, 반복성, 사물이름대기 등 능력에 따라 실어증 형태가 구분된다. 실어증은 그로 인해 의사소통의 제한을 초래하게 되어 효율적인 언어재활치료를 병행하여 조절 관리해 나간다.

8) 인지 재활훈련

뇌졸중 환자에서 인지 기능의 감소, 역시 불가피하며 이로 인한 인격체로서의 자존감 상실은 우울과 불면, 초조 등 여러 심신 증상을 수반하게 되어 정신과, 신경과 등 긴밀한 협진 하에 인지기능 회복을 위한 인지재활훈련을 실시한다.

9) 영양개선과 연하 재활훈련

뇌졸중 환자에서 연하곤란(dysphagia)은 연하(swallowing)의 단계별 분류상, 구강기, 인두기, 식도기 등에 걸쳐 뇌 신경 침습 범위에 따라 다양한 임상양상을 보이게 된다. 비디오투시연하검사 등을 통해 이상 병소를 파악하고, 흡인을 예방하기 위한 단계별 전도식이를 적용하고, 구강인두근 기능전기자극치료와 구강운동성 기능촉진 운동치료 등 연하 재활치료를 실시한다.

10) 신경인성 방광과 장에 대한 재활훈련

뇌졸중 환자에서 흔히 관찰되는 신경인성 방광은 고위 단계 신경지배의 탈억제에 따른 결과로 비억제성 형태의 신경인성 방광과 장 증후군 양상으로 관찰된다. 신경인성 방광에 대해서는 정상 방광용적을 유지하고 정기 배뇨와 완전 배뇨를 촉진하도록 약물치료와 배뇨훈련을 실시한다. 신경인성 장 증후군에 대해서는 기동감소에 따른 장운동 감소와 변비를 흔히 수반하여 적정 수분과 식이섬유 섭취, 복부 마사지와 정기 배변훈련, 정상적인 이동과 보행훈련 등 일상생활 훈련을 정기적이고 규칙적으로 반복 실시하도록 한다.

11) 기타 운동회복 재활치료

최근 국내외 재활보조로봇의 개발이 활발하게 이루어지고 있으며 이동보조로봇, 보행보조로봇, 인지훈련로봇, 언어훈련로봇, 일상생활보조로봇 등 다양한 로봇들이 재활의료 임상에 도입되고 있다. 특히 인공지능과 가상현실 개념이 공히 활용되어 감소된 인지기능, 운동기능과 감각기능 등 회복을 촉진하고 기능 훈련하는 재활치료가 현실화되었고, 앞으로도 무궁무진한 재활의료서비스 분야의 발전이 기대되고 있다.

12) 정신사회적 재활

뇌졸중은 뇌 신경기능감소에 따른 일차적으로도, 신체기능 감소에 따른 이차적으로도, 불가피하게 정신사회적 기능 감소가 초래된다. 이에 대해서도 정신과전문의와 긴밀한 협진 하에 정상적인 사회복귀를 도모하도록 한다.

13) 내과적 동반질환의 치료와 합병증 예방

대부분의 뇌졸중은 고혈압, 당뇨병, 고지혈증 등 생활습관병에 따른 속발증으로 초래되는 대표적인 질환으로, 동반된 생활습관병에 대해 올바른 생활습관 실행과 약물치료 등 지속적인 평생 관리가 필요하며, 이차적 합병증을 최소화하도록 해야 한다.

재활치료를 수행하는 대부분의 뇌졸중 환자들은 치료진의 주의를 요하는 많은 내과적 합병증들을 갖는다 <표 8>. 이들 문제는 고혈압, 당뇨병과 같은 이미 존재하는 내과적 질환, 심부정맥혈전증, 흡인성 폐렴과 같은 이차적인 합병증, 허혈성 심장질환이 있는 환자에서의 협심증과 같은 이미 존재하는 만성 질환의 급성 악화 등이다 <표 9>. 일부의 뇌졸중 환자는 뇌졸중 자체보다 어떤 연관된 동반

〈표 8〉 뇌졸중 환자에서 흔한 내과적 병발증과 합병증들(Common Medical Co-morbidities and Complication in Stroke Patients)

혈전색전 질환	영양불량
폐렴	연하곤란
호흡 환기부전	견관절 기능이상
고혈압	복합국소통증 증후군
기립성 저혈압	우울증
협심증	근육, 관절 구축
울혈성 심부전	성기능 장애
심장 부정맥	경련(뇌전증)
당뇨병	경직증
이전 뇌졸중	낙상과 손상
재발 뇌졸중	중추신경인성 통증 증후군
요로 감염	약물 과용
방광 기능부전	내구력 저하
장 기능부전	피로
불면	탈수
욕창	

〈표 9〉 뇌졸중후 재활과정 중 내과적 합병증들 비율(Medical Complication during Post-acute Stroke Rehabilitation)

합병증	빈도(%)
내과계	
폐 흡인, 폐렴	40
요로 감염	40
우울증	30
근골격계 통증, 반사성 교감신경 이영양증	30
낙상	25
영양불량	16
정맥 혈전색전증	6
욕창	3
신경학적	
독성/대사성 뇌병증	10
뇌졸중 악화	5
경련	4

질환들에 의해 더 심한 장애를 갖게 될 수도 있다. 이들은 재활치료의 장점을 감소시킬 수 있으므로 주의 깊은 인식과 신중한 처치의 결정이 요구된다.

신체적 탈조건화(deconditioning)는 급성기 질병 상태와 이후 지속되는 침상 안정 기간, 마비 수준 정도에 따라 기저 질환에 따른 징후와 수반되며 나타나게 된다. 탈조건화는 피로, 지구력의 감소, 기립성 저혈압, 의욕 저하, 우울증, 운동 내성의 감소 등 문제를 초래하며, 이들 모두는 기저 질병의 경과와 예후에 나쁜 영향을 미치게 된다. 뇌졸중 발생 초기에 조기 재활프로그램을 통해 적극적으로 예방되어야 한다.

심부정맥혈전증은 뇌졸중 환자의 40~50%에서 발생하며, 폐색전증은 10% 정도에서 발생한다. 흔한 증상으로 부종, 통증, 열감 등이 관찰된다. 정맥 듀플렉스 초음파 검사, 정맥조영술, 혈액검사 등을 통해 진단할 수 있고, 출혈성 뇌졸중이 아닌 모든 환자에서 헤파린(heparin) 제재를 이용한 예방적 치료가 요구되고 있다. 치료로는 침상 안정, 하지 거상, 항응고제 약물치료, 혈전용해제, 압박치료 등을 시행할 수 있으며, 항응고제를 사용할 수 없거나, 항응고제 치료에도 불구하고 반복적으로 폐색전증이 생기는 경우 하대정맥에 인공 필터를 삽입하기도 한다.

폐렴은 뇌졸중 환자의 약 ⅓에서 발생하며, 뇌졸중 환자의 약 ⅓~½에서 발생하는 연하곤란이 흡인과 폐렴의 원인이 될 수 있다. 연하곤란에 대한 정밀 검사를 시행하고, 폐렴의 경우 항생제 및 연하재활치료를 시행해야 한다.

고혈압, 부정맥, 관상동맥질환, 울혈성 심부전과 같은 다양한 심장질환들이 뇌졸중의 원인이 될 수도 있고, 같이 발생할 수도 있다. 심장질환이 있는 경우 기능적 예후에 좋지 않은 영향을 미칠 수 있으며, 재활치료 중이나 전후에 감시를 요한다.

중추성 뇌졸중후 통증은 상대적으로 드문 약 2%에서 발생하나, 발생하면 상당히 치료하기가 어렵다. 약물치료, 운동치료, 적절한 자세 유지, 정신적 지지요법 등이 시행되고 있으며, 드물게 수술적 치료가 요구되기도 한다. 말초신경병증 및 근골격계 원인에 의한 통증은 약물치료, 주사치료, 물리운동치료를 통해 대개 조절 가능하다.

뇌졸중의 재발을 막는 것 또한 뇌졸중 재활의 중요한 요소이다. 교정 가능한 위험 인자들을 조절하고, 적절한 수술적 요법, 환자와 보호자의 교육 등이 필요하다.

요실금과 변실금은 뇌졸중 초기에는 생존자의 33%~67%에서, 6개월 이후에는 20%~25%에서 관찰된다. 뇌졸중 환자에서의 지속되는 실금은 기능적 예후에 부정적인 영향을 미친다. 요실금은 요로계 감염, 신경인성 방광, 인지기능 및 감각의 저하, 화장실로 이동 불가 상태 등에 따른 결과이다. 뇌졸중에 따른 장의 문제는 부동 및 비활동성, 불충분한 수분 및 영양분 섭취, 우울증, 신경인성 장을 초래하는 신경학적 이상, 이동성의 결여, 인지기능의 저하, 의식수준의 저하 등이 흔한 원인으로 알려져 있다.

경직은 근력 저하, 조화 운동 장애, 섬세 운동 장애를 통해 일상생활동작 수행에 장애를 초래하는 반면, 근육 긴장도 증가로 인해 체중 부하를 견디게 하거나, 근육 위축, 골다공증, 심부정맥혈전증 등의 예방 및 심폐기능 유지에 도움을 주기도 하므로, 이를 고려하여 치료에 반영한다. 경직을 예방하기 위하여 유해 자극을 피하고, 올바른 자세 유지, 수동적 신장운동, 관절가동운동을 매일 수차례 시행하며, 관절 구축이 발생한 경우 부목, 순차적 석고 고정법을 실시하기도 한다. 전신에 경직이 심한 경우 약물치료를 시행하며, 국소 부위에 경직이 심한 경우, 알코올이나 보툴리눔 독소를 이용한 운동점차단술이 효과적이다.

견관절 아탈구, 충돌 증후군, 회전근개 열상, 오십견, 상완신경총 손상, 반사성 교감신경 이영양증, 점액낭염, 건염, 중추성 통증의 결과인 견통, 구축, 근골격계 질환들은 편마비성 뇌졸중 환자의 70~80%에서 발생한다 <표 10>. 견관절의 문제는 이완보다는 경직과 더 흔히 연관된다. 견관절 아탈구는 견관절 통증의 직접 또는 간접적 원인이 될 수 있으므로, 적절한 처치가 필요하다. 치료로는 팔 지지대, 의자차 받침대, 팔걸이, 기능적 전기자극과 함께 지속적이고 적극적인 관절가동운동을 포함한다. 그러나 마비측 어깨에 오버헤드 풀리를 사용하는 것은 피해야 한다.

〈표 10〉 뇌졸중후 견통의 원인들(Reported Causes of Poststroke Shoulder Pain)

관절낭염
아탈구
충돌증후군
회전근개 손상
상완이두건염
복합국소통증 증후군, 제1형
상완신경총병증
액와신경병증
상견갑신경병증
근막통 증후군
경직증
연부조직 구축

뇌졸중 환자는 평형 기능 및 체간 조절 능력이 떨어져 있고, 이동 능력이 저하되어 있거나, 하지 근력 약화로 인해 낙상이 흔히 발생할 수 있고, 이로 인해 골절이 발생하기도 한다. 낙상은 좌측 대뇌반구 뇌졸중 환자보다 우측 대뇌반구 뇌졸중 환자에서 더 큰 위험이 있으며, 이는 인지기능 및 지각 능력의 손상 때문으로 생각된다. 이를 예방하기 위한 조치로 환경적 위험 요소를 제거하고, 균형 훈련, 근력강화운동, 고관절 보호장구 착용, 비타민과 칼슘제 복용 등이 필요하다. 골절이 생긴 경우에는 수술적 치료를 고려한다.

이소성 골화증은 연부 조직이나 관절주변에 골화가 발생하는 것으로 통증, 관절가동범위의 감소, 열감, 부종 등 증상을 호소한다. 단순 방사선 촬영, 3상 골주사 검사, 혈액검사 및 초음파 검사 등을 통해 진단할 수 있고, 성숙의 정도를 파악할 수 있다. 진단이 되면 디놀(Dinol, Disodium etidronate) 약물치료와 함께 적극적인 관절가동운동을 병행하며, 뼈가 성숙된 경우 전기충격파 쇄석치료(electric shock-wave therapy), 방사선 치료 및 수술 치료도 고려할 수 있다.

5. 흔히 이용되는 재활치료법들

재활치료는 뇌졸중 환자들의 기능적 회복과 사회 복귀를 증진시키기 위함이다. 일상생활동작 수행 기술 습득과 실습, 수행 기회의 제공, 작업수행의 되먹임(feedback) 제공, 치료적 운동 실시, 물리치료, 보조기구의 처방과 활용, 교육 및 재활심리 지지적인 상담 등을 포함한다.

1) 신체기능 증진을 위한 감각운동성 및 기능성 훈련

뇌졸중 환자의 치료를 위해 가장 흔히 중요하게 사용하는 중재는 치료적 운동 프로그램으로 전통적인 방법에서 최근 들어 뇌가소성의 개념이 도입된 여러 가지 치료법들이 제안되고 있다.

(1) 전통적인 치료적 운동법

전통적인 치료적 운동 방법들은 Clayton, Coulter, Deaver 등에 의해 제안되고 발달되어왔다. 이러한 전통적인 방법들은 자세 유지, 수동적 및 능동적 관절가동운동, 진행성 저항운동 등으로 구성된다. 또한, 유산소 운동을 포함한 지구력 훈련 등도 포함될 수 있다. 자기 관리 훈련, 이동 훈련, 고도의 기계를 이용한 일상생활동작 수행 훈련이 중요한 재활프로그램의 요소들이다. 보상적인 기능 훈련은 환자가 완전히 개인 관리 기술을 독립적으로 하는 한 손 기술(one-handed technique)을 배우거나 경직성 편마비성 하지로 걷는 것을 배울 때 같이 시행한다.

(2) 신경생리운동치료법

신경생리학을 기반으로 감각-운동 조절 기술인 신경근 촉진 운동법(neuromuscular facilitation exercise)이 발달되어 사용되어 왔다. 대표적인 것으로는 Kabat, Knott, Voss 등에 의해 발달된 고유수용성 신경근 촉진법(proprioceptive neuromuscular facilitation, PNF), Brünnstrom 치료법(Brünnstrom movement therapy), Rood의 치료법(Rood sensorimotor approaches to treatment), 보바스 신경발달치료법(Bobath neurodevelopmental treatment approach, NDT) 등이 있다.

고유수용성 신경근 촉진법은 빠른 근육 신장과 저항 운동 등을 통해 고유감각 자극을 주어 운동회복을 촉진시키고자 하는 방법으로 근육군의 촉진, 억제, 강화와 이완을 통하여 가동범위의 증가와 새로 얻어낸 운동범위에 있어서 근육 강도를 증가시킴으로서 기능적 운동을 증진시키기 위함을 목적으로 하는 치료적 접근법이다.

Brünnstrom 치료법은 공력, 원시반사, 비정상 동작 패턴을 정상 수의적인 동작을 획득하기 전에 반드시 거쳐야 할 과정으로 인식하고, 이러한 운동회복 양상을 기초로 하여 반사자극을 반복적으로 주어 근육 기능 조절이 피질하 수준에서 이뤄지던 것을 피질 수준으로 끌어올리는 것을 목표로 하는 접근법이다.

Rood의 치료법은 표재적 감각 자극을 이용하여 촉통적 또는 억제적 입력을 가하는 치료법으로 피부의 자극을 강조한 치료법이다.

보바스 신경발달치료법은 1940년대 초반 보바스 부부에 의해 창시된 운동치료 방법으로, 이들은 뇌손상에 대한 치료로 외부에서 여러 가지 적절한 조작 및 자극을 통해 이미 고정된 경직을 변화시켜 움직일 수 없는 마비 부위의 자동운동을 일으킬 수 있다고 주장하였다. 따라서 비정상적인 근 긴장도, 공력과 자세를 억제하고 자동적인 자세반사를 이용하여 수의적이고 개별적인 운동조절을 증가시키는 것을 강조하였으며, 인간의 여러 발달요소와 뇌의 생리와 통합성 및 반사와 자동운동의 요소를 치료에 도입해서 가장 자연스럽고도 자율적인 운동을 일으킬 수 있다는 점이 강조된 치료법이다.

1980년대 운동 재학습 프로그램(motor relearning program)이 Carr와 Shepard에 의해 개발 되었으며 업무 접근적인 치료적 운동으로 기능적 업무를 수행하는 동안에 움직임을 촉진하는 방법으로 부동, 불용, 위약이 있는 상태에서 움직이려는 시도에 의해 발생하는 근육과 연부조직의 생리학적, 기계적, 기능적 변화를 예방하고 최소화하기 위하여 능동적, 수동적 운동을 일찍 시작하여야 함을 강조하였다.

이러한 신경생리학을 기반으로 한 신경근 촉진 운동법들은 전통적인 일반적 운동 치료법과의 효과 비교 연구에서 그 우수성이 증명되지 못하였으며 대부분 과학보다 전통에 근거한 치료법으로, 일반적으로 한 가지 운동법을 고집하기 보다는 환자의 특성과 상태에 따라 개별화하여 상호 보완적으로 사용하는 것이 추천된다. 최근 들어서는 뇌의 신경가소성 개념이 도입되면서 특정 접근법이 아닌 기능적 회복을 위한 목적이 있는 목표 지향적 반복 훈련(task-oriented training)을 더욱 강조하고 있다.

(3) 건측 상지 운동 제한 치료법(Constraint-induced movement therapy; CIMT)

뇌졸중으로 인하여 일측의 상지 운동기능이 제한되면 기능이 좋은 반대측의 상지만 사용하려는 경향이 있어 결국은 마비된 상지를 사용하지 않는 것, 즉 학습된 불용(learned disuse)이 습관화되고 반복적인 운동에 의한 뇌의 가소성을 기대할 수 없게 되며 이러한 상태는 마비측 상지의 사용 빈도를 증가시킴으로써 호전될 수 있다는 개념의 건측 상지 운동 제한 치료법은 1993년도 Taub에 의해서 제안되었으며, 일반적으로 건측을 팔걸이 보조기나 body jacket 등으로 사용하지 못하게 하고 환측을 집중적으로 사용하기 위하여 소위 'shaping' 운동을 시키게 된다. shaping 운동은 목표량을 조금씩 늘려가며 쉬운 동작에서부터 점차 어려운 동작으로 새로운 기술을 습득 혹은 재습득하는 것을 훈련시키는 것으로 원래 프로토콜은 건측을 일과시간 중의 90% 이상 구속하면서 하루 6시간 이상의 작업치료를 2주간 시행하는 것이나, 시간 제약의 문제로 실제로 적용하기 어려워 하루 5시간 정도 건측을 구속하면서 3시간의 작업치료를 주당 3회씩 10주간 시행하는 등 시간을 단축한 여러 변형된 프로토콜이 적용되고 있다.

건측 상지 운동 제한 치료법을 할 수 있는 최소한의 조건은 어느 정도 완관절과 수지관절의 신전이 가능하여야 하므로 적용 가능한 환자가 제한적이라는 단점이 있으나, 최초의 다기관 무작위 임상시험의 증거를 갖는 뇌가소성 이론에 근거한 치료라는 점과 만성기 환자에서도 효과가 있었던 점에 큰 의의를 갖는 치료법이다. 또한 많은 훈련을 통하여 기능적 호전의 효과가 있었음을 들어, 'Time is brain.'이라는 급성기 치료에 대비되는 'Training is new brain.'이라는 증거를 제시하였다.

(4) 신경조절 치료법(Neuromodulation therapy)

신경조절 치료법은 말초신경이나 근육 혹은 뇌를 자극하여 뇌의 가소성을 유도하는 치료법으로 재활의학과 영역에서는 체성감각자극(somatosensory stimulation)과 신경근 전기자극(neuromuscular electrical stimulation; NMES)과 같은 말초신경계의 자극과 반복적 경두개자기자극(repetitive transcranial magnetic stimulation; rTMS)과 경두개 직류 전기자극(transcranial direct current stimulation; tDCS)으로 대변되는 비침습적 대뇌피질자극(non-invasive cortical stimulation)이 널리 적용된다.

가. 체성감각자극(Somatosensory stimulation) 치료

대뇌 운동피질과 감각피질은 기능적으로 밀접하게 연관되어 있어, 뇌졸중 후 운동학습 및 기능적 재구성 등 뇌 가소성 변화를 유도하는데 신체 감각은 많은 영향을 준다. 체성감각자극(somatosensory stimulation)은 신경이 분포하는 피부에 표면전극을 붙이고 전기자극을 주거나, 손 전체에 전기자극을 주기 위해 특별히 제작된 장갑(mesh-glove)을 착용하는 방법으로 적용할 수 있다.

나. 신경근 전기자극(neuromusuclar electrical stimulation) 치료

전기자극을 이용한 방법은 여러 가지 목적으로 오래 전부터 임상에 활용되고 있다. 운동기능 회복을 목적으로 시행되는 전기자극은 관절가동범위의 제한, 근력 약화, 경직 등의 문제를 해결하는 데에 도움을 줄 뿐 아니라, 구심성 감각경로를 자극하고 반복적인 동작을 유도하여 운동영역의 재조직화를 촉진할 수도 있다. 신경근 전기자극은 하부운동신경계와 말초신경가지를 전기자극하여 근육 수축을 유발함으로써 반복적인 상지의 움직임을 유도하는 것이다. 능동적인 신호입력을 근전도 신호로 모니터링하면서 전기자극하는 경우를 근전도-유발 신경근 전기자극(EMG-triggered or EMG-controlled NMES)이라고 부른다. 또한 이러한 전기자극이 기능적인 손동작을 유발하는 경우에는 기능적 전기자극(functional electrical stimulation; FES)이라고 부른다.

다. 반복 경두개자기자극(repetitive transcranial magnetic stimulation; rTMS) 치료

짧고 강한 전류를 경두개로 주었을 때 코일의 수직방향으로 자기장이 생기고, 다시 이의 수직방향으로 대뇌피질에 전류장이 생기게 되는데, 반복적 경두개 자기자극은 이런 전류장을 이용하여 뇌피질의 활성을 감소 혹은 증가시킬 수 있는 원리를 이용한 것이다. 이런 전류장은 코일의 모양과 크기, 자극의 강도, 빈도 및 시간의 영향을 받게 되는데 보통 5 Hz 이상의 고빈도 자극에서는 수 분에서 수 시간까지 대뇌피질 기능이 활성화되고 1 Hz 정도의 저 빈도 자극은 오히려 대뇌피질 활성도를 감소시킨다. 최근에는 자기자극의 빈도와 간격을 다양하게 변형한 자극 변수들이 소개되고 있으며 그 중 세타돌발자극(theta-burst stimulation)은 20~190초 동안의 자극만으로 안전하고 일정하게 한 시간 이상 강력한 효과를 나타낼 수 있는 방법으로 알려져 있다. 이론적으로는 대뇌 자극을 통하여 이환측 대뇌의 활성도를 증진시키거나 건측 대뇌의 활성도를 감소시킴으로써 운동신경의 회복을 증가시킬 수 있다. 최근에는 반복적 경두개자기자극이나 경두개 직류 전기자극과 같은 비침습적 대뇌피질자극을 통하여 이러한 양측 대뇌의 균형 상태를 복원함으로써 운동신경의 회복을 촉진시키려는 시도가 이루어지고 있다.

라. 경두개 직류 전기자극(transcranial direct current stimulation; tDCS) 방법

경두개 직류 전기자극은 1~2 mA의 약한 전류를 두피에 장착한 표면전극을 이용하여 대뇌피질로 흘려주는 것으로 자극의 극성에 따라 대뇌피질의 활성도를 조절한다. 양극 자극(anodal stimulation)일 경우에는 대뇌피질 활성도가 증가하며, 반대로 음극 자극(cathodal stimulation)일 경우에는 대뇌피질 활성도가 감소하게 된다. 이러한 방법으로 대뇌의 활성도를 조절하여 운동신경의 회복을 촉진시킨다고 알려져 있다.

(5) 보행기능 향상을 위한 치료법

가. 일반 보행 훈련

보행을 하려면 환자는 선 자세의 균형을 유지할 수 있어야 하며 편마비쪽 고관절과 슬관절을 안정되게 유지시킬 수 있는 정도의 하지 근력이 필요하다. 환자는 처음에 선 자세에서 평행봉이나 물체를 붙잡고 균형 잡는 것을 연습하고 균형 잡기가 되면 편마비쪽 하지에 체중을 싣는 것을 배운다. 이것이 되면 한 쪽 하지에서 다른 쪽 하지로의 체중 이동을 연습하고 이것이 되면 평행봉에서 보행 훈련을 시작할 수 있다. 평행봉에서 보행이 잘 되면, 네 발 지팡이를 사용하여 보행을 시작한다. 평지에서의 보행이 숙달되면 계단과 비탈길을 오르내리는 것을 연습한다. 보행의 안정성과 효율을 증가시키기기 위하여 필요한 근육에 대한 재활보조기구의 처방, 신경 차단술 등을 시행할 수 있다.

나. 부분체중부하 트레드밀 훈련(Partial body weight support treadmill training)

보행기능의 향상을 위하여 환자를 거상대(suspension)로 몸무게를 부분적으로 지탱하여 주면서 바닥에 트레드밀을 사용하여 걷게 하는 훈련 방법으로 이 방법은 최초에 척수손상 환자에서 적용되었던 방법으로 중추 패턴 발생기(central pattern generator; CPG)를 훈련시킴으로써 자발적인 양다리 추진(bipedal locomotion)을 유도하여 보행기능의 회복을 돕고자 하였다 **<그림 3-가>**. 뇌졸중의 보행 훈련에서는 상지의 구속치료와 마찬가지로 환측 하지의 강제적인 반복적 사용(forced use, massed practice)을 통하여 점차 체중부하를 감해가는 목적 지향적인 shaping 운동 개념으로, 이러한 과정을 통하여 체중부하능력과 평형기능을 훈련시킬 수 있을 뿐 아니라, 일정한 형태의 보행을 유도할 수 있다. 그리고 양측의 체중부하를 대칭적으로 경감시키기 때문에 뇌졸중 초기부터 불필요한 보상동작 없이 집중적인 보행훈련이 가능하다.

부분체중부하 트레드밀 훈련에 참여할 수 있는 최소한의 조건으로는 마비측으로 체중부하 상태에서 근위부의 근수축이 충분히 가능해야 한다. 또한, 치료 결과에 결정적인 영향을 주는 요소로 환자의 적응성인데, 체중 지지를 위하여 몸통에 부착되는 거상대에 의한 불편함이나 통증을 최소화시켜야 할 것이며 트레드밀이 작동하면서 쓰러질 것 같은 두려움이 생겨나지 않도록 사전에 충분한 교육이 이루어져야 한다.

다. 로봇-보조 재활치료

1980년대부터 시작된 로봇-이용 치료는 치료목적에 맞도록 설정된 프로그램에 의하여 작동하는 로봇 유도 방식을 이용하여 바람직한 형태의 능동적인 운동을 반복 수행할 수 있도록 하는 방법이다.

상지기능향상을 위한 로봇 치료는 마비된 상지를 고정하고 로봇의 움직임에 따라 수동적인 운동과 능동적 동작에 의한 로봇-보조 운동을 시행할 수 있도록 되어 있으며, 반대측의 정상적인 상지의 움직임으로 로봇을 통해 대칭적 방향으로 마비된 상지를 움직이게 하여 정확한 동작을 반복하게 할 수도 있다.

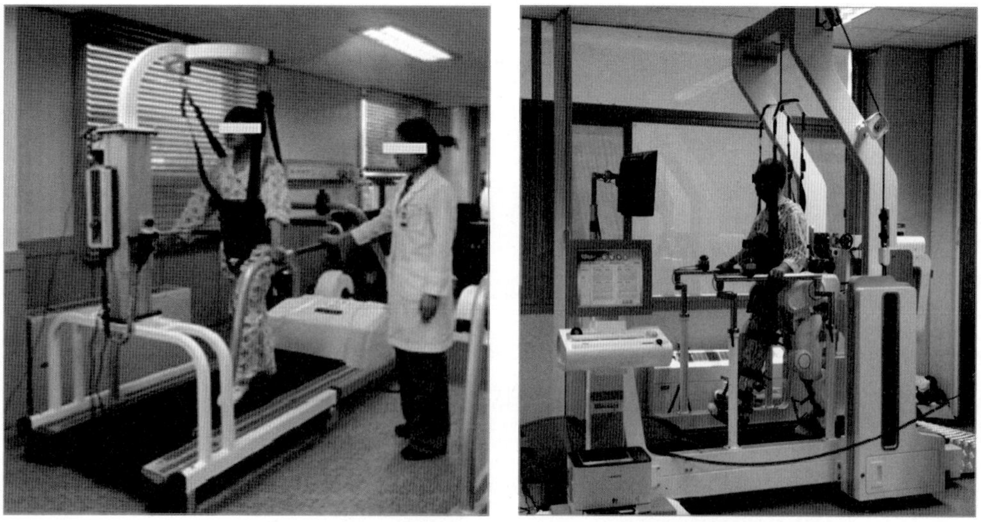

(가) (나)

〈그림 3〉 보행훈련: (가) 부분체중부하 트레드밀 훈련(Partial body weight support treadmill training), (나) 보행로봇 보조 보행훈련(Gait Robot-assisted treadmill training)

부분체중부하 트레드밀 보행훈련은 1명의 환자에 대해 필요한 운동요소별 지지치료가 가능한 반면, 최소한 2명 이상의 치료사가 치료시간 동안 계속 불편한 자세로 보조하고 지지해 주며 수행해야 하기 때문에 임상적으로 널리 쓰이지 못한 단점을 보완하기 위해, 자동화된 로봇 재활기구를 개발하는 방향으로 이루어져, 컴퓨터 기반 정상보행패턴 인식과 수행이 가능한 보행훈련용 하지 운동 훈련 보조 로봇이 상용화되어 이용되고 있다 <그림 3-나>.

최근 여러 연구를 통하여 로봇을 이용한 운동치료가 재활치료프로그램의 효율성을 높이고 운동기능 회복에도 유익하다고 보고되는 경향이지만, 이에 대해서는 장기 추시 연구가 필요할 수 있다.

라. 수치료

균형기능이 저하되어 있거나, 경직이 있는 뇌졸중 환자에서는 전신풀 수치료 및 수중 보행훈련이 도움이 된다.

2) 인지기능 증진을 위한 재활치료

(1) 약물치료

가. 콜린에스터라제 익제제(cholinesterase inhibitor)

콜린에스터라제 억제제인 갈란타민(galantamine)과 도네페질(donepezil) 등은 혈관성 치매환자에서 치료 전에 비해 유의하게 인지기능을 증진시킨다고 알려져 있다.

나. NMDA 수용체 길항제(NMDA receptor antagonist)

메만틴(memantin)은 혈관성 치매 환자에서 인지기능을 안정화시키는 것으로 알려져 있다.

다. 잔틴 유도체(xanthin derivatives)

프로펜토필로린(propentofylolline)은 미세아교세포(microglial cell)의 과활동성을 조절하며, 경증 및 중등도의 치매 환자에서 유용한 것으로 알려져 있다.

(2) 인지력 증진 작업치료

인지훈련은 손상된 인지영역의 기능을 회복시키기 위한 치료와 정상적으로 남아있는 기능을 이용하여 기능장애를 보상하고 대체시켜주는 치료의 두 가지 방향으로 진행될 수 있다.

가. 주의집중력 훈련

초기에는 단순한 형태의 시각 자극과 청각 자극을 별도로 제시하여 시각적 또는 청각적 주의집중력을 증진시키고, 반복훈련을 통해서 각각의 자극 특성을 두드러지게 하며, 별도로 제시되었던 시각 자극과 청각 자극을 함께 제시하여 환자가 주의자극의 특징을 인식하고 변별할 수 있도록 하여, 결국 주의를 통제하고 조절하는 능력을 획득할 수 있도록 치료를 진행시킨다.

나. 기억력 훈련

기억력 증진을 위한 인지재활의 목표는 첫째, 손상된 기억력의 회복으로 가능한 기억능력을 재형성하고자 하는 것이며, 둘째는 기능적인 장애를 최소화하기 위하여 일상생활에서 필요한 기능증진을 목적으로 보상적인 방법을 하는 것이다.

다. 전산화 인지재활치료

컴퓨터를 이용한 인지재활치료는 고전적인 인지재활치료에 비하여 몇 가지 장점을 가지고 있는데 환자가 스스로 실시하고 배워나가며, 치료자의 개입시간을 줄여주고, 수행 결과에 대하여 환자에게 곧바로 직접적인 되먹임을 주는 것이다. 뿐만 아니라, 환자의 수행 결과에 대한 자료를 정확하게 지속적으로 기록하고 비교할 수 있기 때문에 환자의 치료 경과에 대한 임상적 연구에도 매우 유용하다.

3) 언어재활치료

뇌졸중 생존자의 약 $\frac{1}{3}$~½에서 언어장애를 경험한다. 치료의 목적은 말하고, 읽고, 쓰기, 이해 능력을 개선시키는 것이다. 또 다른 목적으로는 직접적으로 치료가 불가능한 언어 문제를 보상하거나, 우회시키는 전략을 발달시킬 수 있도록 환자를 도와주는 것이다. 실어증 환자에서 언어치료는 일주일에 최소한 2시간 이상 실시하도록 한다. 실어증을 치료하기 위한 다양한 치료 방법들이 실시되고 있다 <표 11>.

〈표 11〉 실어증 치료 방법들

Language-oriented treatment(LOT)
Direct stimulus-response treatment
Treatment of aphasic perseveration(TAP)
Visual action therapy(VAT)
Oral reading for aphasia(ORLA)
Conversational coaching
Promoting aphasic communicative effectiveness(PACE)
Computerized visual communication(C-VIC)(using alternative communication systems)
Programmatic combinations of approaches
Augmentative communication devices

구음장애를 치료하기 위한 운동치료로 감각자극요법, 구강운동근육 강화운동, 호흡훈련, 구음 패턴과 행동의 재훈련을 포함한다.

언어능력의 회복을 위해 향정신성 약물과 콜린계 약물을 언어치료와 병행하여 사용하기도 한다.

4) 연하재활치료

연하곤란은 영양실조, 탈수, 흡인성 폐렴, 질식 등의 합병증을 초래하여 환자를 사망에 이르게 할 수도 있으므로, 정확히 진단하고 치료하도록 한다. 연하곤란의 진단을 위해 비디오투시연하검사를 실시하여 흡인 유무, 연하곤란의 원인, 중증도 등을 파악하고, 비디오투시연하검사를 실시할 수 없는 경우 침상 검사를 통해 흡인 유무를 파악한다. 연하재활치료는 개별화된 식이 변형, 보상적 연하 기법, 연하운동치료, 인두부 기능적 전기자극치료, 장관 식이, 보툴리늄 독소 주사 등을 포함한다. 약 4주 이상 장기 연하곤란의 경우 비위관 이용보다는 내시경적 경피위루술이 권장된다.

5) 재활심리적 이해와 지지

뇌졸중 환자는 갑작스러운 독립기능 상실로 인해 괴로워하거나 자신감을 잃게 된다. 이로 인해 치료 의욕이 감소되어 재활치료 참여도가 낮아지고, 기능 회복의 예후에 악영향을 미치기도 한다. 환자의 의욕을 증가시키기 위해 설명, 양성 강화(positive reinforcement), 행동의 변형, 구슬림과 같은 다양한 방법들이 사용된다. 또한, 가족의 지지 정도가 예후에 유용한 영향을 미친다.

우울증은 뇌졸중의 중요한 합병증의 하나로 환자의 의욕을 감소시켜 치료 참여와 예후에 악영향을 미칠 수 있다. 우울증은 뇌졸중 생존자의 $\frac{1}{3}$~$\frac{2}{3}$에서 일어나고 나타나는 양상은 83%에서 활력 감소, 67%에서 수면 장애, 60%에서 우울, 39%에서 절망이다. 뇌졸중후 우울증에서는 기질적 요소와 반응성 요소가 혼합되어 나타난다. 뇌졸중 환자에서 우울증이 삶에 미치는 영향을 고려하여 발병 초기부터 적절한 우울증 선별검사를 시행하고, 지속적인 추후 관리를 시행하는 것이 바람직하다. 우울증이 발생하였을 경우에는 충분한 기간 항우울제를 투여하면서, 통상적인 뇌졸중재활프로그램을 진행하도록 하며, 우울증 자체로 인해 협응성 저하가 유의하다면 바로 정신과 전문의의 협진이 필요하며 정신약물·심리치료와 환경치료가 병행되는 것이 바람직하다.

불안과 공포는 뇌졸중 환자들 사이에서 흔히 관찰되는 문제이다.

성기능장애는 뇌졸중 생존자의 40~70%에서 보고된다. 원인으로는 경직, 통증, 감각 저하, 정신적 문제들(공포, 불안, 우울증, 불편감)이다. 가족들이나 동료 환자들의 지지가 중요하며, 레크리에이션 및 레저 활동 참여는 환자의 정신·사회적 치료에 많은 도움을 준다.

6) 재활보조기구의 처방 적용

다양한 보조기구들이 뇌졸중 환자의 독립성을 향상시키기 위해 사용될 수 있다. 상지 보조기는 기형을 예방하고, 기능적인 움직임을 유지하기 위해 사용되며, 하지 보조기는 최상의 보행 패턴을 촉진하기 위해 사용된다 <표 12>. 편마비 뇌졸중 환자에서 견관절 아탈구를 예방하기 위해 팔걸이를 사용하며, 보행 능력 증진과 보행 패턴의 개선을 위해 단하지 보조기와 지팡이를 사용하기도 한다. 보행이 불가능하거나, 단거리 보행만 가능한 경우 기능적 이동을 위해 의자차를 사용할 수 있고, 일상생활동작 수행을 수월하게 하기 위해 다양한 일상생활 보조도구가 이용된다. 보조기는 필요한 기간 적극적으로 착용, 훈련하도록 하며, 재활의학과 의사의 처방과 검수를 받도록 한다. 보조기 착용 후 불편감이 있거나, 피부에 문제가 발생하는 경우 교정 및 재제작이 필요할 수 있다.

〈표 12〉 뇌졸중 생존자들에서 유용하게 사용되는 보조도구들(Specialized Equipment Used by Stroke Survivors)

Adaptive feeding utensils
- Utensils with built-up handles
- Universal cuff
- Rocking knife
- Nonskid mats
- Plate guards or scoop dishes
- Cup holder
- Adapted cups

Bathing and grooming devices
- Long-handled sponge
- Washcloth mitt
- Adapted shaving equipment

- Handled shower nozzle
- Soap on a rope
- Stand-up mirrior
- Built-up tooth brush, comb, hairbrush

Tub and shower transfer equipment

- Nonskid mat
- Grab bars
- Transfer seats
- Shower chair on bench
- Hydraulic and motorized tub lifts

Dressing devices

- Velcro closures
- Button hooks
- Long-handled reachers
- Sock donning aid
- Long-handled shoehorn
- Elastic shoelaces

Walking devices

- Single-point cane
- Quad cane
- Hemiwalker
- Standard walker
- Rolling walker

7) 간병인과 개호인 교육과 훈련

뇌졸중 환자의 치료에서 중요한 중재의 하나는 예상 합병증을 예방하고 신체 기능을 수동 보조하거나 일상생활동작 자조활동의 수행을 유도, 보조하기 위한 간병인과 개호인에 대한 교육과 훈련이다. 올바른 교육과 훈련은 장기 투병생활해야 하는 환자들의 안전과 치료 예후에 긍정적인 영향을 끼치므로 각별한 정성과 주의가 필요하다 <표 13>.

〈표 13〉 뇌졸중 환자와 가족에 대한 교육 내용(Patient and Family Education Issues)

뇌졸중 원인	혈압 관리
뇌졸중 위험인자	뇌졸중 징후들
뇌졸중 예방	안전과 낙상 예방
약물 투약 관리	행동 관리
약물 부작용	침상 자세와 이동법
연하 훈련	이동 훈련
건강 음식 선택	배뇨와 배변 관리
수면과 휴식	실내 운동 프로그램
혈전 예방	적정수준의 사회 활동 격려
피부손상 예방	우울증 조기 발견
기관 튜브와 비위관 관리	간병인 주 관심사
요로 카테터 관리	가족 기능(family functioning)
기타 흔한 합병증과 병발증 증상과 징후	성 기능
	레크리에이션 활동

6. 뇌졸중 재활치료의 효과

국내에서뿐만 아니라 선진국에서는 뇌졸중 환자들의 재활의학적 진료의 요구도가 지속적으로 증가하고 있으며 의학계 내에서 재활의학 치료 효과에 대한 인식이 높아지고 있다. 1980년에 Garraway 등이 뇌졸중 환자들 중 물리치료와 작업치료를 포함한 재활치료를 받았던 155명과 일반병동에서 치료받았던 156명을 무작위로 선정하여 비교한 결과 기능적인 독립을 획득할 수 있었던 경우가 재활치료를 받은 군에서는 50%, 일반적 치료를 받은 군에서 32%로 차이가 있었다고 하였고, 계속적으로 가족들이 치료를 도와주지 않았던 경우에서는 1년 후 다시 기능이 상실되었다고 보고하였다. 다른 연구에서는 뇌졸중 재활치료기관에서 팀 구성원들이 다 함께 초기부터 재활치료에 초점을 두고 전문의의 지도를 받으며 환자를 치료하고 가족들의 적극적인 치료적 개입과 가족 교육을 진행시킨 110명의 환자들에서 이러한 치료를 시행하지 않았던 110명의 일반 병동 입원 환자들과 비교하여, 스스로 위생 관리 능력, 옷입기 동작과 보행능력이 향상된 것을 보고하였다.

7. 예후

1) 기능적 및 사회적 예후

뇌졸중 환자의 신체적 기능 및 삶의 질은 발병 직후보다 재활치료 후 훨씬 좋아진다. 뇌졸중 환자의 약 75~85%는 재활치료 후 집으로 퇴원한다. 많은 뇌졸중 환자가 재활치료 후 이동 능력이나 일상생활동작 수행 능력은 좋아졌으나, 사회적, 직업적 결과는 기능의 회복만큼 좋지는 않았다. 예를 들면, Framingham Heart Study에서 얻어진 자료에서 뇌졸중 생존자의 69%는 자기 관리 활동의 수행에 독립적이고, 80%는 이동 동작에 독립적이며, 84%는 자가 환경에서 생활한다고 한다. 불행히도 71%는 직업 능력이 감소하고, 62%는 집 밖에서의 사회화가 감소되었다. 이는 뇌졸중 환자에서 운동능력, 이동 능력, 일상생활동작 수행 능력, 괄약근 조절 기능은 많은 회복을 보였지만, 의사소통이나 사회적 능력, 인지기능에 있어서는 회복의 정도가 상대적으로 낮았다는 것을 의미한다. 젊은이 뇌졸중은 노인 뇌졸중과 비교할 때 재활과 장기 예후 관점에서 고려 사항의 차이가 다소 있으며 이에 대해 고려가 각별히 필요하다 <표 14>.

〈표 14〉 젊은이 뇌졸중 생존자들에서 재활과 장기 예후 고려 사항들

직장
성기능
보육, 육아
어르신 부양
배우자 대 개인 간병인 역할
대인관계 변화
역할 변화에 따른 정신과적 문제
체중 관리
운전
장애 연금
장기 경제 계획
건강 관리와 운동
스포츠와 레크리에이션
레저 계획, 취미 활동과 사회적응

2) 예후 추정 인자

다수의 요인들이 뇌졸중 재활프로그램에 참여한 환자들의 특정 예후에 영향을 미친다고 하며, 다양하게 중요한 요인들이 알려져 있다 <표 15>.

〈표 15〉 뇌졸중 후 기능 예후와 관련 요소들

연령	언어 기능
교육 수준	반맹증
뇌졸중 중증도	자세와 균형
뇌졸중 형태	감각 기능
뇌병변 부위	실변
뇌병변 크기	실금
이전 뇌졸중	발병후 재활시작 기간(Days from stroke onset to rehabilitation)
다발부위 신경 결손	울혈성 심부전
마비 중증도	기타 다른 내과 병발증
초기 기능 수준	우울 과 감정 상태
발병시 혼수 여부	동기(Motivation)
인지 기능	가족 참여와 지지
지각 기능	병전 치매(인지증)

8. 결어

뇌혈관질환 환자에서 재활의학적 평가와 치료관리는 환자의 질병 관리와 기능 증진을 통한 삶의 질 향상을 위해 필수적인 치료 과정으로, 좋은 예후를 기대하기 위해서는 가능한 한 조기에 집중적으로 재활의학적 치료관리가 이루어지는 것이 바람직하다.

뇌졸중 재활은 발병양상, 문제점들, 회복과정, 대처하는 양상, 사회적 환경 및 치료에 대한 환자들의 반응이 각각 다르고 다양하기 때문에 개별화된 재활치료 프로그램이 필수적이다. 그러나 공통되는 뇌졸중 재활의 치료원칙과 특성들을 살펴보면,

1) 재활치료팀에 의한 집중적이고 포괄적인 치료적 접근
2) 현실적이고 실용적인 목표 지향적인 치료적 접근
3) 학습과 적응 원리
4) 적절한 치료적 환경의 조성
5) 적절한 치료시기의 선택
6) 정신·심리적 문제에 대한 접근
7) 가족들의 재활치료에 대한 참여 유도
8) 지역사회 복귀에 관한 문제

등을 들 수 있다.

성공적인 재활치료의 조건으로는 환자개인별 적정화된(맞춤형) 조기 재활치료프로그램의 적용이 중요하며, 이는 환자들의 합병증을 예방해 단기간에 최상의 기능회복을 할 수 있는 기초가 된다. 생

체징후가 조절가능한 안정상태에 이르고, 신경학적 악화 진행이 멈추었다고 판단되면(통상, 허혈성의 경우 3~7일 이내, 출혈성의 경우 7~10일 이내), 가능한 빨리 재활의학적 기능진단평가와 치료계획하에 적극적인 전문재활프로그램을 적용해 나가도록 하는 것이 바람직하다.

뇌졸중 환자를 위한 뇌졸중 재활치료는 1987년 Brandstater 가 제시한 다음 원칙, 즉,

첫째, 급성기 재활치료 기간 또는 장기 추시에도 지속될 수 있는 내과적 동반질환 치료가 우선적이며 필수적이다

둘째, 뇌졸중 환자 치료에 대한 전문지식과 경험을 가진 의료진을 중심으로 한 팀접근 이 필요하다.

셋째, 목표지향 치료를 설정해야 한다.

넷째, 치료는 가능한 초기에 실시한다.

다섯째, 환자교육이 중요하다.

여섯째, 숙련도 훈련에 초점을 둔다.

일곱째, 조기 퇴원계획을 수립한다.

여덟번째, 치료과정에 가족 구성원의 적극적인 참여가 필요하다.

아홉번째, 정신사회적 고려가 필요하다.

열번째, 사회 재통합을 안내하도록 한다.

등 원칙들을 기본적으로 적용하여 전인적이고 통합적인 재활치료를 실현하도록 하여 궁극적으로 가정과 직장으로의 사회복귀를 촉진하고 삶의 질을 증진할 수 있도록 한다.

참고문헌

1. 고명환, 신용일, 이삼규 외, 알기 쉬운 뇌졸중 재활, 1판, 광주: 전남대학교 출판부, 2008.
2. 고영진, 강세윤 외. 물리의학과 재활. In: 박주현. 뇌졸중 재활, 1판, 서울: 정문각, 2009, pp.505-521.
3. 박창일, 문재호 외. 재활의학. In: 김연희, 김덕용 외. 뇌졸중 재활, 1판, 서울: 한미의학, 2007, pp.345-418.
4. 이삼규, What is the General Consensus in Adult NDT? In view of Cons, 2009년 대한재활의학회 추계학술대회, 198-203.
5. 한태륜, 방문석 외. 재활의학. In: 한태륜, 김연희, 백남종. 뇌졸중의 재활, 3판, 서울: 군자출판사, 2008, pp.509-547.
6. Braddom RL. Physical medicine & Rehabilitation, 4th ed, Philadelphia: Saunders, 2011.
7. Carr JH, Shepherd RB, Stroke Rehabilitation: guidelines for exercise and training to optimize motor skill, Edinburgh: Elsevier Science, 2003.
8. DeLisa JA. Physical medicine & Rehabilitation medicine, principles and practice, 5th ed. Philadelphia: Lippincott, 2010.
9. Gonzalez EG, Myers SJ, Edelstein JE, Lieberman JS, Downey JA. Downey & Darling's Physiological Basis of Rehabilitation Medicine, 3rd ed, Massachusetts: Butterworth-Heinemann, 2001.

10. Grabois M, Garrison SJ, Hart KA, Don Lehmkuhl L. Physical medicine and rehabilitation, the complete approach, Massachusetts: Blackwell Science, 2000.

11. Kisner C, Colby LA, Therapeutic Exercise; Foundations and Techniques, 4th ed. Philadelphia: F.A. Davis, 2002.

12. Kottke FJ, Lehmann JF, editors. Krusen's handbook of physical medicine and rehabilitation, 4th ed, Philadelphia: Saunders, 1990.

13. McArdle WD, Katch FI, Katch VL, Exercise Physiology; energy, nutrition, and human performance, 5th ed. Philadelphia: Lippincott Williams & Wilkins, 2001.

14. Taub E, Uswatte G, Pidikiti RD. Constraint-induced movement therapy: a new family of techniques with broard application to physical rehabilitation-a clinical review. J Rehabil Res Dev 1999; 36: 237-251.

15. Haines DE, Fundamental neuroscience for basic and clinical applications, 3rd ed, Philadelphia: Elsevier, 2006.

뇌혈관질환의 치료

김태선 · 주성필

일반 학습 목표

각종 뇌혈관질환을 분류하여 각 뇌혈관질환들의 위험인자, 발생기전, 증상, 징후 등을 이해하고 이에 대한 검사방법 및 치료대책을 세운다.

구체적 학습 목표

1. 뇌혈관질환의 증상에 대해 알아본다.
2. 뇌혈관질환의 위험인자들을 열거한다.
3. 뇌혈관질환의 기전에 따른 분류를 할 수 있다.
4. 뇌혈관질환의 원인에 따른 진단계획을 세울 수 있다.
5. 뇌혈관질환의 원인에 따른 치료계획을 세울 수 있다.

2000년도 한국의 한 자료에 따르면 뇌경색, 뇌내출혈, 지주막하 출혈의 빈도는 각각 65%, 25%, 10% 로 서구에 비하여 뇌경색의 빈도는 낮고 뇌출혈의 빈도는 높은 것으로 나타났다. 그러나 우리의 식이가 점차 서구식으로 변하고 있어 고혈압성 뇌출혈과 두개강내 뇌동맥의 폐쇄나 협착은 감소되고 두 개강외 경동맥의 협착이나 폐쇄의 정도는 증가하리라 예측된다. 뇌졸중은 우리나라 뿐만 아니라 미국을 비롯한 전 세계에서 가장 중요한 3대 사망 원인의 하나이며, 1998년 통계청 자료에 의하면 우리나라에서 사망 원인 중 가장 많은 빈도를 차지한다. 소위 위험인자로 알려져 있는 여러 가지 질병이나 상태에 대해서 효과적인 대처를 함으로써 그 발생률을 감소시킬 수 있으나 식생활이나 일상생활의 변화 추이에 따라 고혈압, 당뇨병, 고지혈증 등 성인병의 발생 빈도가 높아지고 따라서 뇌졸중의 발생은 더욱 증가 일로에 있다.

뇌졸중이란 흔히 중풍으로 더 잘 알려져 있으며, 크게 허혈성 뇌졸중과 출혈성 뇌졸중의 두가지로 분류할 수 있다. 허혈성은 막힌 말단부의 뇌조직에 혈액이 공급되지 않아 신진대사 장애에 의해서 세포가 괴사되는 것이며, 출혈성은 혈관 밖으로 터져 나온 혈종이 뇌조직을 압박하고 전위(displacement)시켜 두개강내압 항진에 의해서 뇌손상을 받게되는 것이다. 허혈성 뇌졸중은 뇌혈전증, 뇌색전증, 열공성 뇌졸중, 일과성뇌허혈발작 등으로 나뉘고, 출혈성 뇌졸중은 뇌실질내출혈과 지주막하출혈, 경막하출혈로 나눠어진다. 뇌졸중의 종류별 발생빈도를 보면 미국에서는 뇌경색이 80%, 뇌실질내출혈이 12%, 그리고 지주막하출혈이 7%이나, 한국에서는 뇌경색이 43.9%, 뇌출혈이 34.4%, 지주막하출혈이 13.2%로 보고되었다. 그러나 최근 들어 우리나라에서도 뇌졸중의 위험인자에 대한 조절 노력으로 그 발생 양상이 허혈성 뇌졸중이 증가하는 방향으로 변화하고 있다. 따라서 뇌혈관질환에 대한 자세한 이해와 이를 바탕으로 한 적절한 대처가 요망된다.

허혈성 뇌혈관질환(Ischemic cerebrovascular disease)
- 뇌혈전증
- 뇌색전증
- 열공경색 : 뇌의 심부를 관류하는 관통동맥이 막혀서 발생(직경 1cm 이하)

출혈성 뇌혈관질환(Hemorrhagic cerebrovascular disease)
- 뇌내출혈
- 뇌실내 출혈
- 지주막하 출혈
- 혈관기형
- 모야모야병

1. 뇌혈류

뇌는 그 기능을 영위하기 위해서 끊임없이 산소와 포도당을 공급받아야 한다. 이는 전적으로 뇌혈류에 의해서 일어난다. 뇌의 무게는 체중의 약 2%에 해당되나 안정시 뇌가 필요로 하는 혈류량은 심박출량의 20%에 해당한다. 이를 정량화하면 분당 500-600㎖의 산소와 75-100mg의 포도당이 있어야 정상적인 뇌의 활동에 필요한 ATP를 생산할 수 있다. 따라서 정상 상태에서 매분당 뇌조직 100g당 50-60㎖의 혈액이 필요하다. <그림 1>

$$\text{CBF} = \frac{\text{mean arterial pressure - cerebral venous pressure}}{\text{cerebral vascular resistance}}$$

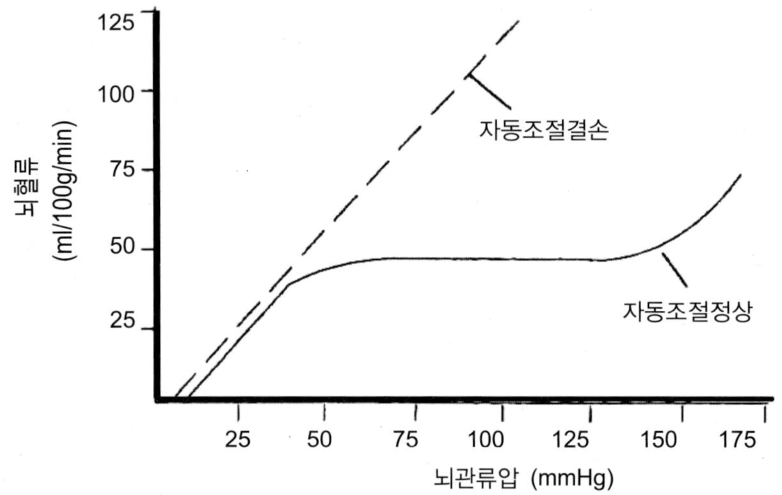

〈그림 1〉 **뇌관류압(Cerebral perfusion pressure) 변화에 따른 뇌혈류(Cerebral blood flow) 변동**

뇌혈류량은 두개내의 동맥관류압(intracranial arterial perfusion pressure)에 의해 결정되며 이는 평균동맥압(mean arterial pressure)에서 두개내압(intracranial pressure)을 뺀 값에 해당된다. 뇌혈류량은 다음식으로도 계산할 수 있으며, 정상적인 경우에는 아래 그림과 같이 항상 일정하게 유지되는데, 이를 autoregulation이라 한다. <그림 2>

평균동맥압, 동맥산소분압, 동맥탄산가스분압에 대한 뇌혈류반응 즉 혈압이 떨어지면 뇌혈류량을 유지하기 위해서 일정 비율로 혈관이 확장되고 반대로 혈압이 올라가면 혈관 수축이 된다. 여기에는 혈액내의 이산화탄소 분압이 가장 중요한 역할을 하는 것으로 알려져 있으며, 그 외에도 H^+ 이온이나 일부 자율 신경들이 이에 관여할 것으로 생각되고 있다. 러한 항상성은 특수한 상황에서만 실패하는데, 예를 들어 혈압이 매우 낮거나(break down) 혹은 매우 높은 경우(break through)에는 자가조절 능력이 상실되어 뇌손상을 일으킬 수 있다(예 : 고혈압성 뇌증). 혈관의 기질적 변화에 따라 뇌혈류에 장애를 초래하기도 하는데, 예를 들면 죽상동맥경화나 혈관염, lipohyalinosis 등에 의한 혈관 폐쇄 등이 있으며 뇌혈관질환의 직접적인 원인이 된다.

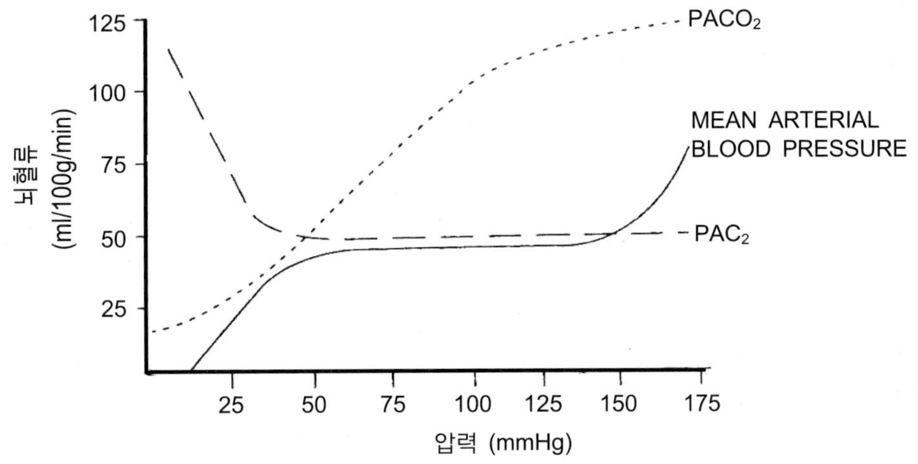

〈그림 2〉 뇌혈류의 자동조절능(Autoregulation)

2. 뇌혈관 분포

뇌혈관은 크게 앞쪽의 경동맥계와 뒤쪽의 추골기저동맥계에 의해 이뤄지며 이들이 두개내의 중심부에서 윌리스환(Circle of Willis)을 이뤄서 서로 문합한 후 전뇌동맥, 중뇌동맥, 후뇌동맥으로 분지하여 뇌의 각 부분에 혈류를 공급한다. <그림 3>

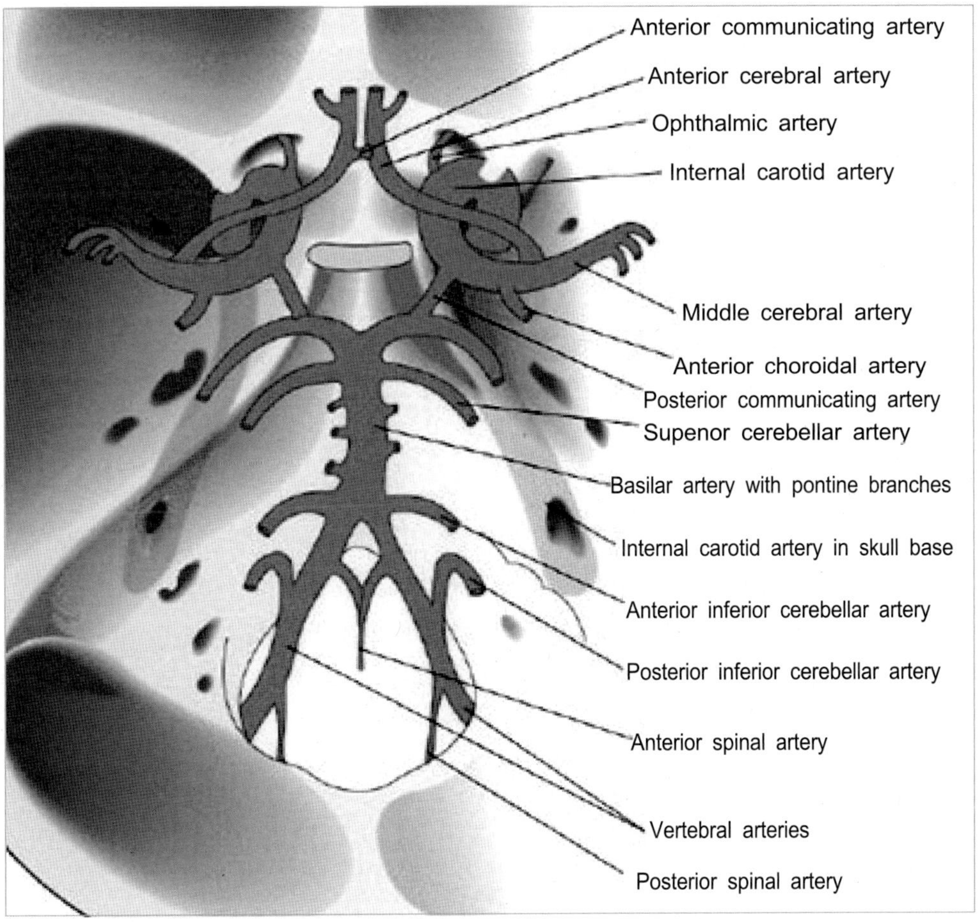

〈그림 3〉 윌리스 환(Circle of willis)

1) 내경동맥(internal carotid artery)

총경동맥으로부터 분지된 내경동맥은 목위로 올라와 carotid canal을 통과하게 된다. 내경동맥은 cervical, petrous, cavernous 및 supraclinoid의 4가지 분절(segment)로 구성되어 있으며, clinoid process 상부는 carotid siphon을 이룬다. 그 후에 anterior cerebral artery(ACA), middle cerebral artery(MCA)로 나뉘며 그 외에 ophthalmic artery, superior hypophyseal artery, posterior communicating artery 및 anterior choroidal artey를 분지한다.

중뇌동맥(MCA)은 내경동맥에서 계속 연결되어 sylvian fissure에 이르는 분절을 M1 segment 혹은 horizontal segment라고 부르고, 계속해서 insula에 이르는 구간을 M2 혹은 insular segment라 부르고, 그 이후는 M3 혹은 opercular segment라 부른다. M1 segment에서 lenticulostriate artery를 분리하여 전장(claustrum), 피각(putamen), 담창구(globus pallidus), 미상핵(caudate) 및 내포(internal capsule) 등에 혈액을 공급한다. 전뇌동맥(ACA)은 경동맥의 말단부위에서 시작하여 전방내측으로 진행하며, 중앙 부위에서 전교통동맥(anterior communicating artery)까지를 A1 segment 혹은 proximal segment라고 하고 그 후부터를 A2 segment 혹은 distal segment라고 한다. A1 segment에서 recurrent artery of Heubner을 분리한다.

2) 추골기저동맥(Vertebro-basilar artery)

추골동맥은 쇄골하동맥에서 시작하여 6번 경추의 횡돌기공을 통과해서 경막을 지나 두개낭내로 들어가 anterior spinal artery와 postero-inferior cerebellar artery를 분지한 후 반대편 추골동맥과 ponto-medullary junction 부위에서 만나 기저동맥을 이룬다. 기저동맥에서 paramedian penetrating artery들과 short and long lateral circumferential penetrating artery, antero-inferior cerebellar artery 및 superior cerebellar artery가 분지되고, 마지막으로 posterior cerebral artery를 이룬다. 이들이 분포되는 영역은 뇌교, 중뇌, 소뇌, 시상 및 대뇌 후두엽 등에 혈액을 공급한다.

3) 국소 뇌혈류 분포

국소 뇌조직에 혈액을 공급하는 양상은 뇌졸중의 여러 가지 증상을 이해하고 침범 부위를 예상하는데 매우 중요하다. 그림으로 도식화하면 다음과 같다. **<그림 4>**

4) 뇌정맥계

뇌정맥계는 표재성 대뇌정맥과 심부 대뇌정맥으로 구분되며 이들은 정맥동(sinus)을 이루어서 결국 경정맥(jugular vein)으로 유출된다. 표재성 대뇌정맥은 superior sagittal sinus 및 cavernous sinus를 이루고 transverse sinus와도 교통이 이뤄져 있다. 심부 대뇌정맥들은 대뇌 중심 구조물에서 시작되어 great vein of Galen, inferior sagittal sinus, straight sinus를 이룬다. 이들은 transverse sinus를 지나 sagittal sinus를 거쳐 jugular vein으로 drain된다.

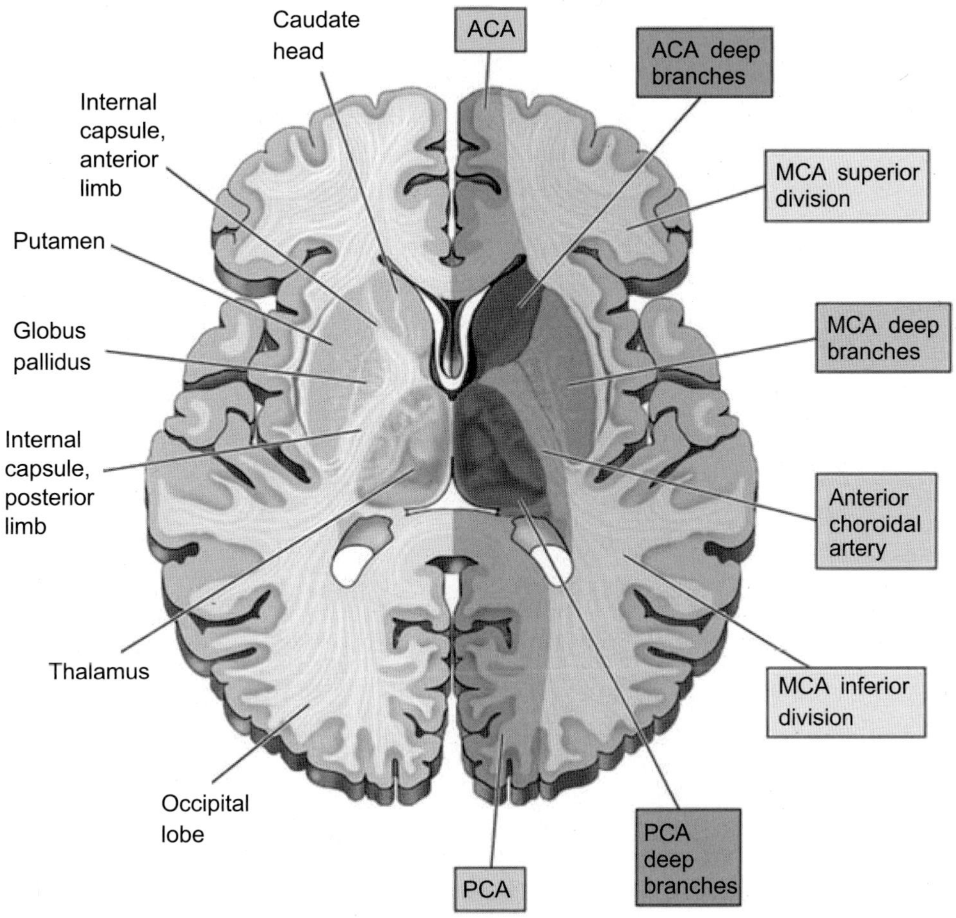

〈그림 4〉 국소 뇌혈류 분포

3. 뇌졸중의 원인 및 병태생리

1) 위험인자

뇌졸중의 뚜렷한 원인은 아직 모르지만 여러 위험인자들이 관여하고 있는 것으로 밝혀지고 있다. 아래의 표에서 보는 바와 같이 나이, 고혈압, 당뇨병, 심장병, 뇌혈관질환의 과거력, 고지혈증, 흡연, 운동 부족, 혈액 점도 증가 등이 위험인자에 속한다. 그외에도 피임약 복용이나 편두통, protein C & S deficiency, 고섬유소원증, 고뇨산혈증, lupus anticoagulant, antiphospholipid antibody, 빈혈, 심내막감염 등이 위험인자로 알려져 있다. <표 1>

이중 조절이 가능한 위험인자로는 고혈압, 심장질환, 당뇨병, 흡연, 일과성 뇌허혈발작, 고지혈증 등이 있다.

2) 허혈성 뇌졸중의 병태생리

평상시 뇌에서는 매우 왕성한 대사가 일어나고 있으며, 이러한 대사는 완전히 산소 공급과 포도당을 연료로 한 고에너지에 의존한다. 정상적인 상태에서 대뇌 피질의 산소 소모량은 회질 부위가 평균 6㎖/100g/min이고 백질 부위는 2㎖/100g/min이다. 평균 당소모량은 4.5-7㎖/100g/min 정도이다. 뇌는 산소와 포도당을 사용하여 고에너지를 생산하며, 이 에너지를 이용하여 세포막의 electrical potential

〈표 1〉 뇌졸중의 위험인자

뇌졸중의 위험인자
Hypertension(sytolic, diastolic)
Hyperlipidemia
Heart disease(coronary, rheumatic, valvular), Atrial fibrillation
Diabetes mellitus
High hematocrit
Oral contraceptive
Smoking
Alcohol abuse
Low physical activity
Asymptomatic carotid bruit
TIA history

을 유지하고, signal을 받아들이고 전달하며, 각종 신경전달물질이나 호르몬을 합성하고, 세포막 등과 같은 자신의 구조를 지속적으로 유지하여 세포 외부와 내부와의 항상성을 유지함으로써 중추신경계로서의 역할을 담당한다. 정상에서는 ATP의 생성과 소비가 평형을 이루고 있으며, 뇌세포 활동 정도와 대사 활동들이 매우 밀접하게 맞물려 있는데, 이를 coupling이라고 하고, 뇌허혈시에는 이러한 상호 작용의 평형이 깨어지게 되어 여러 가지 증상이 나타난다. 뇌허혈은 심장마비나 심한 출혈 등에 의해 전반적으로 뇌혈류가 감소하여 발생하는 전뇌허혈(global ischemia)과 혈전이나 색전증에 의해 특정 혈관이 막혀서 국소 혈류 장애로 발생하는 초점성뇌허혈(focal cerebral ischemia)로 구분된다. 초점성뇌허혈의 경우에는 중심영역(infarct zone), 경색변연부(peri infarct zone : ischemic penumbra)과 측부순환영역(collateral zone)으로 구별할 수 있다.

허혈성 중심영역은 뇌혈류량이 10mℓ/100g/min 이하가 되어 세포막의 기능을 완전히 상실하여 괴사에 빠지는 지역을 말하고, 경색변연부(ischemic penumbra)은 뇌혈류량이 10-20mℓ/100g/min정도 유지되어 뇌세포의 전기적 기능은 유지할 수 없으나 이온펌프(ionic pump)는 기능할 수 있으며, 뇌세포의 손상이 가역적이어서 적절한 시기에 혈류를 재건하거나 치료하면 회복 가능성이 있는 지역으로 치료의 목표가 되는 영역이다. 측부순환영역(collateral zone)은 이웃하는 혈관으로부터 일부 혈류를 공급받는 부위로서 허혈 정도가 가벼워 발병 당시 기능이 저하되었다가 궁극적으로는 정상으로 회복되는 부위이다. 뇌허혈이 발생하면 calcium, sodium 및 물이 세포내로 축적되고 흥분성 신경전달 물질로 알려진 glutamate와 aspartate 등이 그 부위에 다량 분비되어 칼슘이 세포내에 더 유입되어 단백질과 지방분해효소를 활성화 시켜 뇌세포를 파괴시키고 활성산소를 발생시키는 등 이른바 허혈성 칼슘 폭포현상의 악순환이 일어나서 비가역적인 세포손상이 일어난다. 이러한 현상은 매우 역동적이기 때문에 경색변연부에서 이를 차단하여 신경 세포를 구할 수 있는 치료법을 개발하고 있으나 아직은 임상에서 만족할만한 결과는 없다. <표 2>

3) 허혈성 변연부(Ischemic penumbra)

뇌혈류량이 대략 10~20mL/100g/min로 유지되는 부위의 신경세포는 시냅스 전달 등의 전기생리학적 기능은 정지되나, 구조적으로는 온전한 상태를 유지하고 있으므로 만약 이 상태에서 재관류가

〈표 2〉 뇌혈류량과 뇌세포의 병리학적 변화

Cerebral blood flow (㎖/100gm/min)	Consequence
40-60	Normal
20-30	Start of neurological symptoms
16-20	Electrical failure : isoelectric EEG, loss of evoked potentials
10-12	Ionic pump failure : Na-K pump failure
<10	Complete metabolic failure with gross disturbance of cellular energy homeostasis

〈표 3〉 무산소증에 신경 취약성 감소 순서

Hippocampus	CA1, CA4 > CA3 > granule cell
Cerebellum	Purkinje > stellate and basket > granule > Golgi cells
Striatum	Small and medium sized > Large neuron
Neocortex	Layers 3, 5, 6 > layers 2, 4

이루어진다면, 신경기능을 회복할 수 있다. 이 부위를 허혈성 변연부라고 하며, 이 부위를 조기에 재관류 시킬 수 있다면, 뇌경색 부위가 최소화될수 있을 것이다. 임상적으로 허혈성 변영부는 뇌허혈 환자에서 자기공명영상(MRI)을 이용하여 확산자기공명명상(Diffusion MRI) 및 관류자기공명영상(Perfusion MRI)을 촬영하여 비교할 경우, diffusion MRI보다 perfusion MRI에서 허혈부위가 더 넓게 나타나므로 두 영상사진상 허혈부위의 차이를 확산/관류불일치(Diffusion/perfusion mismatch) 라고 부르며 이를 허혈성 변연부로 간주한다. <그림 5, 그림 6>

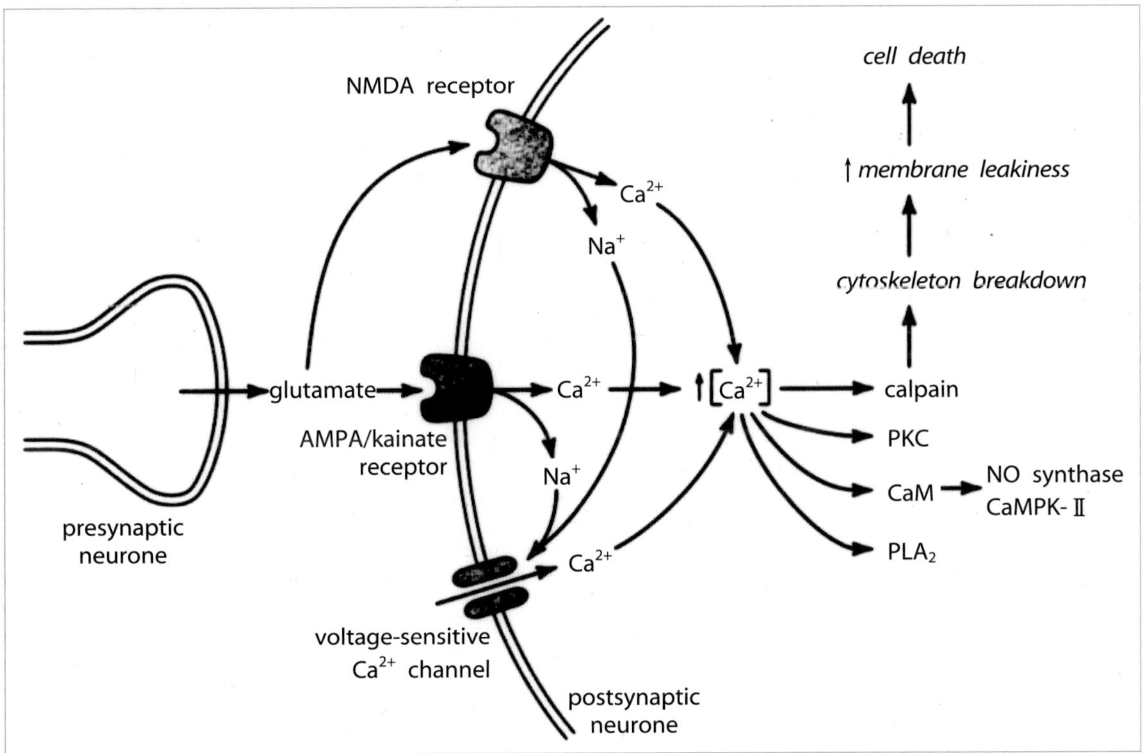

〈그림 5〉 칼파인(Calpain)과 흥분독성(Excitotoxicity)

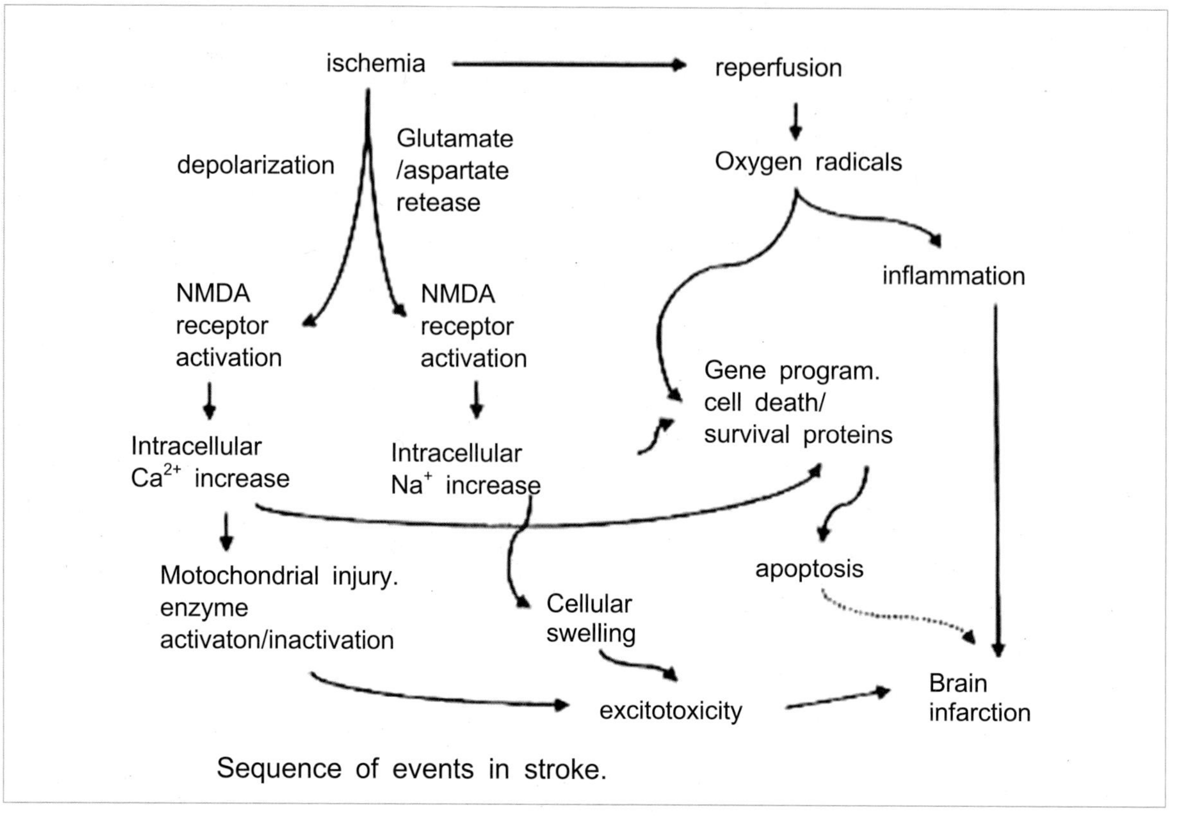

〈그림 6〉 뇌허열성 변화와 뇌경색의 메커니즘

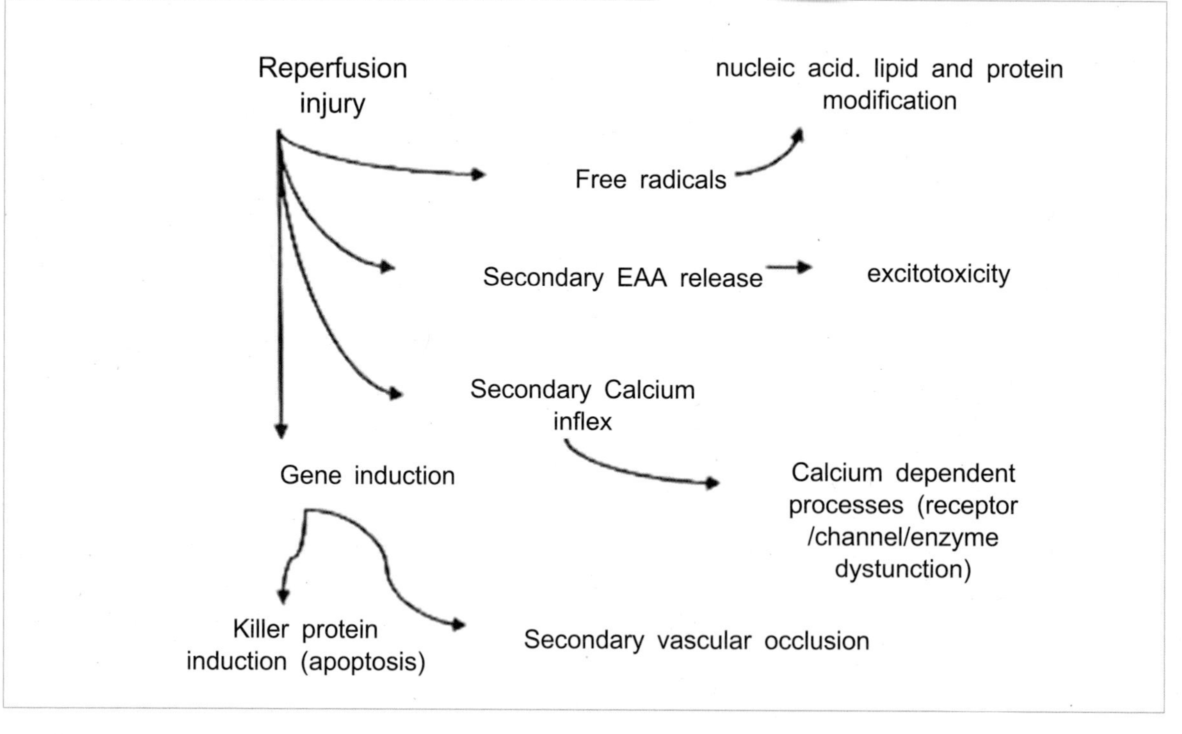

〈그림 7〉 재관류 손상의 병리학적메커니즘

3) 뇌출혈의 병태생리

혈관파열에 의해 발생하는 두개강내 출혈은 출혈부위에 따라 경막외출혈(EDH), 경막하출혈(SDH), 지주막하출혈(SAH), 뇌실질내출혈(ICH), 뇌실내출혈(IVH) 등으로 구분한다. 일반적으로 뇌막동맥 혹은 정맥(meningeal artery or vein)의 열상은 경막외혈종을 잘 일으키며 경막하공간을 가로지르는 정맥(bridging vein)의 파열은 흔히 경막하혈종을 일으키게 된다. 고혈압 환자에서 발생되는 뇌출혈은 대개 세동맥(arterioles)이 파열되어 일어나는데 그곳에 미세동맥류가 있다가 파열되는 것으로 설명되기도 하며, 흔히 심부 소관통동맥(deep small penetrating artery)이 파열되어 피각을 포함한 기저핵과 시상, 뇌교, 소뇌 등에 발생된다. 그밖에 amyloid 혈관병증, 동정맥기형, 동맥류, 혈액 질환, 모야모야병, 외상, 종양, 해면상 혈관종, 마약 중독 시에 뇌출혈을 일으킬 수 있다. 지주막하출혈은 주로 뇌동맥류의 파열로 인해 지주막하에 혈액이 고이는 경우가 많으며 간혹 뇌실질내출혈이 지주막하강내로 퍼져서 발생되는 수도 있다.

4. 뇌혈관질환들의 종류와 증상

1) 허혈성 뇌혈관질환(Ischemic cerebrovascular diseases)

(1) 뇌경색(Cerebral infarction)

뇌혈관질환의 증상은 침범된 혈관이 어느 혈관인가에 따라 틀려지며, 뇌색전증(cerebral embolism)에서 혈전증(thrombosis)보다 갑자기 혈관의 폐색이 일어난다.

가. 중뇌동맥 폐색(Occlusion of middle cerebral artery)

흔히 존재하는 임상 증상들로는 반대측 사지 근력 약화와 감각 저하, 연하곤란, 공간 지각 장애(spatial perception disturbance) 등이 있다.

나. 전뇌동맥 폐색(Occlusion of anterior cerebral artery)

주요 증상으로 반대측 원위부 하지의 근력 약화와 tactile anomia, ideomotor apraxia, 뇨실금 등이 있다.

다. 후뇌동맥 폐색(Occlusion of posterior cerebral artery)

흔히 일어나는 증상으로는 contralateral homonymous hemianopsia, alexia without agraphia, color anomia 등이 있다. 양측 뇌경색이 존재하는 경우에는 cortical blindness가 일어나며, 때로는 Anton's syndrome이 나타난다.

라. 외측 연수 증후군(Wallenberg's syndrome : Lateral medullary syndrome)

임상적으로 현훈(vertigo), 보행 장애(gait disturbance), loss of ipsilateral facial pain and temperature, loss of contralateral trunk pain and temperature, 연하 곤란, hoarseness 등이 나타날 수 있다.

마. 내측 연수 뇌경색(Medial medullary infarction)

흔히 ipsilateral tongue weakness, contralateral hemiparesis, contralateral impared proprioception 등이 나타난다.

바. 외측 뇌교 경색(Lateral pontine infarction)

사. 내측 뇌교 경색(Medial pontine infarction)

아. 중뇌 경색(Midbrain infarction)

자. 소뇌 경색(Cerebellar infarction)

임상적으로 현훈(vertigo), 오심, 구토, 실조증, 안진 등이 나타난다. 경색증이 약 3일 정도 경과해서 부종이 심해지면 뇌간 압박 징후들이 나타날 수 있다.

차. 열공성 뇌경색(Lacunar stroke)

작은 크기(1.5㎝ 이내)의 경색으로서 항상 임상적 증상이 나타나는 것은 아니지만, 특수한 증후군을 일으킨다. Pure sensory stroke, Pure motor stroke, Sensory-motor stoke, Dysarthria-clumsuy hand syndrome 등이 있다.

(2) 일과성 허혈성 발작(Transient Ischemic Attack)

뇌혈관 장애가 뇌 혹은 뇌간 부위를 침범하는 시간이 일시적인 경우로서, 허혈성 증상 혹은 징후가 24시간 이내로 없어지는 상태를 의미한다. 이러한 현상이 나타나는 원인은 색전성(embolic) 뇌졸중이 발생하였다가 막힌 혈관에서 저절로 혈전 용해가 일어나 그 기능 장애가 소실된 경우와, 혈전 현상(thrombosis)이 진행되어 아주 좁아진 혈관을 통해 그 원위부로의 혈액 공급 장애가 있다가 다시 혈압 상승이나 혈관 협착 상태의 회복으로 원위부 뇌조직의 기능이 회복되는 저혈류성(low flow type) 경우의 2가지 형태로 나눌 수 있다. 최근에는 색전에 의한 증상이 더 많을 것으로 추정하고 있다.

가. 경동맥 질환

허혈성 증상 혹은 징후가 약 10분 정도로 대체로 1시간을 경과하는 법이 없다. 대표적인 임상 증상들에는 transient monoocular blindness 및 transient hemispheric attack 등이 있다.

나. 추골기저동맥질환

허혈성 증상 혹은 징후가 흔히 1시간 이상 경과하고, 색전증에서 기인되는 수가 많다. 추골 기저동맥의 허혈 현상으로 발생하는 증상들은 다양하고 복잡하지만 가장 흔히 일어나는 증상들로는 diplopia, dysarthria, vertigo, ataxia 등이 있다.

2) 출혈성 뇌혈관질환(Hemorrhagic cerebrovascular diseases)

(1) 뇌실질내 출혈(Nonlesional Spontaneous Intracerebral hemorrhage)

자발성 뇌실질 출혈(Nonlesional Spontaneous Intracerebral hemorrhage)은 대부분 만성적인 고혈압 환자들에게서 발생한다. 호발 연령은 50-70대이며, 젊은 사람에게서 발생한 경우에는 Moyamoya disease도 고려해야 한다. 호발하는 부위별로 보면 putamen(35-50%), cerebral white matter(16-30%), thalamus(10-15%), pons(5-10%), cerebellum(5-10%), caudate nucleus(5-7%) 순서이다. 고혈압과 관계없이 일어나는 뇌실질내출혈은 주로 뇌동정맥기형(arteriovenous malformation)이나 amylod angiopathy가 그 원인이 된다.

(2) 지주막하 출혈(SubArachnoid Hemorrhage)

어떠한 이유로 지주막하강(subarachnod space)에 혈액이 흘러들어간 경우를 말한다. 외상성과 자연성으로 구분되며, 자연성 지주막하출혈(spontaneous SAH)은 지주막하강내에서 직접 혈관이 파열된 경우와 대뇌 출혈에서 기인된 경우로 구분한다. 실제 가장 많은 원인은 두부손상이지만, 일차성 지주막하 출혈(primary SAH)이라 함은 지주막하강내의 혈관 파열로 출혈이 일어난 상태를 말하며, 흔히 소낭성 동맥류(saccular aneurysm) 및 동정맥기형과 같은 질환에서 기인되는 경우가 많다.

5. 뇌혈관질환의 진단

급성기의 치료는 매우 중요하여 처음 발생하였을 때 즉시 뇌졸중을 전문으로 다룰 수 있는 병원에 입원하여 정확한 진단과 적절한 급성기 치료를 시행하고 지속적인 치료 대책을 마련하는 것이 그렇지 못한 경우보다 훨씬 좋은 예후를 보인다는 것은 잘 알려진 사실이다. 따라서 급성기 치료를 잘하기 위해 선행되어야 할 것은 정확한 진단이다.

세심한 병력 조사와 신경학적 검사가 필수적이며, 특히 뇌출혈과의 감별이 중요한 사항이다. 요즈음에는 CT가 보편화되면서 경색증과 출혈의 감별에 필수적 조건이 되었다. 비록 CT가 뇌경색의 진단에 중요한 단서를 제공하지만 점차 조기 치료의 필요성이 강조되면서 MRI의 정확성이 더 높게 평가되고 있다. 기본적인 검사인 청진, 심선도, 흉부 방사선 촬영, 안저 소견 및 혈액 검사 등도 준비되어야만 한다. 이러한 기본적인 검사들은 최소한 뇌졸중 발생 후 6시간 이내에 끝내고 각각의 뇌졸중에 가장 적절한 치료를 시작하는 것이 좋다.

더 정확한 원인을 찾기 위한 검사들인 혈액 응고 검사, lipid profile 검사, TCD, Neck doppler, TTE, TEE, cerebral angiography 등은 치료를 하면서 병행하는 것이 바람직하다.

6. 뇌혈관질환의 치료

허혈 현상에 빠진 뇌조직은 한번 경색이 와서 괴사에 이르면 어떤 치료(침술, 약물 치료, 물리 치료 등)에도 재생할 수 없으므로, 뇌졸중의 초기에 허혈 상태에 빠져있는 회생 가능한 뇌조직에 대한 치료를 빨리 시행하는 것이 급성기에 가장 중요하다. 급성기 이후에 약간씩 회복되는 것은 허혈 상태의 뇌조직의 기능 회복과 더불어 다른 살아있는 뇌세포들이 경색에 빠진 뇌세포들의 기능을 조금씩이나마 대신하는 것으로, 이 또한 어떤 치료에 의한 것이 아니고 생체내의 자연 치유 기전에 의한 것이다.

따라서 급성 뇌졸중의 치료에 앞서 우선적으로 해야 할 일은 뇌졸중을 일으킬 가능성이 높은 위험인자를 제거하는 것이다. 그 다음으로는 일단 허혈성 뇌졸중이 일어난 경우 급성기에 그 경색이 생기는 부위를 줄이는 형태의 치료가 있는데, 이러한 치료법에는 허혈 부위에 혈류 공급을 원활히 하는 방법과 허혈 현상으로 발생되는 생화학적인 변화를 조절(허혈성 변화에서 세포를 보호)하는 방법으로 크게 나눌 수 있다. 여기에는 항응고제, 항혈소판제제, 혈전용해제, 혈액점도 강하 및 기타 허혈 진행의 차단제재 등을 들 수 있다.

급성기에 허혈 현상이 발생하면 혈압 상승이 뒤따르는데 이때 혈압이 아주 높은 경우(수축기 혈압 220mmHg 이상)가 아니면 조절할 필요가 없다. 혈압 상승은 허혈 부위에 혈액을 공급하기 위한 반응성 현상이므로, 이를 너무 정상압으로 급히 조절하는 것은 허혈 부위의 관류 상태를 나쁘게 하여 증상을 악화시킬 수 있다.

뇌졸중의 치료에서 흔히 간과하기 쉬운 것이 일반적인 보조치료이다. 환자들은 흔히 영양 유지, 관절 연축, 폐렴, 비뇨기 감염, 압박성 욕창, 우울증 등과 같은 여러 가지의 합병증으로 인해 병 자체도 악화되고 생명도 위협받으며 또한 재원기간도 길어진다.

일반적으로 TIA에서는 endarterectomy나 약물 요법에 관한 선택 및 평가가 필요하며, infarction에서는 조직의 비가역적 손상을 방지하고, 혈류를 재개시키는 방법 그리고 원인적 요인의 제거 및 예방에 중점을 두는 것이 필요하다.

약물적 요법에 있어서는 일과성 허혈 발작을 일으키기 쉬운 죽상동맥경화증 및 혈전증이 있는 환자들에서 항혈소판제재 및 항응고제가 추천되고 있고, 특히 심장성 색전에서는 warfarin 요법이 시행되어야 한다.

1) 위험인자의 조절

여러 가지 뇌졸중의 위험인자들 중에서 가장 으뜸이 되는 위험인자는 역시 고혈압으로서 이에 대한 조절로 많은 뇌졸중 환자들은 그 불행한 상태로부터 예방이 가능하다. 고혈압은 과거에는 주로 확장기 혈압을 중요시하였으나, 최근에는 수축기 혈압 역시 중요하게 여긴다. 고혈압 치료제로서는 각각의 고혈압의 양상에 따라 치료약제의 선택이 달라질 수 있으나 뇌졸중만을 문제로 할 경우에는 칼슘길항제를 쓰는 것이 가장 이론적으로 타당하다.

고지질혈증(hyperlipidemia)은 동맥경화의 원인을 제공하므로 중요한 위험인자의 하나이다. 이의 조절은 우선 달걀, 버터, 육류를 피하고 생선이나 식물성 지방의 섭취를 늘리는 식이요법을 시행하며, 심한 고지질혈증 특히 콜레스테롤이 높은 고지질혈증에서는 담즙제거제로서 cholestyramine, 간에서 콜레스테롤 합성을 억제하는 lovastatin등 statin 종류가 시도될 수 있고, 그 외에 lipoprotein lipase 활성을 촉진하는 fibric acid 유도체로서 colfibrate, bezafibrate 또는 gemfibrozil 등이 있다. 그 외에 nicotinic acid 유도체가 중성 지방 감소 및 HDL을 증가시키는 효과가 있다. 심질환이나 당뇨가 심한 경우에는 이에 대한 전문 내과의에게 자문을 구하여 치료하여야 한다.

그 밖의 위험인자들은 모두 약물 치료와는 상관이 없는 부분으로서 평소 일반인들을 대상으로 의학 상식에 대한 계몽을 통하여 위험인자가 있을 경우 이를 피하는 것이 뇌졸중에 있어서 1차적인 치료이다.

2) 항응고제

항응고제는 기존의 심장 질환을 가지고 있던 환자 등에게서 발생된 뇌색전증, 뇌졸중이 진행되고 있는 상태, 일과성 허혈 발작이 자주 오는 상태, 추골기저동맥 부위의 뇌졸중이 발생된 경우에 시도할 수 있는 것으로 기본적으로는 색전이나 혈전이 더 이상 진행되지 않도록 하는 것이다. 이에는 정맥주사나 피하주사로 쓸 수 있는 heparin과 경구용으로 쓸 수 있는 warfarin이 있다.

Heparin은 antithrombin Ⅲ와 결합하여 응고인자 XIIa, XIa, Xa, IXa, IIa 등을 억제하여 항응고작용을 나타낸다. 그 작용 시간이 빨라 급성기에 흔히 쓰이며, 투여 방법은 infusion pump를 이용한 지속적 주입 방법이 많이 쓰이지만, 1시간 또는 4시간 간격으로 간헐적인 정맥 주사를 할 수도 있다. 흔히 activated partial thromboplastin time(aPTT)을 재어 정상의 1.5배를 유지하는 용량으로 조절한다. 대부분 급성기에 1주 정도 heparin을 쓰고 나중에 유지 시에는 경구용인 warfarin으로 바꾸는데 처음부터 같이 쓰면서 나중에 heparin을 끊을 수도 있다. 이러한 항응고제는 서로 작용하는 기전이 틀리므로 한 환자에게서도 그 효과가 서로 다르다는 주장도 있다.

Warfarin은 응고인자Ⅱ(prothrombin), Ⅶ, Ⅸ, Ⅹ 및 protein C의 합성에 관계되는 vitamin K의 길항제로서 항응고효과가 나타나려면 간에서 새로운 혈액응고인자의 생성이 저지되면서 기존의 혈중 혈액응고인자들이 소멸되는 시간이 수일 이상 걸리므로 급히 항응고요법을 시행하여야 할 경우에는 heparin을 먼저 시도한다. Warfarin을 사용할 때는 prothrombin time(PT)를 주기적으로 검사하면서 사용하는데, PT는 검사에 사용되는 thromboplastin의 종류가 검사실마다 다르고 그에 따른 international sensitivity index(ISI)가 달라 차이를 보이므로 국제 기준치(International Normalized Ratio)로 환산하여 사용하는 것이 바람직하다. 현재 일반적으로 쓰이는 적정 PT는 INR로 2-3배가 가장 널리 쓰이고 있으나 최저용량(mini-dose coumadinization)인 INR 1.2-1.5배를 주장하는 경우도 있고, embolism이 잦거나 mechanical prosthetic valve replacement의 경우 용량을 올려 쓸 수도 있다. 항응고제는 심장에 혈전이 형성될 수 있는 기존의 질환이 있는 상태에서는 계속 쓰는 것이 좋고, 그렇지 않은 경우에는 약 3개월 정도 쓰고 나서 다른 치료 방법(항혈소판제제 등)으로 전환하게 된다.

3) 항혈소판제재

항혈소판제재는 대부분의 혈전성 또는 동맥경화성 뇌졸중에 큰 부담없이 시도될 수 있는 방법으로 이는 대개의 허혈성 뇌졸중의 동맥경화나 혈전형성기전에 혈소판이 관계되기 때문이다. 혈소판의 응집을 억제하는 약물로서 대표적인 것은 aspirin으로 혈소판의 cyclooxygenase를 억제하여 arachidonic acid 대사를 통한 thromboxane A2의 형성을 억제한다. 일단 기능이 억제된 혈소판은 비가역적인 반응을 일으키므로 1주일 이상 효과가 계속되지만 혈관내피의 cyclooxygenase는 가역적인 억제가 일어난다. 일반적으로 하루 300㎎의 용량이 가장 널리 쓰인다.

최근에는 ADP를 통한 응집 억제 효과가 뛰어난 ticlopidine도 많이 쓰이고 있다. Ticlopidine은 일반적으로 항응집효과가 아스피린보다 나은 것으로 알려져 있으나, 반면에 무른 변, 피부 반점, 간독성, 혈액학적 독성 등 부작용이 더 흔하다. 항혈소판제제들은 혈전에만 관계되는 것이 아니고 죽상동맥경화 자체에도 차단 작용을 하므로 위험인자가 있는 사람은 계속 복용하는 것이 타당하다. 그밖에도 새로운 항혈소판제제들이 계속 개발되고 있다.

4) 혈전용해제

혈전용해제들은 급성기 허혈성 뇌졸중의 막힌 혈관을 다시 관통하여 허혈 상태의 뇌조직에 혈액공급을 원상으로 회복시킬 수 있는 약물로, 뇌졸중으로 손상된 뇌조직의 fibrin을 용해시켜 뇌출혈 등의 부작용이 많이 보고되어 현재는 뇌졸중의 경우 급성기(발생 6시간이내)의 색전성 뇌졸중에 1차적으로 사용된다. 그러나 일부에서는 아직도 거의 모든 폐쇄성 뇌졸중에 시도되고 있다. 이러한 혈전용해제들의 용량이나 방법도 학자들 또는 병원마다 달라 대단위의 임상 연구를 통한 일정한 지침이 필요하며, 현재 연구가 진행중이다. 현재까지 보고된 문헌을 종합하면 색전에 의하여 막힌 혈관에 선택적으로 카테터를 삽입하여 Urokinase 500000-1500000 Unit를 주입하고 뒤이어 항응고제를 쓰는 것이 혈전용해제를 정맥 주사하는 것보다 효과가 크고 부작용도 적은 것으로 나타나 있다.

최근에는 출혈성 부작용이 적고 혈전 표면에 있는 fibrin만을 선택적으로 용해시키는 tissue plasminogen activator 및 single chain urokinase가 개발되어 많이 사용되고 있다. 현재까지 미국 FDA 공인을 받은 치료법으로는 recombinent tissue-type plasminogen activator(r-tPA)를 정맥내로 주입하는 혈전용해제 요법이 있으며, 적용대상과 투여방법은 표와 같다. <표 4>

최근에 혈관내 수술방법으로 막혔던 뇌동맥에 접근하여 혈전용해제를 직접 투여하거나, 기구를 이용하여 혈전을 막힌 혈관으로부터 기계적으로 제거하는 방법도 유용한 치료로 시행되고 있다.

〈표 4〉 뇌경색에서의 혈전용해제 적응증 및 투여법

A. 정맥내 혈전용해제 투여 적응증

1. 신경학적 기능 부전이 동반된 허혈성 뇌졸중
2. 신경학적 기능 부전이 자발적으로 호전되지 않아야 한다.
3. 신경학적 기능 부전은 경미하지 않아야 한다.(NIHSS 4)
4. 신경학적 기능 부전이 현저한 환자는 치료시 주의해야 한다(NIHSS 22)
5. 뇌졸중의 증상은 거미막하 출혈(SAH)이 아니어야 한다.
6. 증상 발생 3시간 이내에 치료 시작
7. 과거 3개월 이내에 두부외상 및 뇌졸중이 없어야 한다.
8. 과거 3개월 이내에 심근경색이 없어야 한다.
9. 과거 3주일 이내에 소화기 및 비뇨기계 출혈이 없어야 한다.
10. 과거 2주일 이내에 major surgery를 시행받지 않았어야 한다.
11. 과거 1주일 이내에 압박 불가능한 위치에 동맥천자를 시행하지 않았어야 한다.
12. 과거 두 개내출혈(ICH)가 없어야 한다.
13. 혈압은 수축기 185mmHg, 확장기 110mmHg 이내로 조절되어야 한다.
14. 신체 검진 당시, 출혈 및 외상(골절포함)이 발견되지 않아야 한다.
15. 경구 항응고제를 복용하거나 복용하더라도 INR 1.7(보험은1.4) 이하여야 한다.
16. 과거 48시간 이내에 헤파린을 투여받고 있었다면, aPTT가 정상범위 이내로 조절되어야 한다.
17. 혈소판 수치 100,000(10만) 이상이어야 한다.
18. 혈당 50mg/dL 이상이어야 한다.
19. 발작 후 신경학적 기능부전을 동반한 seizure가 없어야 한다.
20. CT상 저음영 병변이 뇌반구 1/3 이상을 차지하는 multipolar infarction이 없어야 한다.
21. 환자 및 보호자가 치료에 따르는 위험과 이득에 대해 이해하고 있어야 한다.

B. 정맥내 r-tPA 투여법

1. 환자의 체중 1kg당 0.9mg(최대용량 90mg)으로 필요한 용량을 계산하여, 투여 예정량의 10%는 1분동안 bolus로 주사하고 나머지 용량은 60분에 걸쳐 정맥주사한다.
2. 환자는 중환자실 또는 뇌졸중 집중치료실로 입원시켜 집중감시를 시행한다.
3. 신경학적 검사는 혈전용해제가 투여되는 동안에는 15분마다, 다음 6시간까지는 30분마다, 그리고 24시간까지는 1시간마다 시행한다.
4. 환자는 심한 두통을 호소하거나, 급성 혈압상승, 오심 또는 구토 증상을 보이는 경우 r-tPA의 투여를 중단하고(만일 r-tPA 투여가 끝난 경우라도), 응급으로 CT 검사를 시행한다.
5. 혈압측정은 처음 2시간동안 15분마다, 다음 6시간까지는 30분마다, 그리고 24시간까지는 1시간마다 측정한다.
6. 혈압측정은 수축기 혈압이 180mmHg 이상일 경우 또는 이완기 혈압이 105mmHg 이상일 경우 혈압측정 횟수를 증가시키고, 혈압강하제를 투여한다.
7. 삽관이 필요한 장비는(nasogastric tubes, bladder catherter, intra-arterial catheter) 늦추어 시행한다.
8. 항응고제 또는 항혈소판제를 투여하기 전, r-tPA 투여 24시간이 되는 시점에서 CT를 추적검사한다.

또, 뇌출혈 등 특별한 금기증을 가지고 있지 않은 급성기 뇌허혈성 뇌졸중 환자에게는 발병 48시간 이내에 아스피린을 반드시 투여할 것이 강력히 권고된다. 출혈의 위험성이 크기 때문에 r-tPA 투여 24시간 이내에는 아스피린을 포함한 어떠한 항혈전제의 투여도 하지 않도록 한다.

5) 급성 뇌압 상승의 치료

적지 않은 뇌조직이 허혈이나 혈종 등의 뇌혈관질환으로 괴사에 빠지면 세포내 및 그 주위에 뇌부종을 형성하여 두개강내의 압력을 높여 뇌간을 압박하게 되므로 뇌조직 자체의 괴사뿐만 아니라 뇌압 상승에 의한 뇌 손상이 같이 나타날 수 있어, 이러한 경우 즉시 뇌압을 낮추는 방법을 강구해야 한다. 허혈성 뇌졸중의 경우에는 경색의 범위가 상당히 크지 않으면 부종이 많지 않고 뇌경색 발생 후 4-5일에 뇌압 상승이 가장 심하므로, 급성기에 즉시 뇌압 상승에 대한 치료를 요구하지는 않는다.

일반적으로 뇌부종은 세포독성 부종(cytotoxic edema), 혈관성(vasogenic) 부종 및 간질성(interstitial) 부종으로 나눌 수 있다. 허혈성 뇌졸중은 그 자체로 혈관성 부종을 일으키지 않고 세포독성 부종이 문제가 되므로 스테로이드제재는 별 효과가 없고 고삼투압제재가 주로 쓰인다. 흔히 mannitol, furosemide 및 glycerol 등이 사용되며 혈청 osmolality를 검사하여 295-315 osm으로 유지시키는 것이 중요하다. 이늘 고삼투압제재의 효과는 수일이 지나면서 뇌와 혈중 삼투질 농도가 같아지면 상실된다.

급성 뇌출혈이나 큰 뇌경색으로 뇌압 상승이 의심될 때 가장 먼저 시도될 수 있는 방법은 과호흡(hyperventilation)을 시켜서 동맥혈의 PCO_2를 28-33mmHg로 맞추는 것이며, 이때에 뇌압은 25-30% 감소하는 것으로 알려져 있다. 흔히 이러한 심한 상태의 환자들은 스스로의 조절 기전에 의하여 과호흡을 하는 경우가 대부분이나 동맥혈 검사를 하여 PCO_2를 적정선으로 맞추는 것이 바람직하다. 이러한 과호흡 효과는 수시간이 지나면서 뇌척수액 알칼리화와 더불어 없어지는 것으로 알려져 있으나, 바로 정상 호흡으로의 전환은 반동성 혈관 확장으로 뇌압 상승을 초래할 수 있다.

6) 외과적인 치료

허혈성 뇌졸중에 외과적인 치료가 필요한 경우는 대략 다음의 3가지이다.

첫째로 경동맥 질환에 의한 저혈류 현상이나 원위부 동맥으로 색전을 일으키는 경우에 내경동맥 내피제거술(carotid endarterectomy)이 이용된다. 현재까지 알려진 바로는 무증상성 경동맥 협착의 경우에도 효과가 있는 것으로 보고되고 있다. 단, 급성기의 뇌졸중에서 경동맥 내피제거술에 대해서는 아직 완전한 결론에 도달하지 못한 상태이다.

둘째로 그 혈관 영역에 저혈류 현상을 보이는 협착이 있거나 막힌 두개강내 동맥과 병변이 없는 두개강외 동맥과의 bypass 시술(ex : superficial temporal artery - middle cerebral artery, occipital artery - posterior inferior cerebellar artery)이다. 현재까지 그 효과에 대해서 논란이 많으며, 정확한 수술전의 평가가 선행되어야 할 것이다.

셋째로는 심한 뇌부종 자체로 인하여 뇌간이 압박을 받아 생명이 위험하면 생명을 건지기 위한 감압술(craniectomy)이 시도될 수 있다. 이러한 시술은 아주 심한 일측성 뇌경색이 있어 뇌의 탈출이 상부에서 하부로 향하고 있는 것이 의심스러운 경우나, 소뇌 경색이 있어 뇌간이 뒤쪽에서부터 눌려 치명적인 결과가 예상되는 경우에 시도한다.

뇌실질내 출혈의 경우에 우선 뇌압 상승에 따른 치료가 가장 우선적이다. 그러나 뇌간 기능의 상실에 뒤이어 뇌사 상태로 진행할 것이 예상되는 경우에는 혈종을 제거하면서 뇌압을 낮추는 치료를 한다. 혈종 제거는 두개골을 완전히 열지 않고 aspiration하면서 뇌조직의 손상을 최소화하는 방향으로 가고 있다. 뇌출혈의 양이 뇌간 압박의 위험이 없다면 최고로 잘된 수술을 한 경우와 내과적인 보존적인 치료를 한 경우가 마지막 결과로 남은 뇌조직의 손상 범위는 같다. 따라서 꼭 필요하지 않으면 수술을 피하는 것이 기본적인 태도이다.

뇌지주막하출혈의 경우 치료 원칙은 원인이 된 동맥류의 제거이다. 과거에는 clip을 이용한 결찰이 최선이었으나 최근 중재적 방사선술의 발달에 의하여 동맥류에 coil을 삽입하여 동맥류의 혈전 형성을 유도하여 출혈 원인을 소멸시키는 방법이 발전되고 있다. 뇌동정맥기형에 대한 중재적 방사선술도 많이 발달하고 있다.

7) 재활치료

뇌경색의 경우는 안정으로 인한 여러 합병증(폐렴, 혈관염, 욕창 등)의 위험이 허혈 상태의 뇌조직에 대해 활동이 미칠 악영향보다 더욱 문제로 본다. 그러나 뇌출혈의 경우는 파괴된 뇌조직과 혈관의 회복 및 혈압 조절을 위하여 대개 3주간의 안정을 권유하는 것이 일반적이다. 따라서 모든 뇌졸중 환자들에서 능동적 또는 수동적 관절 운동은 바로 시작하여야 하며. 뇌출혈의 경우에는 사지에 국한된 수동적 관절 운동으로 제한한다. 실어증에서는 언어능력 자체의 회복보다는 의사소통(손짓이나 몸씀)에 초점을 맞추어 접근하여야 한다.

급성기 뇌졸중이 지나면 경색이 발생된 국소 뇌조직의 기능 이상에 따른 신경학적 결손이 후유증으로 남게 되고 심리적인 위축 및 우울 등이 같이 나타나 향후 위험 인자 및 뇌졸중 재발에 대비한 약물치료와 아울러 물리치료, 정신적인 지지가 만성기의 중요한 치료 대책이다.

7. 기타 혈관 질환

1) 동맥염 및 혈관염(Arteritis and vasulitis)

SLE를 위시한 결체조직질환의 일환으로 결핵 등의 뇌막염과 아울러 주위의 혈관에 염증이 파급되어 동맥염을 일으키고 동맥에 폐색이 일어나고 이에 따른 뇌혈관질환의 증상이 나타난다.

거대세포 동맥염은 혈관벽의 모든 층을 침범하고 병리적으로 염증성 삼출액 및 기타 염증 소견과 거대 세포가 출현하는 특성이 있으며 만성적인 경우에는 동심성 섬유형성(concentric fibrosis)이 나타난다. 임상적으로는 polymyalgia rheumatica, temporal arteritis, Takayasu's arteritis의 3가지로 구분한다.

2) 정맥성 혈전증(Cerebral veins and sinuses thrombosis, venous infarction)

여러 가지 염증이 뇌정맥동이나 정맥에 파급되거나 혈액의 혈전응고현상의 균형이 파괴되면서 일어날 수도 있고, 우리나라에 적지 않은 Behcet's disease도 원인 중의 하나이다.

정맥성 혈전증은 커다란 경막 정맥동(dural sinuses)에서 감염성 혹은 혈전성 과정이 확산되면서 병변이 발생하게 되며 피질 혹은 피질하 정맥 폐쇄로 인해 초점성 신경학적 증상 및 징후를 일으키게 된다. 특히, 외측 정맥동(lateral sinus), 해면상 정맥동(cavernous sinus), 및 상시상정맥동(superior sagittal sinus)에서 잘 일어난다. 이러한 혈전증을 일으키는 유발인자에 따라 일차성(primary)과 이차성(secondary)으로 구분하며, 이차성 혈전증은 임신, 분만, 피임약, 외상, 종양, 감염, 피임약, 혈액장애, 탈수 및 영양실조 등에서 기인될 수 있다.

3) 모야모야병(Moyamoya disease)

동양권에 흔한 병으로 본래는 내경동맥(ICA) 말단의 원인불명의 폐색에 의해 뇌기저핵부위로 collateral vessels에 의한 혈액 공급이 일어나는 현상이 혈관 조영상 담배 연기가 피어오르는 것처럼 보인다고 하여 붙여진 이름이다. 따라서 정상적인 혈관이 아닌 경로에 의해서 혈액 공급이 이루어지다가 허혈 현상을 보일 수도 있고, 혈관 파열이 일어나 뇌출혈도 쉽게 일어날 수 있다. 특히 뇌실 주위의 혈관에서 출혈하는 경우도 많아 1차성 뇌실 출혈(primary IVH)이 있는 경우에 이 질환의 가능성을 염두에 두어야 한다.

4) 혈관성 치매(Vascular dementia)

여러 번의 뇌경색으로 인해 뇌조직의 소실이 심한 경우 뇌기능에 단절이 초래되고 심하면 치매를 보인다. 이것은 뇌출혈에 의한 뇌조직의 파괴도 마찬가지이다. 또한 시상내전부(anteromedial thalamus) 같은 곳은 작은 열공성 병변으로도 치매현상이 나타날 수 있다.

다발성 경색(multiple infarct)이 있으면서 불규칙적인 임상 양상의 치매가 일어난 경우에 흔히 혈관에서 기인되었을 것으로 추론하고, 혈관성치매(vascular dementia)라 부른다.

5) Binswanger disease

뚜렷한 뇌경색의 병력이 없이, 오래된 고혈압으로 인한 심부 뇌조직 미세 동맥의 고혈압성 병리현상과 뇌실 주변 백질 및 뇌량(corpus callosum) 등의 뇌조직 소실이 있으며 서서히 뇌위축 및 치매가 나타난다.

6) 고혈압성 뇌증(Hypertensive encephalopathy)

혈압이 현저하게 상승하여 두개내압의 상승이 뚜렷한 경우를 말한다. 임상적으로 대뇌부종, 뇌혈류 변동 및 초점성 허혈 혹은 출혈 등으로 인해 증상이 일어나며, 두통, 구역 및 구토 등은 갑작스런 뇌압 상승에서 일어나게 된다. 또한 시각 혼탁, 섬광성 암점, 시야 결손, 복시, 불안, 초조, 착란 및 지남력 장애 등이 일어날 수 있다. 이완기 혈압이 140mmHg 이상 되고, 안저 소견은 출혈 및 울혈유두(disc edema)를 동반하며, 임상적으로는 뇌졸중이나 혹은 뇨독증과 같은 전신성 장애들의 증상을 나타낼 수 있다. 현재는 악성 고혈압(malignant hypertension)이 있는 환자들에서 전신성 경련이 있든 없든 정신 상태의 변동이 있고, 혈압을 낮추면 증상이 회복되는 상태로, 신장 기능에서는 변화가 없는 상태를 고혈압성 뇌병증이라고 정의한다. 우선적 치료는 뇌의 자가조절능력의 한도내로 혈압을 조절하는 것이 무엇보다 중요하며, 경련 발작을 조절하고 대뇌 부종을 치료하는 것이 필요하다. 항상 고혈압 치료에서는 합병증으로 발생하기 쉬운 유역성 경색(watershed infarct)의 가능성을 고려하여 급격한 혈압 강하는 피하도록 주의한다.

뇌혈관질환의 외과적 치료

김태선 · 주성필

학습 목적

뇌혈류 장애의 병태 생리를 이해하고 뇌혈관질환의 외과적 치료 원칙 및 적응을 이해하여야 한다.

학습 목표

뇌졸중의 원인을 열거한다.
폐쇄성 뇌혈관질환의 임상증상, 폐쇄성 뇌혈관질환의 분류
폐쇄성 뇌혈관질환의 진단방법
폐쇄성 뇌혈관질환의 내과적, 외과적 치료 방법 및 그 적응증
모야모야병의 정의 및 임상적 특징, 치료 방법
지주막하 출혈의 원인 및 임상적 특징
뇌동맥류 호발 부위
뇌동맥류 파열시 전구증상 및 파열에 동반된 합병증
뇌혈관 연축의 정의, 기전, 치료
여러 가지 두통의 원인 질환 및 감별진단
뇌동맥류 환자의 수술 전 후 관리 치료방법
뇌내 출혈의 주요원인질환
고혈압성 뇌내 출혈의 호발 부위 및 이에 따른 임상소견
고혈압성 뇌내 출혈의 치료 방법
두개강내 혈관 기형의 분류
뇌동정맥 기형의 발생빈도, 특징적 임상소견
뇌동정맥 기형의 치료 방법
경동맥 해면 정맥동루의 정의, 분류
경동맥 해면 정맥동루의 치료 방법

1. 뇌혈류의 분포 및 생리

1) 뇌 순환의 해부

양측 내경동맥, 양측 추골동맥을 통해서 뇌로 혈액이 공급되며 전자가 전체의 약 80% 후자가 20%의 혈류를 담당한다. 내경동맥과 그 분지들을 전순환계(anterior circulation), 추골동맥과 그 분지들을 후순환계(posterior circulation)라 부른다. 이러한 4개의 혈관들은 뇌기저부에서 분지를 내어 서로 연결되어 Willis circle을 이루며 측부 순환을 이룬다.

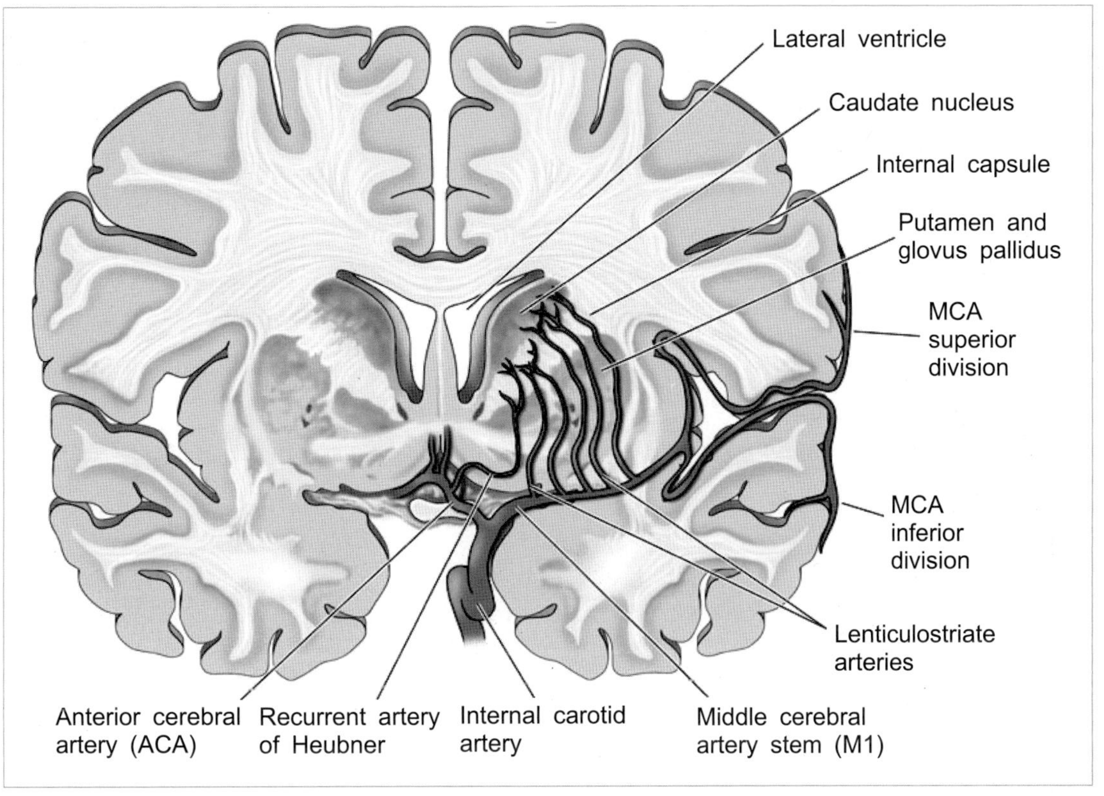

〈그림 1〉 뇌동맥의 전순환계(Ant. Circulation)

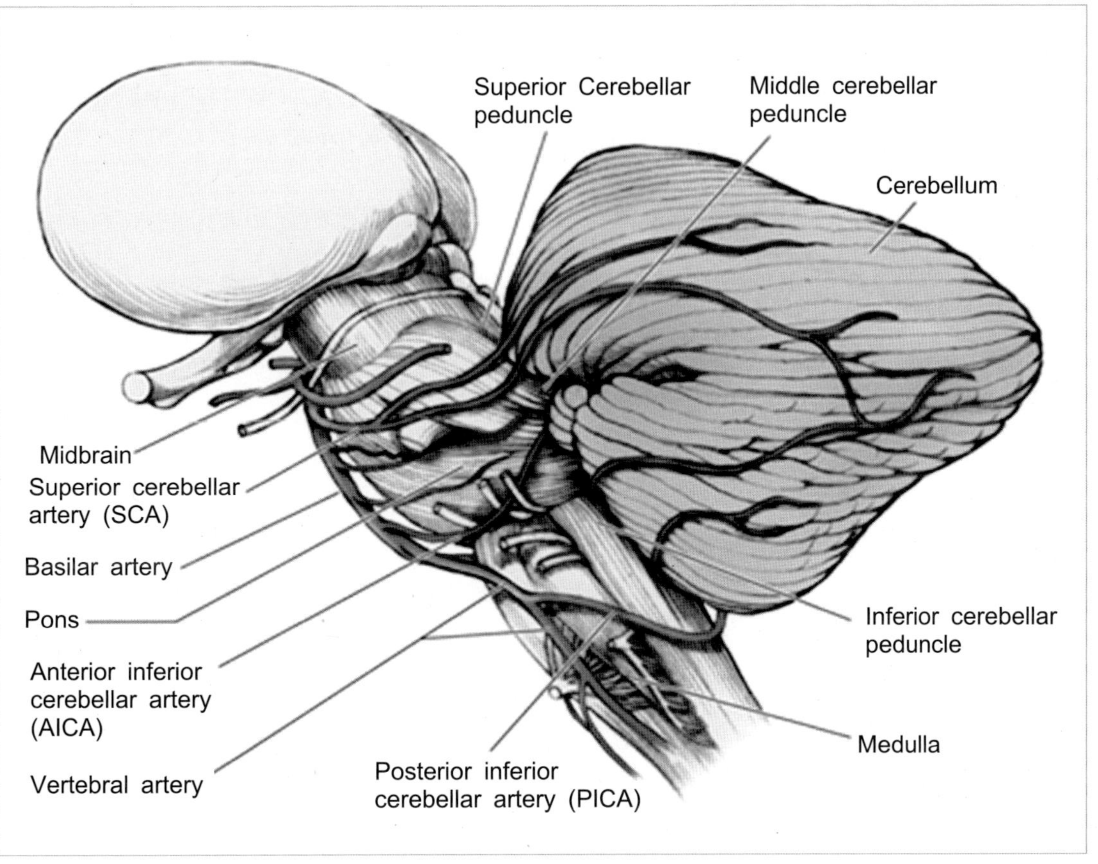

〈그림 2〉 뇌동맥의 후순환계(Post. Circulation)

2) 뇌 순환의 생리

$$CBF = \frac{CPP}{CVR} = \frac{MAP-ICP}{CVR}$$

Hagen-Poiseuille 공식

$$R = \frac{8 \times \mu \times L}{\pi \gamma^4} \qquad Q = \frac{P \times \pi \times \gamma^4}{8 \times \mu \times L}$$

P ; Perfusion pressure

μ ; 유체점도

Q = flow

L = Cerebral vessel length

뇌 혈류는 대사율과 밀접한 관계를 갖고 있다. 따라서 phenobarbital과 같은 뇌 대사를 낮추는 약제를 투여하거나 체온을 낮추어 뇌 대사가 낮아지면 혈류량이 떨어진다. 이를 flow-metabolism coupling이라고 한다.

전신동맥압이 하강하거나 중요 대뇌동맥이 완전 또는 부분적인 폐쇄가 일어나면 뇌 저항 혈관이 확장되고 반대로 전신 동맥압이 증가하면 뇌혈관은 수축한다. 이와 같은 현상을 autoregulation(자동조절)이라고 한다. 자동조절이 작동하는 전신 혈압은 50mmHg~160mmHg의 범위이다. 이의 기전으로는 근원설(myogenic theory), 신경인설(neurogenic theory), 대사설(metabolic theory)등이 있다.

3) 뇌 혈류 측정

최초 뇌혈류 측정은 Kety & Schmidt에 의해 Fick's principle에 바탕을 두고 nitrous oxide 가스를 흡입시켜 시행하였다.

Fick's principle : 주어진 시간내에 한 장기에 흡수된 물질의 양은 그 장기로 들어간 동맥혈내 그 물질의 양에서 그 장기로 부터 나오는 정맥혈내 물질의 양을 뺀 것과 같다.

현재 사용되는 뇌혈류 측정방법의 특징은 <표 1>과 같다.

〈표 1〉 임상적 뇌혈류 모니터 기술에 대한 요약

Techniques	정량적	정성적	국소혈류 측정	검사의 용이성	대사 측정
^{133}Xe	○			○	
Xe-CT	○		○	○	
PET	○		○		○
SPECT		○	○	○	
TCD		○	○	○	

정상인의 평균 뇌 혈류량은 50ml/100gm/min이다. 30ml/100gm/min 이하로 떨어지면 어지러움, 졸림등의 신경학적 증상이 오고 20ml/100gm/min 이 하가 되면 뇌 세포의 전기 생리학적 기능 이상이 초래된다. 10ml/100gm/min 이하로 떨어지면 세포막의 분극상태를 유지하는 평형이 깨져서 sodium과 물이 세포내로 유입되고(세포부종) 세포외액에 potassium이 증가한다. 뇌 혈류량이

15-20ml/100gm/ min 로 유지되는 부위는 전기생리학적 기능과 시냅스 전달(허혈성 대사 불능 한계치)의 장애가 있으나 신경세포는 다만 그들의 기능이 정지되어 있지만 죽지는 않는 상태에 있으므로 재관류가 된다면 뇌기능이 돌아올 수 있다. 이러한 reversible ischemia 부위를 penumbra zone(半陰影部位)이라고 한다. 실험적으로 허혈의 중심 부위는 이미 ischemic core에 빠져 있으나 주변부위는 penumbra zone임이 알려져 있다. 또 penumbra zone의 회복 여부는 허혈이 생긴 후 재관류가 될 때까지의 시간이 중요한 인자이다.

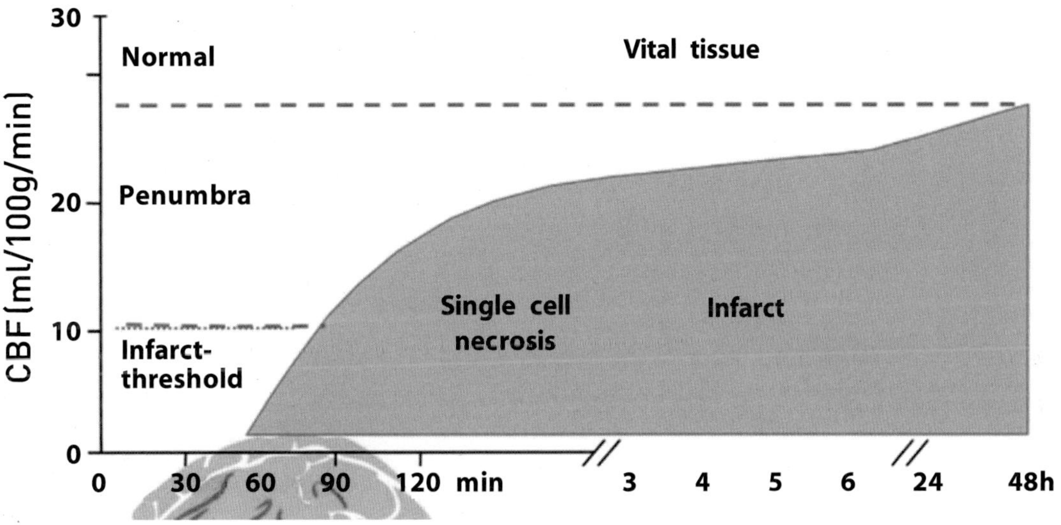

〈그림 3〉 시간에 따른 뇌혈류와 뇌허혈성 변화의 관계

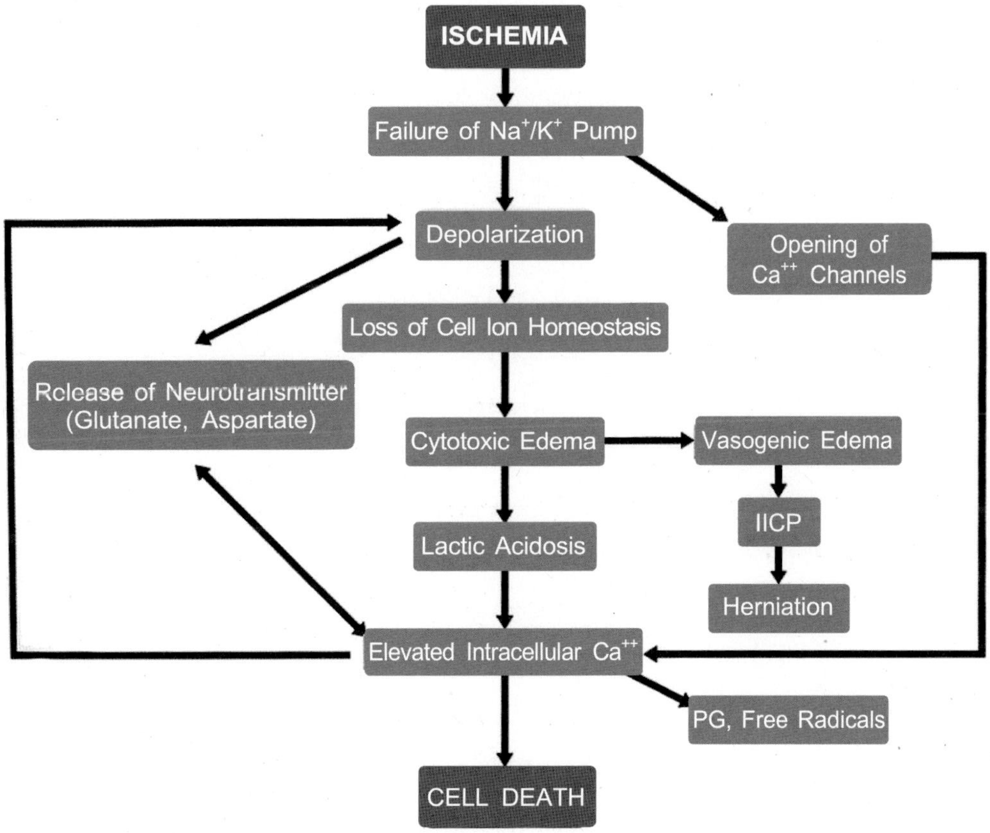

〈그림 4〉 뇌졸중에서 허혈성 세포독성 과정의 도식적 표현

2. 뇌혈관질환의 분류

폐쇄성 뇌혈관질환(occlusive cerebrovascular diseases)

- 뇌혈전증
- 뇌색전증
- 소와뇌경색: 뇌의 심부를 관류하는 관통 동맥이 막혀서 발생(직경 1cm 이하)
- 모야모야병

출혈성 뇌혈관질환(hemorrhagic cerebrovascular diseases)

- 뇌내출혈
- 지주막하 출혈
- 혈관기형
- 모야모야병

뇌혈관질환(cerebrovascular disease)은 뇌에 혈액을 공급하는 혈관의 병리적인 이상에 의하여 뇌조직이 손상을 받은 병적 상태이다. 흔히 뇌졸중(腦卒中, stroke, cerebral apoplexy)과 뇌혈관질환을 혼동해서 사용되나 전자는 의식장애 및 국소 증상이 갑작이 발생하는 경우로 뇌혈관질환의 급성기에 해당된다. 뇌혈관질환은 중년에서부터 고령자에 이르기까지 나이가 증가함에 따라 발병 환자수가 증가하고 고혈압, 당뇨병 환자에서 더 많이 발생하며 남자에서 호발한다.

뇌혈관질환은 허혈을 일으키는 폐쇄성 뇌혈관질환(occlusive cerebrovascular disease)와 두개강내 출혈을 일으키는 출혈성 뇌혈관질환(hemorrhagic cerebrovascular disease)으로 대별 할 수 있다.

폐쇄성 뇌혈관질환은 원인에 따라 혈전(thrombus) 또는 색전(embolus)에 의해 발생하는 경우, 뇌심부를 공급하는 관통혈관의 병변에 의하여 소공을 이루는 열공성 뇌졸중, 모야모야병과 같이 원인 불명인 경우, 기타 말초 뇌혈관질환에 의해 발생하는 경우를 들 수 있다.

허혈성 뇌혈관질환은 시간적 경과에 따라 다음과 같이 분류 할 수 있다.

1) 일과성 허혈발작(transient ischemic attack, TIA)- 신경학적기능 이상이 나타나서 24시간이내 완전히 회복되는 경우
2) 가역성 허혈성 신경학적 결손(reversible ischemic neurologic deficit, RIND) 신경학적 증상이 24시간 이상 지속하나 3주이내에 완전히 회복되는 경우
3) 진행성 뇌허혈증(progressive stroke, stroke in evaluation) 신경학적 증상이 발병후 6시간 혹은 그이상 진행하면서 차차 악화되는 경우
4) 고정성 뇌허혈증(completed stroke) 신경학적 증상이 발병 후 24시간이 경과한 채로 진행 또는 호전이 되지 않고 고정된 상태

출혈성 뇌혈관질환은 출혈부위에 따라 뇌실질내 출혈(intracerebral hemorrhage ICH)과 지주막하 출혈(subarachnoid hemorrhage, SAH)로 나눌수 있다. 뇌실질내 출혈은 장기간의 고혈압에 의하여 관통혈관이 여러 가지 병적 변화를 일으켜 파열되는 고혈압성 뇌실질내 출혈이나 고혈압과 크게 관계

없이 뇌혈관 기형이 파열하거나 amyloid angiopathy가 원인이 되는 경우를 들 수 있다.

지주막하 출혈은 지주막하강(subarachnoid space)내에 출혈이 발생한 경우이다. 지주막하강은 지주막과 뇌표면은 덮고 있는 연막사이의 공간으로 뇌척수액이 흐르고 뇌실질의 겉을 싸고 있는 혈관이 지난다. 이 혈관들은 뇌기저부에서 Wilis환을 이루며 이 부위에서 혈관이 분지하는 곳에 혈관 일부가 꽈리 모양으로 부풀어 뇌동맥류를 형성하며 이 동맥류가 파열하면 지주막하강에 출혈이 파급한다. 그외에도 동정맥 기형의 파열에 의하여 저주막하 출혈은 일으킬 수 있으나 드물게는 원인이 밝혀지지 않는 경우도 있다.

3. 허혈성 뇌혈관질환

1) 증상

(1) 뇌혈전증

나타난 증상은 침범 된 혈관에 의해 공급된 국소 뇌조직의 기능 장애로 나타난다. 즉 경동맥 영역에 생기는 뇌졸중은 반대측 반신 운동 및 감각마비로 나타난다. 또한 대뇌 고위 피질 기능의 상실로 우성반구인 경우에는 언어 기능 상실에 의한 실어증, 우성반구 두정엽 장애인 실서증(agraphia), 실독증(alexia), 계산불능증(acalculia), 좌우혼동(right-left disorientation), 손가랑실인증(finger agnosia) 등의 증상을 보인다. 열성 반구 기능 장애로는 병변 반대측의 neglect 현상이 주로 나타난다. 즉 질병인식불능증(anosognosia) 또는 자기신체 실인증(autotopagnosia), 구성 실행증(constructional apraxia), 착의 실행증(dressing apraxia) 등을 보인다. 또한 추골 기저 동맥 영역에 생긴 뇌혈전증은 소뇌 경색인 경우 어지러움, 병변측으로 기울림, 안구진탕 병변측 팔다리의 겨냥이상(dysmetria) 및 저긴장증(hypotonia) 등이다.

후하소뇌동맥 혈전증(Posterior inferior cerebellar artery thrombosis) 때는 연수 외측의 경색으로 현훈(vertigo), 하행 삼차신경로(descending trigeminal tract) 를 침범하여 동측 안면 통각 저하와 상행 척수시상로(ascending spinothalamic tract) 를 침범하여 반대측 체간 및 사지의 온도각, 통각 저하와 동측의 하행 교감신경로(descending sympathetic tract)의 침범으로 Horner 증후군을 보인다.

(2) 뇌색전증

심장에서 발생한 혈전이 떨어져 나가 뇌동맥을 폐색시키는 심인성 색전(cardiogenic embolism)과 굵은 혈관에서 유래하여 원위부 동맥을 막는 동맥성 색전(artery to artery embolism)이 있다. 심인성 색전은 심방세동, 판막질환, 심근경색 등의 심장질환의 병력을 가진 경우가 많다.

많은 양의 색전에 의하여 큰 동맥이 막히는 경우 서서히 진행되는 혈전증과는 달리 측부 순환이 활발하지 않아 경과가 치명적인 경우가 많다.

(3) 일과성 허혈 발작

색전 또는 혈류 감소에 의하여 발생한 뇌기능 이상이 24시간내에 정상으로 회복되는 경우를 말한다. 내경동맥계의 이상에 의한 경우에는 운동장애, 감각기능장애, 또는 실어증, 망막중심동맥(Central retinal artery) 를 막아 생기는 일과성 단안 실명(transient monocular blindness, amaurosis fugax) 등을 보인다. 이러한 증상은 뇌졸중의 위험인자중의 하나이므로 이러한 증상이 있으면 적절한 검사를 시행하여야 한다.

〈표 2〉 일과성 허혈발작(Transient ischemic attack)의 증상

Carotid System	Vertebrobasilar System	Either System
Motor defect(paralysis, weakness or clumsiness) of one extremity or of both extremities on the contralateral side	Motor defect(paralysis, weakness or clumsiness)of any combination of extremities up to quadriplegia, sometimes changing from one side to another in different attacks	Dysarthria if it occurs alone
Sensory defect(numbness, including loss of sensation or paresthesia) involving one or both extremities on the contralateral side	Sensory defect(numbness, including loss of sensation, or paresthesia)in any combination of extremities including all four or involving both sides of the face or mouth; frequently bilateral; sometimes changes from side to side in different attacks	Homonymous hemianopsia, if it occurs alone
Aphasia(language disturbance that may be only a minor defect or may be global	Loss of vision, complete or partial in both homonymous fields(bilateral homonymous hemianopsia)	
Loss of vision in one eye or in part of one eye(amaurosis fugax)	Homonymous hemianopsia	
Homonymous hemianopsia	Ataxia, imbalance, unsteadiness or dysequilibrium not associated with vertigo	
Combinations of the above	Either vertigo(with or without nausea and vomiting), diplopia, dysphagia, or dysarthria not considered as a TIA when any of these symptoms occurs alone; but in of the first four items above, the attacks should be considered a TIA combinations of the above	

(4) 열공성 뇌졸중

렌즈핵선조체동맥(lenticulostriate artery), 전시상천공동맥(thalamoperforating artery) 또는 정중분지(paramedian branch)의 폐쇄로 뇌심부에 2cm 이하의 적은 뇌경색(infarction) 이 발생하는 경우이다. 내포(internal capsule) 또는 대뇌부챗살(corona radiate)에 생기면 순수운동반마비(pure motor hemiparesis), 시상으로의 관통 혈관에서 생긴 경우는 순수감각마비(pure sensory stroke), 또는 추체로와 주위의 진동-위치각 또는 소뇌와의 연결로가 침범되는 조화운동반마비(ataxic hemiparesis), 또는 대뇌피질 장애 없이는 감각-운동 뇌졸중(sensory-motor stroke), 안면마비(facial palsy), 구음장애(dysarthria), 연하곤란(dysphagia)와 상지의 경미한 운동장애를 보이는 dysarthria-clusmsy hand syndrome을 볼 수 있다.

2) 진단 치료

허혈성 뇌졸중의 응급 검사

뇌전산화 단층촬영(brain non-contrast CT)
심전도(ECG), 흉부방사선 검사(chest X-ray)
혈액학적 검사(CBC, Platelet, PT aPTT)
혈청전해질, 혈당검사
기타(혈중 가스분석, 간기능 또는 신기능 검사, 뇌척수액 검사, 뇌파검사 등)

2차적 검사

자기공명영상 및 조영술(MRI/MRA)
경동맥/경두개도플러 검사(C-D/TCD)
심초음파 검사(TTE, TEE)
혈액응고이상에 관련된 검사
뇌혈관촬영(TFCA)

3) 치료

(1) 일반적인 치료

급성기 허혈성 뇌졸중은 가능한 빠른 시간 내에 뇌혈류를 개선시켜 뇌손상을 최소화하고 병변의 악화를 줄이며 뇌졸중의 재발을 예방하고 재활 및 물리치료를 조기에 시행하는 것이 일반적인 치료 원칙이다.

기도확보 및 산소공급 저산소증이 뚜렷하지 않은 경증환자에게 통상적 산소공급은 권장하지 않으나 의식장애를 동반한 호흡장애가 있는 환자에게 기도확보 및 산소공급은 필수적이다.

혈압의 관리 - 허혈성 뇌졸중 발병직후에는 허혈성 병변 부위에 혈류 공급을 유지하기 위한 생체 보상기전으로 혈압상승이 나타날 수 있으므로 이 시기의 급격한 혈압강하는 오히려 악영향을 줄 수 있다. 초 급성기에는 수축기 혈압이 220mmHg, 확장기 혈압이 120mmHg이 넘지 않으면 혈압을 적극적으로 떨어뜨리는 것은 피하는 것이 좋으며, 혈전용해치료법을 시행하는 경우라면 더 적극적인 혈압강하(180/105mmHg 이하)가 필요하다.

혈당 및 체온관리 - 300mg/dL 이상의 고혈당시 인슐린을 투여하고, 고열, 심부정맥 혈전증, 흡인성 폐렴에 대한 예방이 필요하다.

뇌압조절 - 뇌경색에 이은 뇌부종과 외압상승으로 인한 뇌탈출은 사망할 수 있기 때문에 뇌압조절이 매우 중요하다. 글리세롤, 만니톨 등의 고장액을 투여하여 뇌압저하를 유발해 볼 수 있다.

(2) 허혈성 뇌졸증의 예방 및 내과적 치료

가. 일차적 예방- 허혈성 뇌혈관질환의 위험인자제거 즉 고혈압, 흡연, 당뇨, 고지질, 심장질환 등의 위험인자를 치료 제거한다.

나. 2차적 예방 - TIA나 허혈성 뇌혈관질환 발생후 재발 방지 목적으로 사용되는 항 혈소판 제재(아스피린, ticlopidine)

다. 급성 뇌경색에 대한 내과적 치료

가) 응급소생술

나) 허혈 부위에 대한 재관류 시도(thrombolytic therapy)

Urokinase, streptokinase, recombinant tissue plasminogen activator 등을 투여하여 재관류를 시도한다.

다) Hypervolemic hemodilution therapy

라) anticoagulation therapy

마) 뇌대사 요구량의 감소, 저체온법, barbiturate coma therapy

바) 허혈후 발생한 해로운 부산물의 생성 및 작용억제, 칼슘 길항제, free radical scavengers, excitatory aminoacid antagonist 등

(3) 외과적 치료

뇌허혈성 뇌질환에 있어 외과적 치료가 요하는 경우는 다음과 같은 경우이다. 첫째, 최근 우리나라에서도 증가하고 있는 경동맥 혈전에 의한 저혈류 현상이나 원위 동맥에 색전을 일으키는 경우 내경동맥 내피 제거술(carotid endarterectomy)이 이용된다. 이 수술의 적응 및 금기사항은 다음의 표와 같다. 두 번째 경우는 막힌 두개강내 혈관이나 저혈류 현상을 보이는 협착이 있는 혈관과 두개강외 동맥과의 bypass 수술(STA-MCA bypass 또는 occipital-PICA bypass)로서 그 효과에 관해서는 이견이 있다. 셋째는 심한 뇌부종으로 뇌간이 압박을 받아 생명의 위협을 주는 경우 생명을 건지기 위하여 두개골 및 뇌조직 절제술 등 감압술이 사용된다. 그외에 척추 동맥 전위술(transposition of vertebral artery), intracranial embolectomy 등이 사용된다.

가. 경동맥 내막 절제술(Carotid endarterectomy)

동맥경화에 의한 경동맥 협착은 뇌혈류 감소 및 색전에 의한 뇌경색을 일으킨다. 경동맥 협착은 전체 뇌졸중의 10~20%, 일과성 뇌허혈 발작의 약 50%를 일으키며, 뇌혈류역학적으로 심각한 경동맥 협착이 있지만 증상이 없었던 환자에서도 연간 뇌졸중이 일어나는 비율은 2~5%에 이른다. 경동맥 내막절제술은 총경동맥과 내경동맥을 절개하여 내부의 죽종을 직접 제거하는 방법으로 잠재적인 색전증의 원인을 없애고 뇌혈류를 개선할 수 있는 수술 치료법이다. North American Symptomatic Carotid Endarterectomy Trial(NASCET)에 의하면 증상을 가진 고도(70% 이상)의 경동맥 협착증 환자에서 약물로만 치료했을 때와 비교해서 2년 내에 뇌졸중이 올 가능성을 약 65%까지 줄일 수 있다고 알려져 있다. 경동맥의 협착정도를 알 수 있는 가장 좋은 방법은 카테터혈관조영술이며 객관적으로 협착 정도를 계산하는 방법으로는 NASCET과 European Carotid Surgery Trial(ECST)에서 사용하는 두 가지 방법이 있다. 경동맥 협착증이 있는 환자의 치료방법을 선택할 때는 증상과 협착 정도가 중요한 판단기준이 된다. 증상이 있는 환자에서 협착 정도가 50% 미만이거나, 증상이 없는 환자에서 협착정도가 60% 미만이면 약물치료가 권장된다. 증상이 있는 환자에서 50% 이상의 협착이 보이거나, 증상이 없는 환자에서 60% 이상의 협착을 보이고 수술위험도가 낮은 경우에는 경동맥 내막절제술 후 적절한 약물치료를 시행하는 것을 권장한다. 30% 이하의 경도협착이거나, 다발성 뇌경색치매를 동반한 미만성 소혈관 질환이 있는 경우, 심한 고정된 신경학적 결손이 있는 경우에는 경동맥 내막절제술은 금기이며 75세 이상의 노인에게서는 수술로 인한 유의한 이득이 발견되지 않았다고 알려져 있다.

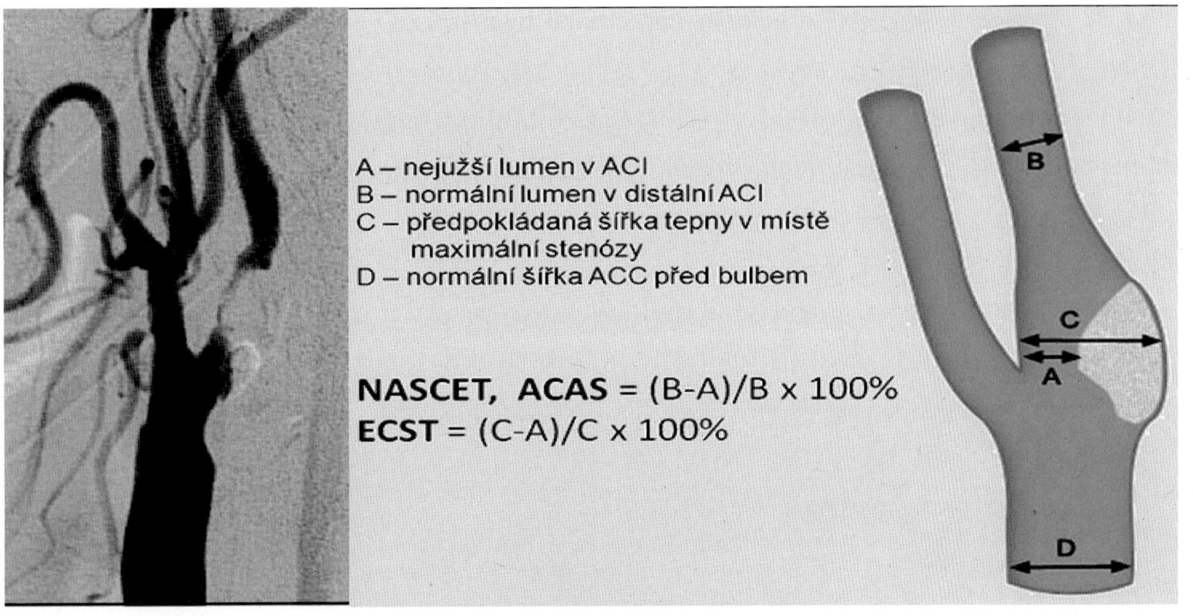

〈그림 5〉 내경동맥 협착증에서의 NASCET

〈표 3〉 경동맥 내막절제술(Carotid endarterectomy)의 적응증

Proven Indication	Other Possible Indications	Possible contraindications
Severe(>70%) internal carotid artery cross-sectional stenosis* and previous ipsilateral cerebral or retinal ischemic symptoms	Less severe stenosis in presence of deep shaggy ulceration and definite attributable symptoms	Serious medical risk(consider regional anesthesia)
	Preocclusive asymptomatic stenosis	Recent large parenchymal infarction

* Measured as angiographic vessel diameter at narrowest point, divided by normal distal vessel diameter beyond the atheromatous plaque

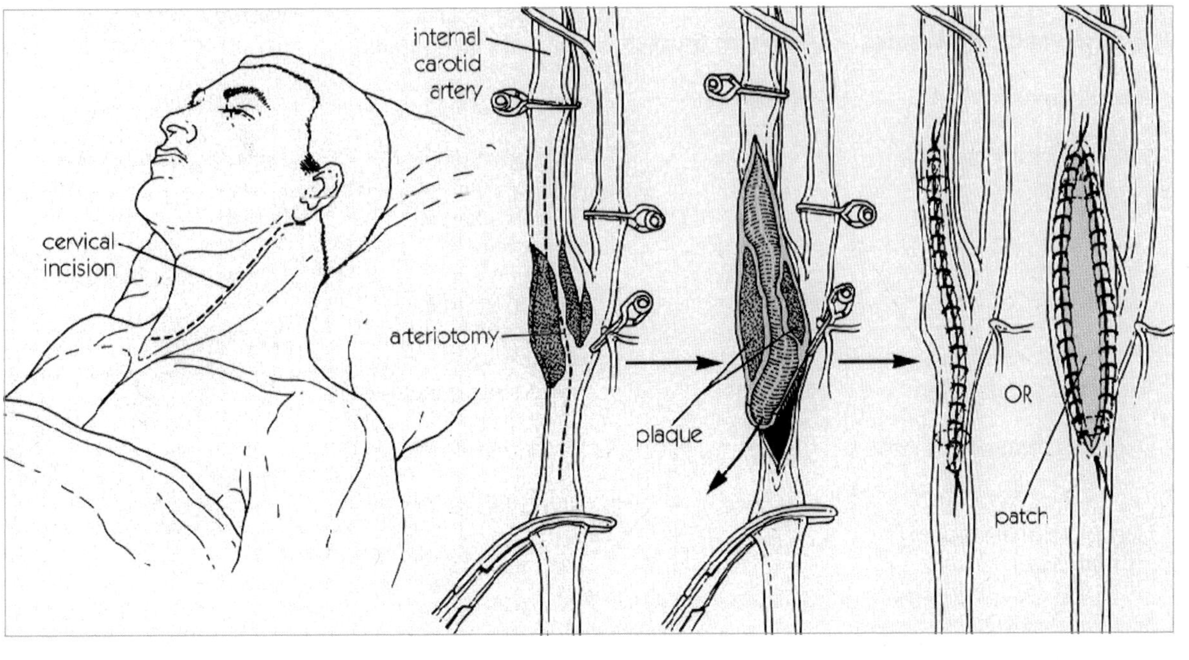

〈그림 6〉 경동맥 내막절제술 방법

나. 두 개 내-외 혈관문합술(Extracranial-intracranial bypass)

허혈성 뇌혈관질환에 대한 두개내-외 혈관문합술은 약물치료에 반응하지 않는 반복적인 일과성 뇌허혈발작이 있거나 경도의 뇌경색이 있으나 관류-확산 불일치가 심한 호나자에서 뇌혈관촬영영상 경동맥이나 중간대뇌동맥의 폐쇄나 70% 이상의 협착이 있는 경우에 한하여 수술을 고려해볼수 있으며 이들 조건에 맞는 환자들에서 뇌혈류역학적 뇌허헐로 진단된 환자들에서 선택적으로 시행할 수 있다.위치에 따라 표재 측두동맥(superficial temporal artery, STA)과 중대뇌동맥 간 문합술(STA-MCA)이나 후두동맥(occipital artery, OA)과 후대뇌동맥간 문합술(OA-PICA) 등이 사용된다.

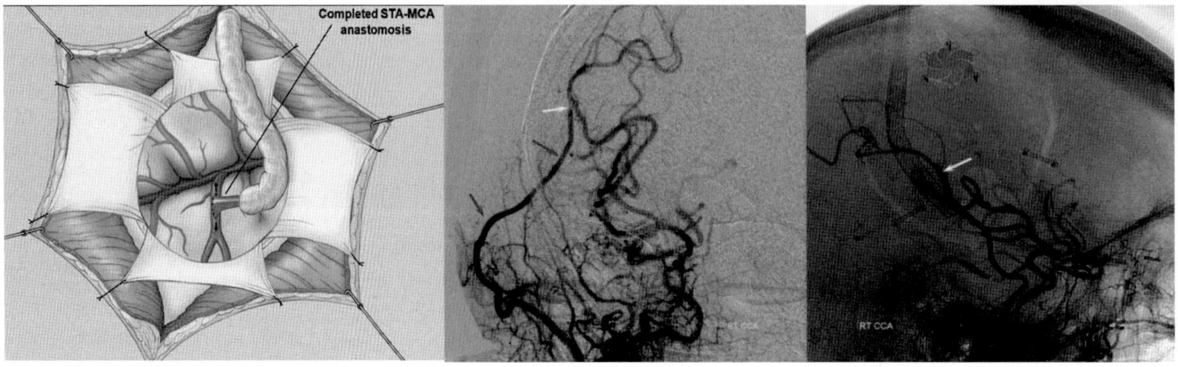

〈그림 7〉 두개 내-외 혈관문합술

(4) 중제적 치료(interventional radiologic treatment)

경동맥 협착증에서 풍선을 이용하여 협착된 부분을 확장시키고 더 이상 좁아지지 않도록 stent를 삽입하는 시술이 널리 시도되고 있다. 또한 중대뇌동맥이나 기저동맥의 협착에도 혈관성형수술이 시도되고 있다.

4. 모야모야병(Moyamoya disease)

모야모야병은 원인불명으로 뇌혈관 촬영상에 양측의 내경동맥 말단부와 전대뇌 및 중대뇌동맥 기시부에 협착 폐쇄 소견을 보이고 비정상적인 혈관망(모야모야혈관)이 내경동맥 말단부 및 전대뇌, 중대뇌동맥 기시부 근처의 뇌기저부에 보이는 질환이다. 선천성, 자가면역, 감염등이 이 병의 원인이라는 주장이 있으나 확실하지 않다.

호발 연령은 10세 이하 어린이군과 30세 주위의 청장년군이다. 7-12%에서 이 질병의 가족력을 가지고 있다. 임상증상은 소아와 성인에서 다른 특징적 양상을 보인다. 소아에서는 일과성 허혈발작과 뇌경색 등 허혈증상이 주로 출현하나 성인에서는 뇌출혈이 주 증상이다.

병리 소견은 양측 내경동맥 말단부 및 윌리스환을 구성하는 전대뇌, 중대뇌, 후대뇌동맥의 내막섬유성 비후, 내탄력층의 넓혀짐 및 중막의 위축을 동반한 협착 및 폐쇄 등을 보인다. 또한 윌리스환 주위에 많은 적은 혈관망과 연뇌막내에 적은 혈관들이 망상으로 연결되어 있다.

뇌혈관촬영상 상기한 소견이 양측성이고 원인이 불명이며 뇌막염, 동맥경화증, 종양, Down syndrome, Von Recklinghausen disease, 방사선 조사 등이 완전히 배제되는 경우는 모야모야병이며,

혈관 촬영상 일측성인 경우 모야모야병으로 추정할 수 있으며 특징적인 혈관 촬영상을 보이나 상기 병증이 배제되지 않는 경우는 모야모야 증후군이라고 한다.

CT, MR 영상에 뇌경색, 뇌위축 소견이 관찰되고, MR상에서 뇌기저핵부 다발성 signal void를 보이고 ICA 폐쇄소견을 보인다. MRA는 추적 검사에 도움이 된다.

이병에 대한 효과적이고 확실한 치료 방법은 아직까지 정립되지 않았으나 장기 추적 결과를 종합하면 수술 치료가 어느 정도 도움이 된다고 입증되고 있다. 이때 사용하는 방법은 직접문합술(direct revascularization, STA-MCA bypass), 간접문합술(indirect revascularization)이 있다. 간접문합술은 뇌근육문합술(encephalomyosynangiosis), 뇌경막혈관문합술(encephaloduroarteriosynangiosis), 뇌근육혈관문합술(encephalomyoarteriorsynangiosis)등이 있다.

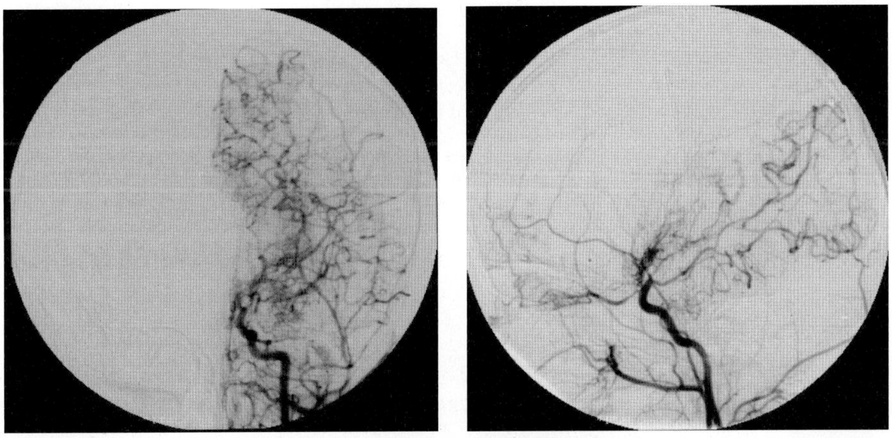

〈그림 8〉 모야모야병의 뇌혈관 조영술

5. 지주막하 출혈(Subarachnoid hemorrhage, SAH) 및 두개강내 동맥류

자발성 지주막하 출혈 및 두개강내 동맥류 지주막하 출혈은 외상성인 경우가 많으나 자발성인 경우는 뇌동맥류 파열(75-80%)이 가장 흔하며 기타 원인은 <표 4>와 같다.

〈표 4〉 지주막하 출혈(SAH)의 병인

Angiopathy - aneurysms, AVMs, atherosclerosis, Moyamoya disesases, cerebral artery dissecting, spinal AVMs
Venous Thrombosis
Blood Diseases - Leukemia, Hodgkin's diseases, hemophilia, anticoagulatnts
Neoplasms - glioma, meningioma hemangioblastoma, pituitary apoplexy
Others

1) 임상 소견 및 평가

지주막하 출혈의 대표적인 증상은 갑작스런 심한 두통이다. 흔히 구토, 경부통, photophobia를 동반한다. 경부강직(nuchal rigidity)과 더불어 Kernig's sign 또는 Brudzinski's sign를 보이는 수가 많다. 그외 뇌동맥류의 위치에 따라 국소 증상(동안신경마비, 편마비)을 보이기도 한다. SAH와 더불어

subhyaloid 또는 vitrous hemorrhage(Terson's syndrome)를 동반하는 수도 있다. 지주막하 출혈을 진단하기 위하여는 우선 non-contrast high resolution CT로서 지주막하 출혈을 확인하여야 하며 임상 소견이 SAH가 의심되나 영상에서 출혈소견이 확인되지 않는 경우에는 요추 천자를 시행한다. 출혈 원인 및 부위를 확인하기 위하여는 뇌혈관 촬영, MRA, CT-angiography 등을 시행하여야 한다.

2) 뇌동맥류

뇌동맥류의 발생빈도는 조사방법, 인종에따라 다르게 보고되어 있으나 부검상 발견되는 빈도는 2-5%이고 고령인구에서 높은 발생 빈도를 보인다. 뇌동맥류 파열에 의한 지주막하 출혈은 매년 인구 100,000명당 6~16명의 빈도를 발생한다.

대략적으로 전체 인구의 4~5%에서 뇌동맥류가 발생하며 일생 중 1% 미만의 인구가 뇌동맥류 파열에 의한 지주막하 출혈을 겪고 0.5%는 이로 인하여 사망하는 것으로 추정된다.

뇌동맥류 파열에 의한 지주막하 출혈 환자의 자연경과는 의료수준에 따라 다르나 수술받지 않는 동맥류의 사망률은 1일후 32%, 1주일 후 43%, 1개월 후 56%이다.

동맥류성 지주막하 출혈 환자의 약 10%는 의료시설에 도착하기 전에 사망하며 58%만이 후유증 없이 치료된다. 사망 및 후유증이 일으키는 주요인자는 출혈에 의한 뇌손상, 뇌혈관 연축, 재출혈이다. 예후와 가장 관계가 깊은 것은 파열 초기의 의식 상태로서 이에 관한 분류는 <표 5>와 같다.

〈표 5〉 경막하출혈 환자의 임상 등급 시스템

Grade	Botterell, et al.	Hunt and Hess	World Federation of Neurulogic Surgenos	
			Glasgow Coma Score	Motor Deficit
1	Conscious with or without signs of blood in subarachnoid space	No symptoms or minimal headache and slight nuchal rigidity	15	No.
2	Drowsy without significant neurological deficit	Moderate to severe headache, no neurological deficit other than cranial nerve palsy	13-14	No.
3	Drowsy with neurological deficit and probably intracerebral clot	Drowsy, confusion or mild focal deficit	13-14	Yes
4	Major neurological deficit and deteriorating due to intracerebral clot or older patients with less severe neurological deficit but pre-existing cerebrovascular disease	Stupor, moderate to severe hemiparesis, possible early decerebrate rigidity and vegetative disturbances	7-12	Yes or No.
5	Moribund with failing vital centers and extensor rigidity	Deep coma, decrebrate rigidity, moribund	3-6	Yes or No.

뇌동맥류는 주로 Willis환 주위 특히 전반부에 호발하며 주로 뇌동맥의 분지 부위에 발생한다. 따라서 전교통동맥 동맥류가 가장 많고, 후교통동맥, 중대뇌동맥 순이다. 후순환동맥류는 약 15%이며 동맥류 환자의 20~30%는 다발성 동맥류를 갖는다.

(1) 뇌동맥류 분류

뇌동맥류의 크기에 따라 micro(3mm이하) small(4-10mm), large(11-24mm), giant(25mm이상)로 분류하여 모양에 따라 saccular, fusiform, dissecting 으로 나눌 수 있으나 대부분 saccular aneurysm이다.

(2) 병인 및 병리 소견

sacular aneurysm의 병인은 선천적 또는 후천적 원인에 의한다는 주장이 있으나 이 양자가 다 관여하리라는 학설이 지배적이다. 즉 뇌혈관 분지부에 tunica media가 결손되어 있어 뇌혈류에 약한 상태이며 뇌혈관은 다른 부위 혈관에 비해 interal elastic lamina가 단절되어 있어 연령이 많아짐에 따라 혈류의 충격에 견디지 못하여 동맥류가 발생한다는 주장이다.

(3) 뇌동맥류 파열 합병증

가. 재출혈(Rebleeding)

재출혈 시 사망률은 50%를 넘는다. 파열한지 24시간 내에 재출혈을 할 가능성이 가장 높으며 2주내에 재출혈할 가능성은 19%, 6개월에 50%가 넘는다.

나. 혈관연축(Vasospasm)

지주막하 출혈 후 발생한 뇌혈관 연축은 주요 사망 및 후유증 하나이다. 많은 연구와 새로운 시도에도 불구하고 아직도 만족할만한 치료 성적을 얻지 못하고 있다. 30-70% 환자에서 뇌혈관 촬영상 혈관연축이 관찰되고 20-30%에서 허혈증상을 포함한 증후성(symptomatic) 혈관연축을 보인다. 혈관연축은 파열 후 4일에서 12일 사이에 호발하고 지주막하 출혈의 양이 많을수록 잘 발생한다. 현재까지 효과가 입증된 치료 방법은 다음과 같다.

가) triple-H therapy(hypervolemic hypertensive, hemodilution therapy)

나) calcium antagonist(nimodipine, nicardipine)

다) ㉢ clot removal and cisternal irrigation

라) angioplasty or intra-arterial papaverine infusion

다. 수두증(hydrocephalus)

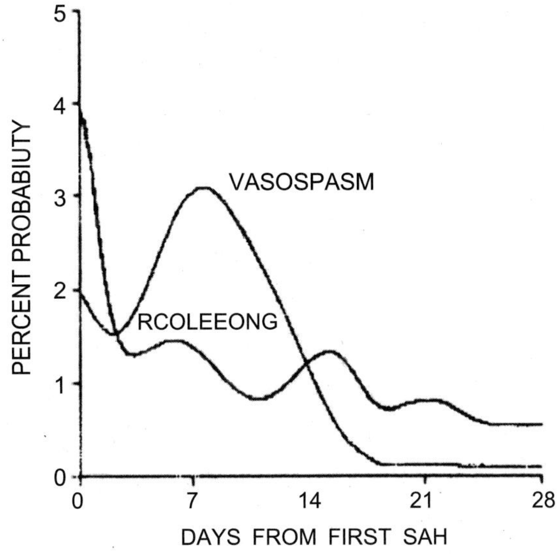

〈그림 9〉 경막하출혈에서 시간에 따른 재출혈 및 혈관연축 발생

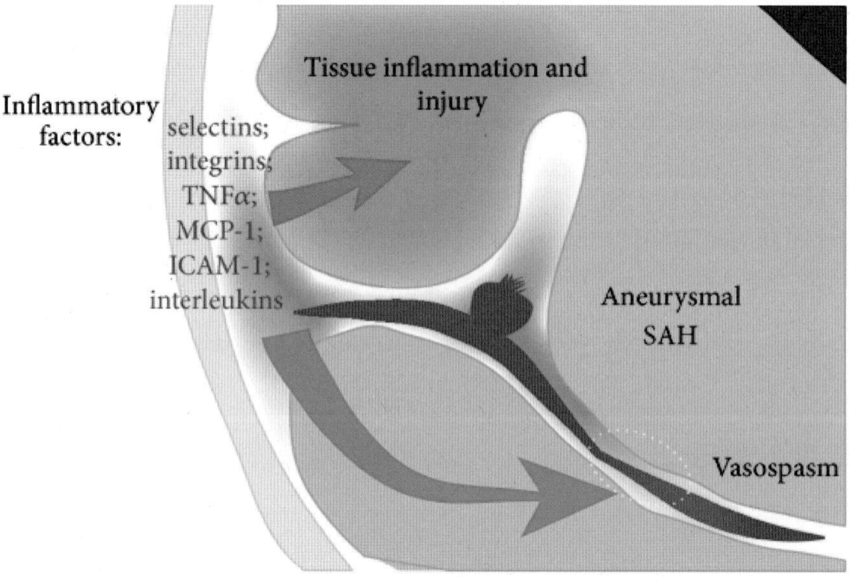

〈그림 10〉 경막하출혈과 혈관연축의 병태생리

The greater the amount of blood in the basal cisterns(as shown on CT scan), the highter the incidence of arterial narrowing and associated ischaemic deficits.

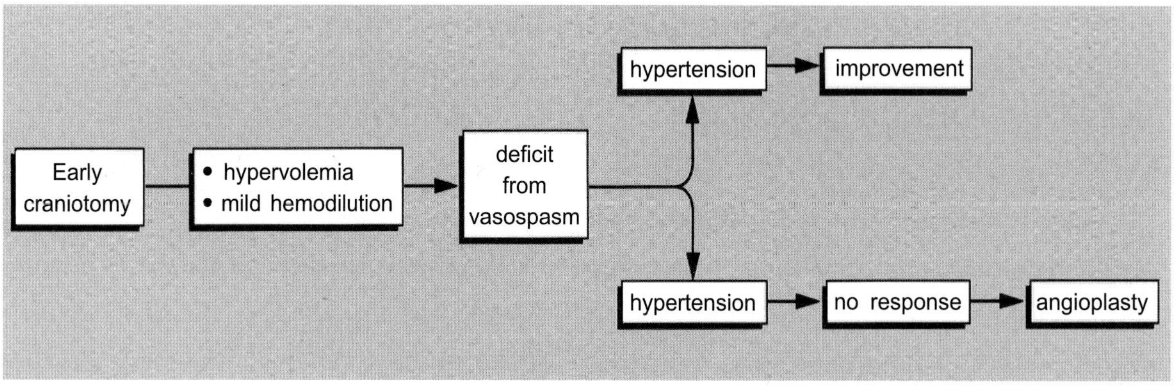

〈그림 11〉 혈관연축에서 예방적, 치료적 전략

(4) 뇌동맥류 파열에 의한 두통의 특징과 감별해야할 질환들

두통의 기전

1) distension, traction or dilatation of intracranial or extracranial arteries
(두개 내 또는 두개 외 동맥의 팽창, 견인 또는 확장)
2) traction or displacement of large intracranial veins or their dural envelope
(큰 두개 내 정맥이나 이들의 경막 외피의 견인 또는 전치)
3) compression, traction or inflammation of cranial and spinal nerve
(뇌신경, 척수 신경의 압박, 견인 또는 염증)
4) spasm, inflammation or trauma to cranial and cervical muscles
(두개 근육, 경추 근육의 경련, 염증 또는 외상)
5) meningeal irritation and raised intracranial pressure
(뇌막 자극과 두개 내압 항진)
6) other possible mechanisms such as activation of brainstem structures

가. 동맥류 파열에 의한 두통의 특징

동맥류가 파열되어 강한 압력의 동맥혈이 거미막하 공간으로 나오면 뇌압이 급격하게 상승하여 대부분의 환자는 일생 동안 경험해보지 못했던 격심한 두통을 느끼고 이어 오심과 구토 및 뇌막자극증을 보여 경부강직 및 kernig 징후 등을 보이고 의식장애가 뒤따른다.

이런 동맥류의 파열은 기온이 찬 겨울이나 계절이 바뀌는 시기에 파열되는 경우가 많으며, 특히 대소변을 볼 때, 무거운 것을 등거나 몸을 굽힐 때, 흥분 시, 성교 시 파열되는 경우가 많다. 수면중에도 꿈을 꿀 때와 같이 뇌 혈류가 증가하는 시기에 뇌동맥류가 파열될 수 있다.

뇌동맥류 파열에 의한 두통의 특징

1) Sudden bursting headache
2) Nausea & Vomitting
3) Meningismus (Neck stiffness, Kernig sign, Brudzinski sign)

나. 감별해야 할 두통의 분류

Ⅰ. The Primary Headache
- Migraine
- Tension-type Headache
- Cluster Headache and other trigeminal autonomic cephalalgias
- Other primary headaches

Ⅱ. The Secondary Headache
- Headache attributed to Head and/or neck trauma
- Headache attributed to cranial or cervical vascular disorder
- Headache attributed to non-vascular intracranial disorder
- Headache attributed to a substance or its withdrawal
- Headache attributed to infection
- Headache attributed to disorder of homeostasis
- Headache or facial pain attributed to facial or cranial structures
- Headache attributed to psychiatric disorder

Ⅲ. Cranial neuralgia, central and primary facial pain and other headache
- Cranial neuralgias and central causes of facial pain
- Other headache, cranial neuralgia, central or primary facial pain

(5) 뇌동맥류 환자의 수술 전, 후 관리

가. 일반적인 처치

가족력을 비롯한 과거력의 확실한 문진이 이루어져야 하고 기본적인 처치와 함께 재출혈 및 혈관연축을 막는 치료가 병행되어야 한다. 동맥류 폐쇄 수술을 하기 전까지는 중환자실에서 집중 관찰이 필요하고 지속적으로 심전도를 확인해야한다. 최소 한 시간 마다 글라스고우 혼수척도, 신경학적 변화, 혈압, 체온, 동공반사 등을 확인해야 하고 소변 배출량 확인을 위해 Foley cathter를 삽입해야 한다. 수액을 공급하지 않은 경우에 뇌 허혈의 위험이 증가하기 때문에 하루에 최소한 3L 이상 사용하고 구강 섭취량에 맞춰 적절히 조절한다. 저나트륨혈증이나 발열이 있는 환자에서도 정상혈량을 유지하는 것을 목표로 한다, 뇌로의 산소 운반 능력을 유지하기 위해 헤마토크리트를 30% 이상 유지하는 것이 좋을 것으로 생각되나 적절한 헤마토크리트 수치는 정해진 바가 없고 혈액희석(hemodilution)이 2차적인 허혈성 뇌졸중 예방에 효과적인지는 아직 증명되지 않았다. 혈관연축이 발생한 환자에서는 고체온증과 저혈량, 뇌압 상승, 저마그네슘혈증, 저나트륨혈증을 피하고 모든 환자에게 니모디핀(nimodipine) 60mg을 4시간마다 경구 투여한다.

지주막하출혈 후 14일 이후에 지연성 뇌허혈이 발생하는 경우는 드물지만 인반적으로 21일간 유지하는 것을 권장한다. 니모디핀의 부작용으로는 두통, 저혈압, 장내 가성 폐색 등이 있고, 저혈압 발생 시 용량을 적절히 줄인다. 스테로이드의 사용은 예후를 향상시킨다는 증거가 부족하고 고혈당을 야기하며, 감염의 위험을 증가시키디 때문에 일반적인 투여에는 논란의 여지가 있다. 뇌압 상승을 줄이기 위해 대변 완화제와 구토 억제제를 투여하고, 아세트아미노펜이나 모르핀 등으로 통증을 조절한다. 위장관 출혈을 막기 위해 제산제, 히스타민 수용체 길항제, 프로톤펌프 억제제 등을 사용한다.

나. 혈압 조절

지주막하출혈 후 고혈압의 치료는 무작위 연구의 근거가 부족하기 때문에 아직도 논쟁의 여지가 있다. 적극적인 고혈압 치료는 재출혈의 위험은 낮추지만 2차적인 뇌허혈의 위험을 높일 수 있다.

2012년 개정된 AHA/ASA 가이드라인에 따르면 지주막하출혈 이후 동맥류 수술을 시행하기 전까지는 혈압을 적정 가능한 약제를 이용해 뇌졸중의 위험과 고혈압 관련 재출혈, 그리고 뇌관류압 유지 사이에서 적절한 균형을 유지하며 혈압을 조절하도록 권장하고 있다. 환자가 복용 중이던 경구 항고혈압제는 중단하도록 하고 적정 가능한 항고혈압제 정맥투여를 통해 혈압을 조절하는 것이 좋다. 가장 많이 사용하는 항고혈압제에는 라베타롤(labetalol), 니카디핀(nicardipine), 니트로푸루시드(nitropuruside) 등이 있고 니카디핀이 라베타롤과 니트로푸루시드에 비해 혈압을 더 안정적으로 조절할 수 있다. 뇌관류압(cerebral perfusion pressure)을 유지하기 위해 평균동맥압은 적어도 90mmHg 이상 유지하도록 하고 동맥류 폐쇄 수술 전까지는 재출혈의 위험을 낮추기 위해 수축기 혈압을 160 ~180mmHg보다 낮게 유지하는 것을 목표로 한다.

(6) 뇌동맥류의 외과적 치료

가. 수술적 요법

뇌동맥류의 수술적 치료 목적은 재출혈을 막는데 있다. 이를 위하여 여러 가지 방법이 사용되나 이상적인 것은 동맥류 경부를 동맥류 클립으로 결찰하여 정상적인 혈류를 유지하면서 동맥류를 체순환계로부터 완전 분리하는 동맥류 경부 직접 결찰(direct neck clipping)이다. 그러나 경부 결찰이 곤란한 경우에는 포착(trapping), 근위동맥 결찰(proximal clipping), 포장(wrapping) 등이 실시된다. 포착은 동맥류가 있는 부위 모동맥의 근위부와 원위부를 결찰하여 동맥류를 체순환계로부터 차단하는 수술 방법이다. 이 수술은 정상적인 혈류를 차단하는 관계로 그 사용이 제한되어 있다.

근위동맥 결찰은 동맥류가 있는 모동맥의 근위부를 결찰하여 동맥류에 가해지는 혈압을 낮추어 동맥류 파열의 가능성을 줄이고 궁극적으로 동맥류 혈전 형성을 유도코자 시도하는 방법이다. 역시 원위부에 측부순환이 충분한 경우 실시한다. 포장은 동맥류를 거즈, 근육, 인조섬유 혹은 접착제로 싸서 재출혈의 가능성을 줄이는 방법이다.

1960-1970년에는 대체적으로 지연수술 즉 출혈 후 1-2주 경과하여 수술을 시행하는 것이 일반적인 경향이었으나 근래는 가능하면 출혈 후 72시간이내 수술을 시행하는 조기 수술이 시도되었다. 지연수술의 장점은 기다리는 동안 환자 상태가 안정되고 뇌부종이 감소하여 수술이 비교적 용이하다는 장점이 있으나 재출혈의 발생 가능성이 높고 수술전에 혈관연축에 관한 적극적인 치료가 불가능하다는 단점이 있다. 반면 조기 수술은 재출혈의 가능성을 줄일 수 도 있고 수술 후 좀더 적극적으로 혈관 연축에 대처할 수 있다는 장점이 있다. 따라서 의식 상태가 양호한 환자는 조기 수술이 일반화되고 있으며 의식 상태가 좋지 않는 환자에서도 선별적으로 조기 수술을 실행하는 경향이다.

거대 동맥류는 방추상인 경우가 많고 동맥류가 넓고 동맥류에 혈관 분지가 포함될 뿐 아니라 동맥류 내부에 혈전이 형성된 경우가 많아 clip이 쉽지 않다. 포장, 근위동맥 결찰, 포착등의 시술을 시행한다.

나. 혈관내 중재술(endovascular treatment)

초선택적으로 미세도관을 모혈관을 통하여 금속성 코일을 동맥류에 넣어 혈류를 완전 차단시키는 새로운 치료법이다. 그동안 코일의 단점이 개선되어 지고 있으며 현재는 GDC(Guglielmi Detachable Coil)가 많이 쓰이고 치료 결과도 만족힐민힌 수준에 이르렀다. 이러한 치료법의 발전은 뇌동맥류 치료 방법의 선택의 폭이 넓어 졌음을 의미한다. 특히 수술적 접근이 어려운 후순환계 동맥류나 환자 상태가 나쁜 경우에 사용할 수 있는 치료법으로 앞으로 발전할 가능성이 많은 치료법이다.

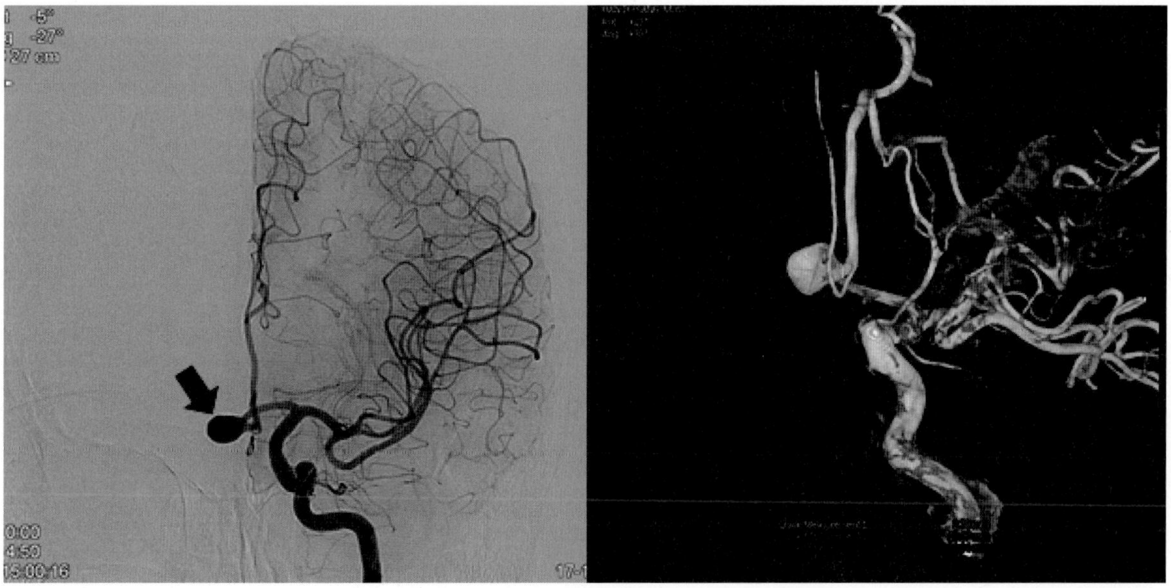

〈그림 11〉 전대뇌 교통동맥(A-com a.)의 동맥류

6. 자발성 뇌실질내 출혈(Spontaneous intracerebral hemorrhage), 고혈압성 뇌실질내 출혈(Hypertensive intracerebral hemorrhage)

자발성 뇌실질내 출혈은 국내 뇌졸중 환자의 약 반수를 차지한다. 미국에서는 뇌실질내 출혈이 뇌졸중의 6.3-12%이며 이들의 $\frac{2}{3}$가 45-75세에서 일어나고 현재에도 사망률은 60-80%로 높다. 출혈의 원인은 전체적으로 볼 때는 고혈압이 가장 많으나 연령에 따라 발생빈도가 <표 6>과 같이 다르다. cerebral amyloid angiopathy는 고혈압을 갖지 않는 노인 환자에서 피질하에 반복 출혈을 일으킨다. Amyloid가 중등도 또는 적은 표재성 피질 혈관에 deposit하여 혈관이 파열된다. 악성 교종 및 폐암, 융모암, 흑색종에 의한 전이 뇌종양에서 출혈하는 경우도 있다. 국소증상이 출혈하기 전에 있으며 CT상 조영증강이 있으며 뇌부종이 심하고 흔하지 않는 부위에 출혈이 있으면 종양에 의한 출혈을 의심해야 한다.

〈표 6〉 연령에 따른 뇌내 출혈 발생원인(빈도순)

- Ⅰ. Young adults
  - A. Vascular malformation
  - B. Cerebral aneurysm
  - C. Drug abuse(cocaine, amphetamine, alcohol)
- Ⅱ. Middle-aged adults
  - A. Vascular malformation
  - B. Tumor
  - C. Aneurysm
- Ⅲ. Elderly
  - A. Hypertension
  - B. Tumor
  - C. Vasculopathy
  - D. Coagulopathy

1) 병리

고혈압성 뇌출혈의 호발 부위는 피각부(putamen)가 가장 흔하고 시상(thalamus), 피질하부(subcortical hemorrhage), 교(pons), 소뇌출혈의 순서이다. 대뇌기저핵(basal ganglia; putamen, globus pallidus, caudate necleus) 출혈은 중대뇌동맥의 lateral lenticulostriate artery 분포 영역에 교출혈은 피개와 교접합부, 소뇌 출혈은 치상핵(dentate Cleus) 근처에서 출혈한다. 고혈압성 뇌내출혈 환자의 부검에서 혈종벽에 속립성 동맥류(miliary aneurysm)가 있다고 알려져 있다. 고혈압 환자의 관통혈관(penetrating artery)은 지방 초자증(lipohyalinoid)을 일으키며 이 혈관은 점진적으로 분지가 되지 않아 단계적인 압력의 감소가 일어나지 않으므로 굵기에 비해 압은 높은데다 혈관의 말단부는 폐쇄나 혈착을 일으켜서 근위부 압력은 더욱 증가하여 미세동맥류나 혈관이 약한 부위로 파열이 일어난다.

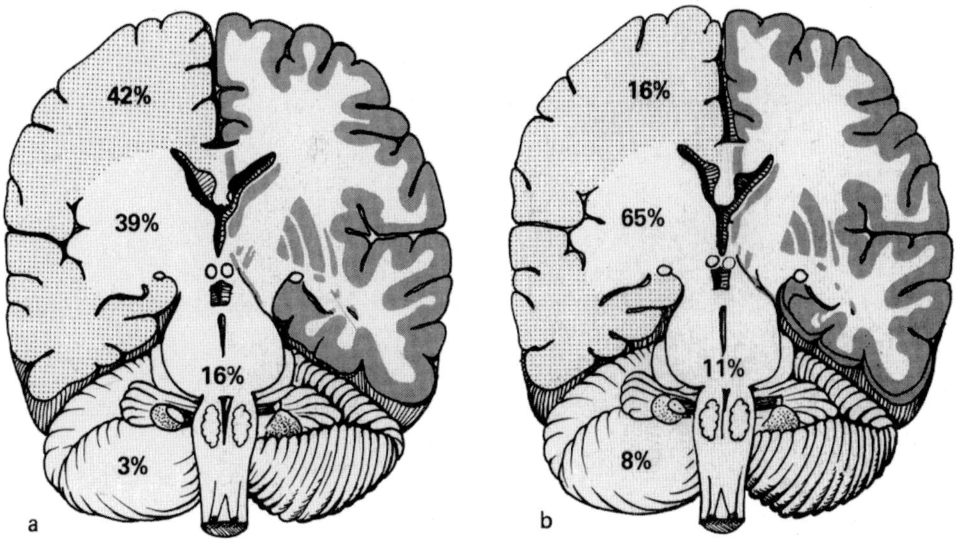

〈그림 12〉 자발성 비고혈압성 뇌출혈과 고혈압성 출혈의 부위

2) 임상 소견

(1) 피각출혈(putaminal hemorrhage)

ICH중 가장 많으며 의식 상태의 변화, 편측성 마비, 우성반구시에는 실어증, 안구의 병변측으로의 공액편시(conjugate deviation)을 보인다.

(2) 시상부출혈(thalamic hemorrhage)

출혈은 시상부 자체에서 일어날 수 있고 피각으로부터 파급될 수 있다. 시상내 출혈은 3뇌실 또는 측내실로 파급되기도 한다. 내포를 압박하여 반대측 부전마비, 반대측 지각 소실을 야기한다. 안 증상으로는 수직 방향의 주시 부전마비, 사편시(skew deviation), 정지시 안구의 공액편시를 보인다.

(3) 교출혈(pontine hemorrhage)

출혈양이 적더라도 다른 부위보다 더 심한 증상을 나타낼수 있다. 갑작스런 두통에 이어 의식이 악화되며 양안의 축동, ocular bobbing, 사지의 이완성 마비가 양측 또는 편측으로 나타난다. 호흡이상 발한 장애로 인한 고온이 나타난다.

(4) 소뇌출혈(cerebellar hemorrhage)

surperior cerebellar artery에서 공급받은 dentate nucleus에서 시작하는 경우가 많다. 제4뇌실로 파열되는 경우가 많다. 증상은 어지러움, 구토, 두통 등이고, 실조, 경부강직, 구음 장애와 수평 안구진탕이 동측으로 나타난다. 초기에 의식은 특별한 이상이 없다가 수시간에 걸쳐 갑자기 의식이 나빠지기도 하며 호흡마비가 경고없이 갑자기 발생하기도 하는데 이는 뇌간 압박에 의한 것으로 설명할 수 있다.

(5) 피질하 출혈(subcortical hemorrhage)

출혈이 일어나는 뇌엽의 기능장애를 동반한다. ICH가 의심되는 환자는 우선 CT를 시행하여 크기, 위치, 모양, 수두증 병발여부를 확인할 수 있으며 고혈압 환자에서 흔히 볼 수 있는 부위가 아닌 경우에는 조영제 투여 영상을 얻고 필요한 경우에는 MR 또는 혈관 조영상을 얻는다.

모든 환자에서 prothrombin time을 위시한 출혈성 질환 진단에 도움이 되는 임상 병리 검사를 시행하여 이를 감별 진단하여야 한다.

3) 치료

(1) 보존적 치료

보존적 치료는 적당한 양의 수액, 전해질 및 영양분 투여, 피부 및 폐 합병증 방지, 혈압조절, 두개내압 상승의 조절 등을 포함한다.

(2) 수술적 치료

고혈압성 뇌실질내 출혈의 수술 목적은 혈종에 의한 두개내압 상승을 초래하는 경우에 혈종을 제거하여 감압시켜 구명코자 할 뿐 아니라, 혈종은 조기에 제거하여 혈종 주위의 부종과 경색을 방지함에 있다. 수술적응은 환자의 일반상태, 혈종부위, 년령, 혈종 양, 환자의 신경학적 상태, 임상 경과 등을 고려해야 한다. 일반적으로 피각, 피질하 및 소뇌 혈종은 수술이 고려되며 소뇌 출혈은 수술로써 구명시킬 수 있어 비교적 예후가 좋은 편이다. 시상 및 교출혈은 일반적으로 수술은 하지 않는 것이 원칙이다. 고혈압성 뇌내 출혈이 뇌실까지 파급되어 뇌실 출혈 및 수두증이 병발되는 경우에는 뇌실외배액술(external ventricular)을 시행하며 이때 urokinase를 뇌실내에 투여하여 좋은 결과를 얻기도 한다.

수술시기에 관해서는 논란이 있으나 근래는 조기 수술한 것이 좋다는 의견이 많다. 수술접근은 고식적인 개두술 외에 뇌정위 수술(stereotactic surgery)로 천두공(burr hole)을 통해 혈종에 기구를 삽입하여 혈종을 제거하는 수술 방법도 사용된다.

7. 뇌혈관 기형(Vascular malformation)

선천성 질환으로 크게 뇌 동정맥 기형(arteriovenous malformation), 해면상 혈관종(cavernous hemangioma) 정맥기형(venous malformations) 모세혈관 확장증(capillary telangiectasia)으로 나눌수 있으며 부검상 정맥기형이 가장 흔하나 증상을 일으키는 경우가 매우 드물고 주로 동정맥 기형이나 해면상 혈관종이 증상을 일으킨다.

1) 뇌 동정맥 기형

뇌혈관의 발생 과정에서 동맥, 모세혈관, 정맥으로 분화되는 태생초기에 모세혈관이 생기지 않아 동맥에서 직접 정맥으로 이행하는 경우이다. 모세 혈관이 없으므로 말초 저항이 감소하여 뇌혈류량이 증가하며 동맥압이 낮아지고 정맥압이 높아져서 기형 혈관 주위의 뇌조직에 혈류 장애를 초래하며 자동 조절기전이 손상받는다. 시간이 경과함에 따라 기형 부위에 유입되는 혈류량은 증가하여 기형 부위는 점점 커지고 정맥은 꼬불꼬불 해지게 된다. 정맥혈 배출이 제한됨으로써 혈전이 생길 수 있으며 정맥압은 점점 증가하고 정맥 배출은 우회 배출(collateral drainage) 된다. 정상 혈류 배출이 차단되면 국소 허혈, 혹은 부종이 초래하여 신경학적 증상이 초래한다. 이때 우회 배출이 잘 이루어지지 않거나 혈관 내벽의 변성이 심하면 출혈이 발생한다.

발생빈도는 뇌동맥류의 빈도보다 1/7-1/10 낮다. 자연 경과는 70-80%에서 출혈한다고 알려져 있다. 치료하지 않는 기형 혈관의 출혈할 확률은 년 2-3%이며 사망률은 1-2%이다. 재출혈의 빈도는 최초 1년간 6% 그 이후는 2%정도이다.

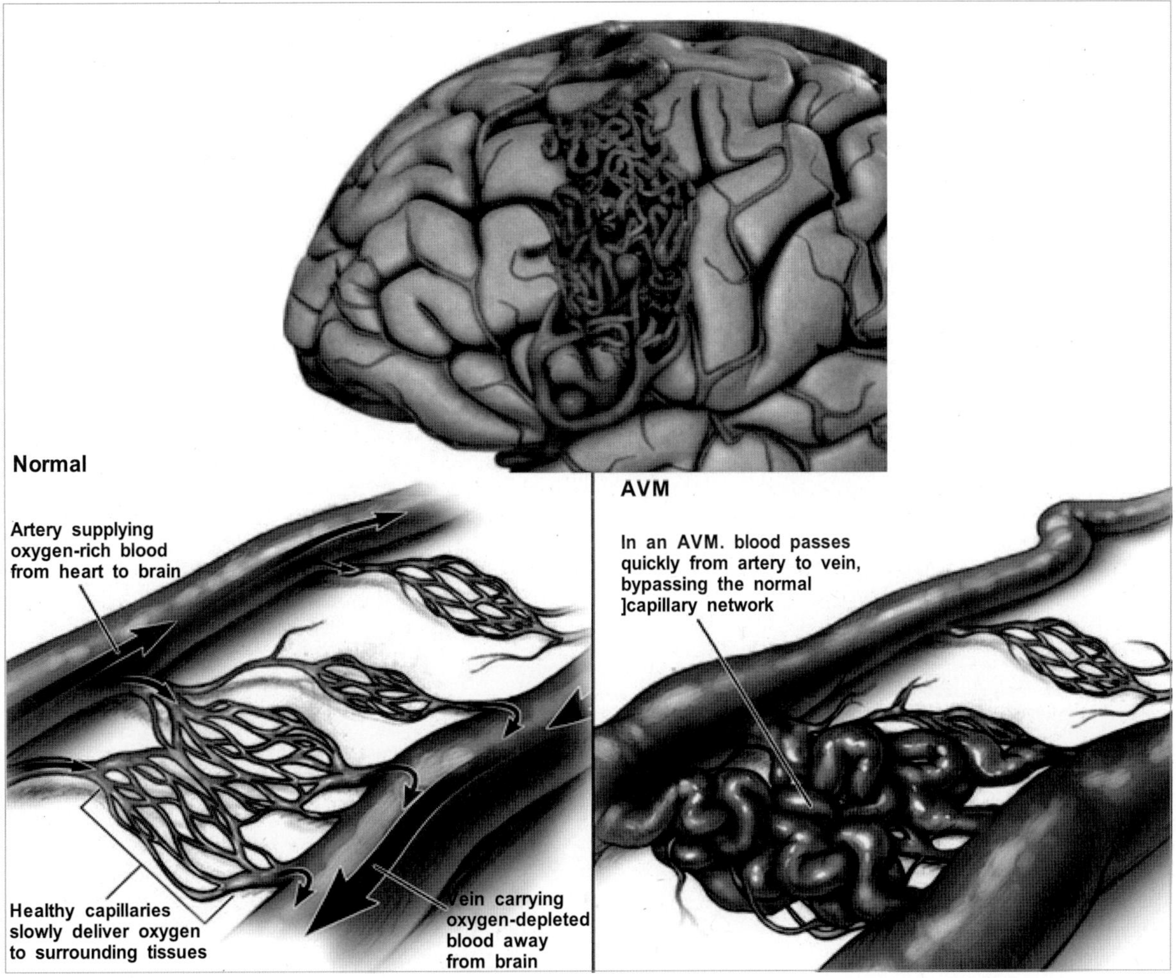

〈그림 13〉 동정맥기형(AVM)과 정상혈관과의 비교

(1) 증상

증상의 발현이 동맥류보다 빨라 청장년기에 증상이 나타난다. 가장 흔히 보이는 증상은 출혈이다. 대부분 뇌실질내 출혈이며 지주막하 또는 뇌실내출혈도 간혹 볼 수 있다. 출혈에 의한 사망률은 10%, morbidity는 30-50%이다. 다음으로는 간질 발작이며 1/4-1/5 환자에서 볼 수 있다. 그외 심한 두통, 진행성인 정신 및 신경증상을 보인다.

(2) 진단

출혈 급성기에 시행한 뇌전산화 촬영상에서 뇌실질 출혈 또는 뇌실 지주막하 출혈을 확인할 수 있으며 조영사진에서 병소(nidus)나 확장 또는 시행(serpentine) 유출 정맥을 볼 수 있다. 자기 공명 영상에서는 병소, 유입혈관, 유출 정맥의 signal void 소견을 볼 수 있으며 시간이 경과함에 따라 혈종의 소견이 다름으로 출혈의 시간 경과를 유추할 수 있을 뿐 아니라 정확한 해부학적 관계를 제시함으로 수술에 크게 도움을 준다.

뇌동정맥 기형의 위치는 신경방사선학적 소견을 기준으로 천막상부에서 대퇴피질이나 주위 백질에 위치한 것은 대뇌반구형(hemispheric type), 기저핵이나 시상, 뇌간 및 뇌실에 위치한 것은 심재형(deep seated type), 후두와에 위치한 것은 후두와형(posterior fossa type)으로 구분하며 Spetzler와 Martin은 기형 혈관의 크기(size of AVM), 위치(eloquence of adjacent brain), 그리고 심부 유출 정맥의 존재 여부에 따라서 동정맥기형을 등급(grade)화 하였다.

뇌혈관 촬영상은 early arterial phare에 동맥과 정맥의 shunt를 볼수 있다. 혈관 촬영상은 동정맥기형 혈관의 크기, shunt 양상을 보여줌으로써 수술시 크게 도움을 준다. 그러나 드물게 혈관 촬영상에는 기형혈관이 보이지 않는다. 수술 후 조직검사상 동정맥 기형으로 확인되는 경우가 있으며 이를 cryptic, 또는 angiographically occult AVM 이라고 한다.

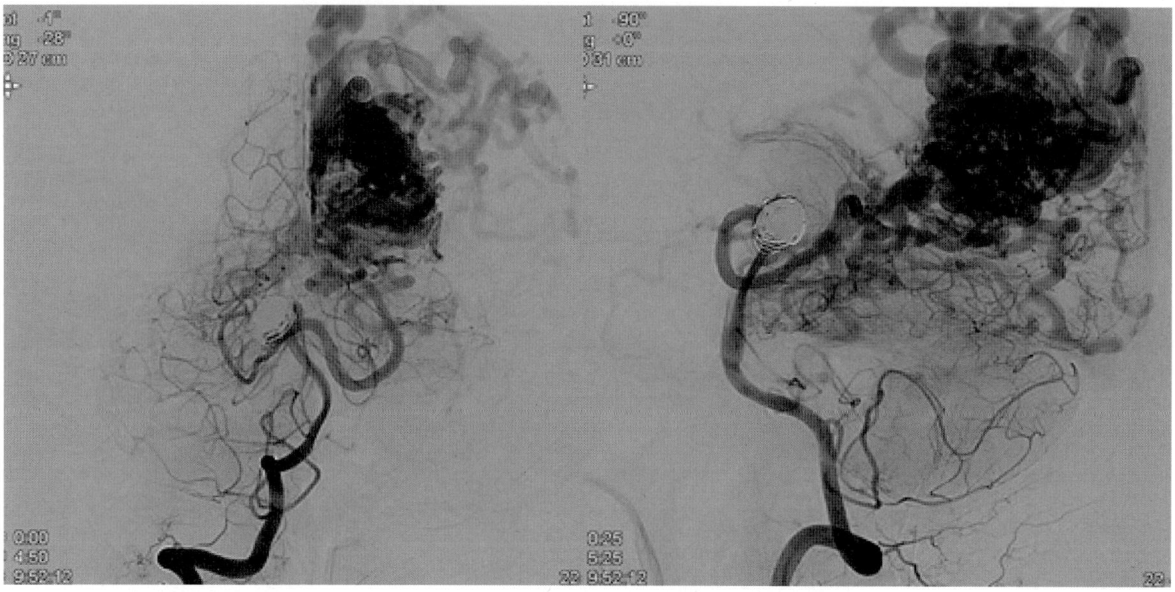

〈그림 14〉 좌측 두정엽에서의 동정맥기형

(3) 치료

동정맥기형의 치료 목적은 출혈을 방지하고 동정맥 기형으로 흐르는 혈류를 차단하여 정상 뇌조직의 혈류 개선을 이루는데 있다. 이상적인 치료 방법은 추가되는 신경학적 결손 없이 완전하게 수술로써 병변을 제거하는 것이다. 항상 치료 방법을 결정하는 데는 자연경과와 치료에 따른 합병증의 가능성을 서로 비교하여 판단하여야 한다. 따라서 환자의 나이, 기형의 크기, 위치, 유입동맥, 유출 정맥의 상태, 환자의 신경학적 상태, 직업, 집도의의 경험 등을 고려해야 한다.

병소가 커서 수술의 위험성이 큰 경우에는 색전술을 시행하거나 수술 전에 색전술을 시행하여 병소를 줄인 후에 제거하는 수도 있으며 병소가 적고(2.5-3cm) 심부에 있는 경우에는 3차원적 정위 방사선 수술(stereotactic radiosurgery)을 시행하여 병소에 선택적으로 집중 조사 한다. Radiosurgery는 두개강내 적은 병면에 대하여 많은 양의 방사선은 1회에 multicentrice are를 이용하여 가능한한 병소에만 조사하고 정상조직에는 방사선 조사량은 최소화하기 위한 치료방법이다. 이때 사용되는 방사선은 코발트 60° 에서 나오는 감마선(gamma Knife)과 선형가속기(linear accetetor)를 이용한 광전자

(Photon)에서 나오는 방사선 등이다. 방사선 치료후 뇌동정맥기형의 폐색기전은 내피증식(endothelial proliferation)이 일어나서 혈관벽이 점차적으로 비후(profressiue vessel thinkening)에 의한다. 그러나 이 치료 방법은 2년 내에 기형혈관이 폐쇄할 수 있는 확률은 80-85%로서 치료 효과가 지연되어 나타난다는 단점이 있다.

2) 해면상 혈관종(Cavernous hemangioma)

근육층이나 탄성층이 없이 단층의 내면세포로 이루어진 동모양 혈관(sinusoid)으로 구성되며 병변 사이에 신경조직이 존재하지 않는다. 임상적으로 출혈, 경련, 종괴 효과를 보이며 MR 도입 후 우연히 발견되는 수도 있다. CT소견은 조영제 주입전 사진은 종괴 효과가 없는 이질성 고밀도 음영이나 혼합음영으로, 조영제 주입 후에는 변연부에 경미한 대조 강화가 보이거나 전혀 관찰되지 않는다. MRI 소견은 T1, 강조영상에서 종괴는 고음영과 저음영이 혼합되어 나타나고 종괴 주위는 과거 출혈로 인한 혈철소의 침착에 의하여 저음영의 테두리가 관찰되고 T2 강조 영상에서는 혈철소에 의한 두꺼운 저 강도윤과 중심부에는 여러 단계 혈종이 존재하는 다양한 신호 강도를 보인다. 혈관조영소견은 대부분 무혈관성 종괴로 보이며 이는 급양혈관이 매우 작고 혈액 순환이 느리며 혈전이 생겼기 때문이다.

〈표 7〉 대뇌 혈관 기형의 조직학적 및 역학적 특징

Arteriovenous Malformation(AVM)	Venous Malformation	Cavernous Malformation(Angioma)	Capillary Telangiectasia
Gross Appearance : Tangle of dilated arteries and veins	Enlarged abnormally draining vein	Nonencapsulated mulberry-like lesion	Punctate, dilated capillaries resembling a group of petechial hemorrhages
Histology: Abnormal veins and arteries, without capillary vessels immersed in variable amount of gliotic brain parenchyma	Fusiformaly dilated vessels with venous structure interspersed in normal neural parenchyma	Large sinusoidal vascular spaces. Wall made of collagen lined by endothelium. No elastic or muscular fibers. Neural parenchyma is absent where channels are contiguous	Saccularly dilated capillaries interspersed in normal neural parenchyma
Multiplicity : Rare	10%-15%	Sporadic-uncommon familial-80%	Common
Family History: Rare	Unknown	50%	Common
Clinical Presentation: Hemorrhage(≒70%) Epilepsy(20%-25%) Progressive Neurological deficit(<10%) Headache(5%-35%)	Symptoms are often due to unrecognized associated lesions. Hemorrhage(% unknown)	Epilepsy(60%-70%) Progressive neurological deficits(20%-25%) Hemorrhage(<20%) Headache(25%-50%)	None(Bleeding rare) * Sturge weber's syndrome

〈표 8〉 뇌혈관 기형의 방사선학적 특징

Arteriovenous Malformation(AVM)	Venous Malformation	Cavernous Malformation	Capillary Telangiectasia
Angiography: Visualization of one or more veins during arterial phase	Caput medusae	Negative or nonspecific mass effect(≒90%) Abnormal venous vascularity(≒10%)	Negative
CT scan C(-) Isodense hypodense calcification may be seen C(+) Confluent pattern of enhancement	C(-) Normal(>50%) Hyperdense(35%) C(+) Linear or globular enhancement	C(-) Increased density C(+) Faint or no enhancement (>70%) Negative(15%-30%)	Negative
MR : T_1-T_2-weighted images. Honeycomb of signal voids S.I., signal intensity	T_1-T_2-weighted images. Linear signal void	(T_1- T_2-weighted images. Core of mixed decreased and increased S.I. with rim of decreased S.I. T2 decreased S.I.(Black dots) Gradient refocusing technique. Predominantly decreased S.I.	T_1-T_2-weighted images. Decreased S.I.(black dot)

대체적으로 그 자연 경과가 동정맥기형보다 양호한 질환이다. 자연 경과는 아직 잘 알려지지 않았기 때문에 치료법이 정립되지 않는 상태이다. 해면상 혈관종의 수술적 치료 여부는 임상 발현 양상에 따라 다르다. 일단 증상이 발현된 경우 증상이 반복되거나 악화되는 경향이 있으므로 수술적 치료를 포함한 적극적 치료 대상이 되나 우연히 발견된 경우에는 선별적인 접근을 요한다. 일부 심부 해면상 혈관종에 대해서 정위적 방사선 치료가 시도되고 있으나 결과는 아직 미지수이다.

8. 경동맥 해면정맥동루(Carotidcavernous fistula; CCF)

내경동맥(C4부위)과 해면정맥동간의 이상 교통(루)으로 동맥으로부터 저항이 적은 정맥내로 피가 흐르게 되어 정맥압이 상승된 상태이다.

1) 해부

해면정맥동내 내경동맥의 분지동맥은 meningohypophyseal trunk(100%), 그 다음으로 inferolateral trunk(80-90%)와 McConnell's capsular artery(28%)가 분지한다. 드물게 trigeminal artery, ophthalmic artery가 드물게 정맥동에서 분지하는 수도 있다.

양측 정맥동은 전후 해면 정맥동(anterior and posterior intercavernous sinus)을 통하여 서로 연결되어 있어 반대측 또는 양측에서 증상이 나타날 수 있다. 해면정맥동에서 전방으로 유출되는 정맥은 상안 정맥(superior ophthalmic vein)과 접형두정 정맥동(sphenoparietal sinus)이며 CCF환자에서 볼수 있는 박동성 안구 돌출은 상안 정맥압의 상승에 의한다. 이러한 환자에서 가끔 볼 수 있는 두개내압 항진, 뇌출혈 및 간질은 접형두정정맥동을 통하여 대뇌피질로 혈류가 역류하기 때문이다.

익돌근정맥총(pterygoid plexus)은 전방으로 유출되는 통로이다. 후방으로 유출은 상추체 정맥동(superior petrosal sinus), 하추체 정맥동(inferior petrosal sinus), 뇌저정맥총(basilar venous plexus)을 통한다.

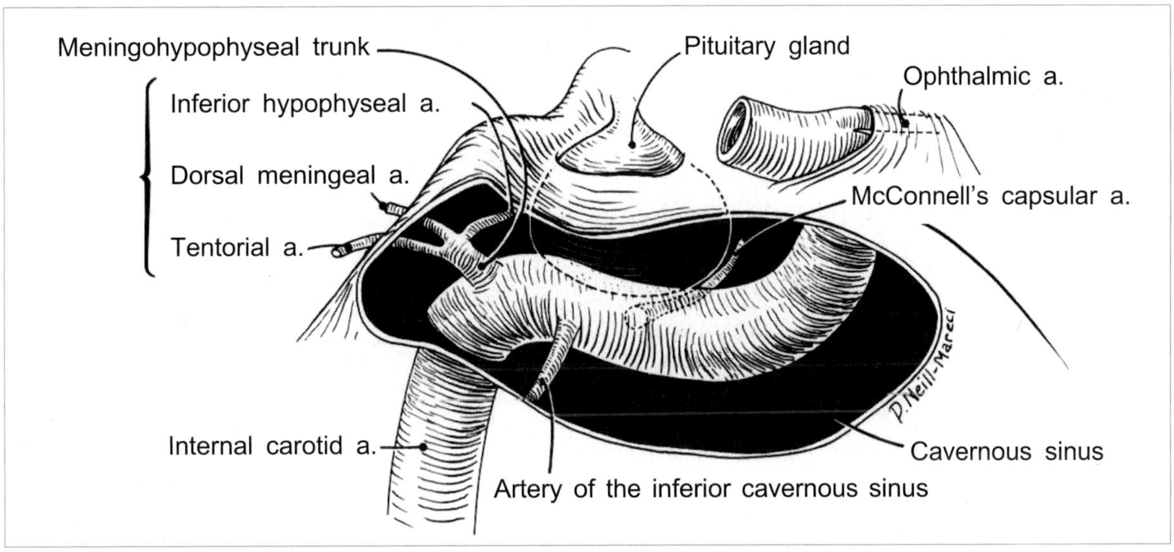

〈그림 15〉 해면정맥굴의 혈관 해부학

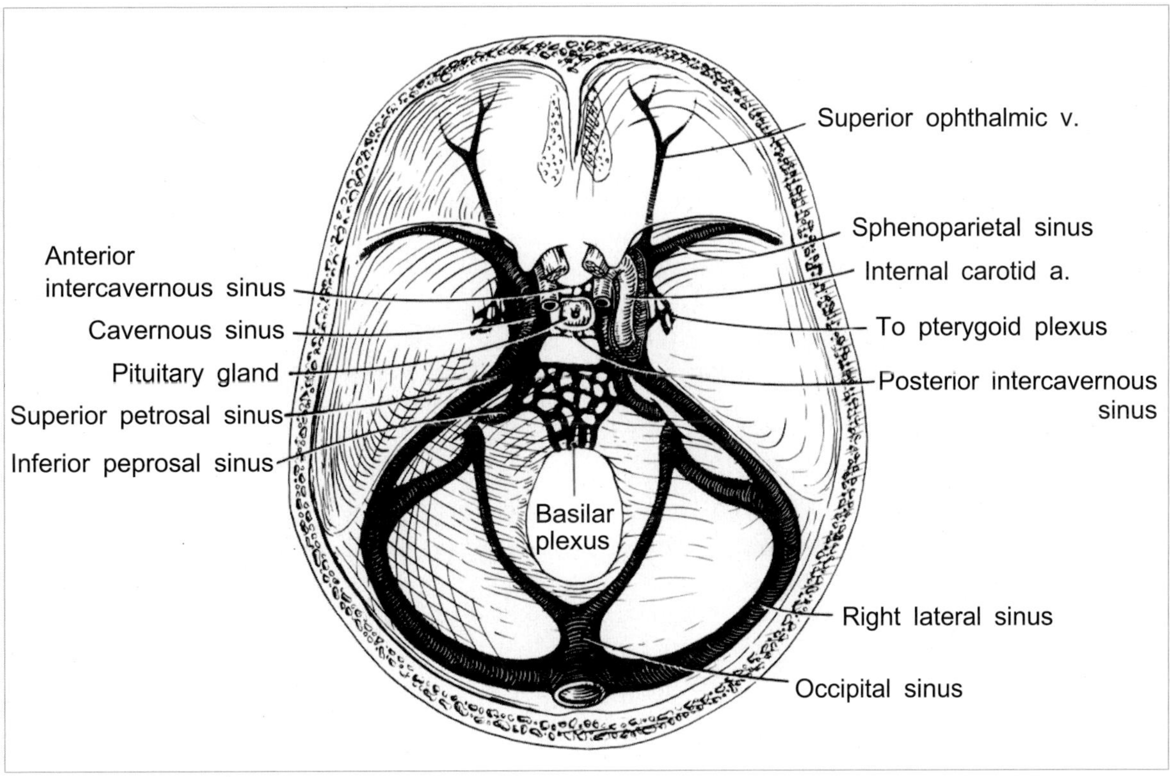

〈그림 16〉 뇌의 정맥굴(Sinus)

2) 분류

발생원인에 따라 외상루(traumatic fistula) 특발성루(spontaneous fistula), fistula 크기에 따라 high flow, low flow로 나누나, 임상에서는 Barrow 등에 의한 분류가 많이 쓰인다.

〈표 9〉 경동맥 해면정맥굴(CCF)의 분류

형태	병인	유입동맥	혈류량
A	외상 동맥류 파열	내경동맥(직접형)	High flow
B	특발성	내경동맥 경막분지(경막형)	Low flow
C	특발성	외경동맥 경막분지(경막형)	Low flow
D	특발성	내외경동맥경막분지(경막형)	Low flow

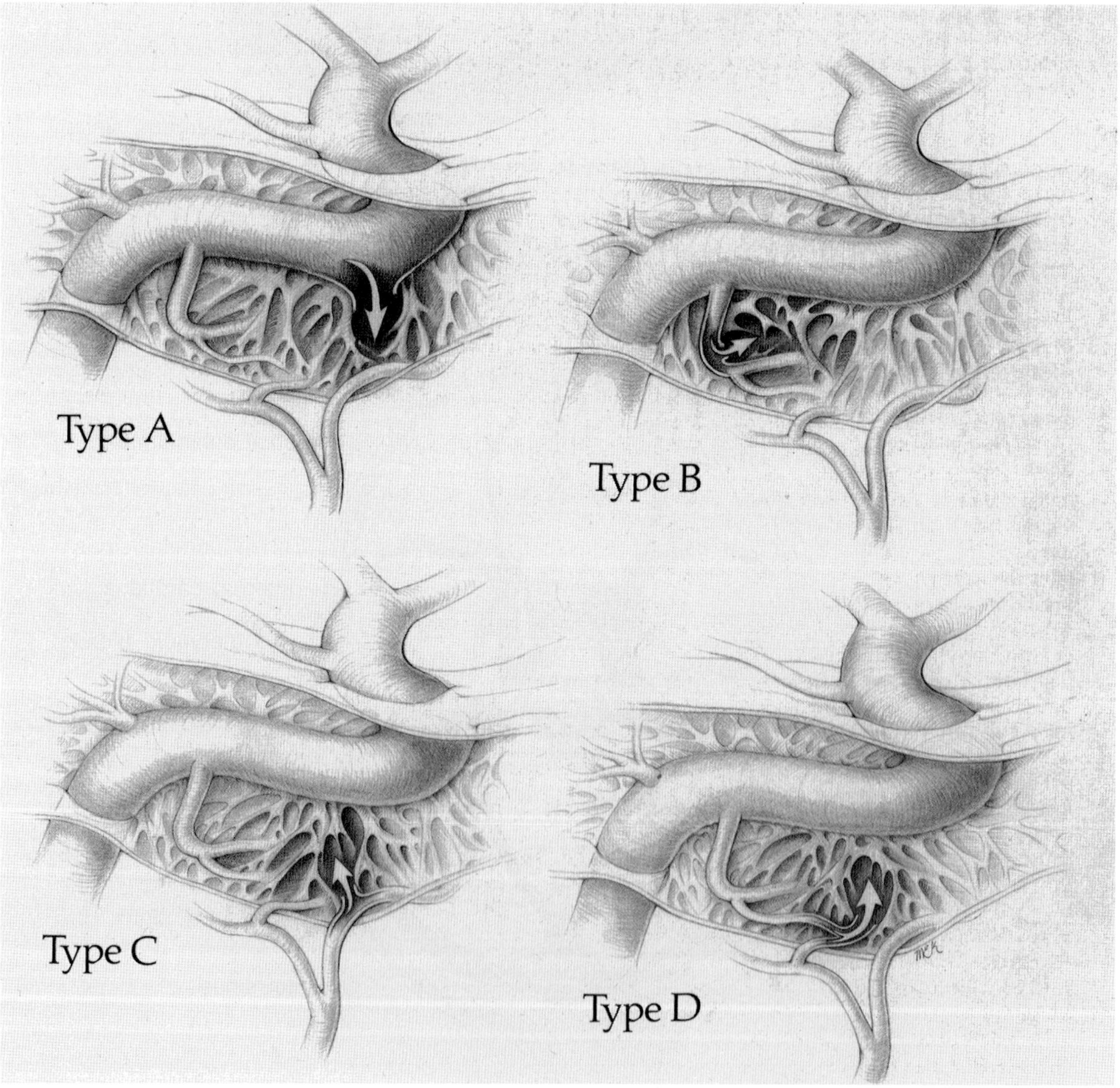

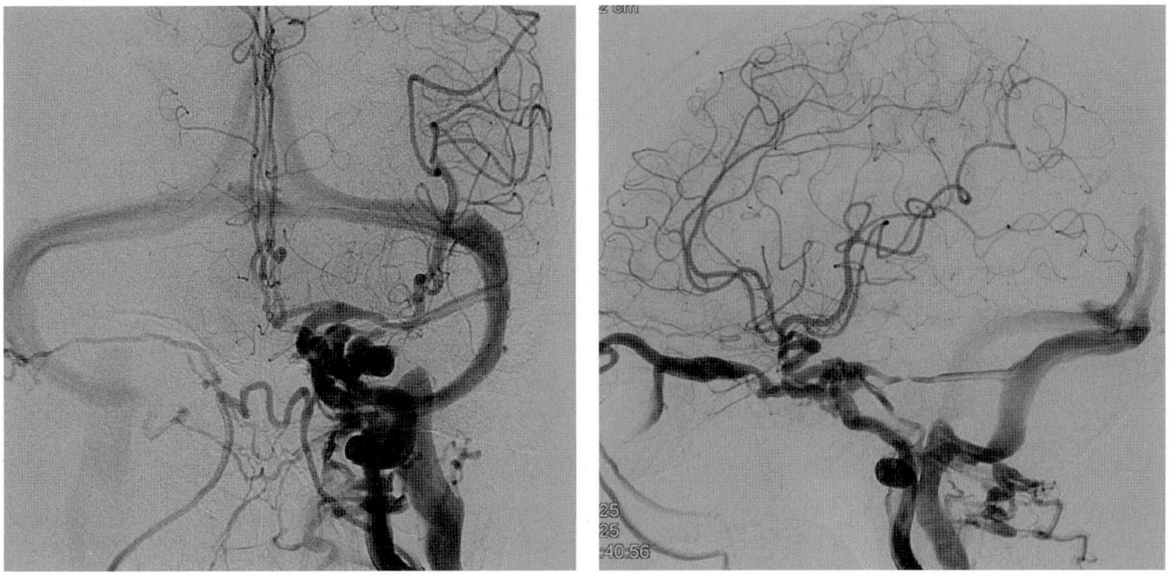

CCF, Type A

〈그림 17〉 경동맥 해면정맥굴(CCF)의 분류

3) 임상 증상 및 진단

잡음(bruit)은 가장 흔한 초기 증상이며 안구 또는 두부에서 들을 수 있고 박동성 안구 돌출(pulsating exophthalmos) 결막부종(chemosis)은 동맥피가 안정맥으로 역류하여 초래된다. 복시(diplopia)는 외안근을 지배하는 뇌신경마비나 안구 근육이 약화되어 안구 운동이 제한되어 나타난다.

시력 장애는 가장 심각한 합병증으로 외상에 의한 시신경 손상, 안정맥압 상승, 안구 돌출에 의한 시신경 압박으로 올수 있으나 중요한 이유는 안동맥압은 낮은데 안정맥압이 상승하여 안관류압이 낮아져서 일어나는 안구 허혈에 의한다.

두부외상후 상기 증상이 나타나면 진단이 쉽다. 단순 두개골 촬영상에서 두 개저 골절 여부로 확인하여야한다. 뇌 CT에서 조영후상에서 해면 정맥동 팽창, 안정맥 확장은 보이며, MRA, MRI에서 해면정맥동과 안와내 구조물에 대하여 더 정확한 영상을 얻을 수 있다.

해부학적 및 혈류 역동학적 분류는 뇌혈관 촬영으로만이 가능하며 적절한 치료 방침을 세우는데 필수 검사이다.

4) 치료

특발성 CCF는 자연 치유되는 수가 있으므로 6개월 동안 관찰 후 시력이 나빠지거나 루가 없어지지 않는 경우 적극적인 치료를 시도한다.

(1) Endovascular treatment

도관을 이용하여 latex 또는 silicone 풍선으로 fistula 만을 차단한 다음 도관에서 풍선을 분리하는 방법

(2) 직달술

해면 정맥동에 도달하여 근육편을 삽입하거나 내경동맥을 보존시키고 fistula 만을 폐쇄시키는 방법

(3) 방사선 치료

참고 문헌

1. 대한신경외과학회 신경외과학, 중앙문화사 진수출판사 1996.
2. Rengachary Willkins. Principles of neurosurgery.

뇌혈관질환의 혈관내 수술

김태선

1. 뇌혈관 조영술의 역할

혈관조영술은 동맥 내부로 조영제를 주입해 혈관 내부 상태를 평가할 수 있는 방법으로, 혈관 변화의 종류, 양상, 병변의 위치와 변화의 정도를 정확히 알아낼 수 있다. 뇌혈관질환에서 혈관조영술의 역할은 크게 둘로 나눌 수 있다. 첫째는 뇌혈관의 변화를 초래하는 여러 질환에서 병변과 그와 관련된 혈관 양상을 파악하기 위한 순수한 진단적 역할이고, 두 번째는 혈관 안으로 기구를 삽입하여 혈관의 비정상적인 상태를 교정하는 치료적 역할(endovascular treatment) 이다. 정확한 진단과 혈관내 치료를 수행하기 위해서는 뇌혈관조영술에서 정상적으로 구현되는 뇌혈관의 해부학적 구조에 대한 이해와 숙지가 필요하며, 뇌혈관질환이 있는 환자에서 관찰되는 병적인 혈관조영술 소견을 구분할 수 있어야 한다.

뇌혈관조영술이 이용되는 신경계 질환

1. 혈관 내경의 감소: 동맥경화성 폐색 또는 협착, 모야모야병, 혈관염, 급성뇌졸중, 정맥혈전증 등
2. 혈관 내경의 확장: 동맥류, dolichoectasia 등
3. 비정상적인 교통: 동정맥기형, 동정맥루
4. 종양 내부의 혈관 분포를 알아볼 필요가 있는 과혈관성 종양(hypervascular tumor): d원발성 악성종양, 전이성 종양, 수막종, 혈관아세포종 등

2. 허혈성(폐쇄성 뇌혈관질환의 혈관내 수술)

1) 경동맥 협착

(1) 효과 및 적응증

적응증 : 증상 발현 유무, 혈관 협착의 정도, 측부 순환 존재 유무에 따른 뇌관류 저하 여부, 불안전 동맥경화성 죽종의 존재 여부 등을 종합적으로 고려하여 판단

무증상(asymptomatic) 및 유증상(symptomatic)의 구별에 대해서는 논란이 많으나 최근 6개월 이내 협착 영역과 관련된 증상 유무로 구별한다. 50% 이상의 유증상 경동맥 협착 환자에서 경동맥 내막절제술이 뇌졸중 및 사망률을 감소시키는 효과가 있다고 밝혀졌다. 경동맥내막절제술과 스텐트 혈관성형술의 효과에 대해 여러 대규모 연구가 시행되었으며 이런 결과들을 바탕으로 2010년 American Heart Association/American Stroke Association, 2011년 American College of Cardiology Foundation/American Heart Association의 진료 지침 개정판에서도 50% 이상의 유증상 경동맥 협착 환자에서

스텐트 혈관성형술이 내막절제술의 대체 치료로서 사용될 수 있다고 발표하였다. 60% 이상 무증상 경동맥협착 환자에서도 Asymptomatic Carotid Atherosclerosis Study와 Asymptomatic Carotid Surgery Trial 연구결과 경동맥 내막 절제술의 효과가 입증되었다. 무증상 경동맥 협착 환자에서 내과적 치료와 스텐트 혈관성형술의 효과를 직접 비교한 연구는 없지만 2010년의 Carotid Revascularization Endarterectomy vs. Stenting Trial(CREST) 연구결과에 의하면 경동맥내막절제술 및 스텐트 혈관성형술 두 치료 사이의 유의한 치료 효과 차이는 없었다. 경동맥협착은 궤양 형성 빈도가 높아서 스텐트 혈관성형술 도중 혈전 유리에 의한 색전증 위험성을 고려하여야 한다. 이러한 색전증의 위험 때문에 내막절제술이 어려운 고위험군이 일차적 적응증이다. 스텐트 혈관성형술의 일차적 적응증은 내막절제술 후 재발된 협착, 방사선 치료 후 협착, 총경동맥 지위치가 높은 경우, 반대측 내경동맥 폐색 등이다.

(2) 수술 수기

전 처치로 항혈소판제를 최소 3일 이상 투여한다. 만일 응급환자로 전 처치를 하지 못한 경우 정맥용 항혈소판제를 사용한다. 시술을 시작하면서 헤파린을 정주하여 activated clotting time(ACT)을 250~300초로 유지한다. 환자가 많이 움직이고 협조가 되지 않을 때는 전신마취를 사용하기도 하지만 일반적으로 전신마취보다는 국소마취와 가벼운 진정제를 사용하는 것이 환자의 신경학적 상태를 모니터링 할 수 있어서 더 바람직하다. 대퇴동맥 접근법이 일반적이나 경우에 따라 요골동맥 접근법을 사용하기도 한다. 유도관 말단을 총경동맥의 중간부위에 설치한 후 조영제를 사용하여 경동맥 조영술을 실시하고 협착의 정도 및길이와 정상혈관의 크기를 측정하여 사용할 스텐트를 선택한다. 협착이 심하여 스텐트가 통과하기 어려운 경우에는 풍선으로 먼저 확장을 시킨 후에 스텐트를 통과시켜 설치한다. 자가팽창형 스텐트는 설치한 후에 시간이 경과하면서 더 확장시키는 효과가 있기는 하지만 스텐트를 설치한 후에 잔류 협착이 50% 이상일 경우 스텐트 설치 후 재확장이 필요하다. 스텐트를 설치하거나 풍선으로 확장할 때 carotid bulb를 자극하여 서맥이 발생하고 심할 경우 심정지가 올 수 있기 때문에 atropine을 미리 주사하거나 주사할 준비를 해 놓고 혈관성형술을 진행한다. 스텐트 혈관성형술의 주요 합병증인 원위부 색전증을 예방하기 위해 protective device를 사용하는 것이 바람직하다. Protective device는 여러 종류가 있고 사용 방법이 조금씩 다르기 때문에 그 사용 방법을 숙지한 후 사용하여야 합병증이나 수술 시간 지연을 피할 수 있다. 스텐트 혈관성형술 후 합병증으로 원위부 색전증, 과관류 증후군 및 재관류성 뇌출혈, 재협착 등이 있다. Carotid bulb 압박으로 인한 심한 서맥 및 심정지가 있으며 대퇴동맥 천자로 인한 국소혈종, 후복막강 혈종, 대퇴동맥 가성동맥류 등이 생길 수 있다.

2) 두개내 혈관협착

두개 내 혈관협착으로 생기는 뇌경색은 전체 뇌경색의 약 8~10%를 차지하고 있으며 Warfarin vs. Aspirin Symptomatic Intracranial Disease(WASID) 연구 결과 1.8년에 22%의 재발이 관찰되었다. 두개내 혈관협착은 여러 가지 치료방법의 모색이 필요하며, 최근 기술적인 발전에 힘입어 제한적인 범위에서 두개내 혈관협착에 대한 혈관내 수술이 시행되고 있다.

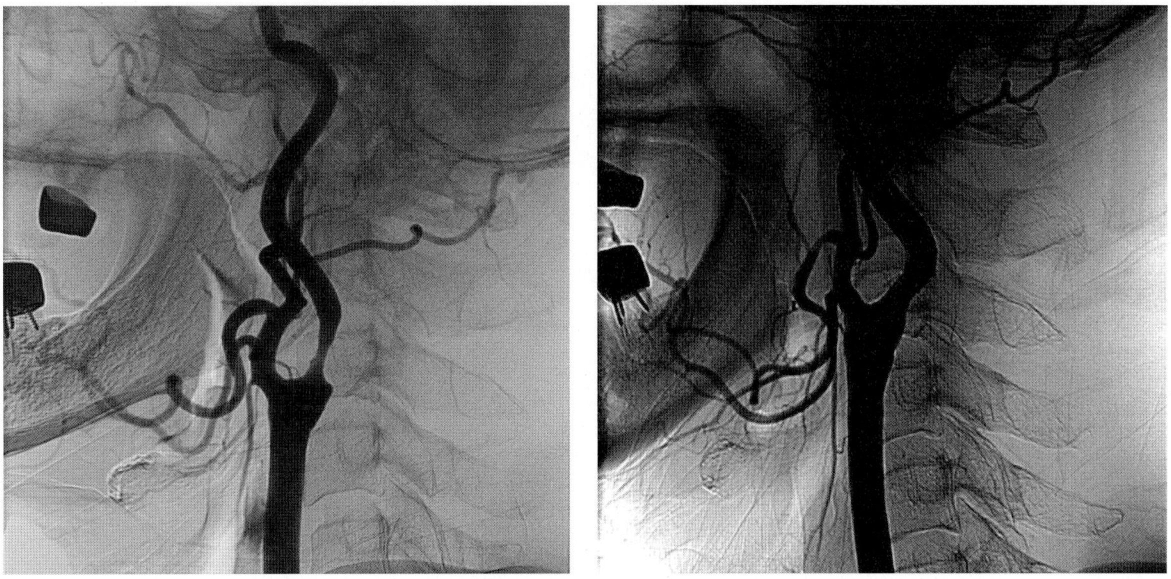

〈그림 1〉 내경동맥 협착증에서 스텐트 혈관성혈술 전/후

3. 출혈성 뇌혈관질환에 대한 혈관내 수술

1) 뇌동맥류의 혈관내 수술

뇌동맥류에 대한 혈관내 수술은 환자에서 획득한 road-mapping영상을 따라 여러 종류의 도관을 삽입하고 이를 통해 백금 코일 등을 포함한 색전 물질을 뇌동맥류로 삽입하여 뇌동맥류를 막는 것이다. 보통 유도관(guiding catheter)이 필요하며 이는 시술을 위해 목표 혈관의 근위부까지 위치시켜 원하는 기구들을 안전하게 병변 부위까지 갈 수 있게 하는 도관이다. 이후 미세철사 및 미세도관을 이용하여, 미세도관을 동맥류 내에 위치시킨다. 뇌동맥류의 혈관 내 수술에서 사용하는 주된 색전물질은 백금을 이용한 분리형 코일이다. 또한 코일을 이용한 혈관내 수술 결과 향상을 위한 다양한 종류의 코일이 개발되어 사용 중이다. 일부 병원에서는 환자의 신경학적 변화를 보기가 용이하며 또한 시술 시간을 단축하는 등의 이점으로 국소마취나 진정 하에서 치료하는 것을 선호하기도 한다. 하지만 digital subtraction angiography(DSA)의 road-mapping 영상에서 뇌혈관의 정확한 주행상태를 얻으려면 환자가 움직이지 않은 것이 가장 중요하고, 환자의안정성이 좋고, 또한 치료시 발생할 수 있는 합병증에 대처하기 용이하므로 전신 마취 하에서 혈관내 수술을 하는 것이 보편적이다. 혈관조영기는 혈관내 치료에서 중요하다. 양측 panel 조영기를 사용하여 검사 및 수술시 방사선 조사량을 최소화하면서 수술시 두 각도에서 동시에 보면서 뇌동맥류를 치료할 수 있다. 또한 회전혈관영상기법(rotational angiography)으로 삼차원 영상을 획득하면 수술 전 치료 계획을 수립하기가 용이하며 수술 중보다 정확한 뇌동맥류의 해부학적 구조를 파악할 수 있다.

(1) 혈관내 치료 방법

대부분의 뇌동맥류는 한 미세도관을 동맥류내에 위치시킨 후 코일을 삽입하여 뇌동맥류를 폐색시킬 수 있으나 뇌동맥류의 경부가 넓은 경우는 다중 미세도관을 이용하거나 풍선 보조 코일색전술(balloon assisted coiling) 혹은 스텐트 보조 코일색전술(stent assisted coiling) 등을 사용하고 있다. 최근 여러 가지 뇌동맥류 색전술용 스텐트가 개발되어 경부가 넓은 뇌동맥류 환자에서 사용되고 있으며, 그 적응증이 점차 확대되고 있다. 하지만 스텐트를 삽입하게 되면 항혈소판제제를 일정기간 동안 사용하여야 하므로 이로 인한 출혈성 합병증도 고려하여야 한다. 또한 혈류의 변화를 유도하여 동맥류내로 혈류가 가지 않게 하는 혈류 우회용 스텐트(flow-diverting stent)도 사용되고 있어 거대동맥류 등 기존의 혈관내 수술 재료로 치료하기 힘든 일부 동맥류도 이 방법으로 치료되고 있다. 하지만 위의 방법으로 치료가 불가능한 경우 측부 순환을 확인한 후 코일 등을 이용하여 동맥류를 포함한 모혈관 자체 또는 모혈관 근위부를 폐색시키는 방법도 드물게 시행할 수 있다.

(2) 혈관내 치료의 적응증

치료방법 결정시 고려 사항

- 환 자 요소 : 나이, 임상 소견, 동반 질환 여부, 환자 선호
- 동맥류 요소 : 모양, 크기, 위치, 모동맥 및 분지동맥 간의 해부학적 관계
- 시술자 요소 : 경험, 시술자 선호

1990년대는 뇌동맥류의 혈관내 수술은 동맥류 결찰술이 어렵거나, 접근이 힘든 뒤 순환계 동맥류의 일부에서 치료가 권장되었다. 최근에는 혈관내 수술의 재료 및 방법이 개선되고 시술자의 경험이 축적되면서 여러 가지 동맥류가 혈관내 수술의 적응증이 되고 있다.

(3) 뇌동맥류의 추적검사

단순 두부 방사선 검사

- 개통 여부 자체를 알 수는 없다.
- 코일 형태의 변화 유무로 재개통 여부 추정

MRA

- 비교적 정확, 비침습적
- 스텐트 사용시, 인공 음영 발생 가능

DSA

- 가장 정확하나 침습적

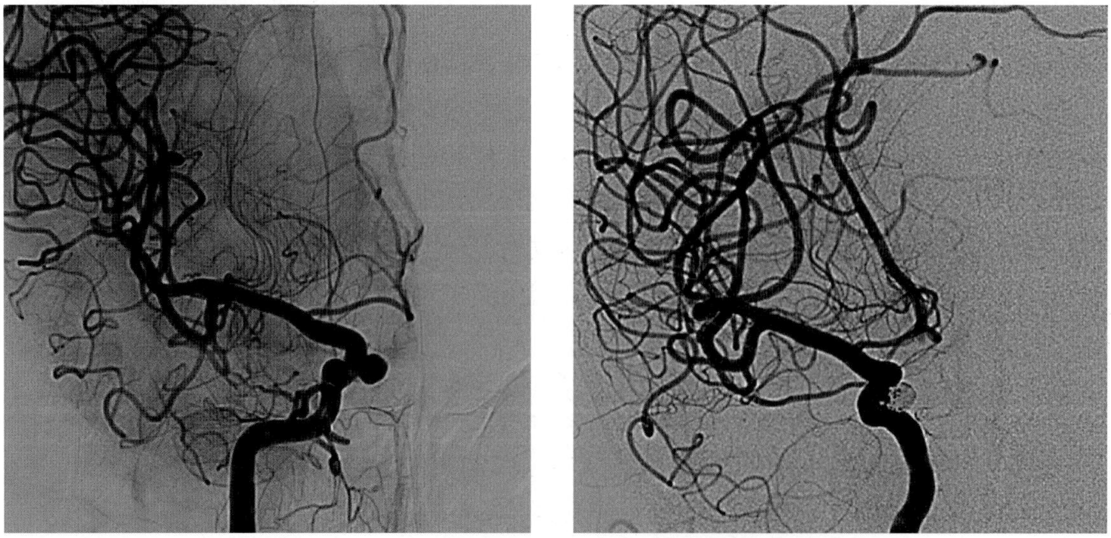

〈그림 2〉 내경동맥 동맥류에서 코일 색전술(Coil) 전/후

ISAT 연구를 포함한 여러 연구에서 뇌동맥류의 혈관내 수술은 동맥류 결찰술에 비해 수술 후 동맥류의 재개통이나 재파열이 높다고 보고되고 있다. 그러므로 치료 후의 정기적인 추적검사는 매우 중요하다. 추적검사는 혈관조영술이 가장 정확하지만 침습적이며 하루 정도의 입원이 필요하므로 이를 대체하기 위해 MRA를 많이 사용하며 MRA의 정확성에 대해서는 비교적 만족할 만하다고 알려져 있다. 하지만 최근 스텐트를 사용한 치료가 증가되고 있으며 스텐트를 사용한 경우는 심한 인공음영(artifact)이 발생하여 정확한 재발여부를 알기가 어렵다는 단점이 있다.

(4) 뇌동맥류 코일색전술의 합병증

가. 시술 중 동맥류 파열

주로 코일을 동맥류 속에 채우는 과정에서 발생하며 드물게 미세카테터(micro-catheter)와 가이드 와이어(guide wire)에 의하여 발생하기도 하며, 파열시는 코일을 계속 채워 넣어서 빨리 색전술을 완료해야 한다.

나. 혈관 폐색

코일에 의하여 생기거나, 혈전 또는 색전에 의하여 생길 수 있으며, 원인에 맞게 대처한다.

다. 뇌동정맥 기형의 혈관내 수술

색전물질은 액성 색전물질 및 입자형 색전물질로 구분된다. 액성 색전물질의 대표는 N-butyl-cyanoacrylate(NBCA)로 현재 가장 오랜 기간 동안 광범위하게 사용되고 있다. 단점은 색전술시 혈액과 접촉하자마자 바로 고체화되므로 뇌 동정맥 기형의 핵에 충분히 투과하지 못한 상태에서 굳어버릴 가능성이 높아 뇌 동정맥 기형이 완전히 막는 것이 매우 힘들다. ONYX라는 물질이 개발되어 뇌 동정맥 기형의 치료에 사용되고 있는데 이는 ethylene-vinyl alcohol copolymer(EVOH)와 dimethyl sulfoxide(DMSO), 그리고 tantalum 같은 방사선 주시하에 잘 보일 수 있는 물질을 섞어 사용하는 화합물이다. NBCA에 비해 ONYX의 가장 큰 장점은 비접착성으로 고체화되는 시간이 길다는 것이다. 만일 특수화된 미세도관(분리형 미세도관)을 사용하면 상대적으로 충분한 시간을 가지고 색전술을

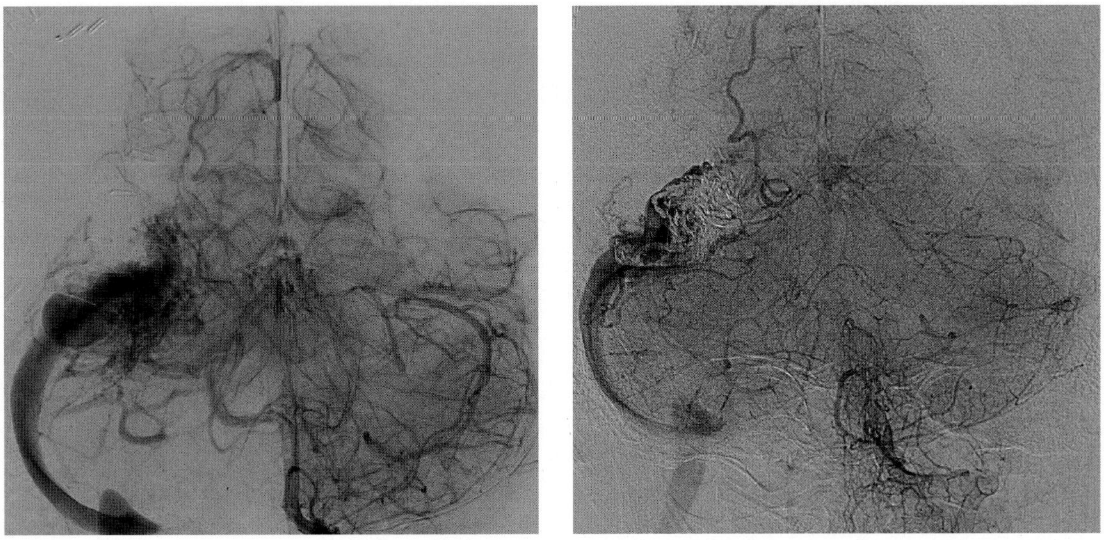

〈그림 3〉 동정맥 기형에서 Onyx 색전술 전/후

시행할 수 있어 뇌동정맥 기형을 효과적으로 폐색할 수 있다. 하지만 투과성이 매우 좋아 완전히 동정맥 기형의 핵이 제거되지 않은 상태에서 정맥이 막히는 경우 뇌 동정맥 기형의 파열 가능성이 높아지는 보고가 많아 불완전 폐색이 된 경우 수술적 치료를 가능한 빠른 시간 내에 하도록 권장하고 있다. 입자형 색전물질로는 polyvinyl alcohol(PVA)이 가장 널리 사용되고 있다. 재소통률이 높아 주로 병변의 수술 전 색전술에서 사용된다. 혈관내 수술 단독 요법에 의한 뇌 동정맥 기형의 완전폐색은 어렵다. 그러므로 각각의 병변의 모양, 환자의 증상, 나이 등에 따라 혈관내 수술, 미세혈관 수술, 방사선 수술 등의 단독 혹은 복합사용으로 동정맥 기형을 치료해야 할 것이다.

3) 경막동정맥루의 혈관내 수술

경막동정맥루의 치료원칙

- 병변의 완전 폐색
- 아주 위험한 병변을 덜 위험한 병변으로 바꾼다.
- 어느 정도의 증상 완화

현재 경막동정맥루의 치료는 일부 병변에서 수술적 치료를 사용하기도 하지만 혈관내 수술이 대부분의 병변에서 일차적 치료법으로 선택되고 있다.

경막동정맥루에 대한 혈관내 접근법

- 동맥접근법, 정맥접근법

색전물질

- 코일, N-butyl-cyanoacrylate(NBCA), ONYX, polyvinyl alcohol(PVA)

(1) 경정맥색전술(Transvenous Embolization)

경정맥색전술은 경막동정맥루의 유출정맥부를 완전히 폐색시키는 방법으로 색전물질로 다양한 코일이 사용된다. 정맥동의 폐색시 가장 중요한 점은 정상피질정맥의 흐름을 알아야 한다. 대부분의 병변정맥동은 동맥화되어 이미 정맥동으로서의 기능을 상실한 경우가 대부분이나 만일 정상정맥이 순행성 방향으로 들어온다면 이 정맥동의 폐색은 심각한 임상결과를 초래할 수 있다. 특히 순행성 방향의 정맥동을 막는 경우 불완전 폐색이 되면서 경막동정맥루가 남아 있는 경우는 정상 뇌 피질 정맥으로의 피의 역류가 생겨 뇌부종, 뇌출혈 등 심각한 결과를 초래할 수 있으므로 치료에 신중을 기해야 한다.

(2) 경동맥색전술(Transarterial Embolization)

경막동정맥루의 병변 부위를 유입동맥으로 접근하는 방법으로 주로 유출정맥으로의 접근이 어렵거나 비교적 접근하기 용이한 유입동맥이 있는 경우에 사용된다. 사용되는 색전물질은 polyvinyl alcohol(PVA)이나 N-butyl-cyanoacrylate(NBCA), ONYX 등이다. 대부분의 병변은 많은 유입동맥이 있으므로 각각의 동맥을 모두 막기가 어렵고 또한 구불구불하여 병변까지의 도달에도 어려움이 있다. 그러므로 일차적으로는 주로 사용되지 않으며, 경정맥색전술이 어려운 경우, 증상의 완화 목적으로 주로 사용된다. 하지만 최근 ONYX 물질의 사용으로 동맥으로 접근하여 완전히 병변을 폐색하는 보고가 있다.

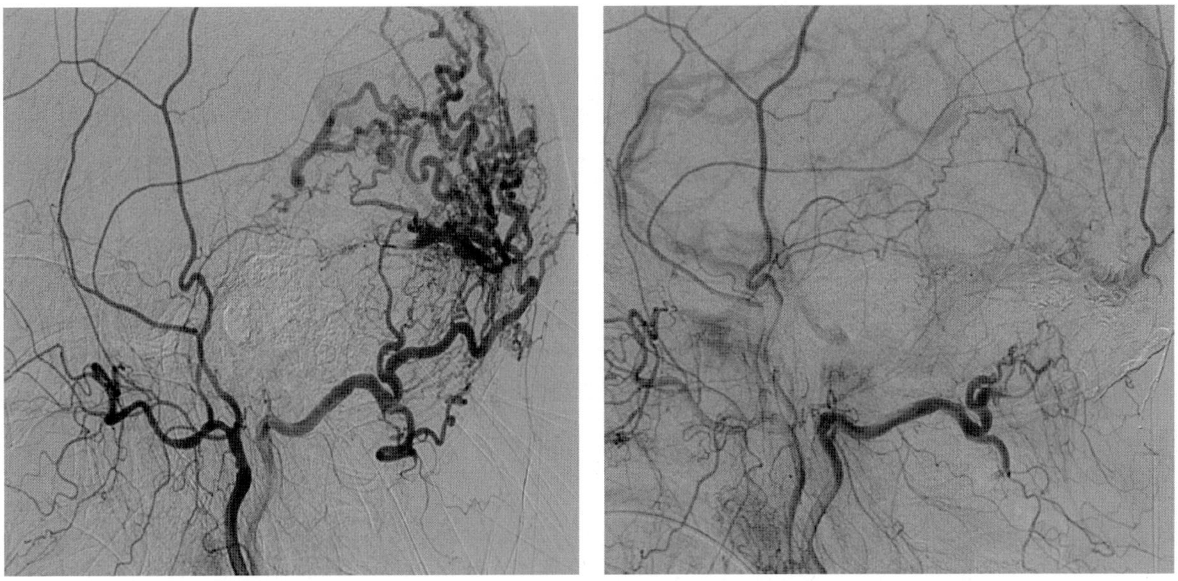

〈그림 4〉 경막 동맥정루에서 Onyx 색전술 전/후(Transarterial embolization)

4. 외상성 뇌혈관 손상에 대한 혈관내 수술

1) 외상성 두개강내 동맥류의 혈관내 수술

- **병리 소견** : 가성 동맥류가 대부분
- **증상 및 증후** : 지연성 발현 및 출혈 야기도 가능
- **치료법** : 모동맥 혈관 포착, 코일색전술, 스텐트 보조 코일색전술

주로 수상 후, 지연성 두개강내 출혈을 일으켜 약 50% 이상의 사망률을 보이는 심각한 질병이다. 병리조직학적으로 진성 동맥류보다는 혈관벽 전 층의 파열로 인해 형성되는 가성 동맥류가 대부분이다. 자연 치유되는 경우도 있지만 대부분은 수상 후 1~3주(2주) 때 출혈을 야기한다. 따라서 수상 후, 약 2주 이전에 조기 진단하여 적극적인 치료를 하는 것이 중요하다. 주로 이용되는 혈관 내 수술법으로는 액성 색전물질, 분리형 풍선 및 코일을 이용한 동맥류를 포함한 모동맥을 함께 폐색시키는 혈관내포착, 그리고 모동맥을 보존하면서 동맥류 낭내만 코일로 채워 막는 낭내 코일색전술 및 스텐트 단독 및 코일 삽입을 겸한 스텐트 삽입술 등이 있다. 낭내 코일 색전술로 치료하는 일반적 진성 동맥류와 달리 외상성 가성 동맥류는 진성 교원질 층이 없는 단순한 섬유막으로 형성된 약한 가성 낭벽으로 이루어져 있어 코일 삽입시 파열되기 쉽고 낭내에 혈전이 존재할 경우가 많아 코일이 혈전 안으로 밀려들어가 재발할 가능성이 높다. 따라서 여러 상황을 잘 고려하여 환자에 맞는 적절한 개별적 혈관내 수술법을 적용하여야 한다.

2) 두개강내 동정맥루의 혈관내 수술

주로 이용되는 혈관내 수술 방법으로는 분리형 풍선, 코일 단독 또는 스텐트 보조 코일색전술,

도포스텐트 등을 이용하여 모동맥을 보존하면서 동맥에서 정맥으로 통하는 병변을 폐색시키는 시술법들이 선호된다. 코일을 이용할 경우, 색전 물질을 제어하기 쉬워 사용에 편리한 장점이 있으나 여러 코일을 사용하여야 할 경우가 많아 경제적 부담이 될 수 있는 것이 단점으로 지적된다. 이러한 이유로 최근에는 피복스텐트의 사용도 늘고 있는 추세다. 모동맥을 보존하면서 피복된 스텐트벽을 이용하여 손상된 동맥 구멍을 자연스럽게 막을 수 있어 직접형 동정맥루의 합리적 치료방법으로 여겨진다.

3) 두개강내 혈관박리의 혈관내 수술

뇌혈관박리는 내탄성층, 중막 또는 외막의 손상에 따라 뇌허혈 또는 뇌출혈의 양상을 모두 나타낸다.

치료법 : 스텐트를 이용한 혈관성형술, 코일 단독 또는 스텐트 보조 코일색전술

뇌동맥박리는 출혈성보다는 허혈성이 많은 것으로 보고되어 있다. 뇌출혈을 나타내는 경우는 주로 뇌동맥류를 형성하는 경우이며 허혈성인 경우는 주로 협착이나 폐색으로 나타난다. 자연 치유율이 높은 자발성에 비해 외상성의 경우는 많은 예들에서 병변의 진행을 보이며 자연 치유되는 비율은 낮다(20~50%). 출혈성인 경우, 적극적 치료를 요하며 외상성 동맥류의 혈관내 수술법과 다르지 않다. 허혈성인 경우는 내막판(intimal flap)이 혈전색전증이나 혈관폐색의 원인을 제공한다. 항응고요법에 반응하지 않는 경우는 적극적 혈관내 수술이 추천된다. 수술법은 내막판을 혈관벽에 붙이고 안정화시켜 동맥내강을 넓혀 주는 스텐트 보조 혈관성형술이 주로 이용된다. 풍선팽창형 스텐트나 자가팽창형 스텐트 모두 사용될 수 있으나 유연성이 부족하여 오히려 시술시, 혈관박리를 악화시킬 수 있는 풍선팽창형보다는 자가팽창형 스텐트가 선호된다.

Chapter 04

어지럼증

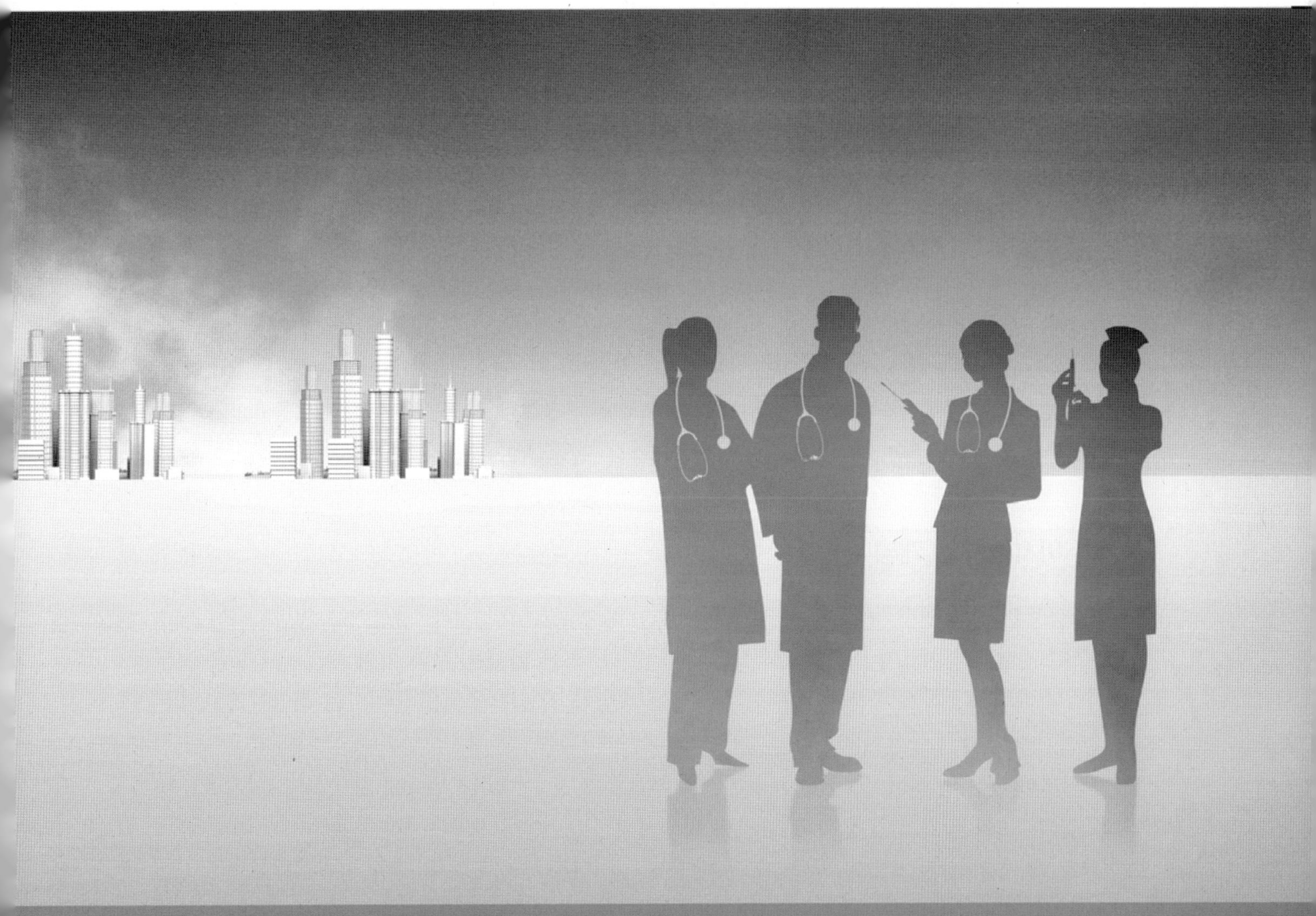

어지럼증

이승한

학습 목표

1. 병력청취와 신체진찰
   1) 진성 어지럼증과 보행장애와 기립 자세로 인한 어지럼증을 감별할 수 있다.
   2) 내이 질환성 어지럼증과 중추성 어지럼증을 감별할 수 있다.
   3) 안진검사 및 소뇌기능검사 등을 올바르게 할 수 있다.
2. 진단과 치료에 필요한 기본검사
   1) 필요한 검사실검사와 영상검사 등을 지시하고 판독할 수 있다.
   2) 특수검사(전기생리학적검사, CT, MRI 등)가 필요한 환자를 선별할 수 있다.
3. 기본 치료계획과 환자교육
   1) 중추성 어지럼증 환자의 응급처치를 할 수 있다.
   2) 양호한 경과를 갖는 진성 어지럼증 환자들의 증상을 치료할 수 있다.
   3) 전문진료가 필요한 환자를 선별할 수 있다.
4. 적용개념
   1) 속귀의 형태학적 구조 및 기능을 설명할 수 있다.
   2) 어지럼증과 척추뇌기저 허혈과의 연관성을 설명할 수 있다.
   3) 말초성 어지럼증과 중추성 어지럼증의 생리기전을 설명할 수 있다.

어지럼증의 개념과 전정계

뇌는 시각계(visual system), 체성감각계(somatosensory system)와 전정계(vestibular system)를 통해서 들어온 정보를 통합하고 분석하여 우리 몸의 균형을 유지한다. 이 정보를 통합하고 분석하는 역할은 주로 뇌간의 전정핵과 소뇌가 담당하며, 이 정보는 다시 근골격계와 안구운동계로 전달되어 자세유지에 필요한 동작과 안구운동이 반사적으로 유발된다. 따라서 정보를 받아들이는 감각신경계나 중추신경계의 통합기능에 이상이 생기면 어지럼증과 함께 자세불안(imbalance)이 발생한다. 특히 전정계는 평형유지에 가장 중요한 역할을 담당하기 때문에 전정계의 질환은 심한 어지럼증(dizziness)과 자세불안을 초래한다.

1. 어지럼증의 개념

어지럼증은 전체 인구 10명 중 한 명이 겪고 있을 정도로 흔하지만, 양상이나 원인질환이 매우 다양하여 진단이나 치료가 어려운 질환 중의 하나이다. 또한 환자들은 몇 가지 다른 증상들을 모두 '어지럽다'라고 표현하기 때문에, 어지럽다고 하는 증상이 실제로 무엇을 의미하는 것인지 알아내는 것이 문진에서 가장 중요하다.

가장 흔한 것은 '단순어지럼증(dizziness)'으로 우리가 흔히 '어질어질하다'고 표현하는 증상이다. 앉았다 일어나거나 갑자기 움직일 때 잠깐씩 발생하며 심할 때는 기절할 것은 느낌이 들 때도 있다. 피곤하거나 몸의 상태가 좋지 않을 때 우리 몸의 감각들을 통합하는 기능이 일시적으로 저하되어

오는 경우가 대부분이다. 드물게는 자율신경계의 장애에 의해 머리로 가는 혈류가 순간적으로 감소하거나 심리적 요인에 의해 발생할 수도 있다. 특히 노인에서는 감각기능뿐 아니라 이를 통합하는 대뇌기능도 저하되어 있으므로 이러한 종류의 어지럼증을 느끼는 경우가 흔하다. 대개는 일시적인 현상이나, 이러한 증상이 자꾸 반복될 때는 전반적인 신체상태에 대한 점검이 필요하다.

또 다른 증상으로는 '실조(ataxia)'를 들 수 있다. 누워있거나 앉아있을 때는 특별히 증상이 없으나, 걸을 때 중심을 못잡고 비틀거리는 현상으로 마치 술 취했을 때와 같은 모습이며, 말하는 것도 어둔해지고 손의 움직임도 부자연스러워, 물건을 잡으려 할 때 겨냥이 잘 되지 않는 증상이 동반될 수 있다. 이러한 증상이 나타나면 소뇌의 이상을 의심하여야 하고, 걸음걸이만 불편할 때는 다리로부터의 감각에 이상이 있거나 귀 안쪽에 위치한 평형기관이 양쪽 모두 손상된 경우도 생각할 수 있으므로 신경전도검사, 전정기능검사, 뇌영상촬영을 통해 원인질환을 밝혀내어야 한다.

'현훈(vertigo)'이란 자신이나 주위가 빙글빙글 도는 것과 같이 느끼는 심한 어지럼증으로 속이 메슥거리고 토하는 증상과 함께 자세불안을 동반한다. 현훈은 대개 머리의 움직임에 의해 악화되며, 특정 동작에 의해 유발되기도 한다. 현훈은 전정계의 장애에 의해 발생한다. 말초전정기관은 내이(inner ear)에 위치하며, 머리의 회전(rotation)이나 선형운동(translation)을 감지한다. 내이의 전정기관에서 받아들인 머리의 움직임에 대한 정보는 전정신경을 통해 뇌간의 전정핵으로 전달된 후 전정척수반사(vestibulo-spinal reflex)와 전정안구반사(vestibulo-ocular reflex, VOR)를 통해 자세와 시선 유지에 관여한다. 따라서 전정계의 장애에 의한 현훈에서는 자세불안과 안진이 동반된다.

2. 전정계의 해부와 생리

1) 말초전정기관의 해부와 생리

내이의 전정기관은 세 개의 반고리관(semicircular canal)과 타원낭(utricle), 소낭(saccule)으로 구성된 이석기관(otolithic organ)으로 이루어져 있다 **<그림 1>**. 전, 후, 수평의 세 반고리관은 머리의 회전운동을, 이석기관은 머리의 선형 운동과 기울임을 감지하는 역할을 한다.

각 전정기관은 막미로(membranous labyrinth)와 그 외부의 골미로(bony labyrinth)로 이루어져 있다. 막미로는 K^+이 높고 Na^+이 낮은 내림프(endolymph)로 채워져 있고, 막미로와 골미로 사이에는 Na^+이 높고 K^+이 낮은 외림프(perilymph)가 존재한다. 반고리관과 타원낭이 만나는 부위에는 팽대(ampulla)가 있다. 팽대에는 회전자극에 대한 감각수용기인 팽대능선(crista ampullaris)이 위치한다. 반면 타원낭과 소낭에는 선형자극을 감지하는 이석반(macula)이 있다. 팽대능선과 이석반에는 감각세포인 털세포(hair cell)가 분포한다. 털세포는 신경말단의 형태에 따라 1형과 2형으로 나뉜다. 반고리뼈관의 팽대능선 상부에는 젤라틴 덩어리인 마루(cupula)가 팽대의 상피세포층까지 위치하고 있으며, 이석반 상부는 젤라틴막과 그 위에 이석으로 덮혀 있는데, 이를 이석막(otolithic membrane)이라고 한다 **<그림 1>**.

머리가 회전하면 관성에 의해 반고리관 내에서 내림프의 흐름이 유발되고, 마루가 휘어진다. 마루가 휘어지면, 마루에 의해 덮혀있는 털세포의 섬모가 움직이고, 이때 양이온 채널이 열려 세포 내로 내림프에 풍부한 K^+이 유입된다. K^+의 유입은 털세포를 탈분극시켜 Ca^{2+} 채널을 통한 Ca^{2+}의 유입을 유도하며, 최종적으로는 신경종말에서 신경전달물질을 유리시키고 신경을 탈분극시켜 정보를 중

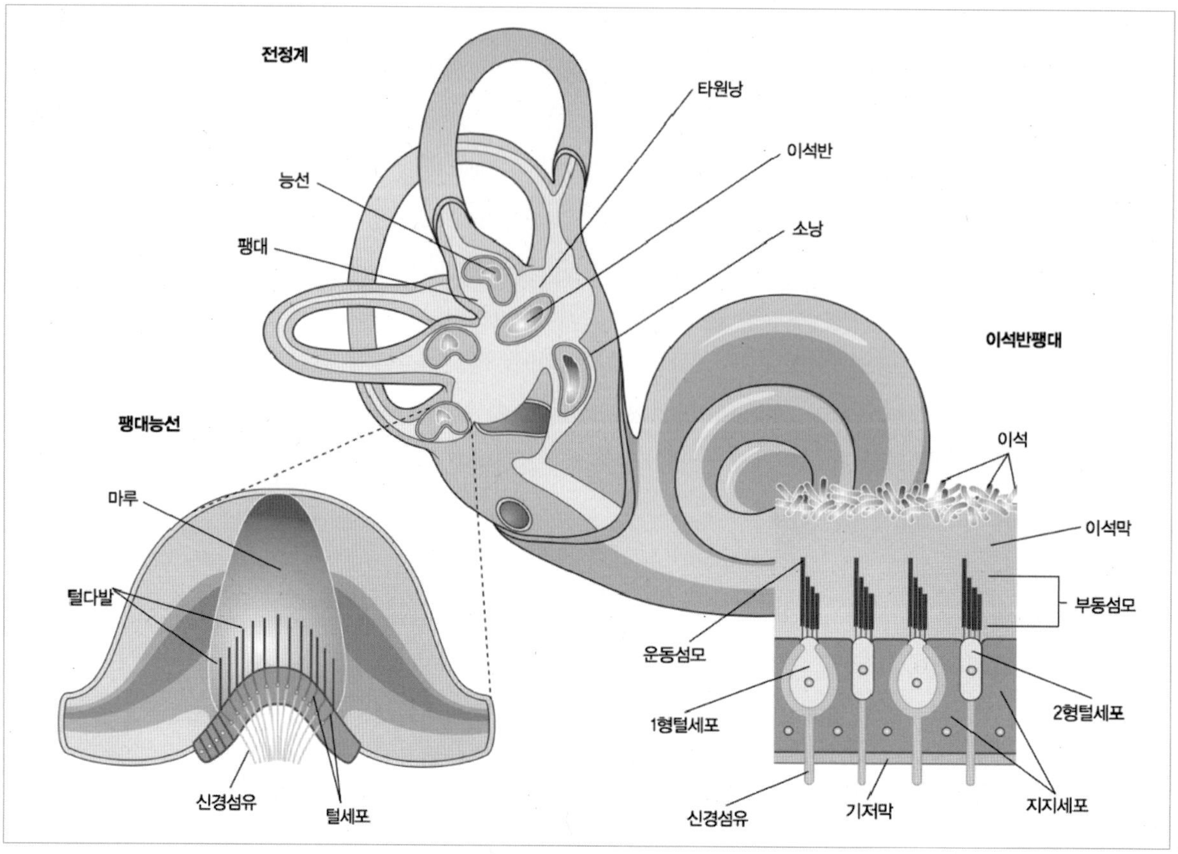

〈그림 1〉 내이의 해부-생리학적 구조

추로 전달하게 한다. 털세포의 섬모가 제일 외측에 위치한 제일 긴 섬모인 운동섬모(kinocilium)쪽으로 편위되면 양이온 채널이 열려 탈분극이 유도되고 신경이 자극되지만, 그 반대 방향으로 편위될 경우에는 재분극되어 신경이 억제된다. 부동섬모(stereocilium)가 수평반고리관에서는 타원낭 쪽으로 향하고 있고, 수직반고리관에서는 타원낭의 반대쪽인 반고리관을 향하고 있다. 따라서 수평반고리관에서는 내림프의 흐름이 타원낭 쪽으로 향할 때 신경이 자극을 받고, 수직반고리관에서는 타원낭 반대쪽으로 향할 때 신경이 흥분된다.

머리가 상하좌우로 움직이거나 기울어지면 이석의 무게 때문에 이석막이 움직이고, 이는 이석막에 묻혀있는 털세포의 섬모를 편위시켜, 위에 서술한 일련의 과정을 통해 중추로 신호가 전달된다.

구심전정신경은 전정신경절(vestibular 또는 Scarpa's ganglion)에 세포체를 둔 양극신경세포(bipolar neuron)의 신경섬유로서 내이도를 통해 뇌간의 전정핵에 연결된다. 전정신경은 상분지(superior division)와 하분지(inferior division)로 나뉜다. 상분지는 전반고리관과 수평반고리관, 그리고 타원낭에서 기원하는 신경섬유로, 하분지는 후반고리관과 소낭에서 기원하는 섬유들로 구성된다. 말초전정계는 대부분 전하소뇌동맥(anterior inferior cerebellar artery, AICA)에서 나오는 미로동맥(labyrinthine artery)의 공급을 받지만, 가끔 뇌기저동맥(basilar artery)에서 직접 분지되는 혈관에 의해 관류되기도 한다. AICA의 분지인 미로동맥은 다시 총달팽이(common cochlear)동맥과 전정달팽이(vestibulocochlear) 동맥으로 나누어진다. 미로의 혈액공급은 신경분포와 유사한데, 전정달팽이동맥은 후전정(posterior vestibular)동맥을 통해 후반고리관과 소낭의 아래 부분을 공급할 뿐만 아니라, 달팽이가지(cochlear ramus)를 통해 달팽이의 일부도 공급한다. 전전정동맥은 타원낭과 수평 및 전반고리관을 공급한다 <그림 2>.

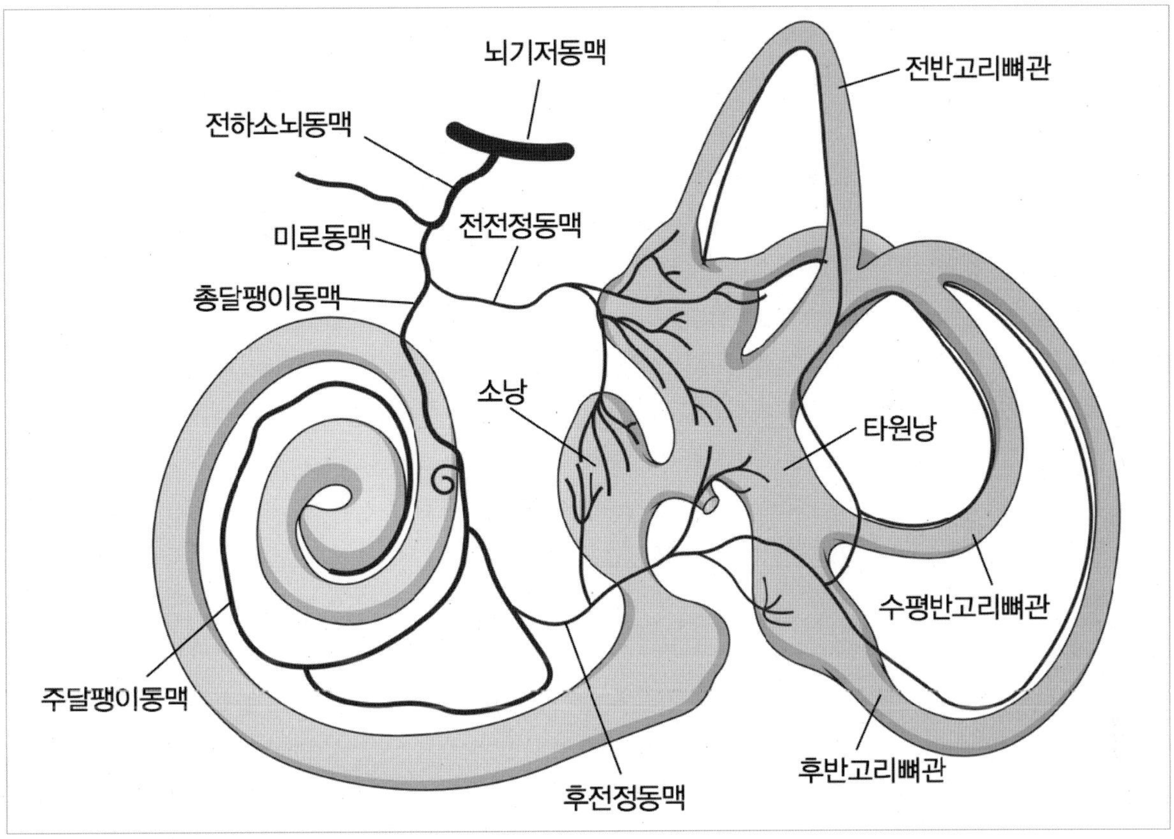

전전정동맥은 수평반고리뼈관, 전반고리뼈관, 타원낭에 혈액을 공급하고, 후전정동맥은 후반고리뼈관과 소낭을 관류한다.

〈그림 2〉 내이의 혈액공급

2) 중추전정기관의 해부와 생리

내이에서 시작한 전정경로는 전정신경을 따라 연수에 있는 전정핵에 도달한다. 이들은 다시 소뇌, 안구운동과 관계된 신경핵들과 연결되며 시상을 거쳐 대뇌의 전정피질에 이른다. 전정핵은 소뇌와 시각계, 체성감각계 등으로부터 정보를 받아 전정신경을 통해 들어온 머리와 몸의 움직임에 대한 정보와 통합함으로써 머리와 눈, 그리고 몸의 위치를 제어한다. 체성감각계나 자율신경계를 통한 대부분의 조절작용은 되먹임조절계(feedback control system)를 통해 이루어지지만, 반사적인 자세의 유지는 미리 예측할 수 있어야 하기 때문에 전정계는 앞먹임조절계(feedforward control system)에 해당된다.

이석기관은 주로 외측(lateral vestibular nucleus, LVN)과 하전정핵(inferior vesitublar nucleus, IVN)으로 연결되고, 반고리관은 주로 내측(medial vestibular nucleus, MVN)과 상전정핵(superior vestibular nucleus, SVN)으로 전달된다. 반고리관에서 오는 신호는 주로 VOR과 전정경부투사(vestibulo-cervical projection)를 통해 안구운동과 머리의 움직임을 조절한다. 반면 이석기관에서 오는 신호는 주로 전정척수투사(vestibulospinal projection)와 이석경로(otolithic pathway)를 통해 몸의 기울기나 눈의 수직정렬을 조절한다. 전정시상투사(vestibulothalamic projection)는 시상의 배뒤핵(ventral posterior nucleus)을 경유하여 피질의 일차몸감각영역과 일차운동영역으로 향하며, 피질은 평형감각, 공간감각, 몸 감각을 통해 복잡한 운동을 계획하고 실행한다.

(1) 전정안구반사

VOR은 머리가 회전할 때 머리 회전과 반대 방향으로 눈을 같은 각도만큼 회전시키는 보상적인 반사이다. VOR은 미로에서 출발한 신호가 세 개의 신경세포, 즉 전정신경절, 전정핵, 안구운동신경세포를 통해 전달되어 이루어진다. VOR의 잠복기는 15 ms로 인체에서 가장 빨리 유발되는 안구운동이며, 순간적이나 빠른 머리회전 때에도 망막에 상을 안정되게 유지함으로써, 시각을 선명하게 하여 주는 반사이다. VOR의 흥분신호는 뇌간에서 교차하여 반대쪽 안구운동신경세포로 전달되지만, 여러 단계의 신경시냅스를 통해 전달되는 억제신호는 교차하지 않고 같은 쪽의 안구운동신경세포로 전달된다. 안구운동핵으로 연결되는 전정안구투사(vestibuloocular projection)는 주로 SVN과 MVN에서 기시하는데, SVN에서 기원하는 섬유는 반대쪽 눈돌림신경핵과 도르래신경핵에 연결되고, MVN에서 기시하는 섬유는 반대쪽 외전신경핵(abducens nucleus)으로 연결된다. 전정핵에는 다섯 가지 이상의 신경세포가 존재하는데, 대표적으로 1형신경세포는 같은 쪽 일차구심신경과 시냅스를 이루며, 흥분세포와 억제세포가 있다. 2형신경세포는 반대쪽 1형신경세포나 망상체신경세포로부터 맞교차신경세포(commissural neuron)를 통하여 입력을 받으며 항상 억제성이다. 한쪽으로 머리가 회전하는 경우 같은 쪽 전정기관이 흥분하고, 반대쪽 전정기관의 억제로 인해 같은 쪽 2형신경세포도 억제되므로 같은 쪽 1형신경세포가 더 흥분하게 된다. VOR도 Sherrington법칙을 따르는 동향운동이므로, VOR 때 두 개의 작용근은 흥분되어 수축하고, 길항근은 억제되어 이완된다.

(2) 전정소뇌로

전정핵은 소뇌의 양쪽으로 벌레(vermis), 타래(flocculus), 곁타래(paraflocculus), 결절(nodulus), 꼭지핵(fastigial nucleus), 혀(lingula) 등과 연결된다. 이끼섬유(mossy fiber)를 통해 타래로 유입되는 구심성 신경섬유들은 전정신경핵, 설하신경앞핵(nucleus prepositus hypoglossi, NPH), 방정중로 세포군(the cell group of the paremeidan tract, PMT) 및 원활추종운동과 연관된 배외측뇌교핵(dorsolateral pontine nucleus, DLPN) 등에서 기원한다. 또한 반대편 하올리브핵(inferior olivary nucleus)에서 기원한 시각정보도 등상섬유(climbing ber)를 통해 타래에 전달된다. 따라서 타래는 내이에서 기원된 전정정보뿐만 아니라 공간에서 안구운동의 속도와 안구의 위치에 관한 정보 및 목표물의 움직임에 관한 시각정보가 모두 통합되어 전달되는 장소로서 전정계 손상 후 VOR의 적응(adaptation)에 중요한 역할을 하게 된다.

타래에서 나가는 원심성섬유는 대개 동측의 SVN 및 MVN과 y-group 신경원에 연결되어 있다. SVN과 MVN은 내이의 반고리관에서 시작되는 전정신호가 유입되는 장소로서 전정신경핵 중 VOR에 가장 중요한 부위라 할 수 있다.

결절 및 배측목젖으로 유입되는 구심성 섬유는 MVN과 IVN, NPH, 하올리브핵에서 각각 이끼섬유 및 등상섬유를 통해 전달된다. 또한 타래는 전정신경과의 직접적인 연결이 드문데 반해(대부분 전정신경핵을 거쳐서 타래로 유입됨), 결절은 전정신경의 직접적인 연결을 받으며 원심성섬유는 타래와 마찬가지로 대개 동측의 SVN 및 MVN과 연결되어 있다. 전정소뇌의 원심성 섬유는 푸르킨예(Purkinje) 세포를 통해 전달되어 전정신경핵에 대해 억제성 효과를 가진다.

어지럼증의 진단 및 질환

1. 어지럼증의 진단

어지럼증 환자의 진찰에서 중요한 것은 환자에게 전정계의 불균형을 나타내는 징후가 있는지를 살피는 것이다. 급성어지럼증 환자에서는 임상검사를 통해 쉽게 전정계의 불균형 여부를 알아낼 수 있다. 만성어지럼증에서는 다양한 수기를 통해 전정계의 이상 여부를 찾아내어야 한다. 특히 어지럼증이 유발되는 특정 상황이 존재할 때는 이러한 상황을 재현하여 어지럼증이 발생하는지를 관찰하여야 한다. 또한 어지럼증의 진찰을 통해 원인이 말초전정계의 질환인지 아니면 중추전정계의 질환인지 감별하는 것이 중요하다. '말초어지럼증'은 내이에 위치한 전정기관(반고리관, 타원낭, 소낭)이나 전정신경의 병터에 의해 어지럼증이 유발되는 경우로 어지럼증은 아주 심하더라도 심각한 질환이 원인인 경우는 드문 반면 '중추어지럼증'은 조기에 발견하여 치료하지 않으면 치명적인 결과를 초래할 수 있기 때문이다. 전정불균형(vestibular imbalance)에서는 정적(static imbalance) 및 동적불균형(dynamic imbalance)을 모두 검사한다. 전정척수로의 이상은 자세의 관찰, 손가락지시검사(목표빗나감검사, past-pointing test), 롬버그검사, 일자보행(tandem gait) 등을 통해 알아볼 수 있다.

1) 자발안진(spontaneous nystagmus)

안진을 검사할 때는 우선 안진의 방향, 정도, 주시방향에 따른 변화를 면밀하게 관찰하여야 한다. 한쪽의 말초(내이 또는 전정신경)병터에서는 양눈이 점차 병터쪽으로 치우치며(느린 눈의 움직임, slow phase), 이를 보상하려는 교정신속보기(corrective saccade)는 병터의 반대쪽을 향한다. 따라서 한쪽 말초병터에서는 병터의 반대쪽을 향하는 회선-수평안진(torsional-horizontal nystagmus)이 관찰된다.

반면 중추안진은 다양하게 나타날 수 있다. 순수한 수직 방향의 안진이나 순수한 회선안진은 중추병터를 시사한다. 또한 안진의 방향이 불규칙하거나, 시선에 따라 안진의 방향이 바뀌는 주시유발안진(gaze-evoked nystagmus, GEN)도 중추안진이다. 일반적으로 안진은 안진의 방향쪽을 쳐다볼 때 정도가 증가하며, 시선이 반대방향을 향할 때는 감소하는 경향을 보인다(Alexander법칙). 말초안진에서는 주시방향에 의해 안진의 강도가 변할 수는 있으나 방향이 역전되지는 않는다. 말초전정기능장애에서는 중추신경계가 정상이라면 시고정(fixation)에 의해 안진이 억제되는 경향이 있다. 따라서 시고정을 제거하고 안진의 양상을 좀 더 정확히 관찰하기 위해 검안경(ophthalmoscope)이나 Frenzel안경을 사용하면 말초전정안진과 중추전정안진의 감별에 도움이 된다. Frenzel안경은 20디옵터 볼록렌즈를 장착한 특수안경으로 환자의 시고정을 막는 역할을 한다. 또한 볼록렌즈가 눈의 움직임을 확대시켜 보여주므로 안진의 관찰이 용이하다. 말초와 중추안진의 일반적인 감별점은 표에서와 같다 <표 1>.

〈표 1〉 말초안진과 중추안진의 감별

	말초안진	중추안진
안진의 형태	수평-회선	순수 수평, 수직, 또는 회선 복합적인 양상
안진의 방향	한 방향	방향전환이 가능
시고정의 영향	억제	없음

2) 두진검사(head-shaking test)

한쪽 전정병 환자들은 자발안진이 사라진 후에도 머리를 좌우로 흔들면(head shaking) 병터의 반대쪽을 향하는 안진을 보일 수 있다. Head-shaking test는 앉은 자세에서 환자에게 Frenzel안경을 착용시켜 시고정 효과를 없애고, 환자의 머리를 약 30도 정도 앞으로 숙이게 한 후 환자의 머리를 잡고 수평면 상에서 30도 범위 내에서 양쪽으로 약 15초간 2~3 Hz의 속도로 머리를 흔든 후 유발되는 안진을 관찰하는 검사이다. 대부분의 경우 병터의 반대방향으로 안진이 나타난 후 20초 이내에 사라지며, 반대방향으로의 안진(second phase)이 이어지는 경우도 있다. 일반적으로 약한 head shaking에 의해서도 유발되는 강한 안진, 병터방향을 향하는 head-shaking nystagmus(HSN), 온도안진검사가 정상인 환자에서 유발되는 HSN, head shaking 방향과 다른 방향으로 발생하는 perverted HSN 등이 중추병터를 시사하는 것으로 알려져 있다.

3) 두부충동검사(head impulse test)

두부충동검사(head impulse test, HIT)는 환자를 마주보고 앉은 상태에서 환자의 머리를 양손으로 잡고 고개를 한쪽으로 10~20도 정도 돌린다. 환자에게 검사자의 코를 쳐다보게 한 다음 환자의 머리를 빠르게 중앙으로 돌리며 눈의 움직임을 관찰한다. 전정기능이 정상이면 환자의 눈은 움직이지 않은 채로 검사자의 코를 계속해서 응시한다. 하지만, 한쪽 전정기능에 이상이 있으면 그 쪽으로 머리를 돌릴 때 눈이 머리 회전과 같은 방향으로 돌아가므로, 다시 검사자의 코를 보기 위해 머리 회전과 반대 방향으로 교정신속운동(corrective saccade)이 발생하는 것을 관찰할 수 있다(양성). 교정신속운동이 머리 회전 중에 발생하는 경우(covert saccade)는 위음성으로 판정될 수 있으므로, 여러 번에 걸쳐 환자가 예측하지 못하도록 충동자극을 주는 것이 중요하다. 급성말초전정계병터에서는 대개 HIT가 양성이며, 중추병터에서는 대부분 정상이다. 따라서 안진을 보이는 급성전정증후군 환자에서 HIT가 음성이면 뇌병터를 우선 의심하여야 한다.

4) 동적시력검사(dynamic visual acuity)

VOR이 정상이면 머리가 움직일 때도 물체의 상이 망막에 안정적으로 머물러 있어 시력이 정상으로 유지된다. 하지만, VOR에 이상이 있으면 머리가 움직일 때 망막에 맺힌 물체의 상도 흔들리게 되므로 환자는 진동시(oscillopsia)과 어지럼증을 호소하고 시력은 감소한다. 동적시력검사(dynamic visual acuity, DVA)는 먼저 환자의 머리를 고정한 상태에서 시력을 측정하고, 환자의 머리를 1~2 Hz의 빈도로 좌우로 흔들면서 시력을 측정한다. 정상인에서는 시력표에서 1단계 이내의 시력저하를 보이지만, 전정기능에 이상이 있는 경우는 3단계 이상 시력이 감소한다. 이 검사는 특히 양측전정병증의 진단에 유용하다.

5) 온도안진검사(caloric test)

온도안진검사(caloric test)는 한쪽 전정기능 소실을 진단할 수 있는 유용한 검사이고, 혼수 환자의 뇌간기능을 평가하는 데에도 이용된다. 검사는 수평반고리관이 수직으로 위치하는 체위, 즉 누운 자세에서 머리를 약 30도 앞으로 숙이거나 앉은 자세에서 머리를 뒤로 60도 뒤로 젖힌 자세에서 한다. 온도자극은 양온자극(냉자극과 온자극)을 좌우측 귀에 교대로 가하는 방법을 사용한다. 물을 이용하는 경우 250 ml의 냉수(30도) 또는 온수(44도)를 외이도에 40초간 주입한다. 온도자극을 시작하기 전 15초 이상을 기록하여 환자가 안정되게 각성상태를 유지하고 있는지를 파악하여야 하며 자발안진이나 체위안진 여부 역시 사전에 관찰하여야 한다. 온도안진은 자극 시작 후 20~30초 가량 지나서 나타나기 시작하여 40~50초 정도에서 최대가 되고 이후 서서히 사라진다. 온도안진검사는 0.003 Hz 정도의 낮은 주파수 자극에 해당되며, 수평반고리관의 기능만을 검사할 수 있다는 단점이 있다. 온도안진검사에서 전정기관이 자극되는 기전으로는 열에 의한 림프액의 대류, 전정신경에 대한 직접 자극을 들 수 있으나 전자가 더 중요한 역할을 한다. 대뇌피질기능이 소실된 혼수 환자에서는 눈의 긴장편위만 관찰되고, 정상인에서 관찰되는 안진은 나타나지 않는다.

6) 안구기울임반응(ocular tilt reaction)

안구기울임반응(ocular tilt reaction, OTR)은 머리기울임(head tilt), 스큐편위(skew deviation), 안구회선(ocular torsion)의 세 가지 징후가 한 방향으로 나타나는 현상이다. 세 가지 징후에는 속하지 않지만 주변이 기울여져 보이는 주관적시수직(subjective visual vertical, SVV)의 기울어짐현상은 가장 흔히 호소하는 증상이다. 세 가지 징후가 모두 나타나는 경우도 있지만 일부만 나타나는 경우도 흔하다. 세 가지 징후 중에서는 안구회선이 가장 흔하며, 단안 혹은 양안에서 모두 나타날 수 있다. 안구회선의 정도는 머리가 기운 방향에서 더 크며, 망막사진에서 중심오목과 시신경유두를 연결한 선이 수평선과 이루는 각도를 측정해서 알 수 있다. 말초전정병의 경우 보통 급성기에만 나타나는 경우가 많으며, 이는 이석안구경로(otolith-ocular pathway)와 이석경부경로(otolith-colic pathway)의 불균형 때문이며 시간이 지날수록 중추신경계에 의한 보상으로 그 정도는 줄어들게 된다. 중추병터에서는 잠깐 동안만 돌발적으로 나타나거나 양쪽 교대로 나타나는 경우도 있다. 어지럼증을 호소하는 환자에서 OTR을 관찰하는 것은 급성기에 양쪽 전정신호의 정적불균형(static imbalance)을 알 수 있는 방법이다.

7) 자세불안

자세불안을 평가하는 방법으로는 롬버그검사와 일자보행방법이 있다. 롬버그검사에서는 환자에게 두 발을 모은 상태로 서게 한 후 환자가 얼마나 균형을 잘 유지하는지, 쓰러지는 경우 어느 쪽으로 쓰러지는지 관찰한다. 환자가 눈을 뜬 상태에서는 균형을 잘 잡으나 눈을 감을 때 균형을 잃고 쓰러지면 롬버그 양성으로 평가하며, 이는 고유감각계의 기능상애를 시사한다. 반면 소뇌기능에 이상이 있으면 눈을 뜨고 있을 때도 자세불안을 보이며, 눈을 감으면 증상이 악화된다. 증상이 경미한 경우 양쪽 발을 앞뒤로 붙인 상태에서 서있게 하여 검사한다(tandem or enhanced Romberg test). 일반적으로 한쪽 전정 또는 소뇌기능장애나 외측연수증후군에서는 병터쪽으로 쓰러진다. 일자보행은 양발의 앞꿈치와 뒷꿈치를 번갈아 가면서 붙이며 일직선으로 걸어가게 하는 방법으로 눈을 뜬 상태와 감은 상태에서 검사하고, 환자가 몇 발자국을 넘어지지 않고 뗄 수 있는지, 넘어지는 경우는 어느 방향으로 넘어지는지를 관찰한다.

8) 자세변환검사

자세변환검사(positional or positioning test)는 머리의 위치를 바꾸면서 유발되는 어지럼증과 안진을 검사하는 것이다. 먼저 앉아서 고개를 바로한 상태에서 안진 여부를 검사하고, 이어 고개를 양쪽으로 돌리거나, 숙이거나 젖힌 상태(head bending)에서 검사한다. 또한, 바로 누웠을 때(lying down)와 누워서 양쪽으로 고개를 돌린 상태(supine roll test)에서도 검사한다. 바로 눕히면서 고개를 뒤로 30도 정도 젖히거나(straight head hanging), 고개를 한쪽으로 45도 정도 돌린 상태에서 뒤로 눕히면서 머리를 지면을 향하여 30도 정도 아래로 향하게 하면서(Dix-Hallpike수기) 검사한다. 비만이나 경추질환이 있어 고개를 뒤로 젖히기 어려울 때는 고개를 반대쪽으로 45도 정도 돌리고 옆으로 눕히면서(side-lying) 안진 여부를 검사하기도 한다. 이 밖에도 환자가 특정 동작이나 자세에서 어지럼증을 호소하면 해당 자세나 동작을 재현하면서 어지럼증 또는 안진 발생 여부를 검사하는 것이 중요하다.

2. 질환

어지럼증 환자는 임상양상에 따라, (1) 급성전정증후군(acute vestibular syndrome, AVS), (2) 간헐전정증후군(episodic vestibular syndrome, EVS), (3) 만성전정증후군(chronic vestibular syndrome, CVS)으로 나눌 수 있다 <표 2>.

〈표 2〉 임상양상에 따른 어지럼증의 분류

급성전정증후군
전정신경염
소뇌와 뇌간의 급성 질환(뇌경색 등)
간헐전정증후군
전정편두통
메니에르병
간헐실조
양성돌발체위현훈
중추체위현훈
전정발작
자율신경계이상
정신성
만성전정증후군
양측전정병증
노년어지럼(presbycubis), 신경퇴행성질환
정신성

1) 급성전정증후군

이전에 어지럼증의 병력 없이 갑자기 생긴 어지럼증으로 움직이지 않고 가만히 있는 상태에서도 지속하고, 움직일 때 악화되는 특성을 보인다. 대표적으로 뇌혈관질환이나 내이의 염증질환이 이에 해당되며, 감별진단에는 환자가 보이는 동반증상과 안진의 양상, 자세불안의 정도, 그리고 HIT의 양성 여부가 중요하다.

(1) 전정신경염(vestibular neurits)

급성어지럼증을 일으키는 질환으로 내이나 전정신경의 염증에 의해 발생하는 것으로 추정한다. 어지럼증은 대개 수분에서 수 시간에 걸쳐 심해지며, 일부 환자에서는 증상이 발생하기 수일에서 수주 전에 감기 등을 앓은 병력을 확인할 수 있다. 약 20~30%의 환자에서는 심한 어지럼증이 나타나기 하루 이틀 전부터 약한 어지럼증을 전구 증상으로 보이기도 하지만 대부분에서는 아무런 징후 없이 갑자기 심한 어지럼증이 발생한다. 수평-회선혼합안진이 병터 반대쪽을 향하며, HIT가 병터 방향으로 양성이다. 자세불안은 있더라도 상대적으로 경미하여, 환자는 앉아있거나 서 있을 수 있다. 어지럼증은 수일에서 수주에 걸쳐 호전되나, 어지럼증이 사라진 뒤에도 걸을 때 어찔어찔 하며 중심을 잡기 힘든 느낌은 수주에서 수개월 동안 지속될 수 있다. 수평-회선혼합자발안진, OTR 같은 정적전정반사의 증상과 징후는 전정핵이 점차 자발 활동성을 회복하면서 호전되지만, 충분한 시간이 지난 후에도 정상 쪽으로 향하는 HSN이나 HIT의 이상은 나타날 수 있다. 전정신경염의 2/3 정도는 수평 및 전반고리관과 타원낭을 지배하는 상분지를 침범하며, 나머지 1/3에서는 상분지와 하분지가 동시에 침범된다. 급성기에는 전정억제제와 진토제(antiemetics) 등을 사용하여 증상을 경감시킨다. 전정억제제는 환자의 상태가 안정되는 대로 최대한 빨리 중단하고, 전정재활훈련을 통해 조기에 일상활동에 복귀시킨다.

(2) 뇌간 및 소뇌 기원의 어지럼증(중추성 어지럼증)

뇌간 및 소뇌의 경색이나 출혈에서 어지럼증이 흔히 발생한다. 다른 신경학적이상이 동반될 때는 쉽게 진단할 수 있으나, 어지럼증이 단독으로 발생하는 경우는 자세한 병력과 신경이과적진찰을 통하여 어지럼증이 뇌간이나 소뇌부위의 혈류장애에 의한 것인지를 감별해야 한다. 특히 내이나 하부 소뇌만이 선택적으로 침범되는 경우는 다른 증상 없이 어지럼증과 자세불안만 발생할 수 있으므로 주의하여야 한다. 내이는 AICA의 분지인 미로동맥에 의해 공급되며 곁순환(collateral circulation)이 발달되어 있지 않아 허혈에 취약하다. AICA 부위 경색은 대부분 청력소실과 어지럼증을 동반하나, 드물게는 청력증상 없이 어지럼증만 발생하는 경우도 있다. 하부 소뇌의 경색도 흔히 어지럼증 단독으로 발현한다. 말초현훈과의 감별점은 GEN을 포함한 중추안진이 관찰될 수 있고, HIT가 정상이며, 비교적 심한 자세불안을 동반하는 점이다. 최근 연구에서는 HIT 음성, GEN, 스큐편위(HINTS to INFARCT; acronyms of **H**ead **I**mpulse-**N**ystagmus-**T**est of **S**kew, **I**mpulse **N**ormal-**F**ast phase **A**lternating-**R**efixation on **C**over **T**est) 중 한 가지만 관찰되어도 뇌졸중 진단에서 민감도와 특이도가 높은 것으로 조사된 바 있다. 또한 뇌졸중 위험인자가 있거나 노인 환자에서 수분간 지속되는 어지럼증에서는 척추뇌기저동맥 부위의 일과성허혈발작을 우선 고려하여야 한다. 말초어지럼증의 경우 발병 1~2일 후에는 증상이 현저하게 좋아진다. 따라서, 하루, 이틀이 지나도 증상에 호전이 없으면 중추어지럼증의 가능성을 고려하여야 한다. AVS 환자에서 중추병터가 의심되어 뇌촬영이 필요한 경우는 <표 3>과 같다.

〈표 3〉 급성 어지럼 환자의 MRI 적응증

신경학적 징후를 동한한 경우
심한 자세불균형을 동반한 경우
심한 두통이 동반하는 경우
중추성 안진이 보이는 경우
자발안진이 있을 때 두부충동검사가 정상인 경우
48시간 이내에 어지럼이 호전되지 않는 경우

2) 간헐전정증후군

어지럼증이 반복적으로 발생하는 질환군으로 특정 자세나 자세 변화에 의해 유발되는 경우가 있고 편두통 발작처럼 자발적으로 발생하는 경우도 있다. 자발적으로 반복되는 경우에는 대부분 확진 방법이 없고, 특정 진단기준을 만족할 때 진단한다. 따라서 어지럼의 지속시간이나 동반증상 등 정확한 병력이 진단에 중요한 역할을 한다. 반면 자세변화에 의해 발작적으로 어지럼증이 유발되는 경우는 대부분 내이의 반고리관에서 기원하는 BPPV이지만 드물게 중추신경계의 병터에 의해 유사한 증상이 발생할 수 있다. 자세변화에 따라 유발되는 경우에는 자세변화에 의해 유발되는 안진의 양상을 관찰하는 것이 가장 중요하다. 일반적으로 환자들은 자세변화에 의해 잠깐씩 발생하는 어지럼증이 반복될 경우에도 어지럼이 수 시간 또는 수 일간 지속되는 것으로 표현할 때가 많고, 또한 발작 사이에 존재하는 구역이나 구토, 비틀이 어지럼증을 자세유발어지럼과 구별하지 않고 모두 어지럽다고 표현하는 경우가 대부분이다. 따라서 모든 어지럼 환자에서 자세검사를 해야 한다.

(1) 메니에르병

메니에르병(Meniere's disease)은 발작적 현훈, 감각신경난청, 이명, 귀충만감의 네가지 증상을 특징으로 하는 질환이다. 여성에서 1.3배 정도 호발하고, 호발 연령은 30~50대이며, 어린이에서는 드물다. 약 50%의 환자에서는 양쪽으로 발생한다.

메니에르병에서 어지럼증은 수 십분에서 수 시간 동안 지속되는 것이 보통이다. 발작 초기에는 내이가 오히려 자극되어 안진이 병터쪽으로 향할 수 있으며, 마비기가 되면 안진이 정상 귀 방향으로 바뀐다. 따라서 메니에르병에서는 발작기에 안진의 방향만으로 침범된 귀를 결정해서는 안된다. 메니에르병에서는 또한 발작기에 안진이 있더라도 HIT는 정상일 수 있으므로 중추질환과의 감별에 주의하여야 한다. 드물게는 어지럼증 없이 갑자기 쓰러지는 현상(Tumarkin crisis)이 나타날 수 있는데, 의식을 잃지 않는 것이 특징이다. 초기에는 저주파수 영역에서 변동성의 감각신경난청이 특징이나 다양한 양상을 보일 수 있다. 청각증상은 흔히 어지럼증에 동반해서 심해지고, 어지럼증이 없어지면 완화되는 경향이 있다. 따라서 어지럼증 발작의 전조로 이명과 귀충만감이 악화되는 경우가 많다. 발병 후 6개월 이내에 어지럼증과 청각증상이 함께 나타나거나, 난청만으로 시작되는 경우가 대부분이며, 어지럼증만으로 시작되는 경우는 비교적 드물다. 어지럼증의 정도와 발생빈도는 치료에 관계없이 60~80%에서 호전된다고 알려져 있다. 그러나 난청의 경우 초기에는 회복되기도 하지만, 차츰 진행한다. 최근에 바라니학회가 중심이 되어 2015년에 제시한 진단기준은 **<표 4>**와 같다.

〈표 4〉 메니에르병의 진단기준

Definite MD

A. 자발성 회전성 어지럼이 2회 이상 발생하고, 발생시간이 20분에서 12시간까지 지속
B. 한쪽 귀에서 청력검사로 확인된 저주파에서 중주파수 대역의 감각신경성 난청, 이러한 감각신경성 난청이 어지럼 발작 전, 발작 시 또는 발작 후에 이환된 귀에서 최소 1회 이상 보이는 경우
C. 이환된 귀의 변동성이 있는 청각 증상들(청력, 이명 또는 이충만감)
D. 다른 전정질환의 진단으로 설명이 되지 않음

Probable MD

A. 20분-24시간 지속되는 자발성 어지럼 또는 현훈이 2회 이상
B. 이환된 귀의 변동성이 있는 청각 증상들(청력, 이명 또는 이충만감)
C. 다른 전정질환의 진단으로 설명이 되지 않음

내림프수종(endolymphatic hydrops)이 주된 병리현상이며, 내림프의 순환장애가 중요 기전으로 생각되나, 정확한 원인은 알지 못한다. 일부에서는 감염, 만성중이염, 바이러스미로염, 외상, 귀경화증(otosclerosis), 매독, 알레르기, 백혈병, 자가면역질환 등에 동반하여 메니에르병의 증상들이 발생할 수 있다.

발작예방을 위해 과로와 스트레스를 피하고 저염식을 권한다. 카페인, 담배, 술, 초콜릿도 발작을 유발하는 것으로 알려져 있으므로 피하도록 한다. 약물로는 티아지드(thiazide)계열의 이뇨제나 베타히스틴(betahistine) 같은 약제를 사용하나 확립된 예방약제는 없다. 발작기에는 증상 완화를 위해 항히스타민제, 항구토제, 항콜린제를 사용한다. 내과적 치료에도 불구하고 현훈발작이 지속되는 경우에는 고막내 겐타마이신(gentamycin)주입술, 내림프낭감압술(endolymphatic sac surgery), 전정신경절제술(vestibular neurectomy) 등을 할 수 있다.

(2) 전정편두통(vestibular migraine)

편두통에서도 어지럼증발작이 반복될 수 있으며, 때로는 두통과 상관없이 어지럼증만 반복적으로 발생하기도 한다. 일반적으로 편두통 환자에서 다른 질환으로는 설명할 수 없는 반복적 어지럼증이 관찰될 때 전정편두통(vestibular migraine)이라 한다. 따라서 원인이 불분명한 반복어지럼증 환자에서는 과거력과 가족력을 통하여 편두통 유무를 확인하는 것이 중요하다. 최근 바라니학회와 국제두통학회에서 공동으로 마련한 진단기준은 <표 5>와 같다. 편두통의 예방약제들이 전정편두통을 예방하는데 어느 정도 효과가 있는 것으로 알려져 있다.

〈표 5〉 전정편두통의 진단기준

A. 적어도 5회 이상의 반복적인, 5분에서 72시간 까지 지속되는 중등도 이상의 전정증상
B. ICHD 진단기준에 합당한 편두통의 현병력 또는 과거력
C. 전정증상의 50% 이상은 다음 중 한 가지 이상의 편두통 증상을 동반
- 다음 중 2가지 이상을 동반하는 두통(일측성, 박동성, 중등도 이상의 통증, 일상생활에 의해 악화됨)
- 빛공포증과 소리공포증
- 시각전조
- 다른 전정질환이나 ICHD 진단으로 설명되지 않음

ICHD: international classification of headache disorders

(3) 양성돌발체위현훈(benign paroxysmal positional vertigo)

BPPV는 타원낭의 이석반에 위치한 이석이 변성되면서 이석부스러기(otolithic debris)들이 반고리관으로 들어가거나, 마루(cupula)에 달라붙어 발생한다. BPPV은 임상에서 간단한 술기에 의해 진단이 가능할 뿐만 아니라, 반고리관결석정복술(canalith repositioning maneuver)로 바로 치료할 수 있는 질환이다. BPPV는 증상이 어느 반고리관에서 발생하느냐에 따라 앞/뒤/수평반고리관성으로 분류할 수 있다. 일반적으로 후반고리관 BPPV가 가장 흔하다. 이 질환에서는 누울 때나 누웠다가 일어날 때, 자다가 옆으로 돌아누울 때, 고개를 숙이거나 쳐들 때 발작적으로 발생하는 어지럼증이 특징이다. 보통 첫 증상은 아침에 일어나거나 자는 도중에 발생한다. 여자에서 2~3배 정도 흔하고, 50대 이후에 주로 발생한다. 대부분의 경우 특별한 원인을 찾을 수 없으나, 드물게 상기도감염, 두부외상, 전정신경염, 중이염 또는 이과적 수술 등이 선행하며, 편두통이나 메니에르병에서 동반될 수 있으므로 이들

질환에 대한 병력청취를 해야 한다. 20~30% 정도에서 재발한다. 최근 바라니학회에서는 BPPV의 진단기준을 제시하였다. 이 진단기준은 각 반고리관별로 병태생리학적으로 관내결석(canalolithiasis) 및 마루결석(cupulolithiasis)을 기본으로 하여 분류하였다. 임상적으로 발생빈도가 높고, 비교적 근거가 확실한 후반고리관 관내결석, 수평반고리관 관내결석 및 마루결석은 확정적인 아형(definite BPPV)으로 분류한 반면에, 발생빈도가 낮고 근거가 다소 부족한 후반고리관 마루결석, 전반고리관 관내결석 등은 아직은 논란이 있는 아형(emerging and controversial syndrome)으로 분류하였다.

가. 후반고리관 BPPV(posterior canal BPPV)

Dix-Hallpike수기가 가장 추천되는 검사법이다. 앉은 자세에서 환자의 머리를 한쪽으로 45도 돌린 상태에서 환자를 눕히고, 머리를 뒤로 젖혀 검사대보다 20도 정도 낮게 유지한 후 유발되는 안진을 관찰한다. 이때 수초의 잠복기 후에 회선-상방안진이 관찰되며, 회선안진은 아래쪽 귀를 향한다 **<그림 3>**. 안진은 대개 30초 이내로 사라지며, 환자를 일으켜 앉히면 반대 방향으로 안진이 나타난다. Dix-Hallpike수기를 반복하면 안진의 강도가 약해지는 피로현상(fatigability)이 관찰된다. Dix-Hallpike수기는 후반고리관 BPPV에서 최적의 진단검사이나, 경추협착증이나 경추경직 같은 척추손상 환자들에서는 적용하기가 어렵다. 이와 같이 제한된 상황에서는 옆눕힘(side-lying)수기를 할 수 있다. 앉은 상태에서 환자의 머리를 병터의 반대 방향으로 45도 돌린 후 병터쪽으로 빠르게 눕힌다. 옆눕힘수기에서도 후반고리관이 흥분되기 때문에 Dix-Hallpike수기에서와 같은 양상의 안진을 볼 수 있다. 바라니학회에서 제시된 후반고리관 BPPV(관내결석)의 진단기준은 **<표 6>**과 같다.

후반고리관 BPPV는 변형Epley수기로 치료한다 **<그림 4>**. 변형Epley수기에서는 두 번째 자세에서 유발되는 안진의 방향이 Dix-Hallpike수기에서 관찰되었던 안진과 같아야지만 성공적인 치료를 예측할 수 있다. 만약 안진이 반대 방향으로 나타나면 이석이 원하는 반대 방향으로 이동했거나, 미루에 붙어있는 마루결석형(cupulolithiasis)일 가능성을 고려하여야 한다. 변형Epley수기는 후반고리관 BPPV 환자의 80~90%에서 효과가 있는 것으로 알려져 있다.

〈표 6〉 후반고리관관 BPPV, 관내결석

A. 반복적인 체위현훈이나 자세변환성 어지럼증이 눕거나 누운상태에서 고개를 돌릴 때 유발된다
B. 유발된 체위현훈은 1분 이내로 지속
C. 체위안진은 Dix-Hallpike 수기나 side-lying 수기에 의해 약간의 잠복기 후 나타난다. 안진은 아랫쪽 귀를 향해 도는 회선안진과 상방안진의 조합으로 나타나고, 전형적인 경우 1분 미만이다.
D. 다른 질환에 기인하지 않는다

나. 수평반고리관 BPPV(horizontal canal BPPV)

수평(외측)반고리관 BPPV(HC-BPPV)는 누운 자세에서 양쪽으로 머리를 돌리면서 유발되는 안진으로 진단한다. 이때 베개 등을 이용하여 머리를 앞으로 30도 굽힌 상태에서 좌우로 고개를 돌리는 것이 좋다. 이때 유발되는 안진이 아래쪽 귀(향지성, geotropic)를 향하는 경우는 수평반고리관의 후방(posterior arm)에 이석들이 위치하는 것으로 생각한다(관내결석, canalolithiasis). 관내결석형수평반고리관 BPPV에서는 병터쪽으로 고개를 돌릴 때 이석이 팽대 방향으로 이동하면서 수평반고리관을 흥분시키므로 아래쪽에 위치한 병터 귀를 향한 방향으로 안진이 발생한다. 반면 반대쪽으로 고개를

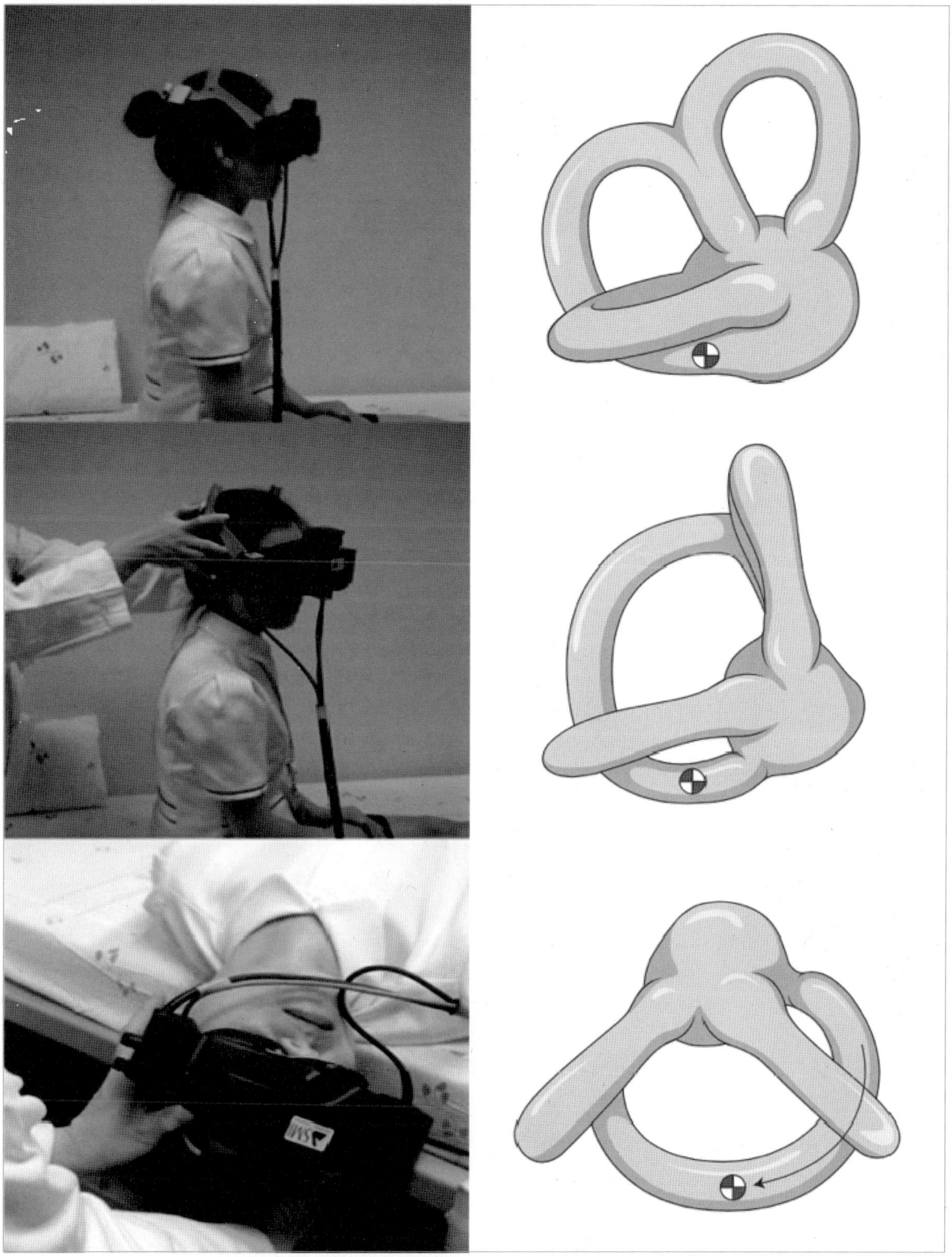

환자를 검사대에 앉히고 머리를 우측으로 45도 가량 돌린 후 빠르게 환자를 눕히고, 머리를 뒤로 젖혀 검사대보다 약 20도 정도 낮게 유지한 후 안진을 관찰 한다. 이때 이석은 타원낭에서 멀어지는 방향으로 이동한다.

〈그림 3〉 Dix-Hallpike maneuver(우측 후반고리관 BPPV)

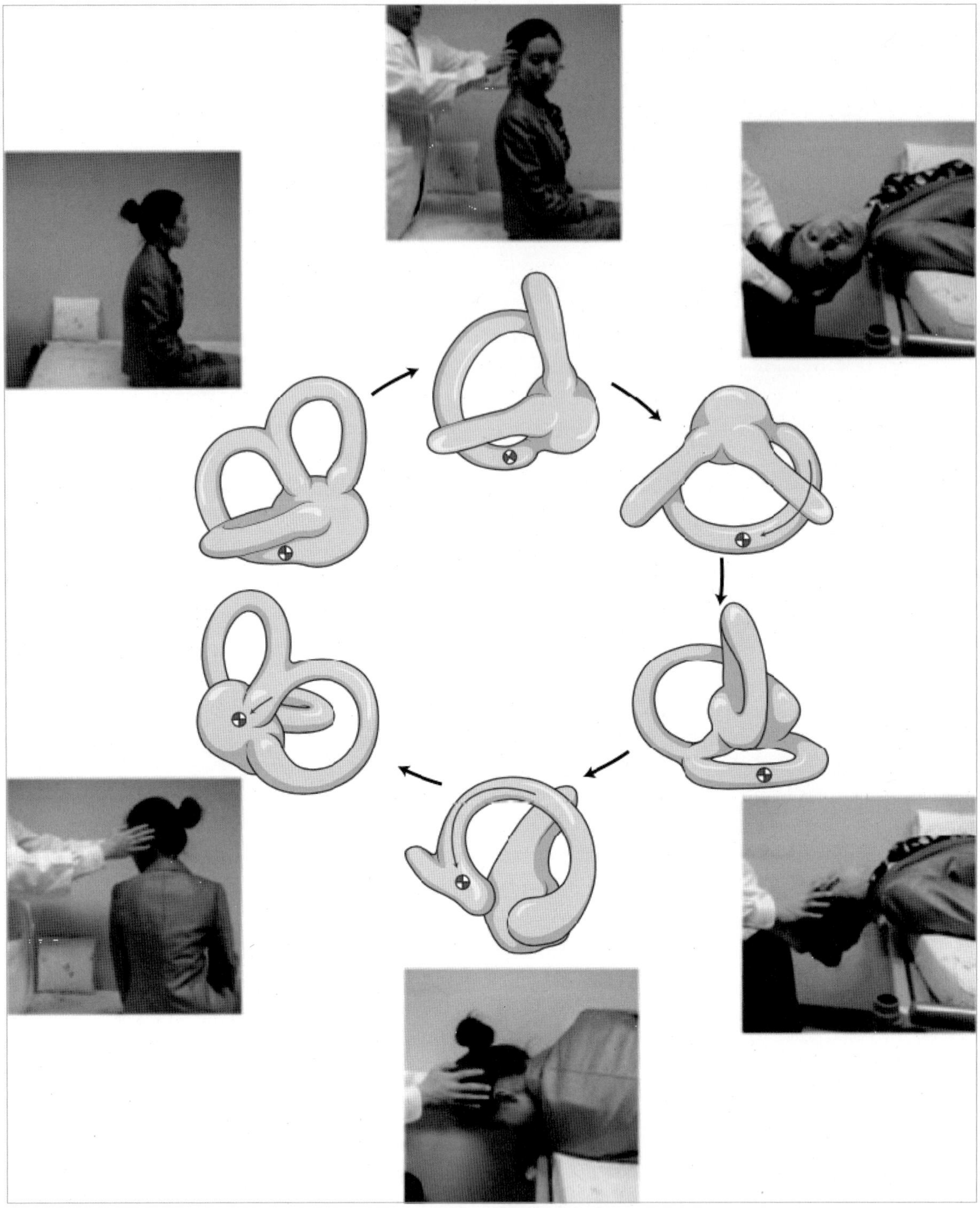

우측 후반고리관 BPPV의 치료. 앉은 자세에서 오른쪽으로 고개를 45도 돌린 후, 환자를 빠르게 뒤로 눕히고, 머리를 침대 아래로 떨어뜨려 유발된 안진과 증상이 사라질 때까지 자세를 유지한다. 이후, 머리를 왼쪽으로 90도 돌려 약 30초에서 1분간 유지하고, 같은 방향으로 90도 더 머리를 돌리며, 이때에는 몸통도 같이 돌려 얼굴이 바닥을 향하게 한 자세로 30초에서 1분간 유지한다. 고개방향을 그대로 유지한 후 환자를 앉히고 고개를 똑바로 한다.

〈그림 4〉 Modified Epely maneuver.

돌리면 병터쪽 귀가 억제되므로 안진은 아래쪽에 위치한 정상 귀를 향해 발생한다. 이 경우 Ewald의 제2법칙에 의해 병터 쪽으로 고개를 돌릴 때 더 강한 안진이 유발된다. 누워서 고개를 돌릴 때 위쪽 귀 방향(원지성, ageotropic)으로 안진이 발생할 수도 있다. 이 경우는 유리된 이석이 수평반고리관의 전방(anterior arm)에 위치하거나(관내결석, canalolithiasis), 평형마루에 달라붙어(마루결석, cupulolithiasis) 있는 것으로 설명한다. 이 유형의 수평반고리관 BPPV에서는 정상 귀 방향으로 고개를 돌릴 때 더 강한 안진이 유발된다. 그러나 좌우 안진의 크기가 유사하여 병터를 알아내기 어려운 경우도 있다. 이때는 바로 누운상태 또는 앉아서 고개를 숙인 상태에서 유발되는 안진의 방향을 통해 침범된 귀를 결정할 수 있다. 향지성 HC-BPPV에서는 누울 때 관찰되는 안진(lying-down nystagmus)이 대부분 정상 귀를 향하며, 원지성 HC-BPPV에서는 침범된 귀로 향한다. 앉아서 고개를 숙일 때 관찰되는 안진(head-bendng nystagmus)은 이와 반대이다. 또한 마루결석형에서는 머리를 병터쪽으로 약 10~20도 정도 돌렸을 때 마루의 방향이 중력 방향과 일치하고 마루의 꺾임이 일어나지 않아 안진이 소실되는 정지점(null point)를 관찰할 수 있는데, 이 또한 병터 방향을 결정하는데 도움이 된다. 바라니학회에서 제시된 수평반고리관 BPPV(관내결석 및 마루결석)의 진단기준은 <표 7>과 같다.

향지성 HC-BPPV의 치료에는 바베큐회전법이나 Gufoni법, 장시간 머리고정법(forced prolonged positioning)을 사용한다. 후반고리관형에서와 마찬가지로 바베큐회전법 치료가 성공하려면 각 자세에서 유발되는 안진이 병터쪽 귀를 향해야 하며 안진이 반대 방향으로 발생하면 이전 자세로 돌아가서 수기를 다시 반복하는 것이 좋다. 장시간 머리고정법은 머리 또는 몸 전체를 정상쪽으로 돌린 상태에서 12시간 동안 자세를 유지하는 방법이다.

원지성 HC-BPPV는 head-shaking이나 Gufoni법으로 치료한다. Head-shaking은 2~3 Hz의 주기로 머리를 좌우로 10~20초 동안 흔드는 것으로 마루에 붙어 있는 이석을 떼어내거나 반고리뼈관의 앞쪽에 위치한 이석을 뒤쪽으로 이동시키는 역할을 한다. Head-shaking은 간편하고, 병터 방향을 몰라도 적용할 수 있다는 장점이 있다.

〈표 7〉 수평반고리관 BPPV

관내결석

A. 반복적인 체위현훈이나 자세변환성 어지럼증이 눕거나 누운상태에서 고개를 돌릴 때 유발된다
B. 유빌된 체위현훈은 1분 이내로 지속
C. 체위안진은 supine roll test에 의해 약간의 잠복기 후에 또는 잠복기 없이도 나타난다. 안진은 아랫쪽 귀를 향하는 수평안진(geotropic direction changing nystagmus)이 양측을 향해 나타나고, 1분 미만으로 지속된다.
D. 다른 질환에 기인하지 않는다.

마루결석

A. 반복적인 체위현훈이나 자세변환성 어지럼증이 눕거나 누운상태에서 고개를 돌릴 때 유발된다.
B. 체위안진은 supine roll test에 의해 약간의 잠복기 후에 또는 잠복기 없이도 나타난다. 안진은 윗쪽 귀를 향하는 수평안진(apogeotropic direction changing nystagmus)이 양측을 향해 나타나고, 1분 이상 지속된다.
C. 다른 질환에 기인하지 않는다.

(4) 중추체위현훈

자세변환에 의한 어지럼증은 BPPV 뿐만 아니라 중추질환에 의해서도 발생할 수 있다. 중추체위현훈(central positional vertigo)과 안진(central positional nystagmus)은 후두개와(posterior fossa)부위의 뇌졸중, 탈수초질환, 종양, 퇴행질환, 약물이나 알코올에 의한 독성질환, 편두통 등에 의해 발생할 수 있다. 중추체위현훈을 초래하는 질환은 실조증이나 구음장애 등을 동반하는 경우가 많으나, 자세변환 어지럼증이 두드러진 증상인 경우도 있다. 자세변화의 종류에 관계없이 하방안진이 흔하고, 잠복기와 피로 현상이 없거나 짧으며, 안진의 지속기간이 길고, 안진이 있는데도 어지럼을 느끼지 않는 점 등이 BPPV에서 관찰되는 체위안진과의 감별점이다. 중추체위안진의 기전은 잘 알려져 있지 않으나, 주로 제4뇌실 주위나 소뇌의 등쪽벌레병터에서 보고된다.

(5) 자율신경계이상에 의한 어지럼

자율신경계이상에 의한 만성어지럼증은 실신(syncope)이나 전실신(presyncope) 없이 발생할 수 있다. 지속적이고 반복적인 비회전성 어지럼증과 머리가 어질어질하고 흐려지는 등의 증상을 호소하며 신체활동이나 스트레칭, 누웠다 일어나기 같은 자세변화로 유발된다. 또한 전정계가 호흡과 심혈관계 조절 등 자율신경계에 영향을 미치는 것으로 알려져 있다. 치료는 아직 확립되어 있지 않지만 일반적으로 환자를 안심시키고, 증상을 유발하는 상황을 피하며, 수분과 염분을 충분히 섭취하도록 한다. 근육강화운동과 압박스타킹도 사용된다. 약물로는 플루드로코르티손(fludrocortisone), 베타차단제, 미도드린(midodrine)이나 선택적세로토닌재흡수억제제(SSRI)가 고려될 수 있다.

3) 만성전정증후군

어질어질하고 움직일 때 중심을 잘 잡지 못하는 증상이 만성으로 지속되는 경우이다. 다른 질환군에 비해 증상이나 징후가 뚜렷하지 않을 때가 많으며, 노년어지럼(prebystasis), 다감각어지럼(multisensory dizziness), 신경계 퇴행질환, 양측전정병, 정신성어지럼 등 매우 다양한 질환들이 이 군에 속한다. 감별진단을 위해 보다 전문적인 진찰과 검사가 필요하다.

(1) 양측전정병

양측전정병(bilateral vestibulopathy)은 다양한 원인에 의하여 미로와 제8뇌신경이 양쪽 모두 손상되는 질환이다. 원인에 따라 양측에서 동시에 발병하기도 하고 순차적으로 이환될 수 있다. 환자들은 특징적으로 움직일 때 진동시와 자세불안을 호소하며, 움직이지 않을 때는 증상이 없다. 자세불안은 전정척수반사의 이상으로 생기며 특히 어둡거나 바닥이 울퉁불퉁할 때 심해진다. VOR이 소실되어 머리가 흔들릴 때는 망막에서 물체의 상도 흔들리기 때문에(진동시) 시력이 감소한다. 다양한 원인에 의해 발생할 수 있으며, 과거에는 아미노글리코시드(aminoglycoside) 계통의 귀독성 항생제가 흔한 원인이었다.

동적시력검사(dynamic visual acuity test), HIT, 온도안진검사, 회전의자검사(rotatory chair test) 등을 통해 양쪽 전정기능의 소실을 확인하여 진단한다.

(2) 정신성어지럼증

정신성어지럼증(psychogenic dizziness)은 어지럼증의 가장 흔한 원인 중 하나이다. 전체 어지럼증 환자의 약 20~25% 정도를 차지한다. 일반적으로 회전성 어지럼증과 달리, 머리 속이 '텅 비거나 멍하다', '아뜩해지면서 기절할 것 같다', '중심을 잃고 쓰러질 것 같다', '걸을 때 땅이 푹푹 꺼지고 헛발을 딛는 것 같다', '정지해 있을 때 주위 사물이 움직이는 것 같다'는 등 매우 다양한 양상을 호소한다. 어지럼증과 심리요인과의 관계는 크게 세 가지로 구분할 수 있다. (1) 광장공포증이나 공황장애 같은 정신질환에 의해 어지럼증이 유발되는 경우, (2) 기존의 정신질환 또는 소인에 의해 전정계의 기질적 질환이 악화 또는 유발되는 경우, (3) 전정계의 기질적 질환에 의하여 예기불안, 공포회피, 불안, 우울 같은 정신질환이 유발되는 경우이다.

정신성어지럼증과 관련된 정신질환은 공황장애나 광장공포증처럼 어지럼증이 주증상으로 나타나는 경우와 우울증이나 정신분열병과 같이 다른 주요 정신증상이 있고 이에 동반되어 어지럼증이 나타나는 경우로 구분할 수 있다. 공황장애는 불안장애의 일종으로 특별한 이유 없이 갑자기 극도로 불안해지며 숨이 막히거나 가슴이 두근거리고 죽을 것 같은 공포증세가 있는 질환이다. 이런 불안상태가 대개 한 시간 이내로 지속된다. 주 증상은 강한 공포, 곧 죽지 않을까 하는 불안이며, 이와 동반하여 과호흡으로 인한 호흡알칼리증이 올 수 있다. 광장공포증은 집을 떠나거나 넓은 공간 혹은 대중적인 장소에 가기를 두려워하는 것으로 어지럼증, 자세불균형과 함께 과도한 불안을 호소하며 우울증이 동반되기도 한다. 이 질환에서 어지럼증의 특징은 몸이 움직이는 듯한 착각을 느끼는 것으로 수초에서 수일 지속되기도 한다. 많은 경우 지속적으로 흔들리는 느낌, 앉거나 설 때에 넘어질 것 같은 공포, 혹은 주위가 움직이거나 자신의 몸이 움직이는 느낌을 호소한다. 넓은 광장이나 주위에 물체가 없는 길, 언덕 밑의 길을 운전할 때에는 차가 옆으로 쓰러지거나 또는 옆으로 도는 느낌을 경험하기도 한다. 공포체위현훈(phobic postural vertigo)은 불안이 동반된 자세불안정이나 짧은 어지럼증으로 공황장애, 광장공포증, 공간공포증에서 동반되는 어지럼증과 구별이 어렵다.

참고문헌

1. 대한평형의학회. 임상평형의학: 어지럼과 현훈. 제2판. 서울: 범문에듀케이션, 2017.
2. Lee SH, Kim JS. Benign paroxysmal positional vertigo. J Clin Neurol 2010;6:51-63.
3. Lee SH, Kim JS. Acute diagnosis and management of stroke presenting dizziness or vertigo. Neurol Clin 2015;33:689-698.
4. Leigh RJ, Zee DS. The neurology of eye movements. 4th ed. New York: Oxford University Press, 2006.
5. Lempert T, Olesen J, Furman J, Waterston J, Seemungal B, Carey J, Bisdorff A, Versino M, Evers S, Newman-Toker D. Vestibular migraine: diagnostic criteria. J Vestib Res 2012:22;167-172.
6. Lopez-Escamez JA, Carey J, Chung WH, Goebel JA, Magnusson M, Mandala M, Newman-Toker DE, Strupp M, Suzuki M, Trabalzini F, Bisdorff A. Diagnostic criteria for Meniére's Disease. J Vestib Res 2015:25;1-7.
7. von Brevern M, Bertholon P, Brandt T, Fife TD, Imai T, Nuti D, Newman-Toker DE. Benign paroxysmal positional vertigo: Diagnostic criteria: Consensus document of the Committee for the Classification of Vestibular Disorders of the Bárány Society. J Vestib Res 2015:25;105-117.

Chapter 05

뇌종양

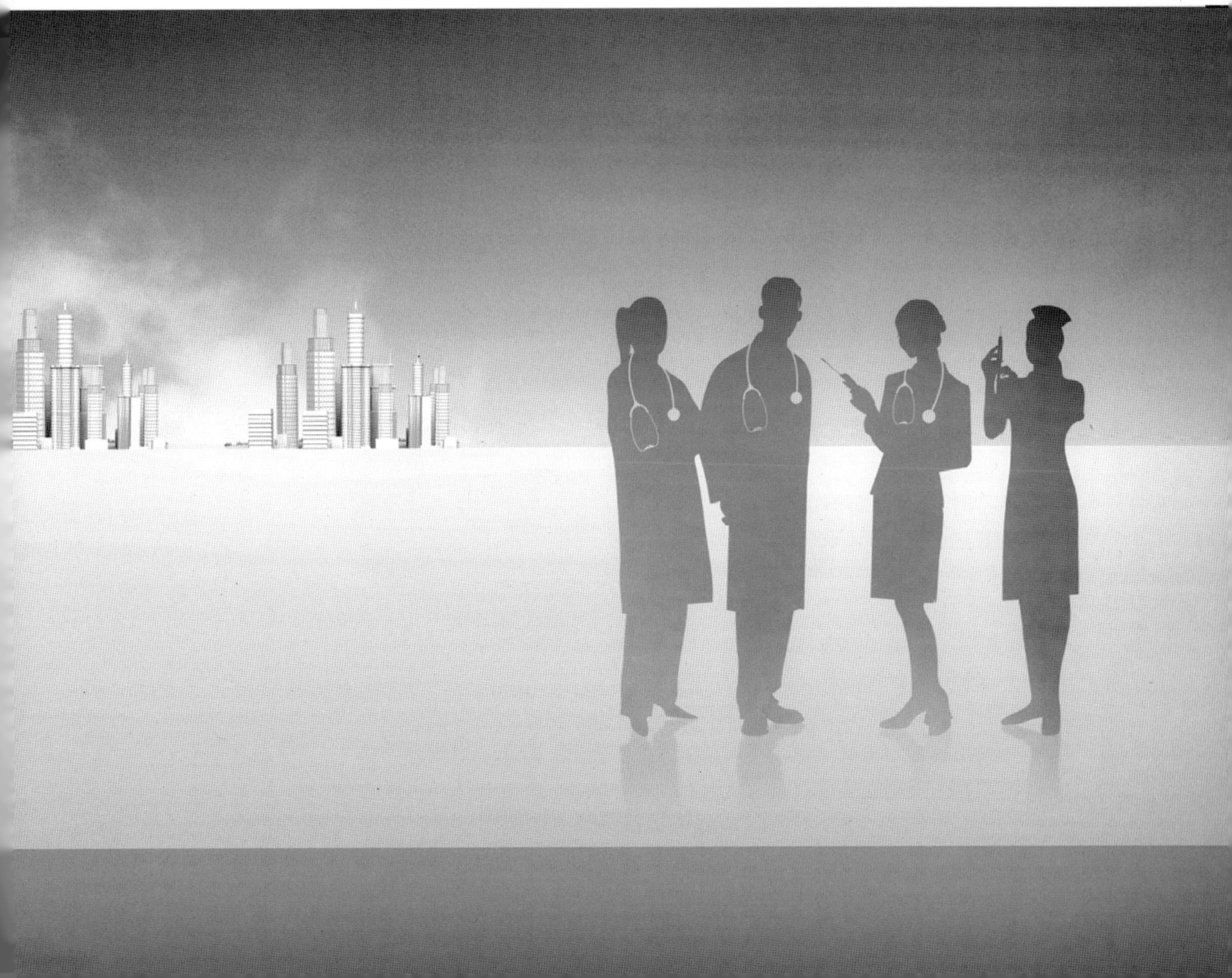

뇌종양 총론

정 신

학습 목표

1. 뇌종양의 발생 원인 및 빈도에 대하여 설명할 수 있다.
2. 뇌종양의 분류법에 대하여 설명할 수 있다.
3. 뇌종양의 종류별, 성별, 연령별, 발생 부위별 빈도를 분석할 수 있다.
4. 뇌종양 환자에서의 국소 증상, 징후 및 위국소성 징후의 예를 설명할 수 있다.
5. 뇌종양의 영상학적 진단 기법에 대해 설명할 수 있다.
6. 뇌종양의 수술적 치료 및 최신 기법에 대해 이해할 수 있다.
7. 뇌종양의 비수술적 치료에 대해 이해할 수 있다.

1. 정의

1) 생물학적 특성

원발성 뇌종양의 생물학적 양태는 매우 다양하나, 양성과 악성 종양의 비율은 대체로 50 : 50이다. 뇌실질에서 발생하는 축내 종양은 대부분이 악성 종양이며 뇌 부속 조직에서 발생하는 축외 종양은 대부분 양성종양이다.

다른 장기의 암들은 뇌로 매우 전이를 잘 하여 암 환자의 약 17~20%에서 뇌 전이가 확인되는데 비해, 뇌종양은 악성이라 하더라도 다른 장기로 전이하지 않는 것이 특징이다. 그러나 뇌척수로를 통한 전이는 드물지 않아, 맥락막총유두종, 상의세포종, 수모세포종, 배세포종과 같은 소아 뇌종양들과 교모세포종 등의 악성 신경아교종에서는 드물지 않다. 뇌종양의 예후와 관련된 또 하나의 특징은 종양 발생 위치가 조직학적 악성도 못지않게 중요하다는 것인데, 발생부위에 따라 뇌부종의 정도, 중요 뇌조직 또는 혈관과의 유착 정도 및 수술 접근성이 달라 수술의 어려움이 많이 다르기 때문이다 <그림 1>.

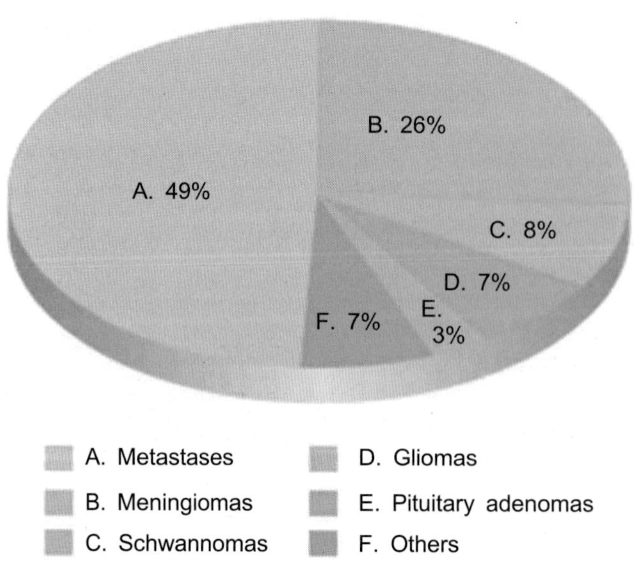

〈그림 1〉 뇌종양의 발생 빈도[16]

2) 역학적 특징

뇌종양의 유병률(prevalence)은 미국에서 약 1~2%로 알려져 있고, 연간 발생빈도는 인구 10만 명당 14~22명으로 1년에 35,000~44,000명의 뇌종양 환자가 발생하여, 우리나라에서도 1년에 8,000~11,000명의 환자가 발생할 것으로 추측된다. 원발 뇌종양과 전이 뇌종양의 비율은 대체로 50 : 50이다.

뇌종양은 연령, 성별에 따라 종양의 발생빈도와 호발 종양이 다른 특징을 보이는데, 성인에서는 주로 수막종, 교모세포종, 신경초종, 뇌하수체샘종, 전이성 뇌종양 등이 호발하며, 소아에서는 맥락막총유두종, 상의세포종, 두개인두종, 수모세포종, 배세포종, 기형종, 원시외배엽교종 등이 호발한다.

2. 발생 원인

과거에는 외상, 바이러스 감염 등이 발생 원인으로 거론되기도 했지만 최근 분자생물학적 연구에 기반하여 설명 할 수 있다. 뇌종양은 DNA 손상의 결과로, 의미있는 돌연변이와 정상 세포 기능의 조절 장애로 발생한다. 정상 세포는 성장을 엄격하게 통제하지만 암세포는 돌연변이 게놈으로 인해 성장이 통제되지 않는 세포 성상, 세포주기 및 세포 사멸을 조절하는 유전자의 뇌 세포 게놈에 대한 변이는 뇌종양 형성의 기반이 될 수 있다. DNA 서열 분석에 의해 암의 발병 과정에서 돌연변이를 일으킨 유전자가 확인되었다 <그림 2>.

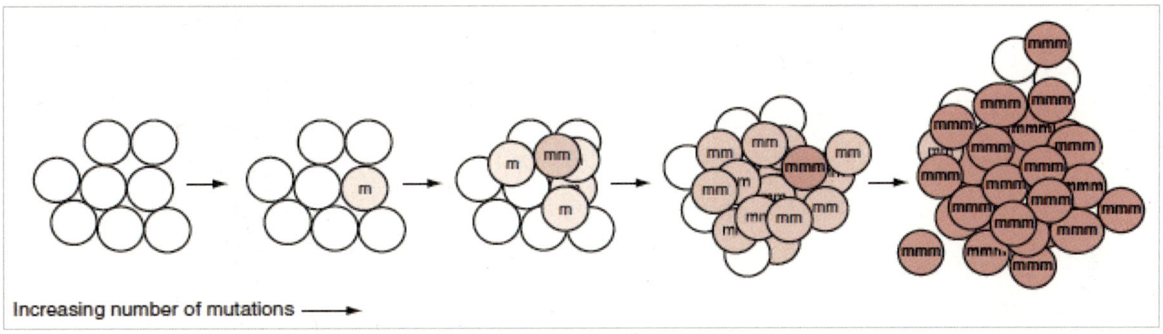

〈그림 2〉 뇌종양의 생성 과정[16]

3. 뇌종양의 증상과 징후

1) 뇌종양의 증상 발생 기전

뇌종양이 발생하여 진행하면 두개강내압이 상승하여 두통, 어지럼, 구토 등의 증상이 발생하고, 뇌조직이 자극되어 발작이 일어날 수 있다. 뇌조직이 압박되거나 파괴되어 운동 및 감각 마비나 언어 장애를 보이기도 하며, 뇌조직의 변위나 탈출이 진행되면 동공 산대와 함께 편마비, 제뇌강직(decerebrate rigidity) 등을 거쳐 사망에 이르게 된다.

2) 뇌종양의 일반적인 증상 및 징후

발작이나 두통을 동반한 구토증과 같은 전형적인 증상에서부터 관심저하, 무기력함, 고음영역에서의 난청 등과 같이 미묘한 증상으로 보이기도 한다. 전형적인 뇌종양의 증상으로는 두통, 간질발작, 인지기능 저하 및 성격변화 등이 있으며, 종양의 위치에 따라 국소 신경학적 장애가 발생할 수 있다.

(1) 두통

뇌종양환자의 35%는 두통이 첫 증상이며 질병의 경과 중 약 70%에서 두통을 호소한다. 대부분의 두통은 간헐적이고 둔중한 통증이며 박동성이 아니어서 긴장성 두통과 구별이 쉽지 않다. 일반적으로 종양과 같은 쪽에서 두통을 느끼는데, 천막 상부 종양에서는 삼차 신경이 자극되어 주로 앞이마통증으로 나타나며 후두와 종양에서는 9번, 10번 뇌신경과 상경추신경이 자극되어 후두부 통증이나 목 통증으로 나타난다. 뇌종양 환자에서 두통이 발생하는 기전은 뇌압 상승에 기인하는 경우가 많은데, 뇌압 상승은 종양 자체에 의한 종괴 효과와 종양과 동반된 뇌 부종 또는 출혈로 유발되거나 동반된 수두증이 원인이다.

(2) 시신경 유두 부종

시신경 유두 부종은 시신경을 통해 전달된 상승된 두개강 내압의 매우 중요한 증거가 된다. 과거에는 50~70%의 뇌종양환자에서 볼 수 있다고 하였으나 CT, MRI 등이 보편화 되고 뇌종양이 초기에 진단이 되면서 유두 부종의 발생 빈도는 현저히 낮아졌다.

3) 국소 신경장애 증상 및 징후

(1) 대뇌피질 종양

전두엽 종양은 종양의 크기가 상당히 커질 때까지 무증상인 경우가 흔하다. 대발작을 보이는 예가 드물지 않으며 성격변화, 감정 둔화, 인지기능저하 등의 증상과 운동 및 언어중추와의 근접성에 따라 반대편 운동 마비나 언어장애를 보일 수 있다. 내측 전두엽 종양에서는 요실금과 함께 하지 마비를 보일 수 있다. 측두엽 종양은 환청이나 환시를 동반한 간질 발작을 보이거나 기억장애, 시야 장애를 보일 수 있으며 좌측인 경우 인지 장애를 동반하기도 한다. 두정부 종양에서는 반대측 운동기능저하 및 피질 감각 소실을 보이는데 우성 반구에서는 수용성 언어장애를 보일 수 있으며 비우성 반구에서는 공간인지장애를 보일 수 있다. 우성 반구 병소에서는 인식 불능증(agnosia)이나 행위상실증(실행증, apraxia) 등의 증상을 보일 수도 있다. 후두엽 종양에서는 반대측 시야의 동측성 반맹을 보일 수 있으며 읽기언어 상실증(실독증, alexia)을 보일 수도 있다.

(2) 시상 종양

대체로 반대측 감각 소실을 동반한 편마비, 인지장애, 시야 장애를 보이며 수두증이 동반되면 뇌압 상승 증상이 동반된다.

(3) 안장 및 터키안 상부 종양

조기에 시신경교차를 압박하여 시력 저하와 시야 장애를 초래하며 두통과 구토 등의 뇌압 상승 증상과 내분비 장애 증상을 보일 수 있다.

(4) 송과체 및 주변 종양

조기에 수두증이 발생하여 뇌압 상승 증상과 함께 중뇌 덮개 압박에 의한 상방 주시와 같은 특이한 안구운동장애를 보이는 Parinaud 증후군을 보일 수 있다.

(5) 뇌간 종양

초기에는 복시, 안면신경마비 등을 보이나 진행되면 구토, 운동 마비, 운동실조 등과 함께 안구 진탕이 보이며 말기에는 의식 저하, 사지마비, 연하장애, 호흡장애 증상을 보인다.

(6) 소뇌 종양

초기에는 어지럼증 등의 증상과 함께 구간 또는 사지의 운동실조, 근력저하, 안구 진탕 등을 보이며 진행되면 수두증의 증상을 보일 수 있다.

(7) 소뇌교각부 종양

초기에는 청력 감퇴, 이명, 안면 감각 저하 등의 제5, 8번 뇌신경 마비 소견을 보이며 진행되면 안면신경마비, 연하장애 또는 구음 장애를 보이고 수두증의 증상과 뇌간 압박 증상을 보일 수 있다.

(8) 발작

뇌종양 환자의 33%는 발작이 첫 증상이며 질병의 경과 중에 50~70%에서 발작을 경험한다. 이러한 환자들의 절반 가량은 국소 발작으로 발현하며 나머지 절반은 대발작으로 발현한다.

(9) 의식 변화

뇌종양 환자의 15~20%는 의식 변화가 주 증상으로 발현된다. 여기에는 집중력, 기억력, 감정, 성격, 합리적 생각, 자발 행동 등의 변화로부터 심한 인지장애와 혼돈 상내가 포함되며, 뇌압 상승이 진행되면 졸림과 혼미한 의식, 혼수 등으로 진행한다.

4. 중추 신경 종양의 분류

뇌종양의 WHO 분류는 1979년 처음 제정되어 그 후 지속적으로 개정되어 왔다. 제4차 분류법에서는(2007) 종양의 생물학적 특성과 예후 판단에 중요한 종양의 등급이 개선되었으나 예후와 등급이 일치하지 않는 결과가 많이 보고되어 조직학적 특성에 분자생물학적 특성을 추가하여 2016년에 WHO에서 5차 분류법을 발표하였다[7] **<그림 3>**.

WHO grades of select CNS tumours	
Diffuse astrocytic and oligodendroglial tumours	
Diffuse astrocytoma, IDH-mutant	II
Anaplastic astrocytoma, IDH-mutant	III
Glioblastoma, IDH-wildtype	IV
Glioblastoma, IDH-mutant	IV
Diffuse midline glioma, H3 K27M–mutant	IV
Oligodendroglioma, IDH-mutant and 1p/19q-codeleted	II
Anaplastic oligodendroglioma, IDH-mutant and 1p/19q-codeleted	III
Other astrocytic tumours	
Pilocytic astrocytoma	I
Subependymal giant cell astrocytoma	I
Pleomorphic xanthoastrocytoma	II
Anaplastic pleomorphic xanthoastrocytoma	III
Ependymal tumours	
Subependymoma	I
Myxopapillary ependymoma	I
Ependymoma	II
Ependymoma, *RELA* fusion–positive	II or III
Anaplastic ependymoma	III
Other gliomas	
Angiocentric glioma	I
Chordoid glioma of third ventricle	II
Choroid plexus tumours	
Choroid plexus papilloma	I
Atypical choroid plexus papilloma	II
Choroid plexus carcinoma	III
Neuronal and mixed neuronal-glial tumours	
Dysembryoplastic neuroepithelial tumour	I
Gangliocytoma	I
Ganglioglioma	I
Anaplastic ganglioglioma	III
Dysplastic gangliocytoma of cerebellum (Lhermitte–Duclos)	I
Desmoplastic infantile astrocytoma and ganglioglioma	I
Papillary glioneuronal tumour	I
Rosette-forming glioneuronal tumour	I
Central neurocytoma	II
Extraventricular neurocytoma	II
Cerebellar liponeurocytoma	II
Tumours of the pineal region	
Pineocytoma	I
Pineal parenchymal tumour of intermediate differentiation	II or III
Pineoblastoma	IV
Papillary tumour of the pineal region	II or III
Embryonal tumours	
Medulloblastoma (all subtypes)	IV
Embryonal tumour with multilayered rosettes, C19MC-altered	IV
Medulloepithelioma	IV
CNS embryonal tumour, NOS	IV
Atypical teratoid/rhabdoid tumour	IV
CNS embryonal tumour with rhabdoid features	IV
Tumours of the cranial and paraspinal nerves	
Schwannoma	I
Neurofibroma	I
Perineurioma	I
Malignant peripheral nerve sheath tumour (MPNST)	II, III or IV
Meningiomas	
Meningioma	I
Atypical meningioma	II
Anaplastic (malignant) meningioma	III
Mesenchymal, non-meningothelial tumours	
Solitary fibrous tumour / haemangiopericytoma	I, II or III
Haemangioblastoma	I
Tumours of the sellar region	
Craniopharyngioma	I
Granular cell tumour	I
Pituicytoma	I
Spindle cell oncocytoma	I

〈그림 3〉 2016 WHO 뇌종양 등급 분류표

5. 종양의 생물학 및 면역학

1) 신경교종의 주된 유전학적 변화(Major Genetic Alterations of Glioma)

신경교종 세포의 유전학적 특징은 다양성이다. PDGFR 유전자의 증폭, p53의 상실, Rb 유전자의 상실, EGFR(epidermal growth factor receptor) 유전자의 증폭, PTEN의 결손이 관여한다 **<그림 4>**.

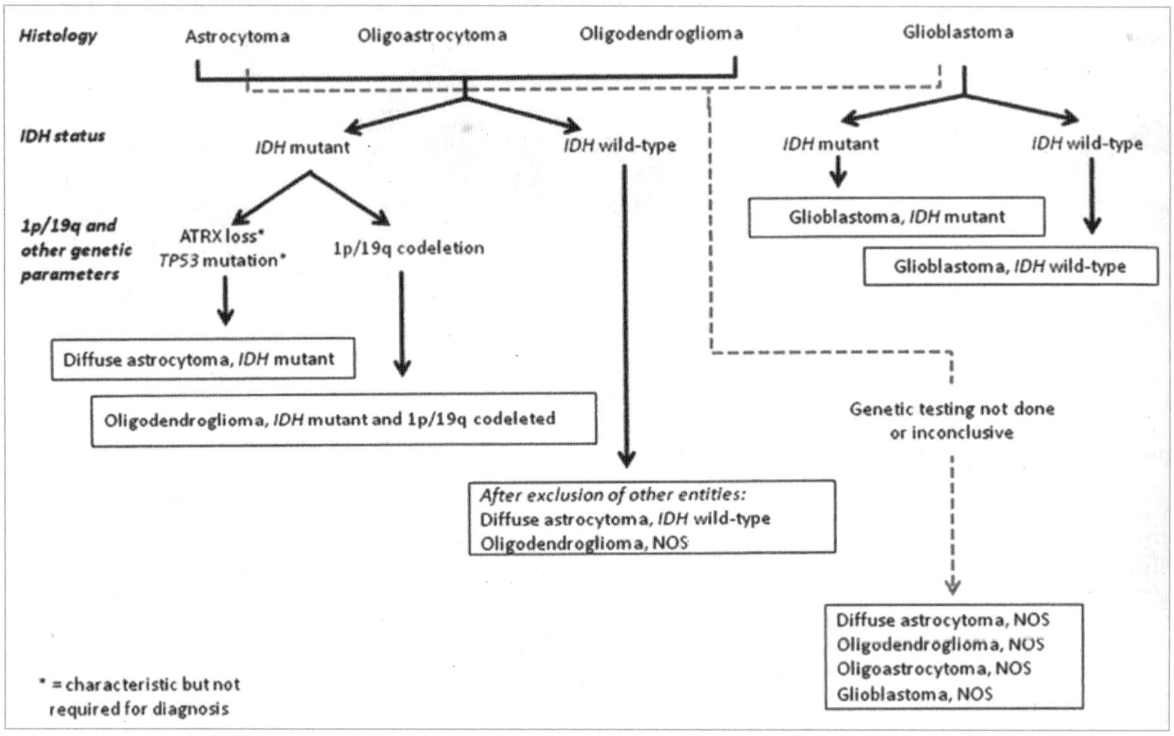

〈그림 4〉 Diffuse glioma : WHO 분류를 위한 조직학적, IDH, genetic parameters[17]

2) 종양세포의 증식과 침습성에 관여하는 분자학적 기전(Molecular Mechanisms Contributing to the Proliferative and Invasive Phenotype)

종양세포 증식 신호를 시작하는 대표적인 성장인자 수용체는 EGFR과 PDGFR(platelet-derived growth factor receptor) 등인데 이들은 서로 협력하거나 integrin등의 세포부착 수용체(cell-adhesion receptors)와 협력하여 성장인자수용체 신호를 증폭시킨다.

또한 신경교종은 침습적인 종양이다. 종양세포의 이동과 침습에서도 c-MET, EGFR, PDGFR 등과 같은 여러 성장인자수용체가 서로 협력하거나 세포부착수용체, protease와 협력한다.

신경교종세포의 침습에는 ECM(extracellular matrix)의 protease degradation이 필요하다. 신경교종 세포의 이동과 침습에 관여하는 대표적인 protease에는 MMPs(matrix metalloproteinases)가 있다.

3) 신경교종의 혈관신생(Angiogenesis of Glioma)

다른 종양과 마찬가지로 신경아교종도 지속적으로 성장하려면 혈관 신생에 의해 형성되는 혈관네트워크가 필요하다. 저산소증(hypoxia)과 유전학적 이상 등이 신경 교종의 혈관 신생을 자극하는 원인이 된다.

4) 신경교종줄기세포(Glioma Stem Cells)

자가 재생(self-renewal) 할 수 있고 분화(differentiation)할 수 있는 neural progenitor 세포의 표지자(marker)를 갖고 있는 암세포를 종양 줄기세포(cancer stem cells)라고 한다. 이 세포들을 면역성이 없는 생쥐에 투여했을 때 일반암 세포만을 투여했을 때보다 종양이 훨씬 빠르게 형성되며, 또한 이렇게 형성된 종양은 매우 높은 침습성을 갖는다. 현재까지 알려진 신경줄기 세포표지자는 CD133이다.

5) 뇌종양의 생물 표지자(Biomarkers of Brain Tumors)

뇌종양 환자의 예후는 환자의 연령, 종양의 위치와 크기, 외과적 절제 정도와 같은 임상적인 면과 조직학적 진단 및 등급에 따라 달라진다. 이 중에서도 환자의 예후를 예측하는 데에는 조직학적 진단이 가장 중요하지만 실제 환자의 임상 경과가 조직학적 진단과 일치하지 않는 경우가 적지 않기 때문에 뇌종양의 성장과 진행에 관련된 세포증식능(cell proliferation activity)과 다양한 분자 생물학적 지표를 활용하고있고 대표적으로 Ki-67이 임상적으로 사용되고 있다.

환자의 예후와 관련된 분자생물학적 지표들로 앞서 말한 교모세포종에서의 MGMT 촉진자 hypermethylation 상태, 희소돌기아교세포종에서의 염색체 1p/19q의 상실 여부 등을 들 수 있다. 또 다른 신경교종에 대한 생물학적 예후 인자는 IDH1(cytosolic NADP-dependent isocitrate dehydrogenase)의 돌연변이 여부이다. IDH1의 돌연변이가 있으면 환자의 예후가 매우 좋다.

6. 영상학적 소견

1) 단순 두개골 방사선 촬영(Skull X-rays)

두개골 일반 촬영은 석회화, 골 미란, 머리뼈 과다증을 설명하는 데 있어서 유용하게 쓰인다.

2) 전산화 단층 촬영(CT)

3) 자기 공명 영상(MRI)

최근 들어 뇌종양을 진단하는데 있어서 중요한 역할을 하는 검사방법으로, 이제 MRI는 대부분의 암을 정확하게 평가하고 추적 관찰하는 데 있어서 가장 선호되는 검사방법이다. 종양의 MRI 신호 강도는 일반적으로 T1 강조영상에서 저신호 강도를, T2 강조영상에서 고신호 강도를 보이나 신호 강도의 정도와 균일성 여부는 종양의 병리조직학적 특성에 따라 다양하게 나타난다. 수분 함량이 풍부할수록 T1 강조영상에서 낮은 신호 강도를 보이나 T2 강조영상에서는 높은 신호 강도를 보인다. 이로 미루어 MRI 신호 강도와 종양의 병리조직학적 특성의 연관성을 살펴보면 종양의 악성도의 판단과 진단이 어느 정도 가능하다. 또한 확산텐서영상(diffusion tensor imaging, DTI)과 관류가중영상(perfusion weighted imaging, PWI) 및 자기공명분광법(magnetic resonance spectroscopy, MRS) 등의 진보된 MRI 기법들이 뇌종양을 진단함에 있어 더 정확한 정보를 제공해준다. 대부분의 뇌종양 조직은 확산영상에서 정상 조직에 비해 확산 계수(diffusion coefficient)가 증가하게 되고, 종양 주위 부종(peritumoral edema)으로 인해서도 증가하게 된다[5,12] <그림 5>.

관류영상에서는 종양이 혈관내피성장인자(vascular endothelial growth factor)를 모으고 유지하면서 신생 혈관을 만들고 이 신생 혈관은 정상 혈관보다 피의 부피가 증가하고 투과성이 높아지기 때문에 유효하게 적용될 수 있다.[9]

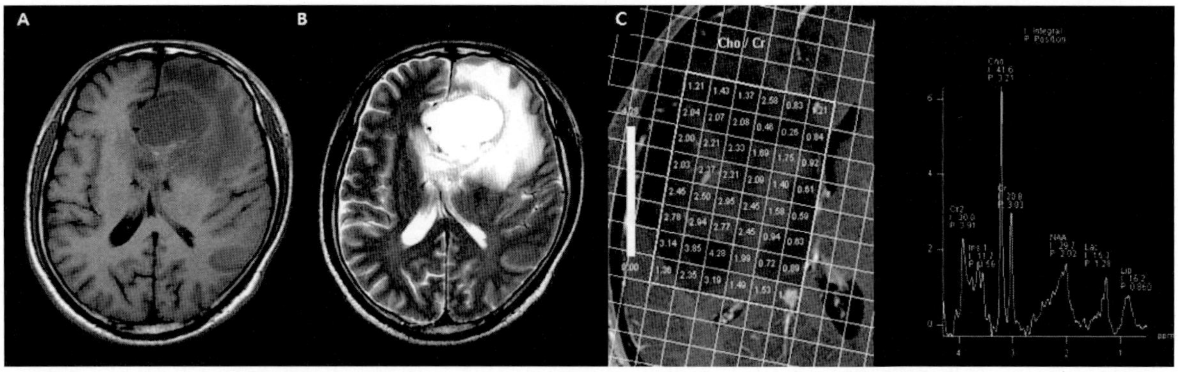

〈그림 5〉 A : T1 강조 영상, B : T2 강조 영상, C : 자기공명분광법(MRS)

4) PET

PET는 혈류나 대사, 그리고 뇌나 뇌종양의 생리와 같은 역동적인 정보를 제공하는 이미지 구현 방법이다. PET은 뇌종양을 진단하는 데 있어서 기본 검사로 사용되지는 않지만 CT나 MRI를 보완하는 정보를 제공할 수 있다. 뇌종양세포와 결합하여 대사율을 반영한다.[3]

7. 뇌종양의 치료

뇌종양 치료의 원칙은 수술로 인한 신경학적 결손은 최소화하면서 가능한 모든 종양을 제거하는 최대안전절제(maximum safe resection)이다.

1) 수술적 치료

종양의 위치, 조직학적 특성, 크기 등에 따라 수술 시기, 접근법 및 치료 전략을 세우는 것이 중요하다. 뇌수막종과 같은 주변 조직과 경계가 분명한 양성 축외 종양(benign extra-axial tumor)의 경우, 수술적으로 접근이 용이하고, 안전하게 제거가 가능하다면 최대한 수술적으로 모두 제거하는 것이 좋다. 하지만 중요 구조와의 유착이 심하다든가, 종양이 깊은 곳에 위치해 수술적 제거 시에 주변 손상이 불가피한 경우에는 일부 종양을 남기고 추가적 치료를 고려할 수 있다. 저등급 교종 같은 양성 축내 종양이나 악성 종양의 경우 침윤성 특징으로 인해 주변 조직과의 경계가 불분명하여, 수술적으로 완전 제거가 어려운 경우가 많다. 이런 경우 종양의 위치, 크기뿐 아니라 함께 환자의 신경학적 상태, 나이, 직업 등 환자의 사회적 여건도 고려하여 수술 시기와 제거 정도를 결정해야 한다. 최대안전 절제를 시행하기 위해서는 수술 전 면밀한 영상검사를 통해 치료 전략을 세우고 수술이 결정되면 다양한 뇌 지도화 방법을 이용하여 중요 기능부위를 확인함으로써 손상을 최소화 할 수 있도록 해야 하며, 수술 시에는 적절한 수술법과 수술 기구의 사용으로 수술 결과를 향상시켜야 한다.

(1) 수술 전 수술 계획 설정(Preoperative surgical planning)

현재 뇌종양 진단을 위한 표준 진단 장비로는 MRI가 이용되고 있으나, CT 검사도 뇌종양 환자의 선별검사 또는 석회화 침착 여부 등의 확인을 위해 사용되기도 한다. 최근에는 CT, MRI와 같은 해부학적 영상(anatomic image)뿐 아니라 뇌관류영상(perfusion image), 확산영상(diffusion image)과 같은 생리학적 영상(physiologic image), PET와 같은 대사영상(metabolic image), 기능 MRI(fMRI), 뇌자도(MEG)와 같은 기능영상(functional image) 등이 감별진단과 중요기능부위 추정을 위해 사용되고 있다.

종양의 성상을 정확히 유추할 수 없는 경우 치료 방침 결정을 위해 조직 검사를 하는 경우가 있으며 필요한 경우는 뇌정위장치(stereotactic system)를 통한 정위적뇌생검을 고려할 수 있다.

비교적 주변 정상조직과 경계가 명확하여 전적출이 가능한 종양인 경우 최대한 종양을 수술적으로 제거하는 것이 중요하며, 반대로 신경교종과 같이 주변 조직과 경계가 분명하지 않은 종양들은 전적출이 불가능한 경우가 많아, 현미경 시야에서 전적출한 것으로 생각되는 경우에도 제거한 병변 주변에 종양 세포가 침윤되어 있을 가능성이 높다. 이런 경우 중요기능부위와 인접해 있지 않다면 일부 주변의 정상 뇌조직을 포함해 광범위하게 절제하는 것이 좋다. 하지만 종양이 뇌의 중요기능부위와 인접해 있어 광범위 절제로 신경학적 결손을 초래할 위험이 있는 경우 영상유도하 수술(image guided surgery), 각성하 개두술을 통한 뇌 지도화(awake surgery with brain mapping), 수술 중 전기생리적 감시(intraoperative electrophysiologic monitoring), 수술 중 MRI, CT 등 영상검사(intraoperative MRI 또는 CT), 형광유도하 수술(fluorescence guided surgery) 등 다양한 방법을 이용하여 중요 부위를 확인한 다음 그 부위를 제외하고 최대안전절제를 시행해야 하며 남은 종양에 대해서는 추가적으로 항암, 방사선 치료를 시행하는 것이 일반적인 치료 전략이다.

(2) 영상 유도하 수술(Image guided surgery)

뇌종양 수술에 있어 수술 전에 촬영한 영상을 뇌항법장치(neuronavigation) 등 영상유도기에 입력하여 수술하는 부위를 확인하며 수술을 진행하는 것을 말한다. 기반이 되는 이미지로 CT, MRI, 초음파 등이 있다. 최근에는 기존의 뇌 항법장치의 영상에 수술 전 촬영한 fMRI, DTI 등의 여러 기능적 영상들을 융합하여 수술 중 환자의 중요 뇌 부위를 항법 장치에 영상화하는 기능적 뇌항법장치(functional neuronavigation) 방법이 이용되고 있다 <그림 6>.

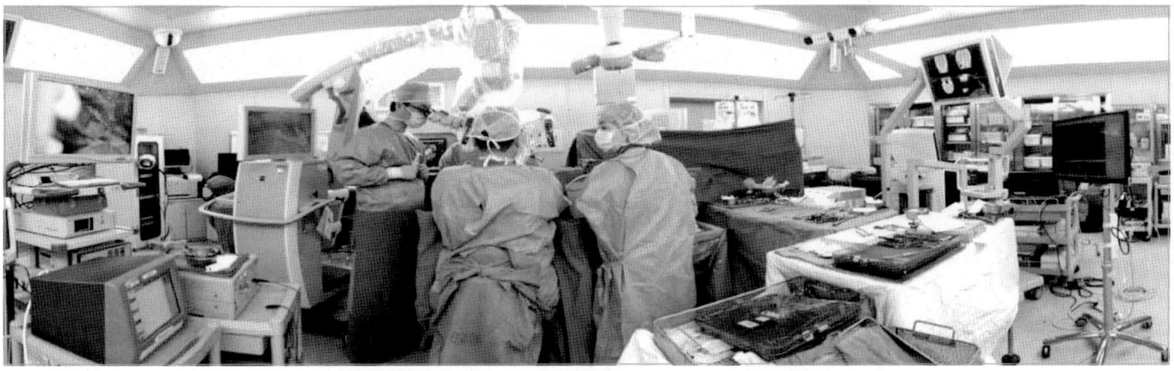

〈그림 6〉 네비게이션 시스템을 이용한 수술 장면

최근에는 형광물질을 종양조직 내에 주입시키고 수술 중 이 형광 물질을 탐지하여 주변 정상 뇌조직과 구분하는 수술 중 광역학적 진단방법(intraoperative photodynamic diagnosis)이 개발되어, 정상

조직과 경계가 뚜렷하지 않은 뇌교종의 수술에 5-aminolevulinic acid(5-ALA)을 이용한 형광유도하 수술(fluorescence guided surgery)도 시행되고 있다 <그림 7>.

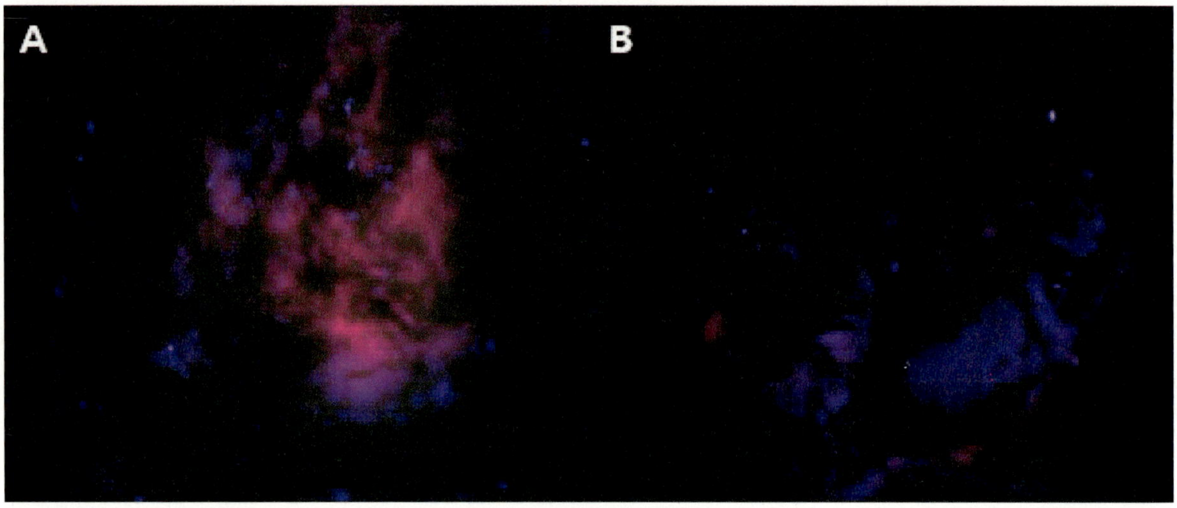

A : 종양 제거 전에 분홍색으로 종양이 염색이 되는 것을 볼 수 있다.
B : 종양 제거 후 모습

〈그림 7〉 5-ALA를 이용한 수술

또한 indocyanine green(ICG)을 이용하여 수술 중 혈관들을 파악할 수 있으며 때로는 육안으로 구별이 안되는 혈류가 풍부한 축내종양의 경우도 종양의 경계를 파악할 수 있다 <그림 8>.

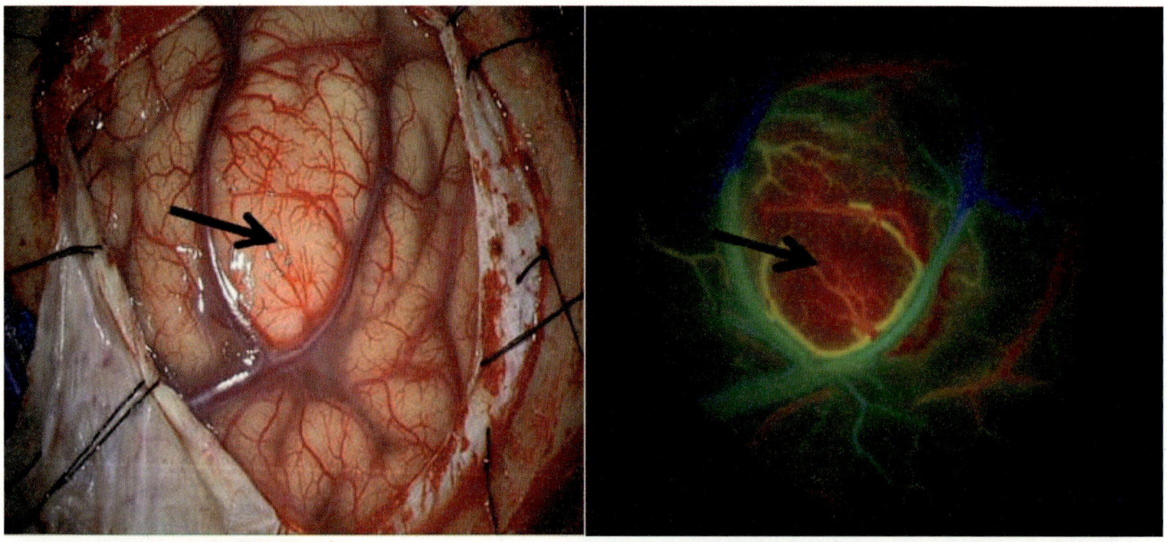

좌) 육안적 소견으로 종양이 정상 뇌와 구별이 안된다. 우) ICG를 이용하면 빨간색으로 착색된 종양이 보인다(화살표)

〈그림 8〉 ICG를 이용한 축내종양 수술

(3) 각성하 개두술을 통한 뇌 지도화(Awake Craniotomy with Brain Mapping)

각성하 개두술을 통한 뇌 지도화 방법은 머리 국소 신경차단술을 시행 후 환자가 의식이 있는 상태로 수술을 진행한다. 뇌실질을 노출시킨 상태에서 뇌피질 또는 피질하에 전기 자극을 주어 특정 신경기능을 유발 또는 억제하는 방법을 이용하여 그 신경기능을 담당하는 부위를 알아내는 방법이다. 중요기능부위를 실시간으로 확인할 수 있어, 현재 뇌종양의 수술 중에 사용할 수 있는 뇌 지도화 방법 중, 가장 신뢰도가 높은 방법이라 할 수 있다. 종양을 절제하면서 실시간으로 환자의 신경학적 결손 상태를 판단하여 결손이 생기지 않는 범위 한에서 최대 절제를 가능하게 해준다[8] <그림 9>.

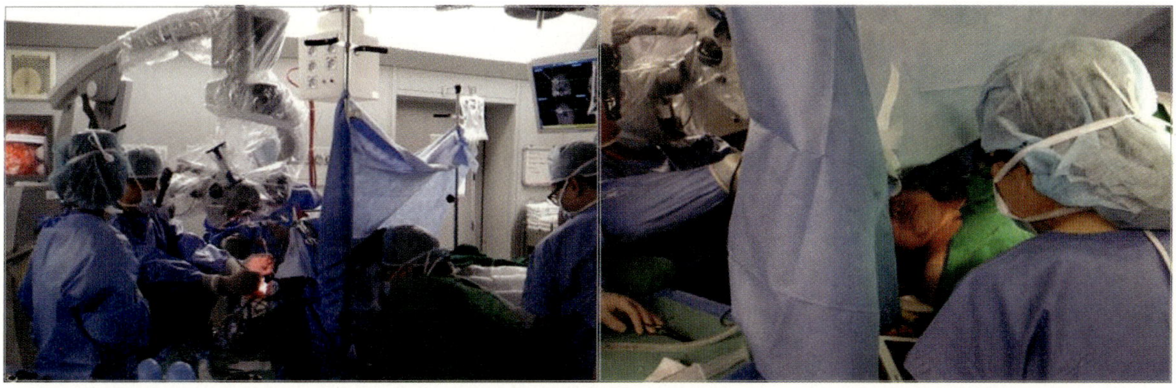

〈그림 9〉 각성 수술 장면

(4) 수술 중 전기 생리학적 검사(Intraoperative electrophysiologic monitoring)

체성감각유발전위(somatosensory evoked potential, SSEP)를 통해 운동신경로의 손상 등을 모니터링하거나 중심구(central sulcus)의 위치를 파악하는 용도로 사용되어 왔으며, 최근에는 운동유발전위(motor evoked potential, MEP)가 보다 높은 민감도와 즉각적 반응성 등으로 주목받고 있다. 뇌신경에 대한 근전도(EMG)도 이용되며 신경초종수술에서는 청력 보존을 위해 BAEP(Brainstem evoked potential)을 이용한다.

(5) 수술 중 영상 검사

수술 전 영상을 기반으로 한 뇌항법장치가 여러 장점에도 불구하고, 수술 중 뇌전위(brain shifting)를 전혀 반영하지 못하는 단점이 있다. 이를 개선할 수 있는 방법으로 수술 중 영상검사를 시행하는 방법이 고안되었다. 또 수술 중 영상검사(CT 또는 MRI)를 통해 종양의 제거 정도를 실시간으로 확인할 수 있어 보다 완벽한 종양의 절제를 가능하게 한다.

2) 방사선 치료

방사선 치료는 크게 광자(photon)를 이용하는 방법과 양자(proton)를 이용하는 방법 2가지가 있으며 현재는 광자를 이용한 방사선 치료가 주를 이루고 있다. 뇌종양의 치료에서 고식적 방사선 치료(conventional radiation therapy)는 중요한 역할을 담당해 왔다. 많은 종류의 뇌종양에서 수술 후의 추가적 치료 수단으로 또 일부 종양에서는 단독 치료 방법으로 이용되어 왔다. 일반적으로 수술 후 재발방지를 위한 방법이나 일부 종양에서는 근치에 가까운 효과를 나타내기도 한다. 또 일부 수술적 치료가 불가능한 종양에서는 증상 완화의 목적으로 사용되어 종양의 진행을 늦추고 생존기간을 연장하는 효과를 가져올 수도 있다.

종양의 종류에 따라 다르지만 일반적으로 치료 방사선량은 45~60Gy 정도가 일반적이며 총 방사선량을 20일에서 30일로 나누어 치료하게 된다. 방사선 치료는 조사하는 전체 방사선 선량이 많을수록, 정상 조직에 방사선이 많이 조사될수록 인지기능저하, 방사선 괴사와 같은 합병증이 증가하지만, 반대로 병변부위에 방사선 선량이 충분히 조사되지 않으면 종양의 조절이 되지 않기 때문에 병변부위에만 선택적으로 방사선을 조사하고자 하는 시도들이 계속되고 있다. 최근에는 이를 위해 주변 정상조직에는 방사선으로 인한 부작용을 최소화하면서 병변부위에만 선택적으로 방사선 조사량을 높일 수 있는 세기 조절 방사선치료(Intensity Modulated Radiotherapy, IMRT)의 사용이 증가하고 있으며, 정위적 방법을 이용한 감마나이프수술이나 사이버나이프와 같은 방사선 수술(stereotactic radiosurgery)도 보편화되어 좋은 치료 성적을 보이고 있다.

8. 항암치료

뇌내 종양세포에 전달되는 약물농도를 결정하는 요인들로는 혈류속도, 뇌의 혈관을 넘어갈 수 있는 약물의 양, 뇌실질을 거치는 약물의 확산, 그리고 종양세포막을 건너갈 수 있는 약물의 양 등을 들 수 있다. 이 중에서 전신 투여된 약물이 뇌종양에 전달되는데 있어서 최대의 장애는 역시 혈액뇌장벽(BBB)이라고 할 수 있다.

대부분의 항암제는 DNA 합성이나 그 기능을 간섭하는 방식으로 작동한다. 종양에 도달하는 약물은 필히 자유활성형(free active form)이어야 하며 고농도이어야 하고 충분한 시간 동안 존재해야 한다. 경구 투여를 하면서 혈액뇌장벽을 잘 통과하는 Temozolomide가 대표적이고 그외 CCNU, Procarbazine, vincristine등이 있다.

참고문헌

1. Charles NA, Holland EC, Gilbertson R, Glass R, Kettenmann H: The brain tumor microenvironment. ***Glia* 59**:1169-1180, 2011.
2. Clark AS, Deans B, Stevens MF, Tisdale MJ, Wheelhouse RT, Denny BJ, et al: Antitumor imidazotetrazines. 32. Synthesis of novel imidazotetrazinones and related bicyclic heterocycles to probe the mode of action of the antitumor drug temozolomide. ***J Med Chem* 38**:1493-1504, 1995.
3. Di Chiro G, DeLaPaz RL, Brooks RA, Sokoloff L, Kornblith PL, Smith BH, et al: Glucose utilization of cerebral gliomas measured by [18F] fluorodeoxyglucose and positron emission tomography. ***Neurology* 32**:1323-1329, 1982.
4. Dropcho EJ, Soong SJ: The prognostic impact of prior low grade histology in patients with anaplastic gliomas: a case-control study. ***Neurology* 47**:684-690, 1996.
5. Hayashida Y, Hirai T, Morishita S, Kitajima M, Murakami R, Korogi Y, et al: Diffusion-weighted imaging of metastatic brain tumors: comparison with histologic type and tumor cellularity. ***AJNR Am J Neuroradiol* 27**:1419-1425, 2006.
6. Junttila MR, de Sauvage FJ: Influence of tumour micro-environment heterogeneity on therapeutic response. ***Nature* 501**:346-354, 2013.
7. Louis DN, Perry A, Reifenberger G, von Deimling A, Figarella-Branger D, Cavenee WK, et al: The 2016 World Health Organization Classification of Tumors of the Central Nervous System: a summary. ***Acta Neuropathol***

131:803-820, 2016.

8. Meziane M, Elkoundi A, Ahtil R, Guazaz M, Mustapha B, Haimeur C: Anaesthetic management for awake craniotomy in brain glioma resection: initial experience in Military Hospital Mohamed V of Rabat. ***Pan Afr Med J 27***:156, 2017.

9. Morita N, Wang S, Chawla S, Poptani H, Melhem ER: Dynamic susceptibility contrast perfusion weighted imaging in grading of nonenhancing astrocytomas. ***J Magn Reson Imaging 32***:803-808, 2010.

10. Munteanu RM, Eva L, Dobrova TB, Iordache AC, Pendefunda L, Dumitrescu N, et al: Longer survival of a patient with glioblastoma resected with 5-aminolevulinic acid(5-ALA)-guided surgery and foreign body reaction to polyglycolic acid(PGA) suture. ***Rom J Morphol Embryol 58***:671-680, 2017.

11. Ohgaki H, Dessen P, Jourde B, Horstmann S, Nishikawa T, Di Patre PL, et al: Genetic pathways to glioblastoma: a population-based study. ***Cancer Res 64***:6892-6899, 2004.

12. Shiroishi MS, Castellazzi G, Boxerman JL, D'Amore F, Essig M, Nguyen TB, et al: Principles of T2 *-weighted dynamic susceptibility contrast MRI technique in brain tumor imaging. ***J Magn Reson Imaging 41***:296-313, 2015.

13. Tisdale MJ: Antitumor imidazotetrazines--XV. Role of guanine O6 alkylation in the mechanism of cytotoxicity of imidazotetrazinones. ***Biochem Pharmacol 36***:457-462, 1987.

14. Vogelstein B, Papadopoulos N, Velculescu VE, Zhou S, Diaz LA, Jr., Kinzler KW: Cancer genome landscapes. ***Science 339***:1546-1558, 2013.

15. Wheeler GP, Bowdon BJ, Grimsley JA, Lloyd HH: Interrelationships of some chemical, physicochemical, and biological activities of several 1-(2-haloethyl)-1-nitrosoureas. ***Cancer Res 34***:194-200, 1974.

16. 대한 신경외과 학회. 신경과학 교과서 4판. 2012.

17. David N. Louis, Hiroko Ohgaki, Otmar D. Wiestle: WHO classification of tumours of the central nervous system. ***IARC***. 2016.

뇌하수체 샘종(Pituitary adenoma)

정 신

학습 목표

1. 뇌하수체 샘종을 내분비학적으로 분류할 수 있다.
2. 뇌하수체 샘종의 치료 원칙을 기술할 수 있다.
3. 뇌하수체 샘종의 수술적 치료 방법을 열거할 수 있다.
4. 뇌하수체 샘종의 약물 치료 방법을 열거할 수 있다.

1. 역학(EPIDEMIOLOGY)

원발성 뇌종양의 10~15% 정도를 차지하며 3번째로 흔한 종양이다.[3] 모든 연령에서 발생이 가능하지만 40-70대에서 비교적 흔히 발생하며 연간 발생률은 10만 명당 3-94명 정도로 추정된다.[3] 남성보다는 여성에서 다소 발생 빈도가 높으며 드물게 소아에서도 발생한다.[11]

2. 뇌하수체의 발생학 및 해부학(EMBRYOLOGY AND ANAOTOMY)

뇌하수체샘은 터키안장(sella turcica)에 위치하는 직경 1.2~1.5cm 크기에 0.5~0.6g정도의 무게를 가지는 기관으로, 발생학적으로 외배엽(ectoderm)기원의 구강인두에서 유래한 전엽(anterior lobe)인 샘뇌하수체(adenohypophysis)와 시상하부로부터 유래한 후엽(posterior lobe)인 신경 뇌하수체(neurohypophysis)로 이루어져 있다. 상방에는 시신경이 교차하고 양측방에는 해면 정맥동이 위치한다 <그림 1>.

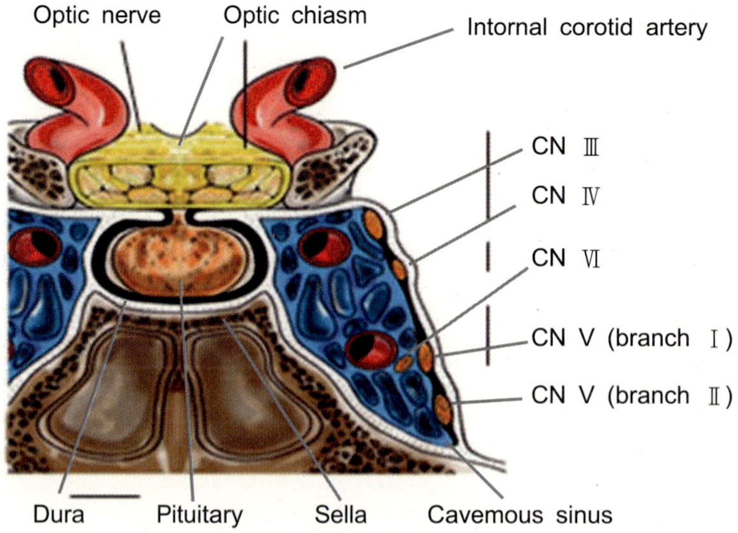

〈그림 1〉 뇌하수체 및 주변 구조물[17]

뇌하수체는 뇌하수체 줄기(pituitary stalk)와 누두부(infundibulum)에 의해 시상하부와 연결된다. 상 뇌하수체 동맥(superior hypophysial artery)이 전엽에 혈류를 공급하고, 하 뇌하수체 동맥(inferior hypophysial artery)이 후엽에 혈류를 공급한다.

뇌하수체 샘의 분비 호르몬

- 전엽
  유즙 분비 호르몬(prolactin, PRL), 성장 호르몬(growth hormone, GH), 부신피질 자극 호르몬(adrenocorticotrophic hormone, ACTH), 갑상선 자극 호르몬(thyroid stimulating hormone, TSH), 낭포 자극 호르몬(follicular stimulating hormone, FSH), 황체 형성 호르몬(luteinizing hormone, LH)
- 후엽
  항이뇨 호르몬(antidiuretic hormone, ADH), 옥시토신(oxytocin)

정상 뇌하수체 샘은 lactotroph, somatotroph, corticotroph, thyrotroph, gonadotroph로 구성되어 있는데, 이들 세포 모두에서 종양이 발생할 수 있으며, 이들 종양들은 기원 세포의 형태학적 특성과 호르몬 분비 능력을 가진다. Hardy 등은 부신피질 자극 호르몬과 갑상선 자극 호르몬 분비 세포는 중앙부에, 유즙 분비 호르몬과 성장 호르몬 분비 세포는 양측방 뒤쪽과 앞쪽에서 발생한다고 하였다 <그림 2>.

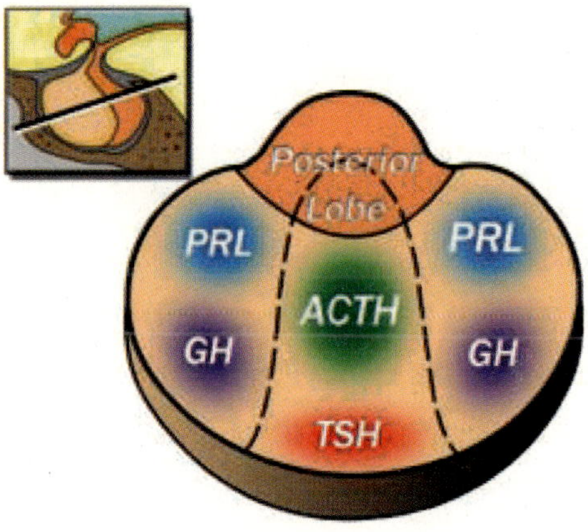

〈그림 2〉 뇌하수체 호르몬 분비 세포의 분포[17]

성선 자극 호르몬은 뇌하수체 전엽 전체에 퍼져 있어서 뇌하수체의 어느 부위에서도 발생할 수 있다.

접형동(sphenoid sinus)은 함기화(pneumatization) 정도에 따라 sellar, presellar, conchal type으로 나누는데, 대부분이 sellar형(86%)이며, 경접형골 접근 수술법(transsphenoidal approach)에 불리한 conchal형은 3% 미만이다.

3 뇌하수체 샘종의 분류(CLASSIFICATION)

1) 임상적 분류

뇌하수체 샘종은 호르몬 분비 여부에 따라 기능성(functional) 샘종과 비기능성(non-functional) 샘종으로 분류된다. 기능성 뇌하수체 샘종은 유즙 분비 호르몬(prolactin, PRL), 성장 호르몬(growth hormone, GH), 부신피질 자극 호르몬(adrenocorticotrophic hormone, ACTH), 갑상선 자극 호르몬(thyroid stimulating hormone, TSH), 낭포 자극 호르몬(follicular stimulating hormone, FSH), 황체 형성 호르몬(luteinizing hormone, LH)을 과잉 분비하는 샘종으로 분류된다.[8]

호르몬 분비에 따른 분류

- **기능성 샘종**(functioning adenoma)
  PRL 분비샘종 : 무월경-유루 증후군(amenorrhea galactorrhea syndrome)
  GH 분비샘종 : 말단 비대증(acromegaly) 또는 거인증(gigantism)
  ACTH 분비샘종 : 쿠싱 증후군(Cushing's disease)
  TSH 분비샘종 : 갑상선 기능 항진증(hyperthyroidism)
- **비기능성 샘종**(non-functioning adenoma)

2) 영상학적 분류

종양의 크기에 따라 10mm 이하의 종양을 미세샘종(microadenoma)으로 10mm 이상의 종양을 대샘종(macroadenoma), 4cm 이상을 거대샘종(giant adenoma)으로 분류한다. Hardy 등은 터키안 바닥의 파괴 정도에 따라 종양을 grade 0, I, II, III, IV로 분류하였고, 터키안 상방으로의 파급 정도에 따라 stage A, B, C, D, E로 분류하였다 <그림 3>.

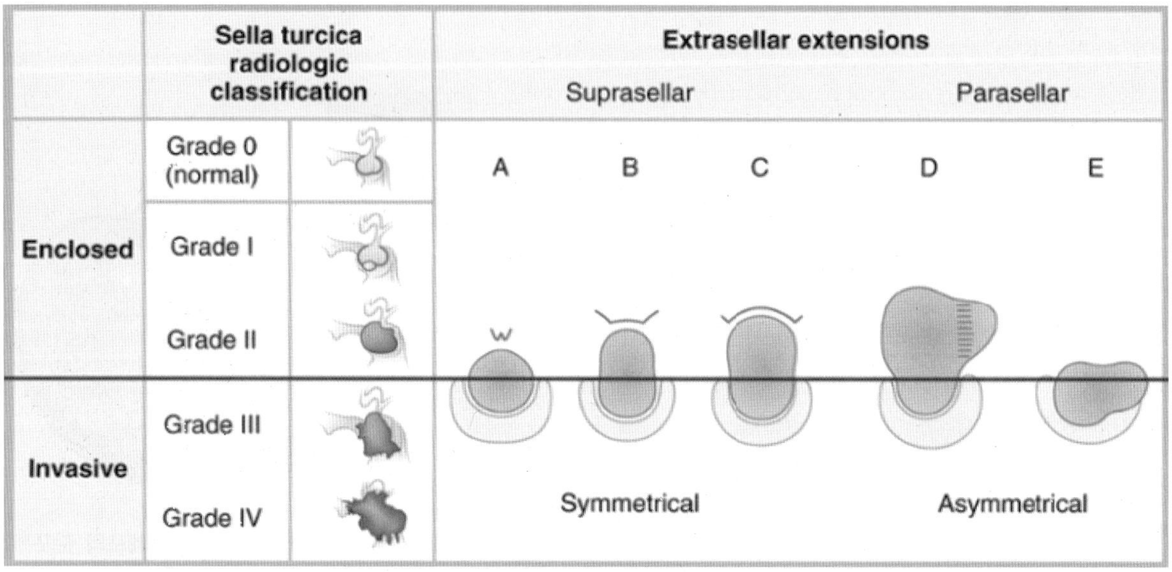

〈그림 3〉 Hardy의 분류

3) 새로운 분류(WHO 2017 가이드라인)

2017년 기존 분류와 달리 면역조직화학염색법(immunohistochemistry)과 뇌하수체 전이 요소(pituitary transcription factor)를 기준으로 임상에 실용적으로 적용할 수 있는 새로운 분류법이 소개되었다. 종양의 증식능(mitotic count)와 Ki-67이 샘종의 진행의 강력한 예측 인자로 생각할 수 있다. PIT, SF-1, T-PIT와 같은 뇌하수체 전이 요소도 분류에 중요한 기준으로 소개되었다. 이에 따라 비정형 뇌하수체 샘종(atypical adenoma)의 개념은 더 이상 사용하지 않게 되었고 기존에 없던 pituitary blastoma와 null-cell adenoma라는 분류가 새롭게 등장하였다. 이는 뇌하수체 샘종 환자의 임상적 예후를 이해하는데 보다 도움이 된다.[18]

4. 병리 소견

뇌하수체 샘종의 육안소견은 담적색 혹은 갈색으로 정상 뇌하수체 조직에 비해 부드럽고 혈관 분포가 많다. 대샘종이나 거대샘종의 경우 괴사 또는 출혈 병소를 동반하는 경우가 드물지 않다. 광학 현미경 소견으로는 원형의 핵과 풍부한 세포질을 갖는 종양 세포가 정상적인 샘 뇌하수체의 세엽 구조를 상실하여 미만성(diffuse), 유두상(papillary), 동굴 구조(sinusoid) 등을 보인다.

5. 진 단

1) 영상의학적 진단

단순 두개골 촬영에서는 미세샘종을 진단할 수는 없으나, 대샘종의 경우에는 터키 안장의 확장, 터키 안장(dorsum sellae)의 미란(erosion), 터키 안장 바닥의 얇아지고 미란 또는 파괴가 관찰되며, 종양이 한쪽으로 치우쳐 자라면 터키안 바닥이 비대칭으로 확장되거나 파괴되어 이중 바닥(double floor)의 소견을 보인다.

고해상 CT로는 5mm 크기 이상의 미세샘종의 진단이 가능한데, 종양은 정상 뇌하수체에 비해 조영증강이 덜 되는 병소로 보인다. CT는 수술 계획을 세우는 데 중요하다. 미세샘종을 진단하는 데 가장 민감도가 높은 검사는 MRI이다. T1 강조영상에서는 저신호, T2 강조영상에서는 고신호 강도로 보인다. 조영제를 주입했을 때 정상 뇌하수체는 풍부한 정맥얼기(portal plexus)를 가지고 있어 조영증강이 잘되고 종양은 정상 뇌하수체에 비해 종양에서 조영 증강이 덜 된다 <그림 4>.

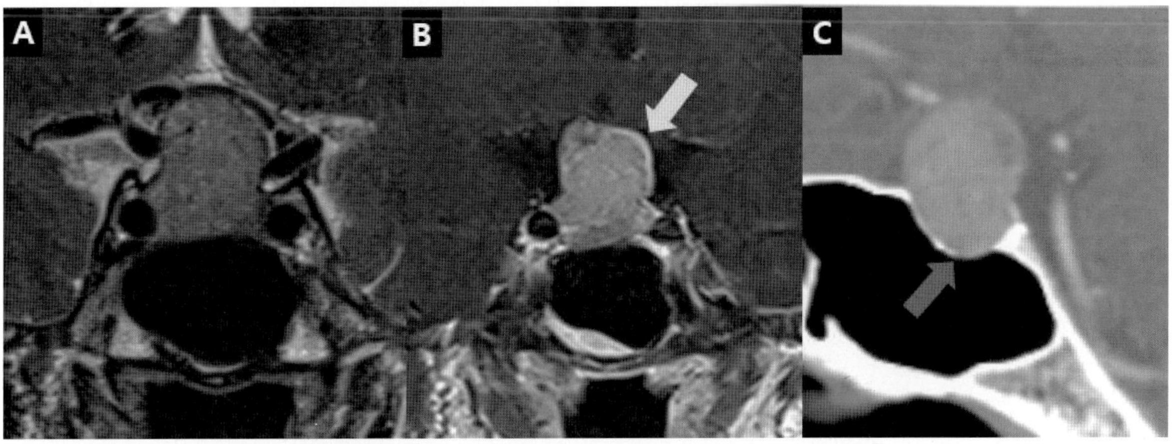

A : T2 강조 MRI 영상에서 고강도 신호를 보이는 종양이 관찰된다.
B : 종양 좌측에 강하게 조영 증강되는 정상 뇌하수체를 관찰할 수 있고(노란색 화살표) 조영 증강이 정상 뇌하수체보다 약하게 되는 종양 조직도 관찰 할 수 있다.
C : CT에서 터키 안장의 바닥이 종양에 의해 얇아져 있는 것을 관찰할 수 있다.(파란색 화살표)

〈그림 4〉 뇌하수체 샘종의 영상학적 MRI와 CT

미세샘종에서는 지연성으로 조영증강이 된다. Dynamic MRI를 시행하면 직경 2~3mm의 미세샘종도 진단이 가능하다. MRI에서 미세샘종을 시사하는 소견으로는 줄기의 위치이동(stalk deviation), 정상 뇌하수체의 이동, 위로 볼록 올라온 가로막 소견이 있다. 젊은 여성이나 임산부, 사춘기, 갑상선 기능 저하증 환자에서도 뇌하수체가 커진 소견을 보일 수 있는데, 모든 환자에서 T1 강조 영상에서 조영 증강 되는 정상 뇌하수체를 확인하여야 한다. 그러나 대샘종이나 거대샘종에서는 정상 뇌하수체 조직을 보기 어려워 종양이 잘 대조 강화되는 것으로 관찰된다.[10]

뇌하수체 샘종과 감별이 필요한 터키안 및 터키안 주변 병소

두개인두종(craniopharyngioma), 수막종(meningioma), 배아종(germinoma) 등이 있으며, 시신경 교종(optic glioma), 시상하부 교종(hypothalamic glioma), 시상하부 과오종(hypothalamic hamartoma), Rathke's cleft cyst, 거대 동맥류 등

2) 내분비학적 진단

뇌하수체 샘에서는 다섯 종류의 세포들이 여섯 종류의 호르몬을 분비한다. Corticotroph가 ACTH, somatotroph가 GH, lactotroph가 PRL, thyrotroph가 TSH, gonadotroph가 FSH와 LH를 분비한다. 이러한 호르몬의 분비는 시상하부에 의해 조절되며, 표적 기관에 의해 음성 되먹이기(negative feedback) 기전으로 조절된다.

후엽은 시상하부와 직접 신경세포로 연결되어 시상하부 신경원에서 생성된 ADH와 oxytocin을 분비한다. 내분비 진단법에는 해당 호르몬의 기초 혈중치(basal serum level) 검사와 특정 호르몬의 분비를 촉진 또는 억제하는 유발검사(stimulatory or provocative test)들이 있다.

6. 종양에 따른 임상증상 및 진단기준

호르몬 분비샘종은 일반적으로 종양이 작지만 분비되는 호르몬에 의해 증상이 나타나며, 비분비성 샘종은 종양이 큰 경우에 시야장애 및 뇌하수체 기능 저하 증상이 주로 나타난다 **<그림 5>**.

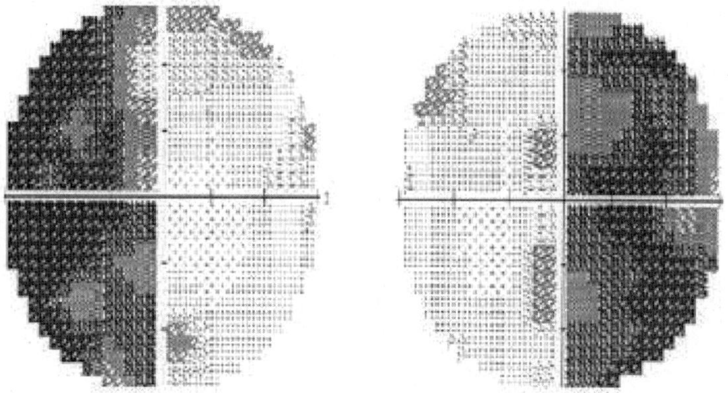

좌측 우측

〈그림 5〉 거대 뇌하수체 샘종에서 보이는 양측 측두 반맹(bitemporal hemianopsia)

1) 프로락틴(Prolactine) 분비 샘종

뇌하수체 샘종의 약 30%를 차지하는 이 종양은 기능성 샘종 중 에서 가장 발생빈도가 높으며, 남녀의 발생빈도는 비슷하다. 여성에게는 무월경과 유루증(amenorrhea-galactorrhea syndrome)등의 특징적인 증상을 보이며 어린이나 폐경기 이후 여성에서는 증상이 잘 나타나지 않고 청소년기 이후에는 이차 성징 장애로 발견된다. 남성에서는 특징적인 증상 없이 성욕 감퇴와 시력장애 등의 증상을 보인다. 그 외 증상으로는 불임, 우울증, 몸무게 증가 등이 나타날 수 있다.

일반적으로 종양의 크기와 혈중 유즙 분비 호르몬 수치는 밀접한 상관관계가 있다. 정상 기초 PRL치는 15~20ng/mL인데, 임신이나 수유중이 아닌 경우 일반적으로 PRL치가 200ng/mL 이상이면 PRL 분비샘종일 가능성이 매우 높다. 이 이하의 수치인 경우에는 PRL 분비 억제 인자(PIF) 수용체를 억제하는 reserpine, H2-receptor blocker 등의 약제가 투여된 경우나 임신, 스트레스, 신부전증, 갑상선 기능 저하증 등 기타 혈중 PRL 수치를 올리는 가성 고프로락틴혈증(pseudohyperprolactinemia)

과 감별해야 한다. 1000ng/mL이상인 경우는 침습성 프로락틴 분비 샘종(invasive prolactinoma)을 시사한다.

2) 성장 호르몬(growth hormone) 분비 샘종

전체 뇌하수체 샘종의 약 20%를 차지함으로써 PRL 분비샘종에 이어 두 번째로 발생빈도가 높은 기능성 샘종으로 중년에 호발한다.

이 종양은 발병 연령에 따라 증상이 크게 다른데, 골단 폐쇄(epiphyseal plate closure) 이전에 종양이 발생하면 거인증(gigantism)으로 발현하고, 골단 폐쇄 이후에 발생하면 말단 비대증(acromegaly)으로 발현된다. 이는 성장 호르몬에 의해 간세포에서 insulin-like growth factor-1(IGF-1, somatomedin C)이 생산되고, 이것이 뼈의 성장과 기타 연부 조직의 증식에 관여하기 때문이다 **<그림 6>**.

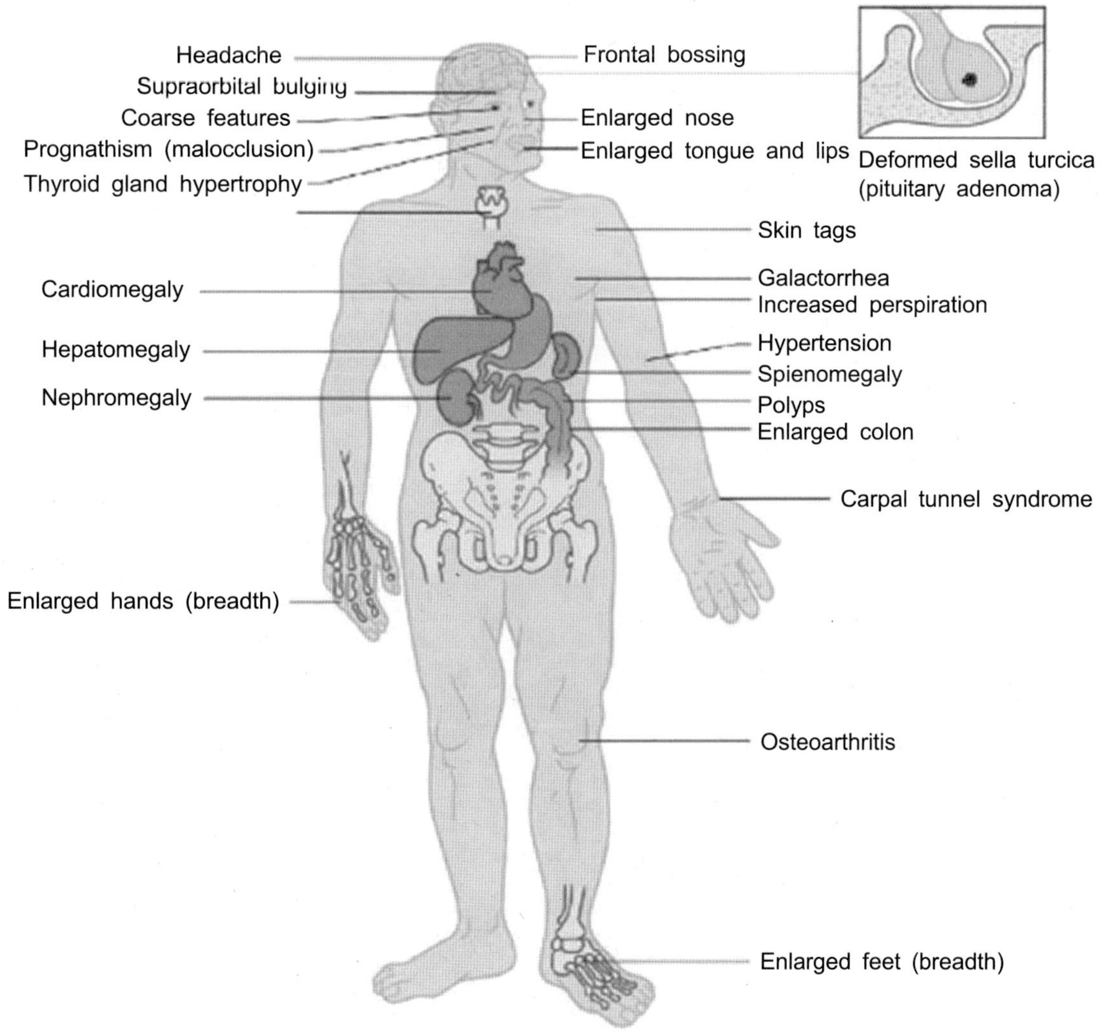

〈그림 6〉 말단비대증의 특징

이외의 증상으로 두통, 발한, 수족 증대 등이 나타나며, 고혈압, 당뇨, 동맥경화증, 심혈관 질환 등이 동반되어 이로 인한 합병증으로 평균 수명이 짧아지나 이는 종양의 치료에 의해 위험도가 줄어들 수 있다.

성장 호르몬 분비 뇌하수체 선종의 내분비학적 진단 기준은 성장 호르몬이 5ng/mL이상이거나 당부하 검사(oral glucose tolerance test, OGTT)에서 성장 호르몬이 2ng/mL이하로 억제가 되지 않거나 insulin-like growth factor-1(IGF-1, somatomedin C)이 연령 대비 올라가 있을 때 진단을 할 수 있다.

GH 분비샘종의 내분비학적 관해(remission) 기준
serum GH : <2.5ng/mL
연령 및 성별 대비 somatomedin C 수치의 정상화
OGTT : 1ng/mL 이하로 억제가 되는 경우

3) ACTH 분비샘종(Cushing's Disease)

뇌하수체 샘종의 약 8-10%를 차지하며, 기능성 샘종에서는 세 번째로 발생빈도가 높다.

여성에서 호발하며, 부신에서 코티졸이 과잉 생산되어 얼굴이 둥글게 되고(moon face), 등에 둥글게 지방이 쌓이지만(buffalo hump), 팔다리는 가늘어지고 피부가 얇아지는 중심성 비만(central obesity)과 무월경, 피로감, 복부 자색선(abdominal purple striae), 다모증(hirsutism), 고혈압 등 다양한 증상의 쿠싱증후군(Cushing syndrome)이 나타나므로 쉽게 진단된다 **<그림 7>**.

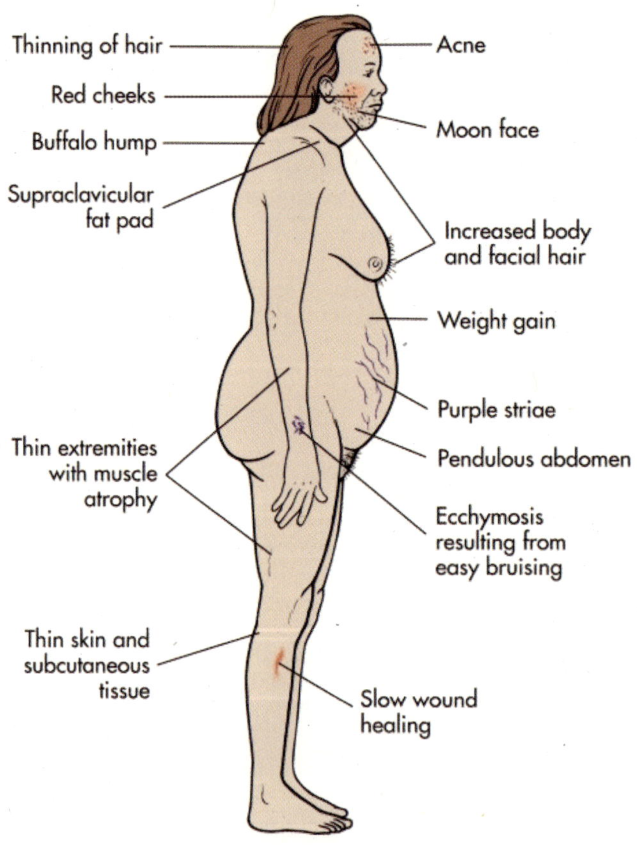

〈그림 7〉 쿠싱병의 특징

이러한 쿠싱증후군 중 뇌하수체 샘종에 의한 것을 특별히 Cushing's disease라 하는데, 이는 폐암이나 기타 종양에서 ACTH를 분비하여 발생하는 이소성 ACTH-증후군(ectopic ACTH syndrome) 과

구별된다. Cushing's disease는 CRF에 의해 코티졸과 ACTH가 모두 상승하는데 비해, 이소성 ACTH-증후군에서는 이러한 반응이 없다는 것이 특징이다.

Cushing's disease 환자의 양측 부신을 절제하면 뇌하수체 종양이 더욱 공격적으로 성장하게 되는데, 이를 Nelson 증후군이라 하며, 이때는 MSH(melanocyte stimulating hormone) 과잉 분비가 동반되어 피부가 검게 착색된다.

다른 분비샘종에 비하여 MRI 검사 상에서 종양의 경계가 불분명한 경우가 비교적 많으며 이 경우 뇌혈관 조영술을 통한 IPSS(inferior petrosal sinus sampling)를 시행하여 ACTH 수치가 한쪽에서 현저히 높으면 종양의 좌우 위치 감별에 도움을 줄 수 있다 <그림 8>.

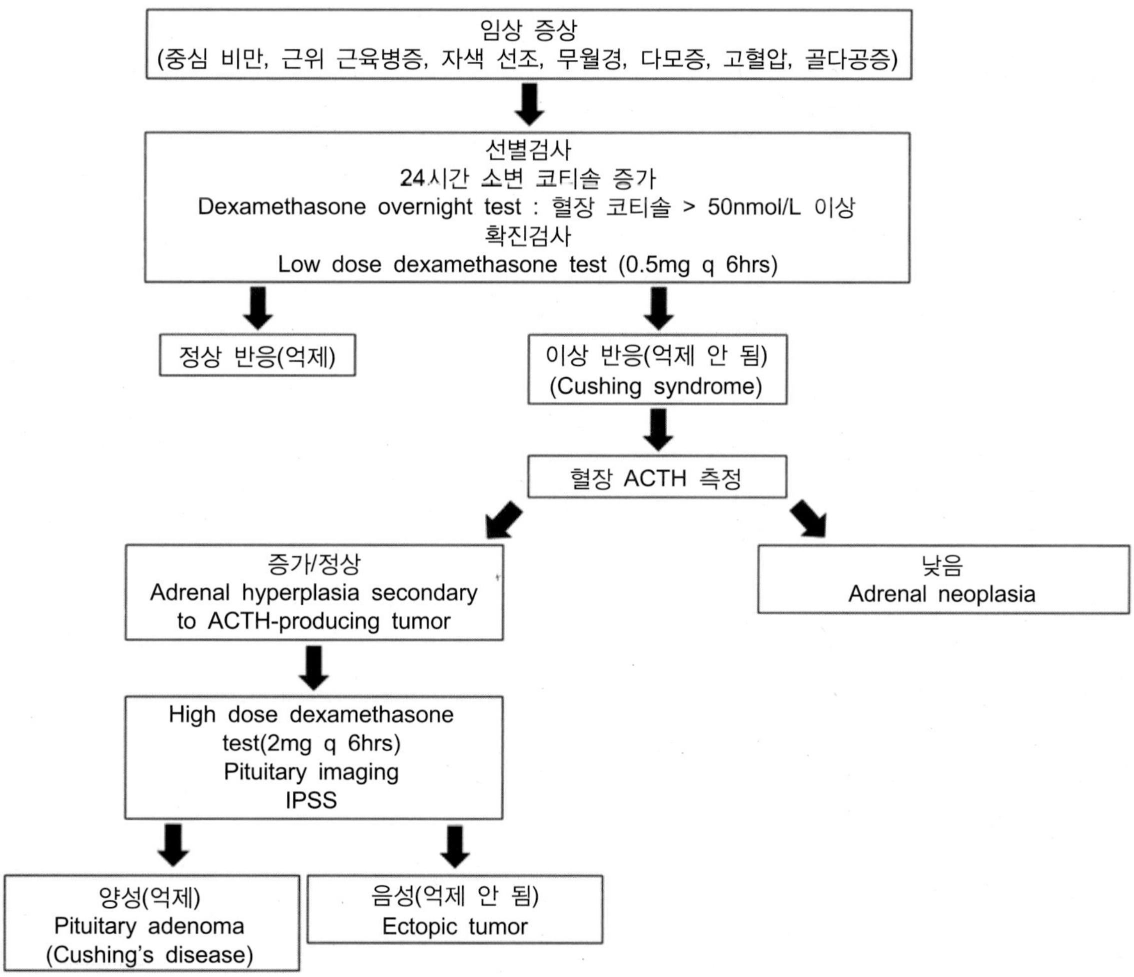

〈그림 8〉 ACTH 분비 뇌하수체 샘종의 감별 진단

4) TSH 분비샘종

뇌하수체 샘종의 1% 미만을 차지하며, 대부분 거대샘종이다. 이 환자의 약 40%에서는 다른 뇌하수체 호르몬의 과다 분비가 동반되는데, 주로 GH, PRL이 과다 분비된다. 주로 갑상선 기능 항진증의 증상을 나타내어 그레이브스병과 오진될 수 있지만, 경골 전 점액수종이나 안구돌출과 같은 안병증은 나타나지 않으며 남녀의 발생비가 비슷하고, 나이에 관계없이 발생한다.

5) 비기능성 뇌하수체 샘종

전체 뇌하수체 샘종의 약 30~40%를 차지한다.

종양의 크기가 어느 정도 커지면서 시신경로를 압박하거나, 해면정맥동을 침범하여 두통과 삼차신경 또는 안구운동과 관련된 뇌신경장애 증상을 나타낸다.

거대 종양이 되면 제3뇌실 및 몬로공을 폐쇄하여 수두증을 유발함으로써 뇌압 상승 증상을 보이기도 한다. 시신경로 압박으로 나타나는 증상으로는 시력 저하와 양 측두성 반맹(bitemporal hemianopsia)이 있다.

이 외에도 정상 뇌하수체 조직을 압박하여 무월경, 피로감, 성욕 감퇴 등의 뇌하수체 기능 저하증(hypopituitarism)의 증상을 보인다.

7. 치료

1) 수술요법

뇌하수체 종양을 수술적 치료로 제거하는 목적은 종괴 효과의 소실(relief of mass effect), 호르몬의 정상화, 재발의 최소화, 정상 뇌하수체 기능의 보존, 불확실한 종양의 진단이 있다.

종양의 크기, 모양, 터키안 외로의 확장 정도(extrasellar extension), 환자의 나이, 전신 건강 상태, 접형동의 함기화 양상 및 감염 여부 등을 고려하여 수술 접근법을 선택한다.

1980년대 이전까지만 하더라도 경접형동 접근법(transsphenoidal approach, TSA)에 비해 경두개 접근법(transcranial approach, TCA) 의 비율이 현저히 높았으나 1980년대 이후 수술 기구의 개발과 수술해부학적 지식의 축적 등으로 점차 TSA의 비율이 높아져, 최근에는 전두엽 또는 측두엽으로 아령모양으로 파급된 종양 외의 대부분의 종양에 대해 TSA가 일차적인 수술 접근법이 되었고, 미세 현미경을 이용한 수술과 내시경을 이용한 수술법이 있으며 두가지 방법을 같이 사용하는 방법도 있다.[4] 미세 현미경을 이용한 수술법은 양손을 이용하여 수술할 수 있는 장점이 있으나 시야가 좁고 내시경을 이용한 수술은 시야가 넓은 장점이 있다.[5]

특히 종양이 접형동으로 파급된 경우나 미세샘종, 뇌척수액 비루 등이 합병된 경우에는 TSA를 우선적으로 고려해야 한다. 접형동의 염증이 있는 경우 TSA를 시행하는 것은 일반적으로 금기이며, 종양이 뇌하수체 조직 위로 자라 터키안 상부에 위치한 경우와 터키안 주변으로 파급이 있는 경우는 이전에는 수술의 금기사항이었으나 최근에는 TSA로 제거가 가능한 경우가 많다. 하지만 터키안 주변으로의 파급이 심한 경우는 수술의 위험성도 높고 수술적 제거도 용이하지 않아 신중한 판단이 필요하다 <그림 9>.

수술에 따른 치사율은 1%미만으로 보고되고 있다. 수술 중 발생할 수 있는 합병증으로는 뇌척수액 누수, 부비동염, 비중격 천공, 심한 코출혈, 뇌하수체 기능저하증, 요붕증, 시력저하, 뇌수막염, 경련,시상하부 손상, 내경동맥 손상 등이 있다.[9]

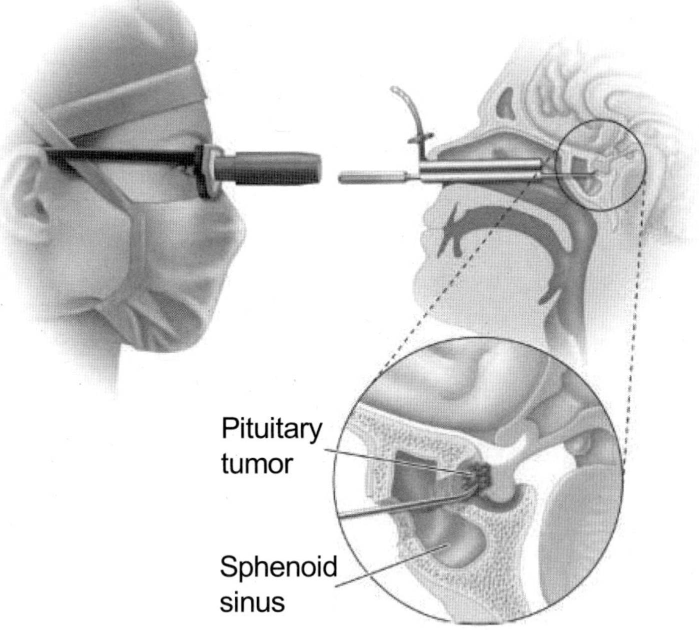

〈그림 9〉 경접형동 접근법(Transsphenoidal approach : TSA)

2) 약물 치료

(1) 프로락틴 분비 샘종

약물치료가 경접형동 접근법을 통한 수술보다 우선적으로 고려되는 유일한 뇌하수체 샘종으로 도파민 작용제인 bromocriptine을 투여하면 프로락틴 분비세포의 도파민 수용체를 자극하여 치료 시작 후 수일 이내에 샘종의 크기와 혈중 프로락틴수치가 현저하게 감소한다. 하지만 평생 약을 복용해야 한다는 불편함과 함께 약을 끊을 경우 다시 처음의 상태로 종양이 커지는 단점이 있다. 최근 에는 bromocriptine의 부작용(오심, 구토, 심한 소화장애 등) 때문에 약물을 복용하기 힘든 환자에서 cabergolin을 투여하여 좋은 효과가 보고되고 있어 이를 1차약으로 사용하는 경우가 늘고 있다. 그러나 이러한 약물치료는 종양의 섬유화를 초래할 수 있으며 다음의 경우는 수술적 치료를 고려한다.[16]

프로락틴 분비 샘종의 수술 적응증

1. 약물에 반응 없는 종양
2. 환자가 약물 복용을 거부할 때
3. 뇌하수체 졸중(pituitary apoplexy)
4. 낭성 종양(cystic prolactinoma)
5. 종양이 인접뼈에 미란을 만든 경우
6. 환자가 임신을 원할 때
7. 임신 중 발생하는 종괴 효과(mass effect)
8. 진단이 불분명할 때

(2) 성장 호르몬 분비 뇌하수체 샘종

성장 호르몬 분비 뇌하수체 샘종은 수술적 치료가 원칙이다. 하지만 somatostatin은 생리적으로

GH 생성을 억제하는데, 이 somatostatin analogue인 octreotide를 투여하면 50~60%의 환자에서 종양의 크기가 줄고, 혈중 GH 수치가 감소한다. Somatostatin은 long acting 제제가 주로 사용되고 있으며 수술 후 완치가 안된 환자의 치료에 사용하는 경우 약 75% 정도에서 효과를 볼 수 있다. 하지만 오심, 구토, 설사, 복통 등의 위장관계 부작용 및 담석, 담관염 등의 부작용도 간혹 발생하므로 신중히 사용해야 한다.[1] 그 외에 dopamine agonist나 growth hormone receptor antagonist(pegvisomant)가 치료에 이용되고 있다.[15]

3) 방사선 또는 방사선수술 치료

수술로 뇌하수체 샘종을 완전히 제거하지 못한 경우나 재발한 경우에 우선적으로 또는 약물요법과 함께 방사선 치료를 고려해 볼 수 있다. 방사선 치료시, 종양 성장 억제 측면에서는 비기능성 샘종이 기능성 샘종에 비해 효과가 조금 더 좋은 것으로 보고되고 있다. 방사선 치료는 1.5Gy씩 5주간 총 45Gy를 조사를 하며 감마나이프는 20-25Gy를 조사한다.[6] 치료효과는 2~3년 후부터 기대가 된다.

고식적인 방사선 치료 방법에 비해 방사선 수술(감마나이프, LINAC)이 뇌하수체 기능 저하증이나 시신경 손상, 시상하부 기능 감퇴 등의 부작용이 적어서 최근에는 우선적으로 고려되지만, 장기적인 추적 관찰시, 뇌하수체 기능 저하증은 65~85%, 시신경장애는 5% 정도 에서 발생할 수 있으며, 드물지만 방사선에 의해 이차적으로 종양이 발생하는 등의 부작용이 있다 **<그림 10>**.

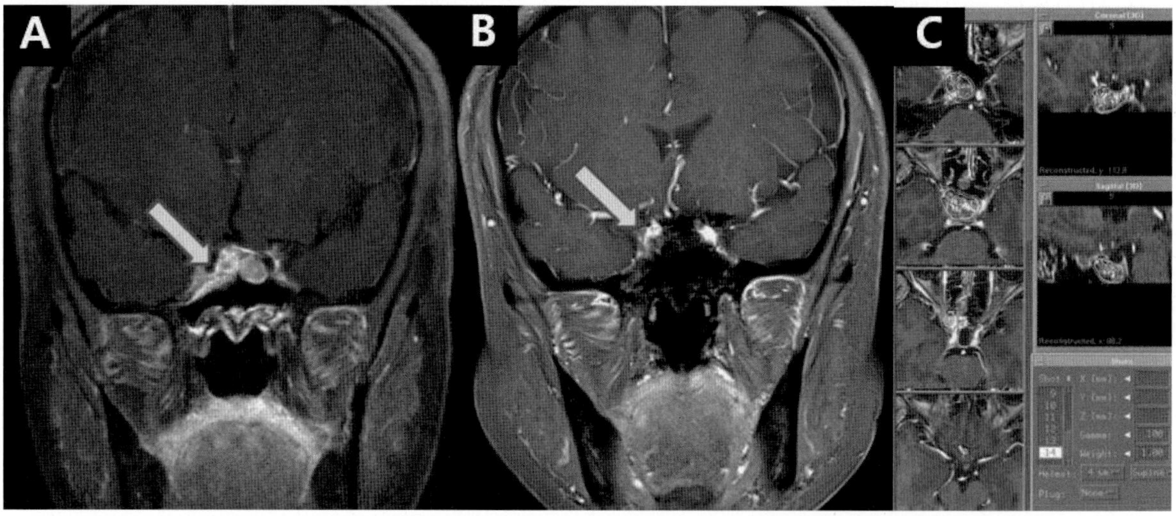

A : 수술 후 잔존 해면정맥동내 위치한 뇌하수체 샘종의 감마나이프 수술 전 사진
B : 감마나이프 수술 10년 후 사진 - 종양이 완전히 사라진 모습을 볼수 있다.
C : 컴퓨터를 이용하여 감마나이프 수술을 할 병변을 계획하는 장면(Planning)

〈그림 10〉 뇌하수체 샘종의 감마나이프 치료의 예

8. 예후

뇌하수체 샘종의 예후는 양호하여 최근에 발표된 5년 생존율은 거의 100%에 달한다. 따라서 치료는 완치를 목표로 하여야 하며, 완치가 불가능하더라도 비기능성 샘종의 경우에는 시력이나 시야의 정상화, 기능성 샘종의 경우에는 내분비학적 기능의 정상화를 목표로 해야 한다.

기능성 샘종에서 호르몬 수치의 정상화를 포함한 완치율은 미세샘종에서는 대체로 60~90%라고 보고되어 있으나, 대샘종이나 거대샘종에서는 40~55%로 보고 있다. 뇌하수체 기능 보존율과 시력 회복은 대체로 80~95%이다. 말단비대증과 쿠싱병에서 치료 후에도 호르몬 수치가 정상화되지 못한 경우에는 고혈압, 당뇨, 심장 질환 등의 전신 증상을 동반하므로 예후가 불량하다.

9. 뇌하수체 졸중(Pituitary apoplexy)

뇌하수체 종양을 가지고 있는 환자가 갑작스런 두통이나 시야 장애를 주소로 내원하는 경우가 있다. 이는 뇌하수체 샘종내 출혈이나 경색이 발생하면서 종양의 용적이 갑작스레 커지면서 증상이 발생하는 경우다. 이를 뇌하수체 졸중이라 한다 <그림 11>.

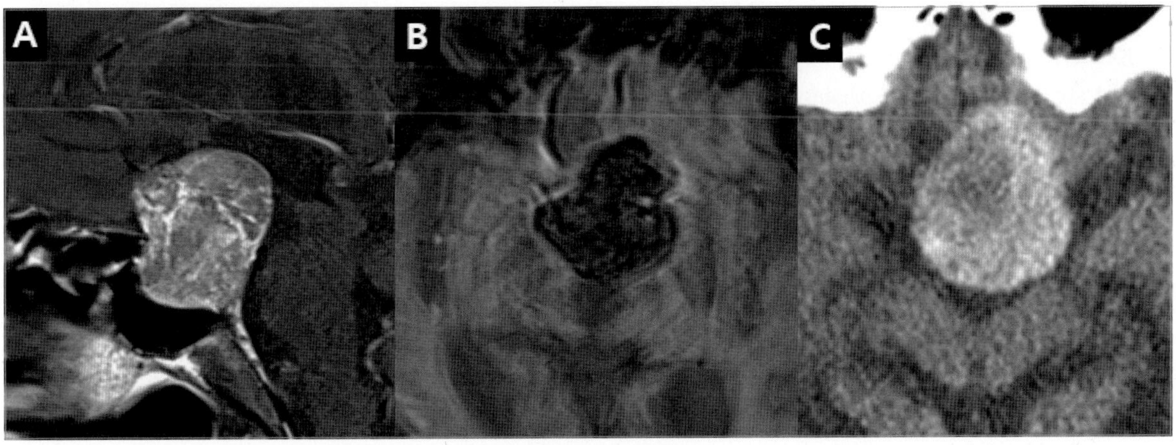

A : 조영 증강 자기 공명 영상에서 거대 뇌하수체 샘종이 관찰된다.
B : Susceptibility weighted image(SWI)자기 공명 영상에서 종양내 출혈이 관찰된다.
C : 수술 전 시행한 CT에서 종양내 출혈이 관찰된다.

〈그림 11〉 뇌하수체 졸중

임상 증상으로는 두통, 오심, 시력 및 시야 감소, 안구 마비, 안검하수, 의식 저하 등이 있다. 일부에서는 생명을 위협하는 뇌하수체 기능 감소증을 동반하는 경우도 있다.[2] 하지만 뇌하수체 후엽의 손상은 드물어 요붕증(diabetes insipidus)은 잘 나타나지 않는다. 뇌하수체 샘종을 가지고 있는 환자의 0.6-9% 정도에서 발생한다고 보고된다. 발생 원인으로는 종양의 빠른 성장에 의한 허혈 괴사(ischemic necrosis), 종양 내부 혈관의 출혈, 위 뇌하수체 동맥(superior hypophyseal artery)의 압박에 의한 경색 출혈에 의한 것이라 추정된다.[14] 위험인자로는 bromocriptine 복용, 항응고제, diabetic ketoacidosis, 두부외상, estrogen 복용, 방사선 치료 과거력 등이 보고되나 대부분에서는 별다른 이유 없이 발생한다.

뇌하수체 졸중의 치료는 부신 기능 부전으로 인한 사망을 방지하기 위하여 즉각적인 스테로이드 투여가 가장 중요하다. 이후 빠른 시일내에 수술적 감압을 해주는 것이 환자의 시야 결손의 회복과 안검 하수 등의 기능 회복에 도움이 된다.

참고문헌

1. Ben-Shlomo A, Melmed S: Somatostatin agonists for treatment of acromegaly. ***Mol Cell Endocrinol 286***:192-198, 2008.
2. Ebersold MJ, Laws ER, Jr., Scheithauer BW, Randall RV: Pituitary apoplexy treated by transsphenoidal surgery. A clinicopathological and immunocytochemical study. ***J Neurosurg 58***:315-320, 1983.
3. Gittleman H, Ostrom QT, Farah PD, Ondracek A, Chen Y, Wolinsky Y, et al: Descriptive epidemiology of pituitary tumors in the United States, 2004-2009. ***J Neurosurg 121***:527-535, 2014.
4. Guiot J, Rougerie J, Fourestier M, Fournier A, Comoy C, Vulmiere J, et al: [Intracranial endoscopic explorations]. ***Presse Med 71***:1225-1228, 1963.
5. Jho HD, Carrau RL, Ko Y, Daly MA: Endoscopic pituitary surgery: an early experience. ***Surg Neurol 47***:213-222; discussion 222-213, 1997.
6. Kim W, Clelland C, Yang I, Pouratian N: Comprehensive review of stereotactic radiosurgery for medically and surgically refractory pituitary adenomas. ***Surg Neurol Int 3***:S79-89, 2012.
7. Kontogeorgos G: Classification and pathology of pituitary tumors. ***Endocrine 28***:27-35, 2005.
8. Kovacs K, Scheithauer BW, Horvath E, Lloyd RV: The World Health Organization classification of adenohypophysial neoplasms. A proposed five-tier scheme. ***Cancer 78***:502-510, 1996.
9. Laws ER, Jr., Fode NC, Redmond MJ: Transsphenoidal surgery following unsuccessful prior therapy. An assessment of benefits and risks in 158 patients. ***J Neurosurg 63***:823-829, 1985.
10. Ogiwara T, Nagm A, Yamamoto Y, Hasegawa T, Nishikawa A, Hongo K: Clinical characteristics of pituitary adenomas with radiological calcification. ***Acta Neurochir(Wien)***, 2017.
11. Ostrom QT, Gittleman H, Xu J, Kromer C, Wolinsky Y, Kruchko C, et al: CBTRUS Statistical Report: Primary Brain and Other Central Nervous System Tumors Diagnosed in the United States in 2009-2013. ***Neuro Oncol 18***:v1-v75, 2016.
12. RA DeLellis RL, PU Heitz et al.: ***Pathology and Genetics of Tumours of Endocrine Organs.***, 2004.
13. Scheithauer BW, Gaffey TA, Lloyd RV, Sebo TJ, Kovacs KT, Horvath E, et al: Pathobiology of pituitary adenomas and carcinomas. ***Neurosurgery 59:341-353***; discussion 341-353, 2006.
14. Semple PL, Jane JA, Jr., Laws ER, Jr.: Clinical relevance of precipitating factors in pituitary apoplexy. ***Neurosurgery 61***:956-961; discussion 961-952, 2007.
15. Trainer PJ, Drake WM, Katznelson L, Freda PU, Herman-Bonert V, van der Lely AJ, et al: Treatment of acromegaly with the growth hormone-receptor antagonist pegvisomant. ***N Engl J Med 342***:1171-1177, 2000.
16. Vance ML, Thorner MO: Prolactinomas. ***Endocrinol Metab Clin North Am 16***:731-753, 1987.
17. 대한신경외과학회. 신경외과학 4판. 2012.
18. Lopes MBS: The 2017 World Health Organization classification of tumors of the pituitary gland: a summary. ***Acta Neuropathol 134***:521-535, 2017.

청신경초종(Vestibular schwannoma)

정 신

학습 목표

1. 청신경초종의 임상적 특징을 설명할 수 있다.
2. 청신경초종의 방사선학적 특징을 설명할 수 있다.
3. 청신경초종의 치료법에 대해 열거할 수 있다.

청신경초종은 청신경(acoustic nerve)의 전정신경(vestibular nerve)의 슈반세포(schwann cell)에서 기원한 양성종양으로 vestibular schwannoma라고 부른다.

1. 역학

40-50대에 호발하고 빈도는 원발성 두개강내 종양의 6~9% 정도이고, 두개강내 신경초종의 90% 이상을 차지한다.[6] 영상학적 진단 기술이 발달함에 따라 발생률이 점점 증가하는 추세이며 백만명 당 1~20명의 비율로 진단되고 있다. 검사상 우연히 발견되는 비율은 0.02-0.07% 이다.[9] 신경초종을 대부분 편측성으로 발생하지만 4~5%에서는 양측성으로 발생한다. 특히 양측성인 경우는 제2형 신경섬유종증(neurofibromatosis, NF-2)과 동반되며 수막종 등 타 종양들도 함께 발생한다. 악성인 경우는 매우 드물며 보통 삼차신경에서 발생하는 신경초종의 경우가 많다.[9] 환경적 유발 요인으로 고용량 이온화 방사선(high dose ionizing radiation)이 있다. 핸드폰의 사용을 위험인자로 우려하는 관점이 있는데 몇몇 연구에서 연관성이 없다고 보고된다.

NF2의 정의

- 양측성 청신경초종
- 일촌의 NF2 환자 +(아래중 1개에 포함)
  - 30세 이전에 일측성 청신경초종
  - 뇌수막종(meningioma), 신경교종(glioma), juvenile posterior subcapsular lenticular opacities, cortical cataract)

2. 해부학(Anatomy)

초기에는 내이도내에서 발견되는 경우가 많다. 종양이 커지면서 내이도가 확장되고, 청신경이 위치하는 상소뇌교조(superior cerebellopontine cistern)를 채우게 되고, 여러 방향으로 자라 주위 뇌신경, 뇌간 및 소뇌를 압박하고 변위시킨다. 청신경초종은 종양의 크기가 임상증상, 치료방법 및 예후에 미치는 영향이 커서 크기에 따라 분류하기도 한다. <그림 1> 청신경초종은 porus acusticus에 위치한 glial cell과 Schwann cell이 경계를 이루는 부위(Obersteiner-Redlich zone)에서 발생한다. 종양은 하전정신경(inferior vestibular nerve)에서 호발하며 주변 조직과 피막(capsule)에 의해 경계를 잘 이루고 있다.[10]

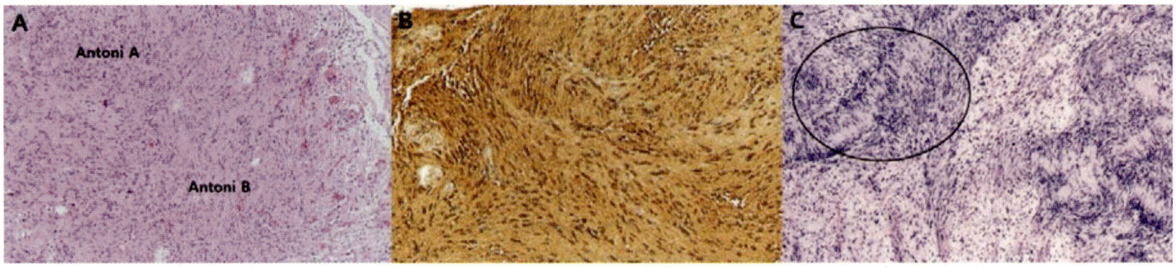

A. 방추형 세포(spindle cell)의 밀도가 높은 Antoni A 부위와 세포 밀도가 낮은 Antoni B가 혼재되어 있는 전형적인 청신경초종 세포의 소견이다.
B. S-100 단백 염색에 양성반응을 보인다.
C. 종양세포 핵이 울타리 형태를 보이는 Verocay body가 관찰된다.

〈그림 1〉 청신경초종의 조직학적 소견

〈표 1〉 Koos grading system

Grading	Description	Symptom
I	작은 내이도 내의 종양 (장축의 직경: 1-10mm)	청력의 변화, 전정신경장애에 의한 증상
Ⅱ	CPA로 일부 돌출되었으나 뇌간과 접촉되지 않은 종양 (장축의 직경 < 20mm)	삼차신경장애에 의한 증상 (안면신경마비는 극히 드물다)
Ⅲ	CPA에 있으나 뇌간을 전위시키지 않는 종양 (장축의 직경 < 30mm)	하위뇌신경장애 및 뇌간, 소뇌장애에 의한 증상
Ⅳ	뇌간 및 뇌신경을 전위시키는 종양 (장축의 직경 > 30mm)	수두증에 의한 증상

3. 자연 경과(Natural history)

청신경초종의 자연 경과는 예측하기 어렵지만 종양이 성장하는 경우, 성장이 멈추는 경우, 드물지만 종양이 감소하는 경우가 있다.[11] Regis의 보고에 따르면 경과 관찰 중인 환자의 21%는 종양이 성장하지 않았고 77%에서는 종양이 성장하였으며 2%에서는 종양이 감소하였다.[8] 종양은 대략 일년에 1-3mm정도 성장한다.[8] Extracanalicular tumor가 intracanalicular tumor보다 성장이 빠르며 cystic tumor가 solid tumor보다 성장이 빠른 것으로 알려져 있다.[3,8] [8] 또한, 종양 내 출혈이 발생하면 성장 속도가 빨라진다고 보고된다.[5]

4. 조직병리학(Histopathology)

청신경초종은 WHO grade I에 해당하는 종양이다. 육안적으로는 탄력이 있고(rubbery) 회색 또는 노란색을 띈다. 가끔 출혈이나 낭종을 동반한다.

현미경적 소견으로는 크게 두 가지 형태의 세포군을 볼 수 있다. Antoni A형태는 세포들이 선상배열이나 책상배열을 하여 밀집되어 있는 Verocay body를 보인다. 세포들은 길고 가는 형태를 띈다. 반면에 Antoni B 형태는 다형태세포들이 엉성하게 배열된 모양을 보이며 공포성이나 때로는 지질성 변화가 보이기도 한다. 세포들은 산개되어 있고 핵은 길지 않으며 원형을 보인다.

면역조직 화학염색에서 항상 S-100 단백 염색에 양성을 보여 진단에 있어 매우 유용하다. epithelial membrane antigen(EMA)에는 음성반응이 나타난다.

5. 임상증상(Clinical presentation)

초기 증상은 편측의 청력 감소, 이명, 현훈이다. 환자의 반수 이상이 이러한 증상을 노화 현상이라 여겨 병원을 늦게 찾는다. 특히 청력 감소가 초기 증상이며 감각 신경성 난청으로 나타난다. 안면 신경은 종양 성장 초기부터 신경 압박을 받게 되지만 실제로 증상은 초기에 거의 나타나지 않으며 종양이 커지면서 주로 미세한 경련의 형태로 나타나게 된다. 얼굴이나 혀의 감각 저하 및 이상 등 삼차 신경 증상이 나타날 수 있다. 또 두통, 복시, 보행장애 등 뇌압 상승 증상 또는 애성, 연하곤란 등 하위 신경 장애도 보일 수 있다.

American Academy of Otolaryngology - Head and Neck Surgery Hearing Classification		
Class	Pure-tone average(dB)	Speech discrimination(%)
A: Useful	< 30 and	≥ 70
B: Useful	< 30 and < 50 and	≥ 50
C: Capable of aid	> 50 and	≥ 50
D: Nonfunctional	Any level	< 50

6. 진단(Diagnosis)

1) 영상학적 진단

MRI와 CT가 진단에 매우 중요하다. Porus acusticus의 확장이 중요한 소견이다. 종양이 extrameatal 공간으로 확장이 되면 아이스크림 콘 모양을 보인다. 작은 크기에는 고형(solid)이고 크기가 커지면 낭종을 동반하는 경우가 많다.[4]

(1) 전산화 단층 촬영(CT)

내이도의 미란과 확장 소견이 자주 관찰되며 석회화는 드물다. 고형부는 isodensity를 보이며 낭종부위는 hypointense소견을 보인다. 또한 수술 중 지표가 되는 내이도(intern coustic meatus), 반고리관(semicircular canal), 전정부(vestibule) 등을 확인할 수 있다. 또한 내이도 후방의 경정맥팽대부(jugular bulb)와 유양돌기의 기포화(pneumatization)를 평가해야 한다.

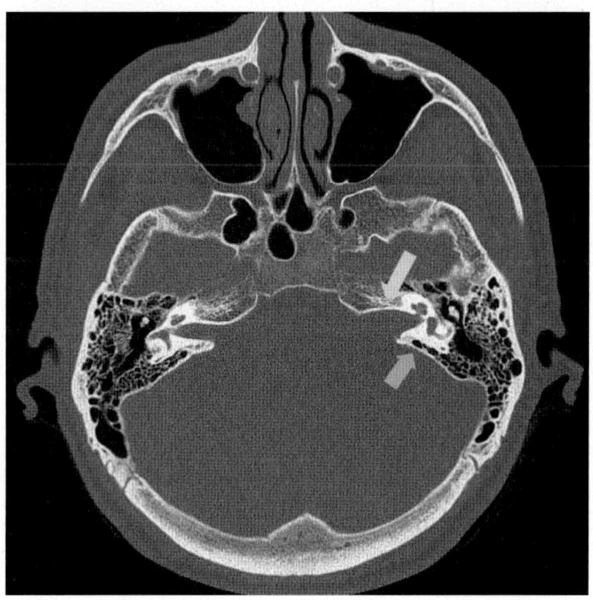

〈그림 2〉 측두골CT

내이도의 확장을 관찰할 수 있고(노란색 화살표), 내이도 후방의 유양돌기 및 측두골의 바위부위(petrous) 기포화도 관찰된다.(파란색 화살표) 그외 주변의 반고리관, 전정부도 관찰이 가능하다.

(2) 자기공명영상(MRI)

T1 weighted image에서 동음영(isointense) 또는 저음영(hypointense)를 보인다. T2 weighted image에서는 동음영(isointense) 또는 고음영(hyperintense)를 보인다. 조영증강 T1 weighted image에서 강한 조영 증강을 보인다. 크기가 작을 때는 대체로 homogenous 양상을 보이고 크기가 증가하면서 낭종부위를 동반하는 경우가 많아서 heterogenous 양상을 보이는 경우가 많다.

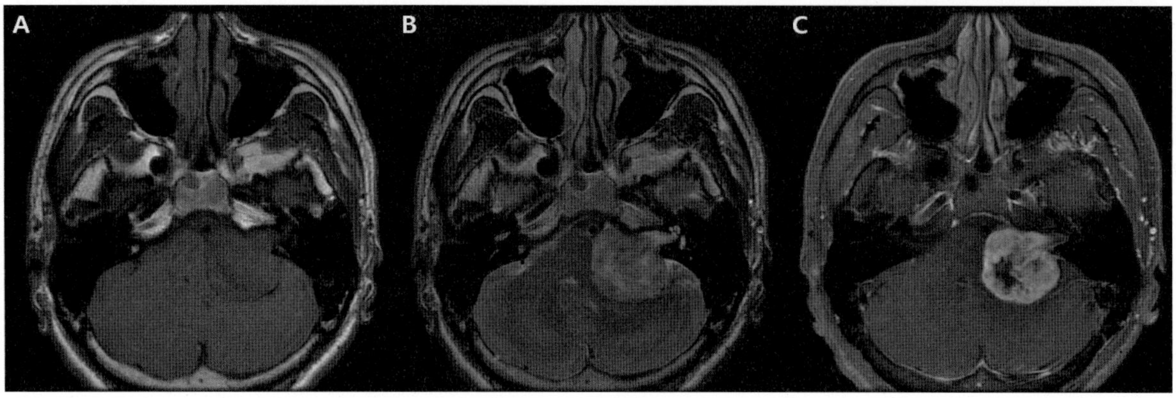

A : T1 weighted image - iso-hypointense 소견을 볼 수 있다.
B : T2 weighted image - iso-hyperintense 소견을 볼 수 있다.
C : enhanced T1 weighted image - heterogenous조영 증강 소견을 볼 수 있다.

〈그림 3〉 자기공명영상(MRI)

(3) 감별 질환

청신경 종양은 수막종(meningioma), 부신 신경종(paraganglioma), 전이암(metastatic tumor), 표피낭종(epidermoid cyst) 등과 감별이 필요하다. 수막종은 좀 더 균일하게 조영증강되며 'Dural tail'을 동반하는 경우가 많고 바위뼈(petrous bone)의 기저부에 넓게 분포하는 경향을 보인다. 또한 아이스크림 콘 모양의 내이도 확장을 보이지 않으며 석회화를 동반하는 경우가 더 흔하다. 반면 청신경 종양은 수막종에 비해 출혈과 낭종부위의 동반이 더 흔하다.

2) 신경이과학적 검사(Neurotology study)

(1) 순음 및 어음청력검사(pure tone audiometry, speech discrimination test)

순음 청력 검사상 고주파 청력 손실이 가장 흔하며 어음 청력 검사상 이상 소견을 갖는 경우가 대부분이다. 수술 전후 청력 평가에서 유용한 청력(Serviceable hearing, useful hearing)은 순음 청력 검사 상 50dB 이하 소견과 어음 청력 검사 상 50% 이상 소견을 기준으로 한다.(The 50/50 rule)

(2) 뇌간유발전위검사(brainstem auditory evoked potential, BAEP)

청신경 후방의 병변을 찾는데 가장 민감한 검사이며 청력이 잘 보존되어 있더라도 청신경이 눌리거나 신장되었을 때 지연성 반응을 보여 진단에 도움이 된다. 수술 중 청신경의 상태를 평가하는 데 있어서도 매우 유용하여 청력 보존을 목적으로 수술을 시행하는 경우 반드시 수술 중 감시가 필요하다.

(3) 전정 기능 검사

크기가 4.5cm 이상 큰 경우에 유용할 수 있으나 민감도는 떨어진다.

7. 치료(Treatment)

청신경초종 환자의 치료의 목적은 종양의 완전 적출(gross total removal)과 안면 신경 기능의 보존과 청각 신경 기능의 보존이다. 수술을 통하여 뇌간 및 소뇌의 손상 없이 종양의 완전 적출이 가능하지만 환자의 나이와 전신 상태, 증상의 정도, 종양의 크기와 위치, 수술에 따르는 위험성과 합병증을 고려하여 방사선 수술(radiosurgery)이나 경과 관찰(wait and see)의 방법을 선택할 수 있다.[1,2]

1) 수술(Surgical treatment)

환자의 증상이 점진적으로 악화되거나, 종양이 성장하며 뇌간 압박 증상이 있는 경우 수술적 치료를 고려한다. 수술 방법은 후두하 후에스정맥동 접근법(suboccipital retrosigmoid approach), 경미로 접근법(translabyrinthine approach), 중두개와 접근법(middle fossa approach)의 세 가지 방법이 주로 쓰인다.

(1) 수술 중 신경감시장치

안면신경 보존을 위해서는 연속 근전도 감시 장치(continuous EMG monitoring), 입력 변환 장치(pressure transducer system) 등이 있다. 청력 보존을 위한 수술 중 감시장치는 뇌간유발전위검사(brainstem auditory evoked potential, BAEP)가 가장 많이 이용된다.

(2) 수술 후 신경 손상

수술 직후에 발생하는 안면 신경 마비는 수술 중 직접 손상이나 신전(nerve trauma or stretch), 혈관 손상(vascular injury), 열손상(thermal injury) 등이 원인이다. 이 중 직접 손상이 가장 흔하다. 지연성으로 발생하는 안면 신경 마비는 대개 수술 후 수일 내에 발생하며 드물게 1주일 이상 지나서 발생하기도 한다. 원인으로는 부종(edema), 혈관의 연축(vasospasm), 지연성 면역 반응(delayed immunologic reaction), 신경의 견인(nerve traction)에 의해 발생하여 스테로이드 치료로 시간이 지나면서 점차 회복된다. 영구적인 안면 신경 마비는 금을 이용한 눈꺼풀 이식술(gold weight implantation)이나 측두근을 재배치하는 수술(temporalis transposition)을 시행할 수 있다.

2) 정위적 방사선 수술(Stereotactic radiosurgery)

청신경초종에 대한 방사선 수술은 1971년 Leksell에 의해 처음 보고되었다.[7] 방사선 수술은 병변에 고용량 이온화 방사선(high-intensity ionizing radiation)을 조사함으로써 주변 정상 조직의 손상을 최소화하며 병변을 파괴하는 방법이다. 방사선 수술은 주로 노인 환자, 전신 상태가 안 좋은 경우, 수술 후 잔여 종양이나 재발 종양, 크기가 작은 종양에서 이용해 볼 수 있다. 방사선 선량은 12 Gy 정도로 사용되는 추세이다. 방사선 수술의 종양 억제율은 90-95% 정도이며 청력 보존율은 40-87%로 보고된다.

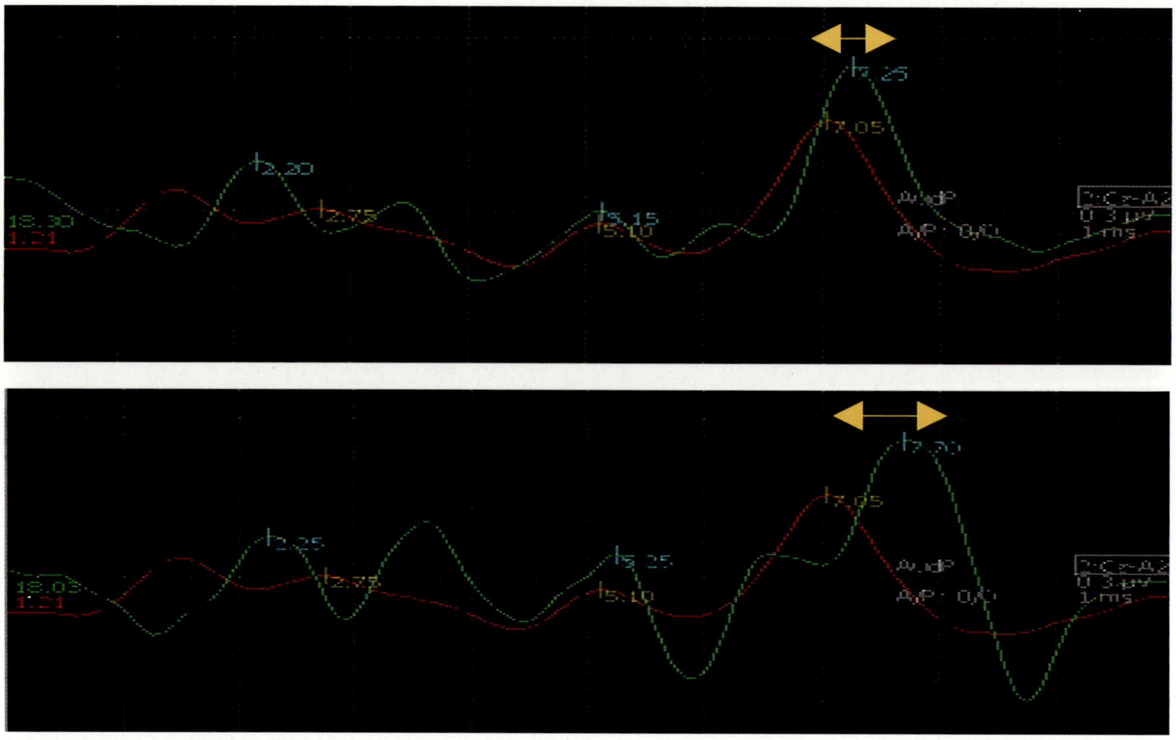

〈그림 4〉 수술 중 신경검사장치 중 BAEP(brainstem auditory evoked potential) 기저 그래프보다 신호 간격(latency)이 증가되는 모습을 관찰할 수 있다. 이를 이용하여 수술 후 발생할 수 있는 청력 손실을 예방할 수 있다.

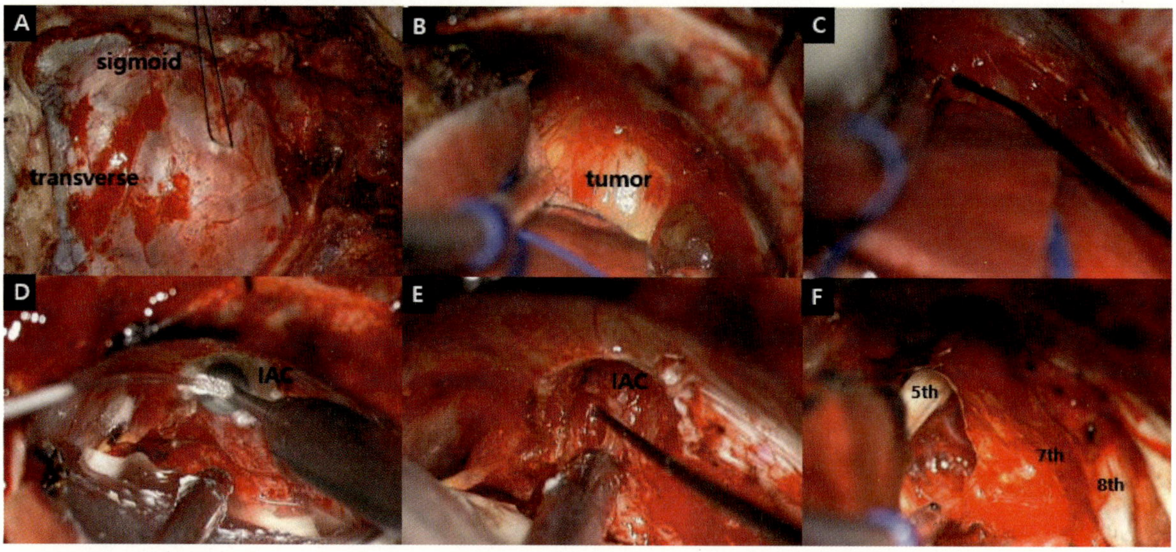

A : Sigmoid sinus와 transverse sinus가 노출되도록 retrosigmoid suboccipital craniotomy
B : Tumor가 노출된 모습
C : EMG를 이용하여 종양 후방에 facial nerve를 확인하는 모습
D : Internal auditory canal(IAC)의 후방의 바위뼈(petrous bone)를 drilling하는 모습
E : IAC 내부의 종양 제거 모습
F : 안면 신경과 청신경이 완전히 노출되고 종양이 전적출된 모습

〈그림 5〉 청신경초종 수술 장면

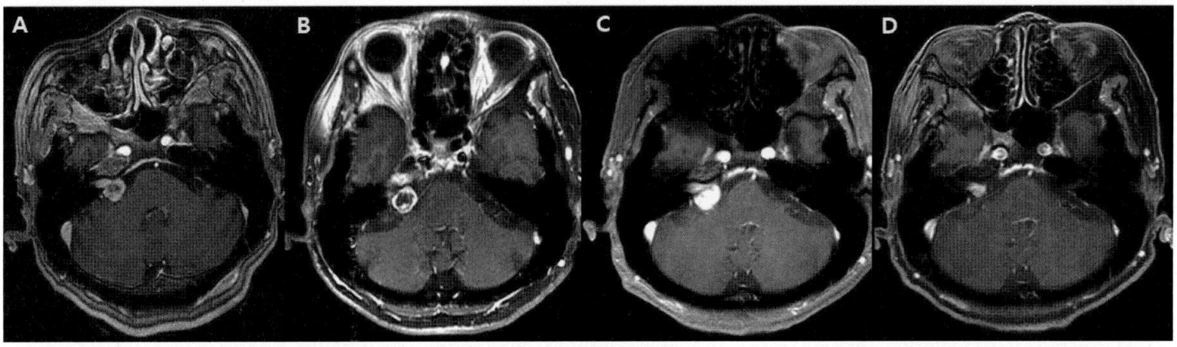

A : 우측 내이도에 위치한 작은 크기의 청신경초종을 관찰할 수 있다.
B : 감마나이프 1년 후 - 종양 내부에 낭종 변화(cystic change)가 관찰되며 크기도 조금 커진 모습을 관찰할 수 있다.
C : 감마나이프 2년 후 - 종양의 낭종 변화는 소실되었으나 여전히 크기가 처음 종양보다 커진 모습이다.
D : 감마나이프 5년 후 - 처음보다 종양의 크기가 감소되어 있다.

〈그림 6〉 청신경초종 환자의 감마나이프 예

8. 합병증(Complications)

숙련된 수술자에서 안면 신경의 해부학적 보존율(anatomical preservation)은 97%이다. 수술 후 안면 신경 보존은 종양의 크기가 작을수록 유리하다. 안면 신경 기능 보존률(facial nerve function preservation)이 2cm 이하에서는 96%, 2-3.9cm 에서는 74% 4cm 이상에서는 38% 정도 보존된다고 알려져 있다. 청신경 보존율(hearing preservation)은 크기가 작을수록, 수술전 유용한 청력(useful hearing)일수록 보존율이 높다. 작은 크기의 종양은 50%정도이고 큰 크기의 종양에서는 25% 정도로 보고된다. 뇌척수액 누수(CSF leakage)의 발생률은 15% 정도로 보고되나 대부분 보존적 치료로 해결된다. 수술의 치사율은 대략 1% 정도 보고된다. 치사율의 원인으로는 수술 후 출혈, 소뇌 및 뇌간의 경색, 하위 신경 마비에 의한 흡인성 폐렴이 흔하다. 수술 후 재발률을 1% 미만이다.

참고문헌

1. Cheng S, Naidoo Y, da Cruz M, Dexter M: Quality of life in postoperative vestibular schwannoma patients. ***Laryngoscope 119***:2252-2257, 2009.

2. Coelho DH, Roland JT, Jr., Rush SA, Narayana A, St Clair E, Chung W, et al: Small vestibular schwannomas with no hearing: comparison of functional outcomes in stereotactic radiosurgery and microsurgery. ***Laryngoscope 118***:1909-1916, 2008.

3. Hajioff D, Raut VV, Walsh RM, Bath AP, Bance ML, Guha A, et al: Conservative management of vestibular schwannomas: third review of a 10-year prospective study. ***Clin Otolaryngol 33***:255-259, 2008.

4. Jian BJ, Sughrue ME, Kaur R, Rutkowski MJ, Kane AJ, Kaur G, et al: Implications of cystic features in vestibular schwannomas of patients undergoing microsurgical resection. ***Neurosurgery 68***:874-880; discussion 879-880, 2011.

5. Kondziolka D, Mousavi SH, Kano H, Flickinger JC, Lunsford LD: The newly diagnosed vestibular schwannoma: radiosurgery, resection, or observation? ***Neurosurg Focus 33***:E8, 2012.

6. Lanser MJ, Sussman SA, Frazer K: Epidemiology, pathogenesis, and genetics of acoustic tumors. ***Otolaryngol Clin North Am 25***:499-520, 1992.

7. Leksell L: A note on the treatment of acoustic tumours. ***Acta Chir Scand 137***:763-765, 1971.

8. Regis J, Carron R, Park MC, Soumare O, Delsanti C, Thomassin JM, et al: Wait-and-see strategy compared with proactive Gamma Knife surgery in patients with intracanalicular vestibular schwannomas: clinical article. ***J Neurosurg 119 Suppl***:105-111, 2013.

9. Schmidt RF, Boghani Z, Choudhry OJ, Eloy JA, Jyung RW, Liu JK: Incidental vestibular schwannomas: a review of prevalence, growth rate, and management challenges. ***Neurosurg Focus 33***:E4, 2012.

10. Silk PS, Lane JI, Driscoll CL: Surgical approaches to vestibular schwannomas: what the radiologist needs to know. ***Radiographics 29***:1955-1970, 2009.

11. Stangerup SE, Caye-Thomasen P: Epidemiology and natural history of vestibular schwannomas. ***Otolaryngol Clin North Am 45***:257-268, vii, 2012.

수막종(Meningioma)

문경섭

학습 목표

1. 수막종의 영상학적 특징을 설명할 수 있다.
2. 수막종의 악성도에 따른 분류와 예후에 대하여 설명할 수 있다.
3. 수막종의 치료에 대해 설명할 수 있다.

1. 역학

종양의 발생빈도는 인구 10만 명당 약 2.3명으로 중추신경계에서 발생하는 가장 흔한 양성종양이다(전체 두개강 내 종양의 약 30%, 척추강 내 종양의 25%). 40-50대에 호발하며 나이가 들면서 발생 빈도가 증가하며 2:1의 비율로 여자에서 빈발한다. 소아에서는 전체 뇌종양의 1-4%를 차지하며 남녀 간에 차이는 없다.

2. 발생학

지주막 융모(arachnoid villi)의 지주막 모자세포(arachnoid cap cell)에서 기원하는 것으로 알려져 있다. 경막의 어느 부위에서도 발생이 가능하며 두개강 내에서 90%, 척추강 내에서 10% 정도 발생한다. 성인에서 두개강 내 수막종은 천막상부에서(90%) 대부분 발생하나, 후두개와에서 8% 정도 발생한다. 종양이 발생하는 경막의 해부학적 위치에 따라 다양한 임상증상과 영상학적 소견을 보인다. 발생위치를 보면 대뇌 궁륭부(convexity), 시상동 인접부(parasagittal), 대뇌겸(falx), 접형골연(sphenoid ridge)가 호발한다. 뇌조직 및 뇌신경의 압박, 주위 뇌부종, 그로 인한 혈행장애 등에 의해 임상 증상이 발생한다.

3. 발생원인 및 병리학

수막종의 발생 원인은 외상으로 인한 만성 염증성 반응, Simian virus 40과 같은 DNA 바이러스, 방사선에 의한 DNA 염기 변화를 통한 돌연변이의 유발과 손상 회복 능력이 있는 염기 유도의 차단 등이 있다. 육안적 소견은 발생 경막에 넓게 부착되어 있고 지주막에 의해 뇌실질과 구분되는 구형의 종괴이며, 고무와 같이 단단하나 때로는 연하거나 내부에 낭성변화를 보이기도 한다. 뇌실질로 침윤은 비교적 드물지만 주변 정맥동이나 경막으로 침범은 흔하다. 과골화증(hyperostosis)은 약 5%에서 관찰되며 상시상 정맥동 인접부나 접형골연 수막종에서 잘 동반된다. 조직학적으로 세계보건기구 체계(WHO classification)에서 3단계의 등급으로 구분된다. 대부분 1등급의 양성으로 구분되나 몇 가지 아형은 2등급 혹은 3등급으로 구분된다 <표 1>. 이러한 조직학적 등급은 환자의 예후를 예측하고 치료 방침을 결정하는데 중요하다.

〈표 1〉 WHO grade에 따른 조직학적 분류

생태학적 특징	Who grade	Subtype
Recurrence & aggressive behavior(↓)	WHO grade I	Meningothelial meningioma Fibrous(fibroblastic) meningioma Transitional(mixed) meningioma Psammomatous meningioma Angiomatous meningioma Microcystic meningioma Secretory meningioma Lymphoplasmacyte-rich meningioma Metaplastic meningioma
Recurrence & aggressive behavior(↑)	WHO grade II	Chordoid meningioma Clear cell meningioma Atypical meningioma
	WHO grade III	Papillary meningioma Rhabdoid meningioma Anaplastic meningioma

4. 진단

CT, MRI와 같은 영상학적 검사에서 수막종은 발생 경막에 비교적 둔각으로 넓은 부착면을 보이며 강하고 균일한 조영증강과 함께 주변 조직과 명확한 구분을 보인다. 종양 주변 경막에는 종양의 파급이나 염증성 반응으로 인한 경막 꼬리(dura tail) 현상을 관찰할 수 있다. 수막종 주변의 다양한 정도의 혈관성 부종이 관찰 되는데 종양의 크기가 클수록 부종의 발생 가능성이 높다 <그림 1>.

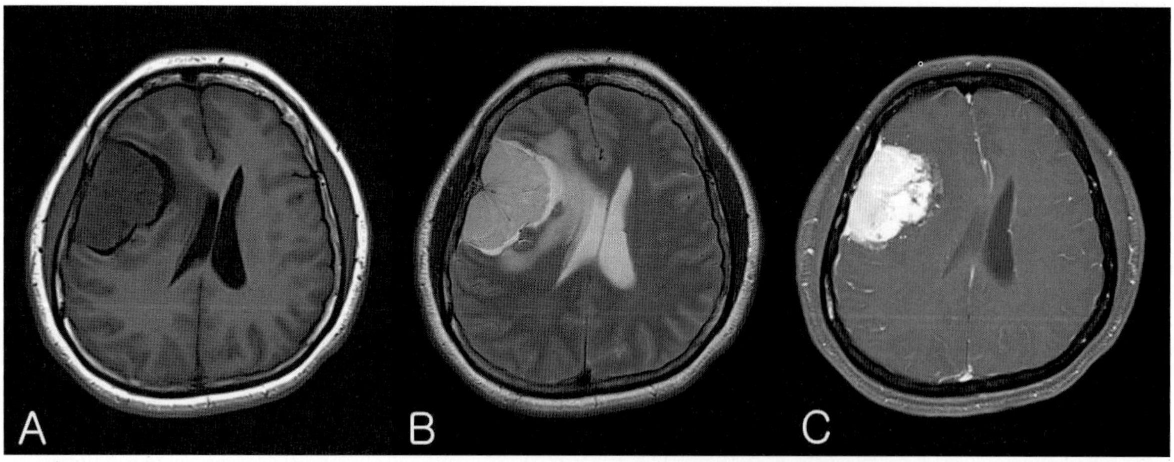

(A) T1 강조영상: 뇌실질과 비교하여 동등 혹은 경미한 저신호강도의 종양이 관찰됨.
(B) T2 강조영상: 고신호강도의 종양과 종양 주변부 낭성변화와 부종이 관찰됨.
(C) 조영증강 T1 강조영상: 비균질한 조영증강과 뇌경막의 경막 꼬리(dural tail)현상이 관찰됨.

〈그림 1〉 수막종의 MRI 소견

5. 치료

수막종에 대한 종양 절제술이 표준 치료법으로 수술을 통해 신경학적 증상의 호전과 완치를 기대할 수 있다. 침범된 경막과 두개골을 포함하여 종양을 완전히 제거하는 것이 수술의 목표이다. 수술 결정 및 절제 범위 <표 2>는 환자의 연령, 전신상태, 증상의 정도, 종양의 위치와 크기, 수술적 접근의 용이성, 수막종의 자연경과 등을 종합적으로 고려하여 결정한다. 과혈관성인 경우 필요에 따라 수술 전에 색전술을 시행하기도 한다. 수막종은 대개 성장이 느리기 때문에 크기가 작고 증상이 없는 경우 추적관찰을 하기도 한다. 고식적 방사선치료는 악성 수막종이거나 종양이 불완전하게 제거된 경우 시행하며, 최근에는 무증상의 크기가 작은 종양에 대해 감마나이프와 같은 정위적 방사선 치료도 시행되고 있다.

〈표 2〉 Simpson Grade와 재발율

절제 등급	절제 범위			재발율(%)
	종양	경막	침빔골	
I	육안적 완전절제	제거	제거	9
II	육안적 완전절제	소작		19
III	육안적 완전절제			29
IV	아전 절제			39
V	단순 감압			100

6. 예후

수막종의 예후를 결정하는 요인은 종양의 절제범위와 조직학적 악성도이다. 보고에 따르면 양성 수막종(WHO 1등급)에서 완전 절제 후 5년 재발률은 3%, WHO 2,3 등급인 비정형성 혹은 악성 수막종에서는 각각 38%, 78%를 보였다.

혈관모세포종(Hemangioblastama)

문경섭

학습 목표

1. 혈관모세포종의 영상학적 특징을 설명할 수 있다.
2. 혈관모세포종의 치료에 대하여 설명할 수 있다.

1. 역학

전체 두개강내 종양의 약 2%를 차지하며 성인 후두와 종양의 10%를 차지한다. 대부분 성인의 후두와에 발생하는 양성종양으로, 망막에 같이 발생하는 경우 von Hippel-Lindau병이라고 하며, 상염색체 우성 유전을 하는 질환이다. 일반적으로 남자에게 많이 발생하며 산발성의 경우 40-50대에 호발하나, 더 젊고, 다발성, 재발하는 경우 VHL병에 동반된 경우가 많다. 대부분 소뇌 반구에 위치하나 간혹 소뇌 충부, 제4뇌실, 뇌간에도 발생하며 척추에 발생하는 경우에는 흉추부에 가장 호발한다.

2. 진단

육안적으로 낭성과 고형성으로 나눌 수 있는데, 소뇌부 종양은 대개 낭성으로 큰 낭포안에 CT나 MRI에서 강한 조형 증강을 보이는 작은 벽결절(mural nodule)이 있는 형태로 진단된다. 뇌혈관 조영술을 시행하면 동정맥 기형처럼 보이는 혈관성 종괴를 확인할 수 있다 <그림 1>. 중추신경계 혈관모세포종은 약 25%에서 VHL병과 동반되므로 가족력, 안저검사, 척추를 포함한 중추신경계 MRI, 복부 초음파나 CT, 혈액 및 소변내 카테콜라민 검사를 통해 망막의 혈관종, 신장의 양성 낭종, 신장암 혹은 pheochromocytoma와 같은 동반 질환의 유무를 반드시 확인해야 한다.

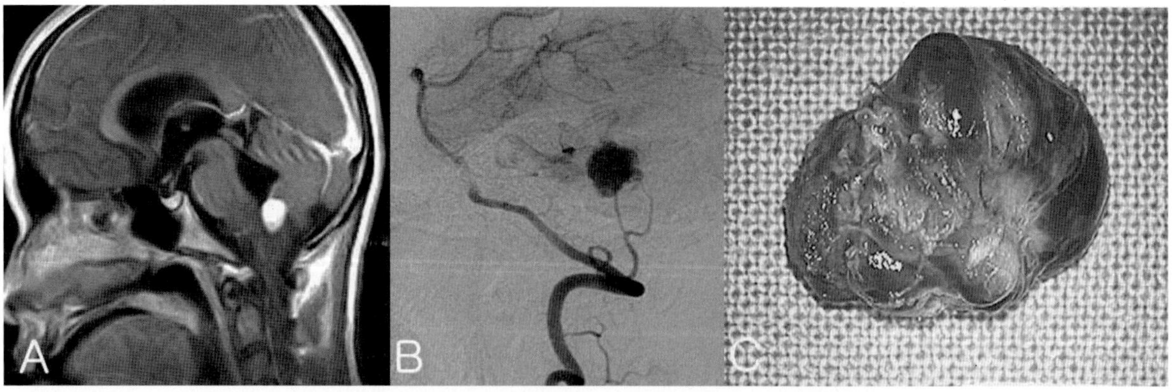

(A) 조영증강 T1 강조영상: 소뇌충부 내측의 4뇌실 하방에 강하게 조영되는 벽결절(mural nodule)이 보임.
(B) 혈관조영술 영상: 척수동맥 혈관조영술에서 좌측 후하소뇌동맥의 가지에서 종양이 염색됨.
(C) 종양의 en-block 적출 후 소견: 선홍색의 종괴와 그 주위에 낭종막과 다양한 주변 팽대된 혈관들이 관찰됨.

〈그림 1〉 혈관모세포종의 영상소견 및 조직소견

3. 임상 양상

임상 양상은 종괴의 위치에 따라 다양하다. 소뇌 반구에 발생한 경우 두개강내압 상승에 의한 두통과 구토가 있고, 뇌척수액의 흐름을 방해하여 수두증(obstructive hydrocephalus)을 유발함으로써 현기증, 평행장애, 보행장애가 나타난다. 간질 세포에서 분비되는 적혈구 조혈 인자에 의해 적혈구증가증이 나타나기도 한다.

4. 치료

외과적 전적출이 최선의 치료법으로 벽결절을 완전 제거 시 완치될 수 있다. 낭종벽은 종양세포가 없으므로 제거할 필요가 없다. 종양 전체가 혈관이 풍부한 종양이므로 한 덩어리로 제거(en bloc excision)해야 하며 단편적(piecemeal) 제거 시 다량의 출혈이 발생해 큰 문제가 발생할 수 있다. 잔존 종양이 있거나, 다발성으로 수술이 어려운 경우에 방사선 치료나 방사선 수술을 시행하기도 한다.

중추신경계 림프종(CNS Lymphoma)

문경섭

학습 목표

- 중추신경계 림프종의 영상학적 특징과 치료에 대해 설명할 수 있다.

1. 역학

뇌, 척수, 뇌막, 안구 등에 발생하는 악성 비호지킨 림프종(non-Hodgkins lymphoma)으로 원발성과 이차성으로 구분된다. 원발성 중추신경계 림프종은 원발성 뇌종양의 2-6%를 차지한다. 최근 장기 이식과 화학 요법에 따른 면역 억제 또는 AIDS와 같은 면역 결핍 환자의 증가로 인해 발생빈도가 증가하고 있고 30대 연령층의 남자에서 호발하는데 이는 AIDS에서 발생하는 림프종과 연관되어 있다. 또한 환경적 요인 및 진단기술의 발달로 인해 정상면역 환자에서도 발생이 증가하고 있는데, 50-60대에 호발하며 남녀 성비는 3:2 정도이다. 조직학적으로는 주로 B세포 림프종의 빈도가 월등히 높다.

2. 임상 양상 및 진단

발생 부위에 따라 국소 신경학적 결손, 성격이나 인지기능 저하, 두개강내압 항진 증상, 수막 자극 증상, 시력저하 등의 다양한 증상을 보인다. 천막하부에 비해 천막상부에서 약 3배 정도 더 많이 발생하며, 뇌실 주변에 발생하여 뇌량, 기저핵, 시상 등을 침범한다 **<그림 1>**. 면역결핍 환자에서는 다발성 비율이 매우 높다. 악성신경교종, 전이성 뇌종양, 감염성 질환, 퇴행성 뇌질환과의 감별이 중요하며, 림프종은 중심성 괴사가 드물고, 크기에 비해 종괴 효과가 심하지 않다는 점이 특징이다. 정확한 진단을 위해 이차성 림프종을 배제하는 것이 필요하며, 흉부 및 복부 CT, PET-CT, 안과검사, 뇌척수액검사, AIDS 검사, 골수검사 등이 필요할 수 있다.

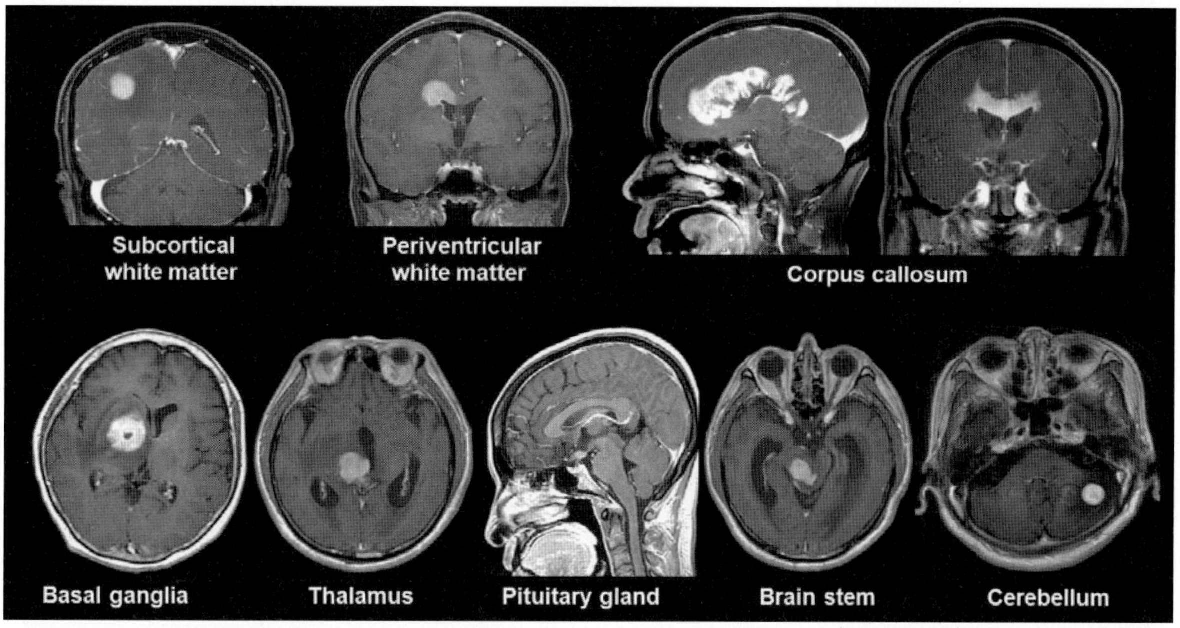

조영증강 T1 강조영상에서 비교적 균질하게 조영증강되는 다양한 위치에 발생한 다양한모양의 종양으로 종양 주위에는 혈관성부종을 동반함.

〈그림 1〉 원발성중추신경계림프종 환자의 자기공명영상

3. 치료

신경학적 증상이 급박한 상황이 아니라면 개두술을 통한 적출보다는 생검이 추천된다. 조직검사 전에 스테로이드를 사용하면 진단이 어려워질 수 있으므로 주의해야 한다. 일단 진단이 되면 과거에는 방사선 치료를 우선적으로 시행하였으나 최근에는 Methotrexate를 기본으로 하는 항암치료를 1차적으로 시행한다.

두개인두종(Craniopharyngioma)

문경섭

학습 목표

1. 두개인두종의 영상학적 특징과 임상양상에 대하여 설명할 수 있다.
2. 두개인두종의 조직학적 구분과 연관된 임상특징을 설명할 수 있다.
3. 두개인두종의 치료에 대해 설명할 수 있다.

1. 역학

뇌하수체 발생과정 중 불완전하게 퇴화한 뇌하수체인두관(hypophysial-pharyngeal duct) 혹은 라트케낭(Rathke's pouch)의 태생기 편평상피세포 잔류물에서 발생하는 종양으로 알려져 있다. 전체 뇌종양의 2.5-4%, 소아뇌종양의 6-10%를 차지하며 소아에서 남녀 성비는 동일하다. 5-15세 소아기와 30-60세 성인기의 두 개의 호발 연령대를 보인다. 병리학적으로는 양성이나, 주위 주요 신경혈관 구조물과 유착이 심하고 수술 후 재발이 흔하다는 점에서 임상적으로는 악성에 준한다.

2. 임상 양상 및 병리

육안적으로는 고형성인 부분과 낭성, 석회화 부분이 관찰된다. 조직학적으로는 에나멜 상피종형(adamantinomatous)과 편평상피유두형(papillary, squamous)으로 구분되며, 에나멜 상피종형이 더 흔하다 <그림 1>. 에나멜 상피종형에서 낭종 및 석회화 침착도 매우 흔히 발견된다. 편평상피유두형은 소아에서는 드물고, 성인에서 주로 관찰되며 낭종 및 석회화 침착이 드물다. 임상 증상은 수두증에 의한 뇌압상승 및 뇌압박 증상, 내분비장애, 시력감퇴로 나타난다.

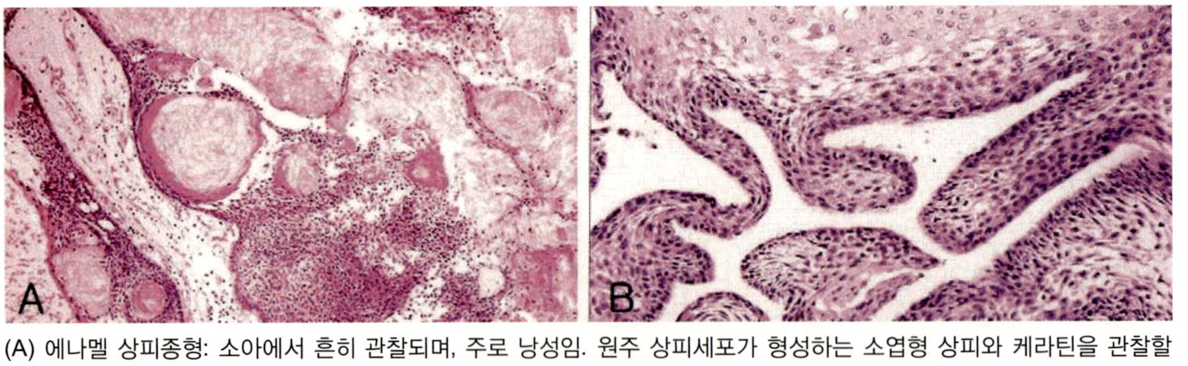

(A) 에나멜 상피종형: 소아에서 흔히 관찰되며, 주로 낭성임. 원주 상피세포가 형성하는 소엽형 상피와 케라틴을 관찰할 수 있음.

(B) 편평상피유두형: 주로 성인에서 관찰되며, 고형성임. 분화가 좋은 편평 상피를 관찰할 수 있고, 사기질형과 달리 내부에 케라틴 성분이 관찰되지 않음.

〈그림 1〉 두개인두종의 조직학적 소견

3. 진단

안장 또는 안장 상부에 위치한 종양과 인접한 뇌혈관, 시신경, 뇌하수체, 시상하부 등과의 정확한 관계를 파악하기 위해 MRI 소견이 중요하며, 술 전 CT 검사에서 석회화 상태를 파악하는 것이 필요하다 <그림 2>. 수술 전 내분비기능검사를 통해 부신기능저하증 및 갑상성기능저하증, 요붕증 등의 내분비 이상이 있는지 확인이 필요하며, 수술 후에도 이러한 내분비이상에 대한 치료가 중요하다.

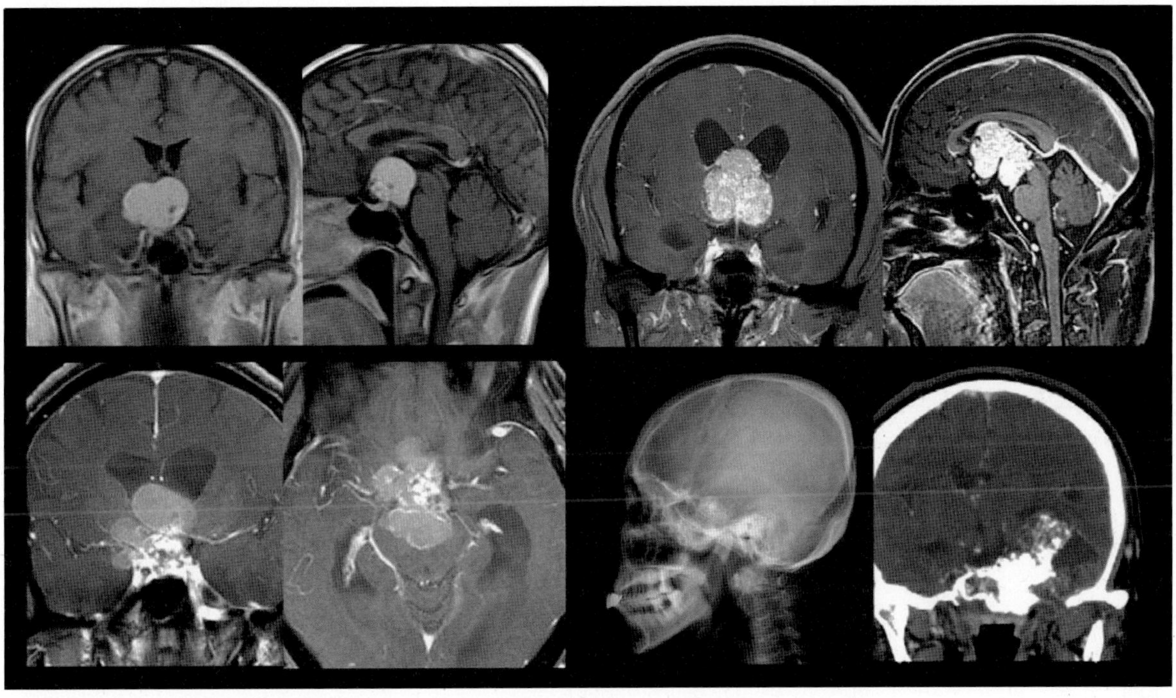

MRI 영상에서 다양한 신호강도를 보이며 조영증강 영상에서도 다양한 양상으로 관찰되며 내부에 출혈, 낭종액 등을 보임. MRI 영상에서는 종양의 범위, 종양과 주변신경혈관 구조와의 관계를 가장 자세히 확인할 수 있음. 또한 단순촬영과 CT 검사상에서 석회화와 주변 골 침범을 확인할 수 있음.

〈그림 2〉 두개인두종의 영상소견

4. 치료

종양의 완전 절제가 종양의 재발을 막기 위한 가장 중요한 치료법으로 받아들여진다. 종양과 주위 중요 신경혈관 구조물과의 유착에 의한 수술 후 심각한 합병증을 줄이기 위해 아전적출술을 시행하고 이후 방사선치료를 시행하여 좋은 결과를 보인다는 주장도 있고, 낭종내 방사선동위원소나 항암제를 주입하여 치료하는 경우도 있다. 그러나 재발한 종양이나 또는 이전에 방사선 치료를 시행했던 종양의 경우 반흔이나 지주막면 소실 등으로 인해 수술이 어렵기 때문에, 첫 수술에 최대한 근치적 적출을 시도하여야 한다.

신경교종(Glioma)

정태영

학습 목표

1. 성상세포종양을 악성도에 따라서 분류한다.
2. 핍지교종의 분자생물학적 특성을 이해한다.
3. 교모세포종의 영상학적 특징 및 치료에 대하여 이해한다.

1. 성상세포종양(Astrocytic tumors)

성상세포(astrocyte)에서 기원하는 종양이다. 주로 대뇌반구에 발생하고 소아보다는 성인에서 임상 발현한다. 성상세포종, 역형성 성상세포종, 교모세포종이 속한다. isocitrate dehydrogenase(IDH)의 변이가 있으면 예후가 좋고 이에 따라 진단명을 다르게 한다.

1) 빈도

가장 흔한 신경교종으로 이 중 교모세포종이 가장 흔하며 전체 성상세포종양의 50-60%, 전체 원발성 뇌종양의 12-15%를 차지한다. 악성 신경교종은 남녀비가 4.3:2.7명/10만명, 양성 신경교종은 1.3:0.8/10만 명이다. 교모세포종은 50대, 역형성상세포종은 40대, 성상세포종은 30대에서 호발하며 대개 전두엽과 측두엽의 피질하 백질부에 호발한다.

2) 세포특성

주변 조직으로의 침윤(local invasion)이 치료 실패의 주된 원인으로 타 장기로의 전이(extraneural metastasis)는 매우 드물다. 신경조직이 타 장기서 생존할 수 없고 악성 신경교종의 경우 환자의 생존기간이 짧기 때문이다. 면역조직화학검사상 GFAP(glial fibrillary acidic protein)에 양성을 보이며 저등급 성상세포종양의 경우 p53 mutation, ATRX mutation이 종양의 생성과 진행에 관여하며, 교모세포종의 경우 EGFR amplification, TERT promoter methylation이 흔한 유전변이이다.

3) 임상적 특성

신경학적 증상은 종양의 뇌조직 침습 정도와 종양위치에 따른 국소 증상과 두개강 내압 상승에 따른 일반 증상으로 나뉘는데 저등급 성상세포종양의 경우 대개 서서히 자라는 특성에 의해 간질, 편마비, 언어 장애, 성격 변화와 같은 국소 증상이 두개강 내압 상승 증상보다 선행한다.

(1) 두개강 내압 상승에 따른 일반증상

두통, 구토, 어지럼증, 인격과 지적 기능장애, 간질 등이 나타나고 이중 두통이 가장 흔하며(성상세포종 초기 증상의 1/3) 다음으로 간질이 흔하다. 만성적 뇌압상승의 경우 유두부종에 의한 시력의 감소를 야기하며 외선신경마비에 의한 복시도 나타난다. 갑작스런 의식의 장애를 초래하는 이유로는 종양내 혹은 주위 뇌조직으로의 출혈, 종양내 괴사를 동반한 급성 부종과 주위 뇌조직의 경색증, 뇌척수액 순환 장애 등이 있다. 전신 증상으로 발육상황, 성기능이나 체내 대사 이상을 초래할 수 있다.

(2) 뇌조직 침습에 의한 국소 징후

종양의 침습에 따른 뇌조직의 파괴와 주위 뇌조직의 압박에 의한 뇌기능의 변화에 의한다. 열성 반구의 앞쪽 측두엽, 전두엽극, 기저 전두엽 부위, 뇌량(corpus callosum), 투명중격(septum pallucidum), 측뇌실 종양의 경우 종양이 상당히 커질 때까지 국소 증상이 없는 경우가 많아 초기 진단이 어려울 수 있다.

4) 진단

(1) 성상세포종 : CT상 경계가 불분명하고 조영증강이 되지 않는 균일한 저밀도 음영이나 석회화, 낭성변화, 일부 조영증강이 관찰되기도 한다. MRI상 T1에서 저신호, T2에서 고신호를 보이고 발생 부위의 구조가 파괴되지는 않고 팽대된 소견을 보인다. 조영증강은 흔하게 보이지 않는다 <그림 1>.

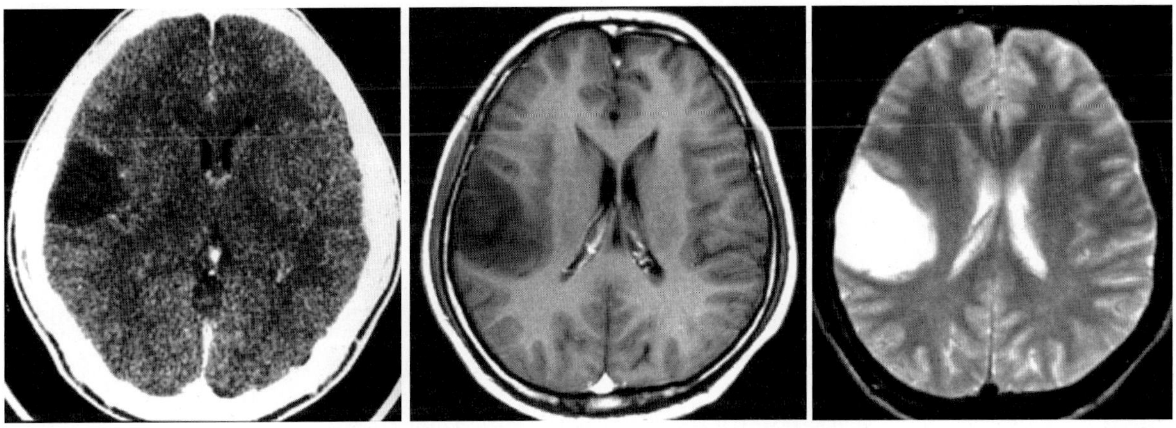

〈그림 1〉 조영증강이 되지 않는 전형적인 성상세포종

(2) 역형성 성상세포종 : 부분적인 조영증강이 있고 종양 주위 부종을 동반한다.

(3) 교모세포종 : 종양내 괴사로 인한 저밀도 종괴가 불규칙적으로 조영증강되는 소견(ring enhancement with central necrosis)으로 주위에 심한 부종을 동반한다 <그림 2>.

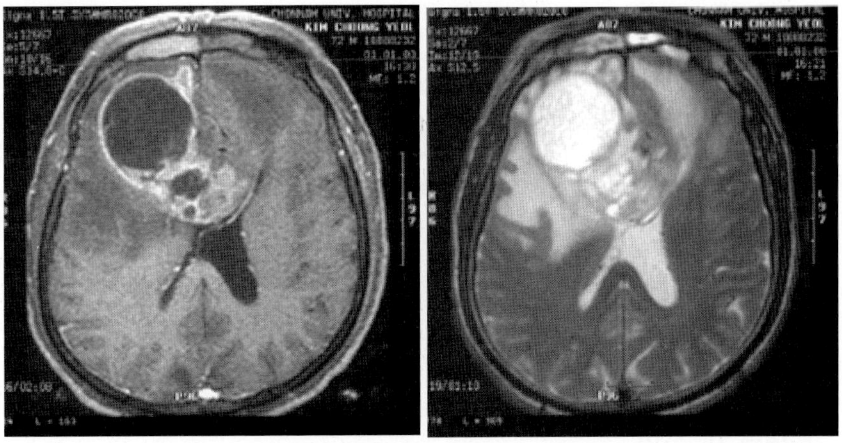

〈그림 2〉 환형으로 조영증강되고 주변의 부종을 동반한 전두엽의 교모세포종

(4) ^{11}C-methionine PET/CT : 종양의 대사상태 파악, 종양재발과 방사선괴사의 감별진단, 악성과 양성 신경교종의 감별 진단에 사용한다.

5) 치료 및 예후

새로 진단된 신경교종에서는 가능하다면 안전한 완전절제(maximal safe resection)가 권유되어진다.

(1) 성상세포종양

성상세포종의 치료방법에는 주기적인 관찰, 수술적 적출, 조직 생검, 방사선 치료나 화학 치료와 같은 보조 요법이 있고 환자의 연령이나 상태, 종양의 발생 위치에 따라 다양하나 기능적인 장애가 남지않는 범위에서 완전절제가 권유되어진다. 잔존 종양은 향후 주변 조직으로 침윤 및 악성화(malignant transformation)가 되는 경향이 있다.

신경교종의 수술적 치료의 목적은 정확한 조직학적 진단을 통한 예후의 예측과 적절한 보조 요법의 선택, 종양에 의한 뇌압 상승과 뇌조직 압박에 의한 신경학적 증상의 개선, 재발의 지연 혹은 완치의 가능성을 제공하거나 보조 요법에 대한 반응성을 향상시키는 종양학적 조절의 향상 등에 있다.

종양의 특성상 주변 조직으로의 침윤이 흔하고 경계가 불분명하므로 완전적출을 위해 술전 방사선 사진의 분석을 통해 종양의 위치를 파악하고, 술중 초음파나 뇌항법장치(neuro-navigation system)을 이용하여 정확한 위치와 경계를 파악할 수 있다. 종양이 운동/감각 피질부와 같은 뇌의 주요 부위에 위치할 때에는 환자를 깨운 상태에서 전기적 자극을 주어 안전한 접근로와 절제 범위를 결정할 수 있다(brain mapping-awake surgery). 종양의 잔여 부위는 술중 MRI/CT를 시행하여 확인 할 수도 있다. 방사선 치료는 대개 전적출을 시행한 경우에는 시행하지 않고 부분 적출한 경우 시행한다.

성상세포종의 예후에 좋은 영향을 주는 요인으로는 40세 이하, 간질 증세, 모양세포 병리, 낮은 종양 등급, 신경학적 장애가 없는 경우, IDH mutation이 있는 경우 등이다. 수술과 방사선치료를 시행한 경우 성상 세포종의 5년 생존율은 40~68%, 10년 생존율은 35~39% 정도로 보고된다.

(2) 역형성 상세포종 및 교모세포종

치료는 수술로 최대한 종양을 적출하고 방사선 치료 및 항암치료를 병행할 수 있다. 수술 시 5-aminolevulinic acid(Gliolan)를 환자에게 투여한 후 특수 카메라가 달린 수술 현미경을 이용해 정상 조직과 종양을 감별할 수 있다. 생존에 미치는 가장 중요한 예후 인자는 진단 당시 나이와 신경학적 상태(performance status)이며 40세 미만의 신경학적 장애가 없는 경우, IDH mutation이 있는 경우, MGMT methylation이 있는 경우에 보다 나은 예후를 기대해 볼 수 있다. 가장 악성인 교모세포종의 경우 적극적인 치료에도 불구하고 중간치 생존기간(median survival)이 15개월로 예후가 매우 나쁘다.

2. 핍지교종(Oligodendroglioma)

수초(myelin)를 형성하는 핍지교세포에서 발생하며 1p/19q codeletion과 IDH mutation을 동반한다.

1) 비율, 발생 연령 및 부위

전체 원발성 뇌종양의 2-5%, 신경교종의 5-8%를 차지하며(교모세포종, 성상세포종에 이어 3번째),

40-50대에 호발 한다. 남자에서 약간 더 호발하고(남녀비 1.1-1.5:1) 주로 대뇌피질과 백질부에 발생하며 전두엽에 가장 흔하다(50-65%).

2) 병리학적 소견

침윤성 종양으로 WHO grade II에 해당하는 핍지교종과 grade III에 해당하는 역형성 핍지교종으로 나뉜다. 경계가 지어지는 종괴로 석회화가 흔하게 발견되고 낭성변화와 출혈이 관찰되기도 한다. 핵 주위의 밝은 세포질에 의해 perinuclear halo 모양을 하고 있어 특징적인 honeycomb or fried egg appearance소견을 보인다. 역형성 핍지교종은 괴사부위가 존재하고 높은 세포 밀도, 심한 세포 이형성(cellular atypia), 흔한 세포 분열상, 혈관 증식 등의 악성 소견이 보인다.

3) 증상 및 징후

서서히 자라는 종양으로 임상 발현 기간이 5년 이상인 경우가 많다. 간질과 두통이 가장 흔하며 특히 대뇌피질의 침윤에 의한 간질 발작이 다른 교종에 비해 흔하다.

4) 진단

두개강내 종양 중 가장 흔하게 석회화를 동반한다. CT상 결절 모양(nodular), 덤불 모양(clumped)의 석회화가 70-90%에서 보이고 저밀도 혹은 등밀도의 비교적 경계가 지워지는 종괴로 2/3에서 조영증강이 된다. MRI상 T1에서 저신호나 등신호, T2에서 고신호 강도를 보이며 종양 주변의 부종은 드물다. 동반된 석회화침착, 낭성 변화, 종양 내 출혈로 인해 다양한 이질적(heterogenous) 신호를 보이기도 한다. 역형성 핍지교종의 경우 종양 내 괴사에 의해 훨씬 이질적 모양을 나타내고 조영 증강이 잘된다 **<그림 3>**.

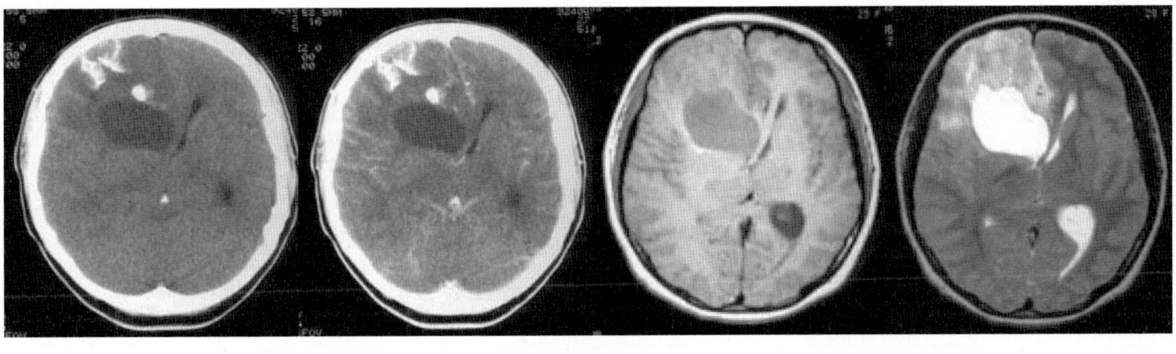

〈그림 3〉 석회화와 낭종을 동반한 우 전두엽의 핍지교종

5) 치료 및 예후

치료에 있어서 전적출한 경우가 아전적출한 경우 보다 예후가 좋고 아전적출 시 방사선치료가 필요하다고 알려져 있다. 수술과 방사능 치료를 같이 시도한 경우 5년, 10년 생존율이 85-100%, 45-55%로 성상세포종보다는 다소 양호하다고 알려져 있다. 역형성 핍지교종의 경우에는 PCV(procarbazine, CCNU, vincristine) 항암 치료를 시도하며 다른 교종에 비해 잘 반응한다고 알려져 있다. 예후에 좋은

영향을 주는 인자로는 입원 당시 간질증세가 있는 경우, 술 전 양호한 KPS, 운동 마비가 없는 경우, 유두 부종이 없는 경우, 수술시 경계가 분명한 경우, 전적출이 된 경우 등이다.

참고문헌

1. Louis DN, Perry A, Reifenberger G, et al. The 2016 World Health Organization Classification of Tumors of the Central Nervous System: a summary. ***Acta Neuropathol 131***(6):803-20, 2016.
2. Stupp R, Mason WP, van den Bent MJ, et al. Radiotherapy plus concomitant and adjuvant temozolomide for glioblasatoma. ***N Engl J Med 10***;352(10):987-96, 2005.
3. Weller M, van den Bent MJ, et al. European Association for Neuro-Oncology(EANO) guideline on the diagnosis and treatment of adult astrocytic and oligodendroglial gliomas ***Lancet Oncol*** S1470-2045(17):30194-8, 2017.

송과체 부위 종양(Pineal Region Tumor) 정태영

학습 목표

1. 배세포종을 분류한다.
2. 배세포종의 종양표지자를 이해한다.
3. 배세포종에 대한 치료를 이해한다.

1. 분류

송과체 부위 종양은 배세포종(germ cell tumor), 송과체 실질 세포에서 기인한 종양(pineal parenchymal tumor), 지지 조직 및 주변 구조에서 생긴 종양, 비종괴성 종양(nonneoplastic tumor-like condition) 및 전이성 종양으로 나뉜다.

배세포종은 배아종(germinoma), 배아성암종(embryonal carcinoma)으로 나뉘며 배아성암종은 다시 extra-embryonic 분화시 내배엽동종양(endodermal sinus tumor), 융모막암종(choriocarcinoma)로 나뉘고 embryonic 분화시에는 양성 및 악성 기형종으로 나뉜다 <그림 1>.

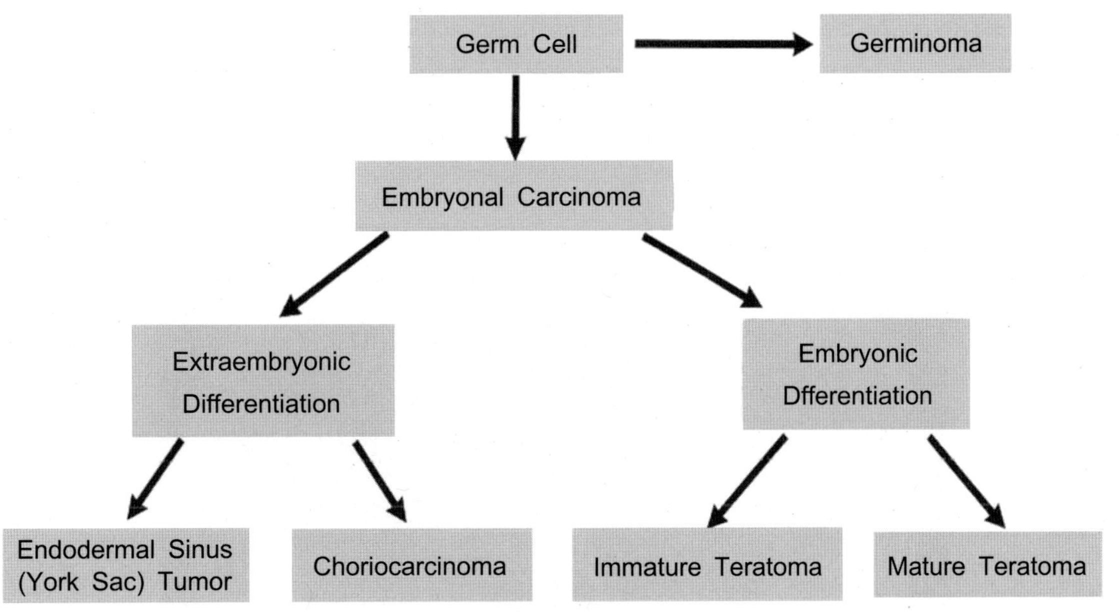

〈그림 1〉 배세포종의 분류

약 30-50%의 배세포종은 여러 종양세포가 혼합되어 있는 혼합 배세포종(mixed germ cell tumor)로 존재한다. 배세포종은 종양표지자의 발현으로 종류를 구별할 수 있는데 내배엽동종양은 alpha-FP를, 융모막암종은 beta-HCG를, 배아성암종은 두 가지 종양 표지자를 분비한다. 배아종과 기형종은 두 가지 표식자 모두를 분비하지 않는다.

2. 역학

전체 뇌종양의 1%를 차지하며 소아에서 흔하다. 배세포종은 20대 이전에, 다른 종양은 30대 이후에 호발한다. 배세포종의 경우 송과체 부위에 발생할 경우 남녀비가 2:1이나 안장과 안장위(sellar & suprasellar) 발생 시에는 남녀비가 비슷하다.

3. 임상 소견

주된 증상은 두개강내압 상승 증상, 뇌간이나 소뇌 압박 증상, 내분비 장애이다. 종양에 의한 수도관(aqueduct) 압박으로 폐쇄성 수두증을 야기하며 중뇌의 시개(tectum)을 압박하여(30-50%) 상향주시마비, 동공의 조절 및 수렴마비를 보이는 Parinaud 증후군을 야기한다. 상소뇌각(superior cerebellar peduncle)을 압박하여 소뇌증상을 일으킬 수 있고 대뇌각(cerebral peduncle)의 압박으로 추체로 증상이 나타 날 수 있다. beta-HCG의 분비에 의해 조발 사춘기가 나타날 수 있으며 두개내압 상승, 중뇌압박, 시상하부기능장애에 의한 기분이나 지능의 변화를 보이는 정신활동증후가 나타나기도 한다. 터키안상부의 배세포종의경우 시력장애, 요붕증, 뇌하수체기능 부전증이 보인다.

4. 진단

단순 두개골 촬영에서 송과체에 칼슘 침착을 보이는데 특히 10세 이하의 소아에서 보이는 송과체 부위 석회화, 크기가 10mm 이상의 석회화는 비정상이다. CT상 송과체 주위 종양은 대개 수두증을 동반한다 **<그림 2>**. 배아종은 동일밀도 혹은 약간 고밀도를 보이고 균질의 강한 조영증강을 보이며 비배아종성 배세포종은 비균질성, 혼합성 및 낭종 형성의 경향이 있다.

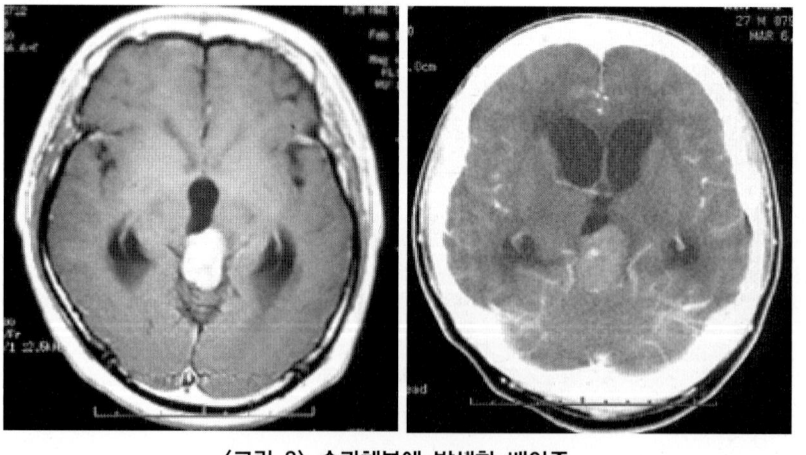

〈그림 2〉 송과체부에 발생한 배아종

송과체부에 발생한 배아종. 조영제에 균일하게 조영증강이 잘되며 폐쇄성 수두증이 동반되어 있음.(좌측; MRI T1-Gd, 우측; CT enhancement).

MRI는 주변 해부학적 구조물과 관계파악을 통해 수술 계획 수립에 중요하다. 비배아종성 배세포종은 비균질적 신호 및 주변 조직으로의 침윤을 보인다.

혈청 및 CSF 내의 종양표지자(beta-HCG, alpha-FP)를 측정하여 배세포종의 진단과 감별에 사용한다. 배세포종은 신경축을 따라 전이가 잘 되므로 치료전후 뇌척수신경축에 대한 MRI와 CSF cytology도 필요하다.

5. 치료

(1) 수술

수두증이 동반된 경우에는 뇌척수액 배액술이나 단락술(shunt)을 사용하기도 하나 최근에는 내시경적 제3뇌실 조루술(endoscopic 3rd ventriculostomy)을 많이 사용한다. 이러한 내시경적 수술의 장점은 생검을 통한 조직학적 진단과 수두증을 단락술 없이 해결할 수 있다는 점이다.

수술적 치료는 양성 종양인 경우 근치적 완전 절제가 가능하며, 이의 적응증은 송과세포종, 기형종, 성상세포종이 의심되는 경우이다. 기형종을 제외한 배세포종의 경우 종양표지자 및 내시경을 이용한 조직검사로 진단을 할 수 있다.

(2) 방시선 치료

배세포종의 경우 방사선 치료가 가장 중요한 치료 방법이다. CSF를 따라서 전이를 잘 하므로 항암치료와 더불어 전뇌척수 방사선치료를 시행한다.

(3) 항암치료

배세포종은 방사선치료와 항암치료를 병행하게 되는데, 특히 3세 이하에서는 신경세포가 미성숙하여 방사선에 취약하므로 항암치료를 일차적 보조치료로 이용하기도 한다. 배아종에 비하여 비배아종성 배세포종은 재발이 많고 예후가 불량하다.

6. 예후

예후에 미치는 가장 중요한 요인은 병리조직소견과 종양의 전이정도이다. 배아종의 10년 생존율은 90%까지 보고되고 있고 비배아종 배세포종은 2년 이상 생존이 어려웠으나 최근 항암제의 발달로 예후가 개선되고 있다. 성숙 기형종은 수술이 유일한 치료법으로 완전 제거 시 예후가 좋다. 송과체 실질세포종은 수술로 완전 제거하면 예후가 좋으나 송과체모세포종은 예후가 좋지 않다. 술 후 방사선 치료와 항암치료가 필요하다.

전이성 뇌종양(Metastatic Brain Tumor) 정태영

학습 목표

1. 전이성 뇌종양의 특징적인 영상소견을 이해한다.
2. 전이성 뇌종양에 대한 다양한 치료를 이해한다.

1. 빈도 및 분류

암환자의 25~30%가 유병 기간 중 두개강내 전이를 보인다. 폐암이 가장 흔하여 약 50% 이상을 차지하고 이외에 유방(10-15%), 위장관암, 자궁암, 신장암, 간암 등에서 많이 발생한다. 가장 흔히 뇌 전이를 일으키는 원발암은 융모상피암과 흑색종(39-93%), 폐암(26-46%), 유방암(15-20%), 신장암(10-25%) 순이다. 소화기계통의 암은 뇌 전이가 드물다.

2. 해부학적 전이 부위

뇌실질 전이는 천막상부(75%)가 가장 흔하고 소뇌(16%), 뇌간(3%) 등에도 발생한다. 다발성이 많으나 약 40%에서 단발성으로 발생하며 주로 대장암, 유방암, 신장암에서 흔하다. 대부분 혈류를 통하며 회 및 백질의 경계부의 피질하에 발생한다. 두개골이나 경막 전이를 잘 일으키는 암은 전립선암, 임파종, 유방암, 흑색종, 신경모세포종, 골원성 육종 등이며 종양성 수막종은 백혈병, non-Hodgkin's 림프종, 유방암, 폐암, 흑색종에서 흔하다.

3. 임상소견

종양이 대부분 피질하에 위치하고, 성장 속도가 빠르며, 종양의 크기가 작더라도 광범위한 부종을 동반하므로 신경학적증상의 진행이 빠르고 수 일-수 주 내에 급격히 악화될 수 있다. 이는 종양 자체보다는 뇌부종의 파급 때문이며 약 10%에서는 종양 출혈을 일으켜 뇌졸중으로 오인되는 경우도 있다. 출혈을 잘 일으키는 원발암은 choriocarcinoma, melanoma, renal cell carcinoma, bronchogenic carcinoma 등이다. 두개내압 상승증상도 흔히 관찰되는데 50-60%에서 두통이 최초증상으로 나타나고, 유두부종은 약 10%에서 보인다. 국소마비증세는 약 40%에서 관찰되며, 15-20%에서 간질이 보이며 다발성전이를 보인 경우에 더 흔하다.

4. 감별 진단

교모세포종, 림프종, 수모세포종과 같은 원발성 뇌종양, 뇌농양, 뇌경색, 뇌출혈등과 감별이 필요하다.

5. 방사선학적 소견

대조 강화 MRI가 진단에 가장 중요하다. 특징적으로 다발성이면서 주위 심한 부종과 종괴 효과를 동반하고 있고 병변은 주로 원형이며 회 및 백질 경계부에 위치한다 <그림 1>. 종괴가 큰 경우 중심부 괴사를 동반하여 ring-enhancement 양상을 보인다.

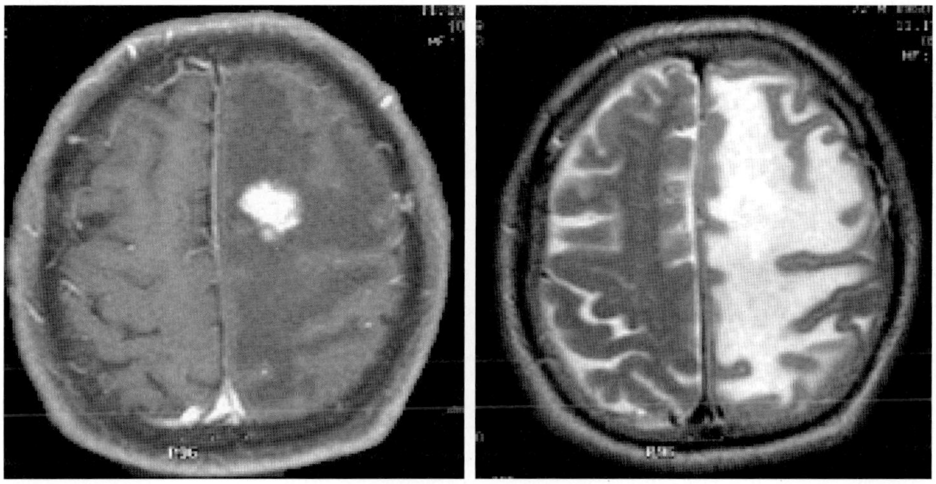

좌측 전두부(superior frontal gyrus)에 발생한 전이성뇌종양과 그 주변에 매우 심한 부종이 동반됨 (좌측; T1-Gd, 우측; T2WI)

〈그림 1〉 전이성 뇌종양의 영상소견

6. 치료

치료의 목적은 삶의 질을 높이면서 생존을 연장 시키는데 있다. 치료 방법에는 corticosteroid, 화학요법, 방사선 치료, 수술 및 정위적 방사선 수술(stereotactic radiosurgery)로 나뉜다.

수술적인 치료는 크기가 크거나(직경 3cm 이상), 조직학적 진단이 필요한 경우, 이전의 다른 치료에 실패한 경우 등에 고려할 수 있다.

방사선 치료는 암이 퍼져 있는 경우에 많이 사용하고 임파종, 폐 소세포암의 경우에 방사선에 반응이 좋나. 그러나 많은 종양들(대장암, 신장암, 비소세포암, 흑색종 등)은 방사선 저항성이 높다.

정위적 방사선 치료가 전이성 뇌종양에 적합한 이유는 병소가 둥글고, 크기가 작고(직경 3cm 이하), 주위 조직으로 침습이 적어 경계가 뚜렷하기 때문이다. 정상 뇌는 종양에 의해 전위되어 방사선 수술 후 정상 뇌에 대한 손상 가능성이 적고, 방사선 저항성이 높은 종양의 경우도 좋은 성적을 보인다. 방사선수술에 대한 국소 조절율은 85-95%에 이른다.

화학 요법은 전이성 뇌종양에서 매우 제한적인데 그 이유로 혈뇌장벽의 존재, 항암제에 대한 암의 저항성, 부적절한 약제의 사용 등이 있다. 폐 소세포암, 유방암, 생식세포암에서 그 효과를 일부 기대할 수 있다.

소아 뇌종양(Pediatric Brain Tumor)

정태영

학습 목표

1. 소아에서 호발하는 뇌종양을 이해한다.
2. 호발하는 소아 뇌종양의 양성과 악성을 구분한다.

1. 소아 뇌종양의 특징

소아기 악성질환중 백혈병 다음으로 흔하며(15~20%) 5~10세에 가장 호발 한다. 천막상 위치가 천막하보다 약간 더 많고(50~55%) 터어키안 상부, 제3, 4뇌실, 시상하부, 시신경로, 송과체부와 같은 중앙 신경축을 따라 호발하는데 이는 국소징후나 편측징후 출현 이전에 CSF pathway obstruction에 따른 두개강내압 상승 징후가 나타나는 경향을 반영한다. 다만 영아기에는 두개봉합선이 열려 있어 두개강내압 상승 징후가 지연되기도 한다.

조직학적 빈도는 성상세포종(37%), 수모세포종(25%), 상의세포종(9%), 두개인두종(9%) 순이다. 예후에 가장 중요한 인자로는 병리조직소견이며 종양위치 또한 중요하여 양성 종양이더라도 뇌간부에 발생한 경우 예후가 매우 불량하게 된다.

2. 상의세포종(Ependymoma)

1) 빈도, 호발 연령 및 부위

전체 신경교종의 약 5%로 남자에 많다(1.5:1). 소아, 특히 5세 미만에서 제4뇌실에 가장 호발하고 다음으로 측뇌실, 제 3뇌실, 척수 및 종사 등에서 발생한다. 소아 뇌종양의 약 8%를 차지한다. 천막상부에 발생 시에는 뇌실 벽, 천막 하부에 발생 시에는 제4뇌실 바닥에서 기원한다.

2) 병리학적 소견

뇌실계와 관련하여 발생하며 주변 뇌와 경계가 비교적 분명하다. 종양 세포가 혈관주위를 둘러싸고 돌기가 뻗은 혈관주위 가성로제트(perivascular pseudorosette)가 보인다. 2016 CNS WHO 분류에서는 유전학적 정보와 종양의 위치를 바탕으로 그룹을 나누었으며 ST-EPN-RELA와 PF-EPN-A의 경우 예후가 좋지 않다.

3) 증상

두개강내압 상승에 의한 두통과 구토, 또는 소뇌 증상으로 나타난다. 제 4뇌실 바닥에서 기원하는 경우 구토 중추가 일찍부터 자극을 받아 구토가 다른 증상보다 선행되어 나타날 수 있다.

4) 진단

CT상 등-저밀도 병변으로 소낭포나 괴사, 석회화(50%)를 동반하며 조영 증강되는 소견을 보인다.

MRI상 T1에서 저-등신호, T2에서 고신호, 강하게 조영 증강되는 종양으로 후두개와 위치 시 수모세포종, 맥락총 유두종, 외장형 뇌간 종양, 모양세포 성상세포종 등과 감별해야 한다 <그림 1>.

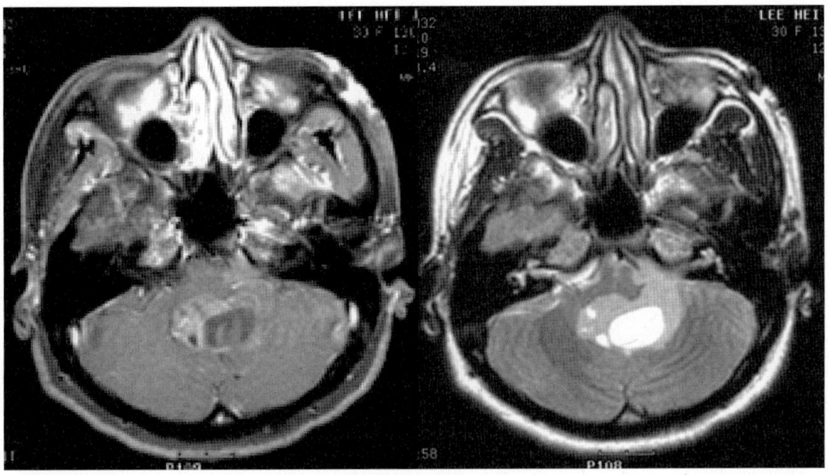

제4뇌실에 위치한 Ependymoma: 종양이 좌측 Luska 공을 통하여 확장된 소견이 보이며 낭종도 동반되어 있음.

〈그림 1〉 상의세포종의 영상소견

5) 치료 및 예후

종양의 완전 절제가 치료의 원칙이며 적출정도가 예후와 관련된 중요한 인자이다. 신경교종 중 방사선에 감수성이 높은(radiosensitive) 종양 중 하나로 술 후 종양이 잔존하는 경우 방사선 치료가 필수적이다. 약 5%에서 척추강 전이가 가능하며 천막하부에 위치 시 잘 발생한다. 이러한 경우에는 척추강을 포함한 전뇌척수 방사선 치료를 시행해야 한다. 방사선 치료를 할 수 없는 3세 이하의 소아나 재발한 경우에는 항암치료를 시행한다. 전적출시 5년 생존율은 75%이나 종양 잔존 시 25%이다. 불량한 예후와 관련된 인자로 부분 적출, 3세 이하의 소아, 천막하부에 발생 등이 있다.

3. 수모세포종(Medulloblastoma)

1) 빈도, 호발 연령 및 부위

전체 두개강내 종양의 약 4%를 차지하며 소아 뇌종양의 18%, 소아 천막하 종양의 30%를 차지한다. 호발 연령은 3-8세이며 남자에 흔하다(남녀비 2:1). 주로 소뇌충부에서 기원하여 제4뇌실을 채우며 자라는데 성인에서는 소뇌반구에서도 자주 발생한다(30-49%).

2) 병리학적 소견

육안적으로 부서지기 쉽고 흡인 가능한 종괴로 주위 소뇌 조직과 경계가 불분명하다. 현미경적으로 세포질이 적고 다양한 크기의 핵을 가진 세포가 고밀도로 존재하며 세포의 분화 정도에 따라 미분화 세포로부터 신경세포, 교세포 분화 등을 보일 수 있다. 2016 CNS WHO 분류에서는 유전학적 정보(WNT-activated, SHH-activated, Group3, Group4)와 조직학적 특징(classic, large cell/anaplastic, desmoplastic/nodular, extensive nodularity)을 바탕으로 그룹을 나누었으며 WNT활성 및 extensive nodularity의 특징을 가진 수모세포종의 경우 예후가 좋다.

3) 증상

대개 수두증에 의한 두통, 구토, 유두부종, 외전신경 마비와 같은 두개강내압 항진이 가장 흔한 초기 증상이다. 초점증상(focal signs)으로 협동운동장애, 자세유지 장애, 운동실조증과 같은 정중선 소뇌 증후군을 보인다.

4) 진단

CT상 고밀도의 후두와 중앙부위에 제 4뇌실을 채우는 원형의 종괴로 비교적 균질한 강한 조영증강을 보인다. 수두증이 흔하게 동반되고 내부에 괴사, 낭종 변화, 석회화 등이 동반되기도 한다. MRI상 T1에서 저-등신호, T2에서 고신호, 강한 조영 증강 소견을 보이며 종양의 위치, 조직의 특성, 주변과의 관계 파악에 있어 CT보다 훨씬 정확하다 <그림 2>.

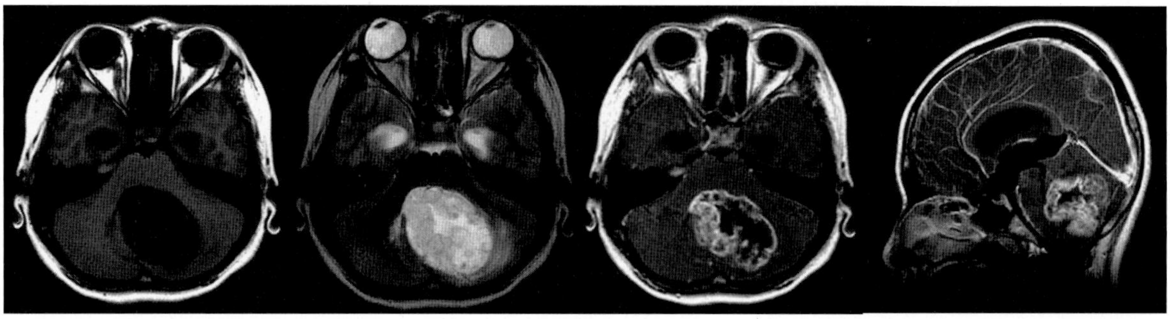

〈그림 2〉 제4뇌실에 발생한 수모세포종의 영상소견

5) 치료

(1) 수술적 치료

의식이 명료한 경우 대부분 술 전 스테로이드 투여로 뇌압상승을 조절한다. 과거에는 수두증에 대해 흔히 단락술을 먼저 시행하였으나 종양제거술 후 단락술이 필요한 경우가 단지 10-30% 정도이고, 소뇌의 상방 탈출, 종양 내 출혈 가능성 등으로 인해 최근에는 종양제거 수술 직전에 뇌실외 배액술이나 내시경적 제3뇌실 천공술을 시행한다.

수술적 치료의 목적은 정확한 조직학적 진단, 최대한의 종양 제거, 뇌척수액 순환로 복원이다. 종양 적출의 목표는 제4뇌실 바닥에 종양이 유착된 경우(뇌간 침범)를 제외한 경우에서 전적출을 시행하는 것이다. 술 직후에는 신경학적 이상이 없다가 술 후 72시간 내에 cerebellar mutism, 의지결여(abulia), 가성연수마비, 운동실조, 부전마비, 시력장애등이 나타나는 후두와 증후군(posterior fossa syndrome)이 10-25%에서 발생한다. 발병기전으로는 불확실하나 충부의 절제, 치아핵(dentate nucleus) 혹은 소뇌각(cerebellar peduncle)의 손상 등이 제기되고 있다. 대개 수 주일내 호전되나 실어증은 수 개월간 지속될 수 있다.

종양의 단계화(tumor staging)은 치료 방침의 결정과 예후 예측에 중요하다. 잔존 종양의 크기나 전이는 중요한 예후 인자로 이용된다. 술 후 48시간 이내 MRI를 시행하여 잔존 종양의 크기를 측정하고 수술 2-3주 후 요추천자를 통해 CSF내 세포학적 검사를 하며 척수 MRI를 통해 척수 전이여부를 확인해야 한다.

(2) 방사선 치료 및 항암 요법

방사선에 민감한 종양으로 전뇌, 척수 및 후두와에 수술 후 방사선치료를 시행한다. 방사선 치료를 즉각 할 수 없는 3세 이하의 영유아에서 방사선 치료 시기까지의 생존 지연에 있어 항암요법은 중요한 역할을 한다.

(3) 예후

예후에 대한 위험인자로는 발병 연령, 전이 여부, 외과적 종양의 적출정도, 조직학적 분화정도 등이다. 5년 생존율은 대략 50-80% 정도이다.

4. 성상세포종(astrocytoma)

1) 소뇌 성상세포종(cerebellar astrocytoma)

성인에서는 드물지만 소아 뇌종양의 10-20%를 차지하며 소뇌종양 중 수모세포종 다음으로 흔하고 후두와 종양의 1/3을 차지한다. 발생 연령이 6-8세로 병리학적으로 저등급 신경교종인 모양세포성상세포종이 흔하다. 수술로 완전 치유가 가능하여 전적출시 추가적인 방사선치료는 필요 없다.

2) 시시경교종(optic glioma)

정중선에 발생하는 가장 흔한 신경교종으로 신경섬유종증을 가진 소아에서 흔하다. 시신경로 어느 부위에서나 발생 가능하지만 시신경교차부를 가장 많이 침범한다. 병리학적으로 모양세포성상세포종으로 분류되고 점진적인 시력감퇴가 온다. 발생 부위, 주변 조직의 침범 정도, 시력 감퇴 정도, 수두증 동반 유무, 병변의 양측성 여부, 조직의 악성도 등을 고려하여 수술적 제거술이나 조직학적 생검을 하고 방사선 및 화학 요법을 시행한다.

5. diffuse midline glioma(H3 K27M-mutant)

2016 CNS WHO에서 새롭게 명명되어진 종양으로 이전에 뇌간 신경교종(brain stem glioma)이나 diffuse intrinsic pontine glioma(DIPG)라고 불리던 종양이 이에 해당되어진다. 침윤성특징을 가지고 뇌의 정중선 부위인 뇌교, 시상, 척수 등 에서 발생하는 고등급 신경교종으로 WHO grade IV에 해당되어진다. 대부분 성상세포에 기원하며 H3 K27M mutation을 보인다. 이의 유전변이는 면역조직화학염색상에서 확인할 수 있다. 임상적 징후로는 다발성 뇌신경 장애, 반신 마비, 양측성 추체로 징후와 같은 장경로 징후, 소뇌 징후가 특징적이다. 수술이 가능한 부위는 제거하고, 방사선치료 및 항암치료 등의 치료를 하더라고 2년 이상의 생존율은 10%이내이다.

6. 맥락총 종양(Choroid plexus tumor)

1) 빈도, 호발 연령 및 부위

전체 뇌종양의 0.4-1%로 드문 종양이나 소아에서 흔하다. 호발 연령은 3.1세로 남녀비는 비슷하다. 소아에서는 약 75%에서 편측 측뇌실에서 호발하나 성인에서는 대부분 제 4뇌실과 외측함요(lateral recess)에서 발생한다.

2) 병리학적 소견

맥락총의 신경상피에서 기원하며 양성인 유두종(papilloma)과 악성인 암(carcinoma)로 나뉜다. 유두종은 뇌실 내 꽃양배추 모양의 종양으로 개개의 유두는 잘 분화된 입방세포나 원주세포의 단일 층으로 되어 있고 내부는 혈관이 발달한 지지조직으로 구성되어 있다. 암인 경우에는 뇌실질 침범, 세포의 미분화, 핵의 다형성화 등이 나타나며 유두종에 비해 크기가 크고 뇌척수액로를 따라 파종되는 특징을 가지고 있다.

3) 증상

맥락종 종양의 4대 증상으로 수두증에 의한 두개강내압 상승, 간질, 출혈, 국소신경학적 이상 등이 있다. 특히 뇌척수액의 과잉생산과 흡수장애가 복합적으로 작용하여 수두증을 일으키며 술 후에도 단락술이 필요한 경우가 있다.

4) 진단

CT상 뇌실내 등-고밀도의 석회화를 동반한 종괴로 뚜렷한 조영 증강을 보인다. MRI상 유두종의 경우 T1에서 저신호, T2에서 고신호, 조영제에 균일하고 강하게 조영 증강되고 뇌실질의 침범이나 종양 주변 부종은 동반되지 않는다. 이에 반해 암의 경우 종괴내 괴사, 출혈 등에 의해 T1과 조영증강에서 비균질적으로 보이고 뇌실질의 침범과 주위 부종을 동반한다 <그림 3>.

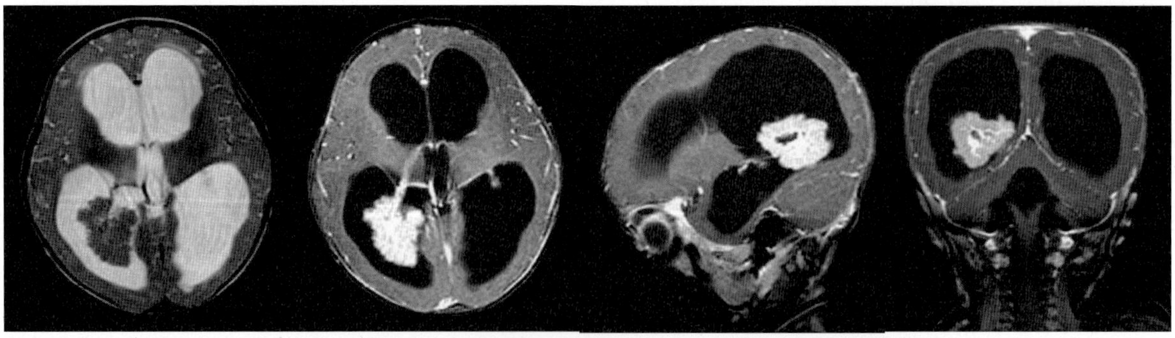

〈그림 3〉 우측 측뇌실에 발생한 맥락총 유두종의 영상소견

5) 치료 및 예후

종양의 위치와 풍부한 혈관으로 수술이 어려운 경우가 많아 종양을 제거하기 전 종양으로 가는 혈관을 차단하는 것이 중요하다. 예후는 종양의 제거 정도가 가장 중요하며 완전 제거가 안 되거나

암인 경우 보조 요법을 요한다.

참고문헌

1. Jung TY, JT Rutka. Posterior fossa tumors in the pediatric population: multidisciplinary management. ***Schmidek and Sweet operative neurosurgical technique*** 2012.

2. Kool M, Korshunov A, Remke M, et al. Molecular subgroups of medulloblastoma: an international meta-analysis of transcriptome, genetic aberrations, and clinical data of fWNT, SHH, Group 3, and Group 4 medulloblastoma. ***Acta Neuropathol 123***(4):473-84, 2012.

3. Louis DN, Perry A, Reifenberger G, et al. The 2016 World Health Organization Classification of Tumors of the Central Nervous System: a summary. ***Acta Neuropathol 131***(6):803-20, 2016.

Chapter 06 두통

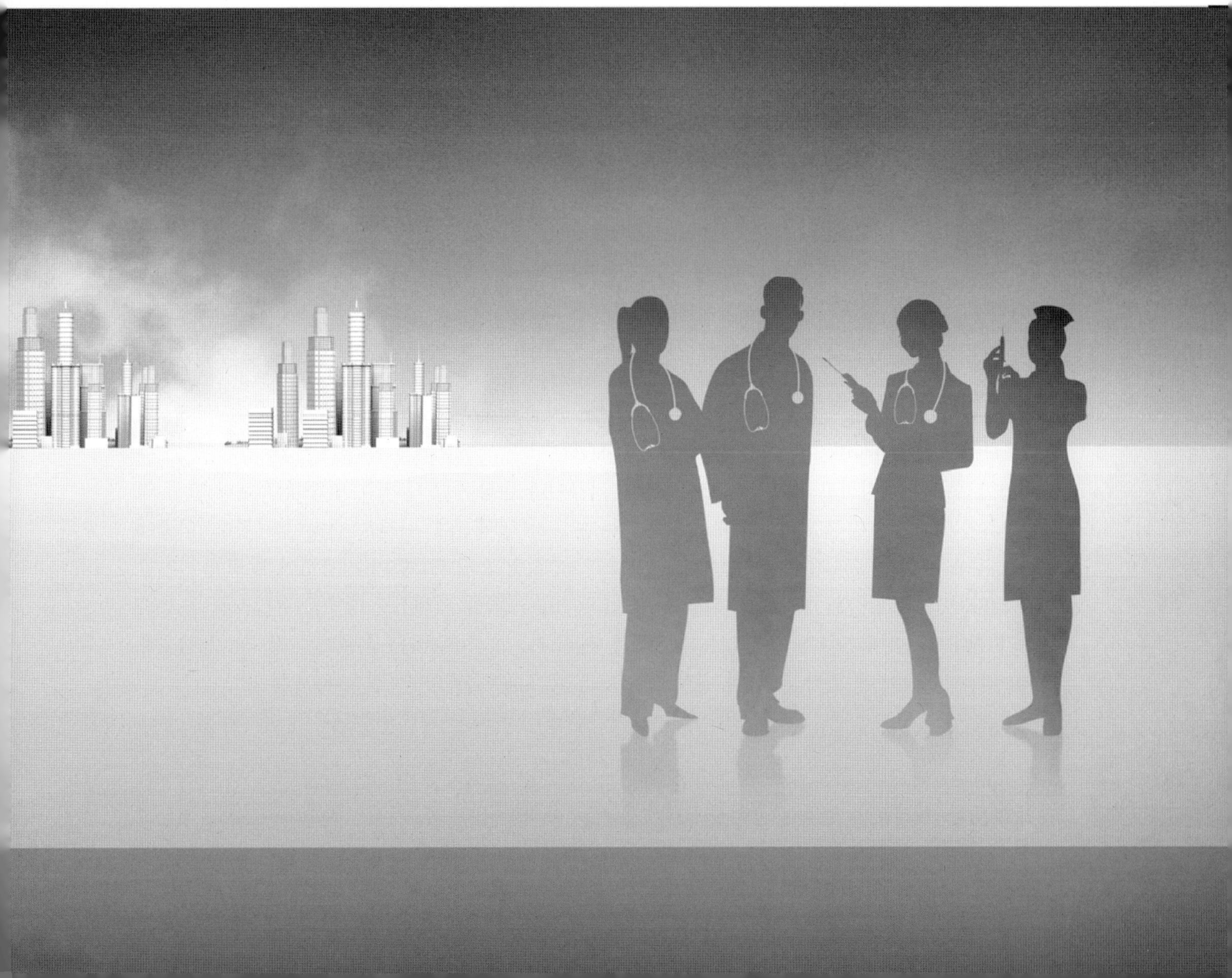

두통

김명규 · 강경욱

일반 학습 목표

1. 두통을 호소하는 사람에게서 원인질환을 감별할 수 있다.
2. 두통을 호소하는 사람에게 원인과 중증도에 따라 적합한 조치를 취할 수 있다.

구체적 학습 목표

1. 두통을 초래하는 기전을 이해한다.
2. 동통에 예민한 구조물을 알아본다.
3. 두통의 분류를 알아본다.
4. 두통을 호소하는 사람에게서 병력청취와 신체진찰을 통해 원인질환을 감별할 수 있다.
5. 두통을 호소하는 사람에게서 필요한 검사를 시행하고 그 결과를 해석할 수 있다.
6. 뇌신경에 초래되는 신경통의 특징과 치료에 대해 알아본다.
7. 두통을 호소하는 사람에게 원인에 따른 적합한 치료를 선택할 수 있다.

서 론

1. 동통(Pain)

조직에 유해자극이 가해지면 우리는 일종의 경고성 감각인 통각을 느끼게 된다. 또 손상된 조직으로부터는 여러 가지 세포 내 내용물 또는 손상으로 활성화되는 물질들이 세포외액에 첨가되므로 세포 주위의 미세 환경이 변하게 된다. 동통은 질환의 신호로서 질환을 발견하거나 병변의 위치를 정하거나 조직손상기전을 밝히는데 많은 정보를 제공한다.

1) 일차성 구심성 통각수용기(primary afferent nociceptor)

동통의 수용체(일차성 구심성 통각수용기)로는 가늘고 유수의(myelinated) A delta 섬유와 가늘고 무수의(unmyelinated) C 섬유가 있으며 위협적인 자극 – 열, 기계적 자극, 과민성 화학물질 등 – 의 다양한 형태에 대해 반응한다.

(1) 감작(sensitization)

이러한 수용체는 강하고 반복적이고 지속적인 자극이나 손상된 조직 또는 염증에 의해서 활성 역치가 낮아지고 모든 자극강도에 대해서 유발되는 빈도가 높아진다. 이것을 감작이라 한다. 염증에 의한 경우에는 염증성 매개체인 bradykinin, prostaglandin, leukotriens 등이 작용하여 발생한다고 알려져 있다. 이렇게 감작된 통각수용기는 정상적인 경미한 자극에 의해서도 통증을 유발시킨다. 통각수용기 중에서 손상되거나 염증이 없는 경우에는 전혀 기능을 하지 않는 수용기를 잠재성 통각수용기(silent nociceptor)라 한다. 여기에 내장성(visceral) A delta 섬유와 C 섬유가 포함된다.

(2) 통각수용기에 기인하는 염증

이 통각수용기는 단순히 수동적 전달자로서의 기능뿐만 아니라 조직 방어에도 능동적인 기능을 가지고 있다. 대부분의 일차성 구심성 통각수용기는 폴리펩타이드 매개체인 Substance-P를 지니고 있다. 이 물질-P는 강력한 혈관확장의 기능을 가지고 있고(신경인성 부종, bradykinin의 축적), histamine을 분비하여 비만세포(mast cell)의 탈과립화시키고, 혈소판에서 serotonin의 분비를 시킨다. 또한 백혈구에 대한 화학주성인자(chemoattractant)로서 작용하며 염증성 매개체의 분비와 생산을 증가시킨다.

2) 동통의 중추전달

(1) 동통의 상행로

동통의 중추전달로는 일차성 구심성 통각수용기에서 자극을 받아 척수 신경세포를 통해 반대편 척수시상 또는 척수망상시상로를 거쳐 시상에 도달하고, 여기에서 후중심피질에 위치하는 체성감각 피질 또는 전두 피질로 전달한다.

(2) 척수와 전이통

통증 정보 중 A delta 섬유를 통하여 들어오는 정보는 Rexed판 I과 IIo에 주로 분포하고, C 섬유를 통하여 들어오는 정보는 Rexed판 IIi에 주로 분포한다.

척수 신경세포는 척수회백질의 배각에 위치하며 단일한 척수 통증전달 세포로서 많은 감각 입력을 모아서 받는다. 이 때문에 다양한 전이통(referred pain)이 나타날 수 있다. 예를 들면 제3, 4 경추의 일차성 구심성 통각수용기는 횡격막과 견부 그리고 하경부 피부로부터의 감각 입력을 모아 받는다.

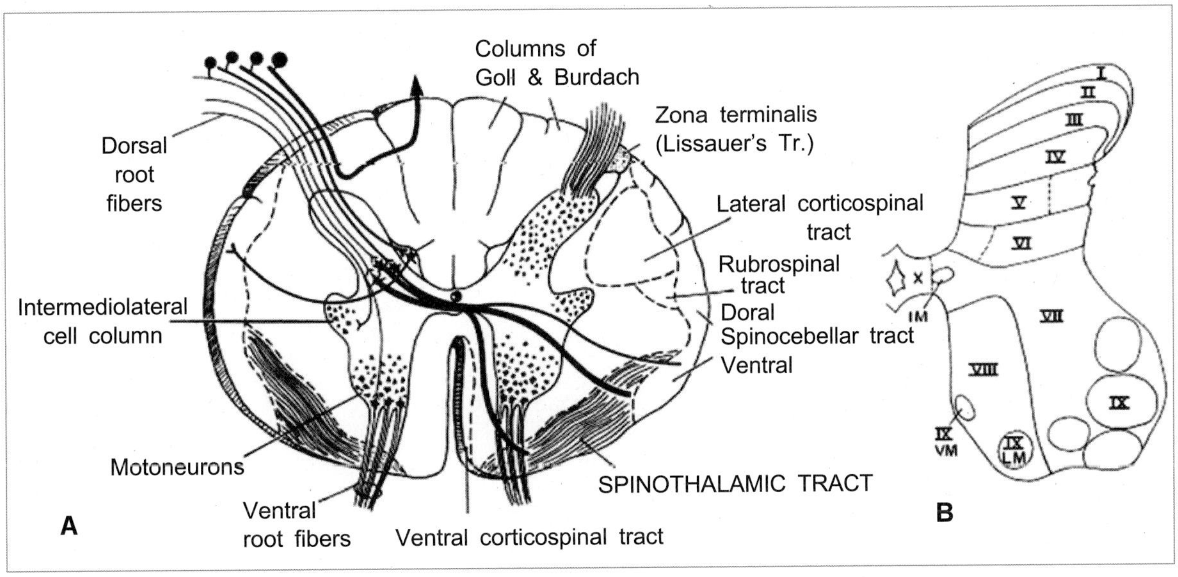

빠르게 전달되는 통각섬유는 척수 시상로에 한정되어 있지 않고 전외측속(anterolateral funiculus)에 넓게 분포되어 있다. B. 고양이의 제6경추분절에서의 횡단면으로 Rexed에 의한 회색질이 층으로 세분되는 것을 보여주고 있다. LM과 VM은 ㅎ외내측(lateromedial)과 복내측(ventromedial) 운동신경을 의미한다.

〈그림 1〉 주요 상행로의 구심성 섬유의 경로를 보여주는 척수의 횡단면

3) 동통 조절

동통의 조절 경로로는 전두 피질, 시상하부, 중뇌, 연수 그리고 척수 신경세포로 구성되며 이 경로에는 아편양 수용체(opioid receptor)와 내인성 모르핀 유사 펩타이드(enkephalin, beta-endorphin)이 작용한다.

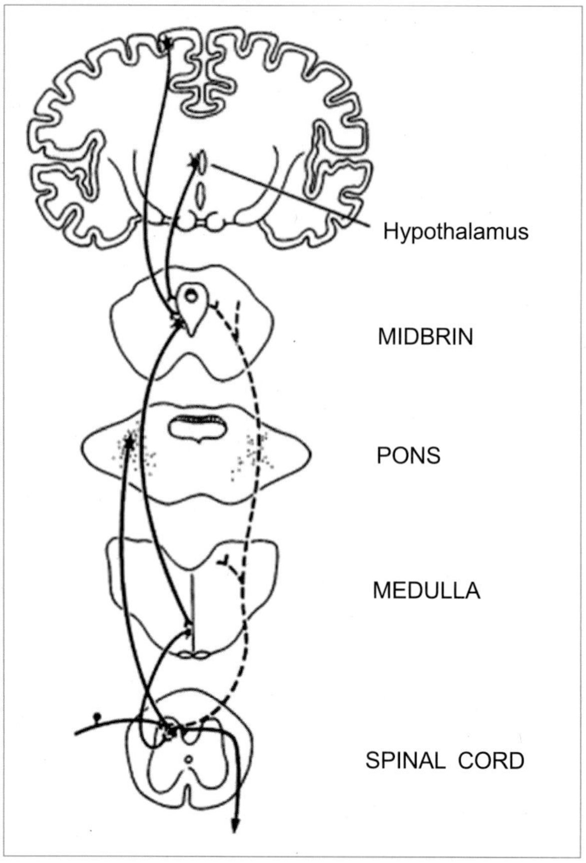

전두엽과 시상하부로부터 발생하는 신호는 중뇌의 수도주위 회색질부(periaqueductal gray)에 있는 세포로 투사하고 이는 문복측(rostroventral) 연수에 있는 신경세포를 통하여 배각 통각전달 신경세포들(dorsal horn pain transmission cells)을 조절한다.

〈그림 2〉 중추신경계의 동통조절 경로

2. 두통의 병태생리학

두통의 발생은 복잡하고 여전히 완벽하게 밝혀지지 않았으며, 그로 인해 대표적인 원발두통질환인 편두통의 원인이 신경성인지 또는 혈관성인지에 대한 논쟁은 여전히 지속되고 있지만, 최근까지의 연구결과들은 두통의 병태생리를 설명하기 위해서는 신경혈관 통합론이 필요하다는 사실에 힘을 실어주고 있다.

1) 삼차신경혈관복합체의 통증경로에 대한 해부학적인 측면

(1) 감각신경을 통한 통증자극의 수용

두통의 발생은 주로 두개를 구성하는 구조 중에 연막, 지주막, 경막의 혈관에 위치하는 통각수용기의 활성화 때문인 것으로 생각된다. 실험적으로 이 부위를 자극하였을 때 유발되는 두통은 편두통에서 흔히 볼 수 있는 다른 증상들 구역, 박동성통증, 빛공포증, 소리공포증과 유사한 것으로 알려져 있다. 삼차신경의 비수초성 C-감각신경을 자극하면 말단부위에서 혈관작용신경펩티드들이 분비되는데 신경펩티드들의 분비는 신경말단에 위치한 혈관들을 확장시키고, 혈관벽을 파괴하며 혈장단백들을 삼출시키는 일련의 염증성 반응을 일으키며, 경막 및 주위 혈관에서 발생되는 통증신호 전달에 가장 중요한 역할을 한다. 삼차신경절에서 시작된 이 섬유들은 경막까지 주로 삼차신경의 안구분지를 통해 연결되고, 상악과 하악분지를 통해서는 적은 수가 연결된다. 그 외 경막의 일부는 상부경부등뿌리에 위치한 신경절을 통해 연결된다. 경막 및 주변혈관의 삼차신경 말단에는 물리적인 자극들에 대한 기계수용기들도 존재한다. 염증반응으로 인해 이들 수용기가 민감화되어 자극에 대한 역치가 비정상적으로 낮아지게 되면 일반적인 물리적 자극들로 인해서도 두통이 발생하게 된다.

2) 통증에 민감한 두개 구조물

(1) 피부, 피하조직, 근육, 두개외 동맥, 두개골의 골막
(2) 눈, 귀, 비강과 같은 정교한 구조물들
(3) 두개내 정맥동과 그 분지들, 특히 해면상주위 구조물
(4) 뇌 기저부의 경막 일부, 경막과 연막-지주막내의 동맥, 특히 전뇌동맥과 중뇌동맥의 기시부 및 내경동맥의 두개내부
(5) 중뇌막동맥과 천측두동맥
(6) 동안신경, 삼차신경, 설인신경, 미주신경, 상부 3개의 경신경 등
cf. 뇌실막, 맥락막, 뇌연막정맥, 뇌실질 등은 덜 민감하다.

3) 두통에 있어서 말초감작화 및 중추성감작화

(1) 통증전달에 대한 말초성 활성화 및 감작화

삼차신경절을 전기적으로 자극하면 원심성 전달을 통해 삼차신경 말단에서 비만세포 활성으로 인한 염증매개물질의 방출, 혈관확장에 의한 혈장단백 삼출 등으로 구성되는 일련의 염증반응이 나타나는데 이를 신경인성 염증반응(Neurogenic inflammation)이라고 한다. 신경인성염증반응은 다시 삼차신경 말단의 자극수용 부위를 활성화시켜 기존 탈분극치보다 적은 크기의 자극에도 통증신호를 발생하게 한다. 이러한 기능적 측면의 변화를 의미하는 삼차신경의 활성상태가 일정기간 이상 유지되면, 감각수용기나 전압관문이온통로에서 구조적인 변화가 초래되는데 이를 말초감작화라고 한다. 아직까지 어떠한 조건에서 삼차신경의 활성이 말초감작화로 진행되는지는 명확하게 알려지지 않았지만, 삼차신경의 말초감작화가 극대화되면 신경말단부에서의 적절한 자극이 없는 상태에서도 척수삼차신경핵으로 구심성 신호전달을 만들어내는 자발적 통증을 유발할 수 있다.

(2) 통증전달에 대한 중추성감작

일반적인 의미에서 중추성감작은 척수삼차신경핵에서의 변화를 의미한다. 중추성감작은 삼차신경절의 구심성 말단에서 척수삼차신경핵을 향한 신경 펩티드의 분비가 증가됨에 따라 척수삼차신경핵의 탈분극의 축적이 일어나면서 시작된다. 삼자신경 발단에서와 마찬가지로 감작을 통하여 척수삼차신경핵의 구조적인 변화가 일어나면, 역치보다 적은 양의 신호에서도 척수삼차신경핵의 탈분극이 일어나게 된다. 중추성감작이 일어나게 되면, 기존의 역치보다 작은 자극에서도 통증을 느낄뿐만 아니라, 통증을 유발하는 피부영역이 넓어지기도 하고, 실제 통증자극이 발생하지 않은 곳으로부터의 연관통이 나타나게 된다.

3. 두통의 분류(ICHD-3β)

1) 원발두통

(1) 편두통

(2) 긴장형두통

(3) 삼차자율신경두통

(4) 기타원발두통

2) 이차두통

(1) 머리와 목의 외상 및 손상에 기인한 두통

(2) 두개 또는 경부의 혈관질환에 기인한 두통

(3) 비혈관성 두개내질환에 기인한 두통

(4) 물질 또는 물질금단에 기인한 두통

(5) 감염에 기인한 두통

(6) 항상성질환에 기인한 두통

(7) 두개골, 목, 귀, 코, 부비동, 치아, 입 또는 기타 얼굴 및 경부 구조물의 질환에 기인한 두통 또는 얼굴통증

(8) 정신과질환에 기인한 두통

3) 통증성 머리신경병증과 안면통

(1) 통증성두개신경병증과 기타 얼굴통증

(2) 기타 두통질환

원발두통

1. 편두통

편두통은 중등도 또는 심도의 두통과 구역, 구토, 빛공포증(photophobia), 소리공포증(phonophobia), 냄새공포증(osmophobia) 같은 동반증상이 반복적으로 나타나는 원발두통이다. 영어에서 편두통을 지칭하는 migraine은 한쪽 머리의 통증이라는 의미의 그리스어인 'hemicranion'이라는 단어에서 유래하였으나 전체 편두통 환자의 약 절반만 한쪽 두통을 호소한다. 편두통은 반복적인 두통과 동반증상으로 인한 고통, 스트레스, 활력저하, 업무의 능률저하나 결석으로 인하여 병의원을 방문하는 환자의 가장 흔한 원인이 된다.

1) 편두통의 역학

인구집단에서 가장 흔한 원발두통질환은 긴장형두통이지만, 두통으로 병의원을 방문하는 환자의 가장 흔한 진단은 편두통이다. 편두통은 중등도-심도의 두통과 구역, 구토 그리고 빛공포증에 의해 장애가 다른 두통 질환보다 현저하다. 편두통의 유병률은 여성에서는 15-20%이며, 남성에서는 3-7% 정도이다. 일본에서 조사한 전국적인 역학연구에서는 1년 편두통 유병률이 여성이 13.0%, 남성이

6.6%, 그리고 전체적으로는 8.4%였다. 조짐편두통은 전체 편두통의 약 10-30%였다. 또한, 편두통의 유병률은 사회경제적 지표에 따라 차이를 보인다. 여러 인구기반 역학연구에서 수입이 적고 사회적 지위가 낮은 경우에 수입이 많거나 사회적 지위가 높은 경우에 비해 편두통의 유병률이 더 높았다. 이러한 결과는 낮은 사회적 지위로 인한 스트레스, 의료서비스에 대한 제한된 접근 등에 의해 편두통 유병률이 증가된 것으로 설명하는 것과 함께, 두통으로 인한 능률저하 등의 장애와 의료비용의 증가로 인해 편두통을 앓는 사람의 수입 감소와 사회적 지위가 하락한 것으로 설명된다.

2) 편두통의 임상증상 및 진단

편두통의 분류와 진단은 2013년에 발표된 국제두통질환분류 제 3판 베타의 두통분류와 진단기준을 따른다 **<표 1>**. 무조짐 또는 조짐편두통의 진단기준에서 하나를 만족하지 못할 때는 개연편두통으로 분류된다. 개연편두통 환자는 편두통 약제에 대한 반응과 가족력, 유발요인 등을 종합하여 환자를 평가하고 치료하여야 하며 두통일지 등을 통한 추적 관찰이 필요하다.

〈표 1〉 편두통의 분류

분류
1.1 무조짐편두통
1.2 조짐편두통
1.2.1 전형조짐편두통
1.2.1.1 두통을 동반하는 전형조짐
1.2.1.2 두통을 동반하지 않는 전형조짐
1.2.2 뇌간조짐편두통
1.2.3 반신마비편두통
1.2.4 망막편두통
1.3 만성편두통
1.4 편두통합병증
1.4.1. 편두통지속상태
1.4.2 뇌경색이 없는 지속조짐
1.4.3 편두통뇌경색증
1.4.4. 편두통유발발작
1.5 개연편두통
1.6 편두통과 관련된 삽화증후군
1.6.1 반복소화기장애
1.6.1.1 주기구토증후군
1.6.1.2 복부편두통
1.6.2 양성돌발현훈
1.6.3 양성돌발사경

(1) 대개 유년기 또는 청년기 때 발생하며, 여자에서 호발한다.

(2) 항상 일측성은 아니며(일측성은 60% 미만이다.)

(3) 대개는(항상은 아니지만) 박동성의 중등도 또는 심한 강도의 두통을 호소하며

(4) 수개월에서 수년에 걸쳐 재발하는 양상이고, 나이가 들수록 점차 그 발생 빈도가 감소한다.

(5) 주로 가족성향이 있고

(6) 입증가능한 환경적, 식이적, 심리적 유발 인자들이 있는데
   가. 식이로는 초콜렛, 치즈, 고지방 식품, 오렌지, 토마토, 양파(타이라민: tyramine), 핫도그 (nitrate), sodium glutamate 등이 있고
   나. 주류로는 붉은 포도주가 있고
   다. 섬광이나 기타 강한 감각성 자극이나
   라. 갑작스런 머리 충격(미식축구 선수의 편두통)
   마. 대기압의 빠른 변화
   바. 월경전 긴장
   사. 기아, 수면부족, 향수 등이 있다.

(7) sumatriptan이나 수면, 임신 등에 의해 증상이 소실되며

(8) 빛과 소음에 민감해지며 오심 구토와 동반된다.

(9) 심한 편두통 발작과 동반되는 증상들로는 오심, 광선공포증(photophobia), 어질어질함 (lightheadedness), 두피 압통(scalp tenderness), 구토, 시각 장애(섬휘암점: fortification spectra or teichopsia, 섬광-광시증; photopsia), 현훈, 의식의 변화(경련발작, 실신, 의식혼란), 설사 등이 있다.

(10) 편두통의 진단기준 <표 2>은 두통의 지속시간, 두통의 특성, 두통의 동반증상으로 구성되어 있다. 반나절이상의 두통지속시간은 진통제를 복용하지 않을 때라는 점을 유의하여야 한다. 많은 편두통환자들은 두통이 시작할 때 바로 진통제를 복용하기 때문에 자신의 두통지속시간을 1-2시간 미만으로 이야기한다. 두통의 특성에서는 일측성보다는 중등도 이상의 강도와 일상생활에 의한 두통의 악화가 편두통에 더 특이한 증상이다. 편두통 환자는 두통 중 시각, 청각, 후각, 전정 등의 감각자극에 과민해지며 빛공포증과 소리공포증은 편두통의 진단기준에도 포함되어 있다. 빛/소리공포증은 두통 중 빛이나 소리에 대한 과민/불편함/두통의 악화나 유발 등을 모두 포함하는 의미이다. 환자들은 두통이 있을 때는 소리나 빛에 예민해져서 평소에는 거슬리지 않는 빛이나 소리가 거슬리거나 짜증스럽게 느껴지고 머리가 더 아파온다고 하며 조용하고 어두운 곳에서 가만히 있으려는 경향을 보인다.

〈표 2〉 무조짐편두통의 진단기준

A. 진단기준 B-D를 충족하며 최소한 5번 발생하는 발작
B. 두통 발작이 4-72시간 지속(치료하지 않거나 치료가 제대로 되지 않았을 경우)
C. 다음 네 가지 두통의 특성 중 최소한 두 가지: 1. 편측위치 2. 박동양상 3. 중등도 또는 심도의 통증 강도 4. 일상신체활동(걷거나 계단을 오르는 등)에 의해 악화 또는 이를 회피하게 됨
D. 두통이 있는 동안 다음 중 최소한 한 가지: 1. 구역 그리고/또는 구토 2. 빛공포증과 소리공포증
E. 다른 ICHD-3 진단으로 더 잘 설명되지 않음

(11) 조짐편두통의 분류와 진단은 매우 복잡하다 <표 3>. 조짐증상은 매우 다양하고 복잡하지만, 다행히도 조짐편두통 환자의 99%는 시각조짐을 갖기 때문에 시각조짐이 없는 경우 전형적인 조짐편두통의 가능성은 매우 낮다. 조짐편두통은 조짐에 편두통이 흔히 뒤따르지만 두통이 동반되지 않거나 긴장형두통 양상의 두통이 동반될 수도 있다. 이런 경우나 뇌졸중 위험인자가 있는 고령의 환자에서는 일과성허혈발작이나 경련도 감별해야 한다.

〈표 3〉 조짐편두통의 진단기준

A. 진단기준 B와 C를 충족하며 최소한 2번 발생하는 발작
B. 다음 완전히 가역적인 조짐증상 중 한 가지 이상: 1. 시각 2. 감각 3. 말 그리고/또는 언어 4. 운동 5. 뇌간 6. 망막
C. 다음 네 가지 특성 중 최소한 두 가지: 1. 최소한 한 가지 조짐증상이 5분 이상에 걸쳐 서서히 퍼짐, 그리고/또는 두 가지 이상의 증상이 연속해서 발생함 2. 각각의 조짐증상은 5-60분 동안 지속됨 3. 최소한 한 가지의 조짐증상은 편측임 4. 두통은 조짐과 동시에 또는 조짐 60분 이내에 발생함
D. 다른 ICHD-3 진단으로 더 잘 설명되지 않으며, 일과성허혈발작은 배제됨.

3) 치료

편두통이 발생하면 장애가 심해 일상생활을 지속하기 힘들고 일의 능률도 크게 떨어진다. 편두통의 발작적이고 반복적인 특징 때문에 환자들의 삶의 질에 큰 지장을 초래할 수 있고 사회경제적으로 막대한 손실을 줄 수 있다. 따라서 정확하게 진단하고 환자의 발작빈도와 두통강도 및 장애정도에 따라 적절한 치료를 선택하는 것이 중요하다. 편두통치료는 크게 사전예방(preemptive treatment)과 급성기치료법(acute treatment)와 예방치료법(preventive treatment)으로 나눈다. 편두통의 사전 예방적 접근방법에는 환자교육, 유발인자의 회피, 생체되먹임(biofeedback), 이완기법(relaxation)등이 있다. 편두통의 유발인자로는 스트레스 및 긴장 후 이완, 수면과다 또는 부족, 월경 및 호르몬 변화, 결식 및 과식, 술, 카페인금단, 특정 약물, 특정 음식, 빛, 소리, 냄새, 운동, 특정 계절 또는 날씨 등이 있는데 환자 스스로 두통일기를 쓰면서 유발인자를 찾고, 이를 회피하도록 하여야 한다. 생체되먹임이란, 불수의적이고 무의식적인 반응인 인체 내의 생리변화를 모니터장치를 사용하여 감지, 증폭시켜 보여줌으로써 수의적으로 조절이 가능하도록 하는 방법이다. 주로 열생체되먹임과 근전도생체되먹임이 편두통치료에 이용된다. 이완 기법은 점진적근육이완, 자율훈련법같이 이완을 통하여 교감신경의 활성도를 줄이고 두통의 유발을 감소시킨다.

(1) 예방치료

가. 예방치료의 적응증

가) 급성기치료에도 불구하고 반복되는 편두통으로 인해 환자의 일상생활에 중대한 장애가 있을 때

나) 두통의 빈도가 잦을 때: 1주에 2회 이상 발작빈도

다) 급성기치료약물의 사용빈도가 주 당 2일 이상으로 약물과용이 있을 때

라) 급성기치료약물이 금기이거나, 반응이 없거나 부작용이 문제가 될 때

마) 환자가 예방치료를 선호할 때

바) 반신마비편두통, 뇌간조짐편두통, 지속조짐편두통, 편두통경색증과 같은 편두통이 있는 경우 신경학적 손상의 방지를 목적으로 예방치료를 고려할 수 있다.

나. 예방치료의 종류

가) 베타차단제 : Propranolol, Metoprolol, Atenolol, Nadolol

작용 기전은 아직 명확하게 밝혀지지 않았으나 중추베타수용체를 차단하여 노르에피네프린분비를 억제하고 세로토닌시스템을 조절하며 신경세포활성도를 낮춤으로써 신경막 안정효과가 있는 것으로 추정한다. 흔히 보고되는 부작용으로는 피로감, 기립저혈압, 어지럼, 졸음, 기면, 수면장애와 악몽, 우울, 기억력 장애, 환각과 같은 행동이상 부작용을 유발할 수 있으며, 그 외 위장관 증상, 운동내성 감소, 서맥, 발기부전과 같은 부작용도 발생할 수 있다.

나) 항전간제 : Valproate, Topiramate

작용기전은 전압작동이온통로(voltage gated ion channel) 또는 리간드작동이온통로(ligand gated ion channel)에 작용하여 과도한 활동전위를 감소시키고 억제신경전달을 증가시키거나 신경세포의 흥분도를 조절하는 것으로 알려져 있다.

다) 칼슘통로차단제 : Flunarizine, Nicardipine

칼슘통로차단제의 작용기전은 명확하지 않으나 피질확산성억제를 차단하고 세로토닌분비를 억제하여 신경성염증을 줄인다고 알려져 있다.

라) 삼환계항우울제와 그외 항우울제 : Amitriptyline, Venlafaxine, Fluoxetine, Paroxetine, Sertraline

(2) 급성 두통 발작의 조절

가. 일반적인 원칙

가) 충분한 휴식 및 수면

나) 적절한 약물 용량,

다) 초기 용량은 30-60분내에 증량

라) 약물흡수에 있어 위장관계 운동의 감소로 인해 편두통 발작 중에는 흡수가 억제된다.

나. 약물치료

가) 경구 투여제로는 aspirin, acetaminophen 단독 또는 butalbital 카페인 혼합제 투여가 있으며, nafroxen, ibuprofen을 투여하기도 하고 isometephene을 경-중등도의 일반 편두통에서 사용하기도 한다. ergotamine을 사용하기도 하나 혈관성 질환이나 임신중에는 금기이다. 또한

sumatriptan 50 mg을 사용한다.

나) 비경구용으로는 Dihydroergotamine 0.5-1 mg 또는 경피적 sumatriptan을 사용한다.

다) 만성 두통으로 날마다 증상이 있는 증후군에서는 opioid계의 진통제를 사용하나 제한적으로 사용하며, amitriptylin(30-100 mg)이나 nortriptylin(40-120 mg)을 날마다 사용한다. 또는 valproic acid 500-2000 mg이나 phenelzine(MAO 억제제) 45-90 mg을 사용하기도 한다.

라) 편두통 지속상태에서의 약물 치료는 ACTH나 스테로이드(prednisone)을 사용하거나 DHE 0.5mg과 metochlopramide 10 mg(정맥내 투여)를 사용하거나 demerol, DHE, butorphanol을 함께 사용하기도 한다.

2. 긴장형두통

긴장형두통(tension-type headache)은 가장 흔한 원발두통으로 중등도 이하 강도의 압박성, 비박동성 두통이 양쪽으로 나타나는 것이 특징적이다. 발생률은 성별, 나이, 지역 및 연구에 따라 다양하나 일반적으로 24~37%의 발생률을 보인다. 과거에는 긴장(성)두통, 근수축두통, 정신근육두통, 스트레스두통, 보통두통, 본태두통, 특발두통, 정신성두통 등으로 불려 그 원인이 과도한 스트레스나 근육의 긴장에 의한 것을 암시하지만, 마음이나 근육의 긴장이 병인이 된다는 증거가 없기 때문에 긴장형두통으로 명명되었다. 활발히 연구가 이루어져 있는 편두통과 달리 아직까지 그 원인은 명확히 밝혀지지 않았는데 그 이유는 가장 흔한 두통임에도 불하고 통증의 강도가 다른 두통에 비해 중등도 이내로 약하고, 자주 반복되는 두통이 아니며, 환자 스스로도 의사를 찾기보다는 견디거나 일반의약품으로 치료하기 때문에 연구가 활발히 진행되지 못해서이다.

1) 역학

긴장형두통의 평생 유병률은 30~78%로 이 중 대부분은 저빈도삽화긴장형두통이 차지하고 있으며, 만성긴장형두통은 전체 긴장형두통의 2~3%를 차지하고 있다. 나이별 유병률에서는 30대에 가장 높고, 나이가 들면서 다소 줄어드는 경향이 있다. 주로 20대 중반에서 30대 초반 사이에 발생하며 30~39세 사이에 발생률이 제일 높다. 남성보다는 여성에서 1.16~3배 정도 더 호발하며, 고령에서는 남녀간 차이가 없거나 약간 여성에서 더 흔하다.

2) 병태생리

긴장형두통의 병태생리학적 기전으로는 유전적, 환경적 요인도 있지만, 크게 말초성과 중추성 요인으로 나눌 수 있다.

(1) Aδ 섬유와 C 섬유를 통한 두개주변 근육의 변화에 의한 말초성 감작, 근육긴장도 증가는 주로 삽화긴장형두통의 원인으로 생각된다.

(2) 경추 척수에 있는 등쪽돌기신경세포, 삼차척수신경핵, 시상, 대뇌피질과 연관된 중추성 감작과 수도관주위회색질에서의 억제 경로 결함은 만성긴장형두통의 원인으로 알려져 있다.

3) 임상소견

긴장형두통의 발작 지속시간은 30분에서 7일까지로 매우 다양하다. 전형적인 양상은 중등도 이하의 강도를 보이며, 비박동성통증이 양측으로 나타나고, 대부분 구역, 구토, 빛공포증, 소리공포증을 동반하지 않는다. 진단기준을 살펴보면 편두통의 진단기준을 반대로 생각해 보면 된다. 일상생활에 의해 악화되지 않으나 구역이나 구토가 없으며, 빛공포증과 소리공포증이 둘다 있지 않고, 편측성 박동성 두통이 아닌 것이 긴장형두통의 특징이다. 두통의 강도는 두통의 빈도에 비례하여 증가하는 경향이 있다. 오후에 시간이 지나면서 더 심해지는 경우가 있으나, 심한 경우 하루 종일 지속될 수 있다. 긴장형두통의 주요 유발 요인으로는 스트레스, 불규칙하거나 부적절한 식사, 커피와 카페인 함유음료 과다섭취, 탈수, 수면장애, 과다수면 또는 수면부족, 육체운동부족, 심리문제, 월경 및 호르몬제 사용, 약물 과용 등이 알려져 있다.

4) 진단기준

2013년 국제두통질환 분류 제 3판 베타판에서는 긴장형두통을 저빈도삽화긴장형두통, 고빈도삽화긴장형두통, 만성긴장형두통으로 분류하였다 <표 4, 5, 6>. 긴장형두통의 양상은 중등도 이하의 강도의 비박동성 통증이 양측으로 나타나며 저빈도삽화긴장형두통은 한 달 평균 하루 미만, 고빈도삽화긴장형두통은 한 달 평균 1~14일, 한 달 평균 15일 이상은 만성긴장형두통으로 분류된다.

〈표 4〉 저빈도삽화긴장형두통의 진단기준

A. 진단기준 B~D를 충족하며 한 달 평균 하루 미만(일년에 12일 미만)의 빈도로 최소한 10회 이상 발생하는 두통
B. 두통은 30분에서 7일간 지속됨
C. 두통은 다음 양상 중 적어도 두 가지 이상을 만족함: 1. 양측성 2. 압박감/조이는 느낌(비박동양상) 3. 경도 또는 중등도의 강도 4. 걷기나 계단 오르기 같은 일상 신체활동에 의해 악화되지 않음
D. 다음의 두 가지 모두를 만족함: 1. 구역이나 구토가 없음 2. 빛공포증이나 소리공포증 중 한 가지만 있을 수 있음
E. 다른 ICHD-3 진단으로 더 잘 설명되지 않음.

〈표 5〉 고빈도삽화긴장형두통

A. 기준 B~D를 충족하며 두통이 3개월을 초과하여 한 달 평균 1~14일(1년에 12일 이상 180일 미만)의 빈도로 최소한 10회 이상 발생하는 두통
B~E는 저빈도삽화긴장형두통 진단기준과 같음

〈표 6〉 만성긴장형두통

A. 진단기준 B~D를 충족하며 3개월을 초과하여 한 달 평균 15일 이상(일년에 180일 이상) 발생하는 두통
B. 두통은 수 시간에서 수 일간 지속하거나 계속됨
C. 저빈도삽화긴장형두통 진단기준과 같음
D. 다음의 두 가지 모두를 만족함: 1. 빛공포증이나 소리공포증, 경도의 구역 중 한 가지는 있을 수 있음 2. 중등도나 심도의 구역이나 구토는 없음
E. 다른 ICHD-3 진단으로 더 잘 설명되지 않음

5) 치료

(1) 급성기약물치료

삽화긴장형두통에서 대부분의 두통은 단순진통제나 NSAID로 조절될 수 있으나, 효과는 두통 빈도가 증가하면서 감소하는 경향이 있다. 만성긴장형두통 환자에서 두통은 스트레스, 불안, 우울증과 관련되며 단순진통제는 대개 효과가 없고, 약물과용두통의 위험성을 주의하여야 한다. 따라서 만성긴장형두통 환자는 비약물요법과 예방약물치료를 함께 고려한다. 긴장형두통의 급성기에는 아세트아미노펜, 이부프로펜, 나프록센, 디클로페낙과 같은 단순 진통제를 우선 사용하고, 효과가 부족하거나 금기증이 있는 경우 주로 카페인이 포함된 복합진통제를 시도해 본다. 그러나 복합진통제는 약물남용 및 의존성의 위험성이 있어 회수를 제한할 필요가 있다. 트립탄은 경도의 편두통이 동반된 긴장형두통 환자에서는 제한적으로 효과가 있으나 순수 긴장형두통 환자에서는 사용하지 않는다.

(2) 예방약물치료

두통이 한 달에 15일 이상 발생하는 만성긴장형두통 환자는 예방약물치료를 고려한다. 삼환계항우울제는 여러 임상연구에서 그 효과가 확인된 만성긴장형두통 예방치료의 일차선택약제이다. 벤라팍신(Venlafaxine)과 미르타자핀(mirtazapine)은 고빈도삽화긴장형두통 및 만성긴장형두통 환자에서 두통의 빈도를 감소시킨다고 보고되었지만, 최근 메타분석에서는 상반된 결과를 보여 주어 우울증이 동반된 긴장형두통 환자에서 선택적으로 사용하는 것이 바람직하다. 이외에도 항뇌전증약 중 일부가 만성긴장형두통의 예방치료에 효과적이라는 연구가 있으며, 보툴리눔 독소의 효과는 입증되지 못 하였다.

(3) 비약물요법

마사지, 이완요법, 운동요법을 포함한 물리요법은 일부 환자에서 효과를 보일 수 있다. 침술은 현재까지 효과가 없는 것으로 알려져 있었으나 최근 메타분석에서 효과가 있는 것으로 나왔다. 하지만, 근거가 더 필요한 실정이다.

3. 군발두통 및 삼차자율신경두통

삼차자율신경두통(Trigeminal autonomic cephalagias, TACs)은 주로 한쪽 삼차신경 부위의 자율신경계 증상을 동반하는 원발두통 질환군 중 하나이다. 이 중 군발두통(Cluster headache)은 삼차자율신경두통 중에서 가장 흔하고 유병률은 0.1%이며, 남성에서 약 3배 정도 더 발생한다.

1) 병태생리

삼차신경 부위의 두통과 함께 눈물 등 부교감 자율신경 증상이 함께 나타나는 것을 삼차자율신경반사로 설명하는데, 삼차자율신경두통은 안분지를 통한 편측 통증과 두개부 부교감신경을 통한 자율신경계증상들을 공통된 기전으로 한다. 삼차부교감신경의 활성화의 결과인 혈관확장과 부종에 따른 이차적인 경동맥 내의 교감신경 장애, 그리고 삼차신경통증에 대한 자율신경계반응성 등이 군발두통의 기전이다.

2) 임상소견

군발두통은 군발기와 완화기가 반복적으로 교대되고, 한 쪽 눈두덩 또는 관자놀이 부위의 심한 두통이 짧게 지속되는 특징을 가지고 있으며 만성형에서는 반 수 이상에서 양쪽으로 발생할 수 있다. 환자는 두통의 양상을 구멍을 뚫는 듯한, 쥐어뜯는 듯한 그리고 눈이 튀어나올 듯한 통증으로 표현하고, 같은 쪽 안와와 측두부에 가장 심하며, 이마, 뺨, 턱으로 방사될 수 있다. 이러한 통증은 평소에는 잠잠하다가도 군발기가 되어 나타나면 수 주 이상 뭉쳐서 나타나므로 군발두통이라는 이름을 붙였다. 군발기는 보통 수주에서 수개월, 관해기는 수개월에서 수년 정도이다. 일년 중 봄, 가을 특정 계절에 군발기가 잘 발생하는 연주기성과, 하루 중 렘수면 같은 특정시간에 두통이 잘 발생하는 일주기성이 관찰된다. 두통의 발생시기는 대개 20~40세로, 주로 10대에 시작하는 편두통보다는 늦은 편이며 남자가 여자보다 흔하다고 알려져 있지만, 그 이유는 밝혀지지 않았다.

3) 진단

동반되는 자율신경계 증상으로는 콧물, 눈물과 땀 같은 부교감신경계증상과 동공수축과 눈꺼풀처짐 같은 교감신경계증상이 있다. 구역, 빛공포증과 소리공포증 같은 편두통 증상이나 조짐증상이 나타나기도 한다. 삽화두통의 군발기는 수주간 유지되며 하루에 1~8번 정도의 빈도로 두통이 나타난다. 평균적으로 군발기간은 6~12주 정도이지만, 1년까지 길어질 수 있다. 완화기는 1년 정도 되며 대개 무증상이다. 군발두통의 진단기준은 <표 7>과 같다.

〈표 7〉 군발두통의 진단기준

A. 진단기준 B~D를 충족하며, 최소한 5번 발생하는 발작
B. 편측 안와, 안와위 그리고/또는 측두부의 심도 또는 매우 심한 통증이(치료하지 않을 경우) 15~180분간 지속됨
C. 다음 중 한 가지 또는 두 가지 1. 두통과 동측으로, 다음의 증상 또는 증후 중 최소한 한 가지: a) 결막충혈 그리고/또는 눈물 b) 코막힘 그리고/또는 콧물 c) 눈꺼풀부종 d) 이마와 얼굴의 땀 e) 이마와 얼굴의 홍조 f) 귀의 충만감 g) 동공수축 그리고/또는 눈꺼풀 처짐 h) 안절부절 못 하고 초조한 느낌
D. 군발기 중 절반이 넘는 기간 동안 이틀에 1번에서 하루 8번 사이의 발작빈도
E. 다른 ICHD-3 진단으로 더 잘 설명되지 않음.

4) 치료

군발두통의 성공적인 치료를 위해 가장 중요한 것은 환자에게 치료의 목적을 설명하는 것이다. 군발두통의 발생 자체를 예방할 수 없지만, 음주나 흡연, 수면 주기나 생활리듬의 급격한 변화, 언쟁 등 가능한 유발 요인을 피하도록 하고 각 약제의 목적이 두통 경감에 있는지 예방에 있는지 정확히 알려주어야 환자의 순응도를 높여 효과적인 치료가 가능하다. 또한, 약물의 적절한 치료시기와 부작용에 대하여 교육하며 환자로 하여금 두통 일기를 작성하도록 한다.

(1) 급성기 치료

가. 산소흡입

군발두통 치료의 가장 전통적인 방법으로 많은 연구를 통해 효과가 입증되었다. 100% 산소 7-10L/분을 흡입 시 70% 이상에서 15분 이내에 두통이 호전된다.

나. 트립탄

군박두통의 급성기치료에서 수마트립탄 피하주사도 빠른 치료효과가 있다. 트립탄의 비강내분무제 또한 30분 이내에 효과를 나타내므로 유용하지만, 현재 우리나라에서는 경구제 외에는 다른 트립타의 제형이 없어 사용이 제한된다.

다. 리도카인

국소 리도카인 비강태분무제 또한 군발두통의 급성치료로 고려할 수 있다.

(2) 예방치료

군발두통의 예방치료는 두통의 빈도, 강도 및 발작기간을 감소시키며 군발기간을 최소화하는데 목적이 있다. 삽화군발두통에서는 군발기간 동안에만 국한하여 치료하며 완화기에는 처방하지 않는다. 군발기간이 2주 이하로 줄어들 때까지 예방치료를 유지한다. 예방치료는 군발기 초기에 시작하는 것이 좋으며, 군발기간의 한 주기가 끝나면 약물은 서서히 감량하여 중단하는 것이 좋다.

가. 스테로이드

프레드니손과 덱사메타손은 가장 신속한 효과를 보이는 스테로이드제이다. 프레드니손은 하루 60~80mg을 시작 용량으로 2~3일 정도 유지하다가 2~3일마다 10mg씩 감량한다. 덱사메타손은 4mg 하루 2회로 2주간 유지하고 다음 1주간은 하루 4mg을 사용한다. 부작용을 고려해서 1년에 2~3회 정도의 주기로 사용할 것을 권고한다.

나. 베라파밀

가장 흔하게 사용하는 장기예방약제인데 군발기간이 1~2개월 이상 지속되는 경우 우선적으로 고려한다. 베라파밀 80mg을 하루 세 번 또는 서방형제제로 240mg을 사용할 수 있으며 최대 960mg까지 가능하다.

다. 리튬

장기예방치료의 목적으로 300mg을 시작용량으로 해서 600~1,200mg 정도로 유지한다. 한 달 정도 지나면 효과가 나타나며 특히 만성군발두통 환자에서 효과가 좋다.

라. 토피라메이트 및 그외 치료

토피라메이트 하루 50~200mg 투여로 군발두통의 빈도와 기간을 줄였다는 보고가 있으며, 그 외 캡사이신, 인도메타신, 트립탄, 발프로산이 효과적이라는 보고들도 있으나 더 명확한 연구가 필요하다.

4. 기타 원발두통

여기에 속하는 두통들은 임상적으로 이질적이며, 병인이 잘 알려져 있지 않고 치료약제에 대한 임상연구결과도 충분하지 않다. 이 분류의 두통을 진단할 때 가장 중요한 점은 이차적인 원인에 의한 두통과의 감별이며, 신경영상검사를 포함한 자세한 검사가 필요한 경우가 흔하다.

1) 원발기침두통

원발기침두통은 두개내 질환이 없는 상태에서 기침, 힘주기, 발살바수기와 연관되어 발생하는 갑작스런 두통으로 주로 40대 이후에 흔하며, 1초에서 2시간 정도 지속된다. 주로 양측 후두부의 통증으로 갑작스럽게 양측에서 발생한다. 이러한 두통은 구역, 구토, 빛이나 소리공포증, 결막충혈, 비루, 눈물흘림 등은 거의 동반되지 않는다. 대부분 1~2회 반복된 후 수일 내에 자연 완화되지만, 자주 재발하는 경우 인도메타신 같은 예방약제를 시도할 수 있다.

원발기침두통은 신경영상을 시행하여 감별진단 하는 것이 중요하다. 제1형 Arnold-Chiari 기형, 후두개와종양, 뇌동맥류, 뇌척수액과다, 뇌척수액감소, 편측성 경동맥폐색 등의 구조적 이상이 기침두통과 연관될 수 있다.

〈표 8〉 기타 원발두통의 분류

원발기침두통(Primary cough headache)
원발운동두통(primary exercise headache)
성행위와 연관된 원발두통(primary headache associated with sexual activity)
원발벼락두통(primary thunderclap headache)
저온자극두통(cold-stimulus headache)
외압력두통(external-pressure headache)
원발찌름두통(primary stabbing headache)
원형두통(nummular headache)
수면두통(hypnic headache)
신생매일지속두통(new daily persistent headache)

2) 원발운동두통

원발운동두통은 격렬한 신체운동을 하는 도중이나 운동 후에만 발생하는 두통으로 대개 박동성이며 48시간 미만으로 지속된다. 임상양상이 전형적인 경우에도 처음 발생하였을 때는 요추천자와 뇌영상검사를 통해 이차요인을 배제하여야한다. 40세 이상이거나 수시간 이상의 지속시간을 가질 때 혹은 구토나 다른 신경학적 증상이 동반될 때에 검사의 필요성이 증가한다. 특히, 거미막하출혈을 시사하는 증상이 있을 시 응급검사가 필요하다. 또한, 심혈관질환의 위험인자가 있는 운동유발 두통 환자에서는 관상동맥질환에 대한 검사를 시행해야 하며, 특히 두통이 운동에 의해 발생하고, 편두통의 양상이 아니며, 목이나 턱으로 방사통이 있을 때에는 더욱 그러하다.

3) 성행위와 연관된 원발두통

성행위와 연관된 원발두통은 성행위로 유발된 두통으로 드물게 발생한다. 독일에서 진행된 한 연구에 따르면 평균 나이가 35세였고, 남녀 비율은 2.9:1이었다. 대부분 양측성의 둔한 통증으로 시작하여 성적 흥분이 증가할수록 강도가 증가하며, 극치감 직전이나 극치감 시 갑자기 터질듯한 느낌의 심한 통증이 발생한다. 심한 두통은 24시간 까지, 경도의 두통은 72시간까지 지속될 수 있다. 극심한 두통이 갑자기 발생할 수 있는 뇌동맥류파열, 뇌동정맥기형 출혈, 동맥박리, 가역적뇌혈관수축증후군, 뇌종양 등과 감별해야 한다. 또한, 두통이 24시간 이상 지속된다면, 이차원인에 대한 즉각적인 검사가 필요하며, 치료는 원발운동두통과 유사하다.

4) 원발벼락두통

원발벼락두통은 특별한 유발요인 없이 갑자기 두통이 발생하여 1분 이내에 최대강도에 도달하며, 5분 이상 지속되는 경우를 말한다. 벼락두통이란 용어는 비파열동맥류에 의한 전초두통에 대해 처음 사용되기 시작하였는데 원발벼락두통은 일종의 배제적 진단으로, 뇌내 이상소견 없이 갑자기 발생하는 고강도의 두통을 의미한다. 따라서 원발벼락두통이라는 진단을 위해서 뇌영상은 필수이며, 벼락두통을 일으키는 원인으로는 거미막하출혈 및 기타 뇌내출혈, 동맥박리, 혈관염, 뇌하수체졸중, 가역뇌혈관수축증후군, 압력손상과 연관된 부비동염, 뇌실내의 콜로이드낭, 교감신경작용 약물복용 등과 같은 상황들이 있을 수 있다.

(1) 가역적뇌혈관수축증후군

가역적뇌혈관수축증후군은 비슷한 양상을 가진 여러 증후군을 묶어서 지칭하는 단어이다. 보통 벼락두통 양상으로 시작되며, 성행위, 운동, 발살바수기, 감정변화, 목욕 또는 샤워 등에 의해 반복적으로 유발된다. 약 1~2주 동안 비슷한 양상의 두통이 발생하며, 혈관 영상에서 뇌혈관의 부분적인 수축이 광범위하게 발생하여 염주모양으로 보인다. 뚜렷한 유발인자 없이도 발생할 수 있으며, 혈관수축에 의해 허혈성 뇌경색이나 뇌출혈도 발생할 수 있어, 시야결손, 구음장애, 언어장애, 감각이상, 실조, 마비 등이 나타날 수도 있다. 가역적뇌혈관수축증후군 환자는 50%에서 고혈압이 동반되며, 3:1로 여성에서 더 많고, 20세에서 50세 사이에 발생한다. 치료는 니모디핀 등의 칼슘길항제가 효과적이고, 일반적으로 1-3개월 이내에 회복된다.

5) 수면두통

수면두통은 수면 중에만 반복적으로 발생하여 환자의 수면을 방해하는 둔한 두통으로 일반적으로 일정한 시각에 발생하여 알람시계두통이라고도 불린다. 두통은 잠에서 깨어 15분정도 지속되고, 일반적으로 3시간은 넘지 않으며, 타 두통에서 특징적인 동반증상이 없고, 다른 원인이 없어야 진단이 가능한 두통이다. 주로 50대 이후 생애 후반기에 주로 발생하고, 2/3에서 양쪽으로 나타난다. 두개내 질환, 삼차자율신경두통, 수면무호흡증, 저혈당증 과의 감별이 필요하고, 진통제를 과용하는 환자에서 반동현상으로 밤에 두통이 발생할 수 있으므로, 진단 시 주의가 필요하다.

이차두통

1. 두개내압저하에 기인한 두통

두개내 압력 변화는 증가하거나 감소하거나 두통을 유발할 수 있다. 특히 저뇌척수액압에 의한 두통은 뇌척수액의 누출에 의하여 뇌척수액양이 줄어들면서 발생한다. 뇌척수액검사나 척추 마취 등 합당한 병력이 있거나 이러한 병력 없이 발생할 수도 있다. 일반적으로 요추천자 후 관습적으로 침상안정과 수액공급을 시도하고 있으나 절대적 안정을 지지하는 근거는 미약하며, 보통 1주 내에 자연 완치된다.

1) 자발두개내압저하에 기인한 두통

(1) 역학

자발두개내압저하에 기인한 두통의 발생빈도는 연간 10만명 당 5명이고 40세 근처에서 가장 많은 발생을 보이며, 남자보다 여자가 두배 가량 더 발생한다고 알려져 있다.

(2) 원인

초기 이론에서는 뇌척수액 생산 감소를 입증하지는 못했으나 뇌척수액이 덜 만들어지거나 흡수가 증가되어 발생한다고 하였다. 그러나, 현재는 뇌척수액 소실이 주된 원인으로 알려져 있다. 일부에서는 기침이나 잡아당기고 미는 정도의 미약한 외상이 연관된다고도 하는데 아마도 이미 존재하는 수막의 약한 부분에 가해진 외상이 원인이 되는 것으로 추정한다.

〈표 9〉 자발두개내압저하에 기인한 두통의 진단기준

A. 진단기준 C를 충족하는 두통
B. 저뇌척수액압(<60mmH$_2$O) 그리고/또는 뇌척수액누수의 영상 증거
C. 두통이 저뇌척수액압 또는 뇌척수액누수와 시간연관성을 가지고 발생하거나, 두통으로 인하여 질환이 발견됨.
D. 다른 ICHD-3 진단으로 더 잘 설명되지 않음.

(3) 임상양상 및 진단

자발두개내압저하에 기인한 두통은 뇌척수액검사나 척추 마취 등 합당한 병력 없이 발생하며, 일반적으로 흉추부의 누출이 흔하지만, 누출 부위를 찾지 못하는 경우도 있다. 뇌척수액압이 60mmH$_2$O 미만이고, 특징적인 자세성 병력이 있어서 두통은 서거나 앉으면 심해지고, 누우면 개선된다. 구역, 경부경직, 이명이 동반되며 드물게 경막하출혈이나 뇌하방전위나 탈출과 같은 심각한 합병증을 초래할 수 있다. 기립성 두통의 특징적 양상은 시간이 지나면서 불명확해질 수 있고, 뇌척수액압이 60mmH$_2$O 이상에서 자세성 두통이 발생하는 경우가 있다. 진단을 위하여 방사성동위원소수조조영술이나 척수조영술로 뇌척수액 누출 부위를 확인할 수 있으나 침습적인 검사이며, 감염 및 이상반응 등 합병증의 위험이 있다. 뇌 MRI(조영증강 시상면, 관상면 영상 포함)나 척수 MRI를 통해 전반적인 경막의 조영증강이나 정맥동의 팽창, 뇌하수체 팽대, 뇌척수 경막 외의 누출액을 확인하는 것이 진단에 도움이 된다. 하지만, MRI 에서 일반적으로 20%에서는 정상소견을 보인다고 알려져 있어 환자의 증상 및 자세한 병력 조사가 진단에 가장 중요하다.

(4) 치료

일부에서는 수일간의 침상 안정으로 자연 개선되며, 수액공급과 카페인 섭취 격려, 대증적인 진통제 투여가 도움이 된다. 테오필린 정맥주사, 코티코스테로이드 등에 대한 연구들이 있으나, 반응은 예측할 수 없다. 코티코스테로이드는 일부에서 일시적인 호전을 보인다. 보존치료에 반응이 없으면 경막외혈액첩포술(epidural blood patch)을 시도한다. 환자의 혈액(10~25cc)을 경막외공간에 주입하는 방법이며, 누출 부위 혹은 요추부에 시술한다. 경막외로 투입된 혈액은 뇌척수액이 누출되는 부위를 직접 막거나 경막낭을 즉각적으로 압박하여 뇌척수액을 상방으로 이동시키는 것으로 추정한다. 첫 경막외자가혈액첩포술 한 번으로 호전되는 경우는 자발두개내압저하에 기인한 두통에서는 약 30%, 요추천자 후 두통에서는 90%가량이다. 이러한 차이는 경막천자후두통과 자발두개내압저하에 기인한 두통의 발병 부위와 연관이 있으며, 자발두개내압저하에 기인한 두통에서는 하나 이상의 부위에서 뇌척수액유출이 발생할 수 있다는 가설이 있다. 증상이 심한 환자에서는 경막외혈액첩포술을 반복하거나, 수술적인 방법으로 뇌척수액 누출 부위에 피브린접착제나 젤폼을 도포할 수 있다. 이외에도 그리 잘 받아들여지지 않지만 수막공간내수액주사, 경막외 생리식염수 정주, 생리식염수 정맥 주사, 덱스트란 경막상 정주, 복대 사용 등이 있다.

2. 이차두통

두통은 다른 여러 질환에 의해서 발생할 수 있는 증상이며, 심각한 뇌질환의 경고증상이다. 이차두통의 원인은 대증치료로 호전되는 무균수막염부터 치료시기를 놓치면 생명이 위험할 수 있는 뇌출혈이나 뇌종양 등 다양하다. 이차두통은 두통을 유발할 수 있음이 과학적으로 입증된 질환이 진단되고, 추정 원인질환의 발병과 시간연관성을 가지고 두통이 발생하고, 원인질환의 악화 또는 호전과 같이 두통경과를 보이며, 원인질환에 전형적인 특성을 보이거나, 다른 증거가 존재하여 질환과 두통의 인과관계가 입증되면 진단된다.

이차두통을 의심하고 적극적인 검사를 권고해야 하는 대표적인 임상양상은 벼락두통이다. 갑자기 발생한 심한 두통(일생동안 경험한 가장 심한 통증 혹은 시각아날로그척도 7 이상)이 발생하고, 환자들은 '머리가 터질듯이' 혹은 '무엇인가 머리로 솟구치거나 내리치듯이' 아프다고 호소한다. 벼락두통 환자 중 11~25%는 거미막하출혈이나 동맥류의 경고두통의 증상이며, 뇌정맥혈전증, 자발두개내압저하, 경막하출혈, 뇌내출혈, 후경사대출혈, 뇌하수체출혈, 두개내외동맥박리, 제3뇌실의 교질낭, 뇌막염, 두개내동맥의 비연속적인 수축에 의한 가역뇌혈관수축증후군 등이 원인이다.

1) 두개 또는 경부의 혈관질환에 기인한 두통

두통이 일과성허혈발작이나 뇌경색, 뇌출혈, 동맥류 등 두개 또는 경부의 혈관질환 또는 거대세포동맥염이나 중추신경계혈관염, 동맥박리, 동맥내막절제술이나 혈관성형술, 뇌정맥혈전증, 가역적뇌혈관수축증후군, 카다실이나 멜라스 등의 유전성혈관병증, 뇌하수체졸중 등과 밀접한 시간 연관성을 가지고 처음으로 발생할 때 그 두통을 혈관질환에 기인한 이차두통으로 분류하며, 혈관질환에 기인한 두통은 이차두통에서 가장 중요하다.

뇌졸중 환자의 약 1/3은 급성기에 두통을 호소하며, 후순환계뇌졸중, 뇌출혈, 동맥박리, 여성이나 과거 두통 병력이 있는 환자에서 더 흔하다고 알려져 있다. 뇌졸중에 기인한 두통은 일반적으로 큰 문제는 아니나, 뇌출혈, 동맥 박리나 혈관염의 경우 주의를 기울여야 할 증상이다. 허혈성 뇌졸중 후에 발생하는 두통이 다른 심각한 원인 없이 발생한다면 아세트아미노펜, 아스피린, 트라마돌 등을 사용할 수 있으며, 2-4주 내에 자연히 개선되는 경우가 많다.

혈관질환을 시사하는 중요한 단서는 환자가 기존에 경험하지 못한 새로운 두통이 급성으로 발현되는 것이다. 이에 대한 원인을 정확하게 진단하고 심한 신경학적 후유증을 방지하기 위해 가능한 빨리 적절한 치료를 시작하여야 한다.

(1) 거미막하출혈에 기인한 두통

거미막하출혈은 벼락두통, 경부경직, 구역과 구토, 시력이상, 의식변화, 신경학적 이상이 동반되는 경우가 많지만, 경미한 두통으로 발생하기도 한다. 경고두통은 거미막하출혈이 발생하기 수일에서 수 주 전에 발생할 수 있으므로 즉각적인 검사가 필요하다. 발병 초기에는 뇌 CT 혹은 뇌척수액검사로 진단이 되지만, 시간이 지나면, 뇌혈관촬영, 뇌 MRI등이 도움이 된다. 트립탄을 포함한 혈관수축제는 뇌경색의 금기이며, 아스피린 등은 출혈성 뇌졸중의 금기이다

(2) 뇌정맥혈전증에 기인한 두통

뇌정맥혈전증은 정맥동의 혈전으로 뇌압이 증가하므로 두통은 환자의 80~90%에서 관찰되는 가장 흔한 첫번째 증상이다. 또한, 뇌출혈이나 정맥성 뇌경색을 동반하기도 하며, 임상경과에 따라 의식혼미나 복시, 이명 등의 국소신경징후를 동반할 수 있다. 여성에서 더 흔하고, 응고항진상태와 관련되는 피임약, 탈수, 임신, 자가면역성질환, 염증 등과 관련되며, 적어도 6개월간 경구용 항응고제 치료가 기본이고, 혈전의 개선이 없으면 선택적인 혈전용해요법으로 치료한다.

(3) 동맥염에 기인한 두통

동맥염은 염증에 의해서 혈관이 손상되는 질환이다. 거대세포동맥염은 두개혈관, 대동맥, 대동맥의 분지 등 대혈관 혹은 중간크기 혈관을 침범하는 전신혈관염이다. 측두동맥을 침범하여 두통으로 흔히 발현되며 혈관부위압통, 전신증상이 동반된다. 두통양상은 다양하며 주로 한쪽이나 가끔 양쪽으로 나타날 수 있다. 하루 종일 지속되고 일상생활의 장애가 있을 정도로 심하며 두피의 무해자극통증을 동반한다. 체중감소나 빈혈과 같은 전신증상을 동반할 수 있으며, 씹거나 입을 벌릴 때 생기는 간헐적인 턱파행이나 통증이 발생할 수 있다. 안동맥염 혹은 후섬모체동맥염이 발생하면 단안 혹은 양안의 시력이 손상된다.

(4) 경부 경동맥 또는 척추동맥질환에 기인한 두통

경동맥박리의 약 70% 환자에서 두통이 발생하는 것으로 알려져 있으며, 벼락두통처럼 갑자기 심한 통증으로 시작하기도 하지만 대부분의 환자에서는 점진적으로 악화되는 형태를 보인다. 또한, 교감신경의 손상으로 인해서 두통이 발생한 동측에서 Hornor 증후군이 발생할 수도 있다.

중대뇌동맥박리에 의해서도 경동맥박리와 유사한 두통이 발생할 수 있지만, 빈도는 낮은 것으로 알려져 있다. 치료는 헤파린 사용 후에 3~6개월 간 와파린을 유지하는 것이 일반적이다.

척추동맥박리시에 발생하는 통증은 주로 목부위에 발생하며, 척추동맥의 박리 위치는 척추강 내부보다는 척추강에서 빠져 나와 두개강 내로 들어가는 부위에서 가장 흔하다.

(5) 유전성혈관병증에 기인한 두통

가. 카다실

카디실(CADASIL)은 Cerebral Autosomal Dominant Arteriopathy with Subcortical Infarct의 두문자어이다. 즉, 상염색체 우성의 유전질환으로 염색체19번의 NOTCH3 유전자의 다양한 돌연변이에 의해 나타나고, 주로 미세한 혈관벽의 손상으로 혈류 장애를 초래하여 반복적인 피질하뇌경색과 혈관성 치매를 유발한다.

가장 먼저 나타나는 증상으로는 카다실 환자의 20~40%에서 발생하는 편두통이 있으며, 평균적으로 30대에 발현되는 것으로 알려져 있다. 가장 흔한 증상으로는 피질하 뇌경색인데 카다실 환자의 60~85%에서 보일 수 있고, 평균 49세에 나타난다. 이외에도 무감동을 포함한 기분장애, 인지기능 저하를 보일 수 있다. 진단을 위해서는 MRI 소견이 중요한데 MRI 변화는 임상 증상보다 10~15년 선행하여 30대 무렵에 나타날 수 있다.

카다실은 드문 병이지만, 고혈압, 당뇨, 흡연 등 뇌졸중의 위험인자가 없는 젊은 환자에서 뇌경색 증상이 나타날 때 이를 의심하는 것이 중요하다.

카다실에서 효과가 입증된 치료는 없으나, 뇌경색 위험인자 조절과 인지기능 저하에 대한 약물 투여를 시행할 수 있다.

나. 멜라스

사립체근병증, 뇌병증, 젖산산증, 그리고, 뇌졸중 양상이 나타나는 멜라스는 가장 흔한 사립체질환 중 하나로 사립체 DNA의 돌연변이에 의해 발생한다. 임상증상으로는 발작, 편마비, 반맹, 피질성 시각상실, 감각신경성난청, 작은 키, 부갑상선기능 저하 및 성선기능 저하 와 당뇨등 내분비계 장애, 심비대, 심장돌연사를 유발할 수 있는 전도장애, 근육병증, 인지 기능 저하 등이 있다. 또한, 멜라스에서는 두통이 빈번하게 나타나는데 반복적인 편두통 양상 발작으로 나타나거나 뇌졸중 양상이 주증상으로 나타날 수 있다.

반복적인 뇌졸중 증상은 가장 흔히 볼 수 있는 증상으로 뇌졸중 증상과 연관된 멜라스의 병태생리는 아직까지 명확히 밝혀져 있지는 않지만, 저신장을 가진 젊은 사람에서 고식적인 위험 인자 없이 반복적으로 뇌졸중이 두통, 경련 등과 동반되어 나타난다면 멜라스증후군을 의심해야 한다.

2) 감염, 물질 또는 물질금단 및 항상성질환에 기인한 두통

산화질소, 포스포다이에스터라제억제제, 일산화탄소, 모노소디움글루타메이트, 코카인, 히스타민, 칼시토닌유전자관련펩티드, 외인성급성혈압상승제, 외인성호르몬 등의 사용 후에 두통이 발생할 수 있다. 원인이 제거된 후 대부분 72시간 이내에 사라진다.

약물과용두통은 두통의 급성 또는 대증 치료 약물을 규칙적으로 한 달에 10일 또는 15일 이상 그리고 3개월을 초과하여 과용하여 새로운 두통이 발생하거나 기존의 원발두통이 악화된 경우 진단한다. 여성에서 발병률이 높고 나이가 많을수록 발생 가능성이 높고, 특히 자주 많은 용량을 사용하는 경우 발생할 가능성이 높다. 아스피린, 아세트아미노펜, 기타 NSAID 같은 진통제 뿐 만 아니라 카페인을 함유한 복합진통제, 아편유사제, 트립탄과 에르고타민, 아편유사제 모두 약물과용두통을 일으킬 수 있다.

3) 경추성두통

경추성두통은 발병기전과 원발두통과의 연관성이 정확히 밝혀지지는 않았지만, 일반적으로 상부 경추관절의 이상으로 유발되는 일측성, 비박동성, 중등도 이상의 강도를 보이는 두통이 다양한 지속 시간으로 나타나는 경우를 말한다. 일측성과 중등도 이상 강도의 두통인 점은 편두통의 임상양상과 비슷하나 머리주위압통과 목 부위의 통증이 동반되는 점은 긴장형두통과 비슷하다. 경추성두통의 치료로는 약물치료, 수기치료, 국소 주사치료 및 중재치료, 그리고 수술치료 등이 적용되고 있다.

3. 뇌신경통

뇌신경통은 체감각신경의 병변이나 질환으로 발생하는 머리부위의 발작적인 통증을 동반하는 질환으로 신경통은 신경의 분포영역에 따라 발생한다. 즉, 뇌신경통은 삼차신경(안면), 안면신경(귀 속), 혀인두신경(혀와 인후), 후두신경(후두부) 등의 분포에 따라 전기가 오는 듯 짧고 발작적인 통증이 반복적으로 나타난다. 뇌신경통 환자는 만성적인 심한 통증 때문에 삶의 질이 저하될 수 있으므로, 정확한 진단과 치료가 필요하다.

1) 삼차신경통

삼차신경통(trigeminal neuralgia)은 뇌신경통 중에서 가장 흔하며, 연간 발생률은 100,000명 당 3~5명이고, 나이가 증가함에 따라 발생률이 증가하는 양상을 보인다. 주로 40대 이후에 많으며, 남자보다 여자에게 1.5~2배 정도 흔하다. 다발경화증 환자에서 삼차신경통의 발생률은 약 2%이며, 일반인에 비해 20배 정도의 높은 위험성을 가지고 있다. 통증을 유발할만한 원인이 없거나, 두개강 내 혈관에 의해 삼차신경의 압박이 발생하고, 이로 인해 삼차신경통이 발생한 경우 고전적삼차신경통으로 분류한다. 또한, 대상포진이나 다발경화증 등의 다른 질환과 연관된 경우를 통증성삼차신경병증으로 분류하며, 고전적삼차신경통은 통증이 대부분 편측성으로 나타나 반대쪽으로 퍼지지 않는 반면, 다발경화증에 의한 경우에는 30%에서 양측성으로 발생한다. 따라서 삼차신경통의 발병 연령이 젊고 양측성으로 나타난 경우 다발경화증이나, 다른 두개내 질환이 있는지 여부를 확인하여야 한다.

(1) 삼차신경통의 병인

삼차신경통의 병인은 아직 확실히 밝혀진 바는 없으나, 이차원인이 없는 삼차신경통은 통증을 전달하는 통증민감구심섬유의 신경뿌리에서 발생하는 딴곳활동전위(ectopic action potential)에 의한 것으로 알려져 있다. 또한, 주로 촉각을 담당하는 굵은 유수신경섬유에 양성종양이나 뇌혈관(특히 상소뇌동맥)에 의해 압박이 가해지면 탈수초화(demyelination)가 일어나고, 그 부위에서 활동전위가 발생하면 전기연접전달(ephaptic conduction)에 의해 인접한 통증민감섬유로 전달되어 신경이 발생할 수 있다. 이러한 가설은 삼차신경통 환자에서 무해한 자극이 통증을 유발한다는 점과 삼차신경 뿌리부위를 누르고 있는 원인을 해소해주면 바로 통증이 소실된다는 점 등을 근거로 지지받고 있다.

(2) 삼차신경통의 임상양상과 진단

얼굴의 감각을 담당하고 있는 삼차신경은 세갈래 분지로 나뉘어져 있는데 고전적삼차신경통은 대부분 하나 이상의 분지에 의해 발생하게 되며, 주로 상악분지신경과 하악분지신경이 혼합된 부위가 흔하고, 안구분지신경에 단독으로 나타나는 경우는 5% 미만이다. 통증은 정형화된 형태로 반복되는데, 갑자기 날카로운 송곳이나 칼로 찌르는 듯한 심한 통증이 강한 전기가 통하는 것처럼 나타나서 수초 내지 2분간 지속되며 반복된다. 또한, 참기 힘든 통증으로 얼굴에서 일시적으로 불수의적인 경련이 나타나는데 이를 '발작삼차신경통(tic douloureaux)'이라고 한다.

침범된 쪽 얼굴에서 무해한 자극에도 통증이 유발되며, 일반적으로 강한 자극보다는 말하기, 하품, 씹기, 세수하기나 전기면도기와 같은 가벼운 촉각이나 진동자극이 예민하게 유발시키며, 심지어 얼굴에 스치는 가벼운 바람에도 유발될 수 있다.

〈표 10〉 고전적삼차신경통의 진단기준

A. 진단기준 B와 C를 충족하며 최소한 3번 발생하는 편측 얼굴통증발작
B. 삼차신경의 한 개 이상 분지에 발생하며, 삼차신경분포를 넘어 퍼지지 않음
C. 다음 네 가지 통증의 특성 중 최소한 세가지: 1. 1초에서 2분까지 순간적으로 지속되는 돌발발작이 반복 2. 심한 강도 3. 전기충격 같거나 쏘거나 찌르거나 또는 날카로운 양상 4. 침범된 쪽 얼굴에서 무해한 자극에 유발됨. 5. 신경학적 결손의 임상증거가 없음. 6. 다른 ICHD-3 진단으로 더 잘 설명되지 않음

삼차신경의 특징 중 하나는 통증 사이에 무통기가 있다는 것이다. 무통기의 기간은 환자마다 다르지만 이환기가 길어짐에 따라 간격이 점점 짧아지게 되고 통증은 더 강해진다.

자율신경계증상은 흔히 동반되지 않으나 삼차신경 안구분지신경에 증상이 있는 경우 결막충혈 없이 약간의 눈물이 나는 증상이 나타날 수 있어 SUNCT와 감별진단이 필요하다.

삼차신경통의 임상경과는 다양하여 발병 후 1년 이내에 25%정도에서 증상의 완화가 있을 수 있지만 대부분에서 결국 재발되어 통증발작 빈도와 강도가 점점 더 심해지고 약물치료에 대한 반응도 감소하여 삶의 질이 현저히 떨어지게 된다.

(3) 약물 치료

삼차신경통의 치료에 효과가 있는 약물들은 대부분 항뇌전증약인데 삼차신경통은 60세 이후에 발병하는 경우가 많으므로, 약물을 선택할 때 주의가 필요하겠다. 카르바마제핀은 나트륨통로 전도를 낮춰 시냅스전후막을 안정화시키고, 말초자극에 대한 삼차신경 기계수용기의 반응을 떨어트리는 역할을 통해 통증을 경감시키며, 삼차신경통의 약물치료에 가장 많이 쓰이는 1차 약제이다. 카르바마제핀 100mg 하루 2-3번으로 시작하여 통증의 호전이 충분할 때까지 3~4일 간격으로 50~100mg씩 증량하는 것을 권고하며, 목표 용량인 400~1,000mg 범위에서 조절한다. 70~80% 정도의 환자에서 효과가 있으나 시간이 지나면서 만족도가 낮아지는 경향이 있다. 흔한 부작용으로 졸림, 어지럼, 불균형이 있으며, 무과립구증, 스티븐스-존슨증후군과 같은 치명적인 부작용이 나타날 수 있으므로 이에 대한 주의가 필요하다. 통상적으로 약물 투여 후 6~8주 정도 통증의 재발이 없으면 약물을 서서히 감량해 볼 수 있으며, 만약 통증조절 정도가 미약하다면 고전적삼차신경통 이외의 질환도 고려해봐야 한다. 이외에도 옥스카바마제핀, 가바펜틴, 바클로펜, 라모트리진, 페니토인, 발프로산, 클로나제팜, 프레가발린등도 사용할 수 있다.

(4) 수술 치료

수술적 치료를 언제 할 것인지에 대해서는 아직 논란이 많으며, 삼차신경통 초기에 일찍 시행할수록 그 결과나 예후가 더 좋다. 일반적으로 60세 이전에 발생한 경우, 최소한 두 가지 이상의 약제를 사용해보았으나 뚜렷한 효과가 없을 때, 시간이 지날수록 약제에 대한 문제가 발생하여 약물치료를 유지할 수 없을 때 수술적 치료를 고려한다. 수술치료는 경피적방법과 개두술이 있는데, 미세혈관감압술이 개두술에 해당된다. 미세혈관감압술은 70% 이상에서 지속적인 통증완화 효과를 보이며 재발이나 감각손실의 위험이 낮아 젊고 건강한 환자에게 좋은 선택이 될 수 있으나 개두술에 따른 위험을 고려해야 한다.

2) 설인신경통

설인신경통은 남녀 발생비율은 비슷하고, 주로 50세 이상에서 발생하며, 100,000명 당 0.8건 정도의 발생률을 보이는 드문 질환이다. 삼차신경통과 비슷하게 칼로 찌르는듯한 갑작스런 통증이 설인두신경과 미주신경의 분포영역(귀 안, 혀바닥, 편도오목, 턱뼈각의 아래)에서 나타나며, 음식물 씹기 또는 삼키기, 대화, 하품, 기침, 양치질 등에 의해 유발될 수 있다. 대부분의 경우 순간적인 통증을 호소하지만, 일부에서는 지속적인 뻐근함, 화끈거림, 압박감을 호소하기도 한다. 보통은 일측성으로 나타나지만, 양쪽에서 증상이 나타날 경우 다발경화증의 가능성을 고려해야 한다. 간혹 통증이 얼굴의 다른 부분으로 퍼져 나가 설인두신경 지배영역 뿐만 아니라 미주신경의 귓바퀴분지나 인두분지를 침범하면 운동마비나 감각마비 없이 서맥, 저혈압, 실신, 일시적인 심정지를 일으키기도 하는데 이를 미주설인신경통(Vagoglossopharyngeal neuralgia)라고 부른다. 대부분 원인 미상이나, 신경혈관압박, 소뇌교뇌각 종양, 목외상, 편도 농양, 다발경화증, Arnold-Chiari 기형 등에 의해 발생하고, 약물치료로 카르바마제핀을 우선적으로 투여할 수 있고, 미세혈관감압술을 고려하는 경우도 있다.

〈표 11〉 설인신경통의 진단기준

A. 진단기준 B와 C를 충족하며, 최소한 3회 이상 발생하는 편측의 통증발작
B. 통증은 혀의 뒤쪽 부위, 편도오목, 인두, 또는 턱뼈각아래 그리고/또는 귀 안에 위치
C. 다음 네 가지 통증의 특성 중 최소한 세가지: 1. 수 초에서 2분까지 지속되는 돌발발작의 반복 2. 심한 강도 3. 쏘이고, 찌르거나 날카로운 양상 4. 삼킴, 기침, 말하기 또는 하품에 의하여 촉발됨 5. 신경학적결손의 임상증거가 없음 6. 다른 ICHD-3 진단으로 더 잘 설명되지 않음

3) 중간(안면)신경통

중간신경통은 얼굴신경의 외이도 안의 감각을 담당하는 감각분지가 침범되어 유발되는 질환으로 무릎신경절통(geniculate neuralgia)으로도 알려져 있다. 일반적으로 대상포진에 의해 발생하며, 고막, 외이도, 귓바퀴 부위의 극심한 통증이 특징적으로 얼굴부위의 심부구조나 다른 부위로 전파될 수 있다. 대상포진에 의한 수포가 귓바퀴나 외이도에서 관찰되며, 말초얼굴신경마비가 동반되는 경우 람세이-헌트증후군이라고 부른다. 고전적중간신경통의 치료법은 삼차신경통과 유사하나 대상포진에 의한 이차중간신경병증은 가능한 빨리 스테로이드와 acyclovir로 치료해야 한다.

참고 문헌

1. 대한신경과학회지 20(1):1-7, 2002.
2. 대한두통학회 두통학 2nd edition, 군자출판사
3. Headache Classification Committee of the International Headache Society. The international classification of headache disorders 3rd edition beta. ***Cephalalgia*** 2013;33:627-808.
4. Ashkenazi A, Schwedt T. Cluster headache--acute and prophylactic therapy. ***Headache*** 2011;51:272-286.
5. Bendtsen L, Evers S, Linde M, Mitsikostas D.D, Sandrini G, Schoenen J. EFNS guideline on the treatment of tension-type headache – report of an EFNS task force. ***Eur J Neurol*** 2010;17:1318-1325.
6. Bendtsen L, Jensen R. Tension-type headache. ***Neurol Clin*** 2009;27:525-535.
7. Diener HC, Charles A, Goadsby PJ, Holle D. New therapeutic approaches for the prevention and treatment of migraine. ***Lancet Neurol*** 2015; 14: 1010–22.
8. Hugues Chabriat, Anne Joutel, Martin Dichans, Elizabeth Tournier-Lasserve, Marie-Germanine Bousser, CADASIL. ***Lancet Neurol*** 2009;8:643-53.
9. Loder EW. Menstrual migraine: pathophysiology, diagnosis, and impact. ***Headache*** 2006;46 Suppl 2:S55-60.
10. Pascual J. Other primary headaches. ***Neurol Clin*** 2009;27:557-571.
11. Rozen TD. Trigeminal neuralgia and glossopharyngeal neuralgia. ***Neurol Clin Am*** 2004;22:185-206.
12. Schwedt TJ. Thunderclap headache. ***Continuum*** 2015;21:1058-1071.

Chapter

07

정위·기능·통증 신경외과

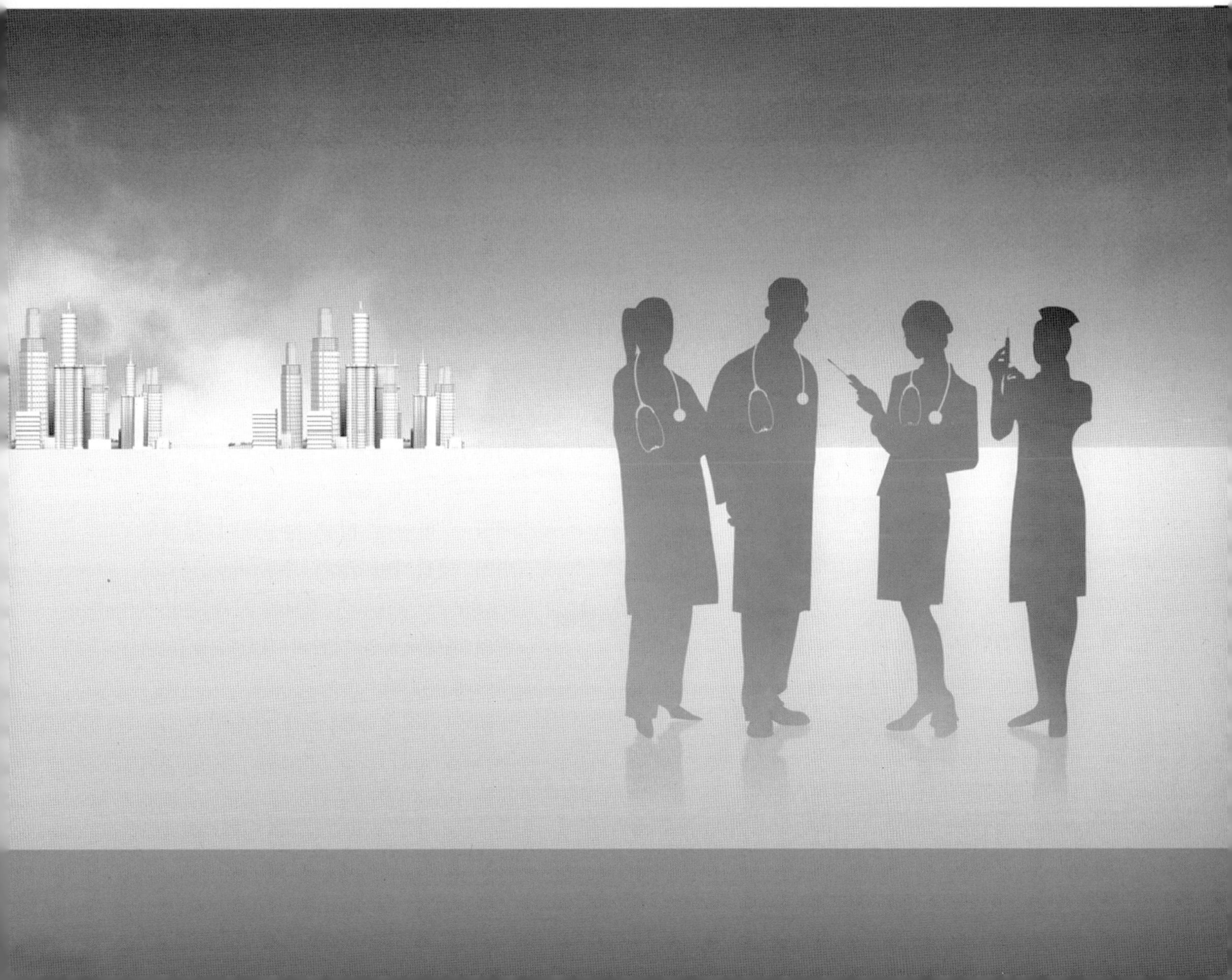

정위·기능·통증 신경외과

김재휴·김인영

일반 학습 목표

1. 정위 수술의 기본 개념을 이해하며, 대상 질환들을 안다.
2. 기능 수술의 종류를 알고 자극술과 파괴술을 구분할 수 있다.
3. 반측 안면 경련의 병태 생리와 미세혈관 감압술에 대하여 이해한다.
4. 삼차신경통의 수술 치료들의 종류에 대하여 숙지한다.
5. 통증에서 수술 적응의 경우와 각각의 수술법들을 안다.

정위 신경외과(stereotactic neurosurgery)

1) 정위 수술(stereotactic surgery)의 정의

정위 수술에서 '정위(stereotactic)'란 '삼차원적인 구조'를 의미하는 그리이스어 'stereo'와 '접근한다'는 의미의 라틴어 'tengere'를 합친 용어이며, 전통적인 정위 수술은 정위 장비(stereotactic system)를 이용한다. 이 수술은 두개골에 정위 기구를 고정시키고 CT나 MRI로 뇌 속 표적(target)의 삼차원적 X, Y, Z 좌표를 구한 다음, 정위 장치를 이용하여 표적의 좌표를 정하고 정확히 그 표적에 도달하는 수술 방법이다.

2) 역사

현대적 의미의 정위 수술은 1908년 Horsely와 Clarke가 동물실험용 정위 수술 기구를 만들면서 시작되었다. 1947년 Spiegel과 Wycis는 비교적 개체에 따른 편차가 적은 뇌안의 기준 좌표점(reference point)을 발견하였고 이를 이용하여 인체에서 정위 수술을 성공하였다. 1948년 스웨덴의 신경외과 의사인 Lars Leksell은 최초의 arc-centered system 정위 기구를 개발하였다 **<그림 1>**. Arc-centered system은 표적의 X, Y, Z 좌표가 결정이 되면 정위 기구에 부착된 반원형의 arc의 중심에 목표 표적이 오도록 고안된 것으로, 이 반원 위의 어느 부위에서라도 탐침을 수직으로 삽입하면 항상 표적을 향하도록 고안되었다. 1970년대 초반의 CT, 1985년 MRI 개발에 힘입어 영상 해상력이 향상되면서 영상기반 정위 수술(image-based stereotactic surgery) 개념이 향상되어 기존의 해부학적인 기반의 정위 수술을 대치하게 되었다.

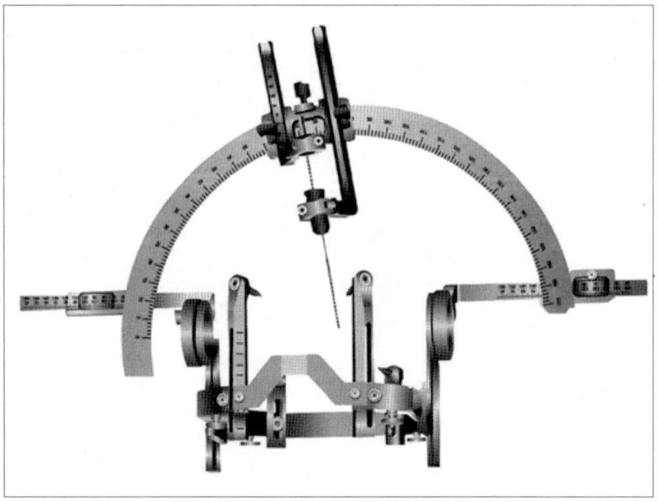

〈그림 1〉 Leksell system

이후 탐침을 이용하여 침습적인 수술을 하는 정위 수술 이외에도, 이 수술기법을 응용하여 정위적으로 정한 X, Y, Z

표적에 방사선을 집중시키는 정위 방사선수술(stereotactic radiosurgery) 시술이 개발되었다. 또한 최근에는 뇌 항법장치(navigation system)를 이용한 뇌수술이 개발되었다. 뇌 항법장치를 이용한 수술도 넓은 의미의 정위 수술로 구분하며, 기존의 정위 머리틀(stereotactic head frame)을 이용하는 정위 수술과 구분하기 위해 frameless stereotactic surgery라 칭하기도 한다 <그림 2>.

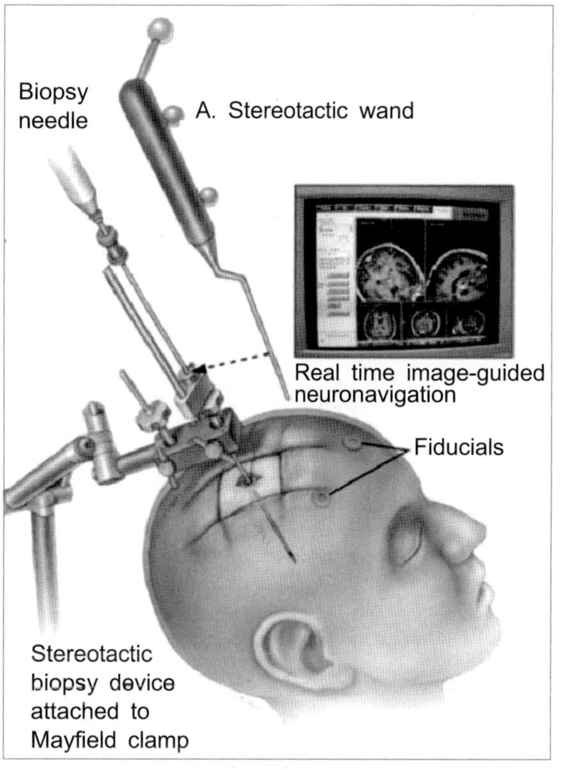

〈그림 2〉 Frameless stereotaxy인 Navigation system

3) 정위 수술의 의의와 장점

정위 수술은 최소침습적인 방법으로 뇌의 손상을 최소화하여 신경외과적인 병소를 제거하거나, 생검을 할 수 있는 수술로, 중추신경계 뇌질환 환자에게 적용하여 정확한 병소접근에 의한 최소절개로 수술 후 환자의 신경학적인 합병증을 최소화 함이 목적이다.

정위 수술의 장점들로는 개두술이 필요 없이 두개골의 작은 구멍을 통해 수술이 가능하며, 뇌실이나 낭종 내에 약물 투입이 가능하며, 뇌 심부 표적에도 주위 뇌손상 없이 수술이 가능하며, 국소마취로 수술이 가능하며, 환자의 기능을 확인하면서 수술이 가능하다는 점들이 있다.

4) 정위 수술의 단계

정위수술은 표적 결정과 진입경로(trajectory) 결정이 가장 중요하며, 1) 정위 머리틀 부착, 2) 영상촬영, 3) 표적 및 진입로 결정, 4) 정위 수술의 4단계로 진행된다.

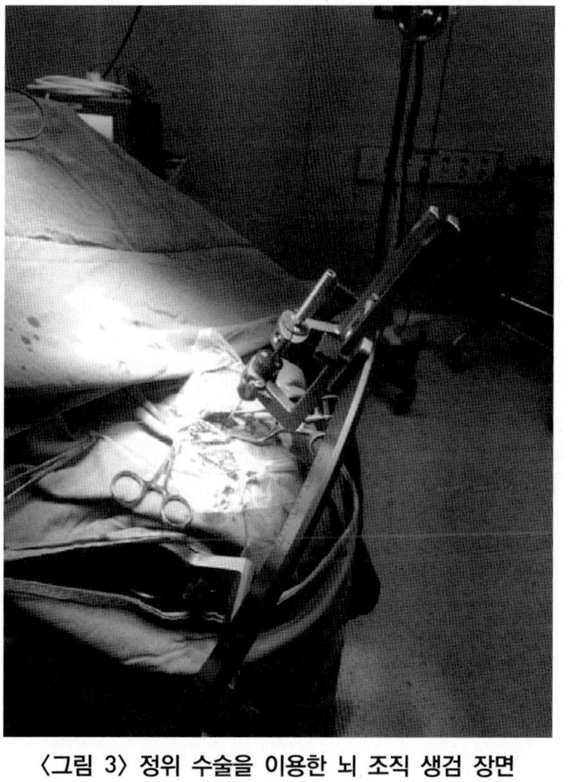

〈그림 3〉 정위 수술을 이용한 뇌 조직 생검 장면

5) 정위 수술의 종류

(1) 기능적 정위 수술

뇌의 특정부위를 파괴하거나 자극하여, 손상된 신체의 기능의 회복을 기대하는 수술을 포함한 분야를 기능 신경외과(functional neurosurgery)라고 하며, 이의 수술에 뇌정위적인 방법을 이용하는 것을 기능적 정위수술이라 한다.

병소 발생술(lesion making), 뇌심부 자극술(deep brain stimulation, DBS), 신경이식 수술(neural transplantation), 뇌실내 약물 주입술(intraventricular drug injection) 등이 있다.

(2) 비기능적 정위 수술

CT나 MRI에서 형태학적 이상 병소가 확인이 되는 병변에 대하여 제거술이나 생검을 하는 경우를 말하며, 수술 자체의 위험도를 줄이고 정확한 접근이 가능하다.

두개강내의 조직 생검, 이물 제거, 배액술, 약물주입 등이 있으며, 내시경 수술에도 정위수술 기법의 도움을 받을 때도 있다 <그림 3>.

기능 신경외과(functional neurosurgery)

기능 신경외과 영역에 해당하는 질환들은 대부분이 이상 운동질환(movement disorder)이며, 이 질환들에 대하여 수술적인 치료로 환자의 불편함을 경감시키거나 없애기 위함이 목적이다. 반측 안면경련에 대한 미세혈관 감압술을 제외하고는, 대부분의 기능 신경외과는 질환을 병태생리학적으로 접근하여 해결하는 것이 아니라, 환자의 증상 경감, 환자의 불편함 감소를 목표로 하며 이에 대한 표적을 찾아 그것의 기능을 항진, 억제시킴으로써 수술의 목적을 달성한다.

이 장에서는 주로 수술치료들의 방법과 그 적응이 되는 상황에 대하여 간단하게 다루기로 한다.

1) 파괴술(ablative surgery)

(1) 시상파괴술(thalamotomy)

파킨슨병 환자의 일부에서 적응되며, 가장 중요한 적응은 진전(tremor)이다. 시상파괴술은 대부분 시상의 중간복측핵(Vim, ventral intermedius nucleus)을 목표지점으로 이루어진다. 수술은 정위 기법으로 표적을 정한 Vim에 전극을 삽입하여 전극 끝에서 발생하는 고주파를 이용한 열 발생으로 이 부분을 파괴시키는 것이며, 수술 중 미세 전극 기록을 하여 영상의학적, 해부학적으로 정한 위치와 함께 보다 더 정확하고 치료 효과를 기대할만한 표적을 정하는 방법을 이용하기도 한다.

비슷한 방법으로 같은 표적에 대하여 감마나이프 등의 방사선수술을 시행하는 경우도 있으며, 또한 초음파를 이용하는 방법이 있다. 이 두 방법은 직접 수술하지는 않고 외부에서 에너지를 주입하는 방법이어서 환자의 부담은 더 적을 수 있다.

(2) 담창구 파괴술

파킨슨병 환자의 서동증(bradykinesia), 경직(rigidity)에 효과가 있다고 알려져 있다.

(3) 시상하핵 파괴술

현재는 잘 쓰이지 않는 방법이며, 시상하핵은 오히려 이후 소개되는 자극술의 표적으로 많이 이용되고 있다.

2) 뇌심부 자극술(deep brain stimulation, DBS)

(1) 개요

뇌심부자극술은 운동성질환에 효과적인 신경조절 방법으로, 흔히 표적은 시상의 중간 복측핵

(ventralis intermedius nucleus, Vim), 내측담창구(globus pallidus interna, GPi), 시상하핵(subthalamic nucleus, STN)이 이용되고 있다. 이 시술은 양측성이 가능하며, 통증, 정신질환, 뇌전증, 비만, 식물인간 등에서 치료 영역이 증가하고 있다. 전원발생기의 재충전이 가능하여 전원발생기의 교체 수술의 필요성을 감소시켜 이용이 점차 늘어갈 전망이다 <그림 4>.

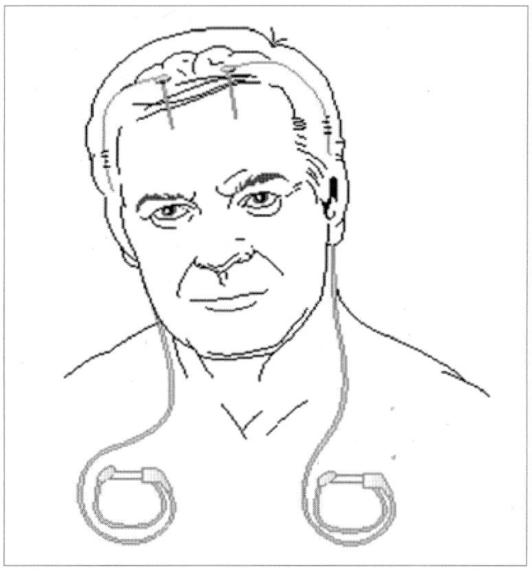

〈그림 4〉 뇌심부 자극기의 양측 전극, 연장선 및 양측 쇄골하 전원발생기

(2) 표적 및 기전

뇌심부 자극술의 대표적인 표적은 파킨슨병 환자에서 떨림이나 서동증에 대해서는 중간 복측핵과 시상하핵이 표적이며, 내측 담창구는 운동이상증 환자의 표적으로 이용된다. 뇌심부 자극술의 기전은 현재까지 완전하게 이해되지 않은 상태이나, 자극술 후 시상핵의 신경원을 활성시킨다는 보고가 있다.

(3) 수술 적응

약물에 반응이 있으면서 장기간 파킨슨병으로 인한 이상 운동증이 발생하거나, 약물에 불응하는 떨림 등이 있는 경우가 해당이 된다. 파킨슨병이 아닌 경우에도 약물에 불응하는 떨림, 근이상긴장증 등의 경우에도 적응이 될 수 있다.

3) 정신질환의 수술적 치료

정신질환의 수술치료는 심한 약물 불응 상태일 때 고려해 볼 수 있으나, 환자 개인, 특히 환자 개인의 증상을 함께 고려하여야 한다.

(1) 강박장애

대상회절제술(cingulotomy), 전피막 절개술, 변연 백질 절제술 등의 직접 파괴술 등이 이용될 수 있으며, 감마나이프나 초음파를 이용한 외부 파괴술도 이용할 수 있다 <그림 5>. 뇌심부 자극술을 이용한 자극술도 이용해 볼 수 있으나 아직 확립된 하나의 표적은 없는 실정이다.

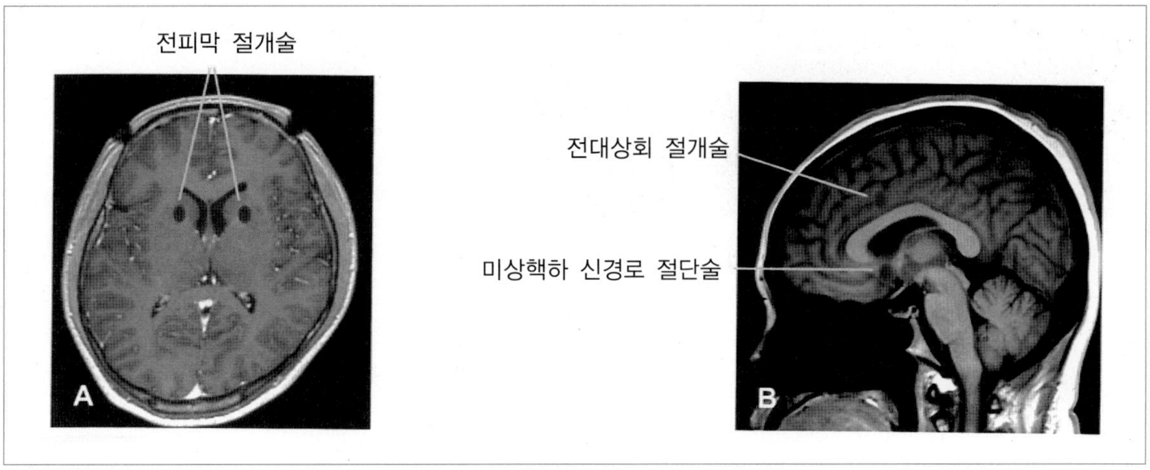

〈그림 5〉 강박장애에 대한 대표적인 뇌정위 수술부위

(2) 우울증

미주신경자극술과 경두개 자기자극술이 있다.

(3) 뚜렛증후군

뇌심부 자극술이 가끔 이용된다.

4) 뇌성마비의 수술적 치료

뇌성마비란 뇌의 초기 발달 단계에서 발생한 병변이나 기형으로 인하여, 이차적으로 발생하는 비진행성 자세 및 운동의 장애를 통칭하는 것으로 단일 질환이 아닌 일종의 질환군이다.

뇌성마비 환자의 기능 개선을 위한 신경외과적인 치료는 주로 경직을 완화하는데 초점이 맞추어져 있으며, 근육내 보툴리눔 에이 독소(Botulinum A toxin)주사, 선택적 후근 절제술(selective dorsal rhizotomy), 경막내 바클로펜(intrathecal baclofen therapy)치료 등이 있다.

5) 반측 안면경련의 치료

편측안면경련(hemifacial spasm)은 편측의 얼굴 근육에 발작적이고 불규칙하며 불수적인 수축이 발생하는 질환이다. 지속적인 혈관의 박동성 압박이 안면신경근 기시부(root exit zone)원인 신경을 자극하여 안면 경련이 발생한다. 따라서 병태생리학적으로 이 질환의 치료는 수술적으로 원인이 되는 혈관을 안면신경 기시부에서 띄워서 안면신경을 감압시키는 것이며, 이 수술을 미세혈관 감압술(microvascular decompression)이라 한다.

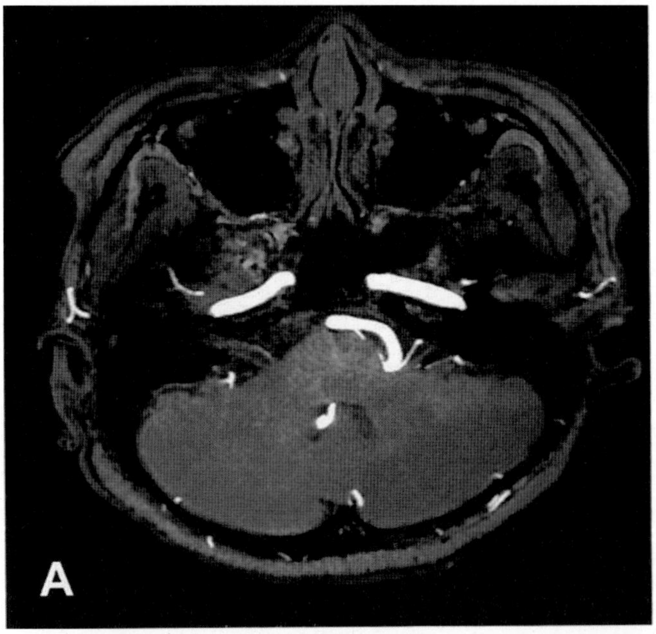

〈그림 6〉 MR angiography에서 좌측 추골 동맥이 안면신경 기시부를 압박하는 소견을 관찰할 수 있다

수술 전 MRI 등의 영상촬영을 하여 혹시 다른 병소에 의해 발생하는 이차성인지 여부를 확인함과 동시에 원인 혈관을 확인한다 <그림 6>. 또한 안면 근육의 근전도 검사를 하여 측부 확산반응(lateral spreading response, LSR)유무를 확인하며, 또한 수술 중에도 수술 중 효과적인 감압이 이루어졌을 경우 감시 장치에서 LSR 소실 여부도 관찰한다.

수술은 측부 후두부에 작은 개두술을 하여 경막을 열고, 소뇌를 견인하면서 소뇌교각부(cerebellopontine angle)쪽으로 접근하여 안면신경 기시부에서 혈관을 감압한다 <그림 7>. 수술 중 신경감시장치를 이용하여 수술 중 안면신경 감압 직후 LSR 소실, 감소를 확인하는 것이 중요하다. 수술 결과는 90% 이상에서 좋은 결과를 보이는 것으로 알려져 있다.

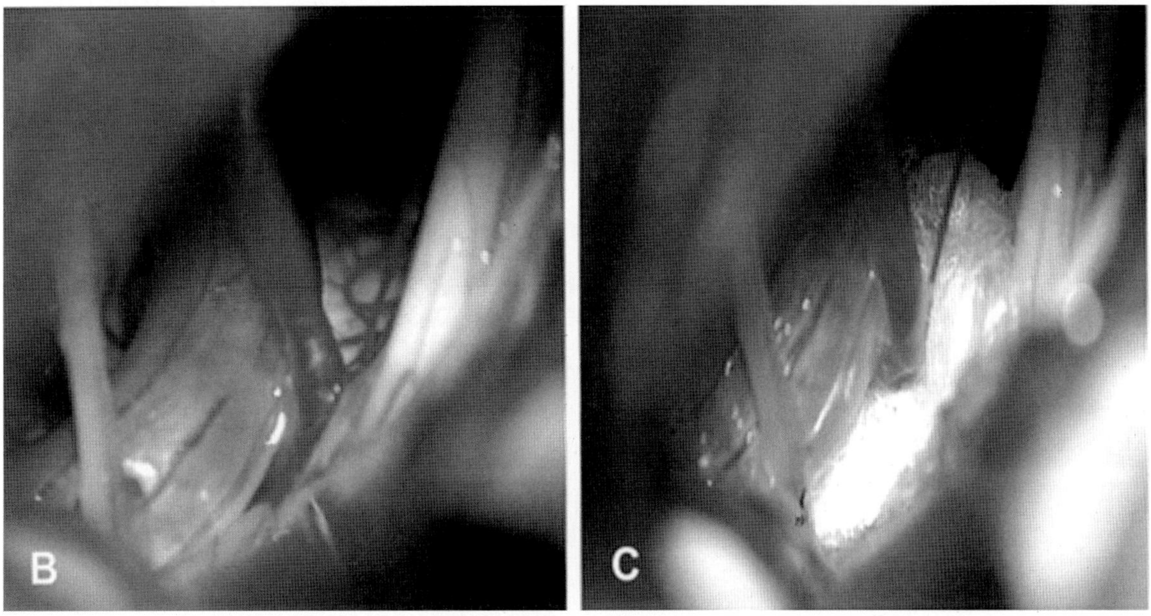

〈그림 7〉 MVD 수술 중 테프론을 이용하여 안면신경을 혈관으로부터 감압 전·후 사진

통증 신경외과

통증은 약물치료가 우선이다. 그러나 약물 불응의 극심한 신경병증성 통증이나 암성통증에 대해서는 드물기는 하지만 파괴술, 자극술, 약물주입술 등이 적응될 수 있다. 또한, 삼차신경통에 대해서는 MVD를 포함한 여러 가지 수술법이 적응이 될 수 있다.

1) 삼차신경통의 수술치료

(1) 삼차신경통의 병인

삼차신경 신경근(root entry zone)부위에서 동맥, 또는 정맥의 압박으로 발생한다. 신경근 압박에 의한 탈수초(demyelination)된 절편(plaque)이 손상 받은 구심성 신경섬유(afferents)의 과흥분(hyperexcitability)을 유발하고 여기서 생성된 방전신호가 삼차신경통을 유발한다고 알려져 있다.

(2) 임상특징 및 약물치료

통증은 얼굴의 한쪽에 삼차신경의 분지를 따라서 발작적으로 찌르는 듯한 통증(lancinating pain)이 수초에서 수분까지 지속되며, 이러한 통증이 반복적으로 온다. 치솔질 도중 잇몸 자극 시 통증이 유발되는 예처럼 통증 유발점(trigger point)을 다수 환자의 병력에서 확인할 수 있다. 일단 drug of choice인 carbamazepine으로 초기 약물치료를 시작한다.

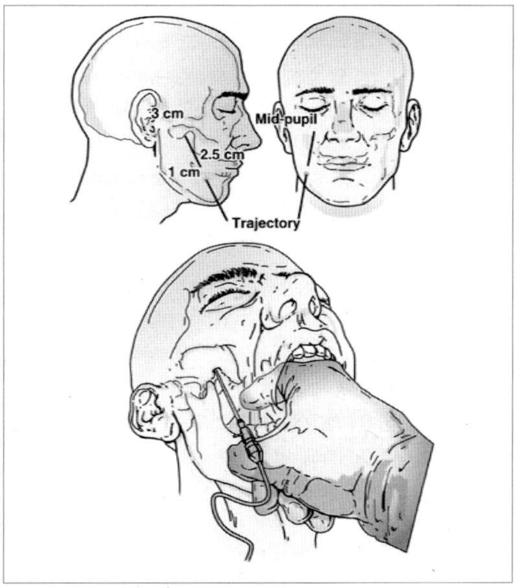

〈그림 8〉 고주파 삼차신경근 차단술. C-arm guide하에 구강 내로 접근하여 난원공(foramen ovale)으로 바늘을 삽입한 후 시술을 진행하는 장면

(3) 수술치료

가. 경피적 시술

삼차신경근 차단술(radiofrequency rhizotomy), 글리세롤 삼차신경 절단술(glycerol rhizotomy) 풍선 압박술(balloon compression) 등이 있으며, 부분 마취하에 C-arm을 보면서 skull base의 난원공(foramen ovale)쪽으로 바늘을 삽입하여 각각 전기적으로 고주파를 이용하거나, 화학적으로 신경 파괴, 풍선으로 신경을 압박하는 일종의 파괴술이다 <그림 8>.

나. 미세혈관 감압술

반측안면경련 시 안면신경을 감압하듯이 같은 수술법으로 삼차신경의 root entry zone을 확인하여 그 부위에서 혈관에 의한 삼차신경 압박 부위를 감압한다. 전신마취가 필요한 후두부 개두술이지만, 이 질환의 원인 제거를 할 수 있는 유일한 치료법이다.

다. 방사선수술

감마나이프 등으로 삼차신경의 root entry zone을 영상으로 확인하여 그 부위에 방사선을 집중시켜 치료 목적을 달성한다. 시술 자체의 통증이 없는 비침습적인 시술 방법으로 요즈음에는 경피적 시술보다 훨씬 더 많이 이용되고 있다.

2) 신경파괴술

약물 불응성 신경병증성 통증에서 일부 이용되는 수술법으로 기본 원리는 척수내 통증전달을 교란시키거나, 통각성 통증의 문측 전달을 교란시키는 것이며 수술 방법들은 아래에 기술하였다. 경피적으로 시술하거나, 직접 수술할 수 있으며, 신경을 파괴하는 기구들은 고주파 발생기나 전기 소작기 등을 이용한다.

(1) 신경절제술(neurectomy)
(2) 배부 신경근 절제술(dorsal rhizotomy)
(3) 척수 후각절리술(dorsal root entry zone lesioning, DREZ lesioning)
(4) 척수절개술(myelotomy)
(5) 교감신경 절제술(sympathectomy)

3) 신경 자극술

신경자극술은 크게 뇌와 척수에 시행한다. 전극을 특정 부위에 거치시켜 저림유발 자극(paresthesia-producing stimulation)을 하거나 아편계 자극(opiate-mediated stimulation)을 하여 심한 약물 불응성 통증을 완화한다.

(1) 뇌심부 자극술

경험적으로 septum pallucidum, thalamus의 VPL/VPM nucleus, internal capsule, periaqueductal gray(PAG) 등을 자극하여 통증 완화를 시도해 왔으나 현재는 거의 이용되지 않는 방법들이다.

(2) 뇌운동피질 자극술(motor cortex stimulation)

1991년 일부 통증 효과가 보고된 이래 현재까지 이용되고 있으며, 비교적 수술이 간단하다는 장점이 있다. 현재까지도 경험적으로 이루어지고 있으며, 경막위에 자극기를 거치하는 방법과 경막을 열어서 뇌피질 바로 위나 sulcus에 거치하는 방법이 있다.

(3) 척수 자극술(spinal cord stimulation)

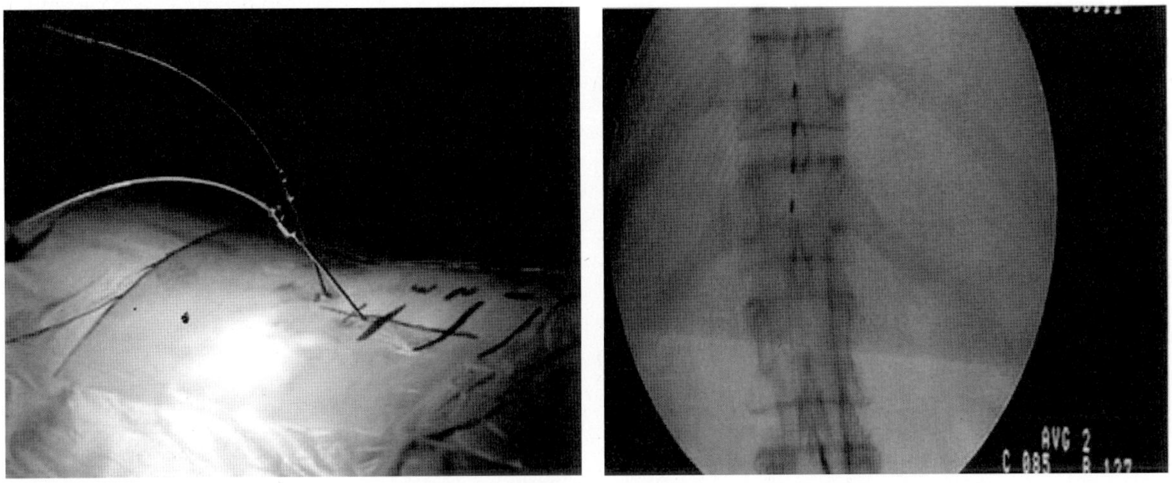

〈그림 9〉 경피적 척수자극기 삽입술(좌)과 수술 후 X-ray에서 확인되는 전극(우)

3) 약물 펌프를 이용한 약물 펌프 치료

척수강 내에 약물을 주입할 수 있는 카테터를 삽입하고 이를 약물 펌프와 연결하여 척수강으로 약물을 천천히 주입하는 장치를 장치하는 수술이다. 흔히 요추천자를 하는 하부 요추에서 척추강에 카테터를 삽입하고 이를 피하 도관을 통해서 늑골하 복벽에 포켓을 만들어 거치하는 약물 펌프와 연결하는 수술이다. 수술 방법은 비교적 간단하나 이 수술이 이루어지기까지 실험적인 척추강 내 약물 직접주입에 의한 증상 완화를 확실히 확인한 후 본 수술을 시행하여야 한다.

암성 통증이나 심한 신경병증성 통증에는 모르핀을 주입하며, 심한 spasticity 환자나 소아마비 환자에서는 baclofen을 이용한다. 펌프는 세팅한 속도로 약물을 내보낼 수 있고, 약물이 소진되면 피하 주사로 펌프에 약물을 채울 수 있다는 장점이 있어 이 장치는 반영구적이라 할 수 있다.

참고 문헌

1. H. Richard Winn. Youmans and Winn Neurological Surgery. 7th edition. 2016. Section 1 / Part 7 / Chap 36, 39 // Section 10 / Part 4 / Chap 290.
2. 대한신경과학회. 신경학 교과서 3판. 2017. Chap 21.
3. 대한신경외과학회. 신경외과학 교과서 4판. 2012. Chap 7.
4. 대한신경손상학회. 신경손상학 교과서 2판. 2014. Part 1 / Chap 15.
5. 대한정위기능신경외과학회. 정위기능신경외과학 교과서. 2017.
6. 대한척추신경외과학회. 척추학 교과서 2판. 2013. Chap 16.

Chapter 08

두부 손상

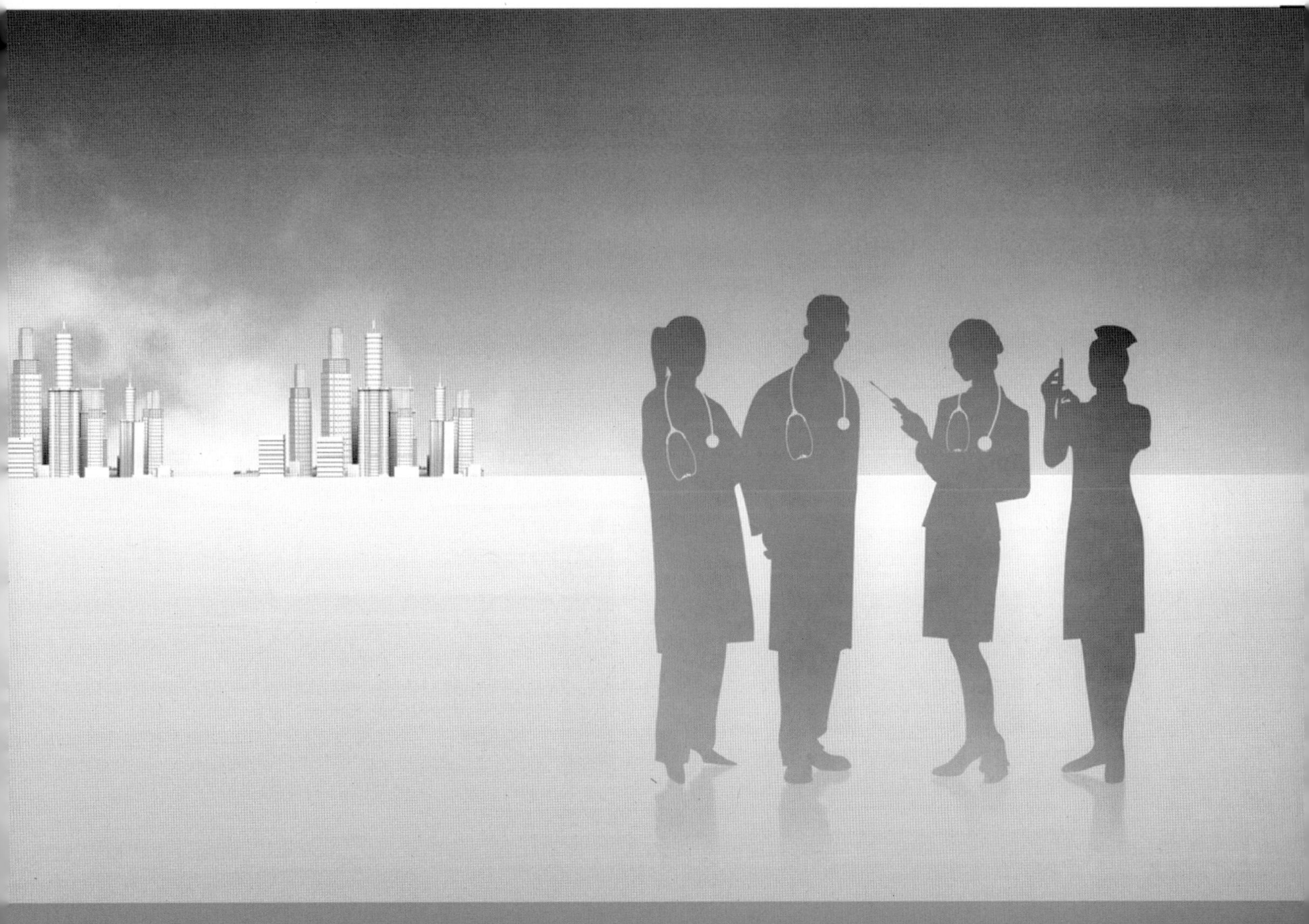

두부 손상(頭部損傷)

김재휴

일반 학습 목표

1. 두부 손상의 기전과 병태생리에 대해 이해한다.
2. 두부 손상의 유형과 손상별 특징에 대해 이해한다.
3. 두부 외상의 내외과적 치료에 대해 이해한다.
4. 두부 손상 후 병발하는 합병증에 대해 이해한다.
5. 두부 손상 후의 제반 환자 관리 및 치료에 대해 이해한다.

1. 기전

1) 생체역학

두부 외상으로 인한 뇌손상의 정도는 ① 가해지는 기계적 힘의 정도와 작용 기전, ② 그 힘을 받는 머리의 구조와 상태, ③ 이에 대한 생체의 병태생리학적 반응 등 세 가지 요인이 중요한 역할을 한다.

2) 외상의 기전

힘이 가해지는 기간(duration)은 두부 외상의 형태를 결정하는 중요한 요인이다.

대부분의 두부 외상은 50msec 이내의 동적인 힘에 의하여 유발되는데, 동적인 힘은 충돌(impact)과 충동(impulse)의 두가지로 구분할 수 있다 <그림 1>.

충돌은 두 물체가 부딪치는 현상으로 손상을 초래하는 주된 기전이며 충동은 빠르게 달리다 갑자기 정지할 때와 같은 관성의 힘으로 관성 효과만 있다.

정적인 힘(static force)

- 머리에 가해지는 힘의 작용 시간이 200msec 이상
- 효과는 국소적이며, 머리 전반에 걸친 분산 효과는 거의 없음

동적인 힘(dynamic force)

- 머리에 가해지는 힘의 작용 시간이 200msec 이하
- 국소 효과뿐만 아니라, 머리 전반에 걸친 큰 분산 효과를 가짐(그림 313)

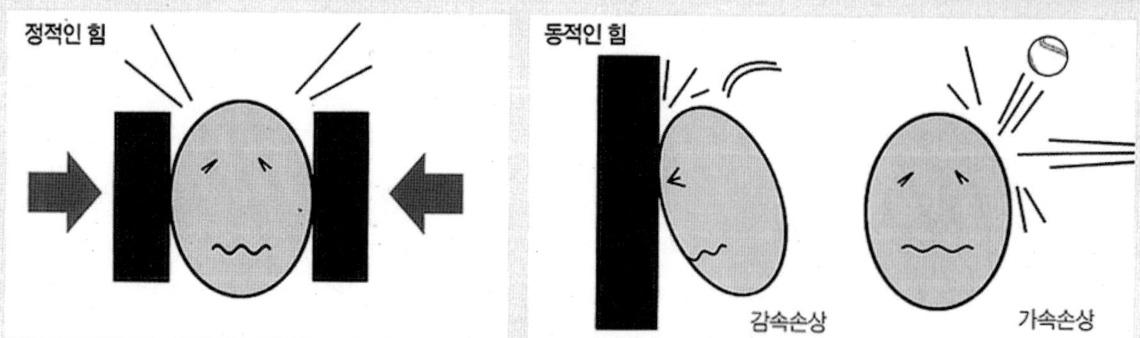

〈그림 1〉 정적인 힘과 동적인 힘

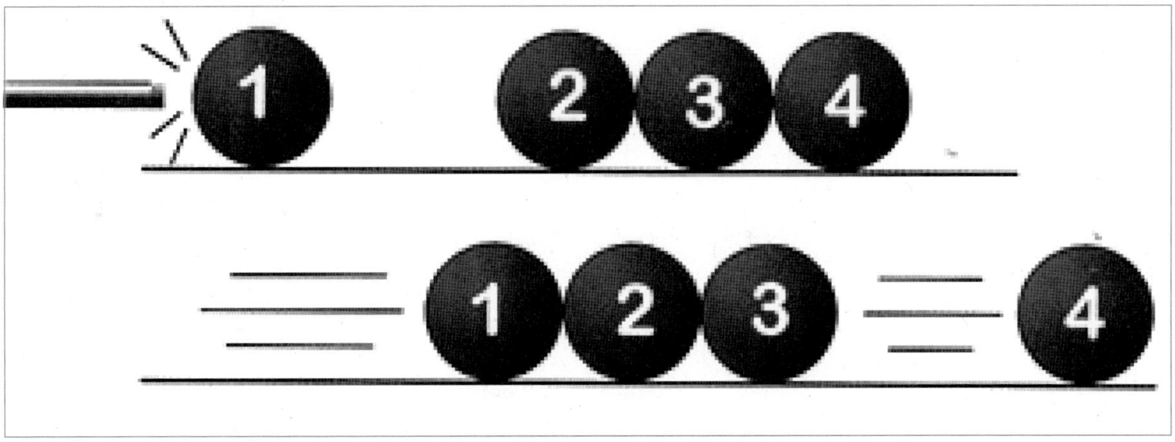

〈그림 2〉 접촉 효과와 관성 효과

때린 공(1)은 접촉현상과 감속관성을 갖고, 가운데 공(2,3)은 접촉 현상만 갖으며, 튕겨나가는 공(4)은 접촉현상과 가속 관성을 갖는다 <그림 2>.

접촉이나 관성은 결국 조직에 변형을 가져오며, 조직 변형은 당기기(tension), 누르기(compression), 자르기(shearing)의 세 기전에 의해 발생한다.

두부 손상의 형태는 가해진 변형력의 형태, 가해진 변형력의 부위 및 변형력을 견디는 조직의 능력에 따라 결정된다. 두부 외상 후 변형력을 받는 주요 조직은 두개골, 혈관 그리고 뇌실질이다. 두개골은 자르기보다 누르기에 잘 견디며, 뇌실질은 거의 눌러지지 않는 특성 때문에 당기기와 자르기가 주된 손상 기전이다. 혈관도 뇌와 비슷한 특성을 갖지만, 빠르게 가해진 변형력에 더 약하다 <그림 3>.

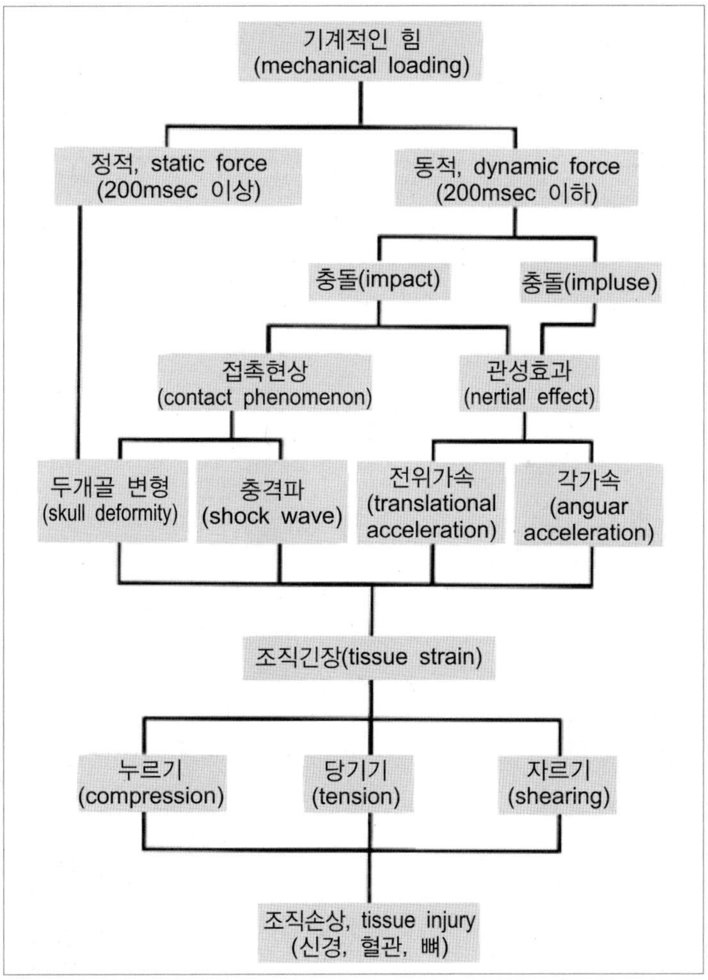

〈그림 3〉 두부 외상의 기전

대부분의 두부 외상은 동적인 힘에 의해 유발되고, 이 중에서도 충돌이 주된 기전이다. 곧, 충돌에 의해 발생하는 관성과 접촉 현상이 두부 외상의 2가지 주된 기전이 된다. 또한 충돌에 따른 접촉 현상이 두피 손상과 두개골 손상 및 두개강내 국소 손상의 주된 기전이 되고, 각 가속을 포함한 관성 효과가 미만성 손상의 주된 기전이 된다 <그림 4>.

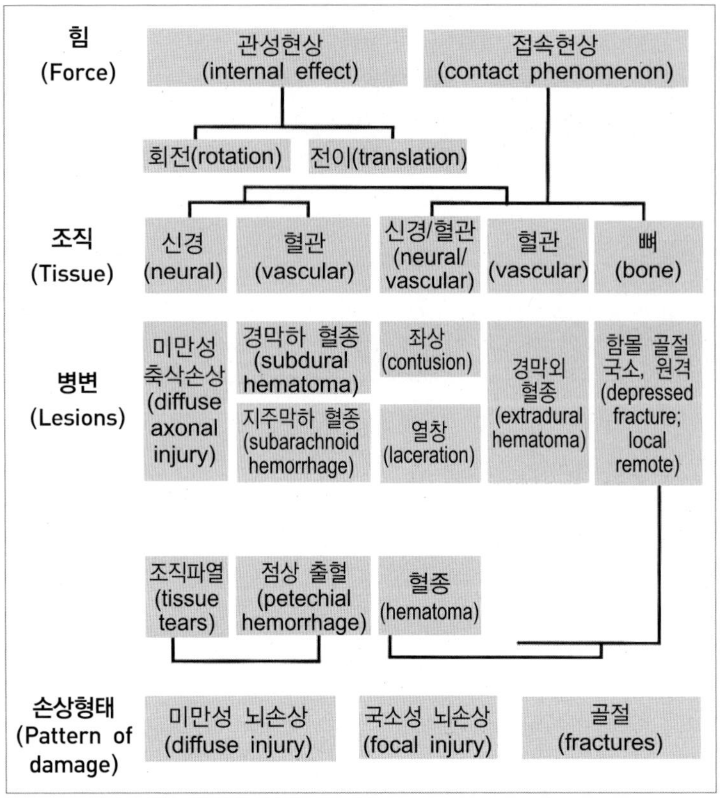

〈그림 4〉 두부 외상의 기전에 따른 형태

(1) 접촉 현상에 의한 손상

두개골 골절은 국소에 작용한 힘에 의해 두개골이 안쪽으로 휠 때, 두개골의 외판에는 누르는 힘이 걸리고 내판에는 당기는 힘이 걸린다. 두개골은 누르기에는 강하나 당기기에는 약하다. 힘이 크면 내판이 부러지고, 골절선은 두개골 중 가장 약한 곳을 따라 확대된다. 골절 형태는 충격을 받은 부위 뼈의 두께, 형태 및 구성 성분에 따라 다양하게 나타난다. 접촉면이 작은 경우에는 함몰 골절이 발생하고, 접촉면은 아주 작으나 가해진 힘이 매우 크면 천공이 발생한다. 대부분의 선상 골절은 접촉면의 크기가 중간 정도일 때 발생하고, 접촉면이 너무 크면 두개골 전반으로 그 힘이 분산되어 골절이 생기지 않는다 <그림 5>.

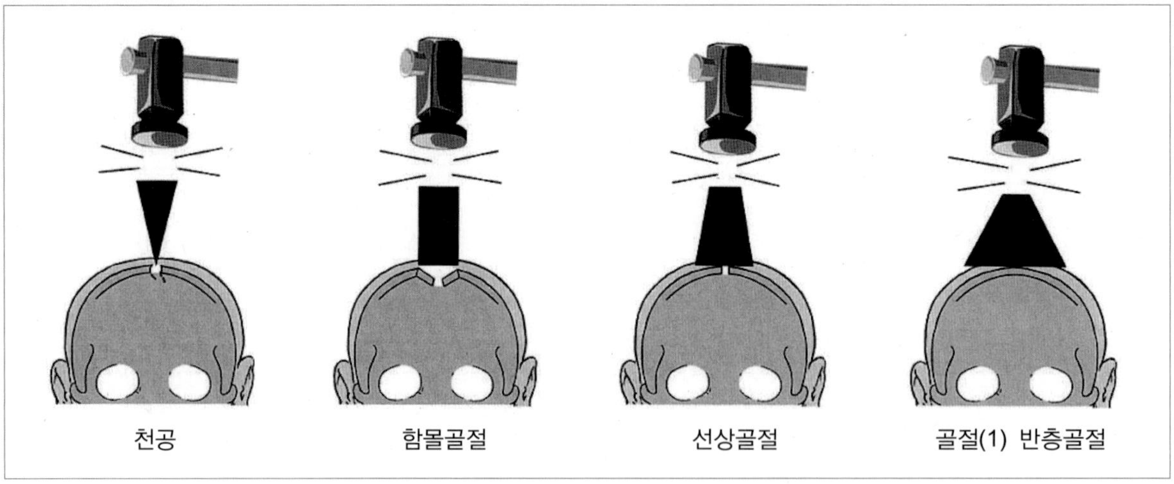

〈그림 5〉 접촉 전의 크기와 두개골 골절의 양상

접촉 부위가 아닌 곳에 발생하는 원격 접촉 손상은 두개골의 변형이나 충격파(shock wave)에 의해 발생한다. 두개골의 변형은 때로 접촉 부위가 아닌 가장 장력에 약한 부위에 골절(반충 골절, contre coup fracture)을 만들기도 한다. 두개골을 따라 퍼진 충격파는 두개골 변형, 두개저 골절, 또는 반충 골절을 만들며, 뇌를 따라 퍼진 충격파는 간충 좌상(intermediate coup contusion)이나 심부에 발생하는 범상출혈 혹은 뇌실질내 출혈의 원인이 되기도 한다 <그림 6>.

(2) 관성 효과에 의한 손상

관성 효과는 전위(translational), 회전(rotational) 및 각(angular) 가속으로 구분할 수 있으며, 급작스러운 가속(acceleration)이나 감속(deceleration)시 두부 외상이 발생한다 **<그림 7>**. 가속 자체에 의한 손상은 뇌에서는 1) 누르기(압박) 2) 당기기(견인), 3) 자르기(전단)의 세 가지 기전에 의해 초래된다. 이 중에서도 뇌는 두개골에 의해 누르기로부터 보호되고 있어 당기기와 자르기가 주된 손상 기전이다. 이러한 기전에 의해 축삭이 잘리거나 혈관 손상이 초래되어 미만성 축삭손상(diffuse axonal injury)이나 간충 좌상(intermediate coup contusion)이 발생한다.

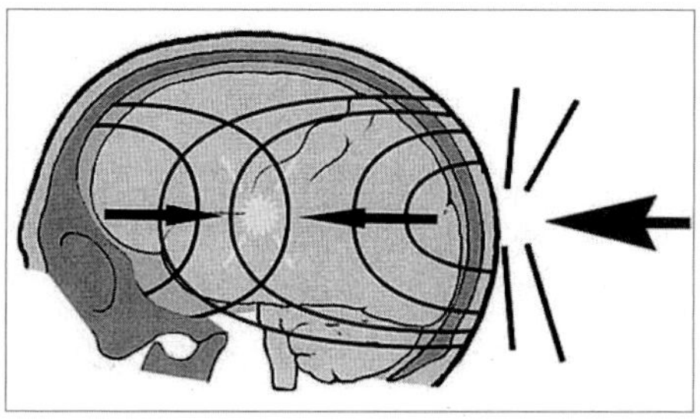

〈그림 6〉 충격파에 의한 간충 손상의 기전

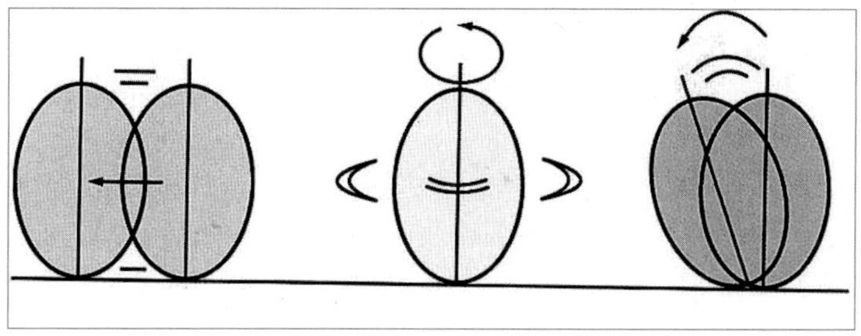

〈그림 7〉 관성의 종류

두개골과 뇌와의 가속의 차이에 의한 손상은 단단한 두개골의 가속이 뇌척수액 속에 떠 있는 뇌의 가속보다 빨라 순간적으로 뇌와 두개골의 운동 방향이 반대가 되어, 이때의 당기는 힘이 경막(dura)과 뇌사이의 교정맥(bridging vein)을 찢어 경막하 혈종을 만든다.

2. 분류

두부 외상은 폐쇄성 손상(closed 또는 blunt injury)과 관통성 손상(penetrating injury)의 두가지 유형으로 나눌 수 있다. 폐쇄성 손상은 주로 교통사고, 추락 및 폭행 등과 관련이 있고, 관통성 손상은 총상(gunshot wound)이나 자창(stab injury)과 연관이 있다.

1) 국소 손상과 미만성 손상

형태학적으로 두부 손상은 두피 손싱, 두개골 골절 및 두개강내 병변으로 구분되며, 두개강내 병변은 다시 국소 손상과 미만성 손상으로 구별된다. 국소 병소에는 뇌좌상과 열창, 혈종, 뇌간 손상과 뇌하수체 손상 등이 있으며, 미만성 병소에는 뇌진탕과 미만성 축삭 손상이 있다.

(1) 국소 뇌손상(focal brain injuries)

가. 두개강내 혈종(intracranial hematoma)

경막외 혈종(epidural hematoma)은 접촉 현상에 의해 발생한 골절이나 변형에 의해 두개골 또는 경막 혈관 손상으로 혈종이 경막 바깥쪽에서 발생한다. 주로 중경막 혈관(middle meningeal vessels) 손상에 의해 발생한다.

나. 경막하 혈종(subdural hematoma)

급성 경막하 혈종	만성 경막하 혈종
· 관성 효과(주로 시상면(sagittal)에 평행한 각 가속)에 의해 유발	· 병태 생리에 대하여 논쟁이 많음
· 손상 혈관 : 뇌피질과 유입 정맥동 (draining venous sinus)사이의 교정맥	· 삼투압설
	· 피막으로부터 재출혈설
	· 경막하 수종으로부터 유래설

다. 뇌내 혈종(intracerebral hematoma)

외상성 실질내 혈종은 대부분 뇌좌상을 동반한다. 기전은 두개골 골절과 동반하여 충돌 부위의 뇌 혈관에 발생한 장력에 의하거나, 관성에 의한 당기기나, 충격파의 응집에 의한 혈관 파열에 의해 심부조직에 발생한다. 발생 기전은 뇌좌상의 기전과 유사하다.

라. 뇌좌상(contusion) 및 열상(laceration)

전두엽 및 측두엽에 주로 발생하나, 소뇌 또는 뇌간을 포함한 어떤 위치에서도 발생 가능하다. 경막하 혈종 환자의 대부분이 뇌좌상을 동반한다. 발생 기전과 위치에 따라 충 좌상(coup contusion), 간충 좌상(intermediate coup contusion). 반충 좌상(contre coup contusion)으로 나뉜다 **<그림 8>**. 충 좌상은 충돌에 의한 접촉 현상에 의해 발생하는데, 충돌 시 충돌 부위의 두개골이 안쪽으로 휘어 뇌가 눌리거나(압박), 두개골이 원상 복귀될 때 충돌 부위의 뇌 모세혈관에 당기기가 작용하여 발생한다.

반충 좌상은 주로 관성력에 의한 가속이 원인이 되며, 발생 기전은 공동설이 가장 유력하다. 공동설은 두개골이 단단한 물체와 충돌 순간에 뇌척수액 속에 떠있는 뇌가 관성에 의해 접촉 부위로 이동하게 된다. 이때 접촉 부위는 두개골이 안쪽으로 휘면서 뇌의 압력이 증가하나 반대편은 압력이 오히려 감소하여, 음압(negative pressure)이 초래되어 팽창 또는 견인 장력이 생긴다.

이 음압에 의한 공동이 형성되며, 결과적으로 팽창 또는 견인 장력에 의한 좌상이 발생한다는 이론이다 **<그림 9>**. 반충 좌상은 반드시 충돌 부위에서 직선상에 위치하지는 않는다.

간충 손상은 뇌의 가운데 부분의 손상을 일컬으며, 충돌 시 발생된 충격파가 집중되거나 비교적 단단한 경막인 대뇌겸(falx cerebri)이나, 편평하지 않은 두개저부에 뇌가 부딪혀 발생한다.

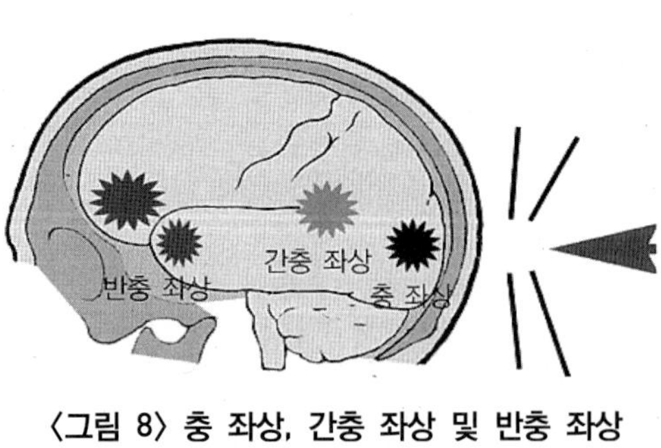

〈그림 8〉 충 좌상, 간충 좌상 및 반충 좌상

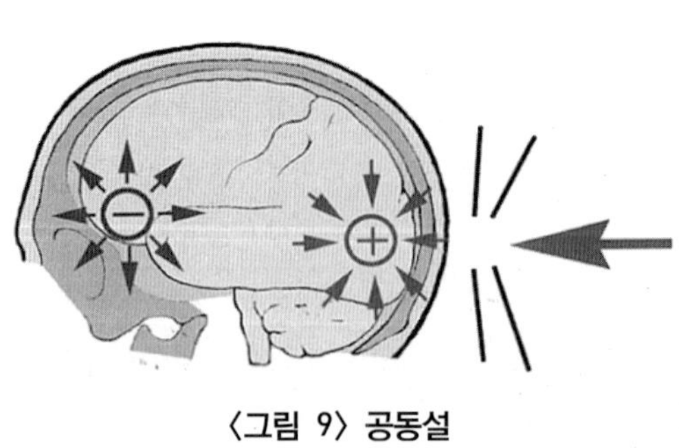
〈그림 9〉 공동설

마. 외상성 뇌지주막하 출혈(traumatic subarachnoid hemorrhage)

뇌지주막하에 위치한 혈관에 손상을 초래할 수 있는 다양한 힘에 의해 초래된다.

뇌지주막하 출혈의 가장 흔한 원인은 두부 외상이다. 외상성 뇌지주막하 출혈은 혈관 연축

(vasospasm)을 야기하거나, 뇌혈류를 감소시켜 이차적 뇌손상을 초래한다.

바. 외상성 뇌실내 출혈(traumatic intraventricular hemorrhage)

충격 시 뇌실 벽이 늘어나면서 상의하부(subependymal) 정맥이 파열되거나, 자르기 손상으로 인한 뇌실 벽의 혈관 손상이 원인이다.

발생 빈도는 드물지만, 대개의 경우 뇌실내 출혈 발생 시 외상의 정도가 심하며, 동반된 뇌손상의 빈도가 높아 예후는 불량하다.

(2) 미만성 뇌손상(diffuse brain injuries)

가. 뇌진탕(cerebral concussion)

- **뇌진탕의 구심설** : 미만성 뇌손상을 초래하는 주된 기전은 각 가속이며, 두부외상 시 가속의 폭이 증가할수록 조직 긴장이 점점 심부로 확대된다는 이론. 곧, 가속이 작으면 뇌의 표면에만 힘이 가해지고, 가속이 커야 뇌의 심부에 손상이 생긴다는 설

나. 미만성 축삭 손상(diffuse axonal injury : DAI)

- **발생기전** : 관성 효과에 의해 초래되며, 누르기, 당기기, 자르기 중 자르기가 주된 기전
- **정의** : 뇌CT 소견에서 혼수의 원인이 될만한 병소가 없으면서, 임상적으로 혼수 상태가 6시간 이상 지속되는 경우
- **특징적인 CT소견** : 뇌량, 대뇌 기저핵, 뇌실 주위 및 상소뇌각 등의 작은 출혈

2) 외상의 정도와 의식 소실

외상 후 초래되는 의식의 소실은 뇌손상의 정도와 범위를 반영하는 중요한 지표이다. 일반적으로 글라스고우 혼수 계수(Glasgow Coma Scale)가 이용된다(표4). 환자가 병원에 내원 당시 글라스고우 혼수 계수 점수를 기준으로 8점 이하인 경우를 중증(severe) 뇌손상, 9~12점인 경우를 중등도(moderate)뇌손상, 그리고 13~15점인 경우를 경증(mild)뇌손상으로 구별한다.

〈표 1〉 이차적 뇌손상의 원인

전신적 조건	두개강내 조건
저산소증	두개강내압 항진
저혈압	뇌부종
고탄산증	뇌충혈
저탄산증	뇌허니아
고체온	지연성 두개강내 혈종
저혈당 혹은 고혈당	경련
전해질 이상	두개강내 감염
	수두증

3) 일차적 뇌손상과 이차적 뇌손상

뇌손상의 과정은 충격 시 두피, 두개골 및 뇌에 발생하는 일차 손상과 충격에 이어 시작되는 병태생리학적 과정의 결과인 이차 손상으로 대별된다. 이차적 뇌손상의 원인에는 전신적(systemic)조건과 두개강내(intracranial) 조건이 있다 <표 1>.

(1) 두개강내 요인

가. 두개강내압 상승(Increased intracranial pressure)

두개강내압 상승으로 인한 뇌조직의 기능 장애를 발생시키는 기전이다. 뇌관류압이 떨어져 뇌허혈

을 초래하며 뇌탈출로 인한 뇌간 구조의 압박한다. 두개강내압 상승은 두부 외상의 합병증으로 발생하는 종괴 병소를 동반한 환자에게 예외 없이 나타나며, 특히 중증 두부 손상 환자의 70%이상에서 관찰되는 소견이다.

두부 외상에서의 두개강내압 상승 원인은 Monro-Kellie 학설에 기초한 용적의 동요로 설명된다. 일반적으로 뇌실질 자체의 용적 감소는 기대할 수 없으므로, 두개강내압을 일정하게 유지하기 위해서는 혈액과 뇌척수액이 주된 용적 완충 요소 역할을 한다. 초기의 부피 증가는 뇌척수액과 혈액의 완충(이동)에 의해 두개강내압을 증가시키지 않으나, 이러한 보상의 한계치를 넘으면 보상 부전 상태가 되며, 이때에는 부피가 조금만 증가해도 두개강내압이 크게 상승하게 된다.

나. 뇌부종(cerebral edema)

통상 수액의 성분과 위치(세포 내 혹은 세포 외)에 따라 분류하는데, 크게 혈관인성(vasogenic) 부종과 세포 독성(cytotoxic) 부종으로 구분한다 <표 2, 그림 10>.

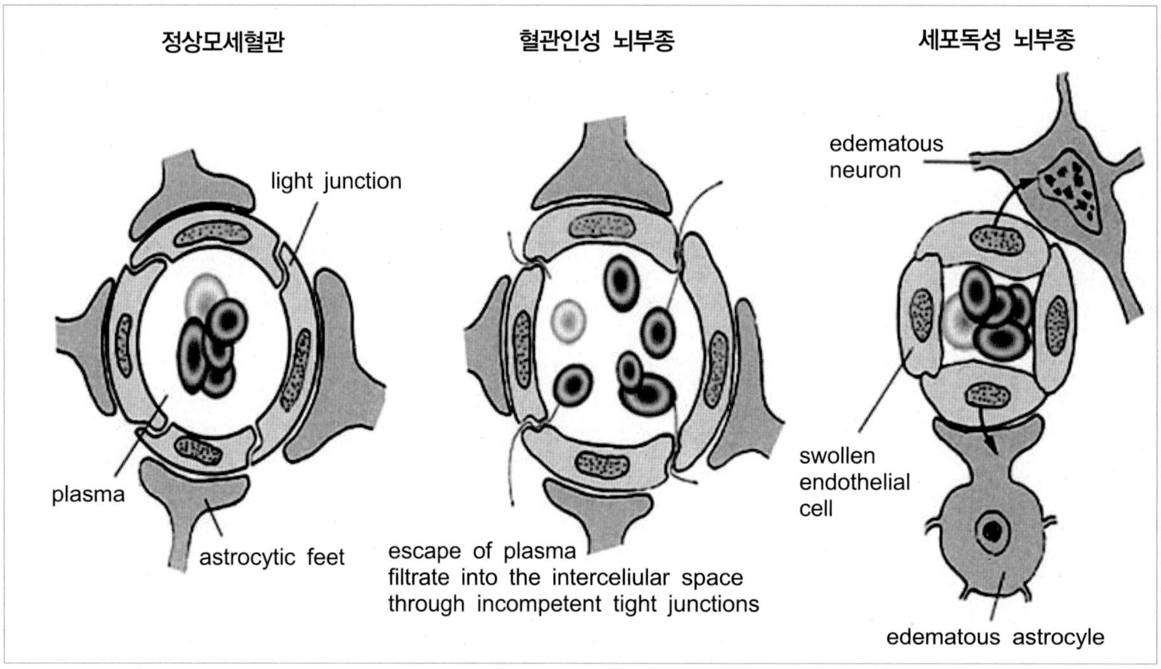

〈그림 10〉 혈관인성 부종과 세포독성 부종

〈표 2〉 뇌부종의 유형과 특성

	혈관인성 부종	세포독성 부종
발생 기전	모세혈관 투고성의 증가	세포막 펌프 작용의 장애
부종의 위치	세포외 공간 백질	세포 내 공간 회백질, 백질
부종의 성분	혈장 단백	수분과 나트륨
세포의 체액량	증가	감소
원인 병소	뇌종양, 외상, 후기 뇌경색	초기 뇌경색
스테로이드 효과	+	-
만니톨 효과	+	+

다. 뇌탈출(brain herniation)

두개강내압이 올라가면 일차적으로 뇌혈류를 조절하여 두개강내압을 유지하나, 이러한 방법이 실패하면 이차적으로는 압력이 높은 곳에서 낮은 곳으로 뇌를 전위(brain shift)시키게 되며, 이때 신경조직이 뒤틀리거나 탈출하게 된다. 이러한 뇌 탈출은 두개강내압 상승을 유발하는 여러 원인들에 의하여 발생한다. 두개강내 점유병소는 두개강내압을 상승시키고, 증가된 내압은 두개강내 구획의 구분과 정상 조직과 병적 조직의 밀도 차이 등에 의하여 두개강내 구획간의 압력 차이를 발생시키며, 병소가 없는 구획으로 뇌 탈출이 일어나게 된다. 이때 압박된 뇌에서는 허혈성 변화가 동반된다.

① 정중탈출(midline herniation)

두개강내 종괴 병소의 확장이 한쪽 대뇌 반구에서 일어날 때 중앙부의 구조물들이 반대쪽으로 이동되는 현상으로, 일명 대상회전(cingulate) 혹은 대뇌겸하(subfalcine) 뇌탈출이라고 한다. 압박 받는 구조물은 대상외(cingulate gyrus)와 전대뇌동맥이다. 증상으로 하지마비가 올 수 있다 **<그림 11>**.

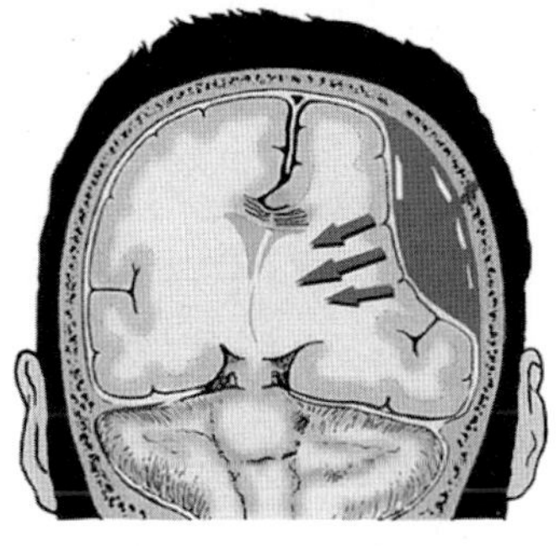

〈그림 11〉 정중탈출

② 천막 탈출(tentorial herniation)

③ 구회 탈출(uncal herniation)

구회(uncus)와 해마회전(hippocampus) 내측이 천막의 변연부와 중뇌 사이로 탈출하여 발생한다. 압박 받는 구조물은 병소 동측 대뇌각(cerebral peduncle), 동안신경 및 후대뇌동맥으로 증상은 병소의 반대측 편마비, 동측의 동공 산대이며, 후두엽 뇌경색에 의해 시야 장애가 올 수 있다 **<그림 12>**.

Kernohan 절흔(병소 반대측의 소뇌 천막 자유연; tentorial edge); 뇌천막 상부의 공간 점유성 병소로 외측 전위가 심할 때 반대측의 소뇌 천막 자유연에 대뇌각이 눌리게 되어, 그 증상으로 병소와 동측에 편마비가 나타나게 된다.

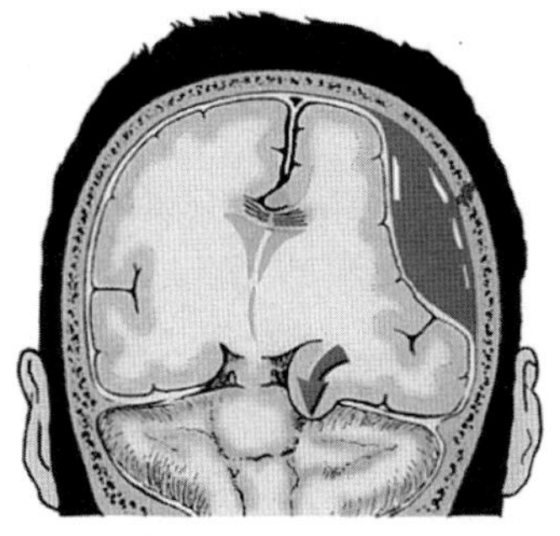

〈그림 12〉 천막탈출

④ 중뇌개 탈출(tectal herniation)

측두엽 내측 구조물들이 후방 혹은 양측방에서 압박을 받아 탈출된 뇌가 사구판(quadrigeminal plate)을 침범하여 상부 응시 마비인 Parinaud씨 증후군을 초래한다.

⑤ 중앙 탈출(central herniation)

상부 뇌간이 소뇌 천막 절흔(tentorial notch)으로부터 후두와 속으로 밀려 들어가는 상태를 말한다. 측두엽 허니아와 달리 장애는 양측성으로 나타난다. 뇌간 장애, 동안신경 마비, 소뇌 장애 등을 보여, 손수 장애등을 보여, 혼수와 제뇌 경직 자세를 보인다.

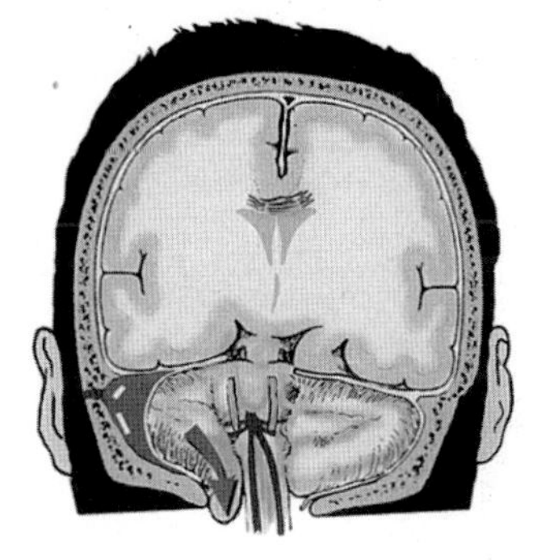

〈그림 13〉 편도탈출

⑥ 편도 탈출(cerebellar tonsil herniation)

소뇌 편도가 대후두공을 통하여 돌출됨으로써 대조(cisterna magna)를 폐쇄하고 연수를 압박한다. 급성 수두증, 뇌경막 자극 증상, 하위 뇌신경 압박 증상 및 연수 압박으로 인한 호흡 마비, 의식 장애 등을 보인다 <그림 13>.

3. 진단

1) 신경검사

(1) 의식(consciousness)

의식 수준의 분류(Dejong 분류)

• 청명(alert)	의식이 깨끗하고 정상적인 상태
• 기면(drowsy, lethargy)	정상적인 의식 상태에 가까우며, 소리를 지르면 눈을 떴다가도 가만 있으면 다시 잠에 드는 상태
• 혼미(stupor)	외부 자극에 눈을 감거나, 간단한 행동을 보이는 상태
• 반혼수(semicoma)	강한 자극에 최소한의 반응만을 보이는 상태 예) 제뇌반사, 제피질 반사
• 혼수(coma)	외부 자극에 대한반응이 전혀 없는 상태

의식 수준 분류의 단점 : 개인 차이가 많으며, 각 단계에 대한 구별점이 모호하여 기술하는 데에 어려움이 많다.

글라스고우 혼수 계수

- 1974년 Teasdale과 Jennets에 의해 제안
- 개안 반응(eye opening, E), 언어 반응(verbal response, V), 운동 반응(motor response, M)의 세 가지 항목으로 되어 있으며, 각 항목의 합이 총체적인 반응 점수가 됨.
- GCS가 8점 이하 : 중증(severe), 9~12점 : 중둥도(moderate), 13점 이상 : 경도(mild)
- 비교적 일관성과 객관성을 유지할 수가 있어 가장 널리 사용됨.

(2) 동공(pupil)

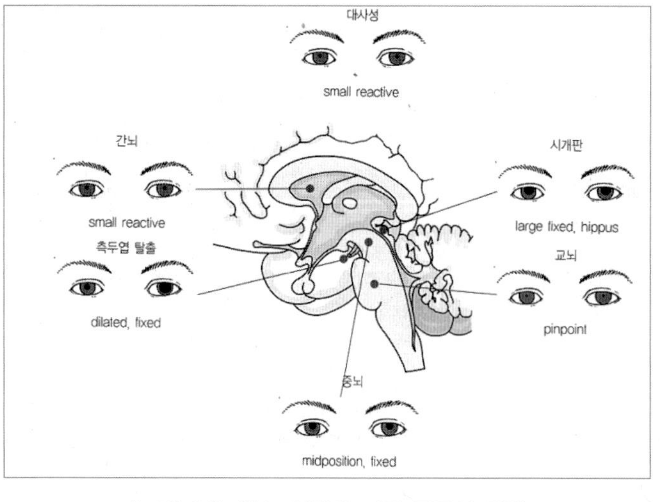

〈그림 14〉 병소 위치에 따른 동공의 변화

초기 검사 동안 동공의 크기와 모양, 대광 반사에 대한 반응을 주의 깊게 관찰한다.

동공의 대광 반사(light reflex)는 뇌기능 장애의 원인이 구조적인 변화에 의한 것인지, 아니면 대사 장애에 의한 것인지 구별하는 중요한 징후로 중요하다 **<그림 14>**. 정상 동공의 크기는 직격 3~5mm로, 동공 부동증(anisocoria)인 경우는 양측의 직경이 1mm 이상 차이가 날 경우를 말한다. 동공부동은 천막상부의 종괴 병소를 의미하며 측두엽 뇌탈출과 제3뇌

신경의 압박을 의미하기 때문에 즉각적인 조치가 필요하다.

2) 신체검사

(1) 두경부

측두골의 추체부 기저 골절 의심 시 보이는 증상으론 Battle's sign(유양돌기(mastoid process) 부위의 반상 출혈), 고실혈종(hemotympanum), 뇌척수액 이루(otorrhea)가 있으며 전두골 기저 골절 의심되는 증상은 raccoon's eyes(panda bear, 안와 주위 피하 출혈), 뇌척수액 비루(rhinorrhea)가 있다.

3) 방사선 검사

(1) 단순 촬영(plain radiology)

두개골 골절을 진단하는 가장 간단하고 기본적인 검사법이다.

(2) 전산화 단층 촬영(computed tomography: CT)

응급 CT 촬영을 반드시 시행해야 하는 경우

- 글라스고우 혼수 계수(GCS score)가 8점 이하
- 1cm 이상의 함몰 골절
- 양쪽 동공의 크기가 1mm 이상 차이가 날 때
- 지속적으로 신경학적 이상을 보이는 경우
- 3점 이상 GCS 계수가 떨어지는 경우
- 의식 수준이 악화되는 경우
- 두부 관통상
- 출혈성 경향이 있거나, 항응고제 치료를 받고 있는 환자 등

(3) 자기 공명 영상(magnetic resonance imaging : MRI)

급성 외상 환자에게 가장 중요한 사항은 치료 가능한 병소를 가능한 빠른 시간 내에 발견하는 것으로, 검사 시간이 길고 금기 사항이 있는 MRI보다는 수분 내에 검사가 가능한 CT가 유용하므로, 기복적인 첫번째 영상 진단법은 CT가 될 수 있다.

4) 신경생리학적 검사

(1) 유발 전위(evoked potentials)

시각, 청각 및 체성 감각을 자극하게 되면 전기적 활성이 발생하게 되는데, 이 전위를 체표면이나 침습적인 방법을 통하여 감각 신경의 전도로 경로상에서 측정할 수 있다.

가. 체성 감각 유발전위(somatosensory evoked potentials : SSEPs)

말초 신경, 척수 신경, 대뇌 피질과 피질하 구조물 등의 기능을 검사할 수 있다 <표 3, 그림 15>.

나. 뇌간 청각 유발 전위(brain-stem auditory evoked potentials : BAEPs)

외이도에 딸각거리는 큰 소리를 초당 9~30회 자극하고, 이때 발생되는 유발 전위를 500~2,000번 평균화하여 파형을 감지하는 검사로, 청각의 경로, 특히 제8뇌 신경과 중뇌사이에 존재하는 발생기에

의해 생성되는 것으로 추정되고 있으며, 두부 외상 후 뇌간의 전기생리학적 평가의 방법으로 이용된다 <그림 16>.

〈표 3〉 두부 외상에서 전기생리학적 검사의 유용성

	EEG	SSEP	BAEP	VEP
검사할 수 있는 신경 구조물	뇌피질	말초 신경 척수 뇌간 감각 피질	뇌간	망막 시각 피질
유용성	혼수의 깊이 간질의 진단 뇌사	뇌허혈증 두개강내압 상승 두개강내 종괴	뇌간 손상 천막 허니아 중증 혼수	두개강내압 상승 시신경 손상
중증의 비정상 검사 결과시 사망의 예측	정확	정확	정확	비교적 정확
중증의 비정상 검사 결과가 아닌 경우 좋은 예측 추론	부정확	정확	정확	부정확
측정 시 문제점	두피 손상 대사 질환 약물의 영향	말초 신경과 척수 손상	외이도 손상	인구 손상

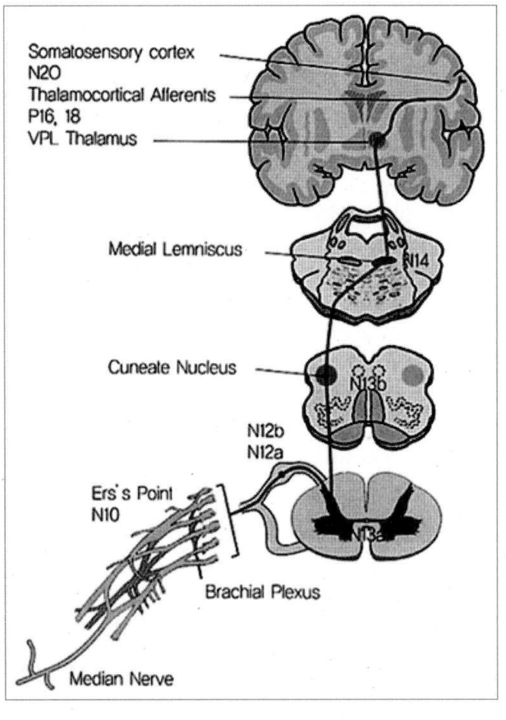

〈그림 15〉 정중 신경을 자극한 경우 유발되는 체성감각유발전위의 발생원 위치

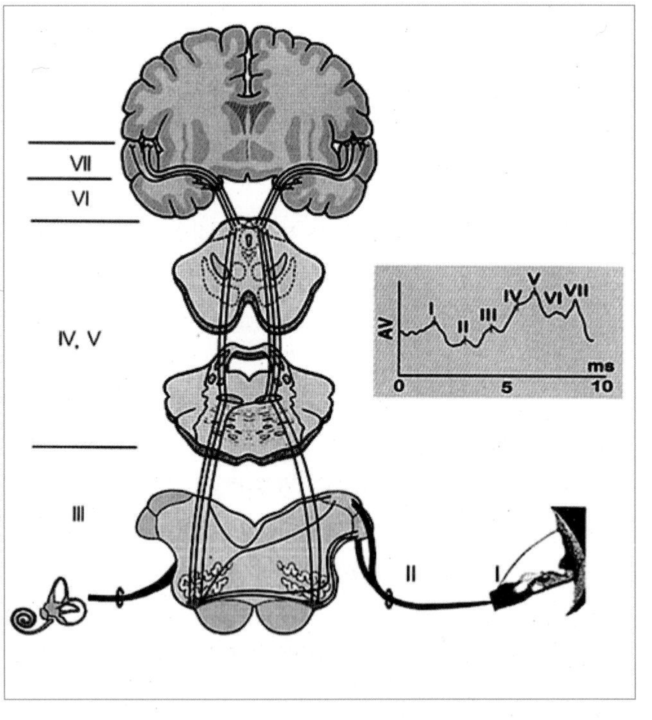

〈그림 16〉 뇌간청각유발전위의 발생원 위치

다. 운동 유발전위(motor evoked potentials : MEPs)

전기적 또는 자장을 이용한 자극을 대뇌의 운동 중추 부위, 척수 신경 그리고 말초신경에 가한 후 발생한 전기적 신호를 말초 신경이나 척수에서 감지하거나 근육에서 감지하여 측정하는 검사로, 주로 척추 및 척수 수술 시 혈류 장애가 발생될 수 있는 경우 제한적으로 이용된다.

4. 두부외상의 내과적 치료

1) 이차적 뇌손상(Secondary Brain Injury)

이차적 뇌손상의 원인

- 전신적(systemic)원인
  저산소증, 저혈압, 빈혈, 고 또는 저탄산혈증(hyper- or hypocapnia), 고체온(hyperthermia), 고 또는 저혈당, 전해질 불균형, 산-염기 이상 그리고 전신성 염증반응(systemic inflammatory response)등
- 두개강내(intracranial)원인
  국소(focal) 또는 구(global) 뇌혈류 이상, 뇌대사 이상, 흥분성 독성(excitotoxicity), 세포막 유리기 손상(free radical injury), 종괴병변, 뇌부종, 혈관연축, 수두증, 감염 그리고 전간증 등

2) 두개강내압 상승의 내과적 치료

두개강내압의 치료

- 정상 두개강 내압 : 10mmHg(0~135mmH_2O)이하
- 뇌압 강하치료 시작점 : 15~25mmHg
- 뇌관류압 : 70mmHg 이상 유지 ;(뇌관류압 = 평균 동맥압 - 뇌압)

두개강내압 상승의 내과적 치료

- 일반적 지지요법(general supportive care)
- 과호흡(Hyperventilation)
- 뇌실외 배액술(Extraventricular CSF drainage)
- 삼투성 제제와 이뇨제(mannitol, glycerol, diuretic)
- 바비튜레이트(Barbiturate)
- 고농도 식염수(hypertonic saline)
- 저체온 요법(hypothermia)

(1) 일반적 지지요법(general supportive care)

- 정상적인 혈압, 동맥혈 산소분압, 체온, 수액 및 전해질 평형을 유지
- 동맥혈 산소분압(PaO_2)은 100mmHg로 유지
- 동맥혈 탄산가스분압($PaCO_2$)은 30~35mmHg 로 유지

가. 환자체위

두부를 30° 정도 올리고 중립위치에 놓이도록 한다.

나. 항경련제

두개강내압 상승시 경련의 위험이 높으므로 초기에는 항경련제를 투여하는 것이 좋다.

다. 진정(sedation)과 마비(paralysis)

동통과 격앙(agitation)이 두개강내압을 상승시키므로 진통, 진정, 근이완 등의 목적으로 사용한다.

(2) 과호흡(hyperventilation)

동맥혈의 탄산가스분압을 낮추어 뇌혈관의 축소를 일으키고, 뇌혈량을 감소시킴으로써 수분 내에 두개강 내압을 감소시키는 효과적인 방법이다. 20mmHg 이하로 떨어진 경우에는 뇌혈류가 감소하여, 뇌대사에 필요한 산소 유효량이 감소하고, 저산소증 등이 초래되므로 주의를 요한다. 따라서 이상적인 탄산가스분압은 25~30mmHg이며, 뇌압 상승의 치료로 효과적이나 뇌혈류의 감소로 인한 뇌관류의 저해가 있으므로 예방적인 중등도의 과호흡은 피하도록 한다.

(3) 뇌실외 뇌척수액 배액법(extraventricular CSF drainage)

뇌실내 도관을 사용하는 경우에는 반복적으로 소량의 뇌척수액을 배액 함으로써 두개강내압측정과 두개강내압 감소를 동시에 시행할 수 있으며, 압력 조절(setting)을 20mmH_2O로 하는 것이 좋다.

(4) 삼투성 제제(osmotic agent)와 이뇨제(diuretic)

삼투성 제제(osmotic agent)

효과는 빨리 나타나나, 작용시간이 한정되어 있고 심한 탈수와 전해질 불균형을 초래할 수 있어 장기간 투여에 어려운 점이 있다.

마니톨(Mannitol)기전

- 빠른 혈장 확장효과(혈류학적 효과): 투여 후 즉시 hematocrit 감소, 혈액점도(blood viscosity) 감소, 뇌혈류증가, 뇌 산소공급 증가 등을 유발하여 반사에 의한 뇌혈관축소 및 뇌혈량 감소를 초래하게 되며, 이로 인해 투여 후 수분이내에 두개강내압 감소 효과를 나타냄. bolus로 투여 시 가장 효과가 높음.
- 삼투효과 : 투여 후 15~30분 이상 지연되어 나타나고 뇌와 혈장 사이의 삼투성 구배(osmotic gradient)가 형성되어 뇌조직의 수분이 혈장으로 이동되어 일시적으로 뇌가 수축하게 됨.
- 반동현상(rebound phenomenon)
  삼투성 구배의 소실과 함께 mannitol 이 뇌혈액관문을 통과하여 발생하는 삼투성 구배의 역전에 의해, 혈장액의 뇌조직내로 흡인과 일시적인 두개강내압 상승이 일어나게 되는 것으로 단지 수 분간만 지속됨.

· 20% 용액을 가장 많이 사용

· 일회 투여량은 0.5~2.0gm/kg으로 효과는 3~4시간 지속한다.

· 투여 후 10~20분에 가장 효과가 높다.

· 0.25~1.0gm/kg을 bolus로 정맥주사한 후 가장 적으면서도 효과적인 양으로 3~4시간 마다 반복 투여한다.

· 투여 전 euvolemia가 유지되어야 하며 혈청삼투압은 310mOsm/L 이하가 바람직하다.

주의할 점

- 신부전의 위험을 피하기 위해 혈청삼투압이 320 mOsm/L를 넘지 않도록 하는 것
- 혈량 감소상태와 혈중 전해질 불균형 상태에 빠지지 않도록 하는 것
- 신독성이 있는 약제를 투여 받거나 기존 신질환을 갖고 있는 경우 또는 패혈증이 있을 때에는 신부전의 위험이 높으므로 주의

• Glycerol

10% 용액을 사용하며 1gm/kg을 분당 5ml 이하의 속도로 투여한다.

높은 열량 효과, 정맥내투여 외에도 구강이나 비위관을 통해 투여할 수 있는 장점이 있으나 신속히 두개강내압을 감소시키는 효과는 mannitol보다 못하다. 혈소판감소증, 용혈, 백혈구감소증, 전해질 이상, 위 자극 등이 나타날 수 있고 당뇨병 환자에서는 금기이다.

비삼투성 이뇨제(non-osmolar diuretics): furosemide(Lasix®)

주로 mannitol과 같이 사용하여 두개강내압을 감소시키는데 상승작용을 한다.

처음에 1mg/kg을 정맥주사하고 6~12 시간마다 반복 투여한다.

(5) 바비투레이트(barbiturate)

1차적인 치료에 불응하는 뇌압항진에서 심혈관순환상태가 안정적인 경우에 선택적으로 사용된다.

바비튜레이트의 작용

• 세포막안정화, 뇌대사율감소, 뇌혈류감소, 마취효과, 세포막폐쇄효과, 유리기제거제(free radical scavenger)등으로서, 허혈성 뇌병변에 광범위하게 사용
• 심한 저혈압, 심수축력의 감소, 저체온, 대사성산증, 반동성 두개강내압상승 등의 위험
  - Thiopental sodium을 사용한다.
  - 투여기간은 2~3일 이내로 할 경우가 많다.
  - 투여 중 뇌파 등을 감시한다.
  - 통상 적정 혈청 농도는 3~4mg/dl이다.

고용량 바비투레이트 요법(Eiseberg pentobarbital protocol)
Loading dose : 10 mg/kg over 30 minutes
5 mg/kg every hour × 3 doses
Maintenance : 1mg/kg/hr

(6) 스테로이드(steroids)

세포막을 안정시키고 혈뇌장벽(BBB) 기능을 회복시키면서 혈관인성 뇌부종을 감소시키는 효과가 있으나 대부분의 보고에서 중증 뇌손상 환사에서 두개강내입 강하효과나 치료 결과의 호전은 없는 것으로 밝혀졌다.

부작용으로 인한 위장관 출혈이나 고혈당에 주의하여야 한다.

(7) 고농도 식염수(hypertonic saline)

mannitol에 효과가 없고 요독증 소견이 보이는 경우 효과가 있다. 5mmol/ml의 농도로 50cc까지 10~15분간 투여하며 혈중 나트륨 농도와 배뇨량을 관찰한다.

(8) 저체온 요법(hypothermia)

섭씨 32~35도의 경도의 저체온 요법: 중증 뇌손상 환자의 두개강내압을 강하, 아직은 논란이 있다.

32~35도의 저체온을 수상 후 6시간이내 시작하여 24시간에서 48시간동안 지속한다.

(9) 뇌관류압(cerebral perfusion pressure : CPP)

중증 뇌손상 환자의 중환자 가료에 있어 두개강내압 자체보다는 적절한 뇌관류압(평균혈압-두개강내압)의 중요성이 강조된다.

> **뇌관류압(Cerebral perfusion pressure)**
> - Critical threshold : 70~80mmHg
> - 중증 뇌손상 환자에서 뇌관류압을 70mmHg 이상으로 유지한 경우 비교적 예후가 양호

3) 호흡관리(Pulmonary Care)

(1) 기도 관리(airway management)

기도유지 실패로 저산소 상태 발생시 이차적 뇌손상의 중요 원인이 되고 유병률과 사망률의 증가를 초래한다.

환자의 상기도로부터 토물, 이물질, 혈액 등을 신속히 제거하여 기도 폐쇄와 부적절한 환기 상태의 조기조정이 가능하다.

의식이 나빠 충분한 환기와 산소흡입이 어려운 경우에는 조기 기관내 삽관(endotracheal intubation)이나 기관절개(tracheostomy)를 시행한다.

> **조기 기관 내 삽관이 필요한 경우**
> - 혼수 상태
> - obey command가 불가능하면서 호흡장애 소견으로 빈호흡(>30/min), sternal recession, 또는 상부기도 출혈이 있는 경우
> - 동맥혈가스 분석상 PaO_2<70mmHg 또는 $PaCO_2$>45mmHg 인 경우

두부 손상환자의 약 20%에서 저산소증, 폐부종, 흡인성 폐렴으로 인한 호흡부전이 나타난다.

기관내 삼관 시 주의할 점 : 두부손상환자의 약 5%에서 경추골절이 동반되므로 반드시 경추 측면 단순방사선촬영을 통해 경추골절 유무를 확인한다.

글라스고우 혼수계수(GCS)가 8점 이하인 환자에서는 기관내삽관을 대부분 시행해 주어야 한다. 장기간 삽관에 의한 후두(larynx)의 이차적 손상을 피하기 위하여 삽관 기간은 2주일을 넘기지 않도록 하고 그 기간을 넘길 경우에는 기관절개를 시행한다.

(2) 환기(ventilation)

환기의 원칙

> **기계적 환기의 적응기준**
> - 폐활량(vital capacity)이 10ml/kg보다 작은 경우
> - 호흡수가 35 이하인 경우
> - 음성 흡기압(negative inspiratory pressure)이 -25cmH_2O 보다 약한 경우
> - 산소공급을 하여도 PaO_2가 50mmHg 보다 낮은 경우

산소 공급 정도는 pulse oxymeter를 이용해 95%이상의 saturation을 나타내면 PaO_2는 적어도 75mmHg 이상으로 유지된다.

인공호흡기와 환자의 호흡이 맞지 않은 현상(fighting)을 방지하기 위해 morphine sulfate, diazepam, fentanyl, 소아과에서는 secobarbital 등을 사용해서 진정(sedation)을 시킬 수 있다. 기도 보호를 위해 상대 습도 75~100%의 인공 가습이 필요하다.

(3) 호흡기증상 및 합병증

저산소증(hxpoxia)

입원당시 약 50%의 두부손상환자에서 저산소증이 발견된다.

호흡양상의 이상

두부 외상환자의 약 60%에서 Cheyne-Stokes 호흡, 빈호흡(tachypnea), 불규칙 호흡(irregular breathing)과 같은 호흡수 및 호흡심도의 변화가 나타난다.

폐렴(pneumonia)

두부손상환자에시 가징 흔히 빌생하는 합병증 중의 하나로써 의식서하는 기노의 방어기전을 저하시키고 기도흡인의 가능성을 증가시킨다.

(4) 신경인성 폐부종(neurogenic pulmonary edema)

임상적 소견

조기형

중추신경 손상 후 수분내지 수 시간 후 발생

증상 : 호흡곤란, 가벼운 흉통, 미세각혈 등

이학적 검사 : 빈호흡(tachypnea), 빈맥(tachycardia), 수포음(rales) 또는 발열(fever), 저산소증(hypoxia), 경한 백혈구증가증(leukocytosis)이 관찰됨

유발하는 질환 : 간질, 뇌막염, 두부외상, 뇌지주 막하출혈, 뇌종양 등

지연형

중추신경 손상 12시간 이후 수일 사이에 발생

증상 : 원인 불명의 호흡곤란, 저산소증, 방사선검사에서 이상소견, 두부손상 때 발견되고, 폐렴, 흡인, 무기폐와의 감별에 어려움이 있음

병태생리

정수압(hydrostatic pressure)의 항진이 중요한 역할을 할 것이라고 알려져 있고, 정수압력(hydrostatic forces)과 폐 미세혈관의 투과성 변화가 중요할 것으로 추정됨

신경인성 폐부종의 치료

- 원칙 : 뇌압을 떨어뜨리고 환자의 환기상태를 도와줌
- 일반적인 치료
  - 침상에서 환자의 두부위치를 높여주고
  - 삼투성 이뇨제(osmotic diuretics)를 투여하며
  - 아편제재(opiates)를 이용한 진정(sedation) 요법사용 등
  - 기관내 튜브삽관 시행 후 기계적 환기를 시행하면서, PEEP 등의 환기 보조요법을 사용하여 동맥산소 분압을 정상으로 유지하고 정상 탄산상태(normocapnea)를 유지하는 것이 중요

4) 심혈관계(Cardiovascular System) 이상 및 치료

(1) 신경인성 고혈압(neurogenic hypertension)

본태성 고혈압과 달리 신경인성 고혈압은 상당히 불안정하다.

치료는 진정이나 통증완화를 시도하였어도 혈압강하의 효과가 없이 평균혈압이 150mmHg에 도달할 때 시도해야 하고, 베타차단제가 선호된다.

(2) 심근손상(myocardial injury) 및 부정맥

관상동맥질환이 없는 두부손상환자의 약 50%에서 myocardial injury가 발생할 수 있고 중추로 연경되는 교감신경계와 부교감신경계의 discharge에 의한 다양한 양상의 부정맥 소견이 나타날 수 있다. 환자의 심전도에서 변화가 있는 경우 더욱 중한 뇌손상을 의미하고 높은 사망률을 나타내며 atrial fibrillation, flutter, paroxysmal 또는 다초점성 심방빈맥증이 나타날 수 있다.

5) 심부정맥혈전증(Deep Vein Thrombosis)과 폐전색증(Pulmonary Embolism)

(1) 심부정맥혈전증

연관된 요인 : 수술, 운동제한, 운동마비, 하체손상, 그람음성균에 의한 패혈증, 뇌내혈종, 두부손상 등

검사 방법 : 정맥조영술

(2) 폐색전증

급성 두부 또는 척수손상 환자의 약 1%에서 치명적인 폐전색증이 발생 추정한다.

임상소견 : 비특이적이며 호흡곤란, 빈호흡, 빈맥이 나타나고 간혹 흉통 또는 발열을 동반하기도 한다. 중증의 폐전색증일 때는 혈압저하, 급성심장대상기능장애(cardiac decompensation)가 나타나고, 폐경색이 있는 경우에만 흉막성 흉통과 각혈이 나타난다.

(3) 치료 및 예방

금기가 없는 경우에는 헤파린(heparin) 처치 후 쿠마린(coumarin)으로 3~12개월간 치료하는 것이 가장 좋은 치료방법이다.

두부손상환자에서는 가능하면 즉시 간헐적 공기 압박(intermittent pneumatic compression : IPC)스타킹를 착용시키고 출혈의 위험이 낮아지고 3~5일 경과 후 헤파린의 미세용량 투여법을 병행하는 것이 이상적이다.

6) 외상후 응고장애(Post-Traumatic Coagulopathy)

응고이상과 혈소판기능장애는 흔히 나타난다.

추정되는 기전 : 손상 받은 뇌조직으로부터 조직트롬보플라스틴의 국소적 또는 혈액내로의 방출에 의할 것이라는 설이 유력하다. 두부손상환자의 DIC는 자기제어성(selflimitation)을 가지므로 환자가 생존하면 수 시간 내 교정된다. DIC 발생시 저혈압, 동맥혈산증(arterial acidosis), 저체온 등과 연관되기 때문에 이들 이상 소견을 교정하면 응고장애(coagulopathy)의 교정에 도움을 줄 수 있다.

7) 체액과 전해질장애(Fluid and Electrolyte Disorder)

가장 흔하게 발생하는 두부 밖의 합병증이다.

〈표 4〉 항이뇨호르몬 분비이상 증후군과 뇌염류 소모증후군의 비교

Parameter	CSW syndrome	SIADH
Plasma volume	↓(<35mL/Kg)	↑
Salt balance	Negative	Variable
Sn & Sx of dehydration	Present	Absent
Wt	↓	↑ or no
PCWP	↓(<8mmHg)	↑ or WNL
CVP	↓(<6mmHg)	↑ or WNL
Orthostatic hypotension	+	±
Hct	↑	↓ or no
s-Oan	↑ or WNL	↓
Serum BUN/Cr ration	↑	WNL
Serum protein	↑	WNL
Urinary Na	↑↑	↑
Serum K	↑ or no	↓ or no
Serum uric acid	WNL	↓

(1) 저나트륨 혈증(hyponatremia)

항이뇨호르몬 분비이상 증후군(syndrome of inappropriate secretion of antidiuretic hormone : SIADH)

뇌압상승이 ADH 분비를 유발한다고 알려졌다.

경하거나 중증도의 증상을 갖는 SIADH환자의 치료에서 가장 근본이 되는 것은 수액공급 제한이다.

환자의 24시간동안의 수액섭취를 총 800~1000cc로 제한해야 한다. 그러나 중환자실의 급성 손상환자에서 저관류 상태가 있는 손상 받은 뇌에 대한 허혈성 이차손상을 일으킬 위험이 높으므로, 이 경우에는 등장성 식염수로 적당한 수분공급을 계속하면서 SIADH에 대한 다른 치료법을 고려해야 한다.

뇌염류소모증후군(cerebral salt wasting syndrome)

부적절한 나트륨배설촉진(natriuresis)에 의한 저나트륨 혈증이 나타나는 것이다.

(2) 고나트륨 혈증

요붕증(diabetes iinsipidus)

뇌하수체-시상하부축(pituitary-hypothalamic axis)의 손상으로 인한 ADH의 분비장애에 의해 발생하며 요농도는 아주 낮아 1.003 이하를 나타낸다.

수분소실로 혈청의 삼투압증가는 물론 고나트륨혈증(혈청나트륨>145mEq/L)을 초래하며, 환자 스스로 수분섭취를 조절할 수 없는 상태에서 방치되면 사망에 이를 수 있으나 그 발생율은 낮은 편이다.

8) 위장관출혈(Gastrointestinal Hemorrhage)

중증 외상성 뇌손상 환자의 위장관에서 미란성 병소(erosive lesion)는 흔히 발견된다.

중증 외상성 뇌손상 환자에서는 궤양예방 약제를 통상 사용하게 된다.

H_2 blocker나 antiacids보다 sucralfate 사용을 권장하는데 그 이유는 sucralfate 사용시 궤양예방 효과도 클 뿐만 아니라 폐렴의 발생도 낮춘다는 장점 때문이다.

9) 영양과 대사관리(Nutrition and Metabolic Mangagement)

두부 외상을 받은 환자는 과대사 상태(hypermetabolic state)에 놓이게 된다.

혼수상태에 있는 환자에서는 예상대사소비량(expected metabolic expenditure)의 평균 140%(120~250)가 증가한다. 따라서 두부손상이 중요한 일차적 외상인 환자에서 칼로리의 요구량은 기초대사 요구량(basic metabolic requirement)의 129~175%가 적당하다.

(1) 영양공급 방법

마비성 일레우스(paralytic ileus)와 두부손상환자에서의 특수한 치료환경(마약, 진정 등)이 복합적으로 위장기능을 억제하여 때로는 장을 통한 영양공급을 불가능하게 할 수 있다.

십이지장에 튜브를 위치시키거나 경구식이로 충분한 영양공급이 불가능할 경우에는 TPN을 사용한다.

각 론

1. 두피 손상(頭皮損傷, Scalp injury)

두피의 해부학적인 구조

1. 피부(Skin)
2. 피하층(Subcutaneous layer)
3. 모상건막(Galea aponeurotica)
4. 조성조직(Loose areolar tissue)
5. 두개골막(Pericranium)

1) 두피 손상의 분류 및 치료

두피 손상의 분류

- 두피 열상(laceration)
- 두피 염제(avulsion)
- 물리·화학적 손상
- 두피 종창(scalp swelling)
  - 산류(caput succedaneum)
  - 모상건막하 혈종(subgaleal hematoma)
  - 두혈종(cephalohematoma)

(1) 두피 열상(laceration)

선상(linear), 성상(stellate) 및 관통상(perforation)으로 구분한다. 모상건막의 보호 작용으로 수축되어 열창 부위가 벌어지기도 한다.

(2) 두피염제(avulsion)

조성 조직층이 떨어져 나가면서 모발 방향으로 평행하게 당겨질 때 일어난다.

(3) 물리· 화학적 손상

열 화상(thermal burn)

전체 체표면적의 4%밖에 안되므로 화상 자체는 큰 문제가 되지 않으며, 모발을 포함한 피부가 두껍고 상피 부속기가 많이 있어 상피 재생이 잘되므로, 부위가 작은 경우는 수술보다는 항생제를 투여하면서 보존적으로 치료한다.

전기 화상(electric burn)

두개골이나 두피는 전류에 저항력이 크므로 전기 화상을 받기 쉽다. 교류에 의한 손상은 직류에 비하여 3배 정도 심하며, 고압인 60Hz 교류는 심폐 기능에 위험을 초래한다.

치료 방법은 괴사 조직을 제거하고 기다리거나 피부편을 덮어준 다음 관찰하는 방법도 있다.

화학 화상(chemical burn)

알칼리나 산에 의하여 주로 발생하고, 물질의 농도, 노출량 등에 의하여 좌우되고

다량의 물로써 신속히 세척하여 이차 손상을 예방한다.

방사능 손상(radiation injury)

방사능 물질을 취급하는 종사원에게 우발적으로 발생할 수 있으며, 화상과 급만성의 방사선 피부염으로 구분된다.

급성 피부염은 48시간 내에 피부에 홍반(erythema), 부종 및 청색으로의 변색이 나타나며, 통증도 심하다. 1주 정도 후에 괴사나 궤양이 생기면, 점차 만성 방사선 피부염으로 이행된다. 병소의 경계가 정상 조직과 완전히 구분이 될 때에 괴사된 조직을 제거한 후, 피부 이식을 한다.

(4) 두피 종창

산류(caput succedaneum)

질식 분만(vaginal delivery) 후, 피부층 밑, 모상건막층 사이의 피하 조직에 혈종이나 수액이 모여 부어 있는 현상으로 두개 봉합선(skull suture)의 경계 부위에 한정되어 나타나지 않으므로, 두개골의 상당한 부위까지 신전될 수 있다. 산류는 일종의 우묵 부종(pitting edema)으로 빠른 시간 내에 소실되며, 특별한 치료는 필요 없다.

모상건막하 혈종(subgaleal hematoma)

두부 외상에 의해 두피에 직접적 충격이 가해지거나, 전단 응력(shearing stress)에 의해서 두 층 사이의 정맥이 파열될 때 발생한다.

흡인 분만술(vacuum extraction)시에도 나타날 수 있고, 두개 봉합선을 지나 넓게 퍼질 수 있다. 보통 수주 이내에 소실된다.

두혈종(cephalohematoma)

견인력(dragging force)에 의해 두개골의 국소 부위로부터 두개골막이 분리되어두개골 외판(outer table)과 외골막층(outer periosteum) 사이에 출혈이 발생한 경우를 말한다. 가장 흔한 원인은 겸자 분만(forcep delivery)시 분만 손상이고 주로 일측성으로 발생하며, 두개 봉합선을 넘지 못하므로 경계가 분명한 국소 병소로 보이며, 유아의 25%에서 두개골 골절을 동반한다.

치료 : 대부분 2주 이내에 자연 흡수되므로 주사기를 이용한 혈종의 흡입 제거는바람직하지 않다. 그러나 드물게 골막하 골 형성(subperiosteal bone formation), 석회화되기도 하며, 두개골 기형이 나타날 때는 수술을 고려한다.

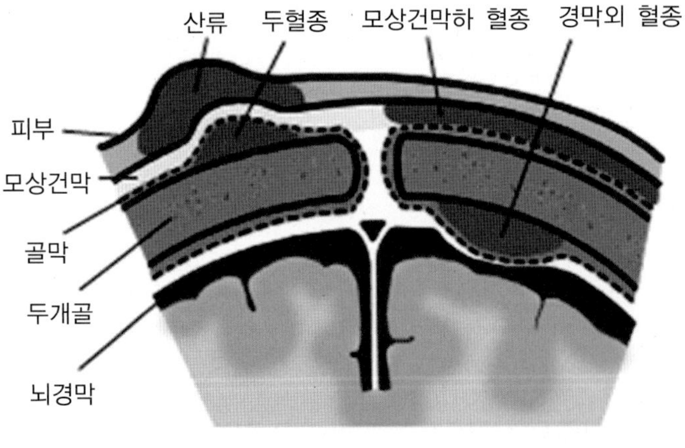

〈그림 17〉 위치에 따른 두개골 주변의 출혈

2. 두개골 골절

두개골 골절의 모양에 따른 분류
- 선상 골절(linear fracture)
- 이개 골절(diastatic fracture)
- 함몰 골절(depressed fracture)

해부학적인 구조에 따른 분류
- 두개관 골절(skull vault fracture)
- 두개저 골절(basal skull fracture)

형태에 따른 분류
- 개방성 골절(open fracture)
- 폐쇄성 골절(closed fracture)

1) 선상 골절(linear Fracture)

두개골을 통과하는 단일 골절선으로서 골절이 뇌경막 혈관구(meningeal vascular groove)나 정맥동(dural venous sinus) 가로 지날 때는 혈관 파열로 인하여 경막외 혈종(epidural hematoma)의 원인이 되며, 부비동(paranasal sinus)이나 유양돌기(mastoid process로 연장된 경우에는 감염의 우려가 있으므로 주의를 요한다. <그림 18>

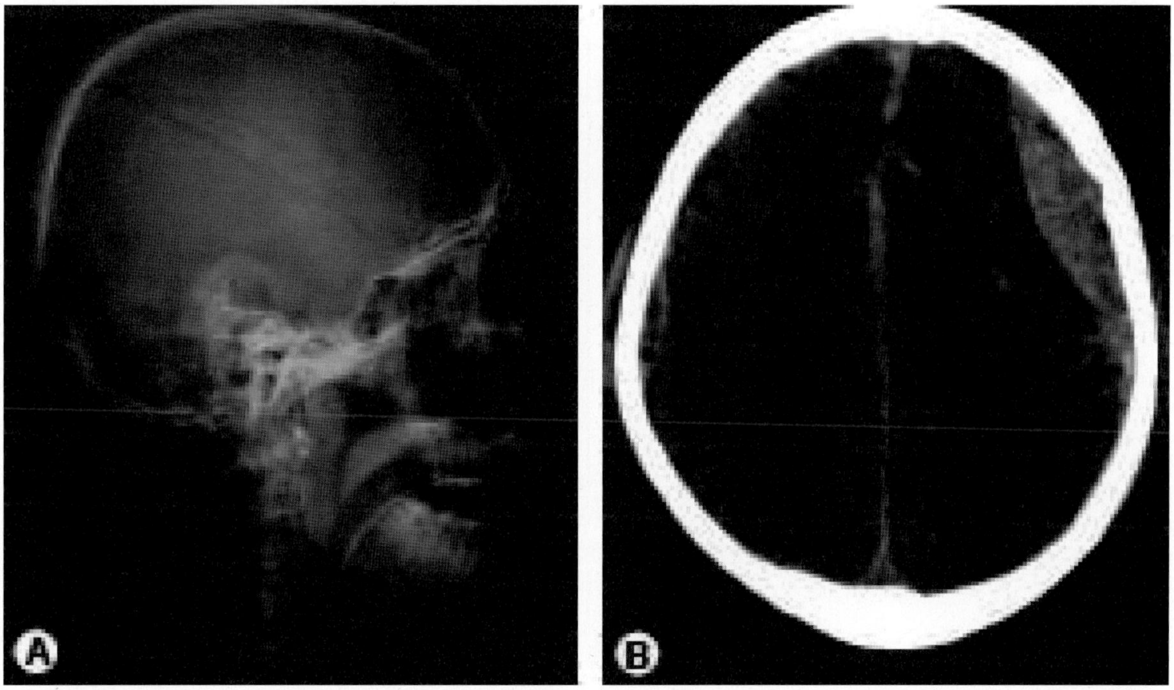

A : 단순 두개골 측면 사진에서 선상골절이 보인다. B : 뇌 CT 사진에서 선상 골절과 동반된 경막외혈종이 보인다.

〈그림 18〉 두개골 선상골절

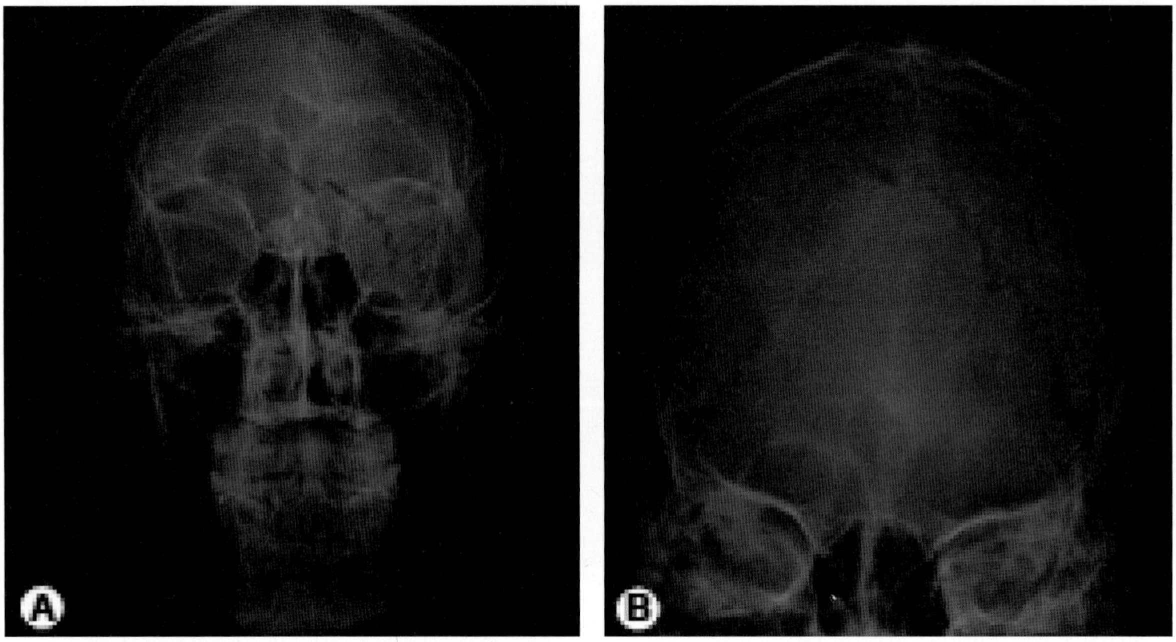

전후(A) 및 Townes 영상에서 삼각 봉합선 부위가 벌어진 소견이 보인다.

〈그림 19〉 두개골 이개 골절

(1) 이개 골절(diastatic fracture)

외상에 의해 두개 봉합선이 분리되는 것으로 폭이 2mm 이상 벌어졌을 때를 말하며 주로 3세 이하의 소아에서 삼각 봉합(lambdoid suture)과 관상 봉합(coronal suture)에 잘 발생한다. <그림 19>

(2) 성장 두개골 골절(growing skull fracture)

드물게 영아나 소아에서 선상 골절이 유합되지 않고, 골절 변연을 따라 골 침식(bone erosion)이 일어나 골절선이 벌어지는 경우로서 주로 3세 이하에 나타나며, 8세 이후에는 거의 발생하지 않는다.

골절이 4mm 이상 벌어졌을 때 성장성 골절의 발병 위험이 있으며, 경막이 골절과 함께 파열되어 지주막 낭종(leptomeningeal cyst)이 병발된다.

2) 분쇄 골절(Comminuted fracture)

한 개 이상의 선상 골절이 있을 경우를 말한다.

치료 : 두피가 덮여 있고, CT에서 골편의 함몰 정도가 두개골 두께보다 더 깊지 않으면 수술이 필요치 않으나, 경막외 혈종과 같은 두개강 내 병변이 있을 때는 수술하여 병변을 제거하고 함몰된 골편은 복원시킨다. 만약 두피 열상을 동반하면서 떨어져 나간 골편이 있으면 충분히 세척해야 하며, 오염된 파편 및 연조직들은 창연 절제(debridement)한 후 피부를 봉합한다.

3) 함몰 골절(Depressed Fracture)

골절 가장자리의 1개 이상의 외판(outer table)이 주위 정상 두개골의 내판(inner table) 아래로 함몰된 경우를 말한다.

단순 촬영상 골절편의 중복에 의해 증가된 이중 음영(double density)으로 보이거나, 다발성 혹은 원형(circular)의 골절로 보인다.

대부분의 함몰 골절은 여러 개의 골편을 갖는 분쇄 골절을 동반하며, 주 개방형 골절인 경우가 많다.

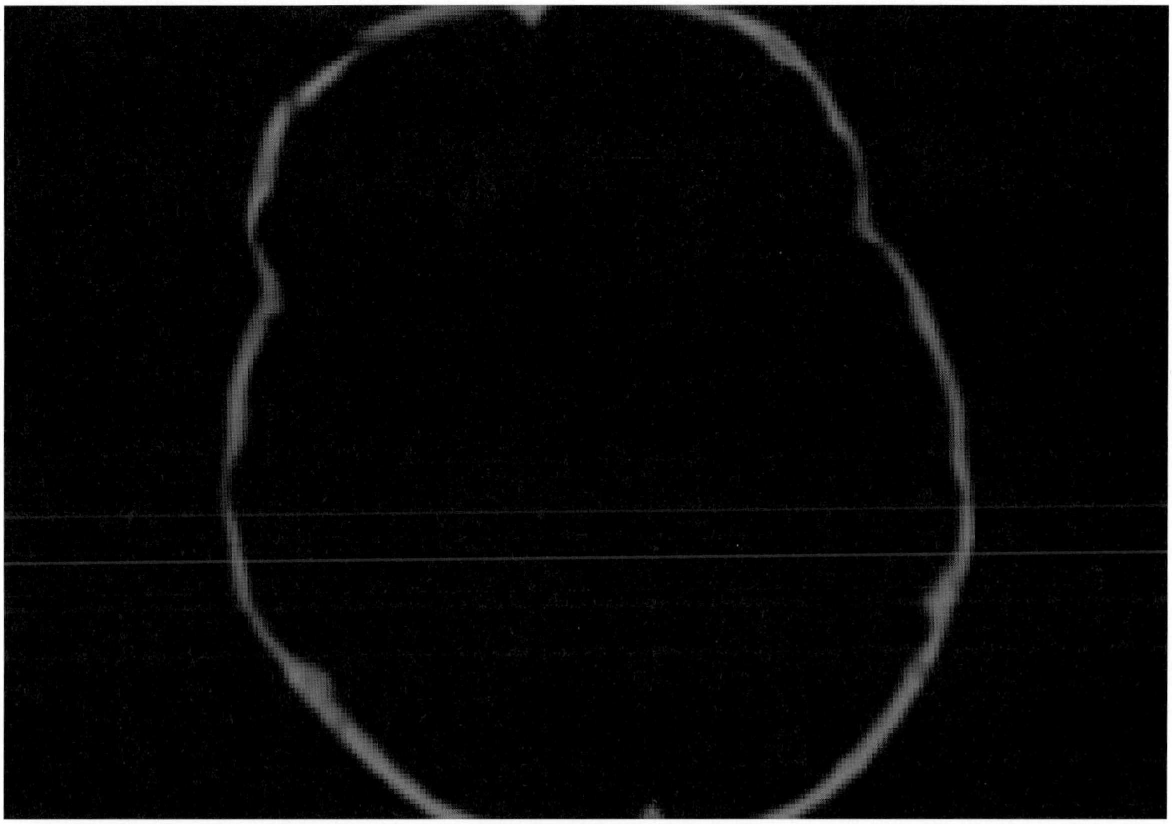

뇌 CT 골음영에서 우측 전두엽 부위에 약간의 함몰을 동반한 여러 조각의 골절선이 보인다.

〈그림 20〉 두개골 분쇄 골절

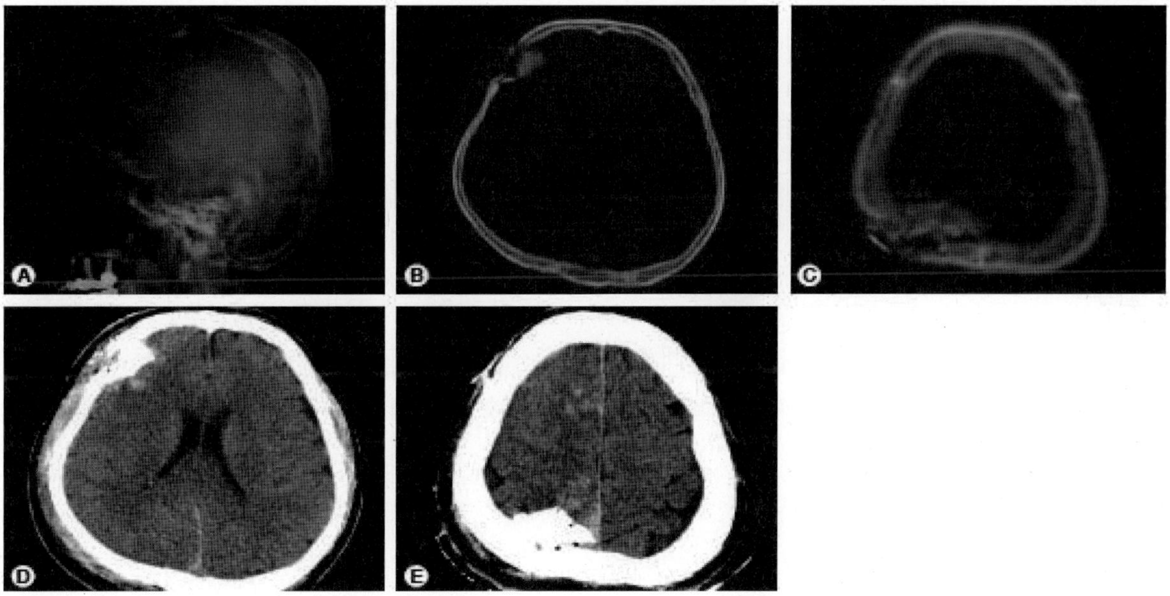

A : 단순 두개골 측면 사진에서 이중 음영으로 보이는 다발성의 원형 모양의 골절이 보인다. B, D : 뇌 CT 골음영 소견에서 함몰된 골절 부분에서 뇌압박 소견이 보인다. C, E : 뇌 CT 소견에서 함몰 골절 주위로 뇌실질내 출혈이 보인다.

〈그림 21〉 두개골 함몰 골절

개방성 함몰 분쇄 골절

- 약 반 수 이상에서 전두골에 발생하는데, 전두동(frontal air sinus)과 전두와를 침범하여 뇌척수액루(CSF fistular), 기뇌증(pneumocephalus), 수막염(meningitis), 뇌농양(brain abscess)과 점액종(mucocele)을 발생시킬 가능성이 높음

치료 : 폐쇄성 함몰 골절은 신경학적 회복이나 간질의 예방을 위해서라기보다는 미용상 기형(cosmetic deformity)을 교정하기 위해 수술을 한다. 개방성 함몰골절에서 수술 목적은 창상으로부터 오염된 골편이나 이물질을 제거하고, 뇌, 경막 및 두피 조직을 창연 절제(debridement)하고, 경막을 완벽히 봉합하여, 감염의 위험을 예방하는 데 있다. 따라서 24시간 내에 조속히 개두술을 해야 한다.

함몰 골절이 상시상동이나 그 외 중요한 정맥동 위에 있을 때는 골편을 정복하거나 제거할 때 대량의 출혈이나, 파열된 정맥동을 통한 공기 색전이 생길 수 있으므로 주의를 요한다. <Fig. 20, 21>

4) 두개저 골절(Basal Skull Fracture)

대부분 두개판 골절의 연장으로 전두와에서는 안와면(orbital surface), 중두와에서는 측두골의 추체부(petrous portion), 후두와에서는 후두골의 기저부에 잘 발생한다.

두개저 골절 시 나타나는 임상 징후

- 전두와 부위의 손상 시
  - Raccoon eye sign(panda-bear) : 양측 안와 주위에 점상 출혈(periorbital ecchymosis)이 나타나는 경우
  - 후각 상실증(enosmia)
  - 퇴척수액 비루(rhinorrhea)
- 중두개와 부위의 손상 시
  - 혈고실(hemotympanum)
  - 외이도부의 혈액
  - 안면 혹은 청신경 마비
  - 유양돌기부의 점상 출혈(Balttle's sign)
  - 뇌척수액 이루(otorrhea)

치료

뇌척수액 누출 여부가 중요하며, 뇌척수액루는 80% 정도가 손상 후 48시간 내에 발생하므로, 뇌척수액 누출이 없는 두개저 골절 환자의 경우 2~3일간 뇌척수액 누출 여부에 대한 반복적 검사를 한다.

- 뇌척수액루의 70% 이상은 1주일 이내에 자연 폐쇄되므로, 급성기에는 보존적 치료를 하면서 기다려 보는 것이 좋다.
- 보존적 요법으로 자연 치유가 되지 않을 때는 발견 후 10~14일에 누공을 폐쇄시키는 것이 좋다.

3. 외상성 두개강내 혈종(Traumatic Intracranial Hematoma)

1) 경막외 혈종(Epidural Hematoma)

혈종이 두개골의 내면과 경막(dura mater) 사이에 형성되는 경우를 말한다.

발생 비율은 전체 두부 외상의 0.2~6% 정도이고 호발 연령은 활동이 많은 20대 젊은 층이며, 2세 이하의 소아나 65세 이상의 노년층에서는 발생빈도가 낮고, 성별로는 남자가 현저하게 많다.

(1) 원인

원인

- 외력(접촉 현상:contact phenomenon)에 의해 두개골에 변형이나 골절이 생기면서 동반된 혈관 손상에 의해 혈종이 형성되고 중경막 동맥(middle meningeal artery)이 전체의 절반 이상을 차지하며, 나머지는 중경막 정맥, 판간층 정맥(diploic vein, 뇌막 정맥, 정맥동(venous sinus) 등의 손상에 의한다.

출혈이 동맥 손상에 기인한 경우 동맥 압력에 의하여 경막이 두개골 내판에서 박리되어 상당량의 혈종이 형성될 수 있다. 정맥이 파열되면 정맥압만으로는 경막을 두개골과 분리시키지 못하나, 이미 분리된 경막외강에 혈종을 형성한다.

호발 부위는 주로 측두부와 측두-두정부(70~80%)이며, 후두부는 경막이 비교적 두개골에 단단히 붙어 있기 때문에 드물게 발생한다.

거의 대부분 한 쪽에만 생기고, 양측에 생기는 경우는 드물다.

- 경막외 혈종의 발생 빈도는 소아나 노년층에서 낮음
- 이유 : 소아의 경우
  - 두개골 골절의 빈도 자체가 낮고,
  - 두개골이 유연하며
  - 중경막 동맥이 두개골 내면에서 형성하는 구가 없거나 얕으며,
  - 뇌경막이 두개골 봉합선에 단단히 붙어 있기 때문임
- 노년층의 경우
  - 경막이 두개골 내면에 단단히 붙어 있기 때문임

(2) 임상 증상 및 징후

증상은 외상의 정도, 혈종의 속도, 동반 병변 등에 의해 결정된다.

흔히 볼 수 있는 증상은 두통, 구토, 오심, 의식의 변화, 편마비, 동공 산동(mydriasis)등이다. 약 40%의 환자에서 의식은 청명하지만 두통, 오심, 혹은 구토증상을 보이는데, 중요한 점은 의식의 변화를 잘 관찰하는 것이다.

두부 외상 후 볼 수 있는 의식의 변화 과정

- 수상 직후부터 의식 소실 없이 계속 정상 상태
- 처음부터 의식 장애가 계속되는 경우
- 처음에는 의식이 있다가 점차 없어지는 경우
- 처음에는 의식이 없다가 점차 깨어나는 경우
- 처음 의식 소실이 있는 후, 곧 깨어났다가 다시 의식이 없어지는 경우

초기 의식 소실은 뇌의 충격으로 뇌기능이 소실되기 때문인데, 뇌의 손상 정도가 심하면 계속 혼수 상태에 빠지나, 경한 경우 뇌기능이 곧 회복되어 의식이 돌아오게 된다. 그러나 외력에 의해 혈관이 파열되면 출혈이 되면서 혈종을 형성하게 되고, 이 때 혈종 양이 많아지면 뇌를 심하게 압박하게 되어 다시 의식을 잃게 된다. 의식이 다시 없어지기 전에 명료했을 때를 의식 명료기(lucid interval)라고 하는데, 경막외 혈종 환자의 20~50%에서 볼 수 있다. 의식 상태는 혈종의 위치와도 관계가 있는데, 혈종이 전두부에 있을 경우 대량의 혈종이 형성되어도 의식이 비교적 명료할 수 있는 반면, 후두와에서는 두부 외상 당시부터 혼수 상태이거나 소량의 혈종으로도 의식이 나빠진다.

동공의 변화는 초기부터 나타날 수 있고, 특히 혈종이 한 쪽에 형성될 때 흔히 볼 수 있는 징후인데, 약 1/3에서 관찰된다. 동공의 변화는 측두엽 허니아에 의하여 동안신경(oculomotor nerve)이 압박을 받아서 생기는 것으로, 주로 혈종과 동측의 동공이 산동된다. 반면 Kernohan's notch에 의해 반대측 동안신경이 압박되어 혈종과 반대측 동공이 산동되는 경우도 약 10% 정도 볼 수 있다.

드물게 외전신경(abducent nerve)이 동안신경과 동시에 마비를 보일 수 있다.

편마비는 60~70% 정도 볼 수 있는데 측두엽 허니아에서 대뇌각(cerebral peduncle)이 천막 절흔에 의하여 동측에서 압박을 당하므로 혈종의 반대측에 마비가 초래되나, 드물게는 Kernohan's notch에 의하여 동측에 마비가 올 수도 있다.

두개강내압이 급격히 상승되면 생체 징후의 변화로 서맥, 혈압 상승(소위 Cushing response)을 보인다.

(3) 진단

가장 정확하고 쉬운 진단 방법은 뇌 CT이다. 뇌CT에서 혈종은 두개골 내면에 접한 경계가 명확하고 양측으로 볼록한 렌즈 모양의 고밀도 음영의 병소로 보이며, 혈종의 크기에 따라 현종 주위 뇌조직의 압박 소견을 보인다. 단순 두개골 촬영에서 경막 혈관구를 횡단하는 선상 골절이 있을 때는 의식이 청명하더라도 경막외 혈종의 가능성을 의심하여 뇌CT 촬영을 하여야 한다.

MRI나 혈관조영술로도 비교적 정확히 진단할 수 있다. 단, 급성기 혈종의 진단은 MRI보다 CT가 좋다. <그림 22>

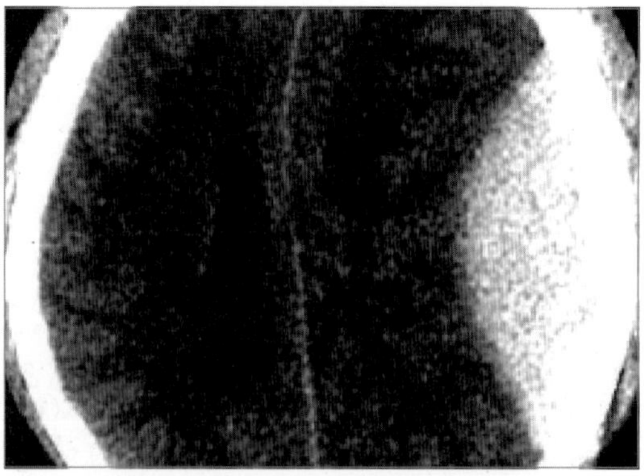

좌측 두정부에 볼록렌즈 모양의 고밀도 음영의 혈종이 관찰되며 주변 뇌조직의 압박이 관찰된다.

〈그림 22〉 급성 경막외혈종의 CT 소견

(4) 치료

보존적 치료

- 증상이 없거나 경미한 신경학적 결손을 보이는 경우
- 측두부 외에 위치한 혈종의 양이 40ml 이하이면서 동반 병변이 없는 경우
  - 혈종의 변화를 추적하기 위하여 주기적인 뇌CT 촬영이 필요함

수술적 치료

- 혼수 상태이거나 국소 신경학적 결손 소견이 없는 경우
- 증상이 경미하더라도 뇌CT상 정중선 변위가 심하거나, 혈종의 양이 40ml 이상인 경우

경막외 혈종이 동맥 출혈로 인해 대량의 혈종 형성이 진행되어 뇌압박이 심하다고 판단되면 응급 수술을 하여야 한다. 수술 방법은 혈종이 가장 두터운 부위를 중심으로 하여 감압성 두개골 절제술(decompressive craniectomy)이나 개두술(craniotomy)을 하여 혈종을 제거하는데, 가능한 혈종의 가장자리를 따라 크게 개두술을 하는 것이 좋고, 파열된 혈관을 찾아서 지혈해야 한다.

(5) 예후

수술 후 사망률은 5~12%이다.

예후에 영향을 미치는 인자로는 수술 당시의 의식 수준, 혈종의 양, 뇌실질의 손상 정도와 동반 병변 유무, 환자의 나이 등이 있다. 수술 당시 의식이 명료한 경우에는 수술 후 사망률이 거의 없으나, 혼수 상태인 경우 50% 이상의 높은 사망률을 보이며, 동반 병변이 있는 경우 단순 경막외 혈종 환자에 비해 4배 이상 높은 사망률을 보인다.

2) 경막하 혈종(Subdural Hematoma)

(1) 급성 경막하 혈종(acute subdural hematoma)

원인

발생기전 : 두 가지로 나누어 설명

- 관성 효과(inertial effect)에 의한 손상 - 충돌(impact) 시 두개골과 뇌와의 가속의 차이(정지 상태에 있는 두부가 외부 충격에 의해 가속성 손상을 받거나, 정지된 물체에 머리를 부딪쳐서 감속성 손상을 받은)에 의해 운동 방향이 반대가 되며, 이 때의 당기는 힘이 교정맥(bridge vein)을 파열시켜 혈종이 발생
- 외력에 의한 직접적인 충격이나 반충 손상(contre-coup injury)에 의하여 뇌표면의 혈관이 손상되어 좌상이나 피질 열창과 동반되어 발생

주로 손상받는 혈관은 교정맥이나 경막 정맥동, 또는 작은 표피 혈관이며, 호발 부위는 대부분 대뇌 반구 외측면의 중심부, 즉 측두-두정-전두엽이 접하는 부위이다.

임상 증상 및 징후

증상은 충격 당시 뇌손상의 정도와 혈종의 크기와 발생 부위, 혈종의 형성 속도, 동반병변의 유무에 의해 결정되나, 경막하 혈종의 고유 증상은 없다.

의식 수준은 초기 외력의 정도에 따라 명료에서 혼수 상태에 이르기까지 다양하게 나타날 수 있다.

환자의 약 50% 정도가 수상 초기부터 혼수 상태를 보이며, 이런 경우 대부분 제뇌 경직(decerebrate rigidity)과 양측 동공의 산동 등 대뇌에 심한 손상을 입었다는 징후를 동반하는데, 적극적인 치료에도 불구하고 예후가 극히 불량하다. 비교적 경한 환자에서의 의식 명료기를 볼 수 있다.

동공의 이상은 환자의 28~78% 정도에서 관찰되고, 편마비는 대개 강직성으로 약 50% 정도에서 볼 수 있는데, 주로 혈종의 반대측에 생기나, 동측에 생길 수도 있다.

진단

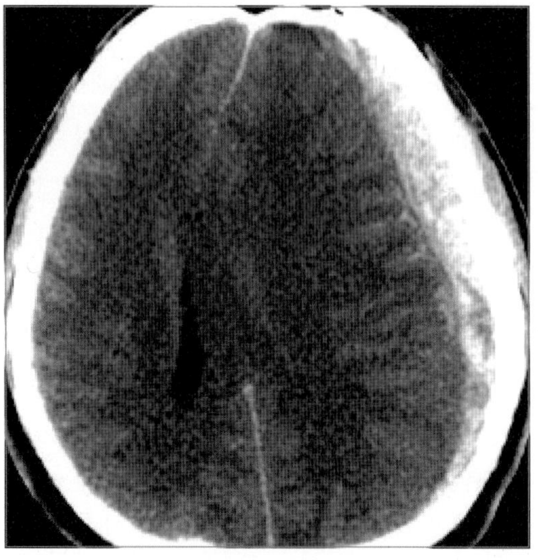

좌측 전두-두정부에 초생달 모양의 고밀도 음영을 가진 경막하혈종이 관찰되며, 동측 뇌실의 심한 압박 소견 및 정중선 편위가 있다.

〈그림 23〉 급성 경막하혈종의 CT 소견

뇌CT로 비교적 정확히 진단할 수 있다. 혈종은 두개골 내면을 따라 초생달 모양의 균질의 고밀도 음영 병소를 보이며, 혈종에 의해 주위 뇌조직의 압박 소견을 보인다. 일반적으로 경막하 혈종은 동반되는 뇌손상이 많아 혈종의 크기보다 많은 압박 소견을 보이는 경우가 많다. 혈종이 소량일 때는 고밀도 음영이 인접한 두개골에 의해 구별하기 어려울 때가 많다.

MRI는 인접한 골 구조물에 의한 영향을 받지 않으므로 소량의 경막하 혈종도 쉽게 구분이 되며, 다양한 영상면으로 촬영이 가능하므로 소뇌 천막이나 두개기저부에 위치한 혈종도 발견이 용이하다. 그러나 급성기 환자의 경우 가능한 빠른 시간 내 병소를 발견하는 것이 중요하기 때문에, 아직 검사 시간이 길고 여러 가지 금기 사항이 있는 MRI보다는 CT가 급성 두부 손상 환자에게 기본적인 영상 진단법이라 하겠다. **<그림 23>**

치료 및 예후

급성 경막하 혈종의 치료는 수술로 혈종을 제거하는 방법이 원칙이나 수술 여부를 결정하는 데는 어려움이 많다. 일반적으로 수술 여부는 환자의 의식 수준, 나이, 뇌CT상 혈종의 양 및 동반 병변 유무, 환자의 상태 등을 고려하여 결정하게 된다.

수술방법에는 천공술(burr hole trephination), 두개골 절재술(craniectomy), 개두술(craniotomy) 등이 있다. 혈종의 양이 많을 때는 가능한 크게 개두술을 하는 것이 좋다. 개두술을 크게함으로써 혈종을 완전히 제거할 수 있고, 수술 시야가 넓어서 혈종 제거 후 출혈원을 찾아서 지혈을 할 수 있으며, 심하게 손상된 뇌조직이나 동반된 뇌실질내 혈종을 제거할 수 있다. 그러나 어떤 방법으로 치료를 하든 급성 경막하 혈종의 예후는 좋지 못하며, 사망률은 50% 이상이고, 생존한 경우라도 심한 후유장애를 남긴다. 또한 재출혈이나 남아 있는 혈종으로 인하여 재수술이 필요한 경우도 약 14% 정도 된다.

예후는 나이가 어릴수록, 수술 시 의식이 명료할수록 좋으며, 수반된 뇌실질의 손상 정도가 예후에 크게 관여한다.

(2) 만성 경막하 혈종(chronic subdural hematoma)

대부분 외상으로 발생되나, 약 절반이 두부 외상의 병력을 기억하지 못하거나, 또는 아주 경미하여 환자 자신이 외상을 받았다고 생각하지 않는 경우가 많다. 만성 알코올 중독자나 간질 환자에서 발생 빈도가 높다.

병인

만성 뇌경막하 혈종이 형성되는 병태 생리에 대해서는 아직 완전히 규명되어 있지 않다.

임상 증상 및 징후

만성 경막하 혈종의 특징은 대개 노년층에서 발생하고 고유 증상이나 징후가 없기 때문에 뇌혈관 질환, 뇌종양, 노인성 치매, 정신병 등으로 오진하기가 쉽다.

초기 증상으로 지속적인 두통, 구토, 유두 부종과 경도의 편마비, 언어 장애 등을 보이나, 노년층의 경우 정신착란, 기억력장애가 주 증상으로 나타날 수도 있다.

점차 두개강내압이 상승하여 측두부 허니아를 일으키면, 의식 장애, 병소 동측의 동안신경마비 증상 및 대측의 편마비를 보인다.

진단

뇌CT로 진단힌다. 혈종은 생성 1주 이내는 고밀도 음영을 보이나, 2~3주째는 대게 70% 정도의 비율로 등밀도 음영을 보이고, 3주후에는 저밀도 음영을 보이나 재출혈이 되면 혼합 밀도 음영을 보인다. 전형적인 만성 경막하 혈종은 CT상 경계가 명확한 저밀도 음영의 병소로 보인다. 혈종이 양측에 있어 중앙선 이동이 없는 경우 오진할 가능성이 있기 때문에 반드시 조영제를 주사하여 조영 증강을 하여야 한다.

만성 경막하 혈종의 MRI는 재출혈의 정도와 시기에 따라 매우 다양하다. 일반적으로 2~3주째 아급성기에는 T1 강조 영상에서 고신호 강도를 T2강조 영상에서는 저신호 강도를 보이며, 대부분의 만성 경막하 혈종은 T1 및 T2 강조 영상에서 동등, 혹인 고신호 강도를 보인다. <그림 24>

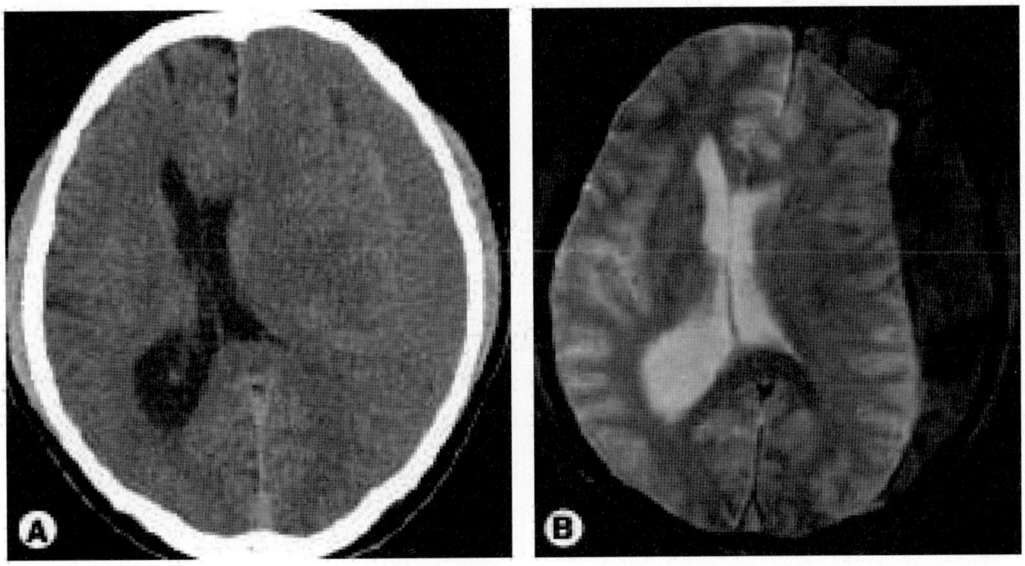

좌측 전두-두정부에 동밀도 음영의 만성 경막하혈종이 관찰되며, 이로 인한 심한 동측 뇌실 압박 및 정중선 편위가 있다.

〈그림 24〉 만성 경막하혈종의 CT(A) 및 MRI(B) 소견

치료 및 예후

자연 치유가 된다는 보고도 있으나, 진단이 되면 조기에 수술하는 것이 바람직하다.

수술 방법은 천공 배액술(burr hole drainage), 소천공 배액술(twist drill drainage), 개두술(craniotomy), 경막하-복강 단락술(subduro-peritoneal shunt) 등의 방법이 있다.

이 중 흔히 사용하는 수술 방법은 천공 배액술인데, 혈종이 가장 두텁게 생긴 부위에 1~2개의 burr hole을 만들고 외막을 절개한 후, 혈종강에 도관을 삽입하고, 수일간 자연 배액시킨다.

수술 후 간질 발작이 약 10% 정도의 비율로 보고되고 있으므로, 수술 후 항경련제를 반드시 투여한다.

예후는 비교적 좋은 편으로 수술 사망률은 10% 이하로 보고되고 있다. 예후에 영향을 주는 요소는 수술 전 환자의 의식 상태, 나이 등이며, 혈종의 크기나 위치는 영향이 없다. 수술 전 의식이 혼수 상태이거나, 환자의 나이가 많을수록 불량한 예후를 보인다.

3) 뇌내 혈종(Intracerebral Hematoma)

(1) 원인

외상성 뇌실질내 혈종의 발생은 두부의 충격 손상에 의한 두개골 골절과 동반된 뇌실질의 좌상이나 열상, 두개골 관통상, 또는 비교적 정지된 물체에 두부가 심하게 부딪친 경우 등으로 설명하고 있는데, 대부분은 가속 손상에 의한 뇌실질의 좌상이 원인이라고 한다. 또한 혈종의 발생에는 반충 손상(contre-coup)이 중요한 역할을 한다고 알려져 있다.

(2) 임상 증상 및 징후

증상은 두부 외상 시 충격의 정도, 혈종의 크기와 위치 등에 의해 결정된다.

환자의 약 33~50%가 혼수 상태로 내원하며, 국소 신경학적 소견은 혈종의 위치에 의해 다양하게 나타난다. 대부분의 환자는 두개강내압 항진 소견을 보인다.

지연성 뇌실질내 혈종은 두부 외상 후 증상이 호전되거나 현 상태를 유지하던 중 갑자기 나빠지는 경우 추적 뇌CT로 진단한다.

(3) 진단

단순 두개골 촬영상 절반 이상에서 골절 소견이 발견되는데, 뇌내 혈종의 진단에 큰 도움은 되지 않으나, 충격 손상 혹은 반충 손상을 반영하는 것으로 해석하면 된다.

뇌CT로 비교적 쉽게 진단할 수 있다. 뇌실질에 고밀도 음영의 비교적 경계가 명확한 공간 점유성 병소로, 혈종 주위의 뇌와 뇌실에 압박 소견 및 혈종 주변부에 저음영이 뇌부종 소견을 보인다.

뇌혈관촬영은 뇌동맥류나 혈관기형 등의 가능성이 있는 경우에 시행된다. **<그림 25>**

(4) 치료 및 예후

치료는 보존적 치료, 수술적 치료 및 혈액 용해제를 이용한 도관 배액술 등이 있다.

CT에서 혈종의 양이 많고 경계가 분명하며 접근이 용이한 위치이면 수술적 치료가, 혈종의 양이 적고 다발성이며 쉽게 접근할 수 없는 부위이며 보존적 치료를 선택하겠지만, 치료 방법을 결정하는 데는 어려움이 있다.

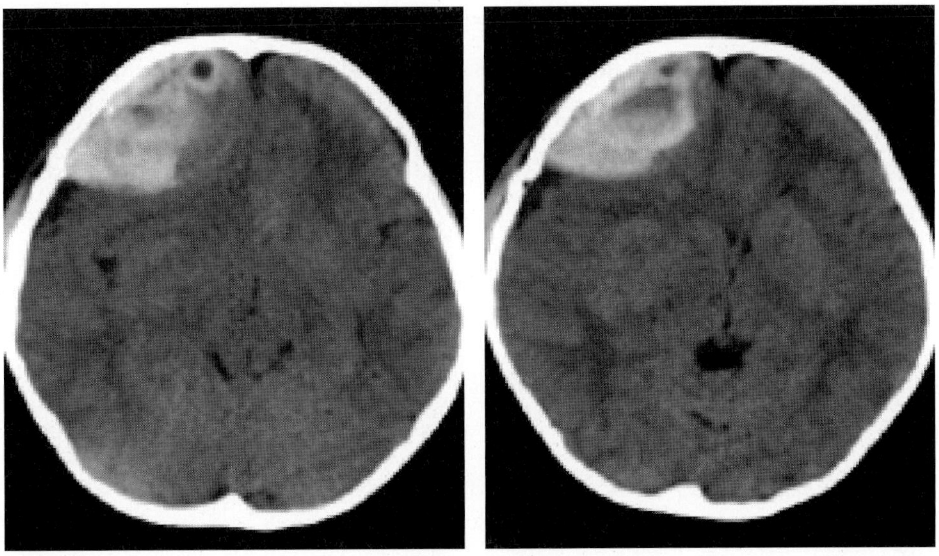

우측 전두엽 내에 직경 2cm 이상의 비교적 경계가 명확한 고밀도 음영의 뇌내 혈종 소견을 보인다.

〈그림 25〉 외상성 뇌내혈종의 CT 소견

수술 여부는 환자의 신경학적 상태, CT 소견 및 두개강내압 소견 등을 고려하여 결정하는 것이 좋다. 수술 방법에는 천공술, 개두술 또는 두개 절제술을 통한 혈종 제거법 등이 있다.

수술 후 사망률이 25~72% 정도이며, 혈종의 위치나 양, 뇌좌상의 정도와 동반 병변 유무, 나이, 수술 전 환자의 의식 상태 등에 따라 예후의 차이를 보인다. 의식이 있는 경우 수술 사망률은 6% 미만이지만, 혼수 상태의 경우 45%까지 사망률이 높아진다.

4) 기타

(1) 경막하 수종(subdural hygroma)

경막하강에 무색, 황색 또는 혈성의 액체가 고이는 것을 말한다.

외상성 두개강내 공간 점유성 병소의 7~12%를 차지하며, 주로 소아나 고령층에서 발견된다.

병소의 위치는 대부분의 환자에서 전두부 및 인접한 측두-두정부에 걸쳐 나타나고, 70~80%가 양측성으로 발생한다.

증상이 없으면 수술적 치료가 필요치 않으나, 증상을 나타낼 경우 천공 배액술(burr hole drainage) 등으로 배액시킨다. 반복적으로 재발되는 경우에는 경막하강-복강간의 단락술(subduroperitoneal shunt)

(2) 외상성 지주막하 출혈(traumatic subarachnoid hemorrhage)

두부 외상으로 인한 지주막하 출혈의 빈도는 매우 높으나, CT에서 발견할 수 없는 정도의 적은 양은 임상적으로 유의성이 없다.

원인은 외상에 의해 뇌피질 위에 있는 작은 혈관들이 파열되는데 있다.

증상은 심한 두통, 불안, 경부 강직 등을 보인다.

진단은 요추 천자로써 혈성 뇌척수액을 확인하는 방법이 있으나, 급성기 두부 외상에는 뇌 허니아의 위험성이 높아 금한다. 뇌CT로 비교적 진단되는데, CT에서 궁륭부의 뇌이랑(gyrus), 반구 간열(interhemispheric fissure)과 실비안열(sylvian fissure), 주위조(ambient cistern), 안상조(suprasellar cistern) 등에 고밀도 음영의 출혈을 보인다. 뇌기저조나 뇌내 출혈이 있는 경우 기존의 동맥류가 두부 외상 시 파열되었을 가능성이 있기 때문에 뇌혈관 조영술이 필요한 경우도 있다.

특별한 치료는 요하지 않으나, 임상 경과를 주위 깊게 관찰하고 증상이 지속되면 추적 뇌CT 촬영을 하여 수두증 등의 합병증을 확인하여야 한다. 수두증이 발병된 경우는 뇌척수액 단락술이 필요하다.

(3) 외상성 뇌실내 출혈(traumatic intraventricular hemorrhage)

발생 비율은 전체 두부 외상 환자의 0.5~3%, 중증 두부 손상 환자의 6~8.3% 정도를 차지한다.

증상은 의식이 명료한 예부터 혼수 상태까지 다양한 증상을 보인다.

진단은 뇌CT 소견으로 뇌실내 고밀도 음영의 출혈이 보이는 것으로 쉽게 진단된다. 뇌실내 출혈의 위치는 측내실이 가장 흔하며, 때로는 뇌실의 의존 부위에 혈액이 가라앉아 혈액-뇌척수액면이 형성되기도 한다. 동반 병변이 있는 경우 대부분에서 한 쪽 측내실에 출혈을 보이는 경우가 많다. 뇌량이나 뇌간에 미만성 축삭손상이 동반되는 경우에는 전체 뇌실에 걸쳐 나타나는 특징이 있다. 외상성 뇌실내 출혈은 대부분 다른 두개강내 병변을 동반하며, 순수한 뇌실내 출혈만 나타나는 경우는 드물다.

뇌실내 출혈은 시간이 경과하면 자연 흡수되므로 수술적 적응증은 아니나, 수두증 발생시 천공술(burr hole trephination)을 시행하여 배액하거나, 간혹 뇌실-복강 단락술(ventriculoperitoneal shunt)을 시행하기도 한다.

예후는 사망률이 35~76%에 이를 정도로 불량한 것으로 알려져 있으나, 뇌CT 보급 후 조기에 정확한 진단을 하고 급성 수두증 등의 합병증을 신속히 교정함으로써 예후가 많이 좋아졌다.

(4) 후두와 혈종(posterior fossa hematoma)

대부분의 환자에서 후두골 골절이 관찰된다. 횡정맥동이나 구불정맥동 파열, 판간층 정맥의 출혈에 의해 혈종이 형성되며, 동맥의 파열에 의해 생기는 경우는 매우 드물다.

진단은 후두부 손상 후 의식이 나빠지면서도 국소 징후가 뚜렷이 나타나지 않을 경우, 일단 후두부 병소를 의심하여 뇌CT 촬영를 하여야 한다. 병소는 뇌CT로 쉽게 진단할 수 있다. 뇌CT에서 혈종은 두개골 내면에 접한 경계가 명확하고 양측으로 볼록한 렌즈모양의 고밀도음영의 병소로 보이며, 혈종의 크기에 따라 제 4뇌실의 압박, 혹은 대측으로 전위 소견을 보인다.

치료는 환자의 의식 수준과 증상, 혈종의 양 등에 따라 결정되지만, 종괴 효과가 있는 병소가 발견되면 조기에 적극적인 수술적 치료가 필요하다.

예후는 사망률이 33~70%로 알려져 있으나, 최근 병소를 신속히 진단하고 치료함으로써 많이 호전되었다.

후두와 경막하 혈종(posterior fossa subdural hematoma)

후두와 경막하 혈종은 전체 경막하 혈종의 약 2~3% 정도를 차지한다.

대부분의 환자에서 후두골의 골절을 볼 수 있다.

혈종은 소뇌와 연결되는 교정맥 파열이나 정맥동 열상, 혹은 소뇌좌상으로 인한 혈관 손상으로 발생한다.

증상은 의식 장애, 두통, 구토가 주증상이며, 뇌신경 마비, 경부 강직, 소뇌 증상은 50%이하로 나타난다.

진단은 뇌CT로 하며, 혈종 발견 시 신속한 수술적 치료가 요구된다.

수술 사망률은 약 50%로 보고되고 있다. <그림 26>

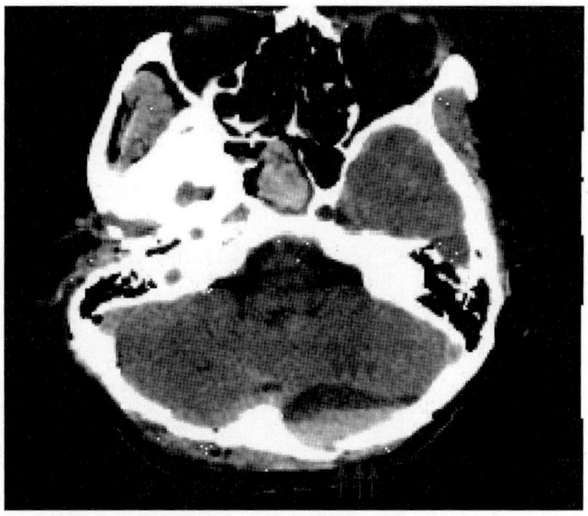

좌측 후두골에 골절과 함께 경막외혈종이 있고 소뇌 조직의 심한 압박이 보인다.

〈그림 26〉 후두부 경막외혈종의 CT 소견

소뇌내 혈종(intracerebellar hematoma)

후두부 외상으로 소뇌 출혈은 잘 생기지 않으며, 발생 기전은 대뇌에서와 같은 것으로 본다.

대개 후두골의 골절을 볼 수 있고, 후두와 경막하 혈종이 병발되는 것이 보통이다. 대뇌의 반충 손상을 흔히 볼 수 있다.

증상으로 후두와 경막외 혈종 때와 유사하다. 사망률이 높고, 생존하더라도 후유증을 남기는 것이 보통이다.

4. 두부 외상의 합병증

1) 외상성 기뇌증(Traumatic Pneumocephalus)

정의 : 두부 외상으로 인하여 두개강 내에 공기가 유입된 상태, 공기는 주로 뇌지주막하 또는 뇌실 내에 나타난다.

발생 원인 : 외상으로 부비동 또는 유돌붕소가 포함되는 두개골 골절 및 뇌경막의 손상을 입은 후 재채기, 기침 등에 의해 부비동의 압력이 증가하여 공기가 두개강 내에 유입되어 발생한다.

전사골 골절 후 뇌경막하 및 뇌실질내에 발생되는 기뇌증이 가장 흔하며, 두부 외상 후 수시간내에 발생하는 경우가 대부분이다.

증상 : 두통 이외에 특별한 고유 증상은 없으나, 의미 있는 소견으로서 뇌척수액누출 등이 동반되는 경우가 있다. 때로는 유입된 공기에 의해 전두엽의 뇌조직이 파괴되어 지연성 전두엽 증후군을 나타내는 경우도 있다.

진단 : 단순 두개골 촬영에서 두개강내 공기의 존재를 확인할 수 있으며, 특히 뇌CT에서는 소량의 공기라도 쉽게 볼 수 있다.

외상성 기뇌증의 치료

- 수상 후 1주 이내 공기가 자연스럽게 흡수되는 경우가 대부분이므로 특별한 치료는 필요하지 않으나, 누공이 자연적으로 폐쇄되지 않고 공기의 양이 증가하거나, 뇌척수액의 누출이 지속되는 경우에는 뇌기저부 골절부와 뇌경막 손상 부위에 수술로써 누공을 폐쇄

합병증으로 수막염과 뇌농양이 발생할 수 있어 단순 두개골 촬영에서 골절 소견이 없는 경우라도 두개강내 기뇌증이 발견될 때는 복잡 골절로 간주하고, 이차 감염의 예방을 위해 항생제를 투여하도록 한다. <그림 27>

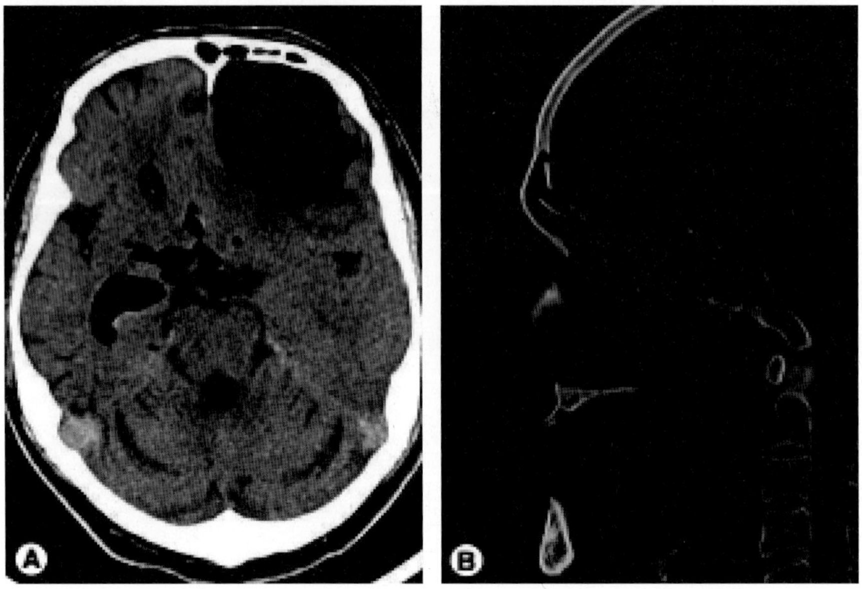

A : 뇌조, 경막하공간, 뇌실내 공기음영이 보인다. B : 전두동 골절이 보인다.
좌측 귀로 동위원소의 누출이 보인다.

〈그림 27〉 긴장성 기뇌증의 CT 소견

2) 외상성 뇌척수액루

정의 : 뇌척수액이 두부 외상으로 두개저 골절 및 지주막과 뇌경막의 손상에 의하여 비강 또는 외이도를 통해 체외로 누출되는 것.

뇌척수액 비루(CSF rhinorrhea) - 뇌척수액이 전두동, 사골동 및 접형골동을 통하여 강으로 누출되는 것

뇌척수액 이루(CSF otorrhea) - 주로 측두골의 추제 골절과 뇌경막 손상 및 고막 천공으로 뇌척수액이 외이도로 누출되는 것

발생 빈도 : 전체 두부 손상의 2~3%이며, 뇌기저부 골절이 동반된 두부 손상의 5~11% 정도가 발생한다.

외상성 비루는 대개 두부 외상 후 48시간 이내에 발생하나, 때로는 지연성으로 발생하여 수년후에 발생한 예도 보고되고 있다. 비루의 지속 시간은 약 70% 이상이 1주일 이내이며, 드물게 수년간 지속되는 수도 있다. 소아는 전두동 및 부비동의 발달이 늦기 때문에 외상성 뇌척수액 비루의 발생빈도는 성인에 비하여 낮다.

증상 : 두통은 흔하지 않으며 뇌척수액의 누출에 의하여 경감되지 않는다. 중이를 포함한 중두와 골절에서 고막 천공이 수반되면 뇌척수액 이루가 보이고, 때로는 이출혈, 혈고실과 안면신경 마비, 난청, 현훈 등이 동반된다. <그림 28>

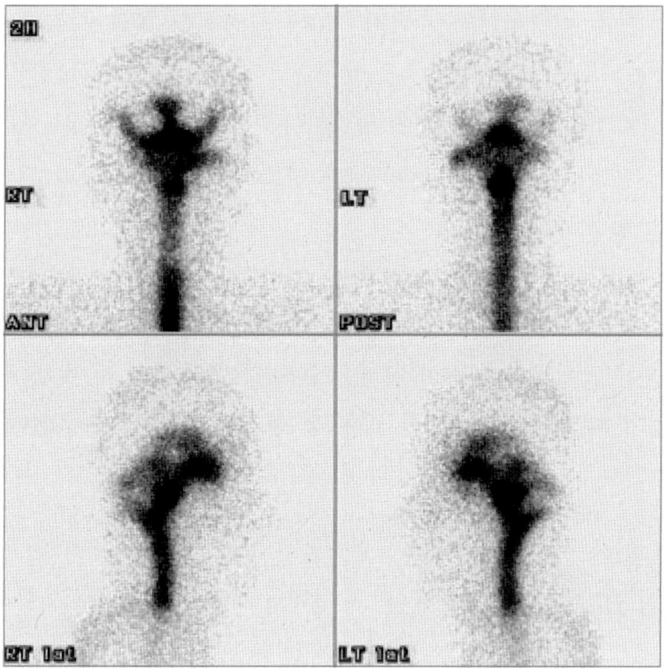

〈그림 28〉 뇌척수액 이루 환자의 동위원소 뇌조조영술

진단

방사선 검사

- 단순 두개골 촬영
  - 두개저 골절, 기뇌증 또는 접형골동내에서 air-fluid level을 발견
- 뇌CT 뇌조 조영술
  - metrizamide 등의 수성 조영제를 이용하여 누공을 찾아내는 방법
- 방사선 동위 원소를 이용한 뇌조 조영술
  - albumin(RI-HSA), 또는 99m Technetium human serum albumin(Tc-HSA)을 요추 천자에 의해 척수지주막하강에 주입한 후 누공을 발견
- 3D-CT를 이용하여 누공을 확인
- 기타 : 색소, 즉 methylene blue, indigo carmine, fluorescein, phenolsulfonphthalein 등을 수술 전 또는 수술 중 척수 지주막하강이나 비강 내에 주입하여 누출부위를 확인

치료

뇌척수액루의 70% 이상이 1주일 이내에 자연 폐쇄되므로 급성기에는 보존적 요법을 하면서 기다려 보는 것이 좋다. 누공이 자연히 폐쇄되는 것은 두개골 골절 틈에 뇌가 유착되거나, 국소 수막염으로 생긴 육아조직에 의해서 일어난다.

보존적 요법

- 환자의 절대 안정
- 뇌척수액은 자연적으로 배출되도록 하며 머리를 약 20도 높임
- 코와 인후의 균 배양 검사를 하여 균이 발견되면 감수성이 높은 항생제를 투여
- 비강이나 외이도를 가능한 막지 않음

보존적 요법에도 불구하고 뇌척수액루가 자연적으로 치유되지 않을 때는 수술적 요법으로 누공을 폐쇄하여야 한다.

수술적 요법은 발견 후 10일 내지 14일에 시행하는 것이 합리적이다.

뇌척수액루의 수술적 치료는 두개골 결손에 대한 단순한 성형만이 아니고, 뇌경막 결손을 완전하게 봉합하는 것이 매우 중요하다.

3) 감염

두개강내 화농성 감염이 발생하면 심각한 문제를 초래하여 항생제 투여 등 여러 가지 방법의 치료를 하여도 사망률이 높기 때문에 이에 대한 예방과 적절한 대책이 요구된다. <그림 29>

두부 외상 후의 감염성 질환

• 수막염 • 두개골 골수염 • 경막외 농양 • 경막하 축농 • 뇌농양

4) 뇌혈관 합병증

(1) 외상성 경동맥-해면 정맥동루

경동맥-해면 정맥동루는 외상성으로 발생하는 경우가 많다.

발생 기전 : 두부 외상 후 해면 정맥동을 통과하는 부위에서 내경동맥이 손상을 받아 혈액이 직접 해면 정맥동으로 혈액이 유입되면서 다량의 혈류와 높은 압력으로 인하여 해면 정맥동의 압력이 현저하게 증가하게 된다. 압력의 증가는 해면 정맥동내를 주행하는 동안신경, 삼차신경의 안면부 분지와 상악동분지 및 외전신경 등의 뇌신경 장애를 초래하며, 안구로부터의 정맥 환류 장애를 일으켜 안구가 돌출하게 된다.

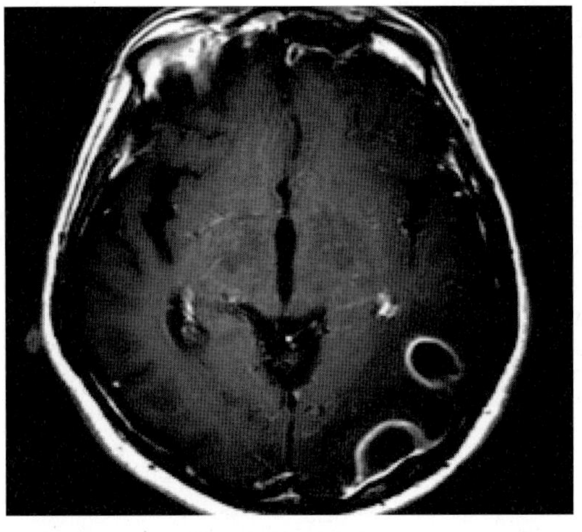

좌측 후두의 조영증강이 보인다.

〈그림 29〉 경막하 및 뇌농양의 조영증강 MRI

증상

- 가장 흔한 증상은 박동성 안구 돌출, 안구잡음(bruit)과 결막 부종 등이며, 그 외 시력 장애, 외안근 마비로 인한 복시도 동반된다. 시력 소실은 시신경에 대한 초기 손상, 각막 궤양, 안구 내압의 항진이나 안구동맥 혈류 감소로 인한 혈중 산소 감소에서 기인한 것으로 추정

진단 : 뇌혈관 조영술

치료 목적 : 시력을 보전 또는 보호, 안와 내 정상적인 해부학적 형태를 회복 또는 복구, 뇌허혈성 합병증을 피하면서 고통스런 안구 잡음을 치료 하는 것이다. 최근에는 종전에 실시하던 경부나 두개강내 결찰술이나 색전법보다는 최근에는 비침습적인 balloon catheter technique나, 유도 심장 정지법

및 유리 풍선을 이용하는 Catheter가 고안되어 경동맥을 손상시키지 않고도 좋은 성적을 얻고 있다.

(2) 외상성 동맥 폐쇄증

두부 외상 시 두부의 충격 및 압박, 또는 경부의 직접 손상, 과신전 및 관통상으로 인하여 내경동맥 또는 추골동맥이 막히는 수가 있다. 경부의 외상으로 두개강외의 내경동맥이나 추골동맥 폐쇄도 올 수 있다. 내경동맥 폐쇄증은 동맥경화증이 있는 환자에서 발생하기 쉽고, 중대뇌동맥에서 가장 호발하며, 특히 그 기시부에 잘 생긴다.

치료는 전 제거술 또는 혈관 문합술을 시행한다. 중대뇌 동맥 폐쇄증의 경우 수술 현미경에서 천측두동맥-중대뇌동맥간 문합술을 많이 시행하고, 추골동맥 손상 시에는 폐쇄된 혈관의 결찰을 시행한다.

(3) 외상성 동맥류

두부 외상 시 주로 두개저 골절이나 관통창에 의한 직접 외상으로 인하여 뇌기저부나 말초 혈관벽이 손상되어 동맥류가 발생될 수 있으나, 비외상성 동맥류에 비하면 그 발생 빈도가 매우 드물다. 진단에는 혈관 촬영술이 필수적이다.

치료는 수술적 요법을 시행하여 동맥류 경부를 결찰, 또는 동맥류를 제거한다.

5. 두개골 성형술(Cranioplasty)

1) 적응증 및 수술 시기

목적

- 뇌를 보호하고 외관상 호전을 가져오기 위해 시행
- 특히 젊은이에서는 정상적인 두부의 성장과 발달을 위해 금기증
- 수두증, 뇌부종, 감염, 개방성 상처 등이 존재
- 부비동이 근접한 경우
- 두피가 얇고 반흔이 있으며, 탈활(devitalized)된 경우

두개골 성형술의 수술 시기

- 심한 뇌 부종이나 뇌압 상승의 증가가 있는 경우는 3개월간 경과를 관찰한 후
- 개방성 창상은 3~6개월 후
- 창상 감염이 있었던 경우는 보통 1년 후
- 4세 이하의 소아나 골수염으로 인해 양측 전두부 두개골 절제술을 시행한 경우는 저절로 두개골 형성이 일어날 수가 있으므로 일정기간 기다려 보는 것이 좋음.

6. 두부 외상의 후유증

1) 뇌진탕 후 증후군(Post-Concussion Syndrome)

정의 : 뇌진탕 후 증후군은 GCS 점수가 13~15인 경한 두부 손상 환자에게 다양한 후유 증상이 지속되는 경우를 말한다.

증상의 지속 기간 : 보통 1~6개월 사이이다.

후유 증상

- 두통 : 긴장성, 편두통, 군집성, 후두 신경통, 상안와 및 하안와 신경통, 경부 손상 후 혼합성
- 뇌 신경 관련 증상 : 어지럼증, 이명, 청력 감퇴, 시력 장애, 복시, 주시 장애, 빛과 소음에 대한 이상 감각, 미각 및 후각 장애
- 정신과적 증상 : 과민, 불안, 우울, 인격 변화, 피로, 수면 장애, 성욕 감퇴, 식욕감퇴
- 인지 장애 : 기억 장애, 집중력 및 주의력 장애, 반응 시간의 저하, 정보 처리 속도의 저하

진단 : 수상 기전을 중심으로 한 자세한 병력 청취

- 신경외과의사에 의한 신경 검사 및 CT, MRI, PET, SPECT, 국소 뇌 혈류의 분석
- 정신과적 검사 : 미네소타 다면성 인격 검사(MMPI), Paced Auditory Serial Additional Task
- 신경행동학적 변화 : 시간이 경과함에 따라 환자의 증상은 완화되는데, 대부분 3개월 이내에 증상이 없어지지만, 소수의 경우 1년 이상 지속될 수도 있다. 결혼 생활 상태, 사회적 지위, 사고의 형태 그리고 이전의 신경정신적 질병 유무 등이 예후와 관련이 있다.

치료 : 환자의 상태와 예후에 대한 충분한 설명, 개인적 비의존을 위한 재활 치료, 조기 활동 격려, 물리 치료, 좋은 예후에 대한 강조와 격려 그리고 환경적 스트레스의 해소가 치료에 도움이 된다.

2) 외상 후 스트레스 장애(Post-Traumatic Stress Disorder : PTSD)

정의 : 정신적으로 고통이 되는 사건에 노출된 후 나타나는 증상이 중한 복합적 질환이다. 두부 손상 후 PTSD가 흔히 발생할 수 있으며, 특히 외상이 있고난 후에도 기억 장애가 없는 경도의 두부 손상 후에 잘 생긴다.

발병률 : 일생 이환율(lifetime prevalence)은 대개 1~9%로 알려져 있으며, 여자가 남자보다 발병율이 높은 것으로 보고되고 있다.

증상 : 재경험/침습(reexperiencing/intrusion), 회피(avoidance)와 감정 마비(numbing),과도한 각성 상태(hyperarousal) 불안, 수면 장애, 과도하게 깜짝 놀라는 반응, 그리고 자극 과민성과 분노

치료 : 약물 치료와 정신 치료를 시행한다.

3) 외상성 간질(Post-Traumatic Seizure)

(1) 병태생리학적 기전

혈액과 뇌피질 조직의 접촉이 간질 발생과 상당한 관련이 있다고 알려져 있으며, 헤모글로빈에서 방출된 철성분의 침착이 간질 발생의 중요한 원인 인자로 추측되고 있다. 또한 세포 내 칼슘농도 증가는 신경세포에 흥분 독소성 손상(excitotoxic damage)을 일으켜 신경세포가 죽게 되고, 반응성 신경교증이 일어나서 과흥분성 간질 중심점(hyperexcitable epicenter)이 되는 교반흔(glial scar)이 형성된다.

- 조기 간질(early post-traumatic) : 직후 경련(immediate seizures)
- 후기 간질(late post-traumatic epilepsy)

(2) 분류

조기 간질

수상 후 7일 이내에 발생하는 간질을 말한다. 두부 손상으로 치료가 필요했던 환자의 약 2~5%에서 발생한다. 연령이 아주 낮을수록 간질이 발생할 위험성이 높다.

조기 간질이 발생할 가능성 : 두부 손상의 정도가 심할수록 높아지며, 특히 경막하 출혈, 뇌내출혈 및 함몰성 골절이 있을때 조기 간질의 빈도가 높고, 그 외에 경막외 혈종, 출혈성 뇌좌상, 그리고 24시간 이상 지속되는 외상성 기억 상실 등도 조기 간질의 중요한 위험 인자이다.

후기 간질

두부 손상후 1주일이 지나서 간질이 나타나는 것을 말한다.

조기 간질은 후기 간질 발생에 중요한 원인 인자가 된다.

후기 간질의 위험성은 두부 손상 초기에는 높으나, 시간이 지나감에 따라 감소된다.

(3) 항경련제의 예방적 투여

외상 후 1주일 이내에 발생하는 조기 간질의 발생 빈도를 낮추기 위해 가능한 빠른 시간 내에 항경련제의 투여를 시작해야 한다. Phenytoin이 이 목적에 가장 부합되는 약제이며, 조기 간질의 발생에 예방적 효과를 보인다.

개두술 후 조기 간질을 예방하기 위해서는 일반적으로 phenytoin 및 carbamazepine이 사용된다. Phenytoin, valproate 및 carbamazepine과 같은 항경련제의 투여는 외상 후 1주일이 지나서 발생하는 후기 간질에는 예방적 효과가 없다.

(4) 치료

Lorazepam을 1~2mg/min으로 간질이 끝날 때까지, 혹은 최대치 0.1mg/kg에 도달할 때까지 정맥 주사하거나, phenytoin 등을 신속하게 정맥 주사하여 추가적인 간질발생을 예방한다. Phenytoin만으로 간질이 조절되지 않는 경우 phenobarbital을 추가로 정맥 주사한다.

조기 간질이 나타났으나 후기 간질이 동반되지 않은 환자에게는 6개월간 phenytoin을 투여하고, phenytoin의 혈중 농도를 15~20mcg/ml로 유지시킨다. 만약 뇌파 검사에서 발작 뇌파가 나타나지 않으면 투여를 중단한다.

치료 기간 중 후기 간질이 발생하였다면 간질이 다발성으로 발생할 가능성이 높으므로, 마지막 간질 후 최소한 1년 동안은 항경련제를 계속하여 투여해야 한다.

약제 투여의 지속 여는 후기 간질의 횟수와 뇌파 소견에 따라 결정하여야 한다.

Chapter 09

뇌전증

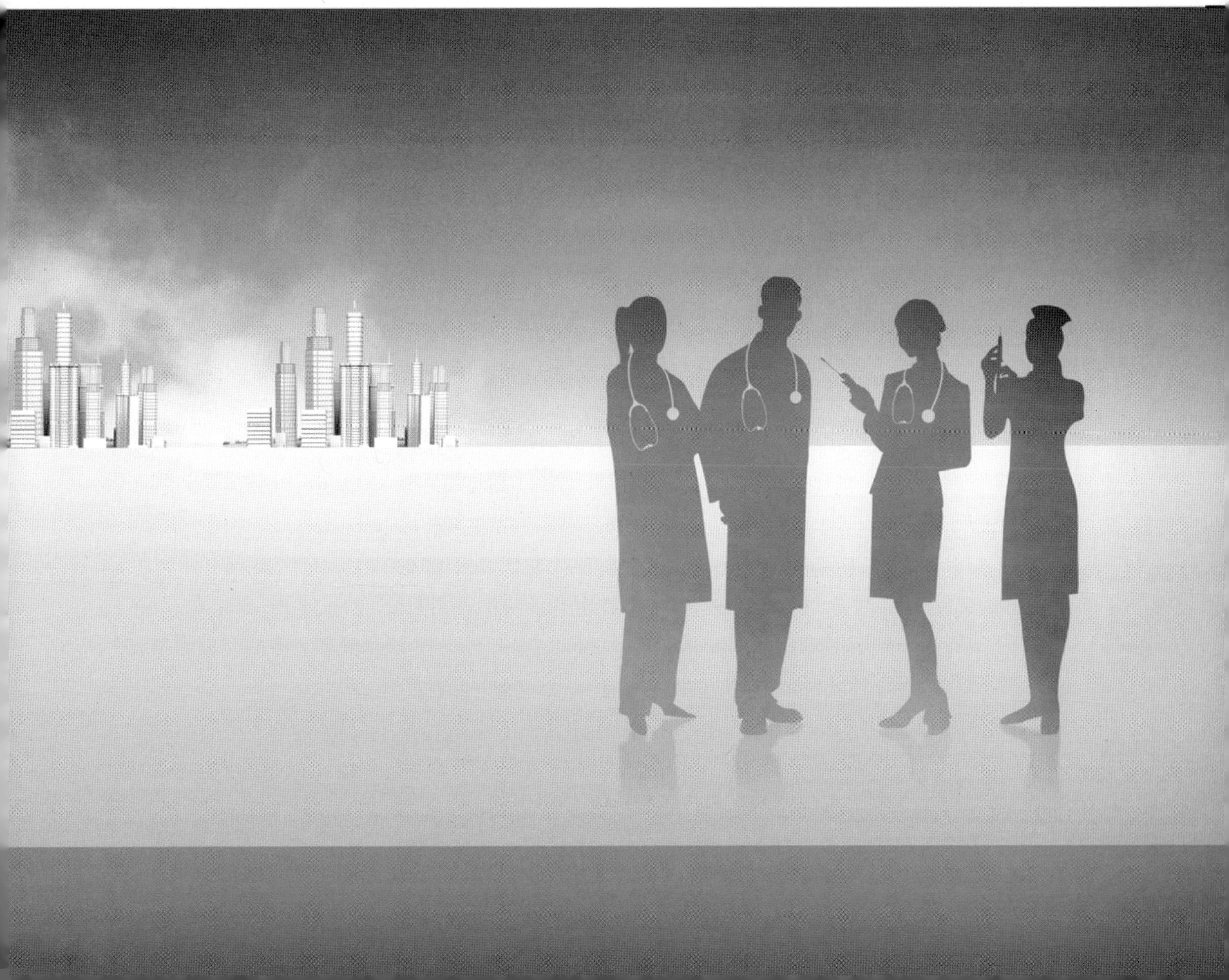

뇌전증*

김명규

일반 학습 목표

뇌전증의 분류, 원인, 임상증상, 병태생리, 치료 및 예후를 이해한다.

구체적 학습 목표

1. 뇌전증과 발작의 차이점을 설명한다.
2. 발작양상을 국제분류법에 따라 분류한다.
3. 비뇌전증 발작의 특징적 임상양상을 설명하고 뇌전증 발작과 감별한다.
4. 뇌전증 증후군에서 유형별 특징을 설명한다.
5. 국소발작, 전신발작의 임상증상을 설명한다.
6. 뇌전증 발작과 감별해야 할 질환을 연령별로 분류하고 감별점을 설명한다.
7. 뇌전증의 종류에 따른 항뇌전증약물의 선택과 사용원칙을 설명한다.
8. 주요 항뇌전증약물의 부작용에 대해 알아본다.
9. 중첩성 발작의 원인 및 치료를 설명한다.
10. 특수한 상황에서의 뇌전증의 진단과 치료를 설명한다.

* 대한뇌전증학회에서는 간질에 대한 사회적인 편견과 낙인을 해소하기 위한 한 방편으로 2010년 용어개정 작업을 통해 [간질]이라는 용어를 [뇌전증]으로 바꾸어 사용할 것을 결정하였다. 마찬가지 이유로 [Epilepsy]라는 용어를 [Cerebroelectrical Disorder]로 바꾸어 사용할 것을 국제뇌전증퇴치연맹(ILAE)에 건의하였다.

1. 정의

1) 발작(Seizure)

중추신경계의 신경세포 집합에서 발생하는 비정상적이고, 동시에 발생하는 과도한 전기적 방전으로 인한 일시적인 징후 및 증상(a transient occurrence of signs and/or symptoms due to abnormal excessive or synchronous neuronal activity in the brain)을 총칭한다.

2) 뇌전증(Epilepsy)

뇌전증이란 다음 중 하나로 정의되는 뇌질환이다.

(1) 24 시간 이상의 시간 간격을 두고 최소한 2회 이상의 비유발(또는 반사) 발작이 발생했을 때(at least two unprovoked(or reflex) seizures occuring >24 h apart)

(2) 1회의 비유발(또는 반사) 발작이더라도 향후 10년 동안 추가 발작의 가능성이 2회 이상의 비유발(또는 반사) 발작 이후의 일반적인 재발위험(최소 60%)과 유사할 때(one provoked(or reflex) seizure and a probability of further seizures similar to the general recurrence risk(at least 60%) after two unprovoked seizures, occurring over the next 10 years)

(3) 뇌전증 증후군 중 하나로 진단되었을 때(diagnosis of an epilepsy syndrome)

2. 뇌전증의 역학

1) 발생율

연간 100,000 당 50-70명 정도이다. 연령에 따른 발생율은 신생아기에 가장 높고 이후 다소 감소하다가 노인 연령층에서 급격히 증가하는 U자 형태를 보인다. <그림 1>

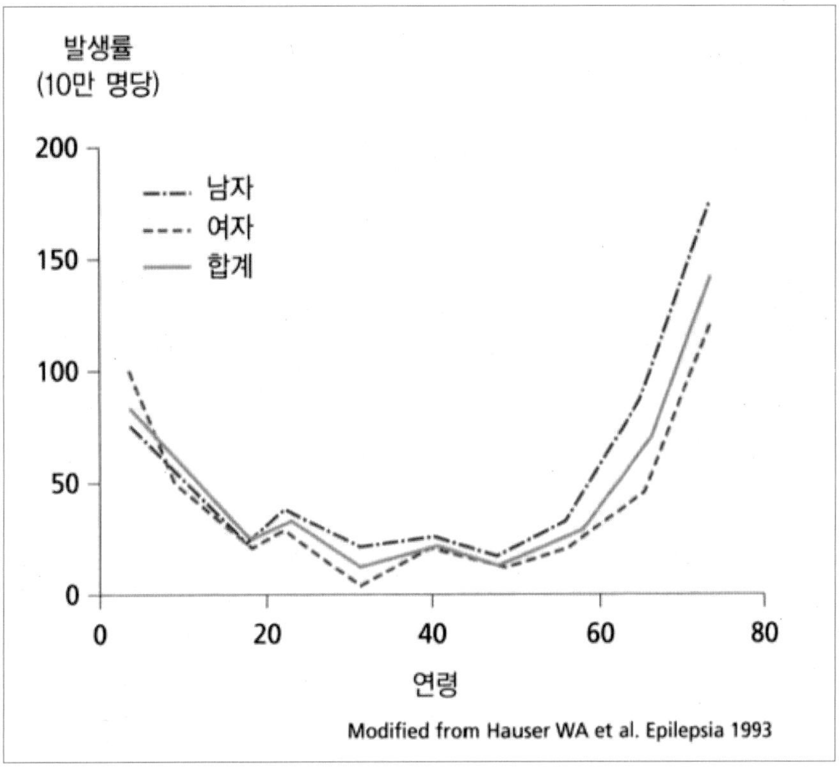

〈그림 1〉 연령에 따른 뇌전증 발생율(인용: 임상간질학)

2) 유병율

1,000명 당 4-10명 정도이다. 연령에 따른 유병율도 발생율과 마찬가지로 U자 형태를 보인다. 5년 이내 2회 이상의 발작을 보이는 만성 활성 뇌전증의 유병율은 도시보다 시골에서, 여자보다 남자에서, 선진국보다 후진국에서 더 높다.

3. 뇌전증의 원인질환

뇌손상을 초래하는 모든 질환은 뇌전증의 원인 질환이 될 수 있다. 신생아기에서 소아기(출생~3세)는 분만 외상, 저산소증, 선천성 대사이상 및 중추신경계기형, 감염, 영아 연축 등이, 소아기에서 청년기(6개월~20세)는 열성 경련, 유전성 질환, 감염, 외상, 종양, 특발성 뇌전증이, 성인기에서 노년기(20세 이상)는 외상, 종양, 퇴행성질환, 혈관성질환 등이 주요 원인질환이다. 뇌전증의 약 절반 정도에서 원인질환 규명이 어려우며, 이를 특발성 뇌전증이라고 한다.

4. 뇌전증의 발병기전

중추신경계는 신경세포의 "흥분"과 "억제" 기능이 균형을 이루며 고유기능을 수행한다. 그러나 유전자 이상, 뇌손상을 초래하는 뇌질환 및 기타 아직 알려지지 않은 기전 등에 의해 "흥분"과 "억제" 기능의 균형이 깨져서 "흥분" 기능이 강화되거나 반대로 "억제" 기능이 약화되었을 때 발작이 발생한다. 현재 시판 중인 항뇌전증약물은 강화된 "흥분" 기능을 약화시키거나 약화된 "억제" 기능을 강화시키는 역할을 하는 것이 대부분이다. <그림 2>

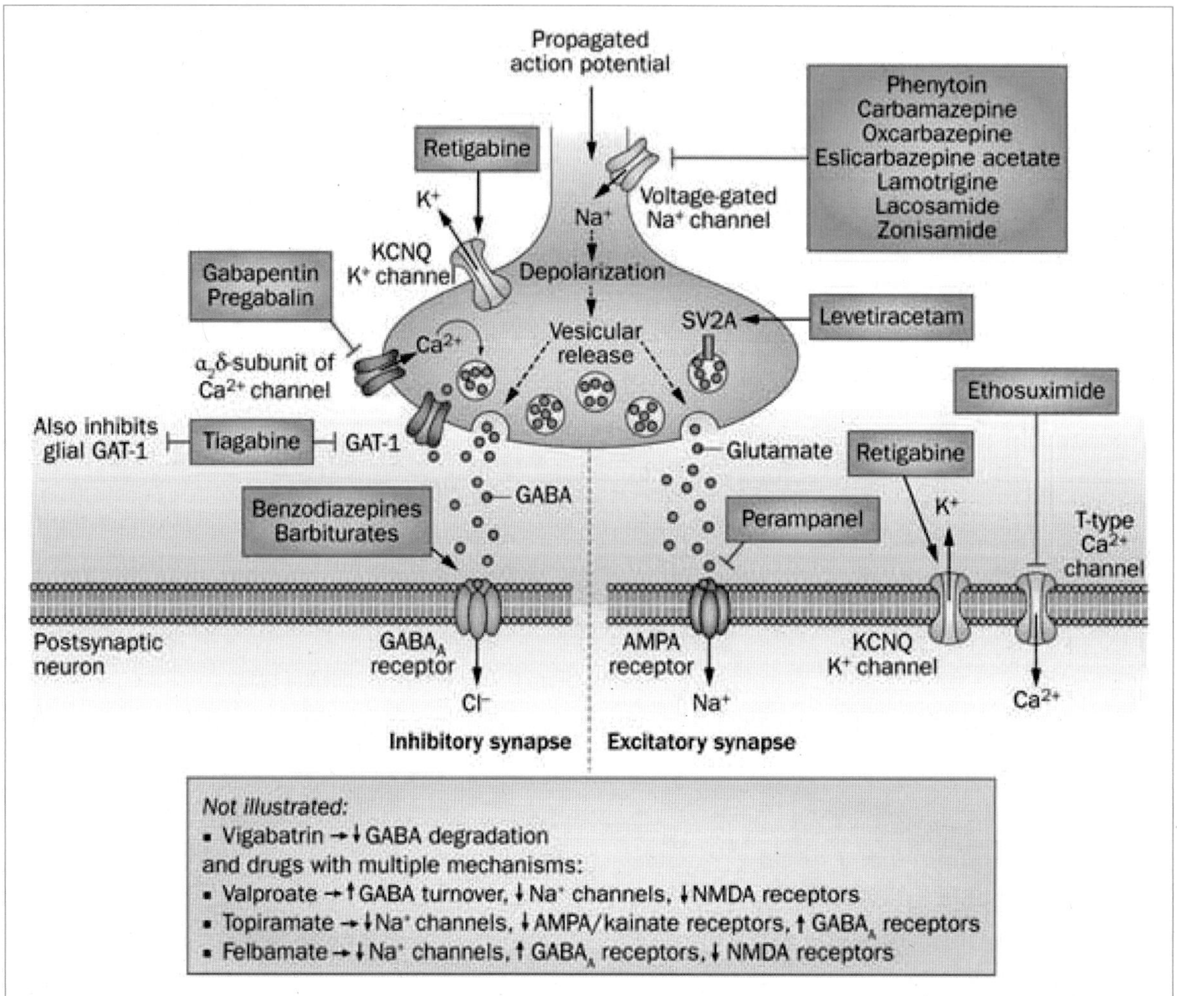

〈그림 2〉 뇌전증의 발병기전과 항뇌전증약물의 작용점(인용; Loscher et al, 2012 Nat Rev Neurol)

5. 발작, 뇌전증 및 뇌전증 증후군의 분류

ILAE(International League Against Epilepsy)가 1981년 공표한 발작의 분류체계는 임상양상과 뇌파검사를 기초로 하고 있으며, 그 동안 뇌전증 환자 및 그 보호자 그리고 뇌전증 치료자 및 연구자들에게 특정 원인에 대한 진단적 접근, 적절한 치료의 선택, 그리고 예후에 관한 중요한 정보를 제공하였다. 그러나 분류에 사용했던 일부 용어나 개념이 일반인들에겐 너무 전문적이라는 점과 첫 분류체계에 담지 못했으나 이후 규명된 다른 유형의 발작들을 포함해야 할 필요성 등으로 인해 2017년 새로운 발작 분류체계를 발표하였다. 이 분류체계의 기반이 된 현재까지의 뇌전증에 대한 지식이 아직은 과학적 근거에 입각한 분류체계를 구성하기에 불충분하다고 판단되어 운영적(operational) 또는 실용적 분류(practical classification) 형태로 공표하게 되었다.

1) 발작의 분류(ILAE 2017 Classification of Seizure Types)

크게 국소발작, 전신발작, 시점미상발작으로 분류하고 각각 자세한 발작의 유형과 특징을 열거하였다 <그림 3>. 발작관련 행동양상을 기술하는 용어들은 내용이 너무 많아 따로 정리하여 제시하였다 <부록 1과 2>.

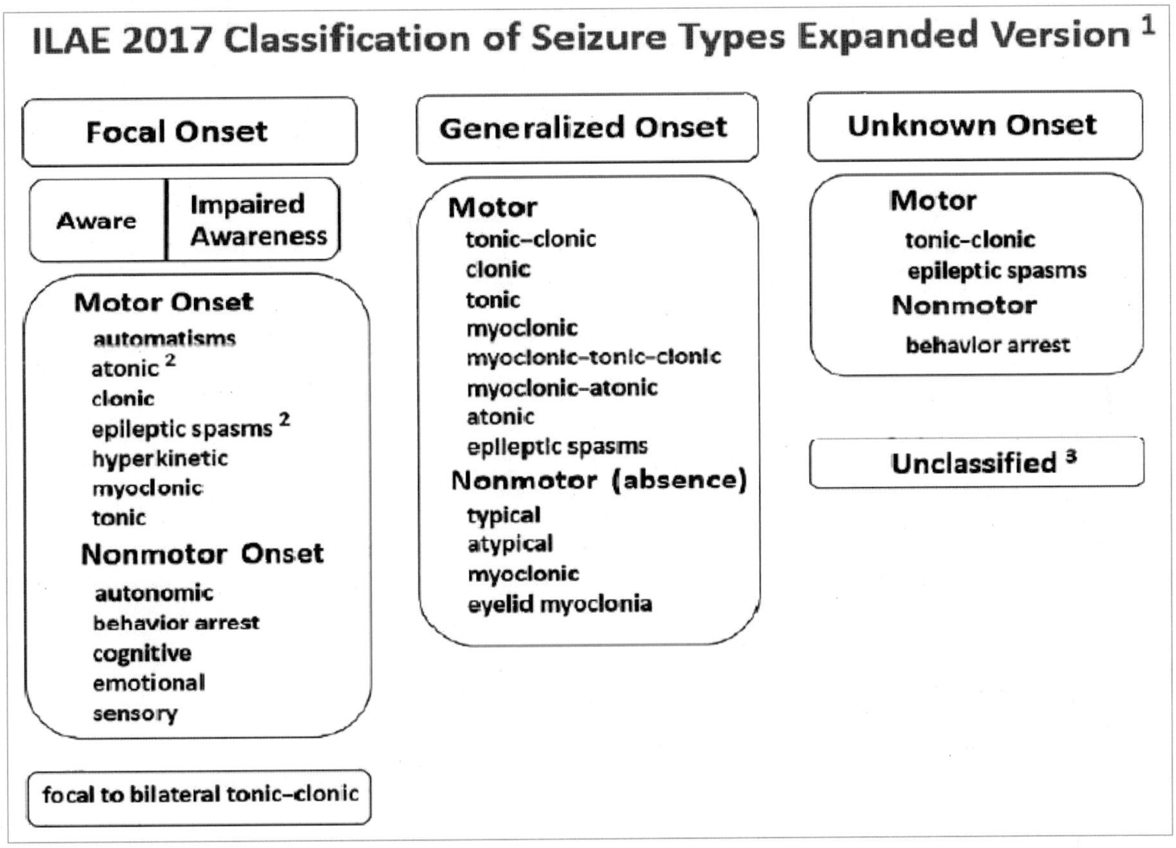

〈그림 3〉 ILAE 2017 Operational(or practical) Classification of Seizure Types
(인용; Fisher et al, Epilepsia 2017;58:522-530)

(1) 국소발작(focal seizures)

발작의 첫 징후 또는 증상이 뇌의 한쪽 반구에 국한된 신경망에서 비롯한 경우다.

발작시점(seizure onset)의 범위는 한쪽 반구 내에서 특정부위에 국한될 수도 있고 보다 더 넓은 범위일 수도 있으며, 국소발작은 뇌의 피질하 구조물에서 발생할 수도 있다. 국소발작 증상이나 징후가 지속되는 동안 의식(awareness)의 변화가 있으면 [의식손상 국소발작(focal impaired awareness seizure)]으로, 의식이 유지된 경우에는 [의식유지 국소발작(focal aware seizure)]이라고 명명할 수 있다. 만일 의식의 변화와 함께 자동증이 뚜렷하면 [의식손상 자동증 국소발작(focal impaired awareness automatism seizure)]으로, 국소발작이 뇌의 양쪽 반구로 전파되어 강직-간대발작으로 진행하면 [양측 강직-간대발작으로 진행한 국소발작(focal to bilateral tonic-clonic seizure)]이라고 명명할 수 있다. 그러나 의식손상 여부를 명확하게 알 수 없는 경우 의식에 관한 기술은 생략해도 무방하며, 마찬가지로 발작양상이 운동성인지 비운동성인지 명확하지 않으면 역시 기술하지 않아도 된다. 이전 분류와의 차이점 중 하나는 발작의 명명방법이나 순서가 고정되어 있지 않고 새로운 분류법에 제시한 용어를 사용하여 또는 기록자 임의대로 발작증상을 기술할 수 있도록 되어 있는 점이다. 예를 들어 발작이 갑작스러운 감각실어증 증세로 시작하여 의식소실과 왼팔의 간대발작으로 진행하였다면 [왼팔의 간대발작으로 진행한 의식손상 비운동시점 인지성 국소발작]과 같이 기술할 수 있다.

(2) 전신발작(Generalized seizures)

발작의 첫 징후 또는 증상이 뇌의 양쪽 반구에 분포하는 신경망 내의 어느 부분에서 발생하여 빠르게 전파하는 특징을 보이는 경우이다. 거의 대부분의 전신발작이 의식손상을 동반하기 때문에 의식수준을 따로 기술하지 않는다. 전신발작의 운동양상은 반드시 증상시작부터 양측성이어야 한다. 발작의 양상 및 특징을 기술하는 방법은 국소발작과 동일하다.

(3) 시점미상발작(unknown onset seizures)

수면 중 발작이거나 목격자가 없는 상황과 같이 발작의 첫 징후 또는 증상이 목격되지 않아 발작의 시점은 알 수 없지만 이후 발작의 양상이 목격된 경우에 시점미상발작으로 분류한다. 발작양상에 대한 정보가 부족하거나 발작양상이 특이해서 분류가 불가능하지만 뇌전증발작이 확실하다고 판단되는 예외적인 경우에 미분류발작으로 분류한다.

2) 뇌전증의 분류

새로운 뇌전증의 분류에는 3단계 다층적 분류방식을 도입하였다. 첫 번째는 발작유형(seizure type)을 진단하는 단계이며, 두 번째 단계는 뇌전증 유형(epilepsy type)을 정하는 단계로서 발작의 유형에 따라 국소(focal), 전신(generalized), 전신국소복합(combined generalized and focal), 분류미상(unknown) 뇌전증으로 진단한다. 전신국소복합 뇌전증은 이번 분류에서 처음으로 도입한 개념으로 드라베증후군(Dravet syndrome)이나 레녹스-가스토증후군(Lennox-Gastaut syndrome)에서처럼 국소발작과 전신발작 모두를 보이는 경우에 적용한다. 국소뇌전증과 전신뇌전증의 진단은 임상적인 수준에서 이루어지며 뇌파소견을 참조한다. 분류미상 뇌전증은 뇌전증으로 진단할 수 있으나 정보가 부족해 더 이상의 분류가 불가능할 때 적용한다. 세 번째 단계는 발작유형, 뇌파 및 뇌영상소견과 그 밖의 여러 가지 임상적 특징들을 종합하여 뇌전증증후군을 진단하는 단계이다. 가능하면 마지막 3단계 뇌전증증후군까지 분류(진단)하기를 권장하며 각 단계마다 반드시 원인질환과 동반질환을 고려하여야 한다. 원인질환은 크게 구조, 유전, 감염, 대사, 면역 그리고 미상의 범주로 세분하여 분류한다. 동반질환으로는 학습장애, 지적장애, 자폐범위질환, 우울증 등을 고려하여야 한다. 이러한 다층적 분류(진단)는 각 단계마다 뇌전증의 원인, 치료 예후에 대한 정보를 제공하게 되고 원인질환과 동반질환을 조기에 진단함으로써 적절한 치료를 가능하게 한다 **<그림 4>**. 뇌전증 증후군에 대해서는 다음 장에서 자세히 다루기로 한다.

(1) 구조적 원인(Structural etiology)에 의한 뇌전증

구조적 원인은 주로 뇌 MRI를 통해 진단하는데 약물내성 뇌전증 환자에서 뇌전증 수술을 시행할 경우 유용한 정보를 제공한다. 대표적인 예로 해마경화증에 의한 내측측두엽뇌전증(mesical temporal lobe epilepsy) 또는 시상하부 과오종(hypothalamic hamatorma)에 의한 홍소발작(gelastic seizure) 등을

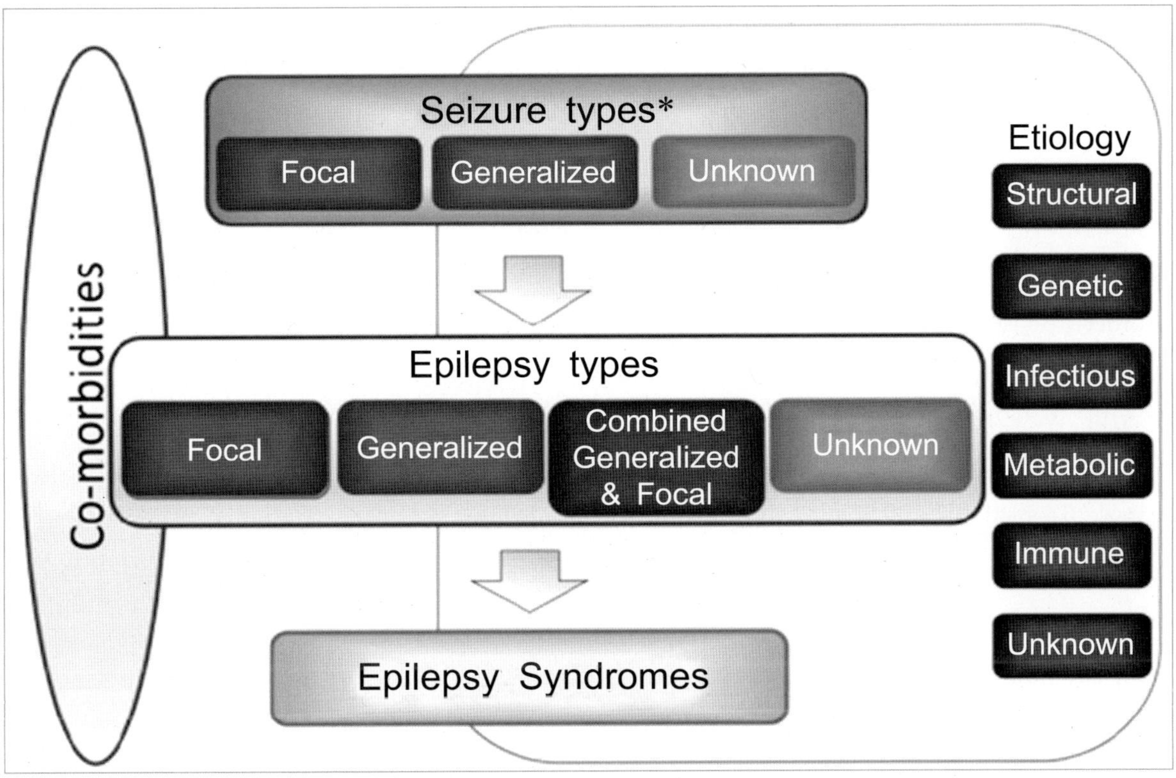

〈그림 4〉 뇌전증 분류 체제(인용: scheffer et al. Epilepsia 2017;58:512-21.)

들 수 있다. 유전적 요인에 의해 형성되는 신경세포 이주장애질환이나 결절성 경화증도 흔히 뇌전증을 유발하는 구조적 원인질환인데 이 경우에는 분류에 구조적 원인과 유전적 원인을 모두 사용할 수 있다. 후천적인 구조적 원인으로는 저산소성 뇌증, 외상, 감염, 뇌졸중 등이 흔하다.

(2) 유전적 원인(Genetic etiology)에 의한 뇌전증

핵심 증상이 뇌전증 발작인 질환에서 특정 유전자변이가 그 질환의 원인인 것으로 판명되면 이를 유전적 뇌전증(genetic epilepsy)라고 분류할 수 있다. KCNQ2/KCNQ3 유전자변이에 의한 양성가족형신생아뇌전증(Benign familial neonatal epilepsy), CHRNA4/CHRNB2/CHRNA2 유전자변이에 의한 상염색체우성야간전두엽뇌전증(autosomal dominant nocturnal frontal lobe epilepsy), 주로 SCN1A 유전자변이에 의한 드라베증후군 등이 대표적이다. 소아소발작뇌전증(childhood Absence Epilepsy)이나 청소년근간대뇌전증(Juvenile Myoclonic Epilepsy)은 하나의 유전자변이가 뇌전증 발작의 원인이기보다는 효과가 미약한 다수 유전자 또는 환경인자의 상호작용이 원인일 것으로 추정된다.

(3) 감염성 원인(Infectious etiology)에 의한 뇌전증

뇌수막염 및 뇌염과 같은 중추신경계 감염성질환은 뇌전증의 가장 흔한 원인이다. 신경낭미충, 결핵균, HIV, 말라리아, 톡소플라스마, Zika 바이러스나 거대세포 바이러스 등이 주요 원인균이다. 조기진단이 치료제 선택의 가장 중요한 변수로 작용한다. 중추신경계 감염은 구조적 병변을 초래하기도 하며 급성감염이 치료된 이후 감염후성 뇌전증을 초래하기도 한다.

(4) 대사성 원인(metabolic etiology)에 의한 뇌전증

핵심 증상으로 뇌전증 발작을 초래하는 모든 대사성질환을 포함한다. 포르피린증(porpyria), 요독증

(uremia), 아미노산병증(aminoacidopathies), 피리독신-의존성 발작 등이 대표적이며 대부분 유전자변이에 의해 발생하지만, 뇌엽산결핍증(cerebral folate deficiency)처럼 후천적인 경우도 있다. 조기진단이 질환의 치료는 물론 인지기능 손상을 예방하는데 매우 중요하다.

(5) 면역성 원인(immune etiology)에 의한 뇌전증

비교적 최근에 정립된 질병체계로서 핵심 증상으로 뇌전증 발작을 초래하는 중추신경계의 자가면역매개염증성 질환이다. 이러한 자가면역뇌염(autoimmune encephalitis)은 부종양성질환(paraneoplastic disorder)의 일종으로서 신경세포 내 항원에 대한 항체(예; anti-Hu)가 원인인 경우와, 신경세포 밖의 이온채널이나 수용체 등(예; NMDA, LGI1, AMPA, GABA, Gly, Caspr2)에 대한 항체가 원인인 경우가 있다. 후자의 경우에도 다양한 종양과 연관성이 있으므로 진단에 유의하여야 한다. 조기진단과 치료가 예후결정에 매우 중요하며, 고용량의 스테로이드, 면역글로불린, 혈장교환술 등의 1차적 면역치료에 반응하지 않는 경우 리툭시맵(rituximab)이나 사이클로포스파미드(cyclophosphamide)와 같은 2차적 면역치료를 행한다. 종양 연관성 자가면역뇌염의 경우에는 종양의 조기발견 및 제거가 필수적이다.

(6) 원인미상에 의한 뇌전증

발작의 양상이나 뇌파소견 이외의 정보가 없어 원인질환의 진단이 불가능한 경우이다.

3) 뇌전증 증후군의 분류

특정 발작양상, 뇌파소견, 뇌영상소견 등이 공통적으로 나타나는 뇌전증을 묶어 특정 뇌전증증후군으로 분류한다. 발병 및 관해시기, 발작유발인자, 예후 등에서 연령의존적인 특징을 보이는 경우가 흔하다.

6. 뇌전증의 진단

첫 발작의 경우에는 1) 뇌전증 발작과 비뇌전증 발작과의 감별이 중요하고, 2) 뇌전증발작으로 진단된 경우에는 발작의 원인을 평가해야 하며, 3) 장기적인 항뇌전증약물 치료가 필요한지를 결정하여야 한다. 이전 발작의 병력이 있는 환자가 발작이 재발된 경우에는 1) 기저원인과 유발인자를 확인하고 2) 현재 진행 중인 치료가 적합한 것인지를 평가해야 한다. 뇌전증 진단을 위한 검사방법 중 병력청취(문진)가 가장 중요한 요소이며 발작양상의 특징 파악, 위험인자 규명, 가족력 파악 등에 중점을 둔다 <표 1>. 그 외 신체검사와 신경학적 검사, 실험실 검사로서 기본 혈액검사, 독소에 대한 심사, 뇌파검사, 신경방사선학적 검사 등을 시행한다.

7. 감별진단

다음과 같은 질환과 감별해야 한다.

1. 실신 <표 2> - 혈관미주신경성 실신, 부정맥, 심장판막질환, 심부전, 기립성 저혈압
2. 정신질환 - 정신성 비뇌전증발작(psychogenic nonepileptic seizure) <표 3>, 과호흡증후군, 공황발작

〈표 1〉 뇌전증 진단을 위한 중요 문진 사항

첫 발작 일시와 당시의 상황

발작 시 첫 증상: 조짐, 또는 초기 운동 혹은 감각증상
발작 후 현상(혼돈, 기억소실, Todd 마비 등)
발작양상 및 발작양상의 변화여부
발병연령, 평균발작횟수
유발 혹은 호발인자 : 알코올, 수면부족, 호르몬 등

이전 치료에 대한 반응

신생아발작, 열성경련, 중추신경계감염, 뇌손상 과거력

뇌전증의 가족력

기타 신경학적, 정신 혹은 전신질환의 과거력 및 가족력

〈표 2〉 뇌전증발작과 실신의 비교

뇌전증발작

기시감 혹은 미시감(발작전) / 정서적 스트레스(발작전) / 고개돌림(발작중)
혀깨뭄(발작중) / 혼돈(발작후) / 그외 다음 중 하나: 무반응, 비정상적인 자세, 사지운동, 발작에 대한 기억소실

실신

발한(실신전) / 장시간 앉거나 서있기(실신전) / 가벼운 두통(어지러움)(실신전)

(인용: Modified from Benton et al, 2008 Postgraduate Medicine)

〈표 3〉 정신성 비뇌전증발작과 뇌전증발작의 비교

	정신성 비뇌전증발작	뇌전증발작
경련 양상	1. 발작 중 눈을 감고 있는 경우가 흔함 2. 팔다리의 좌우비대칭발작, 활모양강직 동반 3. 팔다리가 서로 반대방향으로 움직이거나 시간적으로 불일치 4. 골반이나 배부위가 팔다리보다 상대적으로 과도하게 들썩임 5. 머리가 좌우로 흔들리는 경우 혹은 팔다리의 경련이 있는데도 안면경련이 없는 경우 6. 동일 발작에서 그 강도가 일관되지 않고 반복적으로 변화를 보이는 경우	1. 발작중 전면을 응시하거나 안구가 한쪽으로 돌아가는 모습 관찰 가능 2. 팔다리의 대칭적 혹은 편측의 경련을 보이며 규칙적인 흔들림을 보임
신음	발작의 중간에 구분 가능한 대화가 포함된 신음소리를 동반하는 경우.	발작초기 단순발성에 따른 짧은 비명이나 알아들을 수 없는 신음소리를 동반
의식 상태	의식이 보존되어 있으며 외부자극에 저항 혹은 회피 반응을 보임	부적절한 반응이나 의식소실을 동반하며 후에 증상을 기억하지 못함
발작 지속 시간	발작의 기간이 상대적으로 길지만 발작 후 혼돈상태 없음	대부분 1~2분 이내이며 증상 후 혼돈상태를 보일 수 있음
증상의 정형화	매 발작마다 발작양상이 동일하지 않고 변함	매 발작마다 발작양상이 동일함
발작 시기	각성시에만	각성시뿐 아니라 수면시에도 발생

(인용 : 임상간질학. 대한간질학회편, 2009 이퍼블릭)

3. 대사성 질환 - 알콜성 의식상실, 진전섬망, 저혈당, 저산소증, 정신활성제
4. 편두통 - 편두통, 기저동맥 편두통
5. 일과성 허혈발작 - 기저동맥성 일과성 허혈발작
6. 수면장애 – 수면-탈력발작(narcolepsy-cataplexy), 양성 수면성 근간대발작, 입면환각, 수면마비
7. 운동장애 - 틱, 비간질성 근간대, 발작성 무도병
8. 소아의 경우 - 호흡억제성 발작, 반복적 복통과 주기적 구토를 동반한 편두통, 양성 발작성 현훈, 무호흡, 야경(night terror), 몽유병(sleepwalking)

8. 뇌전증의 경과와 예후

첫 비유발발작 후 발작 재발율은 약 50% 정도이다. 두 번의 비유발발작 후 4년 이내 재발율은 약 60-90%이다. 만성 활동성 뇌전증의 70% 정도는 대개 1~2가지 항뇌전증약물 치료에 의해 더 이상 발작이 발생하지 않는 장기완화(long-term remission)에 들어간다. 그러나 나머지 30% 정도는 항뇌전증약물 복합요법에도 불구하고 발작이 지속되는 약물내성 뇌전증으로 발전한다. 2~5년 정도의 장기완화 후 첫 2년 간의 발작 재발율은 항뇌전증약물 치료를 지속한 경우에 약 20%, 항뇌전증약물을 서서히 중단한 경우는 약 40% 정도였다. ILAE는 2014년 뇌전증의 실용적 분류에 처음으로 뇌전증의 예후에 대한 정의를 포함시켰는데, 1) 연령의존성 뇌전증 증후군 환자가 그 연령대를 벗어 났을 때, 또는 2) 지난 10년간(후반 5년간은 항뇌전증약물 복용 없이도) 발작의 재발이 없었을 때 [뇌전증이 해결되었다(resolved)]라고 정의한다. 완치를 뜻하는 [cure]나 질병의 중단을 의미하는 [remission]이라는 용어 대신, 재발의 가능성을 완전히 배제하지 못한다는 의미에서 [resolved]란 용어를 사용하였다.

9. 뇌전증의 약물치료

1) 항뇌전증약물 치료의 시작

뇌전증 치료의 근간은 약물치료이다. 뇌전증의 정의를 만족하는 경우, 즉 뇌전증으로 진단된 시점부터 항뇌전증약물 치료를 시작하는 것이 일반적인 원칙이다. 첫 비유발발작을 경험한 환자 모두가 치료의 대상이 되는 것은 아니나 발작이 다시 나타날 가능성이 높은 경우 <표 4>에는 약물치료를 시작하는 것이 바람직하다. 또한, 재발의 가능성이 높은 뇌전증 증후군으로 진단된 경우 첫 비유발발작이라 하더라도 약물치료를 시작하는 것이 좋다. 다만, 2회 이상의 비유발발작을 경험했다 하더라도 경미한 국소발작만을 보이는 소아기양성뇌전증 환아와 같은 경우에는 약물치료를 유보하고 지켜볼 수도 있다. 일단 약물치료를 시작하게 되면 비교적 장시간 치료를 유지해야 하므로 사전에 약물사용 여부, 예상되는 부작용 및 사회경제적인 측면 등에 대해 환자나 보호자와 충분한 상의가 필요하다.

2) 항뇌전증약물의 선택

정확한 진단을 바탕으로 환자에게 가장 적절한 약물을 선택하여야 한다. 효능면에 있어서는 뇌전

증발작의 양상에 따라 국소발작에만 효과적인 항뇌전증약물과 국소발작과 전신발작 모두에 효과적인 광범위 항뇌전증약물로 나눌 수 있다 <표 5>. 에토석시마이드(ethosuximide)는 전신발작 중에서도 소발작(absence)에만 효과가 있다. 국소발작에만 효과적인 항뇌전증약물은 대부분 국소발작과 더불어 전신강직간대성발작에는 효과적이나 근간대발작(myoclonus)나 소발작은 오히려 악화시키는 경우가 많으니 유의해야 한다. 루피나마이드(rufinamide)나 클로바잠(clobazam)의 경우 다른 약물로 치료가 어려운 무긴장성발작(atonic seizure)에 상대적으로 더 효과적인 것으로 알려져 있다.

〈표 4〉 발작의 재발 가능성을 높이는 위험요소

뇌파에서 뚜렷한 발작의 초점이 확인되었을 때
뇌 MRI에 이상소견이 있을 때
신경학적 검사에서 이상소견이 있을 때
뇌전증발작의 가족력이 있을 때
과거에 뇌감염이나 의식소실을 동반한 두부외상이 있었을 때
현재 활동성의 뇌감염증을 앓고 있을 때
첫 발작이 뇌전증 중첩상태로 나타났을 때

〈표 5〉 발작의 분류에 따른 항뇌전증약물 선택

국소발작(2차성 전신강직간대발작 포함)에만 효과적인 항뇌전증약물
페니토인, 카바마제핀, 페노바비탈, 가바펜틴, 프레가발린, 티아가빈, 옥스카바제핀, 비가바트린, 라코사마이드, 페람파넬
전신발작과 국소발작 모두에 효과적인 광범위 항뇌전증약물
발프로에이트, 라모트리진, 토피라메이트, 조니사마이드, 레베티라세탐, 펠바메이트
전신발작 중 특정 발작 유형에 더 효과적인 항뇌전증약물
루피나마이드, 클로바잠(무긴장성발작) 에토석시마이드(소발작)

(변형 인용: Crepeau et al, Mayo Clin Proc 2017;92:306-18.)

뇌전증 치료의 궁극적인 목표는 발작의 완전관해 뿐 아니라 약물에 의한 부작용을 최소화하는 것이다. 따라서 약물선택에 있어 약물의 효능과 더불어 항뇌전증약물 고유의 부작용 <부록 3>을 반드시 고려하여 한다. 또한 환자의 성별, 연령, 혼인상태, 체중, 직업 등을 고려하여 환자 개개인을 위한 맞춤형 치료가 가능하도록 해야 한다. 때로는 항뇌전증약물의 부작용을 환자에게 이로운 방향으로 활용하기도 하는데, 예를 들면, 과체중이 고민인 사춘기 여성에게는 체중감소 작용이 있는 토피라메이트(topiramate)를 우선적으로 고려해 볼 수 있다.

3) 치료전략

새로 진단된 뇌전증 환자는 1개의 항뇌전증약물만를 선택하여 사용하는 단독요법이 바람직하다. 실제 단독요법만으로도 새로 진단된 뇌전증 환자의 60% 정도가 1년 이상 발작소실상태를 유지할 수 있다고 알려져 있다. 또한, 단독요법은 복합요법에 비해 약물병용으로 인한 여러 가지 부작용이나 약물순응도 측면에서 유리한 장점이 있다. 첫 단독요법에 실패한 경우에 작용기전이 다른 항뇌전증약물을 선택하여 두 번째 단독요법을 시행해볼 수도 있고 첫 항뇌전증약물에 두 번째 항뇌전증약물을 부가하는 복합요법을 시행해 볼 수도 있다. 그러나 단독요법으로 발작을 조절할 수 없는 환자나, 한 환자에서 여러 발작양상이 공존하는 경우, 뇌전증뇌병증(epileptic encephalopathy)과 같이 약물내성 뇌전증일 가능성이 높은 경우에는 조기에 합리적인 복합요법을 고려할 수 있다. 일반적으로 약물내성 뇌전증은 2가지 이상의 항뇌전증약물을 환자가 감내할 수 있는 최대허용 용량까지 사용함에도 불구하고 발작이 지속되는 상태로 정의한다. 약물내성 뇌전증으로 확인된 환자의 경우 수술적 치료나 미주신경자극술, 뇌심부자극술 혹은 케톤식이와 같은 부가치료를 고려해 볼 수 있다.

4) 항뇌전증약물 치료의 중단

항뇌전증약물의 사용으로 인해 뇌전증이 완치된다는 증거는 아직 없지만 2~5년 이상 장기완화를 보인 환자들 중 상당수가 항뇌전증약물 중단 이후에도 발작의 재발이 없는 [뇌전증이 해결된 상태]에 이를 수 있다. 따라서 오랜 기간 발작 없는 상태가 유지된 환자에서 항뇌전증약물의 중단을 고려하는 것은 매우 중요한 일이다. 일반적으로 항뇌전증약물 중단 전 발작소실 기간이 길수록 재발 가능성이 낮다고 알려져 있으나 반론도 있다. 대개 소아뇌전증의 경우 2년 정도, 그리고 성인뇌전증의 경우 4~5년 정도의 발작소실기간을 거친 후 항뇌전증약물 중단을 고려하는 것이 바람직하지만, 발작 재발에 영향을 주는 인자들 유무나 환자 및 보호자의 의견을 수렴한 후 상황에 따라 환자 개인별로 그 시기를 결정하는 것이 좋다. 항뇌전증약물 중단시 발작재발의 위험인자는 1) 뇌병터 등에 의한 증상뇌전증(symptomatic epilepsy), 2) 2 가지 이상의 발작 유형을 가진 뇌전증, 3) 신경학적 검사상 이상소견이 있을 때, 4) 청소년기 이후에 발병한 뇌전증, 5) 뇌파에서 뇌전증모양방전(epileptiform discharge)이 관찰되는 경우, 6) 이전 약물중단 시도에서 실패한 경우, 7) 청소년근간대뇌전증과 같은 일부 뇌전증후군 등이다. 항뇌전증약물 감량 중이나 중단 후 초기에는 수면부족, 음주와 같은 발작 유발요인을 피하고 운전이나 단독 수영 등을 금지해야 한다.

10. 특수한 상황에서의 뇌전증

1) 뇌전증중첩증(Status epilepticus; SE)

일반적인 발작은 대개 3분 이상 지속되지 않지만 5분 이상 지속되는 경우를 뇌전증중첩증 또는 뇌전증지속증이라고 한다. 2015년 공표된 ILAE의 뇌전증중첩증 정의에 따르면 강직-간대발작중첩증(tonic-clonic SE, 동의어: convulsive SE)은 5분 이상, 의식소실국소발작중첩증(focal SE with impaired awareness)은 10분 이상, 소발작중첩증(absence SE)는 10~15분 이상 지속되었을 때로 정의되며, 이 시간이 지나면 발작이 장시간 지속될 가능성이 매우 높아지므로 응급치료를 시작하여야 하는 기준으로 삼는다. 강직-간대발작중첩증이 30분 이상, 의식소실국소발작중첩증이 60분 이상 지속될 경우 장기적인 뇌신경세포손상 혹은 사멸, 신경계 네트워크의 교란, 뇌기능 손상을 초래하므로 이 시간 내에 단계별 응급치료를 통해 뇌전증중첩증이 중단되도록 해야 한다. 2016년 미국뇌전증협회가 발표한 강직-간대발작중첩증 치료지침을 간략히 요약하면 다음과 같다 **<표 6>**. 의식소실국소발작중첩증의 경우 대개 강직-간대발작중첩증 치료지침의 2차 치료 수준에서 효과가 나타나며 3차 치료는 권장되지 않는다. 소발작중첩증의 경우 대부분 치료가 필요하지 않으나 필요한 경우 벤조다이아제핀(benzodiazepine)과 발프로에이트(valproate) 주사를 사용해 볼 수 있다.

〈표 6〉 강직-간대발작중첩증 치료지침(American Epilepsy Society Guideline, 2016)

발작 발생 후 첫 5분(안정기)	환자의 생명현상을 안정시키는 모든 조치를 취하며 뇌파감시(EEG monitoring)를 시작하는 시기
발작 발생 후 5~20분(초기 치료기)	벤조다이제핀 주사를 이용한 응급치료가 시작되어야 하는 시기. 미다졸람(midazolam), 로라제팜(lorazepam), 다이아제팜(diazepam) 중 택일(증거수준 A)
발작 발생 후 20~40분(2차 치료기)	포스페니토인(fosphenytoin, 증거수준 U), 발프로에이트(증거수준 B), 레베티라세탐(증거수준U), 페노바비탈(앞 3가지 약물을 사용할 수 없을 때-증거수준 B) 주사 중 택일
발작 발생 후 40~60분(3차 치료기)	2차 치료를 반복하거나 전신마취제 사용: 티오펜탈(thiopental), 미다졸람, 페노바비탈, 프로포폴(propofol) 등

2) 여성과 뇌전증

(1) 월경성 뇌전증

월경 주변기에 뇌전증발작의 빈도가 매우 높아지는 것으로서 신경원의 활성에 대한 에스트로젠(estrogen)과 프로제스테론(progesterone)의 영향 혹은 항뇌전증약물의 대사 변화에 따른 혈중농도 감소 등에 기인한다. 치료는 아세타졸라마이드(acetazolamide) 하루 250-500mg 용량을 월경 시작하기 7-10일 이전에 투여하여 월경이 끝날 때까지 지속하거나, 이 기간 동안 복용 중인 항뇌전증약물의 용량을 증가시키거나, 경구 피임약을 이용하여 월경 주기를 조절하는 방법 등이 있다.

(2) 선천성 기형

전체 인구에서 주요 선천선기형 비율은 약 2-3%, 뇌전증이 있는 여성에서는 5-6% 정도이다. 항뇌전증약물 중 기형아 출산 위험이 가장 큰 것은 발프로에이트로서 약 7% 내외로 보고되고 있으며, 특히 3가지 이상의 항뇌전증약물을 복용하는 있는 여성의 경우에는 약 15% 정도로 기형아 출산 위험이 증가한다. 발프로에이트 외에도 페니토인(phenytoin), 카바마제핀(carbamazepine), 페노바비탈(phenobarbital), 클로나제팜(clonazepam), 토피라메이트 등이 주요 선천선기형과의 연관성이 밝혀져 가능한 한 임신을 원하는 여성에게로의 투여가 금지되어 있다. 부득이하게 항뇌전증약물 복용 중 임신을 원하는 여성 뇌전증환자에게는 가능한 한 용량을 낮추어 단독요법을 시행하는 게 바람직하고 임신 1개월 전부터 태아기형을 예방할 수 있는 엽산을 투여해야 한다. 임신초기에 발생할 수 있는 전신강직간대발작으로 인한 태아 손상이 항뇌전증약물 복용시보나 훨씬 크고 심각하므로 기형아 출산을 두려워하여 항뇌전증약물 복용을 중단하는 일이 없도록 유의해야 한다.

(3) 분만

분만시 과호흡, 수면박탈, 통증, 정서적 스트레스 등은 발작의 위험을 증가시킬 수 있다. 여성 뇌전증환자의 2~4%가 분만시 혹은 분만 후 24 시간 이내 전신강직간대발작을 경험할 수 있으므로 분만시 반드시 항뇌전증약물을 복용하여야 한다. 항뇌전증약물을 복용 중인 여성은 분만시 약 50%에서 비타민 K 의존성 응고 인자의 일시적이고 가역적인 부족에 의해 출혈성향이 나타날 수 있으므로, 산모에게는 출산 전에 2주간 비타민 K(20 mg/d)를 복용하도록 하고 신생아는 출생 후 비타민 K_1 1mg을 근주하는 것이 바람직하다.

(4) 수유

항뇌전증약물에 따라 다르지만 모유를 통해 항뇌전증약물 성분의 일부가 신생아에게 전달될 수 있다. 그러나 초유의 장점이 크므로 신생아가 지나치게 활기가 없고 수유에 곤란을 겪지 않는 이상 모유수유를 권장한다. 카바마제핀, 페니토인, 발프로에이트 등은 신생아에 미치는 영향이 미미하고, 라모트리진(lamotrigine), 레베티라세탐(levetiracetam)은 안전하다는 보고도 있다.

(5) 체중

여성 뇌전증환자에서 항뇌전증약물 선택시 반드시 고려사항에 넣어야 하는 항목이다

체중증가 효과를 나타내는 항뇌전증약물로는 발프로에이트, 가바펜틴(gabapentin), 카바마제핀, 티아가빈(tiagabine), 비가바트린(vigabatrin), 페람파넬(perampanel), 체중감소 효과를 나타내는 항뇌전증약물로는 토피라메이트, 조니사마이드(zonisamide), 펠바메이트(felbamate), 체중과 무관한 항뇌전증약물로는 라모트리진, 레베티라세탐, 페니토인, 라코사마이드(lacosamide) 등이 있다. 특히 젊은 여성환자의 경우 발프로에이트 복용 수요가 높은 반면 발프로에이트의 체중증가 효과가 가장 잘 나타나므로 유의하여야 한다.

3) 노인과 뇌전증

(1) 뼈건강

효소유도항뇌전증약물(카바마제핀, 페니토인, 페노바비탈 등) 또는 발프로에이트를 복용하면 골무기질밀도가 감소하므로 특히 노년층 환자에서는 주기적인 골밀도검사 등을 통해 뼈건강을 확인하는 것이 바람직하다.

(2) 인지기능

인지기능의 저하가 우려되는 노년층환자에게는 벤조다이아제핀이나 바비튜레이트 계통의 약물 및 카바마제핀, 페니토인, 토피라메이트 등은 가급적 피하는 게 바람직하다. 대신 라모트리진, 레베티라세탐, 가바펜틴, 옥스카바제핀(oxcarbazepine), 라코사마이드 등이 권장된다. 임신기간 동안 발프로에이트를 복용한 여성에서 태어난 아이의 6세 인지기능이 그렇지 않은 아이에 비해 상대적으로 감소하였다는 보고도 있다.

4) 우울증 등 정신증상과 뇌전증

현재 시판 중인 항뇌전증약물의 대부분이 우울증 및 정신증상의 발병이나 악화와 관련되어 있다. 특히 페니토인, 페노바비탈, 티아가빈, 토피라메이트, 레베티라세탐, 페람파넬 등은 사용에 주의를 필요로 한다. 대신 라모트리진, 발프로에이트, 옥스카바제핀, 벤조다이아제핀 등이 권장된다.

참고문헌

1. Beleza P et al. Diagnosis, Etiology, and Treatment of Nonconvulsive Status Epilepticus, a Semiological Oriented Review. ***The Neurologist*** 2015;19:160-67.
2. Burakgazi et al. Treatment of epilepsy in adults. ***Epileptic Disord*** 2016;18:228-39.
3. Crepeau AZ et al. Management of Adult Onset Seizures. ***Mayo Clin Proc*** 2017;92:,306-18.
4. Fisher RS et al, Operational classification of seizure types by the International League Against Epilepsy: Position Paper of the ILAE Commission for Classification and Terminology. ***Epilepsia*** 2017;58:522-30.
5. Fisher RS et al, Instruction manual for the ILAE 2017 operational classification of seizure types. ***Epilepsia*** 2017;58:531-42.
6. Glauser et al. Evidence-Based Guideline: Treatment of Convulsive Status Epilepticus in Children and Adults: Report of the Guideline Committee of the American Epilepsy Society. ***Epilepsy Currents*** 2016;16:48-61.
7. Loscher W et al. Epilepsy: perampanel-new promise for refractory epilepsy? ***Nat Rev Neurol*** 2012;8:661-2.
8. Scheffer IE et al. ILAE classification of the epilepsies: Position paper of the ILAE Commission for Classification and Terminology. ***Epilepsia*** 2017; 58:512-21.
9. Trinka E et al. A definition and classification of status epilepticus - Report of the ILAE Task Force on Classification of Status Epilepticus. ***Epilepsia*** 2015;56):1515-23.
10. 대한간질학회. 임상간질학. 2009. 이퍼블릭.

〈부록 1〉 발작양상을 기술하는 용어(인용; Fisher et al, Epilepsia 2017;58:531-542)

Cognitive
- Acalculia
- Aphasia
- Attention impairment
- Déjà vu or jamais vu
- Dissociation
- Dysphasia
- Hallucinations
- Illusions
- Memory impairment
- Neglect
- Forced thinking
- Responsiveness impairment

Emotional or affective
- Agitation
- Anger
- Anxiety
- Crying (dacrystic)
- Fear
- Laughing (gelastic)
- Paranoia
- Pleasure

Autonomic
- Asystole
- Bradycardia
- Erection
- Flushing
- Gastrointestinal
- Hyper/hypoventilation
- Nausea or vomiting
- Pallor
- Palpitations
- Piloerection
- Respiratory changes
- Tachycardia

Automatisms
- Aggression
- Eye-blinking
- Head-nodding
- Manual
- Oral-facial
- Pedaling
- Pelvic thrusting
- Perseveration
- Running (cursive)
- Sexual
- Undressing
- Vocalization/speech
- Walking

Motor
- Dysarthria
- Dystonic
- Fencer's posture (figure-of-4)
- Incoordination
- Jacksonian
- Paralysis
- Paresis
- Versive

Sensory
- Auditory
- Gustatory
- Hot-cold sensations
- Olfactory
- Somatosensory
- Vestibular
- Visual

Laterality
- Left
- Right
- Bilateral

〈부록 2〉 용어해설(인용; Fisher et al, Epilepsia 2017;58:531-542)

Absence, typical : A sudden onset, interruption of ongoing activities, a blank stare, possibly a brief upward deviation of the eyes. Usually the patient will be unresponsive when spoken to. Duration is a few seconds to half a minute with very rapid recovery. Although not always available, an EEG would show generalized epileptiform discharges during the event. An absence seizure is by definition a seizure of generalized onset. The word is not synonymous with a blank stare, which also can be encountered with focal onset seizures.

Absence, atypical : An absence seizure with changes in tone that are more pronounced than in typical absence or the onset and/or cessation is not abrupt, often associated with slow, irregular, generalized spike-wave activity.

Atonic : Sudden loss or diminution of muscle tone without apparent preceding myoclonic or tonic event lasting ~1-2 s, involving head, trunk, jaw, or limb musculature.

Automatism : A more or less coordinated motor activity usually occurring when cognition is impaired and for which the subject is usually(but not always) amnesic afterward. This often resembles a voluntary movement and may consist of an inappropriate continuation of preictal motor activity.

Autonomic seizure : A distinct alteration of autonomic nervous system function involving cardiovascular, pupillary, gastrointestinal, sudomotor, vasomotor, and thermoregulatory functions.

Aura : A subjective ictal phenomenon that, in a given patient, may precede an observable seizure(popular usage).

Awareness : Knowledge of self or environment.

Bilateral : Both left and right sides, although manifestations of bilateral seizures may be symmetric or asymmetric.

Clonic : Jerking, either symmetric or asymmetric, that is regularly repetitive and involves the same muscle groups.

Cognitive : Pertaining to thinking and higher cortical functions, such as language, spatial perception, memory, and praxis. The previous term for similar usage as a seizure type was psychic.

Consciousness : A state of mind with both subjective and objective aspects, comprising a sense of self as a unique entity, awareness, responsiveness, and memory.

Dacrystic : Bursts of crying, which may or may not be associated with sadness.

Dystonic : Sustained contractions of both agonist and antagonist muscles producing athetoid or twisting movements, which may produce abnormal postures.

Emotional seizures : Seizures presenting with an emotion or the appearance of having an emotion as an early prominent feature, such as fear, spontaneous joy or euphoria, laughing(gelastic), or crying(dacrystic).

Epileptic spasms : A sudden flexion, extension, or mixed extension-flexion of predominantly proximal and truncal muscles that is usually more sustained than a myoclonic movement but not as sustained as a tonic seizure. Limited forms may occur: Grimacing, head nodding, or subtle eye movements. Epileptic spasms frequently occur in clusters. Infantile spasms are the best known form, but spasms can occur at all ages.

Eyelid myoclonia : Jerking of the eyelids at frequencies of at least 3 per second, commonly with upward eye deviation, usually lasting <10 s, often precipitated by eye closure. There may or may not be associated brief loss of awareness.

Fencer's posture seizure : A focal motor seizure type with extension of one arm and flexion at the contralateral elbow and wrist, giving an imitation of swordplay with a foil. This has also been called a supplementary motor area seizure.

Figure-of-4 seizure : Upper limbs with extension of the arm(usually contralateral to the epileptogenic zone) with elbow flexion of the other arm, forming a figure-of-4.

〈부록 2〉 계속

Focal : Originating within networks limited to one hemisphere. They may be discretely localized or more widely distributed. Focal seizures may originate in subcortical structures.

Focal onset bilateral tonic-clonic seizure : A seizure type with focal onset, with awareness or impaired awareness, either motor or non-motor, progressing to bilateral tonic–clonic activity. The prior term was seizure with partial onset with secondary generalization.

Gelastic : Bursts of laughter or giggling, usually without an appropriate affective tone.

Generalized : Originating at some point within, and rapidly engaging, bilaterally distributed networks.

Generalized tonic-clonic : Bilateral symmetric or sometimes asymmetric tonic contraction and then bilateral clonic contraction of somatic muscles, usually associated with autonomic phenomena and loss of awareness. These seizures engage networks in both hemispheres at the start of the seizure.

Hallucination : A creation of composite perceptions without corresponding external stimuli involving visual, auditory, somatosensory, olfactory, and/or gustatory phenomena. Example : "Hearing" and "seeing" people talking.

Behavior arrest : Arrest(pause) of activities, freezing, immobilization, as in behavior arrest seizure.

Impaired awareness : Impaired or lost awareness is a feature of focal impaired awareness seizures, previously called complex partial seizures.

Jacksonian seizure : Traditional term indicating spread of clonic movements through contiguous body parts unilaterally.

Motor : Involves musculature in any form. The motor event could consist of an increase(positive) or decrease(negative) in muscle contraction to produce a movement.

Myoclonic : Sudden, brief(<100 msec) involuntary single or multiple contraction(s) of muscles(s) or muscle groups of variable topography(axial, proximal limb, distal). Myoclonus is less regularly repetitive and less sustained than is clonus.

Myoclonic-atonic : A generalized seizure type with a myoclonic jerk leading to an atonic motor component. This type was previously called myoclonic-astatic.

Myoclonic-tonic-clonic : One or a few jerks of limbs bilaterally, followed by a tonic-clonic seizure. The initial jerks can be considered to be either a brief period of clonus or myoclonus. Seizures with this characteristic are common in juvenile myoclonic epilepsy.

Nonmotor : Focal or generalized seizure types in which motor activity is not prominent.

Propagation : Spread of seizure activity from one place in the brain to another, or engaging of additional brain networks.

Responsiveness : Ability to appropriately react by movement or speech when presented with a stimulus.

Sensory seizure : A perceptual experience not caused by appropriate stimuli in the external world.

Tonic : A sustained increase in muscle contraction lasting a few seconds to minutes.

Tonic-clonic : A sequence consisting of a tonic followed by a clonic phase.

Unaware : The term unaware can be used as shorthand for impaired awareness.

Unclassified : Referring to a seizure type that cannot be described by the ILAE 2017 classification either because of inadequate information or unusual clinical features. If the seizure is unclassified because the type of onset is unknown, a limited classification may still derive from observed features.

Unresponsive : Not able to react appropriately by movement or speech when presented with stimulation.

Versive : A sustained, forced conjugate ocular, cephalic, and/or truncal rotation or lateral deviation from the midline.

〈부록 3〉 항뇌전증약물의 주요 부작용

항뇌전증약물	흔한 부작용	심각한 부작용
Carbamazepine	**D**izziness, diplopia, ataxia, leukopenia	**R**ash, agranulocytosis, hepatic failure, Stevens-Johnson syndrome, hyponatraemia
Oxcarbazepine	**F**atigue, dizziness, nausea, ataxia, diplopia	**R**ash, Steven-Johnson syndrome, hyponatraemia, anaphylaxis
Gabapentin	**S**edation, fatigue, dizziness, weight gain	**N**one
Perampanel	**S**omnolence	**A**gitation, hostility, severe life-threatening psychiatric disorders
Pregabalin	**S**edation, fatigue, dizziness, weight gain, ataxia, oedema	**N**one
Phenytoin	**F**atigue, dizziness, ataxia, confusion, diplopia	**R**ash, Steven-Johnson syndrome, pseudolymphoma, lupus-like syndrome, hepatic failure
Phenobarbital	**F**atigue, dizziness, ataxia, confusion, hyperactivity(in children)	**B**lood dyscrasias, hepatic failure, rash, Stevens-Johnson syndrome
Valproate	**W**eight gain, thrombocytopenia, tremor, drowsiness, nausea, vomiting	**H**epatic failure, pancreatitis, hyperammonaemia, thrombocytopenia, aplastic anaemia, teratogenicity
Lacosamide	**D**izziness, nausea, vomiting, visual disturbance	**P**rolonged PR interval, other ECG changes, atrial fibrillation, atrial flutter
Lamotrigine	**D**izziness, blurred vision, headache, insomnia	**R**ash, Stevens-Johnson syndrome, hypersensitivity, hepatic failure
Levetiracetam	**M**ood swings, irritability, anxiety	**P**sychosis
Retigabine	**D**izziness, somnolence	**S**kin discolouration
Rufinamide	**S**omnolence, nausea, vomiting, headache	**S**hortened QT, multiorgan hypersensitivity
Tiagabine	**F**atigue, dizziness, somnolence, irritability	**S**pike-wave status epilepticus
Topiramate	**D**rowsiness, paresthesia, word finding difficulty, anorexia, weight loss, metabolic acidosis, oligohydrosis	**N**ephrolithiasis, heat stroke, metabolic acidosis, acute close-angle glaucoma
Vigabatrin	**S**omnolence, trembling, swallowing, motor difficulties	**I**rreversible, bilateral concentric peripheral field constriction
Zonisamide	**D**rowsiness, difficulty with concentration, anorexia, weight loss, oligohydrosis	**S**tevens-Johnson syndrome, nephrolithiasis, oligohydrosis, heat stroke, aplastic anaemia

(인용: Burakgazi et al, Epileptic Disorder 2016;18:228-39.)

뇌전증의 외과적 치료

김재휴·김인영

학습목표

1. 뇌전증의 수술치료에 대한 일반적인 적응증을 안다.
2. 뇌전증 수술 시 술전 검사들의 종류와 의의를 안다.
3. 뇌전증의 종류에 따른 각각의 수술 치료 종류들을 안다.

뇌전증(epilepsy)은 반복적 발작(seizure)을 주 증상으로 하는 병적 상태이다. 약물치료가 일차 치료이나 약물 불응성 뇌전증 중에 수술 치료가 도움이 되는 경우들이 있다. 이 챕터에서는 뇌전증의 수술 치료에 대하여 수술 적응이 되는 뇌전증, 술 전 검사, 각각의 뇌전증의 종류에 따른 수술 치료들에 대하여 소개한다.

1. 수술 적응

1) 난치성 뇌전증

일반적으로 뇌전증 환자의 50-60%는 항뇌전증 약에 의해 조절이 되지만, 20-30%는 전문적인 치료가 필요하고, 10-20%는 약물 조절에 반응하지 않는 난치성 뇌전증으로 발전한다. '난치성 뇌전증'이란 2종류 이상의 약물을 2년 이상 사용하여도 뇌전증 조절이 어려운 경우를 말한다.

2) 수술 대상 환자

뇌전증 환자들 중 수술 적응의 일반적인 대상은 약물치료에도 불구하고 발작이 반복 지속되는 난치성 뇌전증 환자에서 뇌전증의 시작 부위가 영상의학 검사, 뇌파검사 등의 전기생리학적 검사로 확인되고 절제 부위가 기능적으로 안전한 부위인 경우이다. 또한, 수술 전 영상검사에서 뇌전증 유발 병소가 확인되고 내측 측두엽 뇌전증처럼 수술 치료로 뇌전증 조절 가능성이 매우 높을 것으로 예상되는 경우에는 난치성 뇌전증으로 판정 전이라도 수술 치료를 고려할 수 있다.

2. 뇌전증 수술 전 검사

1) 비침습적 검사

(1) 비디오 뇌파검사(video EEG monitoring)

수술 치료뿐 아니라 뇌전증의 진단을 위해 가장 많이 이용되는 진단 방법이며, 향후 치료 방향을 결정할 때도 도움이 된다. 뇌파검사의 목적은 뇌전증에 의한 발작과 다른 증상들의 감별, 발작형태와 뇌전증 증후군의 정확한 진단, 발작이 초점성인 경우 발작 시작부위의 국제화(localization) 이다.

입원하여 환자를 24시간 Video로 관찰하며, 시작부터 기존의 항뇌전증약을 끊고 관찰한다. 혹시 발생할 수 있는 뇌전증 중첩증(status epilepticus) 발생에 주의 및 대비한다. 관찰 기간 동안 환자에게 평소 나타났던 전형적인 발작양상이 5-7회 정도 관찰되고, 이때 EEG상 편측화, 국지화가 이루어졌을 때 검사를 종료한다.

(2) 영상의학적 검사

CT에서 석회화 등을 관찰할 수 있는 경우도 있으나, 뇌전증의 병소를 찾는 기본 검사는 MRI이다. MRI는 T1, T2-weighted image가 기본이며, T2 FLAIR image를 이용하여 피질이형성증(cortical dysplasia)과 같은 신경이주장애(neuronal migration disorder)나 해마경화(hippocampal sclerosis) 등을 확인할 수 있다 <그림 1>.

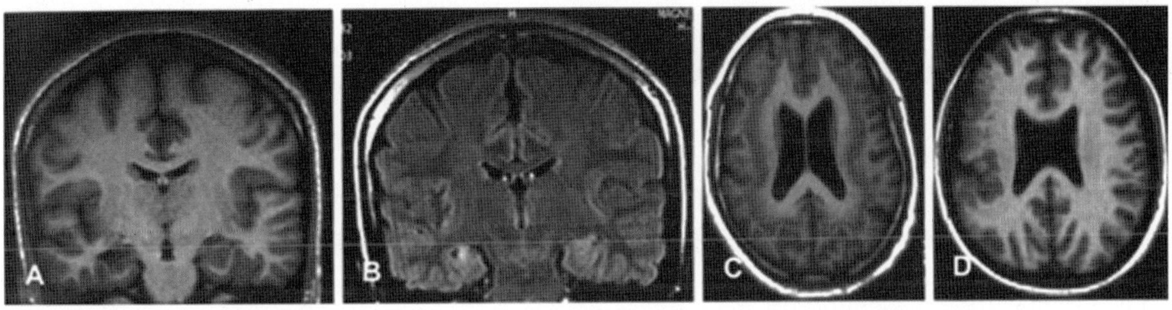

(A) 우측 해마위축(hippocampal atrophy, Rt.) (B) 우측 해마경화 (hippocampal sclerosis, Rt.)
(C) 띠 이소증 (band heteropia) (D) 열뇌 (schizencephaly)

〈그림 1〉 뇌전증 환자의 MRI 소견

(3) 기능신경영상

단일광자방출 단층촬영술(single photon emission computed tomography: SPECT)과 양전자 방출 단층촬영술(positron emission tomography : PET)이 해당된다.

SPECT는 뇌전증 발생구역과 연관된 뇌혈류 분포를 정량적인 뇌지도로 표시해준다. 반면, PET는 18-FDG를 이용하여 당대사 정도를 확인 확인하는 검사로 발작 사이 상태에서 당대사 감소부위를 뇌전증 발생 병소와 연관이 있다고 판단하며, 특히 측두엽 뇌전증 환자에서 진단적 가치가 크다 <그림 2>.

(4) 자기 뇌파검사(magnetoencephalography: MEG)

발작 사이의 뇌전증형 방전(interictal epileptiform discharge)을 이용하여 뇌전증 병소를 확인하는데 이용이 된다. 전류를 측정하는 EEG와는 달리 자기장을 이용하여 국소화 시킨다. 상대적으로 뇌전증 병소가 뇌피질에 있는 경우의 진단에 유리하다.

(5) Wada 검사

언어와 기억력의 우성반구를 확인하는 검사로 측두엽 뇌전증 환자에서의 수술 범위와 예후를 결정하는데 이용된다. 뇌혈관 조영술을 통해 검사를 시행하고, 순차적으로 좌, 우측 내경동맥에 thiopental sodium이나 amobarbital 을 주입하여 주입 전/후 언어, 기억력을 평가하여 우성 반구를 결정한다. 약물의 마취 효과 소실 후 검사가 진행되어야 하므로 좌/우 각각 검사 시 30분 이상의 간격을 두고 시행하며, 우성이 예측되는 쪽을 우선 시행하는 것이 바람직하다.

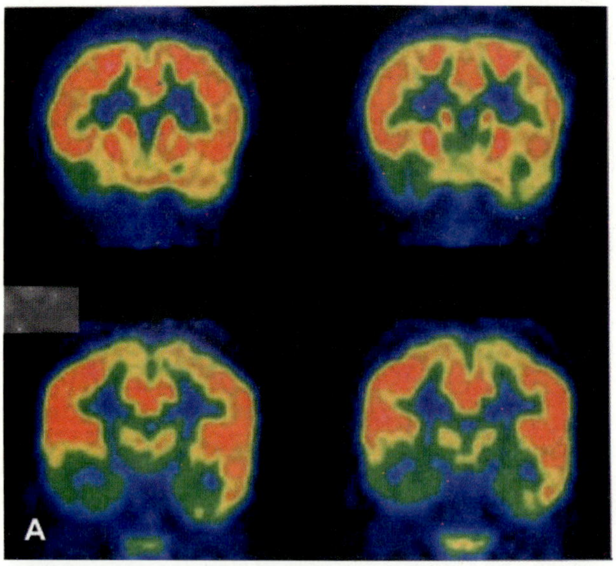

우측 측두엽에 당대사의 감소가 관찰된다.

〈그림 2〉 우측 측두엽 뇌전증 환자의 PET 사진

(5) 신경심리검사 (neuropsychological test)

뇌전증 환자를 위한 수술 전 신경심리검사는 환자의 전반적인 인지 평가를 위해 시행하며, 여러 종류의 신경생리검사를 해보는 것이 바람직하다.

2) 침습적 검사

침습적 검사는 두개강내 전극을 이용한 검사로 심부전극(depth electrode)과 경막하 전극(subdural grid)이 있다. 뇌전증 유발병소(epileptogenic zone)를 정확하게 찾기 위하여 근접해서 직접 전기적인 신호를 찾기 위한 방법이다. 상기 두 가지 검사 방법은 일종의 뇌전증 수술로 간주하기도 한다. 따라서 다른 뇌수술과 마찬가지로 뇌출혈, 감염 등의 합병증이 발생할 수도 있다.

(1) 심부전극 (depth electrode)

심부전극 삽입술은 뇌정위장치를 이용하여 삽입하고 주로 측두엽 뇌전증 수술 전 검사에 이용된다 <그림 3>.

(2) 경막하 전극 (subdural grid)

전신마취하에 개두술이 필요하며 경막을 열어서 경막하 전극을 관심 대뇌 피질 부위에 얹는다 <그림 4>. 가장 침습적인 진단 방법이라 할 수 있다.

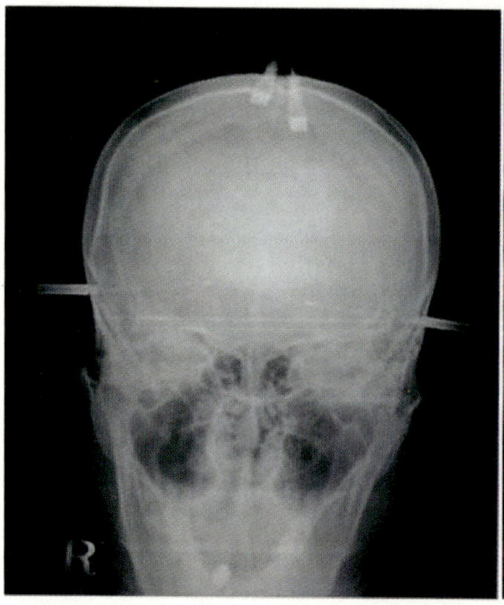

〈그림 3〉 양측 해마 부위에 심부전극을 삽입한 두개골 단순촬영

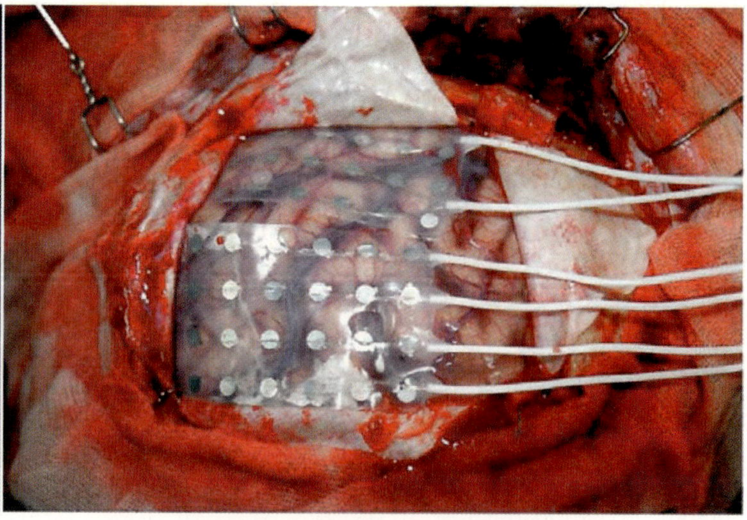

〈그림 4〉 개두술에 의한 판전극 삽입

3. 뇌전증의 수술 치료 방법

1) 측두엽 절제술

(1) 적응질환

측두엽 뇌전증이며, 뇌전증 환자의 수술 치료 중 가장 많은 건수를 차지하고 있다.

(2) 수술법

표준 전방 측두엽 절제술(standard anterior temporal lobectomy) **<그림 5>**와 선택적 편도해마 절제술(selective amygdalohippocampectomy)이 있다.

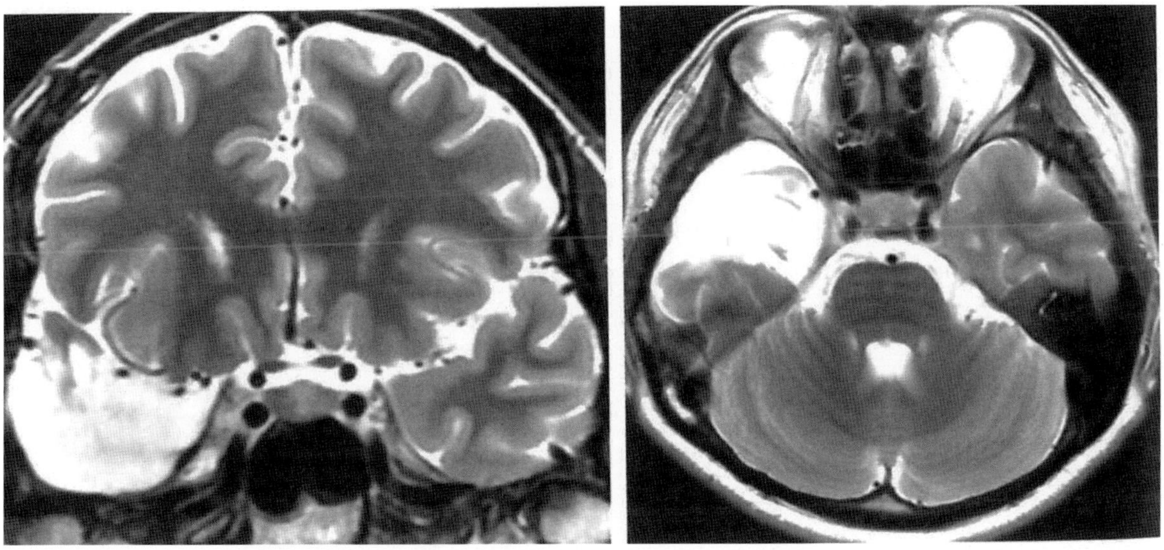

〈그림 5〉 표준 전방 측두엽 절제술 이후 T2-weighted MRI 사진들

(3) 합병증

일반적인 개두술에서 발생 가능한 합병증들이 올 수 있으며, 이 수술과 연관된 것으로는 시야장애, 언어장애, 기억력 장애, 뇌신경장애, 반신마비, 정신질환 등이 있으나 빈도는 매우 낮은 편이다.

(4) 예후

평균 약 70%에서 발작 완전 관해(seizure free outcome)를 기대할 수 있다. 10% 정도에서는 효과가 없는 것으로 보고되고 있다.

2) 뇌전증 병소 절제술

측두엽 이외의 부위에서 발생하는 측두엽외 뇌전증은 측두엽 뇌전증에 비해 다양한 임상 양상 및 일관되지 않은 수술 검사 결과 등으로 유발 병소 국지화가 어려운 경우도 종종 있고, 국지화된 유발 병소에 대한 절제술을 시행하여도 전체적인 수술 성적은 측두엽뇌전증에 비해 나쁜 것으로 보고되고 있다.

발생 부위로는 측두엽을 제외하고는 전두엽이 그 다음으로 많이 발생하며, 두정엽, 후두엽에서도 발생한다.

3) 반구 절제술

(1) 대뇌반구절제술

난치성 뇌전증의 수술 치료 중 가장 큰 수술로서, 뇌전증이 한쪽 대뇌반구 전체에 걸쳐 다발성으로 발생할 경우에 적응증이 된다. 그런 질환으로는 라스무센뇌염, 영아 편마비, 반구거대뇌증, 미만성 반구 피질이형성증, 스터지-웨버 증후군, 또는 뇌경색이나 거대 낭종이 동반된 미만성의 대뇌 반구 손상 등이 있다. 그러나 요즈음엔 해부학적인 대뇌반구절제술은 거의 안하고 있다.

(2) 기능적 대뇌반구 절제술 및 대뇌반구 절단술

대뇌반구 절제술을 대치하는 수술법으로 이용되는 현재의 수술 방법들이다. 이는 해부학적으로 해당 대뇌반구의 혈관 체계는 유지하면서 신경계 연결을 끊어줌으로써 해당 반구와의 모든 연결을 차단시킨다는 의미이다. 방법 자체는 매우 단순 명료하지만 수술 과정은 단순하지 않고 충분한 해부학적 지식과 많은 경험이 요구된다.

4) 뇌전증 전달로 차단술

뇌량 절개술(corpus callosotomy), 다발성 피막하 절개술(multiple subpial transection), 다발성 해마체 절단(multiple hippocampal transection) 등의 수술 기법이 있다. 뇌량 절개술은 앞뇌량절개술(anterior callosotomy)과 후뇌량절개술(posterior callosotomy)이 있으며, 최근 앞뇌량 절개술은 전방 2/3 또는 3/4까지 많이 절개하는 추세이다.

5) 미주신경 자극술

난치성 뇌전증으로 수술 치료가 필요한 상태이나 뇌전증 발생병소를 확인하기가 어렵거나 제거가 불가능한 경우, 전기 장치를 몸안에 삽입하여 신경자극에 의한 항경련 효과를 가지는 신경자극술을 고려할 수 있다. 뇌전증에서 사용되는 신경자극술은 미주신경자극술(vagus nerve stimulation: VNS)이 대표적이다. <그림 6>

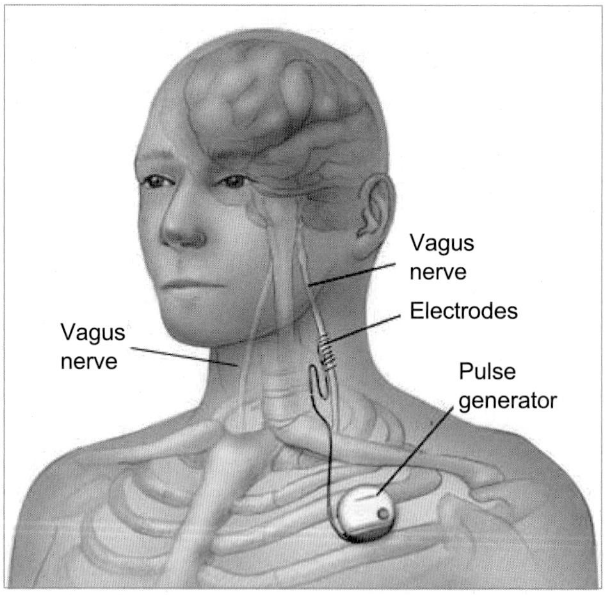

〈그림 6〉 미주신경 자극술 전극과 전원발생기 위치를 보여주는 그림

미주신경 자극술은 1988년 최초로 시행된이래 우리나라에서도 2005년부터 난치성뇌전증에 건강보험이 적용되어 많은 증례에서 수술이 시행되고 있다. 미주신경 자극술의 임상적 항경련 효과는 잘 알려져 있으나 그 기전은 아직 불분명하다.

수술 기법을 간단히 설명하면, 경추 5-6번간 수준에서 횡절개한 후 목동맥집(carotid sheath) 사이에 있는 미주신경의 중간 목줄기(midcervical trunk)를 찾아서 주변 조직에서 박리한 후 그 주위에 자극전극을 설치한다. 따로 액와부를 절개하여 전원 발생기(pulse generator)를 대흉근 바로 위의 피하에 삽입하고, 자극전극과 전원발생기를 피하전극로(subcutaneous tract)를 통하여 연결한다.

참고문헌

1. H. Richard Winn. Youmans and Winn Neurological Surgery. 7th edition. 2016. Section 1 / Part 7 / Chap 36, 39 // Section 10 / Part 4 / Chap 290
2. 대한신경과학회. 신경학 교과서 3판. 2017. Chap 21.
3. 대한신경외과학회. 신경외과학 교과서 4판. 2012. Chap 7.
4. 대한신경손상학회. 신경손상학 교과서 2판. 2014. Part 1 / Chap 15.
5. 대한정위기능신경외과학회. 정위기능신경외과학 교과서. 2017.
6. 대한척추신경외과학회. 척추학 교과서 2판. 2013. Chap 16.

뇌전증 증후군과 소아 경련질환

우영종

일반 학습 목표

1. 소아 경련질환과 뇌전증의 개요를 이해한다.

구체적 학습 목표

1. 소아연령에 따른 경련의 원인을 빈도순으로 기술할 수 있다.
2. 단순 및 복합 열성경련의 차이점을 감별할 수 있다.
3. 뇌전증 발작형(국제 분류)의 분류기준을 설명할 수 있다.
4. 항경련 약물치료의 일반원칙을 설명할 수 있다.
5. 뇌전증 지속상태를 정의하고, 원인을 설명할 수 있다.
6. 뇌전증과 감별해야 할 유사질환의 특징적 소견을 설명할 수 있다.
7. 뇌전증과 관련된 피부신경 증후군에 대하여 알고 있다.

1. 소아 경련의 원인

1) 연령에 따른 경련의 원인

출생부터 6개월 까지는 외상이나 저산소증 등으로 인한 출생시 뇌손상, 뇌의 발육이상, 중추신경계의 급성 감염이 흔하며, 6개월에서 24개월까지는 급성 열성경련, 중추신경계의 급성 감염, 출생시 뇌손상의 후유증 및 뇌의 발육이상이 흔한 원인이다. 2세에서 6세 사이는 중추신경계의 급성 감염과 출생시 뇌손상의 후유증 및 뇌의 발육 이상, 특발성 뇌전증, 뇌종양 등이 있을 수 있고, 6세 이후부터 16세 사이에는 특발성 뇌전증, 출생시 뇌손상의 후유증 및 뇌의 발육 이상, 뇌종양, 중추 신경계의 급성 감염 등이 원인이 된다.

2) 반복성 경련의 원인

반복성 경련의 원인으로는 염색체 이상이나 뇌의 발생 이상, 신경 피부 증후군 (tuberous sclerosis, neurofibromatosis, Sturge-Weber 증후군 등) 같은 선천성 원인들이 있으며, 두부 외상, 뇌혈관 장애 (혈전, 경색), 감염증 (뇌염, 뇌막염), 뇌종양, 중독 (lead encephalopathy 등), 영양 장애(pyridoxine deficiency), 대사성 질환, 뇌변성 질환 등의 원인들이 있다.

2. 신생아 경련(Neonatal seizure)

1) 원인

생후 첫 24시간 이내에는 산소결핍증으로 인한 경련이 대다수이며, 24시간 이후에는 저혈당증과 저칼슘혈증이 흔한 원인이고, 생후 2주 이후에는 감염이나 유전성 대사 질환으로 인해 경련이 발생할 수 있다.

2) 증상

비정형적인 발작 (subtle seizure)이 가장 흔한 형으로, 서맥을 동반하지 않은 무호흡, 청색증, 탈력, 사지의 기묘한 운동(수영하는 모양), 응시, 안구 회전, 안구 진탕, 침을 흘리거나 이상한 소리를 지르는 것 등으로 나타날 수 있다. 중증 뇌손상, 미숙아, 뇌실 내 출혈이 있을 때에는 전신성 강직 발작 (generalized tonic seizure)이 발생할 수 있고, 저칼슘혈증, 저마그네슘혈증 시에는 다국소성 간대 발작 (multifocal clonic seizure)이 흔하게 보인다. 국소성 간대 발작 (focal clonic seizure)은 대사성 뇌증이나 국소적인 뇌손상에 의한 경우가 많고, 이외에 근간대성 발작 (myoclonic seizure)도 보일 수 있다.

3) 감별 진단

* Jitteriness

분만 직후 또는 출생 후 48시간 이내에 아래턱, 손, 발의 떨림을 말한다. 정상아에서 볼 수 있으며 치료가 필요하지 않다. 안구 이상운동이 동반되지 않고 갑작스런 자극에 의해서도 유발되며, 떨리는 팔다리를 잡아주면 멈추게 되는 것이 경련과 구별되는 점이다.

4) 치료

저혈당증에는 50% 포도당액 2ml 정주, 저칼슘혈증에는 10% calcium gluconate 10ml 정주를 할 수 있으며, 이 외에 vitamin B_6 50mg 정주와 phenobarbital, phenytoin 등이 치료에 사용되는 약물이다.

3. 열성 경련(Febrile convulsion)

열성 경련은 3개월에서 5세 사이의 영유아에서 중추 신경계의 감염이나 대사 이상 소견 없이 열과 동반 되어 발생하는 경련을 의미한다.

1) 원인

상기도 감염이 70%로 대부분을 이루며, 유전성 경향을 보이기도 하는데 이 경우 가족 중 60-70%가 경험하는 것으로 알려져 있다.

2) 증상

대부분이 전신 강직 간대 발작 형태이며 보통 15분 이내 그친다. 남아에서 더 흔하게 발생하며, 경련 후 특별한 이상 소견은 없고 열이 내린 후 7-10일이면 뇌파도 정상이 된다.

3) 종류

단순 열성 경련 (simple febrile convulsion)과 복합 열성 경련 (complex febrile convulsion)으로 분류하는데, 복합 열성 경련은 15분 이상 지속되는 경련, 국소 경련, 하루 1회 이상 경련이 발생한 경우를 일컫는다.

4) 감별 진단

열성 경련과 감별해야 할 질환들로는, (1) 중추 신경계의 감염 (세균성 뇌막염), (2) 약물에 의한 중독, (3) 구토나 설사에 의한 전해질 불균형, (4) 뇌전증 등이 있다.

5) 치료와 예후

발열이 시작될 때 경련이 발생기 쉬우므로 열성 경련의 재발을 예방하기 위하여 ① 1세 이전에 경련이 발생한 경우, ② 발작 전에 신경학적 혹은 발육 이상이 있었던 아이, ③ 복합 열성 경련인 경우, ④ 가족 중에 뇌전증 환자가 있을 때는 diazepam을 해열제와 함께 복용시키거나 이러한 방법으로 예방이 잘 되지 않는 경우에는 항경련제 (valproate 등)를 지속적으로 복용하는 것이 필요할 수 있다.

4. 영아 테타니(Infant tetany)

주로 영아기에 혈청 칼슘 이온 농도가 7mg/100ml 이하일 때 보이는 근 긴장도 변화와 수축 현상을 테타니라고 하며 뇌전증과의 감별이 필요하다

1) 원인

영아 테타니의 원인으로는 미숙아와 당뇨병 모체에서 태어난 신생아, 일과성인 부갑상샘 기능저하증 (transient functional hypoparathyroidism), Celiac 병, 저마그네슘혈증 등이 있다.

2) 증상

잠복성 테타니 (latent tetany)는 수족 경련 (carpopedal spasm), 후두 경련 (laryngospasm), 경련 등의 증상으로 나타나며, 증후성 테타니 (manifest tetany)는 Chvostek 증상, Erb 증상, Trousseaus 증상, Peroneal 증상 등을 보일 수 있다.

3) 치료

영아 테타니의 일차적인 치료는 10% calcium gluconate를 정맥 내로 5-10ml 주사하는 것이다.

5. 뇌전증(Epilepsy)

뇌전증 환자의 약 75% 이상이 소아기에 첫 발작을 보인다.

1) 소아 뇌전증의 특징

소아기에는 열성경련을 비롯한 뇌전증 유사질환들이 많고, 뇌전증 환아에서 신경 증상이나 지능장애를 동반하는 경우가 많다. 또한 발작형이 다양하고, 연령 특이성을 보이며 치료에 잘 반응하고 비교적 예후가 좋다.

2) 원인

유전성, 구조/대사성, 원인 불명으로 분류할 수 있으며, 대다수의 환자에서 정확한 원인을 찾지 못한다. 15-40%에서 원인이 확인되는데 외상에 의한 뇌손상, 출생시 뇌손상, 중추신경계 감염, 뇌종양, 뇌경색 등이 비교적 흔하다.

3) 발작형

부분 발작 (partial seizure)과 전신 발작 (generalized seizure)으로 분류할 수 있으며, 부분 발작은 발작시 의식 장애가 없는 단순 부분 발작 (simple partial seizure)과 발작시 의식 장애나 자동증 (automatism)이 있는 복잡 부분 발작 (complex partial seizure) 및 2차성 전신 발작으로 분류할 수 있다. 전신 발작에는 ① 결신 발작 (absence), ② 근간대성 발작 (myoclonic seizure), ③ 강직, 간대, 강직-간대 발작 (tonic clonic seizure), ④ 탈력 발작 (atonic seizures), ⑤ 영아 연축 (infantile spasm) 등이 있고 신생아 경련 및 정보가 불충분하여 분류 불가능한 것들을 미분류 발작이라고 한다.

4) 뇌전증 증후군

(1) 중심측두극파를 동반한 양성소아뇌전증(Benign childhood epilepsy with centrotemporal spikes)

이는 소아에서 볼 수 있는 부분 뇌전증의 흔한 형태로, 3-13세 사이의 발달 장애가 없는 소아에서 주로 발생한다. 발작은 수면 중에 특히 아침에 일어나기 1-2시간 전과 잠이 든 직후에 일어나기 쉬우며 일측의 입 주위, 목, 얼굴 등에 국한된 경련과 감각이상을 나타낸다. 발작 사이 뇌파에서 일측 또는 양측의 중심-측두엽 부위 (rolandic area)에 특징적인 고진폭의 중심-측두부 극파 (centrotemporal spike)를 관찰할 수 있다. 발작은 carbamazepine 등의 항경련제 투여로 쉽게 억제되며 사춘기가 되면 대부분 자연적으로 소실되므로 15-16세 이전에 대부분의 환자에서 약을 중단할 수 있다.

(2) 후두극파를 동반한 양성소아뇌전증(Childhood epilepsy with occipital paroxy는)

구토 등 자율신경증상, 시각 발작, 편측 간대성 발작(hemiclonic seizure), 자동증 등을 특징으로 하는 뇌전증으로 파나이오토퓰러스(Panayiotopulous) 증후군과 가스토(Gastaut)형 소아 후두엽 뇌전증이 있다. 약 1/4의 증례에서 발작후 편두통을 동반하며, 뇌파에서는 후두부의 spike-wave 또는 sharp waves를 확인할 수 있다.

(3) 드라베(Dravet) 증후군 (Severe myoclonic epilepsy in infancy)

1세 이전에 열성 경련이 있었던 환아에서 1-4세 사이에 다른 비열성 경련이 나타나고 정신운동발달이 지연되기 시작하며 병이 진행하는 동안 다양한 형태의 발작이 출현하는데 전신경련 또는 편측경련, myoclonic seizure, atypical absence 등을 보일 수 있다. 이 질환은 유전 소인이 큰 것으로 알려져 있는데, 연관된 유전자로는 SCN1A 돌연변이가 대표적이고 이 외에 PCDH19, GABRG2, SCN1B, SCN9A 등의 유전자 돌연변이가 보고되고 있다. 난치이며 예후가 매우 불량하고 뇌파에서는 general spike-wave, polyspike-waves, focal abnormalities를 나타낼 수 있고 광과민성을 보인다.

(4) 양성 신생아 경련(Benign neonatal convulsions)

생후 5일 째 경련이 빈발하는데 원인불명인 경우가 많고 발작의 재발은 드물다. 뇌파에서는

alternating sharp theta waves가 보인다.

(5) 소아 결신 뇌전증(Childhood absence epilepsy, Pyknolepsy)

발병 연령은 4-8세이며 주로 6-7세에 호발하고 여아에서 조금 더 많이 발생한다. 전조증상 없이 갑작스럽게 의식이 잠깐 동안 소실되며 대개 2-10초 이내에 끝난다. 약 3분 동안 과호흡을 시켜보면 증상이 쉽게 유발되고 뇌파에 특징적인 3Hz의 generalized spike-wave를 보인다.

(6) 청소년 근간대 뇌전증(Juvenile myoclonic epilepsy)

사춘기 전후에 발병하고 대부분 12-18세에 발병한다. 원인은 유전적 요소가 강한 것으로 알려져 있는데, 유전자 위치는 6p21.3, 6p12.11 등이 밝혀져 있고 성별 차이는 없다. 양측성 근간대성 발작(myoclonic seizure)이 주로 상지에 보이며 전신 강직 간대 발작이 50-80%에서 동반되며 때로는 absence를 보인다. 발작은 잠에서 깬 직후에 잘 생기며 치료에 잘 반응한다. 뇌파상 generalized, irregular spike-waves, polyspike-waves가 나타나며 광과민성(photosensitive) 보이기도 한다. 일반적으로 약물치료에 대한 반응은 양호하지만, 오랜 기간 치료 후에도 약물을 중단하면 재발하므로 장기간 투약해야 하는 경우가 많다.

(7) 각성시 전신강직간대발작 뇌전증(Epilepsy with GTCS on awakening)

대부분 10대에서 발병하며 잠에서 깬 직후 GTC 경련이 대부분이나, 저녁에 발생하기도 한다. 유전적인 경향을 보이며 absence 또는 myoclonic seizure가 동반되기도 한다. 뇌파에서는 양측 동기성의 뇌전증파를 볼 수 있고 발작은 수면부족에 의해 유발되는 경향을 보이며 광감수성을 보인다.

(8) 웨스트(West) 증후군

영아 연축(infantile spasm), 지능발달지연(mental retardation), 뇌파상 고진폭 부정뇌파(hypsarrhythmia)가 3대 특징인 질환이다. 남자에서 조금 더 호발하고 생후 3-8개월 사이에 발병하며 1세 이후에 발생하는 경우는 2% 정도이다. 독특한 발작형태인 연축은 짧고 갑작스런 근수축으로 인하여 머리, 몸통 및 팔다리가 일시에 굽혀지는 발작으로, 잭나이프 발작이라고도 하고, 인사하는 모양처럼 보여 salaam attack이라고도 한다. 대개 잠이 들거나 깨어날 무렵에 볼 수 있고 일회성으로 나타나기도 하지만 대개는 반복되어 군집 형태로 관찰된다. West 증후군에서 특징적으로 볼 수 있는 고진폭 부정뇌파는 발작 사이 뇌파에서 관찰된다. 대개 2-3세가 되면 없어지고 5세 이후에는 소멸되지만 환자 중 50-70%에서 다른 형태의 발작이 발생하게 되고 20-30%는 Lennox-Gastaut 증후군으로 이행되며 약물에 반응하지 않는 난치 뇌전증이 되는 경우가 50%에 이를 뿐만 아니라, 70-90%에서 지능장애를 보인다.

(9) 레녹스-가스토(Lennox-Gastaut) 증후군

생후 1-8세에 호발하며 3-5세에 첫 발작이 나타나는 경우가 가장 많다. Axial tonic seizure, atonic seizure 및 atypical absence가 주요발작이나 myoclonic seizure, GTC, partial seizure를 보이기도 하며 뇌전증 중첩증도 흔하다. 약 60%는 증후성으로 발생하며 뇌파 상에서는 slow spike-wave를 보이며 수면 뇌파에 rapid rhythm이 나타난다. 대부분 약물 난치성이다.

(10) 근간대 못섬 뇌전증(Epilepsy with myoclonic-astatic seizure)

생후 7개월에서 6세 사이(주로 2-5세)에 발증하며 전체 뇌전증 환자의 1-2%를 차지하는 드문 질환으로 남아에 많고 발병 전에 정상적인 발달을 보였던 환아에서 myoclonic seizure, falling, absence, GTC seizure 등의 다양한 형태의 발작이 나타나는 질환이다. 이 질환의 경과와 예후는 일정치 않으며 뇌파에서는 irregular fast spike-wave 또는 polyspike wave가 나타난다.

5) 진단

2회 이상 반복되는 발작과 뇌파 검사상 발작파가 확인되면 뇌전증으로 진단할 수 있다. 원인 진단을 위하여 상세한 병력, 이학적 및 신경학적 진찰 및 다양한 검사(뇌파 검사, 대사 이상 검사, MRI/CT 검사) 들이 필요하다.

6) 치료

(1) 응급 처치

수 분 동안 지속되는 보통의 경련에는 약물을 투여할 필요가 없고, 발작이 일어났을 때 곧바로 시행해야 할 처치로는 외상을 입지 않도록 주의하면서 기도를 유지하는 것이 중요하고, 발작이 일어나고 있는 동안에는 가능한 만지지 말아야 한다.

(2) 뇌전증의 치료

뇌전증을 일으키는 원인 질환을 치료하는 것과 발작에 대한 약물치료가 일차적인 치료이다. 발작의 조절 못지 않게 정신적, 육체적 건강을 유지하는 것 또한 중요하다. 또한 장기적인 약물 투여에 대한 부작용에 대하여 면밀한 추적 관찰이 필요하다. 통상적인 약물 치료로 조절되지 않는 경우에는 외과적 치료나 케톤 식이 요법을 시도해 볼 수 있다.

(3) 뇌전증 중첩증(Status epilepticus)

뇌전증 중첩증이란 신경학적 응급질환으로 발작이 30분 이상 지속되거나 또는 의식의 회복됨이 없이 발작이 반복되는 상태를 말한다. 이 경우 시행해야 할 처치로는 ① 심폐기능의 평가, ② 경구기도 (oral airway) 삽입 및 산소 공급, 기관 삽입(intubation), ③ Indwelling IV 카테터, ④ 정맥혈 채취(항경련제의 약물 농도, CBC. creatine, 전해질, 혈당 측정), ⑤ 동맥혈 가스 (PO_2, HCO_3), ⑥ 50% 포도당액 주사 (1-2mg/kg), ⑦ 수액 (유지 용량) 주사, ⑧ Diazepam or Lorazepam 정주가 있다. 발작이 멈추면 장시간 지속되는 항경련제를 투여하여 발작의 재발을 방지해야 하며 발작이 계속될 경우 phenobarbital의 부하량을 주사하고, 발작이 여전히 계속되면 phenytoin의 부하량 주사할 수 있다. 이후에도 발작이 멈추지 않으면 midazolam 의 지속적 투여하고 만약 발작이 계속되면 pentobarbital coma나 전신 마취를 시행할 수 있다.

6. 뇌전증과 감별해야 할 유사질환(Conditions that mimic epilespy)

뇌전증과 유사한 임상 양상을 보여 감별이 필요한 질환들로는, 호흡 정지 발작(Breath holding spells), 실신(Syncope), 히스테리성 발작(Hysteric seizure), 야경증(Night terrors), 몽유병 (Somnambulism, Sleep walking), 수면 발작(Narcolepsy) 등이 있다.

7. 결절경화증(Tuberous sclerosis)

결절경화증은 경련, 지능장애 및 피지 선종(adenoma sebaceum)을 3주징으로 하는 질환이다. 그러나 이들이 모두 나타나는 환자는 1/3정도에 불과하고 다양한 장기를 침범하게 된다. 이 질환은 상염색체 우성유전을 하며 50%는 돌연변이에서 발생한다.

1) 증상

피부 소견은 95% 이상에서 관찰되는데, 피지선종(angiofibroma)은 1-4세 경부터 나타나기 시작하여 소아기와 청소년기를 통하여 증가하는데 처음에는 코와 뺨에 작고 붉은 구진들이 나타나 여드름처럼 보이다가 점차 크기와 숫자가 증가하고 합쳐진다. 탈색반(depigmeted nevi)은 90% 이상에서 관찰되며 대개 출생 시부터 있으며 몸통과 사지에 다양한 크기의 흰색 점으로 나타난다. 그 외에 오렌지 껍질 같은 질감의 섀그린 반점(shagreen patch)이 허리 엉치 부위에 나타나기도 하며, 사춘기 이후에는 손발톱 주위에 섬유종이 관찰될 수 있다. 중추신경계 증상 중 뇌전증은 결절경화증의 가장 흔한 증상으로 전체 환자의 80-90%에서 발생하며, 또한 가장 첫 증상이기도 하다. 소아기에 호발하며 대부분 환자에서 생후 1년 이내에 발병하고 1/3 정도는 영아 연축으로 나타난다. 발작 형태는 매우 다양하여 전형적 소발작 (typical absence seizure)외의 모든 발작 형태가 나타날 수 있고, 연장아에서는 부분 발작이나 대발작이 나타날 수 있다. 인지와 행동 문제가 흔히 나타나는데 일반적으로 경련이 일찍 나타날수록 지능장애의 가능성이 크며, 환자의 50%는 정상지능을 보인다. 이 외에 안저의 과오종, 심장의 rhabdomyoma, 신장의 angiomyolipoma가 동반될 수 있다.

2) 병태생리

현재까지 알려진 원인 유전자는 TSC1과 TSC2 2 가지로 전체 환자의 85%가 이중 하나의 돌연변이에 의해 발병한다. TSC1 은 염색체 9p34에 위치하며 hamartin 단백을 생성하고, TSC2 는 염색체 16p13에 위치하며 tuberin 단백을 생성한다. 이들은 종양 억제 유전자로 알려져 있으며, hamartin이나 tuberin 단백의 기능에 이상이 있으면 과오종 이라는 양성 종양들이 발생할 수 있다.

3) 진단

얼굴의 adenoma sebaceum, 손의 periungal, subungal fibroma, 뇌피질의 결절이나 상의하 과오종 중 하나 이상과 영아 연축, 색소 탈색반, Shagreen patch, 안저 과오종, 뇌실 혹은 뇌실 주변의 결절성 석회 침착, 양측 신장의 angiomyolipoma, 심장의 rhabdomyoma 중 2가지 이상이 있으면 진단할 수 있다.

4) 치료

항경련제 투여와 특수교육, 얼굴 미용 수술을 시행할 수 있다.

8. 신경섬유종증(Neurofibromatosis)

1) 증상

신경 피부 질환 중 가장 반도가 높은 질환으로 상염색체 우성 유전 하며 유전자는 17q11.2에 존재하는데 neurofibromin 이라는 종양억제 단백을 생성한다. 특징적인 임상 양상은 피부 소견으로 밀크 커피색 반점(Cafe-au-lait spot)이 흉부, 사지의 굴측에 존재하며, 다발성 신경 섬유종이 척수 자율신경과 뇌신경에 발생할 수 있다. 이 외에도 뇌 척수에 meningioma, glioma, ependymoma, optic nerve glioma가 있을 수 있고, Lisch nodule이라는 홍채에 작고 색조를 띤 과오종이 동반될 수 있으며, 10%에서 정신 발달 지연, 학습능력, 행동, 운동 기능 등에 장애를 보일 수 있다.

2) 진단

(1) 1형 신경섬유종증(von Recklinghausen disease)

1형 신경섬유종증은, ① cafe-au-lait spot 6개 이상(사춘기이전에는 최대 직경 5mm이상, 사춘기 이후에는 15mm 이상), ② 겨드랑이와 서혜부의 주근깨 (freckling), ③ optic glioma, ④ 2개이상의 neurofibroma 혹은 1개의 plexiform neuroma, ⑤ 전형적인 골병변, ⑥ 2개이상의 Lisch nodule, ⑦ 1도 친척에서의 환자 발생의 가족력 중 2가지 이상의 항목을 만족하면 진단 가능하다.

(2) 2형 신경섬유종증

이는 전체 신경섬유종증 중 10%를 차지하며 원인 유전자는 22q12.2에 위치하며 merlin 또는 schwannomin 이라 불리는 단백을 생성한다. 진단 기준은, ① 양측성 제 8뇌신경의 종괴(Acoustic neuroma), ② 일측성 제 8뇌신경의 종괴를 가진 환자 중 부모 형제 자식이 제 2형 신경섬유종증에 이환 된 경우, ③ 신경 섬유종, meningioma, glioma, schwannoma, 연소형 posterior subcapsular lenticular opacity 중 2가지 이상 만족할 경우 진단할 수 있다.

3) 치료

1, 2형 모두 발현되는 증상에 대한 치료가 주를 이룬다.

9. 스터지-웨버(Sturge-Weber) 증후군

안면의 혈관종에 의한 포도색 착색과 동측의 뇌경막 혈관종을 특징으로 하는 질환으로, 경련, 반신마비, 뇌석회 침착, 지능장애가 동반될 수 있다.

1) 병리

① 혈관계의 발달이상에 따른 안면 혈관의 확장, 뇌연막 혈관의 이상, ② 이상혈관 하부에 위치하는 뇌피질의 저산소증에 의한 위축과 석회 침착이 관여하며 후두부 및 두정-후두부에 호발하는 것으로 알려져 있다.

2) 증상

혈관종 반대쪽에서 나타나는 국소성 강직 간대 발작이 전형적인 증상인데, 이 발작은 1세 이전에 발생하며, 약물치료에 반응하지 않고 진행성의 반신 마비와 지능 장애가 동반되는 경우가 많다. 또한 눈의 이상으로 우안, 녹내장을 보일 수 있다.

3) 진단

두개골 X선 사진에 double contour or rail road track 모양의 석회화를 보일 수 있고, CT scan상 뇌실질내의 석회화, 뇌피질 위축, 뇌실 확대소견을 확인할 수 있다. 또한 MRI상 비정상적인 혈관종의 조영증강이나 뇌위축이 동반될 수 있다.

4) 치료

뇌전증이 동반된 Sturge-Weber 증후군 환자의 약 50%에서 적절한 약물치료로 발작이 조절되지만, 약물 난치성 뇌전증을 보이는 경우에는 혈관종의 외과적 절제, 대뇌 반구 절제술을 고려해볼 수 있다. 이 외에 발달장애에 따른 특수교육을 시행해볼 수 있고, 피부 병변은 레이저 치료가 도움이 된다.

5) 예후

예후는 뇌 및 눈의 병변 침범 정도와 범위에 따라 다양하게 나타난다.

참고 문헌

1. 소아신경학 제2판 2014년 대한소아신경학회.
2. 임상뇌전증학 제3판 2018년 대한뇌전증학회.

Chapter 10

신경퇴행질환

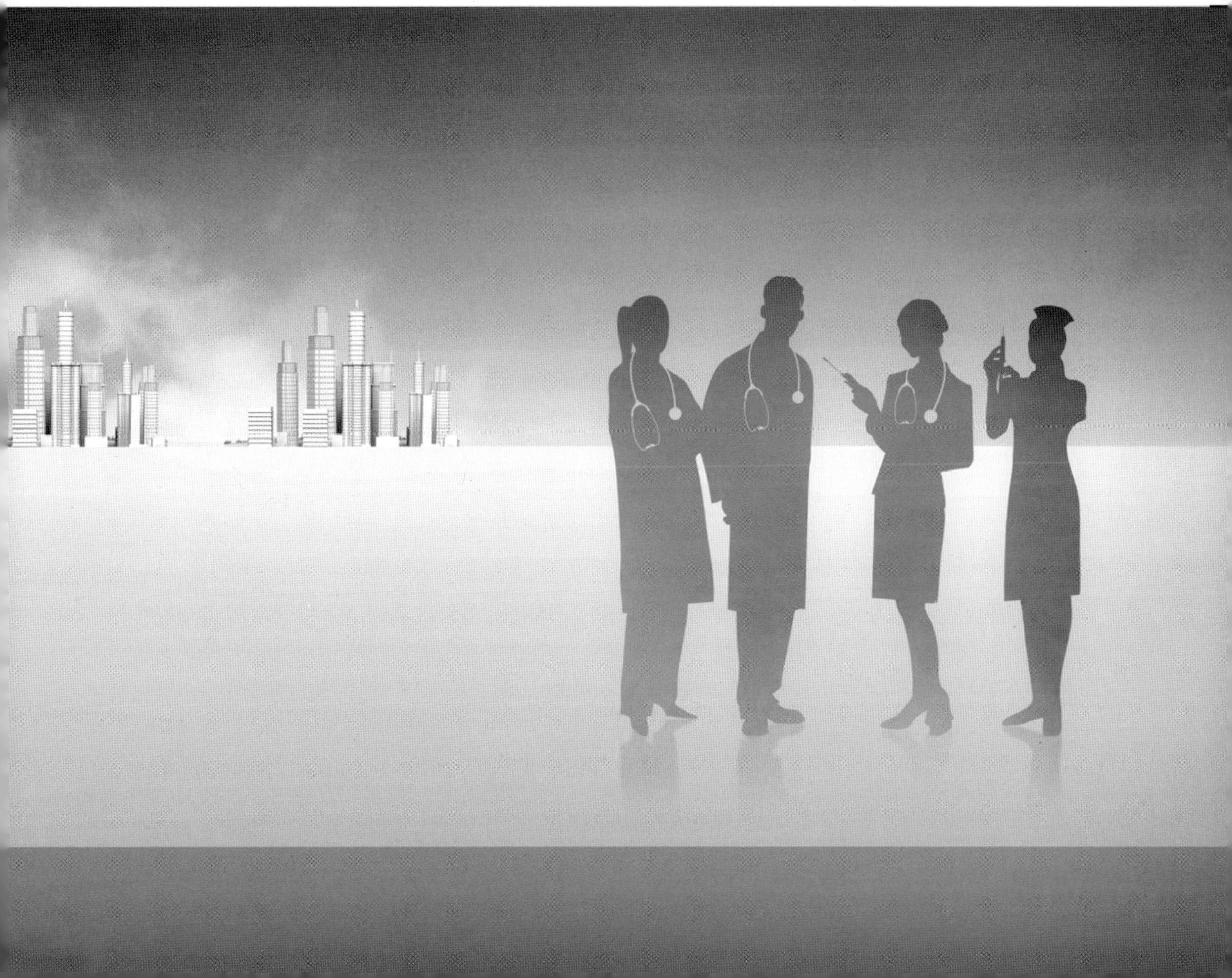

신경퇴행질환

김병채

일반 학습 목표

1. 신경퇴행질환의 정의, 원인질환, 및 각 질병의 기전에 대해 이해한다.

구체적 학습 목표

1. 신경퇴행질환의 정의를 설명할 수 있다.
2. 신경퇴행질환의 공통적인 특성과 기전을 숙지한다.
3. 신경퇴행질환을 그 특성에 따라 분류할 수 있다.
4. 각각의 신경퇴행질환의 증상과 발병기전에 대해 설명할 수 있다.

1. 신경퇴행질환의 정의

신경퇴행질환(neurodegenerative disorders)은 신경계의 한 부분 또는 여러 부분에서 신경세포가 서서히 사멸하면서 기능적 이상을 일으키는 질환을 말한다. 이 용어는 질환의 원인이나 기전에 대한 설명은 없이 이전의 정상적인 상태와 비교하여 기능이 떨어지는 것만을 의미하기 때문에 여러 가지 원인과 다양한 세포사멸 기전에 의한 질환이 포함된다. 의학이 발달함에 따라 이전에 몰랐던 신경퇴행질환의 원인들이 밝혀져서 새로운 질환군으로 분류되기도 한다.

신경퇴행질환에서 퇴행(退行, degeneration)과 위축(萎縮, atrophy)이 있다. '위축'은 신경세포들이 약간의 신경교증(gliosis)외에는 흔적을 남기지 않고 비교적 느리게 서서히 줄어들어 사라지는 현상을 나타내는 용어이며, '퇴행'은 신경세포와 수초(myelin) 등이 비교적 빠르게 손상되고 파괴되는 과정에서 그 산물이 탐식작용(phagocytosis)과 별아교세포증(astrogliosis)을 일으키는 현상을 나타내는 용어이다. 신경퇴행질환에서는 위축과 퇴행이 모두 일어나며, 그 정도에 따라 질환의 진행속도가 결정된다.

노령으로 인한 신경계의 변화는 구조적으로 뇌용적이 감소하고(10% at 80-90 years), 뇌실이 커지고 고랑(sulcus)이 넓어지고, 생화학적으로 신경전달물질이 감소하고, 뇌혈류 및 대사적으로 혈류와 혈관예비능의 감소하고, 인지기능학적으로 집중력, 기억력, 지각력, 정신운동속도와 지능은 감소하지만, 언어능력과 통합능력은 유지된다.

2. 신경퇴행질환의 특징

신경퇴행질환의 임상적 특징은 정상적인 기능을 유지하던 신경계의 특정 부위나 기능이 침범되어 발병하는 경향이 있고, 언제 시작되었는지 구별되지 않게 수년에서 수십 년에 걸쳐 점진적으로 진행되는 것이 특징이고, 일단 발병하면 멈추지 않고 지속적으로 진행되어, 멈추거나 회복시키는 것은 불가능하다. 또한 처음 발병시기에는 한쪽이나 국소적인 부위에서 시작되지만 종래에는 몸의 좌우에 대칭적으로 진행하여 나타나고, 가족력이 있는 경우(familial occurrence)가 많으나 산발적(sporadic occurance)으로도 발병한다.

신경퇴행질환의 병리학적 특징은 해부학적이나 생리학적으로 관련된 특정부위만 침범한다(예: amyotrophic lateral sclerosis – limited to motor neurons of the cerebral cortex, brainstem, and spinal cord). 일반적으로 임상증상은 병리적으로 신경세포의 사멸이 상당히 진행된 뒤에야 나타난다. 예를 들면 파킨슨병의 경우에 흑질 도파민 세포가 50-70%이상 사멸이 진행된 후에야 증상이 나타나기 시작한다. 신경세포사멸은 세포예정사(programmed cell death), 특히 세포자기사멸(apoptosis)에 의해 진행된다. 그러므로 신경퇴행질환에서 신경세포의 사멸은 매우 천천히 진행되므로 세포사멸과정에 대한 조직반은(tissue reaction)이나 세포반응(cellular response)은 미미하다. 또한 신경퇴행질환에서 세포사멸과 관련하여 특정 단백질의 오접힘(misfolding)과 응집(aggregation)이 관찰된다.

3. 신경퇴행질환의 기전

신경퇴행질환의 기전으로는 유전자 돌연변이(genetic mutation), 단백질 오접힘(misfolding protein), 미토콘드리아 이상과 관련된 에너지 공급장애, 활성산소(oxidative stress) 및 자유기 손상(free radical injury), 세포내 단백분해이상(protein degradation system dysfunction), 축삭전달이상(axonal transport dysfunction), 흥분독성(excitotoxicity), 신경염증(neuroinflammation) 등이 원인으로 밝혀지고 있으며, 이 외에도 이상단백 과생산과 같은 새로운 기전들이 제시되고 있다. 이들 원인들은 신경퇴행질환에서 각각 작용하는 것이 아니라 동시에 여러 기전이 같이 작용하거나 상호작용을 유도하여 단계적으로 관여하기도 한다.

4. 신경퇴행질환의 분류

신경퇴행질환의 분류에는 여러 방법이 있는데, 임상의 입장에서는 발생원인에 의한 분류와 병리소견에 따른 분류는 제한점이 많고 임상적으로 큰 도움을 주지 못한다. 따라서 현재까지는 임상적 특성, 특히 조기 증상에 따른 분류가 가장 널리 쓰이고 있으며, 아래와 같다.

Ⅰ. Syndrome of progressive dementia, other neurologic signs being absent or inconspicuous
- A. Diffuse cerebral atrophy
  1. Alzheimer's disease
  2. Diffuse cerebral cortical atrophy of non-Alzheimer's type
  3. Some cases of Lewy body disease
- B. Circumscribed cerebral atrophies including primary progressive aphasia and progressive visuospatial disorders
  1. Pick disease
  2. Frontotemporal dementia including primary progressive aphasia

Ⅱ. Syndrome of progressive dementia in combination with other neurologic abnormalities
- A. Huntington disease(chorea)
- B. Lewy body disease

C. Some cases of Parkinson disease
D. Corticobasal ganglionic degeneration
E. Cortical-striatal-spinal degeneration(Jakob)
F. Dementia-Parkinson-amyotrophic lateral sclerosis complex(Guamanian and others)
G. Cerebrocerebellar degeneration
H. Familial dementia with spastic paraparesis, amyotrophy, or myoclonus
I. Polyglucosan body disease
J. Frontotemporal dementia with parkinsonism or ALS

Ⅲ. Syndrome of disordered posture and movement
A. Parkinson's disease
B. Striatonigral degeneration with or without autonomic failure(Shy-Drager syndrome) and olivopontocerebellar atrophy(multiple system atrophy: MSA-p, a, c)
C. Progressive supranuclear palsy(PSP)
D. Dystonia musculorum deformans(torsion spasm)
E. Hallervorden-Spatz disease
F. Huntington chorea
G. Other inherited choreas
H. Corticobasal ganglionic degeneration
I. Lewy body disease
J. Dentatorubropallidoluysian degeneration(DRPLA)
K. Restricted dystonias, including spasmodic torticollis and Meige syndrome
L. Familial tremors, essential tremor
M. Multiple tic disease(Gilles de la Tourette syndrome)
N. Acanthocytic chorea

Ⅳ. Syndrome of progressive ataxia
A. Spinocerebellar ataxias(early onset)
  1. Friedreich ataxia
  2. Non-Friedreich, early-onset ataxias(with retained reflexes, hypogonadism, myoclonus, and other disorders) : ADCA SCA1~30
B. Cerebellar cortical ataxias
  1. Holmes type of familial pure cerebellar-olivary atrophy
  2. Late-onset cerebellar atrophy of Marie, Foix, and Alajouanine
C. Complicated cerebellar ataxias(later-onset ataxia with brainstem and other neurologic disorders)
  1. Olivopontocerebellar degenerations(OPCA)
  2. Dentatorubral degeneration
  3. Dentatorubropallidoluysian atrophy(DRPLA)
  4. Machado-Joseph disease
  5. Other complicated late-onset, autosomal dominant ataxias

Ⅴ. Syndrome of slowly developing muscular weakness & atrophy
  A. Motor disorders with amyotrophy : motor system disease
    1. Amyotrophic lateral sclerosis
    2. Progressive spinal muscular atrophy
    3. Progressive bulbar palsy
    4. Hereditary forms of progressive muscular atrophy and spastic paraplegia
    5. Motor neuron disease with frontotemporal dementia
  B. Spastic paraplegia without amyotrophy
    1. Primary lateral sclerosis
    2. Hereditary spastic paraplegia

Ⅵ. Sensory and sensorimotor disorders(neuropathies)
  A. Hereditary senosrimotor neuropathies
  B. Pure or predominantly sensory or motor neuropathies
  C. Riley-Day autonomic degeneration

Ⅶ. Syndrome of progressive blindness or ophthalmoplegia with or without other neurologic disorders
  A. Pigmentary degeneration of retina(retinitis pigmentosa)
  B. Stargardt disease
  C. Mitochondrial disorders
    1. Progressive external ophthalmoplegia with or without deafness or other system atrophies(Kearn-Sayre syndrome)
    2. Leber hereditary optic neuropathy
    3. Leigh necrotizing encephalopathy

Ⅷ. Syndromes characterized by neurosensory deafness
  A. Pure neurosensory deafness
  B. Hereditary hearing loss with retinal diseases
  C. Hereditary hearing loss with system atrophies of the nervous system

5. 대표적 신경퇴행질환들

1) 치 매

한국인의 평균 수명은 1971년 62세에서 2015년에는 82세로 계속 연장되고 있으며, 이에 따라 65세 이상 노인인구의 비율도 급속히 증가하여, 2000년 현재 7.3%로 고령사회에 진입한 이후 17년만인 2017년도에는 노인인구의 비율이 14%로 고령사회에 들어섰다. 65세 이상의 노인 인구에서 치매의 유병율은 5-10%정도로 보고되고 있다. 향후 인구의 노령화가 계속 진행됨에 따라 치매 환자도 더욱 더 증가할 것으로 예상된다.

치매(dementia)란 섬망이나 다른 정신질환이 없는 상태에서 학습과 기억, 언어능력, 행위능력(praxis), 지각인지능력, 전두엽/집행기능 중 두가지 이상의 인지영역의 수행 수준이 이전보다 의미있게 저하되어, 인지장애로 인한 최소의 복합적 도구일상생활수행능력(Instrumental activities of daily living)이 필요한 독립적인 일상생활에 지장이 있는 상태를 말한다.

치매의 진단은 3단계로 이루어진다. 1단계는 'Identification of dementia', 2단계는 'Etiology of dementia', 3단계는 'Staging of dementia'이다. 요약하면 아래와 같다.

1단계에서는 병력청취와 신경학적 검사를 시행하여 치매인지 아닌지를 가려낸다. 치매 환자와 병력 청취와 신경학적 검사에서 반드시 확인해야할 기능들은 ⓐ activities of daily living(일상생활 수행능력), ⓑ behavior problem(행동장애), ⓒ cognitive function(인지기능) 이다. 가장 많이 사용하는 치매의 진단기준은 'DSM-Ⅳ-R'로 ① 두 영역 이상의 다발 인지기능장애(기억장애, 언어장애, 실행증, 실인증, 전두엽기능장애), ② 평소의 수준과 비교할 때 인지기능장애로 인한 사회 및 직장생활의 현저한 장애, ③ 섬망상태에서 생기는 인지기능저하가 아니어야한다.

치매와 혼동되기 쉬운 질환들이 있는데, 치매와 요하는 질환들은 ① 우울증, ② 내과적 질환이나 약물 등에 의한 섬망, ③ 경도인지기능장애(Mild Cognitive Impairment) 등이 있다. 경도인지장애는 치매 전단계라고 할 수 있는데, 경도인지기능장애(MCI)의 진단기준은 ① 환자나 보호자가 기억력저하를 호소, ② 객관적인 검사상 기억력저하가 확인됨, ③ 전반적인 인지기능은 정상, ④ 일상생활 수행능력은 정상, ⑤ 치매상태가 아님으로 이루어져 있다.

치매 진단에 필요한 2단계는 치매의 원인 질환을 밝혀낸다. 이를 위해 반드시 시행하여야 할 검사들은 ① CBC, electrolyte, ② free T4, TSH, ③ vitamin B_{12}, ④ VDRL, ⑤ Brain CT/MRI 등이 있다. 이들 검사를 시행하는 이유는 치매의 원인질환 중에서 조기에 진단시 완치가 가능한 치매의 원인질환들을 알아내기 위함이다. 이들 질환들로는 ① 갑상선 기능저하증, ② 신경매독(neurosyphilis), ③ 비타민 B_{12}결핍 빈혈, ④ 약물중독, ⑤ 뇌종양, ⑥ 만성 지주막하출혈, ⑦ 정상 뇌압 수두증(normal pressure hydrocephalus) 등이다. 치매를 일으키는 가증 흔한 원인질환들은 ① 알츠하이머병(Alzheimer's disease), ② 혈관치매(vascular dementia), ③ 알콜성 치매, ④ 파킨슨씨병(Parkinson's disease) 등이 있다.

치매 진단에 필요한 3단계는 치매의 진행정도를 파악하여 적절한 치료를 선택하는 것이다. 주로 'clinical dementia rating(CDR)'을 사용하여 아래와 같이 진행단계를 평가한다. CDR은 기억력, 지남력, 판단력 및 문제해결능력, 사회활동, 집안생활 및 취미, 위생 및 몸치장 항목에서 각각의 기능을 파악하고 이를 종합하여 치매의 진행정도를 등급화 한다.

CDR = 0 : normal
CDR = 0.5 : mild cognitive impairment
CDR = 1 : mild dementia
CDR = 2 : moderate dementia
CDR = 3 : severe dementia
CDR = 4 : very severe dementia
CDR = 5 : terminal stage of dementia

치매를 조기에 진단하면 아래와 같은 좋은 점들이 있다: ① 치료 가능한 원인질환에 의한 치매는 완치가 가능하다. ② 치매증상을 악화시키는 동반질환을 치료한다. ③ 치료 팀의 조기개입으로 간호자의 스트레스와 부담을 덜어준다. ④ 환자 본인이 향후 치료에 관한 의사결정에 참여할 수 있다. ⑤ 치료의 수행이 수월하고 효과적이다.

치매의 일반적인 치료원칙은 ① 가능하면 중추신경계 작용약물의 사용을 피한다. ② 동반된 내과질환을 치료한다. ③ 이상행동를 치료한다: 우울증(serotonin reuptake inhibitor antidepressant), 초조(neuroleptics, trazodone, anticonvulsants, beta-blockers), 망상과 환각(neuroleptics), 수면장애(structured daytime activities, improved sleep hygiene), ④ 약물치료를 단순화한다. ⑤ 간호자를 도와주고 교육시킨다. 등으로 이루어져 있다.

2) 치매의 원인질환들

(1) 알츠하이머병 치매(Alzheimer's Disease Dementia, AD)

알츠하이머병 치매는 전체 치매의 60%이상으로 치매의 가장 흔한 원인 질환이다. 알츠하이머병에서는 주로 기억감소를 첫 증상으로 하여, 점차 위치감각장애, 전두엽기능장애가 진행되며, 이루 인해 일상생활에 장애가 발생한다. 인지기능장애에 비해 운동기능 등의 기타 신경계진찰 소견은 정상이다. 병리학적으로는 뇌조직에 베타아밀로이드가 주 성분인 노인반(neuritic plaque)과 타우(tau) 단백질을 주 성분인 신경섬유다발(neurofibrillary tangle)을 침착을 특징으로 한다. 일부 가족력이 있는 환자는 APP, PS1, PS2 유전자 변이가 원인으로 발병하지만 전체 알츠하이머병의 10%미만이고, 대부분은 노인 연령에서 산발형(sporadic)으로 발생한다. 65세 이상 노인에서 알츠하이머병의 유병률은 약 5~10%이고, 65세를 기준으로 5세 증가할 때마다 약 2배씩 높아져 85세 이상 노인에서는 무려 30-50%를 차지한다.

알츠하이머병의 증상은 서서히 발생하여 점진적으로 진행하므로, 치매의 임상양상은 아래와 같이 5단계로 구분할 수 있다.

CDR	임상양상
1	hippocampus를 침범하여 최근 사건에 대한 기억력저하와 시간 지남력 장애 등이 발생하고 이로 인하여 직장생활, 돈 관리, 물건사기, 집안일, 요리 등의 일상생활 수행능력의 장애가 발생
2	temporal, parietal lobe까지 짐범하여 심한 기억력 저하, 시공간 지남력 장애, 실행증 등이 발생하고 개인위생, 옷 입기 등에 도움이 필요해짐
3	: frontal lobe까지 침범하여 인지기능장애 증상(단편적인 사실만 기억가능, 사고 및 판단력 장애, 성격변화), 행동장애 증상(망상, 환각, 배회), 및 일상생활수행능력장애 증상(대소변조절, 옷 입기, 식사, 목욕 등의 장애)이 발생하여 지속적인 간병이 요구됨
4	심한 언어장애가 발생하여 의사소통이 힘들어지고, 도움을 받으면 몇 걸음 정도 보행이 가능. 빈번한 대소변의 실금이 발생.
5	반응이 없고 이해하지 못함. 일어서거나 앉을 수 없고 누워만 있는 강직상태. 음식을 먹여주어야 함.

알츠하이머병을 임상적으로 진단하기 위해서는 기억장애를 포함한 다발인지장애를 신경인지기능 검사에서 확인하고, 이로 인해 일상생활에 장애가 있다는 것을 확인하여야 한다. 임상에서 가장 널리 사용되는 진단기준으로는 DSM-IV(표)와 NINCDS-ADRDA <표 1>이 있다.

〈표 1〉

알츠하이머병의 DSM-IV 진단기준

A. 복합적인 인지결손이 다음의 두 가지 양상으로 나타남
   1. 기억장애(새로운 정보에 대한 학습장애 또는 병전 학습한 정보의 회상장애)
   2. 다음 인지장애 중 한가지 이상이 있어야 함
      - 실어증(언어장애)
      - 실행증
      - 실인증
      - 수행기능의 장애(계획조정, 유지, 추상적 사고능력 장애)

B. 진단기준 A1과 A2의 인지장애가 사회적 또는 직업적 기능에 있어서 심각한 장애를 일으켜야 하고, 병전의 기능수준보다 상당히 감퇴되어 있음

C. 경과는 서서히 발병하고 지속적인 인지감퇴를 보이는 특징이 있음

D. 진단기준 A1과 A2의 인지장애가 다음 가운데 어떤 경우로 인한 것도 아니어야 함
   1. 점진적인 기억과 인지장애를 일으키는 다른 중추신경계 상태(예, 뇌혈관질환, 파킨슨병, 헌팅톤병, 경막하혈종, 정상압수두증, 뇌종양)
   2. 치매를 일으키는 전신상태(예, 갑상샘저하증, 비타민B_{12} 또는 엽산결핍, 나이아신결핍, 과칼슘혈증, 신경매독, 인간면역결핍바이러스병 등)
   3. 약물 같은 물질로 유발된 상태

E. 인지장애가 섬망 중에만 나타나지 않음

F. 인지장애가 다른 정신질환에 의해 잘 설명되지 않음(예, 우울증, 정신병)

알츠하이머병의 NINCDS-ADRDA 진단기준

추정(Probable) AD
- 정신상태검사와 신경계진찰에 의해 치매로 진단된 경우
- 신경심리검사에서 치매로 확인된 경우
- 두가지 이상의 인지기능영역에서 장애가 있는 경우
- 기억을 비롯한 인지기능장애가 점진적으로 진행된 경우
- 의식장애가 동반되지 않은 경우
- 발병연령이 40~90세인 경우
- 기억과 인지기능장애가 전신질환이나 기타 뇌질환으로 설명할 수 없는 경우

가능(Possible) AD
- 비정형적인 발생, 임상발현, 임상경과를 보이는 치매로 다른 원인이 없는 경우
- 치매를 유발할 수 있는 전신질환이나 다른 뇌병터가 있으나 환자의 치매 원인으로 고려되지 않을 경우
- 다른 원인 없이 한 개의 인지기능영역이 점진적으로 악화될 경우

확정(definite) AD
- 추정 AD
- 알츠하이머병의 조직병리소견 확인

AD의 가능성이 적은 경우
- 갑자기 발병한 경우
- 국소신경학적 증상이 있는 경우
- 발병초기에 발작 또는 보행장애가 있는 경우

알츠하이머병의 병리소견은 육안적 소견으로 가장 심한 변화는 hippocampus, temporal cortex, nucleus basalis of Meynert에서 위축이 관찰된다. 현미경 소견으로는 첫번째로 neuritic(senile) plaque가 관찰되는데, 이는 central core는 amyloid-β, Apolipoprotein E(ApoE), proteoglycan, alpha 1 antichymotrypsin 등으로 구성되어있다. 세포벽에 위치한 amyloid precursor protein(APP)이 β-secretase와 γ-secretase에 의해서 절단되면 39-42개의 아미노산을 갖는 amyloid-β 가 생성되어 toxic effect를 일으킨다. 현미경 소견으로 두번째는 neurofibrillary tangle이 관찰되는데, 이는 microtuble을 고정시키는 역할을 하는 tau protein에 phospate가 과량으로 붙게되면 tau protein이 분리되어 이중나선구조를 이루면서 신경세포에 축적되어 neurofibrillary tangle을 형성한다. 알츠하이머병의 생화학적 소견으로는 nucleus basalis of Meynert의 콜린성 신경세포의 파괴로 인하여 Acetylcholine이 감소한다. 유전적 변이로 발병하는 알츠하이머병은 주로 65세 이전에 발병하고 가족력이 있는 early-onset familial AD로 전체 AD 환자의 10%정도를 차지하며 돌연변이가 일어나는 3가지 유전자가 확인되었는데, ① amyloid precursor protein(APP) gene on chromosome 21, ② presenillin-1 gene on chromosome 14, ③ presenillin-2 gene on chromosome 1에서 일어난다.

65세 이후에 발병하고 산발적으로 발생하는 sporadic AD는 전체 AD 환자의 90%정도를 차지하며, ApoE gene on chromosome 19과 강한 연관이 있음이 밝혀졌다. ApoE는 콜레스테롤 운반에 관여하는 lipoprotein으로 3개의 대립형질(ApoE 2, 3, 4)을 갖는다. ApoE 4를 갖는 경우 AD의 발생 가능성이 높고 ApoE 2를 갖는 경우 AD의 발생 가능성이 낮다. 알츠하이머병의 위험인자들로는 노령(age), 여자(female), 치매 가족력, APOE 4 유전자형, 저학력, 두부손상 등이 있으며, 보호인자들로는 APOE 2유전자형과 고학력이 있다.

알츠하이머병치매의 치료는 인지기능개선과 이상행동조절을 목적으로 아래와 같은 약물들이 있다. 인지기능을 개선하기 위해 cholinesterase inhibitor [donopezil(Aricept), rivastigmine(Exelon), galantamine (Reminyl)]가 있으며, 이상행동을 조절하기 위해서 ① depression : selective serotonin reuptake inhibitor (SSRI), ② agitation, aggression : trazodone, haloperidol, risperidone, quetiapine, ③ insomnia : Benadryl, ④ seizure : phenytoin, carbamazepine 등이 있다. 다만, 증상이 심하지 않는 이상행동의 경우에는 비약물요법을 먼저 시도하여 환자의 육체적, 심리적 평온을 유지하고, 약물을 사용하더라도 노령인 점을 감안하여 약물에 대한 민감성과 대사장애로 인한 부작용 발현을 염두에 두어야 한다.

2) 혈관인지장애(Vascular Cognitive Impairment)

혈관인지장애는 '뇌혈관질환과 연관된 인지장애'를 통칭하는 말로 혈관인지장애(치매아님), 혈관치매, 혼합형치매, 뇌졸중 후 치매 등을 모두 포함하는 포괄적 의미의 용어이다. 혈관인지장애(치매아님)는 뇌졸중 발병 후 인지기능의 저하가 발생하였으나 치매에는 해당되지 않는 상태를 말하지만, 혈관치매로 이행할 가능성이 높으므로 적극적인 치료를 요한다. 혈관치매는 뇌졸중과 관련된 치매를 통칭하는 것으로 치매의 원인 중에 두 번째로 흔한 질환이다. 혈관치매의 아형으로, 다발뇌경색 혈관치매(Multi-infarct vascular dementia), 피질하 혈관치매(subcortical vascular dementia), 전략혈관치매(strategic vascular dementia) 등이 있다. 혈관치매의 진단기준은 'NINCDS-AIREN Criteria'에 따르면, 치매가 있고, 신경학적 검사와 신경영상검사상 뇌혈관질환이 존재하며, 뇌졸중 발생 3개월 이내에 갑자기 또는 계단식으로 치매가 발생한 경우에 해당된다.

혈관치매의 치료로는 위험인자인 흡연 및 기존의 고혈압, 당뇨병, 고지혈증, 심장질환 등을 조절하고, 뇌졸중을 치료하는 것이다.

3) 레비소체치매(Dementia with Lewy Body: DLB)

레비소체치매는 알츠하이머병 다음으로 흔한 신경퇴행치매로, 전체 치매중 약 15~25%를 차지한다. 레비소체치매는 대부분 65세 이상에서 발병하고, 남자에서 흔하며, 생존기간은 인지기능장애 발병 후 평균 7.7년으로 알츠하이머병보다 짧다. 레비소체치매의 임상양상으로, 중심소견(central feature)은 진단에 필수조건인 치매이고, 핵심소견(core features)은 변동하는 인지기능장애, 반복되는 환시, 파킨슨증으로 구성된다. 레비소체치매의 진단기준은 두개 이상의 핵심소견이 있으면 추정(probable DLB) 레비소체치매이고, 한 개의 핵심소견만이 있으면 가능(possible DLB) 레비소체치매로 진단한다 <표 2>.

레비소체치매(DLB)의 임상진단기준
중심소견(Central feature): DLB의 추정(probable) 혹은 가능(possible) 진단을 위한 필수조건 - 치매 : 계속 진행되는 인지기능감소가 일상생활수행능력에 장애를 초래한 상태
핵심소견(Core feature): 추정DLB는 최소 2개이상, 가능DLB는 최소 1개 - 주의집중력과 각성의 현저한 변화가 있는 인지기능의 동요 - 세밀하게 잘 형상화된 반복되는 환시 - 자발양상의 파킨슨증

레비소체 치매의 병리학적 소견은 Lewy body(intraneuronal cytoplasmic inclusion with α-synuclein)가 있다. 레비소체 치매의 치료는 인지기능을 향상시키기 위해 항콜린효소억제제(cholinesterase inhibitor)와 운동기능을 향상시키기 위해 레보도파(L-dopa)를 사용한다.

4) 전두측두엽치매(Frototemporal Dementia, FTD)

전두측두엽변성(frontotemporal lobar degeneration, FTLD)은 전두엽과 측두엽에 미세공포화(microvacuolation), 신경세포 소실, 교세포 증가와 비정상 단백질응집이 나타나는 모든 질환을 포함한다. 반면, 전두측두엽치매(FTD)는 초기 임상증상에 따라 행동변이형전두측두엽치매(behavioral variant FTD, bvFTD), 의미치매(semantic dementia, SD), 진행비유창실어증(progressive non-fluent aphasia, PNFA)으로 분류하는 질환으로 주로 전두전엽(prefrontal)과 전측두엽에 신경세포 소실과 변성이 진행되면서 행동장애, 언어장애, 수행능력이상이 점차 심해지는 신경퇴행질환이다. 임상양상으로 bvFTD는 65세 이전에 발병하며 초기에 판단 및 문제해결능력의 장애, 성격장애와 같은 전두엽기능 장애가 기억력 저하에 앞서서 나타나고, PNFA는 왼쪽 실비우스주변 뇌병변으로 초기에 말이 유창하지 못하고 말을 시작하거나 이어가기가 힘들어서 말하는 속도가 느려지는 증상이 나타나고, SD는 서서히 진행하는 사람, 장소, 개체에 대한 이름대기가 힘들어지고 단어에 대한 이해력이 감퇴하며, 단어찾기장애가 나타난다.

5) 정상압수두증(Normal Pressure Hydrocephalus)

정상압수두증은 대표적인 치료가능한 치매의 원인질환이다. 임상양상으로 종종걸음을 걷거나 발을 넓게 벌리고 걷는 보행장애, 소변실금, 치매증상이다. 뇌MRI나 CT에서 뇌실이 커져 있고 뇌척수액 배출이나 뇌실복강션트(ventriculoperitoneal shunt)를 통해 일부 임상증상의 호전을 기대할 수 있다.

신경퇴행질환의 병리

이민철 · 이경화

신경퇴행질환(neurodegenerative disease)은 신경세포의 진행성 소실이 특징이며, 각 질환은 특정 신경계를 침범하는 경향이 있고 특징적인 징후와 증상을 가진다. 대부분의 신경퇴행질환 전반에 걸쳐 보이는 병리과정은 단백질응집체가 축적되는 과정으로 설명되며 각 질환을 진단할 때 형태학적 특징으로 사용된다.

〈표 1〉 주요 신경퇴행질환의 단백질 포함물과 임상특징

비정상단백질	질환	임상유형
베타-아밀로이드(Aβ)	알츠하이머병	치매
타우(Tau)	알츠하이머병 전두측두엽변성-타우형 픽병 진행핵상마비 피질기저핵변성	치매 행동변화, 언어장애, 치매 이상안구운동 동반 파킨슨증 비대칭운동장애 동반 파킨슨증
TDP-43	전두측두엽변성-TDP형 근육위축가쪽경화증	행동변화, 언어장애 상하위운동신경징후동반 근력약화
알파-시뉴클레인(α synuclein)	루이소체질환군 파킨슨병 루이소체치매 다계통위축증	운동감소성운동장애 치매 파킨슨증, 소뇌실조, 자율신경이상
폴리글루타민응집체 (Polyglutamineaggregates)	헌팅톤병 척수소뇌성실조증 일부 척수숨뇌근위축증	운동과다성 운동장애 소뇌성 실조증 하위운동신경약화, 안드로겐감소

1) 알츠하이머병

알츠하이머병(Alzheimer disease, AD)은 나이가 많아질수록 발생률이 증가하는 노령층 치매의 가장 흔한 원인이다. 보통 인지기능이 서서히 손상되다가 질환이 진행됨에 따라, 기억, 시공간방향감, 판단력, 인격과 언어의 장애가 나타난다. 알츠하이머병의 근본적인 이상은 베타-아밀로이드(β-amyloid, Aβ)와 타우(tau)라는 두 가지 단백질이 과잉생산과 제거결함으로 인해 뇌의 특정영역에 축적되기 때문으로 보고 있다.

육안소견에서 뇌는 다양한 정도의 피질 위축을 보여서 뇌고랑이 현저하게 넓어지며, 이러한 변화는 특히 전두엽, 측두엽, 두정엽에서 두드러진다. 병변은 해마, 안쪽후각뇌고랑(entorhinal cortex), 편도핵을 포함하는 내측 측두엽 부위가 질환 초기에 침범된다. 신경돌기판(neuritic plaque)과 신경원섬유매듭(neurofibrillary tangle)은 알츠하이머병의 두 가지 병리학적 특징으로 질병말기에 특히 뚜렷해진다. 신경병리소견과 임상증상 사이의 상관관계를 설명하기 위해, '알츠하이머병 신경병리변화'라고 불리우는, 뇌실질에 나타나는 모든 Aβ 의 침착, 판, 신경원섬유매듭의 분포를 기술하도록 권장하고 있다.

2) 전두측두엽변성

전두측두엽변성(frontotemporal lobar degenerations; FTLDs)은 전두엽 혹은 측두엽의 국소 변성과 관련하여 인격, 행동 변화 및 실어증 등의 언어 변화가 기억상실보다 선행한다는 점에서 알츠하이머병과 구별되며, 병이 깊어지면 완전한 치매로 진행한다. 일부 환자는 피라미드바깥길 운동소실을 보이기도 한다. 임상적으로는 전두측두엽치매로 불리지만, 병리학적으로는 전두측두엽변성이라는 용어를 선호하며 치매라는 임상증상보다 대뇌엽의 변성을 강조하는 의미로 사용한다. 특정 단백질의 세포포함물과 관련하여 타우를 함유한 포함물을 가진 전두측두엽변성-타우형(FTLD-tau)과 TDP-43를 함유한 포함물을 가진 전두측두엽변성-TDP형(FTLD-TDP)으로 나뉜다.

(1) 전두측두엽변성-타우형

전두측두엽변성-타우형(FTLD-tau)중에서 비교적 초기에 기술되었던 질환으로는 픽병이 있으며, 비정형 파킨슨증을 보이는 진행핵상마비와 피질기저핵변성이 전두측두엽변성-타우형에 포함된다.

픽병은 항상 심한 전두측두엽 위축을 보이는데 대뇌엽 위축이 매우 심할 경우 뇌이랑이 너무 얇아져서 '칼날'에 비유되기도 한다. 신경세포 중 일부에서는 세포가 특징적으로 부어오르는 픽세포(Pick cell)를 만들기도 하고, 다른 세포들은 원형 혹은 타원형의 세포질 포함물인 픽소체(Pick body)를 보이며 이러한 소체들은 타우 단백질을 함유한다.

(2) 전두측두엽변성-TDP형

임상적으로 전두측두엽변성으로 진단받고 육안적으로는 상대적으로 약한 대뇌위축을 보이는 일부 환자들은 RNA 결합 단백질인 TDP-43을 함유한 세포 포함물을 보인다. 유전성 전두측두엽변성-TDP형에 세 가지의 유형이 잘 확립되어 알려져 있다. 가장 흔한 유전형은 *C9orf72*의 5′ UTR의 육뉴클레오티드 반복서열 확장의 결과이다. *C9orf72*확장과 관련된 질병의 범위에는 근육위축가쪽경화증이 포함된다.

육안 소견으로 다양한 정도의 전두엽과 측두엽의 위축을 보인다. 세포포함물은 신경세포의 세포체에서 발견되기도 하고, 핵 또는 신경돌기에서도 발견될 수 있다. 세포포함물은 전두엽과 측두엽, 선조체와 해마의 치아이랑에서 가장 풍부하게 존재하며, TDP-43를 함유한다.

3) 루이소체질환군

(1) 파킨슨병

파킨슨병(Parkinson disease; PD)은 흑색질에서 도파민 신경세포의 소실에 의해 발생하는 운동감소성 운동장애가 특징인 신경퇴행질환으로 떨림, 강직 그리고 운동느림증을 보인다. 파킨슨병은 뇌의 흑색질과 그외 부위에서 일어나는 단백질 축적과 응집, 미토콘드리아 이상 및 신경세포 소실과 관련되어 있다. 파킨슨병의 특징적인 소견은 흑색질(substantia nigra)과 청색반점(locus coeruleus)의 창백으로, 이 부위에서 색소성 카테콜아민 신경세포의 소실이 있다. 남아 있는 일부 신경세포에서 알파-시뉴클레인을 함유한 응집체인 루이소체(Lewy body)가 발견될 수 있다. 루이 신경돌기(Lewy neurite)는 응집된 알파-시뉴클레인을 포함한 영양장애 세포돌기이다.

(2) 루이소체치매

파킨슨병 환자의 약 10~15%는 점차 나이가 들어감에 따라 치매가 발생한다. 이러한 루이소체치매(dementia with lewy bodies; DLB)의 특징은 변동성 진행과정, 환각 그리고 뚜렷한 전두엽 징후를 포함한다.

환자들에서 보이는 가장 현저한 조직소견은 대뇌피질과 뇌줄기의 신경세포에 광범위하게 분포하는 루이소체이다.

4) 비정형 파킨슨증후군

파킨슨병 이외에도, 파킨슨증을 증상의 일부로 보이는 다양한 질환들이 있다. 이러한 질환들은 일반적으로 엘도파(L-dopa) 치료에 거의 반응하지 않으며, 파킨슨증 이외에도 추가적인 증상 및 징후를 보인다는 점에서 파킨슨병과 구별된다. 타우병증에 포함되는 진행핵상마비와 피질기저핵변성 이외에도 시뉴클레인병증에 포함되는 다계통위축증이 이러한 비정형 파킨슨증후군(atypical parkinsonism syndromes) 질환군에 해당된다.

임상증상으로 진행핵상마비는 이상안구운동을 동반한 파킨슨증을 나타내고 피질기저핵변성은 비대칭운동장애를 동반한 파킨슨증을 보인다. 병리소견으로는 진행핵상마비는 타우를 함유한 공모양 신경원섬유매듭이 보이고 피질기저핵변성은 별아교세포판이 특징적이다.

5) 근육위축가쪽경화증

근육위축가쪽경화증(amyotrophic lateral sclerosis; ALS)은 대뇌피질의 상위 운동신경세포와 척수 및 뇌줄기의 하위 운동신경세포의 소실을 보이는 진행성 질환이다. 이러한 신경세포 소실은 근육의 탈신경지배를 거쳐 근육 약화로 이어지며 질병이 진행됨에 따라 더욱 심각해진다. 근육위축가쪽경화증과 전두측두엽변성을 동시에 일으키는 가장 흔한 돌연변이는 ***C9orf72***의전사체의 5′ 비번역 영역에서 육뉴클레오티드 반복서열의 확장으로 일어나며, 이 전사체의 기능은 아직 밝혀지지 않았다.

육안소견으로 척수의 앞뿌리는 하위 운동신경섬유의 소실로 인해 얇아진다. 남아있는 신경세포는 종종 부니나소체(Bunina body)로 불리는 세포내포함물을 보이며, TDP-43 면역염색에 양성을 보이는 세포 포함물이 존재한다. 전두측두엽변성환자의 치아이랑의 과립세포 세포질에서도 특징적인 TDP-43양성 세포질 포함물이 존재하며, 이는 근육위축가쪽경화증과 전두측두엽변성이 서로 연관된 질병임을 지지하는 소견이다.

참고문헌

1. 대한병리학회. 병리학. 8판. 고문사, 2017.
2. 이민철 외. 신경병리학. 전남대학교출판부, 1999.
3. Dickson D and Weller RO. Neurodegeneration: the molecular pathology of dementia and movement disorders. John Wiley & Sons, 2011.
4. Kumar V, Abbas AK, Fausto N and Aster JC. Robbins and Cotran pathologic basis of disease. Elsevier Health Sciences, 2014.
5. Love S, Perry A, Ironside J and Budka H. Greenfield's Neuropathology. CRC Press, 2015.

운동장애질환

최성민

일반 학습 목표

전반적인 운동장애질환의 특수성을 이해하고, 운동장애질환의 분류, 원인, 임상증상, 병태생리, 치료 및 예후를 이해한다.

구체적 학습 목표

1. 운동장애질환을 이해하고 분류한다.
2. 기저핵의 해부학적 구조 및 그 기능을 설명한다.
3. 떨림의 임상양상과 동반 신경학적 징후에 따라 원인을 감별한다.
4. 생리적떨림과 본태떨림의 진단 및 치료방법을 설명한다.
5. 파킨슨증을 이해하고 분류한다.
6. 파킨슨병을 진단하고, 병태생리와 치료방법을 설명한다.
7. 파킨슨플러스증후군을 진단한다.
8. 보행이상/운동실조의 원인, 병태생리, 치료방법을 이해한다.
9. 기타 운동장애질환들에 대해 이해한다.

1. 운동장애질환의 개요

운동장애질환(movement disorder)이란 자발적이거나 자동적인 운동이 과다하거나 과소한 상태를 초래하는 질환군으로, 근력의 위약이나 경직으로 인하지 않는 경우를 통칭한다. 운동이 과다한 상태를 운동과다(hyperkinesia), 운동이상증(dyskinesia), 비정상불수의운동(abnormal involuntary movement) 등으로 표현하며, 운동이 줄어든 상태를 운동감소(hypokinesia), 운동완만(bradykinesia), 운동불능(akinesia) 등으로 표현한다.

이상운동은 한 질환의 유일한 임상증상이거나(예를 들면, 본태떨림, 편측안면경련, 편측도리깨운동증 등), 여러 가지 임상 증상들 중 일부일 수 있다(예를 들면, 파킨슨병, 헌팅톤병, 윌슨병 등). 운동장애질환 환자를 진단하는 경우, 첫째 환자가 보이는 이상운동이 어느 운동장애질환에 속하는지 구별해야 하고, 둘째 이상운동만 단독으로 보이는지 다른 신경학적이상을 동반하는지 평가해야 하며, 셋째 신경학적 검사 및 다양한 병력청취를 통해 운동장애질환의 가능한 원인을 분류할 수 있어야 한다.

1) 운동의 종류

신체에서 볼 수 있는 운동에는 자동운동(automatic movement), 수의운동(voluntary movement), 반수의운동(semi-voluntary or unvoluntary movement), 불수의운동(involuntary movement) 등이 있으며 다음과 같은 특징을 가지고 있다. <표 1>

2) 운동장애질환의 분류

운동장애질환은 크게 운동감소(hypokinesia)와 운동과다(hyperkinesia)로 분류되며, 각 항목에는 다음과 같은 질환들이 있다. <표 2>

〈표 1〉 운동의 종류

운동	의미	예
자동운동	의식하지 않고 일어나는 학습된 운동	걷기, 말하기, 걸을 때 팔을 움직이는 행동
수의운동	의도적인 운동, 또는 외부자극에 대한 반사적 운동	큰소리에 고개 돌리기, 뜨거운 접시에서 손 떼기
반수의운동	내부의 감각자극이나 원하지 않는 충동 등에 의한 운동	가려운 곳 긁기, 틱, Akathisia, RLS
불수의운동	의도하지 않으면서 대개 억제가 불가능한 운동	Non-suppressible: 떨림, 근경련 Partially-supressible: 떨림의 일부, 무도증, 근긴장이상

〈표 2〉 운동장애질환의 종류

운동감소(Hypokinesias)	운동과다(Hyperkinesias)	
Akinesia/Bradykinesia (parkinsonism) Apraxia Blocking tics Cataplexy and drop attacks Catatonia and psychomotor depression Freezing phenomenon Hesitant gaits Hypothyroid slowness Rigidity Stiff-muscles	Abdominal dyskinesia Akathisia Asynergia/ataxia Ballism Chorea Dysmetria Dystonia Hemifacial spasm Hyperekplexia Hypnogenic dyskinesia	Jumpy stumps Moving toes/fingers Myoclonus Myokymia Myorhythmia Paroxysmal dyskinesia Restless legs Stereotypy Tics Tremor

2. 기저핵의 구조와 기능

개별 근육들의 수축과 이완을 수의적으로 조절하는 신호는 대부분 대뇌피질에서 기원하며, 이러한 대뇌피질의 운동을 조절(modulation)하는 부위가 소뇌와 기저핵이다. 소뇌는 운동의 시기선택(timing), 조화(coordination), 오류수정(error correction) 등에 관여하며, 소뇌에 병변이 생길 경우 이러한 운동조절기능에 이상이 발생하여 실조(ataxia)를 보이게 된다. 기저핵은 원하는 운동을 수행하고 원하지 않는 운동을 억제하는 운동 선택(selection)과 운동의 시작(initiation)에 관여하며, 기저핵에 병변이 생길 경우 서동, 강직, 운동과다 등 다양한 이상운동증상이 나타난다.

1) 기저핵의 구성

기저핵은 꼬리핵(caudate nucleus), 조가비핵(putamen), 창백핵(glubus pallidus, GP), 시상밑핵(subthalamic nucleus, STN), 흑색질(substantia nigra, SN) 등을 말한다. 꼬리핵과 조가비핵을 합쳐서 줄무늬체(striatum)라고 하며, 조가비핵과 창백핵을 합쳐서 렌즈핵(lentiform nucleus)라고 하고, 꼬리핵, 조가비핵, 창백핵을 합쳐서 몸통줄무늬체(corpus striatum)이라고 한다.

2) 기저핵 신경회로

대뇌피질의 정보는 기저핵과 시상을 거쳐 대뇌피질로 되돌아가는데, 이는 직접경로(direct pathway), 간접경로(indirect pathway), 과직접경로(hyperdirect pathway) 등으로 구분할 수 있다. 직접경로는 대뇌피질-줄무늬체-창백핵 내부-시상으로 연결되는 것으로, 원하는 운동을 선택적으로 수행하는데 역할을 한다. 간접경로는 대뇌피질-줄무늬체-창백핵 외부-시상밑핵-창백핵 내부-시상으로 연결되는 것으로, 원하지 않는 운동을 억제하고 운동을 종료하는 역할을 수행한다. 과직접경로는 대뇌피질-시상밑핵-창백핵 내부-시상으로 연결되는 것으로, 모든 운동을 일시적으로 억제하는 역할을 한다. <그림 1-A>

흑색질의 도파민신경은 흑색질줄무늬체경로(nigrostriatal pathway)를 통해 줄무늬체의 신경세포와 신경접합을 형성하여 직접경로 및 간접경로을 조절하는 역할을 수행하고 있다. 직접경로에 도달한 도파민 신경은 D1 수용체를 통해 직접경로를 자극하는 역할을 하고, 간접경로에 도달한 도파민 신경은 D2 수용체를 통해 간접경로를 억제하는 역할을 한다. 따라서 도파민 신경은 직접경로 및 간접경로를 통해 운동을 항진하는 기능을 가진다. 파킨슨병에서는 흑색질의 도파민신경이 선택적으로 퇴화되어 줄무늬체의 도파민 양이 감소하게 되며, 이로 인해 직접경로의 자극 및 간접경로의 억제가 감소됨으로서, 전반적으로 운동이 억제되는 현상이 나타난다. <그림 1-B>

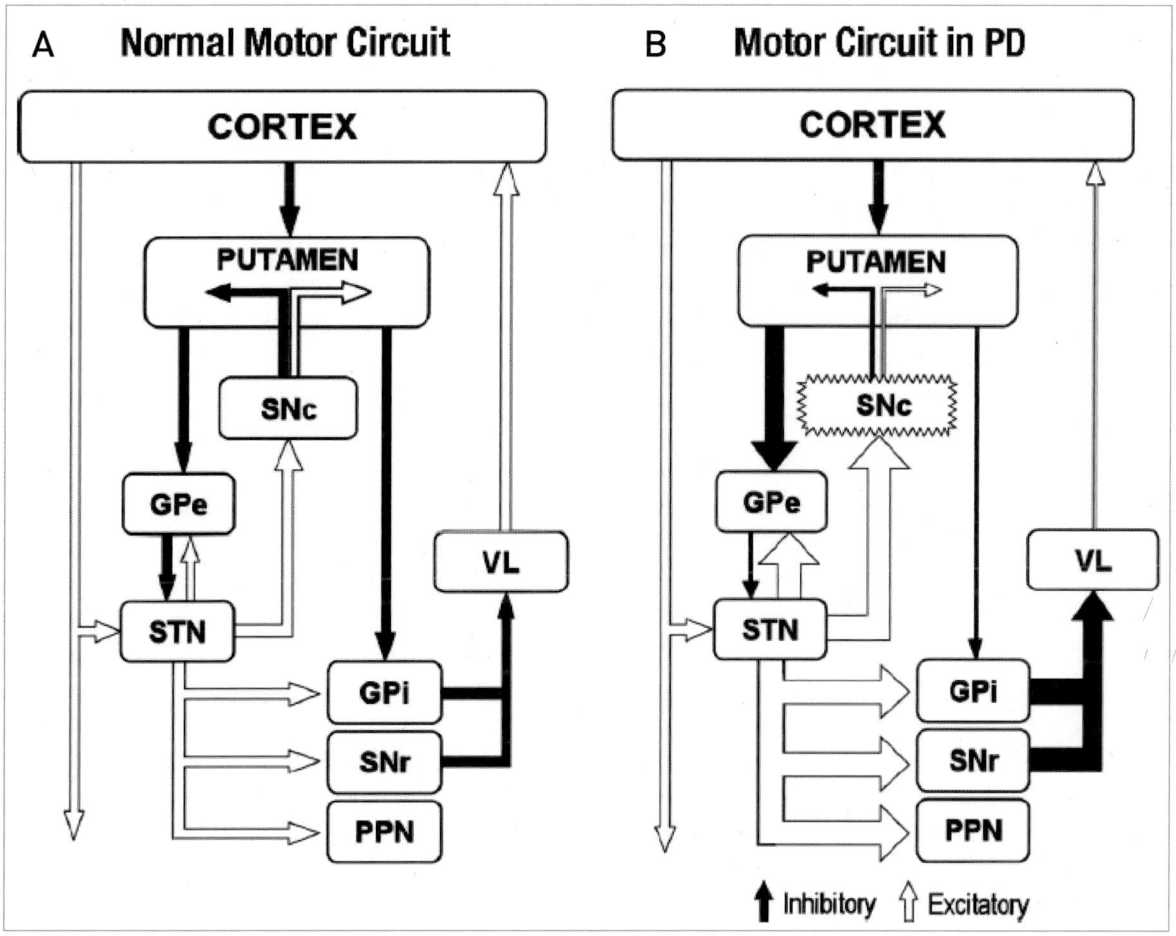

〈그림 1〉 정상과 파킨슨병에서 기저핵 신경회로의 전형적 모델

3. 떨림(tremor)

떨림은 임상에서 가장 흔하게 접하는 운동장애질환으로서, 몸의 일부분 혹은 여러 부분에서 작용근(agonist)과 대항근(antagonist)이 교대로 또는 동시에 수축하여 규칙적으로 일정한 빈도를 가지는 굴모양(sinusoidal)의 불수의 진동운동이다.

1) 떨림의 원인 및 떨림 환자의 진찰

떨림의 원인에는 과장된 생리적떨림(enhanced physiologic tremor), 본태떨림(essential tremor), 파킨슨떨림(Parkinson tremor), 소뇌떨림(cerebellar tremor), 중뇌떨림(midbrain tremor), 원발기립떨림(primary orthostatic tremor), 입천장떨림(palatal tremor) 등이 있다. 떨림 환자를 진찰할 때에는 떨림이 주로 발생하는 상태, 떨림의 진동수(frequency), 주로 보이는 신체부위, 떨림의 유발 및 감소되는 환경, 동반되는 신경학적 이상 등에 대한 전반적인 진찰이 필요하다. 떨림이 신체부위를 움직이지 않고 있는 안정 시에 주로 발생하는 경우 안정떨림(resting tremor)라고 하며, 이는 파킨슨병에서 주로 보인다. 팔을 앞으로 뻗어 자세를 유지하고 있는 것과 같은 동작에서 주로 보이는 떨림을 자세떨림(postural tremor)이라고 하며, 본태떨림이나 생리적떨림에서 주로 관찰된다. 신체부위를 움직일 때에 주로 보이는 떨림은 운동떨림(kinetic tremor)이라고 하며, 본태떨림과 소뇌떨림 등에서 주로 보인다. 자세떨림과 운동떨림을 합하여 활동떨림(action tremor)이라고도 한다. 소뇌의 이상에서 보이는 떨림은 목표물 주변에서 떨림이 심해지는 경향을 보여서 의도떨림(intention tremor) 로 표현한다. <표 3>

〈표 3〉 주요 질환별 떨림의 임상적 특징

원인	특징	진동수(Hz)	주요 신체부위	기타
생리적떨림	활동떨림	8-13	팔	불안증, 약물, 대사이상
본태떨림	자세 또는 운동떨림	4-8	팔, 머리, 목소리	가족력
파킨슨떨림	안정떨림	3-5	팔, 손가락, 다리, 혀, 입술	환약말이떨림, 재발현떨림
소뇌떨림	의도떨림	2-4	팔다리, 머리, 몸통	소뇌성실조

2) 과장된 생리적떨림

정상인에서도 긴장상태가 되면 손이나 목소리 같은 신체부위의 떨림을 보일 수 있는데 이를 생리적떨림이라고 하며, 이러한 생리적 떨림이 비정상적으로 과도하게 나타나는 것을 과장된 생리적떨림이라고 해서, 갑상샘기능항진증, 저혈당, 약물독성 등이 원인이 된다.

3) 본태떨림

가장 흔한 떨림으로, 4-8 Hz의 자세떨림 또는 운동떨림의 형태로 나타난다. 주로 보이는 신체부위는 팔 > 머리 > 목소리 > 입술, 혀, 턱의 순이며, 대개 양측성이다. 어느 연령에서도 발생할 수 있으나, 주 발생 연령은 10-20대 및 50-60대 이다. 가족력이 있는 경우가 많아서 가족떨림(familial tremor)이라고도 표현하며, 이런 경우 보통염색체 우성으로 유전된다. 치료에는 베타차단제(beta-blocker), 프리미돈(primidone) 등을 주로 사용하며, 다른 약제들은 아래 <표 4>와 같다. 약물에 잘 반응하지 않은 경우 시상(thalamus) 부위 심부뇌자극(deep brain stimulation)을 시행할 수 있다.

〈표 4〉 파킨슨병에 사용되는 약제들

1) **Dopamine precursor** : levodopa(standard and slow release)
   + Decarboxylase inhibitor; carbidopa, benserazide
2) **Dopamine agonists** : bromocriptine, pergolide, ropinirole, pramipexole, cabergoline, lisuride, piribedil, apomorphine
3) **MAO-B inhibitor** : selegiline, lazabemide,rasagiline
4) **COMT Inhibitor** : entacapone, tolcapone
5) **Amantadine** : dopamine release and NMDA antagonist
6) **Anticholinergics** : trihexyphenidyl, benztropine, procyclidine

4. 파킨슨병

파킨슨병은 1817년 James Parkinson 이라는 영국인 의사에 의해 보고되었으며, 치매 다음으로 두 번째로 많은 신경퇴행질환(neurodegenerative disease)이다.

1) 파킨슨증(parkinsonism)

파킨슨병 환자에서 나타날 수 있는 증상을 말하는 것으로, 일반적으로 운동완만과 함께 안정떨림, 경축(rigidity), 자세불안정(postural instability) 중에서 1가지 이상의 증상이 동반되면 파킨슨증이라고 정의한다. 이러한 증상 외에도 구부정한 자세(flexed posture), 동결현상(freezing phenomenon) 등을 보일 수 있다.

(1) 운동완만

파킨슨 질환의 가장 흔하고 기본적인 증상으로, 이로 인해 일상생활에서 동작이 느리고 오래 걸리며 세밀한 동작이 어려워진다. 침범된 부위에 따라 다양한 양상을 보일 수 있으며, 표정 없는 얼굴 또는 가면얼굴(masked face), 눈 깜박임 감소, 발성과소(hypophonia), 구음장애(dysarthria), 걸음걸이 느려짐. 보폭감소, 걸을 때 팔 흔들기 감소, 침흘림, 작은글씨증(micrographia) 등의 증상으로 나온다.

(2) 안정떨림

3-5Hz의 떨림으로, 무릎에 손을 올려놓거나, 걸을 때, 주의를 다른 곳에 집중할 때 등과 같은 안정 시에 주로 나타난다. 떨리는 형태가 마치 알약을 손으로 돌리는 형태와 비슷하다고 해서 환약말이떨림(pill-rolling tremor) 라고도 한다. 안정떨림은 떨리는 신체부위를 움직일 때는 없어지며, 자세를 유지하면 처음에는 떨림이 없다가 수초 후에 다시 안정떨림과 비슷한 진동수의 떨림이 보이는데 이를 재발현떨림(re-emergent tremor)라 한다. 주로 팔다리의 원위부에 일측성으로 나타나며 혀, 턱 등에도 보일 수 있다.

(3) 경축

경축은 근육의 긴장도가 증가된 상태로, 관절을 수동적으로 움직여 보면 저항이 느껴지는 상태이다. 저항은 모든 방향으로 일정하게 보여서 납관경축(lead-pipe rigidity)이라고도 하며, 경직(spasticity)과 감별되는 점이다. 경축이 약한 경우에는 반대편 팔이나 다리를 움직이면 더 잘 관찰된다. 경축에 떨림이 동반되는 경우 톱니바퀴경축(cogwheel rigidity)의 양상을 보일 수 있다.

(4) 자세불안정

자세반사(postural reflex)의 소실에 의해서 몸의 균형을 상실한 상태로, 환자는 자주 넘어지게 되며, 더욱 진행하게 되면 부축하지 않고는 서 있을 수 없게 된다. 환자의 뒤에서 양어깨를 갑자기 뒤로 잡아 당길 때, 정상인에서는 자세를 유지하지만, 자세반사가 소실된 환자들은 뒤로 넘어지게 되며, 이를 pull test 라고 한다.

(5) 구부정한 자세

파킨슨병이 어느 정도 진행했을 때 보이는 것으로, 팔, 다리, 몸통 등 모든 관절이 굽어져 있는 현상이다. 몸통이 앞으로 과도하게 굽어지는 것을 몸통굽힘증(camptocormia)이라 하며, 옆으로 굽어져 있는 경우에는 피사증후군(Pisa syndrome)이라고 표현한다.

(6) 동결현상 및 보행장애

걷기 시작하거나 걷다가 돌아설 때 등과 같이 어떤 운동을 시작할 때 수초간 움직임을 못하고 멈추는 현상으로, 대개 갑자기 발생하고 일시적이다. 파킨슨병 환자에서는 이러한 보행동결(gait freezing) 외에도 걸음이 점점 빨라지는 가속보행(festination gait) 및 발을 바닥에 질질 끄는 보행(shuffling gait)을 보일 수 있다.

파킨슨증을 일으킬 수 있는 원인은 일차성(특발성)파킨슨증, 파킨슨플러스증후군(Parkinson-plus syndrome), 유전변성파킨슨증(heredodegenerative parkinsonism), 이차성(증후성)파킨슨증 등으로 구분되며, 구체적인 원인은 <표 5>와 같다.

〈표 5〉 파킨슨증의 분류

1) 일차성(특발성)파킨슨증	4) 이차성(증후성)파킨슨증
Parkinson's disease Juvenile parkinsonism	Infectious : Postencephalitic, AIDS, CJD Drugs : dopamine receptor blocking drugs reserpine, tetrabenazine, α -methyl-dopa, lithium, Calcium channel blockers Toxins : CO, MPTP, Mn, Hg, CS2, cyanide, methanol, ethanol Vascular : multi-infarct Binswanger's disease Structural : Tumor, NPH, hydrocephalus Repetitive trauma Others : PTH abnormality, hypothyroidism, hepatocerebral degeneration, paraneoplastic, sringomesencephalia, hemiatrophy-hemiparkinsonism psychogenic
2) 파킨슨플러스증후군	
Progressive supranuclear palsy Multiple system atrophy Cortico-basal degeneration Dementia with Lewy body	
3) 유전변성파킨슨증	
Hereditary juvenile dystonia-parkinsonism Autosomal dominant Lewy body disease Huntington's disease Wilson's disease Hallervorden-Spatz disease Machado-Joseph disease Familial amyotrophy-dementia-parkinsonism Familial basal ganglia calcification Mitocholdrial cytopathies with striatal necrosis Neuroacanthocytosis	

2) 파킨슨병(Parkinson's disease)

파킨슨증의 가장 흔한 원인으로, 전체 파킨슨증 환자의 70-80% 정도를 차지한다.

(1) 역학

파킨슨병의 발생연령은 종모양의 분포를 보이며, 평균 발생연령은 65세이다. 1.5:1의 비율로 남자에서 더 잘 발생한다.

(2) 증상 및 징후

가. 운동증상

위에서 언급한 파킨슨증의 모든 증상들이 운동증상에 해당한다. 초기에는 대개 일측성으로 발생하며, 병이 진행하면 반대편에도 증상이 나타나고, 점차적으로 자세불안정 및 보행장애가 나타나게 되어, 결국 일상생활에 다른 사람의 도움을 필요로 하게 된다. 이러한 과정은 Hoehn-Yahr stage로 5단계로 구분된다. <표 6>

〈표 6〉 수정된 Hoehn & Yahr 척도(Modified Hoehn & Yahr Stage)

단계	
0 단계	: No signs of disease
1 단계	: Unilateral disease
1.5 단계	: Unilateral plus axial involvement
2 단계	: Bilateral disease, without impairment of balance
2.5 단계	: Mild bilateral disease, with recovery of pull test
3 단계	: Mild to moderate bilateral disease, some postural instability, physically independent
4 단계	: Severe disability, still able to walk or stand unassisted
5 단계	: Wheelchair bound or bedridden unless aided

나. 비운동증상(non-motor symptoms)

파킨슨병 환자에서는 이러한 운동증상 외에도 신경정신증상, 수면장애, 자율신경증상, 소화기증상, 감각증상 등과 같은 비운동증상이 나타난다. 운동증상 뿐 아니라 비운동증상들도 파킨슨병 환자의 삶의 질에 높은 영향을 미치므로, 이에 대한 평가 및 적절한 치료가 중요하다.

(3) 병리

육안적으로는 중뇌의 흑색질 치밀부(pars compacta)의 신경멜라닌 함유 세포의 퇴화에 의해, 특히 흑색질 치밀부의 배가쪽 부분(ventrolateral tier)의 색깔이 연해진다. 이 부위를 현미경으로 관찰했을 때 도파민 신경세포의 소실과 함께 살아있는 신경세포에 레비소체(Lewy body)라고 부르는 호산성포함물(eosinophilic inclusion)이 보인다. 이러한 레비소체의 주요한 구성성분이 알파시누클레인(α-synuclein)이라는 것이 1997년에 발견되었으며, 또한 알파시누클레인 돌연변이가 가족성 파킨슨병을 일으키는 것으로 밝혀졌다.

최근 독일의 병리학자 Braak은 파킨슨병과 정상인의 뇌조직을 알파시누클레인으로 면역염색을 하여 파킨슨병 환자에서 알파시누클레인 및 레비소체의 침착이 중뇌보다 더 하방의 하부 뇌간부터 시작하여 위쪽으로 점차 전파된다고 보고하였다. 이를 토대로 파킨슨병의 병리를 6단계로 구분하였으며, 이에 따르면 레비소체의 침착이 연수부터 시작하여 교뇌, 중뇌를 거쳐 대뇌피질로 전파되게 된다고 하였다.

(4) 병인

파킨슨병은 병리소견 및 원인이 되는 주요 단백질 등은 밝혀졌지만, 아직까지 발병원인은 명확하지 않으며 이러한 경우를 '특발성(idiopathic)'이라고 표현한다. 따라서 일반적으로 파킨슨병은 대부분 특발성 파킨슨병에 해당한다. 현재까지 파킨슨병의 발병원인은 유전적요인(10%)과 환경적요인(90%)으로 구분하고 있다.

유전적요인은 파킨슨병의 발생에 높은 영향을 미치지는 않으나, 발병기전을 밝히는데 중요하다. 현재까지 파킨슨병을 유발하는 다양한 유전자변이가 보고되었으며, 그 중에서 보통염색체 우성유전에 관련된 α -synuclein, UCH-L1, LRRK2 유전자와, 보통염색체 열성유전에 관련된 Parkin, PINK1, DJ-1 유전자 등이 있다.

환경적요인에는 합성 마약의 불순물인 MPTP(1-methy-4-phenyl-1,2,3,6-tetrahydropyridine), 살충제(paraquat, rotenone), 중금속(납, 철), 농촌 거주 및 농업, 우물물, 반복적 머리 부상 등이 있으며, 담배와 커피 등은 오히려 파킨슨병의 발병을 감소시키는 인자로 작용한다.

(5) 진단 및 감별 진단

파킨슨병의 확진은 부검을 통한 병리학적 진단으로, 파킨슨병 증상을 보였던 환자가 중뇌의 도파민신경세포 감소와 함께 남아있는 신경세포에서 레비소체가 발견되면 진단된다. 그러나 대부분의 환자들은 임상적으로 진단되며, 이는 임상소견(파킨슨병 운동증상)의 조합으로 진단한다. 흔히 사용하는 영국파킨슨병협회뇌은행(UK Parkinson's Disease Society Brain Bank)의 임상적 진단기준은 <표 7>과 같다.

〈표 7〉 영국파킨슨병협회뇌은행의 임상 진단 기준

Step 1: diagnosis of parkinsonian syndrome

- Bradykinesia(slowness of initiation of voluntary movement with progressive reduction in speed and amplitude of repetitive actions) and at least one of the following:
- muscular rigidity
- 4-6 Hz resting tremor
- postural instability not caused by primary visual, vestibular, cerebellar, or proprioceptive dysfunction

Step 2: exclusion criteria for Parkinson's disease

- History of repeated strokes with stepwise progression of parkinsonian features
- History of repeated head injury
- History of definite encephalitis
- Oculogyric crises
- Neuroleptic treatment at onset of symptoms
- More than one affected relative
- Sustained remission
- Strictly unilateral features after 3 years
- Supranuclear gaze palsy
- Cerebellar signs
- Early severe autonomic involvement

- Early severe dementia with disturbances of memory, language, and praxis
- Babinski sign
- Presence of cerebral tumor or communicating hydrocephalus on CT scan
- Negative response to large doses of levodopa(if malabsorption excluded)
- Exposure to 1-methyl-4-phenyl-1,2,3,6-tetrahydropyridine

Step 3: supportive prospective positive criteria for Parkinson's disease
(Three or more required for diagnosis of definite Parkinson's disease)

- Unilateral onset
- Rest tremor present
- Progressive disorder
- Persistent asymmetry affecting side of onset most
- Excellent response(70-100%) to levodopa
- Severe levodopa-induced chorea
- Levodopa response for 5 years or more
- Clinical course of 10 years or more

위의 임상적 진단기준에 합당한 환자들은 혈액검사 및 뇌영상(CT나 MRI) 검사 등을 시행해서 파킨슨증을 유발할 만한 이차적 병변이 있는지를 확인한다. 그러나 CT나 MRI에서는 도파민 신경의 감소를 확인할 수 없으며, 이를 알아보기 위해서는 핵의학검사를 시행해야 한다. <그림 2>

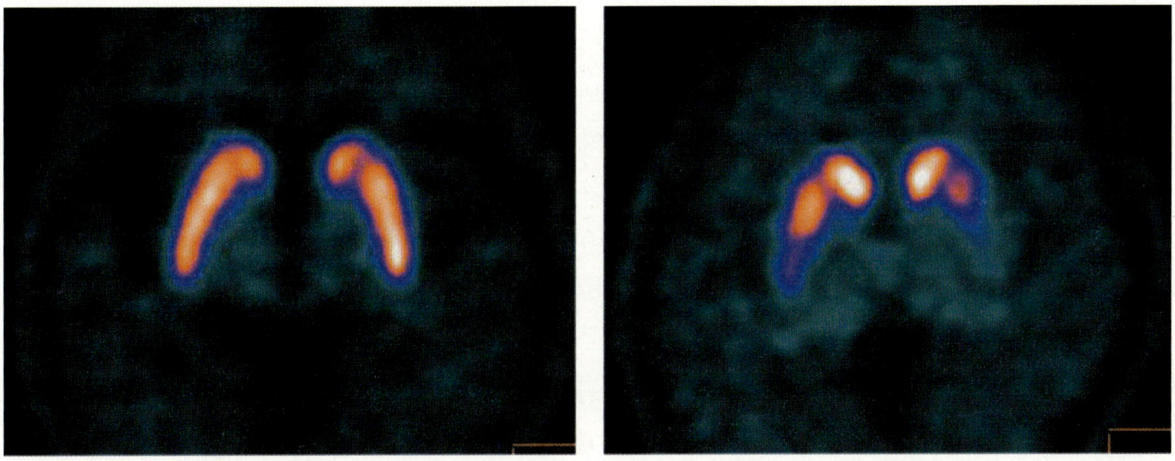

정상 파킨슨병

〈그림 2〉 파킨슨병과 정상인에서 FP-CIT-PET 영상

(6) 치료

파킨슨병의 치료는 약물치료, 운동(재활)치료, 수술 등이 있다. 현재까지 어떠한 약제나 수술도 파킨슨병의 진행을 막을 수는 없으며, 따라서 일차적 치료 목표는 가능한 한 오랫동안 독립적인 생활을 유지할 수 있도록 하는 것이다. 파킨슨병의 운동증상은 도파민의 부족에 의해 나타나므로, 항파킨슨제는 주로 뇌의 도파민을 증가시키는 역할을 하며, 사용되는 약제들은 표7과 같다. 파킨슨병은 운동증상 이외에도 치매, 우울증, 수면장애, 자율신경장애 등 다양한 비운동증상을 동반하며, 이러한 비운동증상들에 대한 약물치료도 필요하다.

초기 파킨슨병에서 항파킨슨제에 대한 약물의 효과는 좋으며, 이러한 효과는 3년에서 5년 정도까지 지속되어 이러한 시기를 밀월기간(honeymoon period) 라고 한다. 그러나 이러한 시기가 지나게 되면 약물의 효과가 짧아지거나(운동기복; motor fluctuation) 약물 효과가 있을 때 몸을 과도하게 움직이는 현상(운동이상증; dyskinesia)이 나타나게 되며, 이를 운동합병증(motor complication)이라고 한다. 운동합병증은 주로 중기 및 후기 파킨슨병 환자에서 관찰된다.

운동합병증이 나타난 경우 약물의 종류, 용량, 복용횟수 등을 변경함으로서 어느정도 조절이 가능하나, 파킨슨병이 점차 진행하면서 약물을 조절하는 것만으로는 일상생활을 유지하기 어려운 시기가 나타나게 되며, 이러할 경우 수술적 치료를 고려한다. 따라서 수술적 치료는 약물치료를 충분히 한 후에 반드시 필요한 경우에 한하여 시행을 고려할 수 있다. 이전에는 병들어 있는 뇌조직을 부분적으로 파괴시키는 '신경파괴술'을 시행했으나, 최근에는 과민해져 있는 뇌부위를 전기로 자극시켜 신경전달을 차단시키는 '심부뇌자극술'을 주로 시행하고 있다. 모든 파킨슨병 환자들이 수술을 받을 수 있는 것은 아니고, 일단 파킨슨약에 대한 반응이 좋아야 하고, 치매, 우울증 등 동반질환이 없어야 하는 등 여러 가지 고려사항이 있으므로 수술 전 평가가 필수적이다.

3) 파킨슨플러스증후군(Parkinson-plus syndrome)

파킨슨병처럼 일차성(특발성)이기는 하나, 전형적인 파킨슨증 외에 다른 신경학적 이상을 동반하는 질환들을 말한다. 일반적으로 여기에 속하는 환자군들은 레보도파(levodopa) 제재에 반응이 별로 없고, 증상의 진행도 빠른 특징을 갖는다.

(1) 진행성핵상마비(progressive supranuclear palsy; PSP)

진행성의 파킨슨증과 함께 안구운동이상을 보이는 파킨슨 질환이다. 파킨슨증은 운동완만과 경축의 형태로 나타나며, 떨림은 파킨슨병에 비해 드물다. 경축은 주로 목이나 근위부에 발생하며(파킨슨병은 주로 팔다리에 경축이 발생), 자세불안정이 초기부터 있어서 자주 넘어지게 된다. 안구운동이상은 신속안구운동(saccade)이 느려지게 되는데, 수평보다는 수직, 상방보다는 하방주시가 먼저 침범하며, 주시마비가 있더라도 전정안구반사는 후기까지 유지되는(핵상신경마비) 특징이 있다.

(2) 다계통위축증(multiple system atrophy; MSA)

자율신경계장애(기립성저혈압, 배뇨장애, 발기부전)와 함께 진행성 파킨슨증이나 소뇌기능장애를 보이는 신경퇴행질환이다. 파킨슨증이 주증상인 경우 MSAp(MSA-parkinson) type 이라 하고, 소뇌기능장애가 주증상인 경우 MSAc(MSA-cerebellar) type 이라고 한다. 이러한 증상들 이외에도 추체로징후(바빈스키징후, 심부건반사 항진)나, disproportionate antecollis 와 같은 척추 변형을 보일 수 있다.

(3) 피질기저핵변성(cortico-basal ganglionic degeneration; CBD)

대뇌피질과 기저핵이 같이 변성되는 신경퇴행질환이다. 대개 일측성이며, 피질의 변성에 의해 행위상실증(apraxia), 통제불능손(alien hand), 피질감각이상, 근경련 등이 나타나며, 기저핵의 변성에 의해 파킨슨증(운동완만, 강직, 체위떨림), 근긴장이상 등이 보인다.

5. 기타 운동장애질환들

1) 근긴장이상(dystonia)

지속적인 근육수축에 의해 신체의 일부가 꼬이거나, 반복적인 운동 혹은 비정상적인 자세를 보이는 운동장애질환이다. 근긴장이상은 촉각이나 고유수용기감각(proprioceptive sense) 자극에 의해 증상이 완화되는 특징을 가지며, 이를 감각계교(sensory trick)라고 한다.

근긴장이상은 분포영역에 따라 국소성(focal), 분절성(segmental), 전신성(generalized), 다발성(multifocal), 반신성(hemidystonia) 등으로, 원인에 따라 일차성과 이차성으로 분류한다. 국소성 근긴장이상은 성인에서 발병하는 일차성 근긴장이상의 가장 흔한 형태이다. 목, 눈, 성대, 손 등에서 국소적으로 발생하며, 대개 다른 신체 부위로 전파되지는 않는다. 발생부위에 따라 사경(cervical dystonia), 안검경련(blepharospasm), 경련성 발성장애(spasmodic dysphonia), 서경(writer's cramp) 등으로 표현되며, 드물게는 자판을 두드리거나 악기를 연주하는 손이나 악기를 부는 입 등에서 나타나기도 하며 이를 직업성 근긴장이상(occupational dystonia)이라 한다. 일반적으로 약물치료에 잘 반응하지 않기 때문에, 보툴리눔독소(botulinum toxin)를 근긴장이상이 나타나는 부위에 주사하는 치료를 주로 시행한다.

약물치료에는 항콜린제(anticholinergic), 벤조다이아제핀(benzodiazepine), 바클로펜(baclofen), 도파민작용제(dopamine agonist) 등이 사용되나, 일부 원인을 제외하고는 약제의 효과는 높지 않다. 국소성 근긴장이상의 경우에는 보툴리눔독소 치료를 많이 사용한다. 이와 같은 치료에 잘 반응하지 않는 경우에는 창백핵 부위 심부뇌자극을 시행할 수 있다.

2) 근간대경련(myoclonus)

돌발적이며 짧고 전기충격과 같은 형태의 이상운동으로, 근육수축에 의한 양성 근간대경련(positive myoclonus)과 근육수축의 억제에 의한 음성 근간대경련(negative myoclonus)이 있다. 대사성뇌병증에서 보이는 자세고정불능증(asterixis)이 음성 근간대경련의 대표적 형태이다. 분류는 분포영역에 따라 전신성/국소성/다초점성/분절성으로, 원인에 따라 생리적/본태성/뇌전증성/증후성으로, 발생부위에 따라 피질성/피질하성/척수성/말초성으로 구분된다. 원인질환에 따라 치료방법은 다르며, 근간대경련을 줄이는 대증요법으로는 발프로에이트(valproate), 글로나제팜(clonazepam)과 같은 약제가 주로 사용된다.

3) 무도증/도리깨질(chorea/ballism)

무도증은 그리스어로 '춤을 추다'(dance)라는 뜻을 가지는 것으로, 불규칙하고 움찔거리는(jerky) 불수의 운동이 신체의 여러 부분에서 불규칙(random)하고 순서로 나타나거나 한 부분에서 다른 부분으로 물 흐르듯이(flowing) 이동하는 이상운동증이다. 정형화되어 있지 않다는(non-stereotyped) 점에서 틱과 감별된다. 주로 사지의 원위부, 몸통, 얼굴, 목 등을 침범한다. 무도증이 원위부에서 느리게 나타나는 경우 무도무정위운동(choreoathetosis)이라 하며, 사지의 근위부에서 발생하여 진폭이 더 크고 격렬한 경우 도리깨운동(ballism)이라고 한다. 한쪽 팔다리에서 도리깨운동이 나타나면 편측도리깨운동(hemiballism)이라고 하며, 주로 반대편 시상밑핵의 병변에 의해 나타난다. 무도증의 원인에는 유전자이상, 자가면역질환, 대사질환, 약물, 혈관질환 등이 있다. 유전자이상에 의한 무도증의 대표적 질환이 헌팅톤병(Huntington disease)으로, huntingtin gene(4번 염색체)의 CAG expansion으로 나타나며, 무도증을 포함한 다양한 이상운동증과 치매를 보이는 질환이다. 무도증의 약물치료는 이전에는 도파민길항제를 주로 사용했으나 파킨슨증상과 같은 부작용 때문에 최근에는 테트라베나진(tetrabenazine)과 같은 도파민고갈제를 주로 사용한다.

4) 실조증(ataxia)

실조증은 운동의 통제(taxia = order)가 안되는(a = without) 상태를 말하는 것으로, 신체의 일부를 움직일 때 상호작용의 장애로 인해 행동이 서툴러지는 운동장애질환이다. 실조증은 소뇌, 소뇌연결경로(cerebellar connecting pathway), 고유감각경로(proprioceptive sensory pathway), 전정계(vestibular system) 등의 병변에 의해 유발될 수 있다.

5) 틱장애(tic disorder)

간결하고 빠르며 리듬을 갖지 않는 상동성(stereotypic)의 불수의 운동(motor tic)이나 소리(vocal tic)가 반복하여 나타나는 이상운동증이다. 눈 깜박이기, 어깨 씰룩이기, 얼굴 찡그리기와 같은 단순한 동작(simple motor tic), 만지작거리기, 냄새 맡기, 발차기, 손 흔들기 등의 복잡한 동작(complex motor tic), 헛기침, 킁킁거리기, 꺽꺽소리내기, 동물소리내기 등의 단순한 소리(simple vocal tic), 욕설하기, 말 되풀이하기 등의 복잡한 소리(complex vocal tic) 등과 같은 형태로 나타날 수 있다. 틱의 특징은 1) 틱을 하기 이전에 이상한 느낌과 움직이고자 하는 참을 수 없는 욕구를 느끼며, 2) 비교적 짧은 기간 동안은 자발적으로 억제가 가능하나, 억제 동안 충동이 강화되어, 이후에는 틱의 정도가 악화되고, 3) 스트레스, 불안, 피로 등에 의해 악화되며, 독서, 악기 연주 등 일에 집중하고 있을 때 줄어드는 경향을 보이고, 4) 수면시에도 나타날 수 있다는 점 등이다. 틱의 약물치료에는 도파민대항제(haloperidol, fluphenazine, pimozide, risperidone)를 주로 사용하며, 이외에도 도파민고갈제(tetrabenazine), 알파수용체작용제(clonidine, guanfacine), 토피라메이트(topiramate), 레비티라세탐(levetiracetam) 등을 사용해 볼 수 있다.

6) 윌슨병(Wilson's disease)

윌슨병은 구리(copper)를 운반하는 단백(ceruloplasmin)의 부족에 의해 구리가 몸의 여러 부위에 침착하는 질환이다. 구리가 주로 침착하는 부위가 간, 뇌, 각막 등이다. 간에서는 간비대, 간염, 간경화 등을 일으킬 수 있다. 뇌에서는 주로 기저핵과 소뇌에 침착하여 떨림, 근긴장이상, 실조증, 보행장애, 정신증상 등을 일으킨다. 눈의 각막에 침착하여 녹슨 갈색(rusty-brown)의 색소 침착부위를 각막의 바깥쪽에서 관찰할 수 있으며 이를 카이저-플라이셔고리(Kayser-Fleisher ring)라고 한다. 검사소견에서는 혈액 세룰로플라스민(celuroplasmin)과 구리 감소, 소변 구리 증가 등이 보인다. 치료는 구리가 많은 음식(간, 버섯, 코코아, 초콜릿, 견과류, 갑각류)을 제한해야 하고, 구리킬레이터(copper chelating agent; D-penicillamine, trientine, zinc acetate 등)를 사용한다.

참고문헌

1. 대한신경과학회. 신경학 2판. 범문에듀케이션, 2012.
2. Fahn S, Jankovic J, Hallett M. Principles and Practice of Movement Disorders, Second Edition. *Saunders*. 2011.
3. Benarroch EE, Daube JR, Flemming KD, Westmoreland BF. Mayo Clinic Medical Neuroscience. Fifth Edition. Mayo Clinical Scientific Press. 2008.
4. Ropper AH, Samuels MA, Klein JP. Adams and Victor's Principles of Neurology. Tenth Edition. McGraw-Hill Education. 2014.
5. Olanow CW, Stern MB, Sethi K. The scientific and clinical basis for the treatment of Parkinson disease(2009). *Neurology* 2009;72(Suppl 4):S1-S136.
6. Braak H, Ghebremedhin E, Rub U, Bratzke H, Tredici KD. Stages in the development of Parkinson's disease-related pathology. *Cell Tissue Res* 2004;318:121-134.
7. Hughes AJ, Daniel SE, Kilford L, Lees AJ. Accuracy of clinical diagnosis of idiopathic Parkinson's disease: a clinico-pathological study of 100 cases. *J Neurol Neurosurg Psychiatry* 1992;55:181-84.

Chapter

11 탈수초질환

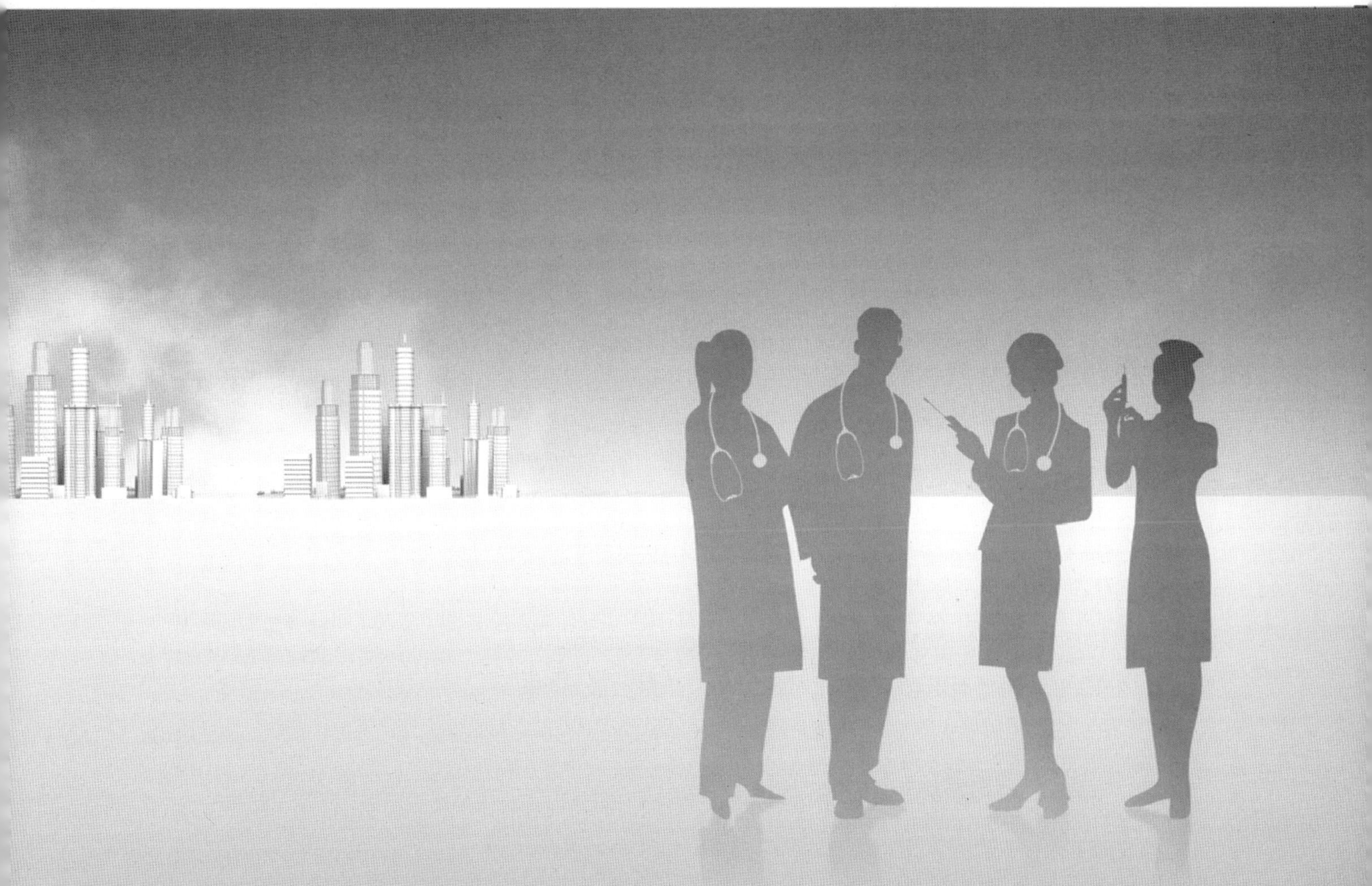

탈수초질환(Demyelinating Disease)

박만석

일반 학습 목표

1. 전반적인 탈수초질환의 특수성을 이해하고, 탈수초질환의 분류, 원인, 임상증상, 병태 생리, 치료 및 예후를 이해한다.

구체적 학습 목표

1. 탈수초질환의 병리학적 진단범주를 설명하고 탈수초질환을 분류한다.
2. 특징적인 임상양상을 보이는 다발성 경화증을 진단하고 치료에 대해 설명한다.
3. 다발성 경화증의 진단에 도움이 되는 검사를 나열한다.
4. 다발성 경화증의 뇌척수액 소견을 설명한다.
5. 다발성 경화증의 감별질환을 알아본다.
6. 시신경척수염의 증상, 진단, 치료를 설명한다.
7. 기타 여러 형태의 탈수초질환을 열거하고 그 임상소견을 설명한다.

탈수초질환은 질병의 특징적인 역학, 다양한 임상 표현 양상, 그리고 신경생물학, 면역학, 바이러스학, 유전학이 병인에 관련된다는 점에서 신경학 분야의 중요한 영역을 차지한다. 이들 질환은 염증과 중추신경계 수초의 선택적인 파괴를 공통적인 특징으로 하며, 말초신경계는 대개 보존된다. 임상 과정은 만성(다발성 경화증) 혹은 급성(급성 파종성 뇌수막염과 급성 출혈성 백질 뇌염)으로 나눌 수 있다. 탈수초질환의 진단을 위한 특이한 검사는 없으며, 진단은 이 질환에 의해 나타나는 중추신경계 손상의 특이적인 임상 및 영상 소견에 의해 이루어진다.

중추신경계 수초(Myelin)는 핍지세포(Oligodendrocyte)의 세포막이 확장된 것으로 말초신경계에서는 Schwann cell 의 세포막에 해당한다. 이것은 함수 단백질 층과 나란히 놓인 이중지질층을 형성하고 있으며, 지질은 cerebroside, phospholipids, cholesterol, 단백질은 proteolipid protein, myelin basic protein, myelin-associated glycoprotein 으로 구성되어 있다. 활동성 수초 형성은 자궁 내에서 시작하여 생후 첫 2년까지 지속적으로 일어난다. 탈수초질환의 병리학적 기준은 다음과 같다. <표 1>

〈표 1〉 탈수초질환의 병리학적 기준

1. 신경 섬유들의 수초 파괴
2. 신경조직의 다른 요소들 즉, 축삭, 신경 세포들과 지지구조들의 상대적인 보존
3. 혈관 주위 부위의 염증 세포들의 침투
4. 병변의 특징적 분포, 즉 주로 백질과 정맥 주위에서 작은 다발성 파종성 병변이 있거나 하나 또는 그 이상의 중심에서 퍼져나간 좀 더 큰 병변으로 발생
5. 왈러 또는 이차적 섬유 경로 변성이 적고, 축삭이 상대적으로 보존됨

1. 다발성 경화증(Multiple Sclerosis)

1) 정의

특징적인 임상 증상, 증후, 진행과정을 가지며, 병리적으로 뇌, 시신경, 척수의 염증과 탈수초화가

산재되어 나타나는 원인 불명의 질환을 의미한다.

2) 빈도와 역학

첫 증상이 나타나는 시기는 청년기 이전에는 드물고, 10대에서 35세 사이에 점차적으로 증가하는 추세를 보이며, 이후(20세-50세)에는 점차적으로 감소한다. 여자에서 남자보다 발생율이 높다고 알려져 있고, 위도에 따라 발생빈도가 증가한다. 인구 10만 명 당 30명 이상의 높은 유병률을 보이는 지역은 북유럽, 북미, 남부 캐나다, 남부 호주, 뉴질랜드다. 인종별로는 백인에게서 가장 높은 위험도를 보이고, 아시아계와 흑인은 발생이 낮은 편이다. 여러 연구를 통해서 이주의 결정적인 나이는 약 15세로 나타났고(15세 이전에 이주한 사람은 이주국의 발병빈도와 유사하였고, 15세 이후에 이주한 사람은 출생지역의 위험도와 유사했음), 이것은 다발성 경화증이 지역내 특별한 인종적 집단보다는 특정 지역과 관계되어 있음을 보여주며 병의 발생에 있어 환경적 인자의 중요성을 강조한다.

3) 원인과 병인론

다발성 경화증의 원인은 아직까지 정확히 밝혀지지 않았다. 현재까지 연구된 바에 의하면 유전적 영향, 자가면역적 요인, 바이러스 감염, 환경적 요인이 탈수초화를 유발하는 원인으로 알려졌다.

(1) 유전적 요소

다발성 경화증의 유전적 요소는 환자의 가족에게서 발병률이 증가하는 경향을 보이고(특히 형제에게서 가장 높았다), 일란성 쌍생아에서 30%의 발병을 보인 점으로 제시되었다. 또한 인종별로 발병의 위험도는 다양하게 나타났다. 관련 유전자는 6번 염색체 주조직적합복합체(MHC, major histocompatibility complex) II(DR, DH)가 다발성 경화증 발병과 가장 강한 연관성을 가졌다.

(2) 자가면역적 요소

다발성 경화증이 자가면역과 관련되었다는 증거는 다음과 같다. 혈관주위에 림프구와 단핵구의 침윤이 있고, 병변 세포에서 class II MHC 항원의 발현하며, 활성화된 면역세포에서 분비된 림포카인(lymphokine)과 단핵구활성물질(모노카인, monokine)이 존재한다. 그리고, 감염의 명백한 증거가 없고, 다발성 경화증 환자의 뇌척수액과 혈액에서 발견되는 면역학적 이상소견이 보이며, 다발성경화증과 알레르기뇌척수염 실험모델(EAE, experimental allergic encephalomyelitis)의 유사성이 관찰된다는 점이다.

(3) 바이러스학

홍역이나 다른 바이러스들(human herpes virus type 6, varicella-zoster, Epstein-Barr, rubella, HTLV-1)이 병인과 관련성 있다고 알려졌다. MBP(myelin basic protein)와 홍역 바이러스 항체가 교차반응(cross-react)하여 T-림프구에 자가면역화를 야기시킨다.

(4) 환경적 요소

다발성 경화증은 일반적으로 온대기후의 질병이다. 양 반구에서 유병률은 위도가 감소할수록 적어진다. 또한 일부에서 국소유행(point epidemic)를 발표하기도 했다. 이민 연구에서 고위험 지역에서 저위험 지역으로 이주한 사람들 중, 젊은 사람과 나이든 사람들 간에 발병률의 차이를 보였다.

4) 병리

반(plaques)은 주위 백질과 잘 구분되는 분획된 회색 혹은 핑크색 병변이다. 드물지만 가끔 회질에도 반이 존재한다고 보고되기도 한다. 크기는 1-2mm에서 수 cm까지 있다. 급성 다발성 경화증 병변은 perivascular cuffing과 단핵구, 특히 T 림프구, 거대식세포에 의한 조직침윤(B 세포와 혈장 세포는 드물게 발견됨)이 특징이다. 이런 염증성 침윤은 신경축(neural axis)을 둘러싸는 수초의 상실을 초래한다. 초기에는 핍지세포와 수초 형성 세포의 증식이 있을 수 있지만, 시간이 지날수록 많은 수의 거대식세포와 소교세포들이 수초찌꺼기를 청소하고, 성상세포의 증식(신경교증, gliosis)이 일어난다. 신경교증은 다발성 경화증 병소에서 나타나며, 다른 신경병리학적 질환보다 심한 편이다. 만성 병변은 완전 혹은 거의 완전에 가까운 탈수초와 심한 신경교증 그리고 핍지세포의 상실이 존재한다. 만성 활동성 병변에서는 중심부에서 가장자리 병변으로 점차 출현하는 조직학적인 소견들이 나타나는데 이것은 병변이 중심부에서 바깥쪽으로 점차 자라나가는 것을 의미한다.다발성 경화증의 병변은 주로 뇌와 척수의 백질을 침범하고, 그 외에도 뇌실주위, 시신경과 시교차 등을 잘 침범한다. 축삭축이 보존된 선택적인 탈수초가 이 질환의 특징이지만, 부분적 혹은 전체 축삭의 파괴가 발생하고 극단적인 경우는 공동이 발생하기도 한다. 부분적인 재수초화(remyelination)가 일부 병변에서 존재하나 대부분의 병변에서는 재수초화가 일어나지 않는다. 반의 수, 크기와 임상적인 심각도와의 연관성은 정확하게 밝혀지지 않았다. 때문에 과도한 반의 존재가 오직 경미한 증후와 연관되기도 하고 혹은 경미한 병리학적 소견이 일부 심한 장애를 일으키기도 한다. 임상적으로 안면통과 같은 비특이적인 증상을 유발하기도 한다.

〈표 2〉 다발성경화증과 감별해야 할 질환

중추신경계 혈관염(CNS vasculitis)
베체트병(Behet's disease)
결절다발동맥염(polyarteritis nodosa)
쇼그렌병(Sjogren disease)
급성파종뇌척수염(acute disseminated encephalomyelitis)
신생물딸림병(paraneoplastic encephalomyelopathy)
라임병(Lyme disease)
전신홍반루프스(systemic lupus erythematosis)
진행다초점백질뇌병증(progressive mulitifocal encephalopathy)
신경매독(neurosyphilis)
사르코이드증(sarcoidosis)
부신백질형성장애(adrenoleukodystrophyh)
이염색백질형성장애(metachromatic leukodystrophy)
비타민B21결핍증(vitamin B12 deficiency)
척수소뇌변성(spinocerebellar degeneration)
사람면역결핍바이러스감염(HIV infection)
아놀드-키아리기형(Arnold-Chiari malformation)

5) 임상 증상(Clinical Manifestations)

증상과 증후는 다양하여, 척수에서 대뇌피질에 이르는 신경축의 어떤 부분이라도 침범되어 나타날 수 있다.

(1) 초기 증상

다발성 경화증의 초기 증상은 하나 이상의 사지에 위약과 상부 신경원 증후가 나타날 수 있다. 감각 증후로는 이상감각(저린 증상, 핀이나 바늘로 찌르는 느낌, 자통 등)과 레미떼징후(Lhermitte sign)가 신경전도 이상의 양성 증상으로 나타나고, 음성 증상은 감각마비(무감각 또는 감각둔화)로 나타날 수 있다. 소뇌를 침범할 경우에는 운동 실조증과 소뇌성 구음 장애(scanning speech)가 나타날 수 있다. 수초성 질환의 중요한 증상인 시신경 염은 다양한 시력소실을 유발한다. 대개는 일측성으로 침범하고, 환자는 흐린 시력(blurred vision), 시력 소실, 안와 또는 상안와 통증을 유발하고 flashlight test시 직광 검사에 노출 시 동공 산대가 일어나고 간접광 검사에 수축되는 소견이 관찰된다. 시신경 염 만이 있었던 환자의 반 정도가 결국 다발성 경화증의 다른 증후가 나타나게 된다. 이중시는 핵간 안구마비(INO)에 의해 나타나고, 안구폭주는 보존된다. 젊은 성인에서 양측성 핵간 안구마비는 다발성경화증의 진단적 가치가 있다. 삼차신경통은 다발성 경화증에서 드물게 발생한다. 하지만 젊은 나이에 발생했거나 양측성인 경우, 객관적인 안면의 감각 마비, 발작성이기 보다 오히려 지속적인 통증이 있을 경우는 다발성 경화증을 의심해야 한다. 안면신경마비는 대개 동측 미각의 상실과 후이개 통증이 동반되지 않는다. 현훈이 동반될 수 있으며, 안진의 3가지 특징적인 형태(no latency, no direction reversal, no fatigue)로 나타난다. 신경정신과적 문제도 흔한 증상이며, 우울증, 감정의 불안정성, 인지장애를 초래할 수 있다. 또한 이런 신경정신과적 문제는 전환장애로 자주 오진될 수 있다.

(2) 보조 증후

Lhermitte 증후는 순간적인 전기감각이 경부 굴곡이나 다른 경부 움직임, 또는 기침 등에 의해 유발되는 것을 말한다. 전형적으로 척추아래를 횡단하여 다리까지 뻗치는 방출 현상으로 나타날 수 있고, 변형된 Lhermitte 증후로서 경부 움직임으로 유발되는 저림감이나 통증이 팔까지 퍼지거나, 요추의 움직임으로 유발되는 증상이 있을 수 있다. 열 감수성(heat sensitivity)는 다발성 경화증 환자에서 대부분 열에 노출되었을 때 증상이 출현하거나 나빠지는 현상을 말한다. 열 감수성의 한 특징으로 Uhthoff 증후가 있는데 이것은 일시적으로 시력의 불분명이 발생하는 것으로 대개는 단안성이고 열이나 운동시 나타나는 증상을 말한다. 피로감은 전형적으로 오후 중반에 발생하고, 정신적 피로, 허약과 불면이 동반된 운동성 쇠약의 증가 형태를 취한다.

6) 임상 경과 및 아형 분류

다발성 경화증은 발병을 반복하는 재발성(relapsing type)과 특별한 재발 없이 지속적으로 질병이 진행하는 진행성(progressive type)으로 크게 구별된다. 또한, 임상양상에 따라 다음과 같은 네 가지 아형으로 세부 구분할 수 있다.

- 임상적단독증후군(CIS, Clinically isolated syndrome)
- 재발-완화형 다발성경화증(RRMS, Relapsing-remitting MS)
- 이차진행형다발성경화증(SPMS, Secondary progressive MS)

• 일차진행형다발성경화증(PPMS, Primary progressive MS)

CIS(clinically isolated syndrome)는 탈수초성 병증이 처음 발병하였으나 다발성경화증의 진단기준에 맞지 않는 상태를 말한다. 치료하지 않은 경우, 많은 CIS환자가 다발성경화증으로 이행하는 것으로 알려져 있다. 재발-완화형 다발성경화증(RRMS)은 탈수초성 병증이 발병 후 완전 회복되었다가 다시 재발하는 과정이 반복되는 상태를 말하며, 다발성경화증의 85-90%를 차지한다. 이차진행형다발성경화증(SPMS)은 처음에는 RRMS 임상 과정을 밟다가 추후 별다른 재발이 없는데도 병증이 점점 악화되는 상태를 말한다. 대부분의 재발-완화형 다발성경화증(RRMS) 환자가 말기에는 이차진행형다발성경화증(SPMS) 환자로 발전한다. 일차진행형다발성경화증(PPMS)는 발병 초기부터 지속적으로 탈수초병증이 악화되는 상태이다. 다발성경화증의 드문 아형으로 10% 이하이다.

RRMS가 진행성인 SPMS나 PPMS 보다 좋은 예후를 보인다. 다른 예후 인자로는, 조기 증상이 감각증상이나 시신경병증인 경우, 복합 증상이 아닌 한가지 증상인 경우에 예후가 좋은 것으로 알려졌다. MRI상 조영증강병변 유무는 임상증상에 비해 질병의 활성화 정도(activity)를 5-10배 높게 민감하게 반영한다. 그리고, T1 강조 영상에서 관찰되는 'black hole'은 질병에 의한 장해정도(disability)를 잘 반영하는 것으로 알려졌다. 가임기 여성에서 다발성경화증 발병이 높지만, 임신 자체는 다발성경화증의 재발을 낮추는 것으로 알려져 있다. 하지만, 출산직후에 다발성경화증의 악화(acute exacerbation) 위험도가 증가한다는 연구 결과가 있다. 다발성경화증에 의한 장해정도 평가는 EDSS(expanded disability status scale)를 통해 점수화하여 평가한다.

7) 진단

다발성경화증의 진단에 특이적인 검사가 없기 때문에 진단은 특징적으로 호전과 악화를 반복하는 여러 가지 증상과 증후에 의존한다. 뇌척수액 소견은, 세포수는 20/uL 이하이며, 75/uL 이상이거나 세포가 주로 PMNL인 경우 다발성 경화증으로 진단하기 어렵다. 단백은 정상이거나 약간 증가되어 있다. 대략 80%의 환자에서 총 단백질이 정상이면서 총 IgG가 증가되는 경향을 보인다. oligoclonal band 양성, myelin basic protein(질병 활성도를 나타냄)이 증가된 소견이 있다. 시신경유발전위(visual evoked pontential) 검사가 보조 진단으로 사용된다. 뇌 및 척수 MRI가 가장 중요한 진단 방법이며, MRI 소견과 임상증상을 기준으로 다발성 경화증을 진단하는 맥도날드진단기준(McDonald diagnostic criteria)을 사용한다.

맥도날드진단기준은 2001년에 제시되었고 2005, 2010년에 개정되었다. 이 진단기준의 특징은 병력청취와 신경학적진찰을 근거로 임상소견, 시각유발전위, 뇌척수액검사소견을 MRI소견과 통합하여 다발성경화증의 조기진단에 중점을 둔 것이라고 할 수 있다. 즉, 2010년 맥도날드 진단기준은 1회의 MRI를 통해 시간 또는 공간파종(dissemination in time and space)을 입증할 경우, 단 1회의 증상을 보인 임상적 단독증후군(CIS, clinically isolated syndrome) 환자에서도 다발성경화증의 진단이 가능할 수 있게 하였다.

〈표 3〉 병터의 공간파종을 증명하는 맥도날드 진단기준(2010년)

다음의 중추신경계 영역 4곳 중 적어도 2곳 이상에서 1개 이상의 T2병터가 관찰됨
뇌실주위(periventricular) 피질결(juxtacortical) 천막하(infratentorial) 척수

〈표 4〉 병터의 시간파종을 증명하는 맥도날드 진단기준(2010년)

MRI검사 시기와 관계없이 기준 MRI와 비교하여 추적 MRI에서 새로운 T2병터 그리고/또는 새로운 가돌리늄 조영증강병터가 존재 혹은, MRI검사 시기와 상관없이 증상이 없는(무증상) 가돌리늄조영증강병터와 조영증강되지 않는 병터가 동시에 존재

〈표 5〉 2010년 맥도날드 다발경화증 진단기준

임상표현	다발성경화증 진단에 필요한 주가 자료들
2회 이상의 임상발병, 2개 혹은 그 이상의 병터에 대한 객관적인 임상 증거 또는 1개의 병터에 대한 객관적인 임상증거와 더불어 병력에서 과거발병에 대한 타당한 증거	없음
2회 이상의 임상발병, 1개의 병터에 대한 객관적인 임상증거	공간파종이 아래에 의해 증명된 경우 다발경화증에 특징적인 중추신경계영역(뇌실주위, 피질결, 천막하, 혹은 척수) 중 적어도 2개 이상의 영역에서 1개이상의 T2병터, 또는 추가적인 임상발병이 다른 중추신경계부위에 나타날 때까지 기다릴 것
1회 임상발병, 2개 또는 그 이상의 병터에 대한 객관적인 임상증거	시간파종이 아래에 의해 증명된 경우 검사시기에 상관없이 증상이 없는 가돌리늄종영증강과 조영증강되지 않는 병터가 동시에 존재; MRI검사 시기와 관계없이 기준 MRI와 비교하여 추적MRI에서 새로운 T2병터 그리고/또는 새로운 가돌리늄조영증강병터; 혹은 두 번째 임상발병을 기다림
1회 임상발병, 1개 병터에 대한 객관적인 임상증거(임상적단독증후군)	공간파종과 시간파종이 아래에 의해 증명된 경우 공간파종에 대해: 다발성경화증에 특징적인 중추신경계영역(뇌실주위, 피질결, 천막화, 혹은 척수) 중 2개 이상의 영역에서 적어도 1개 이상의 T2 병터, 혹은 추가적인 임상발병이 다른 중추신경계부위에 나타날 때까지 기다릴 것. 시간파종에 데헤: 검사시기와 상관없이 증상이 없는 가돌리늄조영증강과 조영증강되지 않는 병터가 동시에 존재; 혹은 MRI검사 시기와 관계없이 기준 MRI와 비교하여 추적 MRI에서 새로운 T2병터 그리고/또는 새로운 가돌리늄조영증강병터; 혹은 두 번째 발병을 기다림.
일차진행형 다발성경화증	(전향적 혹은 후향적으로 확인된) 1년간 병의 진행에 더불어서 다음 세가지 중 두 가지 이상. 1. 뇌의 공간파종이 다발성경화증에 특징적인 영역(뇌실주위, 피질결, 혹은 천막하) 중 적어도 1곳 이상에서 1개 이상의 T2병터로 확인 2. 척수내 공간파종이 척수에서 2개 이상의 T2병터로 확인 3. 뇌척수액 양성소견에[정립된 방법에 의해 확인된 올리고크로날밴드 그리고/또는 면역글로불린G지수(IgG index)상승]

8) 치료

(1) 급성 재발의 치료(treatment of acute exacerbation)

다발성경화증의 재발은 30일 이상 증상 변화 없이 지내던 중 발생한 24시간 이상 지속되는 국소신경학적 장애를 지칭한다. 그리고, 감염이나 발열 등 새로 발생한 국소신경학적 장애를 설명할 만한 특별한 이유가 없어야 한다. 급성 재발이 의심되는 경우 대부분은 조영증강 MRI(뇌, 척수)을 촬영하여 '유사재발(pseudo-relapse)'을 감별하거나 재발 병변을 확인할 수 있다. 급성 재발 치료의 목표는 회복기간을 최대로 단축시키는 것이며, 급성기 치료가 추후 장기 예후에 영향을 미치거나 재발을 경감시킨다는 보고는 없다.

가. 글루코코르티코이드

3-7일간 메틸프레드니솔론(500-1000 mg/day)을 정맥내 투여한다. 정맥내 메틸프레드니솔론 투여가종료되면 프레드니손(경구투여)을 사용하며 서서히 스테로이드 치료를 종료할 수 있다. 정맥내 투여가 어려운 경우 프레드니손 경구투여를 3-7일간 고려할 수 있다.

글루코코르티코이드 정맥주사 전에 반드시 급성 감염이 없다는 것을 확인해야 한다. 글루코코르티코이는 면역억제제 이므로 동반한 급성감염을 악화시킬 수 있기 때문이다.

단기간 고용량의 메틸프레드니솔론 정맥내 투여는 몇 가지 부작용이 나타날 수 있다. 의식저하, 감염악화, 위장장해 등이 대표적이며, 우울, 감정변화, 수면장해도 발생 가능하다. 위장장해나 수면장애를 예방하기 위해 프로톤펌프저해제(proton pump inhibitor)나 클로나제팜(clonazepam)을 사용해 볼 수 있다.

나. 혈장 교환술(plasma exchange)

글루티코르티코이드 치료에 반응이 없는 경우 혈장 교환술을 고려한다. 최근 일련의 임상시험 결과에 따르면 혈장 교환술은 다발성경화증의 급성 재발에 있어 유의미한 치료효과를 보인 것으로 보고되었다.

(2) 다발성 경화증의 이차 예방

재발-완화 다발성 경화증의 치료(재발 방지)에는 다음과 같은 disease-modifying agents 들을 사용할 수 있고, 이들 약제들은 다기관 무작위 임상시험을 통해 효과와 안전성이 확보되어 현재 임상에 적용중이다.

- 1주 1회 근육주사, interferon beta-1a, 30 mcg
- 1주 3회 피하주사, interferon beta-1a, 22 or 44 mcg
- 2주 1회 피하주사, pegylated interferon beta-1a, 125 mg
- 격일 피하주사, interferon beta-1b, 0.25 mg(1 mL)
- 매일 피하주사, glatiramer acetate, 20 mg
- 4주 1회 정맥주입(1시간 동안), natalizumab, 300 mg
- 1일 2회 경구복용, Oral dimethyl fumarate delayed-release capsules
- 1일 1회 경구복용, Oral teriflunomide

상기 약제들 중 무엇을 선택할 것인가는 질병의 활성화 정도, 환자 복약 순응도에 달려있다. 병의 활성도가 높아서 안전성 보다는 높은 효과를 필요로 하는 환자에게는 natalizumab 정맥주사를 권장한다. 안전성 측면에서는 인터페론 주사, 그리고 편리성을 중요시 하는 환자에게는 경구 복용 제제(fumarate, teriflunomide)를 권장한다. DMA(disese modifying agents)의 임상효과는 다발성경화증의 재발여부, 조영증강 MRI상 병변 증가 여부, 기능적 장애의 진행 여부를 면밀히 추적 관찰하여 평가한다. 첫번째 약제에 질병 활성도가 전혀 반응이 없는 경우에는, 다른 제제로 바꿔주는 것이 도움이 될 수 있다.

(3) 대증요법

다발성경화증과 같은 만성 질환에서 적절한 대증치료는 환자들에게 삶의 질을 높이는데 매우 중요하며 환자마다 증상이 매우 다르기 때문에 관리에 있어서 유연한 접근 방식이 필요하다. 사지의 위약에 대해서는 재활치료를 시행하며 강직에 대해서는 스트레칭과 같은 물리치료와 함께 근육 이완제를 투여하기도 한다. 신경병성 통증(neuropathic pain)에 대해서는 삼환계 항우울제(tricyclicantidepressants) 또는 카바마제핀(carbamazepine) 등의 항경련제를 흔히 사용한다. 빈뇨(urinary frequency), 긴박뇨(urgency) 등에 대해서는 항콜린약(anticholinergics)을, 요축적(urinary retention)에 대해서는 알파-아드레날린 차단제(alpha-adrenergic antagonist)를 시도할 수 있다. 필요할 경우 간헐적 도관 삽입을 시행하기도 한다. 다발성경화증 환자에서는 우울증과 불안증 등의 증상이 매우 흔하게 발생하므로 이에 대해서도 상담 치료와 약물 투여 등 적절한 치료가 필요하다.

2. 시신경척수염(NMO, Neuromyelitis optica)

시신경척수염(NMO)은 주로 시신경과 척수를 침범하는 자가면역기전에 의한 중추신경계 염증질환이다. 과거, 시신경척수염은 단상성(monophasic) 질환으로 여겨졌으나, 최근에는 시신경과 척수증상이 반복하여 나타나는 재발(relapsing)경과가 있다는 것이 밝혀졌다. 그리고, 2004년 시신경척수염 환자 혈액에서 질환특이항체인 시신경척수염면역글로불린G(NMO-IgG)가 발견되고, 이 NMO-IgG의 표적항원이 아쿠아포린-4(acuaporin-4, AQP-4)라는 것이 규명되었다. 이를 근거로 2006년 시신경척수염의 진단기준이 발표되었다.

1) 임상증상

한쪽 혹은 양쪽 시신경염과 광범위한 척수염이 반복적, 혹은 동시에 발생한다. 다발성경화증에서 발생하는 시신경염보다 훨씬 증상이 심하고 회복이 불완전한 경우가 많다. 척수염병터는 척추체 3분절 이상, 척수내 중심에 위치하는 특징이 있다. 병터 이하에서 양측 운동,감각 소실, 신경뿌리통증, 배뇨 및 배변장애 등이 나타난다. 최근 연구에 의하면 항AQP-4항체 양성 환자들의 70% 이상에서 뇌병터가 발견된다고 하여, 시신경척수염 환자들에서도 뇌병변이 존재함이 증명되었다.

2) 진단

2006년 개정된 진단기준에 의하면, 시신경염과 척수염의 병력이 모두 있으면서 다음 세 가지 중 두 가지 이상을 만족하면 시신경척수염(NMO)을 진단할 수 있다. 1) 척수병터의 길이가 척추체 3분절 이상, 2) 첫증상 발생 당시, 검사한 뇌 MRI가 다발성경화증의 진단기준에 부합하지 않을 것, 3) 혈청

NMO-IgG 양성. 현재도 진단 기준은 지속적으로 개정되고 있으나 2006년 기준에서 크게 벗어나지 않는다.

3) 치료

급성기 치료와 장기적인 재발방지 치료로 구분할 수 있다. 급성기는 일반적으로 3-5일 고용량 스테로이드 정맥투여한다. 고용량 스테로이드에 반응하지 않는 일부 환자의 경우, 혈장분리교환술(plasmapharesis)을 고려해야 한다. 혈장분리교환술의 구체적인 횟수 및 방법, 시기에 대해서는 아직 규명되지 않았다. 시신경척수염의 재발 방지를 위해서는 면역억제치료가 필요하다. 다발성경화증의 일차치료제로 알려진 베타인터페론은 시신경척수염 환자에서는 재발 방지 효과가 없다고 알려져 있다. 시신경척수염에 효과가 있다고 보고된 면역억제제는 아자티오프린(azathioprine), 미코페놀레이트 모페틸(mycophenolate mofetil)과 같은 경구제, 리툭시맙(rituximab), 미톡산트론(mitoxantrone)과 같은 주사제가 있다. 아자티오프린은 하루 2-3mg/kg 용량으로 경구스테로이드와 함께 혹은 단독으로 투여하는데 치료비용이 저렴한 장점이 있다.

4) 예후

치료받지 않는 경우 매우 불량한 예후를 보이며, 5년이내 절반 이상 환자에서 시력소실, 보행장애가 남는다. 하지만, 최근 조기진단과 적극적 초기 면역억제제 투여로 예후가 개선될 것으로 전망한다.

3. 삼투탈수초증후군(osmotic demyelinating disease)

중심교뇌탈수초용해증(central pontine myelinolysis, CPM)과 교뇌외수초용해증(extrapontine myelinolysis, EPM)이 있다. 두 가지 모두 삼투변화에 의해 탈수초변화가 나타나는 질환으로 병터의 위치가 다를 뿐이다.

1) 임상 증상

저나트륨혈증에 의해 발작이나 뇌병증이 나타나고, 나트륨교정에 따라 호전되다가 다시 수일 후 증상이 악화되는 것이 일반적인 경과이다. 구음장애, 삼킴곤란, 사지마비, 의식저하, 감금증후군(locked in syndrome)이 발생한다. EPM의 경우, 행동이상, 이상운동증 등이 나타날 수 있다.

2) 진단

혈청나트륨을 빨리 교정한 환자에서 새로운 신경계증상이 나타날 때 의심할 수 있다. MRI검사가 진단에 가장 도움이 된다.

3) 치료

저나트륨혈증을 천천히 교정하여 삼투탈수초증후군을 예방하는 것이 최선이다. 초기 교정속도를 1-2mmol/L/시간으로 수시간 유지하고 하루 8mmol/L/일 이상 교정하지 않도록 한다. 과도하게 교정되었을 시 저장액(hypotonic fluid)를 빨리 공급해서 뇌손상위험없는 저나트륨혈증상태로 낮춘후 다시 서서히 교정을 시작한다. 스테로이드, 면역글로불린정맥주사, 갑상선자극호르몬, 혈장분리교환술의 효과가 보고되었으나 아직 확립된 바는 없다.

4. 급성 파종성 뇌척수염(ADEM, Acute disseminated encephalomyelitis)

재발이 드물고, 대개 선행하는 능동면역이나 감염과 관련된 급성 탈수초성질환이다. 병리 소견으로는, 넓게 산재되어 있는 뇌실주위 염증과 탈수초화된 작은 병소들로 구성되어 있다. 후백신성 뇌척수염(Postvaccinial encephalomyelitis) 양상으로 수두나 광견병 백신의 투여 후에 나타난다. 또한, 후감염성 뇌척수염(Postinfectious encephalomyelitis)으로 홍역을 앓은 후 발생하는 경우가 있고, 수두, 풍진, 유행성 이하선염, 인플루엔자, 부인플루엔자, 감염성 단핵구증 바이러스와 마이코플라스마 감염 후에도 발생한다. Myelin basic protein(MBP)에 대한 자가면역성 반응은 뇌척수액에서 MBP 반응성 T 세포와 항체의 존재로 확인할 수 있다.

1) 임상 증상

(1) 후감염성 ADEM

열, 두통, 뇌막자극 징후, 혼미에서 혼수까지 진행되는 양상 등 다양하다. 그 외에도 발작, 편마비 혹은 사지마비가 올 수 있고, Babinski 양성 징후, 건반사는 초기에는 소실되었다 후에 과반응을 보인다. 다양한 정도의 감각 소실과 뇌간침범의 증후를 보인다.

(2) 후백신성 ADEM(Postvaccinal ADEM)

임상증상은 비슷하며 소뇌 침범이 가능하다.

2) 검사소견

뇌척수액 검사에서 단백은 50에서 150mg/dL, 림프구는 < 200 cell/ul, 일시적으로 oligoclonal band가 나타날 수 있다. MRI scan상, 뇌백질과 척수에 과도한 gadolinium 조영 증강이 관찰되며, 전기신경학적 검사에서 말초신경계 침범의 증거를 보여준다.

3) 진단

최근 백신 접종을 받았거나 발작 환이 있을 때 이 질환을 의심할 수 있다. 다발성 경화증과 감별점은 다음과 같다. 시신경, 뇌, 척수를 침범하는 파종성 증상이나 증후가 동시에 발생하는 경우에는 ADEM을 시사한다. 뇌막자극증, 기면, 혹은 혼수, 발작 등의 임상증상은 ADEM에서 자주 나타난다. 양측성 시신경 침범은 ADEM을 시사한다. 횡단성 척수염이 완전성일 경우 ADEM 가능성이 높다. 정상 CSF 단백질, 림프구 수<50 cells/ul, 다형핵성 백혈구가 없는 경우는 MS를 더 의심해야 한다.

4) 치료

Corticosteroid 혹은 ACTH 를 사용한다.

5. 급성 출혈성 백질뇌염(AHL, Acute hemorrhagic leukoencephalitis)

1) 일반적 특성

원인불명의 파괴적이며 초급성인 탈수초 질환이다. 병리적으로 정맥주위 탈수초와 광범위한 단핵구, 다형핵성 염증세포의 침윤이 특징적인 소견이다. 그리고 혈관염은 소정맥내벽의 괴사를 초래하는데, 이것은 대뇌백질, 뇌간, 척수를 통해 수많은 작은 출혈성 산재를 야기한다.

2) 임상 증상

ADEM의 심한 형태와 비슷하지만 더욱 폭발적인 발현과 진행을 나타낸다. 뇌척수액 소견은 현저한 다세포증(3,000 cells/ul까지), 다양한 적혈구소견, 단백질의 증가소견을 보인다. 말초혈액 소견은 증가된 ESR과 백혈구 증가를 보인다. 감별진단 해야 할 질환은 바이러스성 뇌염, 급성 세균성 대뇌염, 정맥혈전, 혹은 다발성 색전성 뇌경색 등이 있다. 예후는 일반적으로 나쁘고, 사망은 발현 2일에서 4일 이내에 발생한다.

3) 치료

corticosteroid나 ACTH를 사용한다.

참고문헌

1. 대한신경과학회. 신경학. 2nd ed. 군자출판사, 2011:615
2. Brown WD. Osmotic demyelination disorders: central pontine and extrapontine myelinolysis. *Curr opin Neurol* 2000;13:691-697.
3. Confavreux C, Vukusic S, Moreau T, Adeleine P. Relapses and progression of disability in multiple sclerosis. *N Engl J Med* 2000;343:1430-1438.
4. Goodin DS, Frohman EM, Garmany GP Jr, Halper J, Likosky WH, Lublin FD, et al. Disease modifying therapies in multiple sclerosis:report of the therapeutics and technology assessment subcommittee of the American Academy of Neurology and the MS Council for clinical practice guidelines. *Neurology* 2002;58:169-178.
5. Jarius S, Wildemann B. AQP4 antibodies in neuromyelitis optica:diagnostic and pathogenetic relevance. *Nat Rev Neurol* 2010;6:383-392.
6. Marchioni E, Tavazzi E, Minoli L, Bue SD, Ferrance P, Piccolo G, et al. Acute disseminated encephalomyelitis. *Neurol Sci* 2008;29:S286-S288.
7. Noseworthy JH, Lucchinetti C, Rodriguez M, Weinshenker BG. Multiple sclerosis. *N Engl J Med* 2000;343:938-952.
8. Polman CH, Reingold SC, Banwell B, Clanet M, Cohen JA, Flippi M, et al. Diagnostic Criteria for Multiple Sclerosis:2010 Revisions to the McDonald Criteria. *Ann Neurol* 2011;69:292-302.
9. Wingerchuck DM, Lennon VA, Pittock SJ, Luccinetti CF, Weinshenker BG. Revised diagnostic criteria for neuromyelitis optica. *Neurology* 2006;66:1485-1489.

탈수초질환의 병리

이민철 · 이경화

2.

중추신경계의 탈수초질환은 대뇌 백색질의 말이집을 선택적으로 파괴하기 때문에 백색질 병터를 특징으로 하며, 축삭은 상대적으로 보존되는 후천성 질환이다. 과거에는 탈수초질환이라고 사용하였다. 중추 및 말초신경계를 침범할 수 있으며, 알려진 원인은 자가면역반응 및 감염증이다. 다음과 같이 분류할 수 있다. <표 1>

〈표 1〉 탈수초질환의 병인론적 분류

	중추신경계 질환	말초신경질환
급성	ADEM, AHL	Guillain-Barre
만성	Multiple sclerosis	CIDP
실험모델	EAE	EAN

최근 유전자와 단백질 분석기법의 발전에 따라 병인론이 밝혀져 가고 있다. 임상적으로 중요한 질환은 다음과 같다 <표 2>.

〈표 2〉 탈수초질환의 임상 및 병리학적 소견

수초탈락질환	임상 및 병리학적 소견
Multiple sclerosis (MS)	Possible viral or immune mediated
Meuromyelitis optica (Devic's disease)	Variant of MS with lesions locused in optic nerves, brain stem, and spinal cord
Experimental allergic encephalomyelitis (EAE)	Demyelination induced in animals by immunization against brain tissue
Acute disseminated encephalomyelitis (ADEM)	Apparent human analogue of EAE; occurs postinfection with or postimmunization for smallpox, rabies, or pertussis
Guillain-Barre syndrome (GB)	Resembles EAE but demyelination involves nerve roots and peripheral nerves; lypically lollows virus infection
Progressive multifocal leukoencephalopathy (PML)	Papilloma virus infection
Subacute sclerosing panencephalitis (SSPE)	Delayed injury caused by measles virus
Diffuse sclerosis (Schilder's disease)	Several variants, familial and sporadic; present early in life; may include several different entities
Dysmyelinative disorders	Disorders of myelin metabolism; metachromatic leukodystrophy, lipidoses, phenylketonuria
Demyelination secondary to systemic disease	Anoxia, toxic agents, nutritional disorders (eg, vitamin B12 deficiency)

1) 다발경화증

다발경화증(Multiple sclerosis)은 말이집탈락 뇌질환 중에서 가장 흔한 병으로서 국내에서는 인구 10만 명당 3.5명의 발병빈도를 나타낸다. 자가면역기전으로 말이집이 파괴되며, 뇌의 백색질을 침범하여 다양한 시간 경과와 크기를 가지는 판 병변들에 의해 임상증상 또한 재발과 호전을 반복하면서 진행하는 병이다. 유전성 요인과 환경적 요인이 복합적으로 작용하여 발병한다고 알려져 있다. 잘 알려진 유전적 요인은 일란성 쌍둥이, DR2 확장 단상형의 조직주적합복합체(DR2 extended haplotype of major histocompatibility complex) 등이 있다. 자신의 말이집에 대한 파괴시키는 기전은 T세포 면역기전이 가장 대표적이다. 즉 자신의 말이집을 항원으로 인식하는 TH1과 TH17의 두T림프구가 감마인터페론과 인터루킨-17을 각각 분비하여 대식구를 활성화하고 호중구를 동원함으로써 이들과 이들이 내는 독성 분비물질에 의해 말이집이 파괴된다는 학설이다. 이러한 자가면역 반응을 유발하는 인자로는 엡스타인바바이러스(Epstein-Barr Virus)의 감염에 의한 자가반응성 T세포의 활성화라고 알려져 있다. 또한 뇌척수액검사상 면역글로불린의 올리고클론띠(oligoclonal band)가 관찰되어 B림프구가 관여하는 체액면역이상으로 초래될 수 있다. 자기공명영상에서 공간점유 병변으로 오인할 수 있기 때문에 대뇌 종양과의 감별이 필요한 질환이다.

육안병소는 특징적으로 뇌와 척수의 백색질에서 경계가 좋은 판상 병변이다. 이것은 주변의 정상 백색질보다 단단하게 만져지며 어두운 회색이고 약간 패인 상태와 불규칙한 모양을 하고 있다. 판들의 크기는 수 밀리미터부터 수 센티미터까지의 다양하다. 병변이 잘 생기는 부위로는 가쪽뇌실 주변, 시신경과 시각교차, 뇌줄기, 오름 및 내림 섬유길, 소뇌, 척수 등이다. 현미경소견상 활동성판에서는 말이집의 파괴로 인한 대식구의 침윤과 그들의 세포질에서 지질성분과 PAS-양성의 파괴된 말이집 잔재물을 볼 수 있다. 활동성 판은 소정맥을 중심으로 형성되며, 말이집의 파괴에 비하여 축삭은 비교적 유지가 되지만 희소돌기아교세포는 거의 소실되어 찾아볼 수 없다. 활동성 판의 염증세포가 서서히 줄어들면서 말이집이 거의 다 파괴되고 나면 비활동성 판으로 바뀌는데 이때 별세포의 증식과 교증이 현저하게 동반된다. 말이집이 파괴된 후 시간이 오래 지나면 축삭도 감소된다.

척수 병변에 의해서는 몸통과 팔다리의 운동 및 감각장애와 방광기능의 수의 조절에 이상이 초래된다.

2) 시신경척수염

시신경척수염(Neuromyelitis optica, Devic's disease)은 양쪽 시신경염과 척수의 말이집탈락이 동시에 발생한 증후군으로서, 과거에는 다발경화증의 한 변형으로 생각했으나 현재는 분명히 다른 역학과 병태생리를 가지고 있음이 잘 알려져 있다. 즉 다발경화증에 비해 여성에서 호발하며, 처음 발병한 후 회복이 잘 안 되며 아쿠아포린4(aquaporin-4)에 대한 항체가 형성되는 것이 특징이다. 아쿠아포린4는 별세포의 대표적 물질로서 말이집탈락 병변에서 소실되어 있고, 이 단백질에 대한 항체는 보체의존기전을 통해 별세포를 공격한다. 뇌척수액에 호중구들을 포함한 백혈구의 숫자가 증가한다. 병리소견상 괴사와 호중구를 비롯한 염증세포들의 침윤 및 혈관에 면역글로불린과 보체의 침착 등이 관찰된다. 따라서 치료는 혈장분리교환술 또는 CD20에 대한 항체로 B세포를 없앰으로써 항체 부하를 줄여주는 것이다.

3) 급성파종뇌척수염 및 급성괴사출혈뇌척수염

급성파종뇌척수염(acute disseminated encephalomyelitis; ADEM)은 광범위한 말이집탈락 질환으로 바이러스 감염 또는 드물게는 바이러스 백신을 맞은 후에 일어난다. 증세는 감염이 선행된 후 1~2주 후에 두통, 졸음증, 혼수 등으로 발병한다. 임상경과가 빠르게 진행되어 약 20% 환자가 사망하지만 나머지는 완전히 회복된다. 급성출혈뇌백질염(acute hemorrhagic leukoencephalitis; AHL)은 중추신경계의 급격히 발병하는 증후군으로 젊은 사람과 어린이들에게 많은 병이다. 이 병은 원인 모르는 상기도 감염이 반복적으로 선행되어 일어나는 경우가 대부분이다. 치사율이 높고 생존하는 사람들에게도 심각한 기능결손이 남는다.

4) 중심다리뇌말이집용해

중심다리뇌말이집용해(Central pontine myelinolysis)는 다리뇌 또는 다리뇌덮개에 발생하는데, 대개는 대칭적인 부위에 말이집이 소실되는 급성 장애이다. 가장 흔한 선행요인은 저나트륨혈증을 급히 교정하고 난 뒤 2~6일 사이에 발생한다. 또한 심한 전해질 이상이나 삼투압 불균형과 연관되어 일어나기도 하므로 삼투압성 탈수초질환이라고도 알려져 있다. 어떤 기전에 의해 희소돌기아교세포에 삼투압에 의한 손상이 급성으로 진행되는 것으로 생각되고 있다. 빠르게 진행되는 사지마비가 주된 소견으로 장기간 기능결손이 지속될 때는 의식은 완전히 정상이면서 몸을 움직일 수 없는 감금증후군이라고 부른다. 따라서 저나트륨혈증을 교정할 때는 반드시 천천히 해야 이러한 합병증을 예방할 수 있다.

참고문헌

1. 대한병리학회. 병리학. 8판. 고문사, 2017.
2. 이민철 외. 신경병리학. 전남대학교출판부, 1999.
3. Dickson D and Weller RO. Neurodegeneration: the molecular pathology of dementia and movement disorders. John Wiley & Sons, 2011.
4. Kumar V, Abbas AK, Fausto N and Aster JC. Robbins and Cotran pathologic basis of disease. Elsevier Health Sciences, 2014.
5. Love S, Perry A, Ironside J and Budka H. Greenfield's Neuropathology. CRC Press, 2015.

Chapter 12 말초신경질환

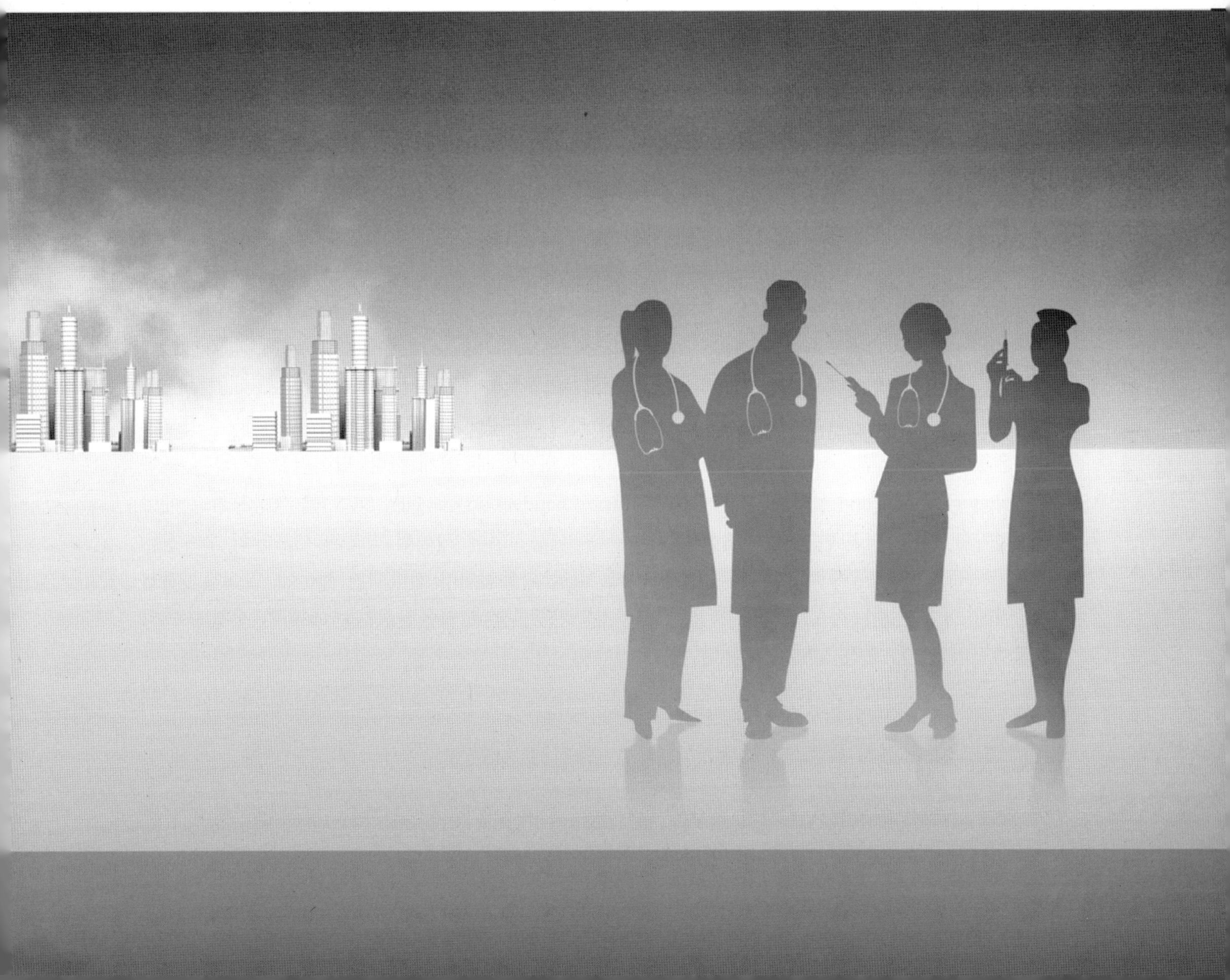

말초신경질환

남태승·이승한

일반 학습 목표

1. 말초신경계의 해부, 생리적 지식을 바탕으로 말초신경병증의 원인과 병태생리를 이해하고, 임상증상 및 질병의 진단 과정을 이해할 수 있다.

구체적 학습 목표

1. 말초신경계의 해부 및 생리적 기초 지식을 습득한다.
2. 말초신경병증의 임상소견과 특징적인 징후를 설명할 수 있다.
3. 말초신경병증에 의한 근력마비의 특징을 다른 원인과 비교하여 설명할 수 있다.
4. 대표적인 말초신경병증의 원인과 임상증상을 알 수 있다.
5. 운동신경세포병의 임상증상과 징후를 설명할 수 있다.

1. 말초신경계의 해부 및 생리

신경계는 크게 중추신경계과 말초신경계로 구분되며, 해부학적 경계는 연막(pia mater)이다. 말초신경계는 해부학적으로 운동신경세포(motor neuron, anterior horn cell), 신경뿌리(nerve root), 등뿌리신경절(dorsal root ganglia), 신경총(nerve plexus) 및 말초신경(peripheral nerve), 그리고 3번부터 12번까지의 뇌신경(cranial nerves)으로 구성된다. 말초신경계는 기능에 따라 운동신경, 감각신경, 그리고 자율신경으로 구분한다. 참고로, 연막 밖의 뇌신경인 시신경과 후각신경은 중추신경계로 포함된다.

말초신경은 말이집신경(myelinated nerve)과 민말이집신경(unmyelinated nerve)으로 구분한다. 말이집신경섬유(myelinated nerve fiber)는 축삭(axon)과 말이집(myelin sheath)으로 구성되어 있으며 결합조직인 신경섬유막(endoneurium)에 둘러싸여 있으며, 수많은 신경섬유는 다시 신경다발(nerve fascicle)을 형성하고 신경다발막(perineurium)에 의해서 둘러싸인다. 그리고, 수많은 신경다발과 주변의 혈관은 신경바깥막(epineurium)이 둘러싸고 있다.

말이집은 말초신경내 축삭을 둘러싸고 있는 지질-단백 복합체로 신경집세포(Schwann cell)에 의해 형성되며 전기적 절연 기능을 갖고 있다. 말이집으로 둘러싸이지 않아 세포외공간(extracellular space)에 노출된 곳을 랑비에결절(node of Ranvier)이라고 하며, 이 곳에는 이온통로(ion channels)가 풍부하여 이온교환을 통한 활동전위(action potential)를 쉽게 재생할 수 있게 한다. 말이집신경섬유는 도약전도(saltatory conduction)을 통해 신경전도속도(nerve conduction velocity, NCV)를 향상시키고 에너지를 절약할 수 있다. 반면, 민말이집신경섬유에서는 활동전위에 의해서 발생된 세포막의 국소전류(local current)가 탈분극에 이르면 인접된 세포막을 따라 활동전위가 전파되기 때문에, 말이집신경섬유에 비해 NCV는 상대적으로 늦다. 말초신경의 기능(운동, 감각, 자율신경기능)에 따라 신경의 크기 및 말이집의 굵기, 그리고 NCV가 서로 다르다.

2. 말초신경질환의 분류

말초신경질환은 말초신경 자체의 손상에 의해 발생하거나 혹은 전신질환(systemic illness)에 동반되어 발생할 수 있다.

1) 말초신경질환의 분류

말초신경질환은 손상된 병터의 위치 혹은 손상된 말초신경의 기능에 따라 분류할 수 있다. 병터의 위치에 따라 근위부에서 원위부로 말초신경질환을 분류하면, 운동신경세포병(motor neuron disease/motor neuronopathy), 신경뿌리병증(nerve root disorder/radiculopathy), 감각신경원질환(sensory neuronopathy), 신경얼기병증(plexopathy), 말초신경병증(peripheral neuropathy)으로 구분한다.

손상된 신경의 기능에 따라 분류하면, 운동신경병증(motor neuropathy), 감각신경병증(sensory neuropathy), 자율신경병증(autonomic neuropathy)로 구분한다. 순수하게 운동, 감각, 혹은 자율신경만 침범하는 경우도 있지만, 감각운동신경병증(sensorimotor neuropathy)이나 자율신경병증이 동반된 감각신경병증과 같이 복합적인 손상을 보이는 경우도 많다.

환자가 호소하는 주관적 증상과 객관적 징후의 분포에 따라 말초신경질환을 분류할 수 있는데, 이는 병터의 위치를 국소화(lesion localization)함으로써 원인을 추정하는데 도움이 된다. 즉, 임상증상이 좌우대칭(bilaterally-symmetric)적/광범위(diffuse)성인지, 초점(focal)성 혹은 다초점(multifocal)성과 같은 비대칭(asymmetric)적인지를 구분한다. 예를 들어, 감각증상이 한쪽 손에 국한된 비대칭성 초점 말초신경병증의 경우, 손목굴증후군(carpal tunnel syndrome)이나 척골신경병증(ulnar neuropathy)과 같은 단일신경병증(mononeuropathy)을 의심할 수 있고, 단일신경병증이 좌우비대칭적으로 발현되면 혈관염신경병증(vasculitic neuropathy)과 같은 다발성단일신경병증(mononeuropathy multiplex)을 의심할 수 있다. 한편, 당뇨 환자에서 감각증상이 양쪽 손과 발에 좌우대칭적으로 나타난 경우라면, 당뇨대칭원위부다발신경병증(diabetic symmetric distal polyneuropathy, DSPN)을 의심할 수 있다.

마지막으로, 전기진단검사 또는 신경병리 소견을 토대로 축삭손상(axonal injury) 혹은 말이집탈락(demyelination)으로 말초신경질환을 구분할 수 있다. 말초신경질환의 병태생리를 파악하는 것은 질병의 발생기전을 이해하고, 예후를 예측할 수 있으며, 원인을 추정하는데 도움이 된다. 예를 들어, 축삭손상에 의한 말초운동신경병증은 말이집탈락에 의한 것에 비해 근위축(muscle atrophy)이 동반되어 장기예후가 더 불량하다.

2) 말초신경질환의 병태생리

말초신경질환은 주된 병태생리에 따라 축삭변성(axonal degeneration)과 분절말이집탈락(segmental demyelination)의 형태로 구분할 수 있으며, 신경전도검사 및 근전도 검사를 통해서 간단히 검토할 수도 있다. 분절말이집탈락을 보이는 질환으로 CIDP(Chronic Inflammatory Demyelinating Polyneuropathy) 및 길랭-바레증후군(Guillain-Barre syndrome, GBS)의 급성염증탈수초다발신경병증(acute inflammatory demyelinating polyneuropathy, AIDP)형 등이 있다. 반면, DSPN, GBS의 급성운동축삭신경병(acute motor axonal neuropathy, AMAN)형, 그리고 운동신경세포병은 대표적인 축삭변성에 의한 질병이다. 축삭변성은 손상의 패턴에 따라 dying-back/length-dependent의 형태와 dying-forward/Wallerian 변성으로 구분할 수 있다. 전자의 경우, DSPN이 대표적이며, 원위부 말단의 축삭부터 손상되어 점차 근위부의 축삭변성으로 진행하는 패턴을 보인다. 후자는 손상부위부터 원위부로 신경축삭이 변성되며, 운동신경세포병/등뿌리신경절병이 대표적이다.

신경전도검사에서 말이집탈락은 비정상 NCV와 정상 CMAP(Compound motor action potential) 진폭을, 축삭변성은 비정상 CMAP진폭과 정상 NCV를 보인다. 하지만, 질병이 진행되는 경우 말이집 탈락에 의한 말초신경질환에서 축삭변성이 동반되기도 하며, 반대로 축삭변성에 의해서 말이집 손상이 이차적으로 동반되기도 한다. 따라서, 말초신경질환의 병태생리는 일차적 손상부위가 어디인지를 파악하는 것이 중요하다. 축삭손상이 저명하거나 지속되는 경우 근위축이 동반되어 장기예후가 불량할 수 있다.

3. 말초신경병증의 임상 양상

1) 감각증상

말초신경질환에서는 근육병이나 신경근이음부질환과는 달리 감각증상을 보일 수 있다. 예를 들어, 환자는 손발이 저리거나 바늘로 찌르는 듯한 느낌, 화끈거림과 같은 양성감각증상(positive sensory symptoms)이나, 먹먹하거나 마치 모래를 밟고있는 듯하다거나 차갑다는 느낌, 혹은 얼얼한 느낌과 같은 음성감각증상(negative sensory symptoms)을 호소한다. 양성감각증상은 후천신경병증이나 말초신경병증의 유병기간이 짧은 경우 더 자주 나타난다. DSPN은 질병 초기에는 손발저림과 같은 양성감각증상을 호소하지만 만성화되면 먹먹하거나 얼얼한 느낌과 같은 음성감각증상을 호소한다. 샤르코-마리-투스병(Charcot-Marie-Tooth disease, CMT병)은 증상발현후 수년에서 수십년후 진단되는데, 저명한 감각신경손상 소견에도 불구하고 주관적인 감각이상을 인지하지 못하거나 단지 먹먹하다는 정도의 경미한 음성감각증상만을 호소하는 경우가 많다.

감각증상은 손상된 감각신경섬유에 따라서 증상이 달리 표현된다. 가는신경섬유신경병증(small fiber neuropathies)은 A-delta 및 C 섬유와 같은 말이집형성(myelination)이 적거나(thinly myelinated) 혹은 안된(unmyelinated) 감각신경섬유를 침범하는 경우로 통증(pain)과 온도감각(temperature)의 이상이 초래된다. 이에 반해, A-alpha 혹은 A-beta 섬유와 같이 말이집 형성이 잘 되어 있는 굵은 신경섬유가 손상된 경우는 고유감각(proprioception), 촉각(touch), 진동(vibration), 압박(pressure) 감각 등이 손상되어 감각실조보행(sensory ataxic gait) 등의 증상이 초래된다.

2) 운동증상

운동신경이 손상되면 운동마비(motor paralysis), 즉 근력저하(muscle weakness)로 나타난다. 말초신경질환의 근력저하는 중추신경계질환이나 근육병, 신경근이음부질환에 의한 경우와는 달리, 만성(chronic) 경과를 보이는 경우가 많아서 급성(acute)/아급성(subacute)으로 발현되는 중추신경계 병변과는 구별되고, 대개 원위부의 근력저하를 보여 근위부를 주로 침범하는 근육병과 구별된다. 또한, 뇌병변은 편마비(hemiparesis)와 같이 좌우 비대칭적 근력저하 및 강직마비(spastic paralysis)가 동반되지만, 말초신경질환은 좌우대칭적인 근력저하를 보이며 이완운동마비(flaccid paralysis)의 임상경과를 보이는 경우가 많다. 말초운동신경의 축삭이 손상되는 경우(신경지배를 받는 근육의) 근위축(muscle atrophy)과 근다발섬유수축(muscle fasciculation)이 나타난다. 근위축은 중추신경계병변이나 근육병에서는 드물며, 전자에서는 불사용근위축(disuse muscle atrophy)의 형태로, 후자에서는 근육 자체의 염증이나 근단백질의 발현 감소에 의한 근육량 감소에 의해서 근위축이 동반될 수는 있다.

3) 자율신경계증상

자율신경계(autonomic nervous system)는 신체의 거의 모든 장기를 지배하여 항상성(homeostasis)을 유지하고 주변환경의 변화에 적절하게 대응하게 해주는 기능을 갖는다. 따라서, 자율신경계증상은 신체기관과 계통, 그리고 해부생리적 기능에 따라서 매우 다양하게 나타날 수 있다.

자율신경계증상으로는 기립저혈압(심혈관계), 무한증/땀과다 혹은 열못견딤(피부), 입마름, 변비 혹은 설사(소화기계), 요실금과 발기부전(요로생식계), 안구건조 및 동공수축과 같은 안구증상 등이 있다. 하지만, 대부분의 자율신경계증상이 동반된 말초신경병증에서는 객관적 검사에서 자율신경계의 침범된 소견이 있음에도 불구하고 환자는 증상을 호소하지 않거나 혹은 경미한 경우가 많다.

4. 말초신경병증의 진단적 접근방법

1) 병력청취

말초신경질환의 원인은 다양하고, 원인이 같아도 임상증상은 환자마다 서로 다를 수 있다. 따라서, 말초신경병증이 의심되는 경우 병력을 자세히 청취하는 것은, 말초신경병증을 진단하고, 그 원인을 알아내어 치료하는 데 있어서 매우 중요한 과정이라고 할 수 있다.

병력청취를 통해 우선 시간(임상)경과에 따라 구분하고, 해부학적 손상 범위를 구분짓고, 마지막으로 손상된 기능이 무엇인 지를 파악한다. 첫째(임상경과), 증상의 발현시점 및 임상경과/진행속도에 따라 급성(4주 이내), 아급성(4주~8주) 및 만성(2개월 이상)으로 구분짓는다. 길랭-바레증후군, 포착신경병증, 당뇨병성단일신경병증, 포르피린증 등은 급성으로 발현되는 경우가 많고, 혈관신경염은 아급성으로 발현되는 경우가 더 많다. 반면, CIDP, DSPN, 요독(uremia) 및 화학요법(chemotherapy)에 의한 다발말초신경병증, 그리고 유전말초신경병증은 만성의 형태로 증상이 발현된다. 둘째(손상범위), 증상의 분포 및 손상의 형태로 초점성, 다초점성 혹은 비대칭성, 광범위성 또는 대칭성 말초신경병증으로 구분짓는다. 단일신경병증, 단일신경뿌리병, 신경총병, 포착신경병증등은 초점성말초신경병증으로 발현되며, 다발단일신경염, 다발신경뿌리병, 운동신경세포병은 비대칭성 말초신경병증의 형태로 발현된다. 마지막으로, 다발신경병(polyneuropathies), 유전말초신경병증 등은 광범위성 말초신경병증의 형태를 보인다. 하지만, 손상범위는 질환의 임상경과에 따라서 다양한 형태로 나타날 수도 있다. 예를 들어, 혈관말초신경병증에 의한 다발단일신경염은 질병이 진행되면서 점차 다발신경병의 형태를 보이며(multiple mononeuropathy → overlapping mononeuropathy multiplex → polyneuropathy), 운동신경세포병은 단일신경병증 혹은 비대칭 운동신경마비 증상을 보이지만 악화되면 대칭/광범위성 증상을 보이게 된다. 셋째(손상기능), 말초신경의 손상된 기능에 따라서 운동신경병증, 감각신경병증, 감각운동신경병증 및 자율신경병증으로 구분짓는다. 운동신경병증으로는 AMAN형 길랭-바레증후군, 운동신경세포병, 포르피린증 및 중환자다발신경병증 등이 있고, 감각신경병증은 가는신경섬유신경병증, 아밀로이드증, 파브리병(Fabry disease), 그리고 유전감각자율신경병(hereditary sensory and autonomic neuropathy, HSAN)과 쇠그렌증후군(Sjogren syndrome) 등에 의한 등뿌리신경절병(dorsal root ganglinopathy) 및 비타민B_{12}결핍 등이 있다.

2) 신경학적 검사

말초신경병증은 감각이상증상 혹은 운동마비가 건반사의 저하 등을 동반하는 경우 임상적으로 의심할 수 있다. 말초신경이 지배하는 근육 및 피부 영역을 아는 것은 손상된 말초신경의 병터를 국소화(lesion localization)하는데 도움이 된다. 단일신경 손상만으로 설명되지 않는 경우는 손상된 말초신경들이 분지되기 전의 근위부에 위치한 신경얼기, 신경근, 뒤뿌리신경절, 혹은 운동신경세포의 병변일 수 있으며, 단일신경이 다발적으로 손상되었을 가능성도 있다. 근위약은 도수근력검사(manual muscle test)를 통해서 근력저하의 정도를 평가하며, 반대쪽(contralateral) 근육도 같이 비교 평가하여 좌우대칭성 여부를 확인한다. 그리고, 손상이 의심되는 말초신경과 비슷한 주행을 갖는 주변 말초신경의 손상여부도 같이 평가하는 것은 말초신경의 손상부위 국소화에 도움이 된다. 건반사 검사는 말초 및 중추신경계의 상태(integrity)를 평가하는데 유용하며, 일반적으로 말초신경병증에서는 건반사 저하를 보이고 중추신경계 손상시에는 건반사 항진을 보인다. 감각증상은 환자에 따라서 호소하는 양상이 다르고, 질병의 경과에 따라 달라질 수 있다. 감각증상에 대한 신체검사는 질병의 진행경과를 추적하는 데 오히려 도움이되기도 한다. 하지만, 근력 및 건반사검사와 달리 감각신경의 손상정도를 객관적으로 정량화하기 쉽지는 않다. 통각 및 온도감각에 관여하는 가는신경섬유(small nerve fibers)의 기능손상의 확인은 핀이나 알코올솜을 이용하며, 굵은신경섬유(large nerve fibers)는 소리굽쇠(tuning fork)나 부드러운 솔(brush) 등을 이용한다.

3) 전기진단검사

(1) 신경전도검사

신경전도검사(nerve conduction studies, NCS)는 병력청취 및 신경학적검사에서 말초신경병증이 의심될 때, 말초신경병증의 유무를 알아내고, 손상된 말초신경계의 부위를 국소화할 수 있으며, 말초신경 손상부위의 해부생리학적 형태(초점성, 비대칭성, 대칭성)를 객관적으로 평가하고 분류하는데 도움이 된다. 또한, 손상된 기능(운동, 감각, 감각운동성)을 객관적으로 평가하고, 신경섬유의 병태생리(축삭변성 혹은 말이집탈락)을 아는데 도움이 된다. 그리고, 추적검사(follow-up)를 통해 질병의 진행경과를 파악할 수도 있으므로, NCS는 말초신경병증이 의심되는 경우 가장 먼저 시행해야 되는 검사라고 할 수 있다.

NCS는 운동신경과 감각신경으로 구분해서 검사하며, F-wave 검사를 통해 말초신경 근위부를 간접적으로 평가한다. 일반적으로, 운동신경의 축삭이 손상되면 CMAP 진폭이 감소하지만 전도속도는 보존되며, 반면 수초가 손상되면 CMAP 진폭은 보존되며 전도속도는 느려지고 전도차단(conduction block)과 비정상적시간분산(temporal dispersion)을 보인다. 하지만, 말초신경질환은 임상경과나 손상부위에 따라 정상적인 NCS 결과를 보일 수 있으므로 NCS 판독할 때는 반드시 환자의 임상증상을 고려해야만 한다. 예를 들어, 길랭-바레증후군 초기, 가는신경섬유신경병증, 자율신경병증 및 근위부 말초신경병증의 경우 정상 NCS를 보일 가능성이 높다. 신경섬유의 축삭변성 여부는 말초신경 손상의 원인을 알아내는데 중요할 뿐만 아니라 예후예측(prognostic prediction)에도 도움이 된다. 하지만, 말초신경병증이 진행된 경우 축삭변성과 말이집탈락을 구분짓거나 무엇이 선행한 것인지를 구분하기 어려울 때도 있고, 분절탈수초부위가 말초신경 원위부에 있을 때(terminal demyelination)는 GBS-AIDP형을 축삭변성에 의한 GBS-AMSAN형으로 오인할 수 있다.

(2) 침근전도

침근전도(needle electromyography, EMG)는 운동신경의 축삭이 손상된 경우 비정상 소견이 관찰되며, 질병의 활동성 여부 및 유병 기간 등을 검토하는데 도움이 된다. 즉, 신경의 축삭이 손상된 후 1-3주가 지나면 해당신경이 지배하는 근육에서 양성예파(positive sharp waves)나 섬유자발전위(fibrillation potentials) 등의 비정상자발전위(abnormal spontaneous activities)/탈신경전위(denervation potentials)가 관찰되고, 점차 시간이 경과되면서 손상된 운동신경 주위의 비손상 신경섬유로부터의 축삭돋움(axonal sprouting)과 신경재분포(reinnervation)가 이루어지게 되어, 3~6개월 이상 만성화된 경우는 운동단위활동전위(motor unit action potential, MUAP) 지속기간이 길어지거나(long duration MUAP), 진폭이 커진다(high amplitude MUAP).

4) 혈액학적 검사

말초신경병증이 의심되는 경우, 전체혈구계산, 간기능 검사, 신장기능 검사등 기본적인 혈액검사를 시행하며, 이외 적혈구침강속도, C반응단백질(CRP), 갑상선 기능검사, 공복혈당, 당화혈색소(HbA1c), 비타민B_{12}, 비타민B_9, 항핵항체 등을 검토하며, anti-HIV 및 FTA-ABS등 감염관련 혈액검사를 고려할 수 있다. 다민, 자가면역질환관련 혈액검사 등 고가의 검사는 환자의 비용 부담이 커질 수 있으므로 병력청취, 신체검사 및 신경전도 검사 등을 시행한 후 선택적으로 시행한다. 길랭-바레증후군이 의심되는 경우 혈청내 GM1, GM1b, GD1a, GD1b, GQ1b, GalNAc-GD1a 등 강글리오사이드(serum ganglioside)에 대한 자가항체검사를 시행한다.

5) 신경생검 및 피부생검

신경 생검(nerve biopsy)은 주로 발목 부위의 장딴지신경(sural nerve)을 부분절제하여 조직화학염색(histochemical staining) 및 신경갈래검사(nerve fiber teasing)을 시행한다. 그러나, 환자가 운동마비 증상만을 보이거나 근위부 신경이 주로 침범된 경우, 신경생검을 통해 환자의 증상을 설명할 수 있는 병리소견을 확인하지 못할 가능성이 크다. 신경생검은 절제된 신경 원위부로 비가역적 감각소실 및 감각이상증상을 초래하는 침습적 시술이다. 따라서, 신경생검은 필요한 경우에 한해서 시행해야만 하는데, 혈관염신경병증, 결합조직병에 의한 말초신경병증, 나병 및 아밀로이드증과 사르코이드증이 의심되거나 혹은 배제가 필요하다고 판단되는 경우 신경생검이 고려된다.

피부생검(skin biopsy)은 상피내신경섬유(intraepidermal nerve fiber)의 밀도와 형태의 변화 및 축삭종창 등을 관찰하는 검사로, 가는신경섬유신경병증의 진단에 도움이 된다. 신경생검에 비해 통증이 덜하며 반복적으로 시행할 수 있다는 장점이 있지만, 피부생검이 임상적으로 적극적으로 활용하기 위한 연구가 필요하다.

6) 유전자검사

유전자검사는 유전성 말초신경질환이 의심되는 경우에 시행하며, 가장 흔한 유전말초신경병증인 CMT병은 대부분 유전자검사를 통해서 진단이 가능하다. 유전자검사는 의료비용 부담이 크고 해석에 많은 시간과 노력이 필요할 수 있으므로 임상적인 특징, 유전양상, 신체검사결과 및 신경전도검사 소견을 바탕으로 시행되어야 유전자검사의 진단율을 높일 수 있다.

7) 자율신경기능검사

신경과 영역에서 자율신경기능검사(autonomic function test, AFT)를 시행하는 경우는, a) 기립못견딤증(orthostatic intolerance)-실신(syncope) 및 전실신(presyncope), 기립성빈맥증후군(orthostatic tachycardia syndrome), 기립저혈압(orthostatic hypotension), b) 가는신경섬유신경병증(small fiber neuropathy)을 포함한 자율신경병증(autonomic neuropathy)이 의심되는 경우, c) 땀분비장애-다한증(hyperhidrosis), 무한증(anhidrosis), d) 자율신경부전(autonomic failure, dysautonomia)을 보이는 신경계질환(파킨슨병/Parkinson disease, 다계통위축증/multiple systemic atrophy) 등이 있다.

AFT는 순차적으로 시행하며, 정량적땀분비축삭반사검사(quantitative sudomotor axon reflex test)로 신경절이후콜린성교감신경(postganglionic sympathetic cholinergic nerve)의 땀분비 기능(sudomotor function)을 평가하고, 심호흡심박동검사(heart rate difference to deep breathing)를 통해 심장에 대한 부교감신경의 이상 유무를 평가한다. 이어서, 발살바수기를 통해 아드레날린성교감신경 및 미주신경계의 부교감신경 기능을 평가하며, 마지막으로 기립경사검사를 통해 아드레날린성교감신경 및 압반사(baroreflex)를 평가한다.

5. 초점성 말초신경병증

초점성 말초신경병증(focal peripheral neuropathies)은 병터의 해부학적 위치에 따라 원위부 단일신경병증부터 근위부의 신경얼기병, 단일신경뿌리병과 등뿌리신경절병으로 구분할 수 있다. 운동신경세포병은 임상경과에 따라 초점성/비대칭성/대칭성 신경병증의 형태로 발현 가능하기 때문에 말초신경병증과 분리해서 기술한다.

1) 단일신경병증

(1) 포착신경병

포착신경병(entrapmental or compressive neuropathies)은 하나의 말초신경이 국소압박이나 외상을 받은 후 발생된다.

가. 손목굴증후군

손목굴증후군(수근관증후군, carpal tunnel syndrome)은 손목 부위의 횡수근인대(transverse carpal ligament) 또는 굽힘근지지띠(flexor retinaculum) 밑의 수근관(carpal tunnel)으로 지나는 정중신경(median nerve)이 굽힘근지지띠에 눌려서 발생한다. 주로 중년 여성에서 발생하지만 손목을 많이 사용하는 작업자나 남성에서도 발생한다. 손가락(엄지부터 중지, 때로는 반지손가락을 포함)과 손바닥의 이상감각증상 또는 통증을 보이며 밤과 새벽에 악화되는 특징이 있으며, 드물게 통증이 아래팔 및 근위부로 방사되기도 한다. 손목굴증후군이 진행되면 단무지외전근(abductor pollicis brevis)등 정중신경이 지배하는 근육의 근위약이 발생하여, 손을 쥐는 힘이 약해지고 엄지두덩위축(thenar atrophy)과 같은 근위축이 동반된다.

Phalen 징후, Tinel 징후 및 Durkan 검사 등을 통해 임상적으로 손목굴증후군를 의심할 수 있으며, 신경전도검사를 통해서 비교적 쉽게 진단할 수 있다. 또한, 비침습적인 초음파검사에서 굽힘근지지띠 근위부에서 단면적이 증가된 정중신경이 확인된 경우 영상적으로 진단이 가능하다. 치료는 손목 부위를 고정하거나 과도하게 사용하지 않을 수도 있지만, 손목굴증후군은 대개 일상생활 및 작업과 연관되어 발생하기 때문에 이 방법만으로 회복을 기대하기는 어렵다. 국소코르티코스테로이드주사치료를 통해 일시적인 증상 호전을 기대할 수 있으며, 손목인대를 분할하여 정중신경에 대한 압박을 줄이는 수술을 시행하는 것이 효과적이다.

나. 전골간신경증후군

전골간신경증후군(anterior interosseous nerve syndrome)은 표재지굴근(flexor digitorum superficialis)과 원엎침근(pronator teres muscle)에 의해서 정중신경의 순수한 운동신경가지인 전골간신경이 압박되어 발생한다. 전골간신경증후군은 긴엄지손가락굽힘근(flexor pollicis longus), 깊은손가락굽힘근(flexor digitorum profundus), 그리고 네모엎침근(pronator quadratus)의 근위약으로 발현된다. 두 굽힘근의 근력저하로 인해 손가락으로 OK를 만들지 못하며(OK sign), 엄지와 검지의 끝을 이용해서 한장의 종이를 잡게 하면(pinch test) 종이를 놓치거나 혹은(놓치지 않기 위해서) 엄지와 검지의 끝마디를 앞으로 내미는 형태를 보이게 된다.

다. 척골신경병증

척골신경병증(ulnar neuropathy) 또는 척골신경마비(ulnar nerve palsy)는 손목굴증후군 다음으로 흔하게 접할 수 있는 단일신경병증으로, 손목, 팔꿈치, 그리고 위팔의 부위에서 척골신경이 국소압박되거나 외상에 의해서 발생한다. 팔꿈치의 팔꿉굴(cubital tunnel)에서 발생하는 척골신경마비의 경우 팔꿉굴증후군(cubital tunnel syndrome)이라고도 한다. 밖굽이팔꿈치변형(cubitus valgus deformity)으로 뒤늦게 척골신경마비가 나타나는 경우 tardy ulnar neuropathy라고 한다.

임상증상은 새끼손가락과 반지손가락의 감각소실과 함께 척골신경지배근육의 운동마비증상으로 나타난다. 엄지와 검지로 종이를 잡게했을 때 엄지모음근(adductor pollicis)과 첫번째등쪽골간근(first dorsal interosseous muscle)의 마비로 종이를 제대로 잡지 못하게 되며(Froment 징후), 긴엄지굽힘근(flexor pollicis longus)이 보상적으로 작용한다. 또한, 새끼손가락의 모음(adduction)이 약해져서 주머니에 손을 넣을 때 손가락이 걸리는 현상(Wartenberg 징후)이 관찰되기도 한다. 척골신경마비가 진행되면 갈퀴손(claw hand)을 볼 수 있다.

척골신경마비는 손상된 신경위 부위를 확인하는 과정이 필요하다. 특히, 감각증상이 뚜렷하지 않은 경우 C8-T1신경뿌리병, 팔신경얼기병, 그리고 운동신경세포병으로 오인되기도 한다. 손바닥 감각소실과 손내재근의 근위약이 있지만 손등쪽의 감각소실은 없는 경우는 손목부위 즉, Guyon 통로에서 척골신경이 압박되었을 가능성을 시사한다. 새끼손가락을 벌렸을 때 새끼두덩(hypothenar eminence)의 피부에 주름이 생기는 경우(palmaris brevis sign), 손목부위에서 척골신경의 superficial branch가 손상되었음을 시사한다. 한편, 안쪽손(medial hand)의 손등과 등쪽 손가락의 감각이 저하된 경우 손목부위로부터 5~10cm 근위부에서 분지하는 dorsal ulnar cutaneous branch가 손상되었음을 시사하는 것으로 팔꿈치부위에서 척골신경이 손상되었음을 시사한다. 하지만, 손목위 아래팔 안쪽의 감각이 저하되어 있는 경우는 내측끈(medial cord)이 손상된 팔신경얼기병의 가능성이 크다.

척골신경마비의 진단은 임상소견과 신경학적검사가 중요하며, 신경전도검사를 통해서 확진이 가능하다. 하지만, 드물게 위음성(척골신경이 안쪽위관절융기 medial epicondyle 바깥으로 벗어나있는 경우) 가능성이 있으므로 필요시 신경초음파 검사를 통해 척골신경 손상(단면적의 증가 등)을 확인함으로써 진단적 민감도를 향상시킬 수 있다. 근전도검사는 척골신경마비의 활성도 및 만성화 정도를 평가하고, 신경뿌리병과 같은 오인될 수 있는 병을 배제하기 위해서 필요하다. 치료는 척골신경에 대한 압박을 줄이는 수술을 시행함으로써 척골신경의 추가적인 손상과 마비의 진행을 억제할 수 있다. 만약, 척골신경마비가 경부신경뿌리병과 함께 동반되어 있다면, 신경뿌리병에 대한 치료도 병행한다.

라. 요골신경병증

요골신경병증(radial neuropathy) 또는 요골신경마비(radial nerve palsy)는 요골신경 주행경로에서 신경이 압박되어 증상이 발생된다. 깊은 잠을 자는 도중에 요골신경이 압박되거나 골절에 의해 발생하며, 주로 위팔뼈에 위치한 요골신경구(radial groove)에서 눌리는 경우가 많다. 손목처짐(wrist drop)과 손가락처짐(figner drop)이 발생하여 손목과 손가락을 제대로 펴지 못하게 되며, 손등 요골부 감각저하가 동반된다. 임상적 소견, 신체검사 및 전기진단검사를 통해서 진단하며, EMG를 통해서 요골운동신경지배근육의 손상을 확인한다.

마. 종아리신경병증

종아리신경병증(peroneal neuropathy) 또는 비골신경마비(peroneal nerve palsy)는 하지에서 가장 흔히 발생하는 단일신경병증으로, 종아리뼈(fibula) 상단에서 비골신경이 압박되거나 외상으로 발생한다. 오랫동안 쪼그려 앉거나 다리를 꼬고 있었던 경우, 또는 하지의 석고붕대 착용후 생길 수 있다. 온종아리신경(common peroneal nerve) 또는 그 분지인 깊은종아리신경(deep peroneal nerve)이 손상되면 발처짐(foot drop)이 나타난다. 온종아리신경이 손상된 경우는 얕은종아리신경(superficial peroneal nerve)의 손상으로 발목외번(foot eversion) 근력이 같이 저하되지만, 깊은종아리신경만 손상된 경우는 발목외번 근력은 정상 소견이다. 온종아리신경병증에서는 발등 및 종아리 바깥쪽의 감각저하가 동반되지만, 깊은종아리신경만 손상된 경우는 엄지발가락의 갈퀴막공간(web space)에 국한된 감각증상을 보인다.

발처짐은 L5신경뿌리병, 요천추신경얼기 및 궁둥신경병증에서도 나타나기 때문에, 신체검사 및 근전도 검사를 통해서 병변을 국소화해야 한다. 예를 들어, 발처짐과 함께, 발목내번(foot inversion)과 무릎굽힘(knee flexion)의 근력저하가 있거나, 발바닥의 감각저하가 동반된 경우, 또는 등, 엉덩이, 넓적다리 부위의 통증이 동반된 경우는 종아리신경병이 아닐 가능성이 높다.

바. 궁둥신경병증

궁둥신경병증(sciatic neuropathy) 또는 좌골신경마비(sciatic nerve palsy)는 하지에서 종아리신경병증 다음으로 흔하게 발생하는 단일신경병으로, 고관절의 골절 및 탈구나 수술후 발생하는 경우가 있고, 엉덩이 부위의 근육주사에 의한 궁둥신경의 직접손상 혹은 잦은 근육주사에 의한 근섬유화로 인한 압박, 엉덩이 내의 혈종 및 종양 등에 의해 발생하기도 하며, 오랫동안 딱딱한 침대에 노출되었을 때 생길 수도 있다. 종아리신경과 정강신경(경골신경 tibial nerve)으로 구성된 궁둥신경은 두 신경이 지배하는 근육의 근력저하 및 피부의 감각소실을 보일 수 있지만, 특히, 궁둥신경내 바깥쪽에 위치한 종아리신경분지가 정강신경분지에 비해 상대적으로 외상에 취약하기 때문에, 궁둥신경내 종아리신경분지의 손상인지 아니면 순수한 종아리신경 손상 때문인지를 감별하는 과정이 필요하다.

사. 기타 하지의 단일신경병증

가) 대퇴감각이상증

대퇴감각이상증(meralgia paresthetica)은 L2, L3 신경뿌리에서 유래한 외측대퇴피부신경(lateral femoral cutaneous nerve or lateral cutaneous nerve of the thigh)이 샅고랑인대(inguinal ligament)에 의해서 눌리게 되면서 넓적다리 앞쪽 측면부의 감각이상(먹먹함)을 초래되는 질환이다.

나) 정강신경병증

정강신경병증(tibial neuropathy)은 발목의 굽힘근지지띠(flexor retinaculum)에 의해서 눌리거나(발목굴증후군, tarsal tunnel syndrome), 드물게 무릎 뒤쪽의 낭종이나 신경절낭에 의해서 정강신경의 주행 경로에서 신경이 압박되어 발바닥 감각이상(주로 오래동안 서 있거나 걸은 뒤 통증과 작열감이 동반됨)이 초래된다.

다) 대퇴신경병증

대퇴신경병증(femoral neuropathy)은 당뇨 환자나 골반내 종양 혹은 혈종 등에 의해서 발생할 수 있으며 무릎펴기 근력이 저하되며 무릎반사가 저하된다.

(2) 뇌신경병증

뇌신경병증(cranial neuropathies) 또는 뇌신경마비(cranial nerve palsy)는 각 뇌신경의 번호를 사용해서 진단명을 쓰기도 한다. 즉, 삼차신경병증은 삼차신경마비 또는 5번 뇌신경마비로도 불린다. 눈돌림신경, 도르래신경, 갓돌림신경 및 청각전정신경 손상에 의한 뇌신경마비는 어지럼증 분야에서 다루어지므로 말초신경질환에서는 기술을 생략하며, 단독으로 손상되기 쉽지 않거나 임상적으로 매우 드문 미주신경병증, 척수부신경병증 및 혀밑신경병증은 기술하지 않기로 한다.

가. 삼차신경병증

삼차신경병증(trigeminal neuropathy)은 삼차신경의 단일 손상에 의해 발생하는 뇌신경마비로 외상이나 대상포진, 중이염과 같은 감염과 염증이 원인이 되며, 얼굴의 감각소실과 턱근육의 근위약으로 씹는 힘이 저하된다. 삼차신경병증에서는 감각이상증상이 근력저하증상에 비해 더욱 뚜렷한 경우가 많다. 질병이 만성화 되는 경우 삼차신경병통증(trigeminal neuropathic pain)으로 진행될 수 있는데, 삼차신경통(trigeminal neuralgia)과 달리 얼굴감각의 소실이 동반된다는 점에서 구별될 수 있다. 삼차신경통은 삼차신경의 신경뿌리 부위에서 발생한 딴곳활동선위(ectopic action potential)가 인접한 통증민감구심섬유(pain sensitive afferent nerve fibers)로 전달되어 통증이 유발되는 것으로 생각된다.

삼차신경병증은 눈깜빡반사검사(blink reflex study)를 통해서 신경손상여부를 객관적으로 확인할 수 있다. 병변쪽을 자극한 후 R1 및 양측 R2 반응이 지연되거나 소실되며, 반대쪽 자극 후 R1 및 양측 R2 반응이 정상이면 진단이 가능하다.

나. 얼굴신경병증

얼굴신경병증(facial neuropathy) 또는 얼굴신경마비(facial nerve palsy)는 얼굴신경의 완전 혹은 부분 마비로 입이 처지고 눈이 제대로 감기지 않게 된다. 얼굴신경마비는 주로 한쪽에서 발생하지만 드물게 양쪽에서 동시에 발병하는 경우도 있으며, 환자는 식사할 때 마비된 쪽으로 물이 새어 나오게 되어 인지하는 경우가 많다. 얼굴신경병증은 순수한 운동마비의 형태로 발현되는 경우가 대부분으로 벨마비(Bell's palsy)라고도 불린다. 드물게 귀 뒤쪽의 통증이 동반되기도 한다. 얼굴신경마비는 병터의 위치에 따라 서로 다른 신경학적 증상을 보일 수 있다. 즉, 마비된 쪽 혀의 앞쪽 2/3의 미각 소실(chorda tympani nerve), 청각과민(sound sensitivity, tympanic branch), 침분비장애 등이 발생할 수 있다. 대상포진바이러스에 의해서 무릎신경절(geniculate ganglion)이 침범되면, 외이도 부위의 수포(shingles rash)가 나타나고 얼굴마비와 함께 병변쪽 청각장애도 발생한다(Ramasy Hunt 증후군).

얼굴신경병증의 예후는 비교적 양호하지만, 불완전하게 회복되는 경우 얼굴연합운동(facial synkinesis) 혹은 반얼굴연축(hemifacial spasm)이 동반되기도 한다. 또한, 신경재생(nerve regeneration)과정에서 얼굴근을 지배하는 신경과 눈물샘(lacrimal gland)으로 투사되는 신경축삭이 서로 연결되는 경우 악어눈물(crocodile tear)을 보이기도 한다. 진단은 임상적인 특징, 신경학적검사 및 눈깜빡반사검사와 얼굴신경전도검사로 가능하다. 얼굴신경마비는 말초성 원인과 중추성 원인을 서로 구별해야 한다. 길랭-바레증후군, HIV감염, 사르코이드증, 라임병 등에서는 얼굴 양쪽에서 얼굴신경병증이 발생할 수도 있다.

(2) 다발뇌신경병증

다발뇌신경병증(multiple cranial neuropathies) 또는 다발뇌신경마비(multiple cranial nerve palsy)는 여러개의 뇌신경이 동시에 혹은 순차적으로 침범되는 경우이다. 대개 병터는 뇌줄기(brainstem) 안에 위치하거나 혹은 바깥이나 두개골 기저에 위치하며, 생명을 위협할 수 있는 기저질환에 의해 발생되는 경우가 많다. 환자가 단일뇌신경병증만으로 해석되지 않는 임상증상이나 징후를 보이는 경우, 신경학적검사를 자세히 검토하고 추적해야 한다.

2) 단일신경뿌리병

단일신경뿌리병(radiculopathy, nerve root disorder)은 하나의 신경뿌리가 손상되어 증상이 발생하는 경우이다. 척수 및 척수손상 분야에서 다루어지므로 자세한 기술은 생략한다.

해부학적으로 신경뿌리는 운동신경인 배뿌리(ventral root)와 감각신경인 등뿌리(dorsal root)로 구분되며, 경막낭(dural sac) 바깥에서 척수신경(spinal nerve)으로 합쳐진다. 각각의 신경뿌리는 특정 근육영역(근육분절 myotome)과 피부 영역(피부분절 dermatome)을 지배함으로써, 신경뿌리 손상시 해당 근육분절의 근력저하, 근위축 및 건반사 저하/소실이 나타나고, 피부분절을 따라 방사통이 동반된다. 신경뿌리병에 합당한 신경학적 소견인지 아닌 지를 감별하는 것은 중요한데, 운동신경세포병이나 척골신경병증등이 신경뿌리병의 형태로 나타나는 경우 오진될 가능성이 있다.

3) 신경얼기병

(1) 팔신경얼기

팔신경얼기(brachial plexus)는 C5신경뿌리부터 T1신경뿌리 사이에서 나온 신경이 서로 합쳐져 3개의 줄기-위줄기(upper trunk/C5-C6 신경뿌리), 중간줄기(middle trunk, C7), 아래줄기(lower trunk/C8-T1)-를 형성한다. 이들 3개의 줄기는 각각 다시 앞분지(anterior division)와 뒤분지(posterior division)으로 나뉜 뒤 다시 합쳐져 3개의 끈(cord)을 형성한다. 위줄기와 중간줄기의 앞분지가 합쳐져 외측끈(lateral cord)을, 아래줄기의 앞분지가 내측끈(medial cord)으로, 3개의 줄기에서 나온 뒤분지가 후방끈(posterior cord)으로 이어진다.

신경뿌리, 줄기 및 끈에서 분지된 말초신경은 상지와 몸통을 신경지배한다. 신경뿌리에서 직접 분지되는 말초신경으로는, C5 신경뿌리에서 분지되는 등쪽어깨신경(dorsal scapular nerve)과 C5~C7 신경뿌리에서 분지되는 긴가슴신경(long thoracic nerve), 그리고 T1에서 분지되는 갈비사이신경(intercostal nerve)이 있다. 위줄기에서 어깨위신경(suprascapular nerve)이 분지된다. 외측끈에서는 가쪽가슴근신경(lateral pectoral nerve)과 근육피부신경(musculocutaneous nerve)이 분지되며, 내측끈과 합쳐져 정중신경이 된다. 내측끈에서는 안쪽가슴근신경(medial pectoral nerve), 안쪽위팔피부신경(medial brachial cutaneous nerve)과 안쪽아래팔피부신경(medial antebrachial cutaneous nerve), 척골신경이 분지되며, 외측끈과 함께 정중신경을 형성한다. 후방끈에서는, 가슴등근신경(thoracodorsal nerve), 아래쪽 및 위쪽 어깨밑신경(lower and upper subscapular nerves), 겨드랑신경(axillary nerve)이 차례로 분지되며 요골신경(radial nerve)으로 끝난다.

(2) 팔신경얼기병

팔신경얼기병(brachial plexopathies)은 목과 겨드랑에 고정되어 있는 팔신경얼기가 당겨지거나 찢기고 압박을 받아서 손상되어 생기는 병이다. 신생아 출생 과정에서 팔신경얼기가 당겨져 손상될 수 있는데, 위줄기 손상에 의한 말초신경병증을 Erb마비라고 하고, 아래줄기가 손상된 경우를 Klumpke마비라고 한다.

팔신경얼기의 해부학적 위치와 구조때문에, 외상을 받는 경우주로 위줄기 마비를 보이는 경우가 많다. 무거운 가방을 어깨에 짊어진 뒤에 발생되는 배낭마비(backpak 마비)와 수술시 당김손상에 의한 수술후 마비등이 있다. 반면, 아래줄기 마비는 신경흉곽출구증(neurogenic thoracic outlet syndrome)이나 폐꼭대기(pulmonary apex)의 종양에 의해서 압박되는 팬코스트증후군(pancoast syndrome) 등이 있다.

신경통근위축증(neuralgic amyotrophy, Parsonage-Turner syndrome, 혹은 acute brachial plexitis)은 극심한 어깨 통증이 발생한 후 팔의 근위약과 근위축이 동반되는 질병이다. 원인이나 병리기전이 명확히 밝혀지지 않았지만 코르티코스테로이드 치료에 호전을 보이는 경우도 있어서, 자가면역반응에 의한 염증의 가능성이 있다고 생각된다.

(3) 허리엉치신경얼기

허리엉치신경얼기(lumbosacral plexus)는 해부학적으로 허리신경얼기(L1~L5)와 엉치신경얼기(S1~S5)로 구성되어 있다. 엉덩아랫배신경(iliohypogastric nerve)와 엉덩샅골신경(ilioinguinal nerve)는 L1신경뿌리에서 바로 분지되며, L1과 L2 신경뿌리가 합쳐져 음부넙다리신경(genitofemoral nerve)으로, L2~L3의 뒤분지는 가쪽넙다리피부신경(lateral femoral cutaneous nerve)으로, L2~L4의 뒤분지는 넙다리신경(femoral nerve)으로 이어진다. 반면, L2~L4의 앞분지는 폐쇄신경(obturator nerve)으로 이어진다.

L4~S3가 합쳐져서 궁둥신경을 구성하는데, 앞분지는 궁둥신경의 정강신경부분을, 뒤분지가 종아리신경부분을 구성한다. L4~S2의 뒤분지로부터 상볼기신경(superior gluteal nerve)과 하볼기신경(inferior gluteal nerve)가, S1~S3로부터 뒤쪽넙다리피부신경(posterior femoral cutaneous nerve)이, S2~S4로부터 음부신경(pudendal nerve)가 나온다. 각 말초신경이 지배하는 근육과 피부감각에 대한

자세한 기술은 생략한다.

(4) 허리엉치신경얼기병

허리엉치신경얼기병(lumbosacral plexopathies)은 외상에 의한 손상과 비외상 허리엉치신경얼기병으로 구분하며 원인과 손상 부위에 따라 치료방법과 예후가 다르다. 신경전도검사 및 근전도 검사는 진단 및 병터 국소화, 그리고 신경재생여부 등을 판단하는데 도움이 되지만, 상지와 달리 하지의 말초신경은 몸 깊은 곳에 위치하고 있기 때문에 전기진단검사를 시행하기 어려운 경우들이 많다. 따라서, 자세한 병력청취와 신체검사/신경학적검사가 중요하다. 비외상허리엉치신경얼기병으로 당뇨근위축증(diabetic amyotrophy) 및 방사선치료후허리엉치신경얼기병(radiation-induced lumbosacral plexopathy) 등이 있으며, 비교적 드물다.

6. 비대칭 말초신경병증

1) 다발단일신경병증

다발단일신경병(mononeuropathy multiplex, multifocal mononeuropathies)은 단일 신경이 비대칭적으로 다발성으로 손상되는 말초신경병증이다. 예를 들어 오른쪽 척골신경병증과 왼쪽 종아리신경마비가 동시에 발생한 경우이다. 다발단일신경병은 당뇨 혹은 혈관염신경병 등에서 관찰되며, 질병이 진행되면 다발신경병증과 유사한 형태의 좌우대칭성 말초신경병증으로 전환되기도 한다.

임상증상 및 신경전도검사에서 다발단일신경병이 진단되면 혈관염신경병의 유무를 확인하기 위해 신경생검을 고려한다. 혈관염신경병은 전신침범증상없이 비전신성 말초신경병증(nonsystemic vasculitic neuropathy)의 형태로 나타나는 경우도 있기 때문에, 원인이 뚜렷하지 않은 다발단일신경병증의 경우 당뇨와 결합조직병등 기저질환에 검토를 위한 혈액검사 및 신경생검 등을 시행한다. 결절다발동맥염(polyarteritis nodosa)은 만성B형간염과, Churg-Strauss증후군은 천식과관련이 있다. 류마티스관절염, 쇠그렌증후군, Wegener육아종증(Wegener's granulomatosis), 한랭글로불린혈증(cryglobulinemia), 진행전신피부경화증(progressive systemic scleroderma)등은 말초신경의 혈관침범과 허혈성 신경병증을 야기할 수 있다.

2) 다초점운동신경병

다초점운동신경병(multifocal motor neuropathy, MMN)은 감각신경의 침범없이 오랜 기간에 걸쳐 운동신경만 다발적으로 손상되는 질환이며, 신경전도검사에서 전도차단(conduction block)이 관찰되어 MMN-CB로도 불린다. 상지가 주로 침범되며 남자에서 흔하다. 약 1/3에서 항GM1항체 상승이 관찰되며, 면역글로불린정맥주사후 임상적으로 호전되며 면역매개말초신경병증의 아형으로 분류되기도 한다.

7. 대칭성 말초신경병증

대칭성 말초신경병증(symmetric peripheral neuropathies, diffuse neuropathies)은 좌우대칭적인 감

각 혹은 운동장애 증상을 보이는 다발말초신경병증으로, 건반사는 저하 혹은 소실을 보인다. 말초신경 원위부에서 먼저 시작하여 질병이 진행되면서 점차 근위부로 악화되는 패턴을 보이는 경우가 일반적이다. 당뇨대칭원위부다발신경병증(DSPN)이 대표적이며, 영양결핍/독성 다발신경병증이나 중환자다발신경병증도 대칭성 말초신경병증의 형태로 발현된다. 길랭-바레증후군(AIDP), CIDP 및 CMT병과 같은 유전말초신경병증이 포함된다.

1) 당뇨다발신경병증

당뇨는 다양한 형태의 말초신경병증(diabetic polyneuropathies)으로 나타날 수 있는데, 당뇨대칭원위부다발신경병증(diabetic symmetric distal polyneuropathy, DSPN)이 가장 흔하고, 이외 당뇨단일신경병증(diabetic mononeuropathy), 당뇨뇌신경마비(diabetic cranial nerve palsy), 당뇨근위축증(diabetic amyotrophy), 당뇨신경뿌리병(diabetic radiculopathy), 당뇨자율신경병증(diabetic autonomic neuropathy) 등으로 구분된다.

DSPN은 당뇨 유병기간이 긴 환자나 혈당조절이 잘 안되는 당뇨 환자에서 자주 관찰되며, 환자는 주로 양쪽 발과 원위 하지부의 대칭적인 저림증과 무딘 감각을 호소하며, 병이 진행하면서 양쪽 손에도 감각이상이 발생한다. 빌목반사는 소실되며 무릎반사는 감소되며, 원위부의 경미한 근위약과 근위축이 동반된다. DSPN의 감각증상은 혈당조절과 무관하게 통증이 악화되어 신경통증증후군(neuropathic pain syndrome)의 형태를 보이기도 한다.

2) 면역매개말초신경병증

면역매개말초신경병증(immune-mediated peripheral neruopathies)은 자가면역반응에 의해 발생하는 후천성말초신경병증으로, 면역치료에 의해 치료가 되거나 조절이 가능한 질환이다. 말초신경이 직접 침범되는 길랭-바레증후군 및 CIDP와, 신경 주변의 혈관이 침범되어 말초신경이 이차적으로 손상되는 혈관염말초신경병증로 구분된다. 급성(4주 미만)으로 증상이 발현되는 급성면역매개말초신경병증을 GBS와 GBS아형(GBS variants)으로 구분지으며, 만성(8주 이상) 면역매개말초신경병증을 CIDP 또는 CIDP아형(CIDP variants)으로 분류한다. 혈관염말초신경병증은 아급성(4주~8주)의 형태를 보이는 경우가 많다.

(1) 면역매개말초신경병증의 임상증상과 분류

가. 길랭-바레증후군

길랭-바레증후군(Guillain-Barre syndrome, GBS)은 급성 형태의 면역매개말초신경병증으로, 인구 10만명당 1명의 빈도로 발생하며 남녀의 차이는 없으며, 성인에서 발병율이 높다. 과거에는 CIDP와 상대적 개념으로 급성염증탈수초다발신경병증(acute inflammatory demyelinating polyneuropathy, AIDP)으로도 불렸다. 하지만, GBS의 발생기전이 말이집탈락/탈수초뿐만 아니라 축삭손상에 의해서도 발생되며, 항강글리오사이드항체 등 다양한 원인과 임상증상이 보고되면서 AIDP는 GBS의 하나의 아형으로 간주된다.

GBS는 캄필로박터제주니(campylobacter jejuni)에 의한 위장관염후 수주 이내 말초신경병증의 증상이 시작되는 경우가 많다. 상기도감염, 폐렴, 바이러스감염, 라임병 등의 감염성질환이 선행할 수 있다. 전형적인 형태의 GBS는 사지의 원위부 즉, 손과 발의 감각이상이 생기고, 이어서 비교적 빠르게 진행하는 양상의 대칭성 상행운동마비(progressive, symmetric, ascending motor paralysis)를 보인다. 운동마비는 증상발현후 1-3주 이내 점진적인 악화를 보이지만 심한 경우 수일 만에 nadir(maximal severity)에 이를 수도 있고, 얼굴마비와 눈근육마비를 비롯하여 삼킴장애(dysphagia), 발성장애(dysphonia)와 같은 뇌신경마비나 호흡곤란(dyspnea)이 동반되며, 혈압 및 맥박 변동과 같은 자율신경 증상이 동반될 수도 있다.

나. GBS아형

GBS는 병태생리에 따라 말초신경의 말이집탈락(탈수초)에 의해서 발생하는 AIDP, 말초신경의 축삭을 선택적으로 침범하는 급성운동축삭신경병(acute motor axonal neuropathy, AMAN), 급성운동감각축삭신경병(acute motor sensory axonal neuropathy, AMSAN)으로 구분한다. 축삭의 직접 혹은 간접 손상의 여부 및 정도는 GBS의 회복 및 예후와 관련된다.

GBS는 사지의 상행운동마비의 형태로 발현되지 않을 수 있다. 즉, PCB(pharyngeal-cervical- brachial) variant는 진행성 입인두(oropharyngeal)와 목팔(cervicobrachial)의 근위약 및 상지의 건반사 소실을 특징으로 한다. 밀러피셔증후군(Miller Fisher syndrome, FS)은 눈근육마비(ophthalmoplegia), 보행실조(ataxia), 심부건반사소실(areflexia)을 특징으로 하며 사지의 근위약은 동반되지 않는다. Bickerstaff뇌줄기뇌염(Bickerstaff's brainstem encephalitis, BBE)는 MFS에서 보이는 눈근육마비와 보행실조를 보이지만, 건반사항진(hyperreflexia)과 의식장애같은 중추신경계침범징후(central sign)를 동반한다. GBS variants에서 보일 수 있는 중추신경계침범징후는 자가항체가 척수내 억제사이신경세포(intramedullary inhibitory interneuron)나 뇌줄기의 그물체(reticular formation)에 대한 면역학적 공격(immune attack)함으로써 본래의 기능이 소실되기 되기 때문으로 생각된다. PCB variant, MFS, BBE등은 GBS의 일반적인 임상증상인 사지의 상행운동마비로 나타나지 않기 때문에, 뇌졸중(brainstem stroke)이나 중증근무력증, 보툴리누스중독 등으로 오인될 수도 있다.

다. 만성염증탈수초다발신경병

만성염증탈수초다발신경병(chronic inflammatory demyelinating polyneuropathy, CIDP)은 8주 이상 점차 진행하거나 혹은 완화와 재발을 반복하는 임상양상을 보이며, 발병율은 GBS에 비해 낮지만 만성 경과를 보이기 때문에 유병율은 오히려 더 높다. 대개 감각신경증상과 운동마비를 동반하지만, 드물게 감각증상만 있는 경우(sensory CIDP)도 있다. 급성으로 시작되는 CIDP(acute-onset CIDP)는 GBS와 감별이 필요하며, 반대로 재발하는 GBS의 경우는 CIDP의 재발로 오인될 가능성도 있다. CIDP와 GBS 모두 면역매개말초신경병증이지만, 두 질병의 치료방법과 기간은 서로 다르기 때문에 감별이 필요하다.

라. CIDP아형

만성면역매개말초신경병증은, 전형적CIDP, Lewis-Sumner syndrome 또는 MADSAM신경병증(multifocal acquired demyelinating sensory and motor neuropathy), DADS신경병증(distal acquired demyelinating sensory neuropathy) 또는 Anti-MAG neuropathy, 다초점운동신경병증 및 POEMS(polyneuropathy, organomegaly, endocrinopathy, monoclonal gammopathy, and skin changes)증후군으로 분류한다.

(2) 면역매개말초신경병증의 진단

가. 신경전도검사

GBS-AIDP 및 CIDP와 같이 말이집탈락에 의해서 발생하는 경우, a) 전도속도 감소, b) 종말잠복기의 연장(prolonged terminal latency), c) 전도차단, 4) CMAP의 시간분산(temporal dispersion)이 관찰된다. 반면, GBS-AMAN/AMSAN고 같이 축삭손상에 의해 발생하는 경우, CMAP과 SNAP (sensory nerve action potential) 진폭이 감소되지만, 전도속도 및 종말잠복기 등은 상대적으로 보존된다.

GBS의 전기생리적 변화는 임상증상보다 더 늦게 나타나는 경향이 있어서, 초기 GBS(early GBS)에서는 정상 혹은 정상에 가까운 신경전도검사 소견을 보일 수 있고, GBS 증상이 호전되어도 비정상 NCS 소견은 오랜기간 남아있을 수도 있다. 반면, CIDP는 증상발현시 말이집탈락에 의한 신경전도검사 이상소견이 뚜렷하게 확인된다. 즉, GBS는 증상의 변화를 신경전도검사에서 확인할 수 있지만, CIDP의 경우 증상과 전기생리의 변화는 시간적 불일치를 보이는 경우가 흔하다. 간혹 GBS-AIDP와 CIDP를 감별하기 어려울 때도 있으므로, 진단 및 예후예측시 주의가 필요하며, 신경전도검사 추적하는 것이 도움이 된다.

나. 혈액 및 뇌척수액 검사

가) 혈액학적검사

혈청내 강글리오사이드(ganglioside)에 대한 항체의 유무는 GBS 및 GBS아형을 진단하는데 매우 중요하다. GBS-AMAN에서는 GM1을 비롯하여 GM1b, GD1a와 GalNAc-GD1a등의 자가항체 (anti-ganglioside antibody)가 발견된다. MFS과 BBE를 비롯하여 눈근육마비를 보이는 경우 GQ1b에 대한 자가항체가 발견된다. 하지만, GBS-AIDP형과 CIDP등 말이집탈락으로 발생하는 면역매개말초신경병증에서는 아직까지 질병과 직접적으로 연관된 자가항체가 발견되지는 않았다. GBS가 의심되는 경우, 선행 감염질환을 밝히기 위해 캄필로박터제주니, 미코플라즈마, 거대세포바이러스, 엡스타인-바바이러스 등에 대한 혈액학적 검토를 시행한다.

나) 뇌척수액검사

GBS와 CIDP 환자의 대부분에서 뇌척수액(cerebrospinal fluid) 검사시, 염증세포수의 증가없이 단백질이 증가되는 알부민세포해리반응(albuminocytologic dissociation)이 확인된다. 이는 말초신경 근위부에 염증이 동반되었을 가능성을 시사한다. 다만, GBS의 발병 초기 또는 말초신경 원위부에 국한된 GBS에서는 뇌척수액검사에서 알부민세포해리반응이 관찰되지 않을 수 있다. 따라서, GBS가 의심되는 환자에서 1회의 신경전도검사 및 뇌척수액검사 결과가 GBS를 뒷받침하지 못하더라도 GBS 가능성을 조기에 배제해서는 안되며, 임상증상의 변화 추이를 계속 검토하며 신경전도검사 및 뇌척수액검사를 추가 검토해야 한다. 또한, 급성으로 악화되어 연수증상 및 호흡장애증상을 보이는 GBS의 임상경과를 고려할 때, 적절한 치료시기를 놓쳐서는 안된다. 한편, 알부민세포해리반응은 면역매개말초신경병증 이외 다른 질병에서도 관찰될 수 있다.

(2) 면역매개말초신경병증의 치료

가. 급성면역매개말초신경병증의 치료

고용량(2gm over 2~5days) 면역글로불린정맥주사(IVIg) 혹은 혈장분리교환술(plasmapheresis)이 모두 효과적인 치료법이다. 혈장분리교환술은 보통 5번에 걸쳐 격일제로 시행하며, 혈액내 병적자가항체(pathogenic autoantibodies)를 제거하는 효과가 있다. IVIg는 자가항체를 중화(neutralization)시키거나 자가항체에 의한 보체활성화(autoantibody-mediated complement activation)를 억제함으로써 질병을 호전시킨다. IVIg 투여후에 GBS 증상이 다시 악화되는 경우 IVIg의 반감기가 지난 뒤 다시 한번 투여하는 것은 효과적이나, 혈장분리교환술을 시행하는 것은 효과가 없다. 코르티코스테로이드 효과는 뚜렷하지 않거나 오히려 증상을 악화시킬 수 있는데, 이는 GBS의 회복단계에서 중요한 역할을 수행하는 큰포식세포(macrophage)가 오히려 코르티코스테로이드에 의해서 제거되기 때문이라고 생각된다.

GBS 증상이 심한 경우 호흡부전 및 심혈관계 자율신경부전 등이 발생할 수 있으며, 이로 인해 회복이 더디며 중환자실 입원기간이 늘어나게 되며 여러 내과적 합병증이 동반될 수 있다. 따라서, 호흡부전 등을 미리 예측하여 예방하거나 조기에 치료를 시작하는 것이 중요하다. 호흡부전이 일어날 가능성이 높은 상태로, a) 삼킴장애, 사레걸림, 발성장애 등의 심한연수증상이 있는 경우, b) 기침을 잘 못하거나 가레를 잘 뱉지 못하는 경우, 그리고 c) 역설호흡(paradoxical breathing)을 하는 경우 등이다. 하지만, 보다 객관적인 검사 방법으로는 spirometry를 이용해 폐활량(vital capacity)를 주기적으로 체크하는 것이다. d) 폐활량이 20mL/kg 이하로 감소되거나 기준치와 비교하여 50%이하로 급격하게 감소되는 경우,(환자의 호흡증상을 뒤늦게 반영하는) 동맥혈가스분석 결과를 기다리지 말고 바로 기관내삽관을 시행하거나 인공호흡을 고려해야 한다. 호흡보조치료가 늦어지는 경우 오히려 기관내삽관 유치기간이나 인공호흡치료 기간이 늘어날 가능성이 높기 때문이다. 호흡보조 치료후 2-3주가 지나도 관제거가 어려운 경우 기관절개술(tracheostomy)을 고려해야 한다. GBS에서 나타나는 자율신경부전에 의한 증상은 간과되기 쉬운데, 대부분 GBS가 급격히 악화되어가는 시기에 나타나며 근위약 증상이 심한 경우나 호흡부전이 동반된 경우 더 흔하다. 기립저혈압이 발생한 경우 약물투여보다는 수액공급을 통한 혈압유지가 도움이 되며, 고혈압은 뇌출혈 등을 유발할 수 있기 때문에 고혈압 지속되는 경우에 한해 반감기가 짧고 역가가 낮은 약물 투여를 고려해 볼 수 있다. 서맥과 빈맥이 나타날 수 있으며 때로 심장무수축(asystole)이 나타나는 경우는 임시박동조율기(temporary pacemaker)를 삽입한다.

나. 만성면역매개말초신경병증의 치료

코르티코스테로이드, IVIg 및 혈장분리교환술이 모두 효과적이며 CIDP의 1차 약제이다. GBS와 달리 코르티코스테로이드가 효과적이기 때문에 값비싼 IVIg나 시술 시간과 기간이 긴 혈장분리교환술보다 코르티코스테로이드가 CIDP등 만성면역매개말초신경병증의 치료에 먼저 사용되는 경우가 많다. IVIg 및 혈장분리교환술은, 스테로이드가 임상적 효과가 없다고 판단되거나, 스테로이드 사용중 CIDP 증상이 재발하는 경우, 그리고 스테로이드 부작용이 심한 경우에 고려한다. 일반적으로 코르티코스테로이드를 장기투여함으로써 만성경과를 보이는 CIDP를 치료하거나 조절한다. 하지만, 스테로이드 장기사용으로인한 부작용이 초래될 가능성이 있으므로 주의가 필요하다. 따라서, 스테로이드 의존도와 부작용을 줄이기 위해서 아자티오프린(azathioprine), 시클로스포린(cyclosporine), 메토트렉세이트(methotrexate) 및 시클로포스파미드(cyclophosphamide)와 같은 면역억제제를 병행 또는 단독 투여한다. 하지만, 이들 또한 약물로 인한 부작용 가능성이 있으므로 사용시 주의가 필요하며 부작용 발생 등에 대한 주기적인 평가가 필요하다.

3) 영양결핍다발신경병증

영양결핍다발신경병증(nutritional polyneuropathy)은 영양결핍(malnutrition)으로 인해 발생하는 말초신경병증을 의미한다. 주로 다발신경병증의 형태로 발현되며, 알콜중독, 식사장애, 고령, 임신등과 연관되며, 비타민등 영양소 흡수장애를 야기할 수 있는 질환(예: 염증성장질환, 위장질환 등)이나 의학적 상태(완전정맥영양 total parenteral nutrition, 작은창자절제 small bowel resection 등)에서 발생할 수 있다. 영양결핍다발신경병증의 빈도는 과거에 비해 많이 줄었지만, 비타민B_1(티아민), 비타민B_6(피리독신) 및 비타민B12(코발라민) 부족과 연관된 말초신경병증을 간혹 임상에서 찾아볼 수 있다.

(1) 티아민부족

티아민 부족(thiamine deficiency, vitamin B_1 deficiency)은 말초신경병증(각기, beriberi)을 야기할 수 있으며, 중추신경계의 베르니케뇌병증(Wernicke's encephalopathy)이나 코르사코프증후군(Korsakoff's syndrome)의 원인이 되기도 한다. 티아민은 약 3주까지는 체내 저장되며, 그 기간동안 충분한 티아민이 공급되지 못한 경우 증상이 발생된다. 티아민부족 말초신경병증은 양쪽 하지 원위부의 저림증과 감각소실이 발생하여, 하지 근위부와 상지의 감각이상으로 진행하며 운동마비가 동반되기도 한다. 눈근육마비(ophthalmoplegia)와 눈떨림(nystagmus)가 동반되기도 하는데, 이는 말초신경병증의 증상이라기보다는 베르니케병의 증상으로 간주된다. 베르니케뇌병증에서는 눈증상 이외 보행실조 및 의식장애가 동반된다. 신경전도검사에서 축삭손상에 의한 감각운동다발신경병증의 양상이 확인되며, 상지에 비해 하지에서 보다 뚜렷한 손상 소견이 확인된다.

(2) 코발라민부족

코발라민부족(cobalamin deficiency) 또는 비타민B_{12}부족(vitamin B_{12} deficiency)은, 말초신경계에서 다발신경병증을 야기하며, 중추신경계에서 아급성연합척수변성(subacute combined degeneration of spinal cord, SCD)을 야기한다. 비타민B_{12} 부족으로 인한 임상증상은 다발신경병증보다는 SCD로 인한 감각성 실조(sensory ataxia)의 보행장애로 나타나는 경우가 많다. 강직마비(spastic paralysis)나 혼동(confusion)이나 기억력저하 등이 동반될 수도 있다.

임상에서 자주 볼 수 있는 비타민B_{12}의 부족의 원인으로는, 악성빈혈(pernicious anemia)과 위절제(gastrectomy)와 같은 위장관수술(gastrointestinal surgery)후 비타민B_{12} 보충이 충분하지 않은 경우이다. SCD는 몸감각유발전위검사(somatosensory evoked potential)로 전기진단적 진단이 가능하며, 신경전도검사에서 원위부 말초신경을 주로 침범한 다발신경병을 확인할 수 있다. SCD는 척수MRI에서 뒤줄기(posterior column) 부위의 T2-고신호강도가 확인할 수 있다. 혈액검사에서, 혈청 비타민B_{12}, methylmalonic acid 및 homocysteine 수치를 확인해야 한다. 거대적혈모구빈혈(megaloblastic anemia)의 소견이 보이거나, 항내인자항체(anti-intrinsic factor antibody) 혹은 항위벽세포항체항체(anti-parietal cell antibody)가 확인되는 경우 진단에 도움이 된다. 경구 및 비경구 비타민B_{12} 보충을 통해 치료가 가능하다.

(3) 피리독신부족

피리독신부족(pyridoxine deficiency, vitamin B_6 deficiency)에 의한 말초신경병증은 isoniazid, phenelzine, hydralazine, penicillamine 등 비타민B_6길항제(vitamin B6 antagonist)를 복용하고 있는 경우에 흔히 볼 수 있으며, 장기간 혈액투석중이거나 만성 알코올중독 환자 등에서도 나타날 수 있다.

사지 원위부 특히, 양쪽 발에서 시작하여 양쪽 손으로 진행하는 양상의 이상감각증을 보이며, 운동마비는 동반되지 않는다.

신경전도검사에서 감각신경의 축삭손상으로 SNAP진폭이 감소하며, CMAP진폭과 전도속도는 보존된다. 혈액이나 소변내 비타민B_6 수치를 확인해야 한다. 비타민B_6길항제를 투여하는 경우 피리독신 보충요법을 통해 말초신경병증을 예방해야 한다. 하지만, 비타민B_6과다로 인해 말초신경병증이 야기될 수도 있음을 주지해야 한다.

4) 중환자다발신경병증

중환자다발신경병증(critical illness polyneuropathy)은 중환자실에 오랫동안 입원해 있는 환자(주로 심폐질환, 중증감염, 심한 외상, 기도내삽관/인공호흡을 필요로 하는 환자 등)에서 발견되는 말초신경병증으로, 운동신경 침범에 의한 사지마비 증상을 보이며, 감각장애, 뇌신경마비 및 자율신경마비 증상은 동반되지 않는다. 대개 중환자실 입원의 계기가 되었던 질병이 회복되었다고 판단됨에도 불구하고 특별한 원인없이 인공호흡기제거/관제거 등이 안되는 경우나 사지의 운동마비가 뒤늦게 발견되어 진단되는 경우가 흔하다.

신경전도검사 및 근전도검사에서 운동신경의 축삭손상에 의한 CMAP 진폭의 감소와 신경병성변화가 확인된다. 일반적으로 중증 질환이 회복되면서 말초신경병증도 같이 회복되는 경향을 보이지만, 상황에 따라 말초신경 손상의 정도가 심할 때는 후유장애로 남을 수도 있다. 중환자다발신경병증은 재활치료이외 뚜렷한 치료방법은 없으므로, 중환자실 입원기간이 길어질 것으로 예상되는 경우 말초신경병증이 발병할 가능성에 대해서 미리 예측하고 대비해야 한다.

5) 유전말초신경질환

유전말초신경질환(hereditary peripheral neuropathies)은 유전적 원인에 의해서 발생하는 말초신경병증을 의미하며, 임상증상과 침범된 말초신경의 패턴에 따라서 a) 유전운동감각신경병(hereditary motor and sensory neuropathy, HMSN), b) 원위부유전운동신경병(distal hereditary motor neuropathy, dHMN), 그리고 c) 유전감각신경병(hereditary sensory neuropathy, HSN)으로 분류한다. HMSN은 일반적으로 유전말초신경질환 중에서 비교적 흔한 질병을 위주로 간략히 살펴보기로 한다.

(1) 샤르코-마리-투스병

샤르코-마리-투스병(Charcot-Marie-Tooth disease, CMT병)은 운동신경과 감각신경을 모두 침범하는 HMSN은 양쪽 다리 원위부의 특징적인 근위축 소견(inverted champagne sign)으로 peroneal muscular atrophy으로도 불렸다. 하지만, 일반적으로 이 병을 처음 보고했던 사람들의 이름을 따서 CMT병이라고 한다. 과거에는 NCS 및 병리소견에 따라 말이집탈락이 뚜렷한 경우를 CMT1, 축삭변성이 뚜렷한 경우를 CMT2로 단순하게 분류하였지만, 현재는 CMT1~CMT6, CMTX, intermediate CMT로 분류한다. CMT는 대개 보통염색체우성유전양식을 보이지만, 열성유전의 형태를 보이는 경우도 있고, 새로운 원인 유전자가 지속적으로 발견되고 있다. CMT병 중에서 가장 흔한 형태인 CMT1A와 압박마비취약유전신경병(hereditary neuropathy with liability to pressure palsy, HNPP)에 대해서 살펴보기로 한다.

가. 1A형 샤르코-마리-투스병

CMT1A는 PMP22(peripheral myelin protein 22) 유전자의 중복변이(duplication mutation) 혹은 점돌연변이(point mutation)로 발생하며, 주로 10대 이전에 증상이 발생하며 양쪽 다리의 대칭적인 근위축과 감각소실이 나타나고, 점차 진행하면서 상지 원위부 근육과 감각소실이 동반된다. 보통염색체우성유전양식을 보이지만, 가족력없이 본인에서 처음으로 유전자변이가 발생하는 산발유전(sporadic inheritance)을 보이기도 한다. CMT1A는 매우 서서히 진행하기 때문에 증상 발현이후 수년~수십년 뒤에 진단되는 경우가 많다.

다리의 원위부 근위축으로 발꿈치보행장애(heel walking difficulty), 발내재근위축(intrinsic foot muscle atrophy), 망치발가락(hammer toe), 요족(pes cavus, high arch foot), 손내재근위축(intrinsic hand muscle atrophy) 등이 보이며, 심부건반사는 소실되거나 저하되어 있다. CMT1A에서는 감각신경의 저명한 손상이 확인되지만, 환자가 실제로 감각이상증상을 호소하는 경우는 상대적으로 드물다. CMT1A는 가족력, 임상증상 및 경과, 말이집탈락에 합당한 전기진단검사 소견, 그리고 유전자 검사를 통해서 진단이 가능하다. 신경생검에서 특징적인 onion-bulb formation이 확인되지만, 진단을 위한 신경생검은 필요없다.

나. 압박마비취약유전신경병

압박마비취약유전신경병(hereditary neuropathy with liability to pressure palsy, HNPP)은 CMT1A의 원인유전자이기도 한 PMP22 유전자의 결손변이(deletion mutation)로 PMP22 단백질 발현이 감소되어 생긴다. HNPP 환자는 짧고 경한 신경압박에 의해서 반복적인 초점단일신경병증(recurrent focal mononeuropathy)이나 신경얼기병이 발생되며, 심한 경우는 근위약이 고정되거나 근위축이 동반될 수 있지만, 대개는 자연적으로 회복되는 경우가 많다.

신경전도검사에서 압박되기 쉬운 말초신경(척골신경, 종아리신경 및 정중신경 등) 부위의 말이집탈락에 의한 감각운동신경병증이 확인된다. 하지만, 증상이 회복된 뒤에 시행한 신경전도검사에서는 정상소견을 보일 수 있다. 우리나라 남자 HNPP 환자의 경우 군대 훈련중 포착성 신경병증 또는 팔신경얼기병으로 인한 증상이 발생해서 유전적으로 진단되는 경우가 있다.

8. 운동신경세포병

운동신경세포병(motor neuron disease, MND)은 척수내의 운동신경세포(또는 앞뿔세포)가 선택적으로 사멸하면서 근위축이 동반되는 운동신경마비를 보이는 질환으로, 앞뿔세포병(anterior horn cell disease) 또는 운동신경원질환으로도 불린다. MND는 질병 발생이후 점진적으로 진행하는 신경퇴행성질환이다. 임상경과나 MND의 아형에 따라 초점성, 다초점성, 그리고 광범위성의 다양한 형태의 말초신경병의 형태를 보일 수 있다.

후천적으로 발생되는 경우로는 근육위축가쪽경화증(amyotrophic lateral sclerosis, ALS), 진행근위축증(progressive muscular atrophy, PMA), 진행연수마비(progressive bulbar palsy, PBP)와 원발가쪽경화증(primary lateral sclerosis, PLS)으로 크게 구분되며, 히라야마병(Hirayama disease)와 같은 양성국소근위축증(benign focal amyotrophy), 회질척수염후증후군(post-polio syndrome)도 MND에 포함될

수 있다. 유전적 원인에 의해 척수연수근위축증(spinobulbar muscular atrophy)/케네디병(Kennedy disease), 척수근위축증(spinal muscular atrophy, SMA) 등이 있다.

1) 후천성 운동신경세포병

후천성 운동신경세포병은 대부분 비대칭적 근위약 및 근위축을 보인다. 임상양상, 특히 하부 및 상부운동신경세포(lower and upper motor neuron, LMN & UMN)의 침범 여부에 따라 구분된다. 즉, ALS에서는 대뇌피질의 UMN과 뇌줄기 및 척수의 LMN이 모두 침범되어 퇴행적으로 사멸된다. PMA에서는 척수의 LMN이 침범되며, PBP에서는 뇌줄기의 LMN이 침범된다. 한편, PLS는 대뇌피질의 UMN이 선택적으로 침범되며 LMN침범은 없는 경우이다. 대부분의 후천성 운동신경세포병은 진행성 임상경과를 보이거나 ALS로 이행하는 경우가 많다. 하지만, 양성국소근위축증은 특정 척수분절(spinal segments)의 운동신경세포를 침범한 후 일정기간이 지난 뒤 질병의 진행이 멈춘다.

(1) 근육위축가쪽경화증

ALS는 MND중에서 가장 흔한 형태이며 발병율은 1년에 10만명당 약 1~2명 정도로 알려져 있다. 남성에서 더 많이 발병하며 50대 후반부터 발생빈도가 증가되는 양상을 보인다. 절반 이상의 ALS 환자는 증상 발현후 3년 이내 사망하는 것으로 알려져 있지만, 약 20%에서는 5~10년 이상 생존하기도 한다. ALS의 원인 및 병리기전은 아직까지 명확하게 밝혀지지는 않았지만, 다양한 원인(흥분독성, 산화독성, 유전성, 단백응집, 면역기전, 감염 등등)과 기전에 의한 상호복합적인 작용으로 발생하는 것으로 생각된다.

임상증상은 운동신경세포가 침범된 신경계 구간에 따라 달라지는데, limb-onset ALS은 사지의 근위약 및 근위축으로 시작하는 경우이며, bulbar-onset ALS은 연수증상으로 시작한다. Limb-onset ALS의 증상은 사지의 한구간에서 시작해서 전신으로 진행되며, LMN징후와 UMN징후가 나타난다. 한편, 위팔근위축양쪽마비(brachial amyotrophic diplegia, BAD)는 양쪽 상지의 근위축을 동반한 근위약과 LMN징후를 보이며, 진행연수마비(PBP)는 연수분절 침범에 국한된 임상증상을 보인다. 진행근위축증(PMA)는 사지의 LMN만 침범하고, 원발가쪽경화증(PLS)는 UMN만 침범한다. Bulbar-onset ALS나 PBP는 사지만 침범한 경우에 비해 예후가 좋지 않다.

ALS의 진단은 임상적인 소견과 NCS 및 EMG와 같은 전기진단검사 결과에 기반하며, 영상 및 병리 소견등이 보조적으로 이용될 수 있다. ALS는 1998년에 발표된 El Escorial ALS diagnostic criteria(EEC) 분류에 기초하지만, 최근에는 진단민감도(diagnostic sensitivity) 향상 및 임상시험(clinical trial) 등을 위해서 수정된 revised EEC(rEEC)나 Awaji 기준 등이 임상에서 이용되기도 한다. rEEC에 따라 ALS를 분류하면, 1) 임상확정(clinically definite), 2) 임상추정(clinically probable), 3) 임상추정-검사지지(clinically probable-laboratory supported), 4) 임상가능(clinically possible)로 구분된다.

ALS는 예후가 극히 불량한 것에 비해 뚜렷한 진단적 생물표지자(biomarker) 혹은 영상소견 등이 없고 임상적인 소견만으로 진단하며 또한 배제진단해야 한다. PBP처럼 연수증상만을 주로 보이거나 연수증상이 두드러진 ALS는, 거짓연수마비(pseudobulbar palsy)나 중증근무력증으로 오인될 수 있으며, 질병 초기의 limb-onset ALS는 척골신경마비나 단일신경뿌리병으로 오인되어 치료되는 경우도 있다. 반대로, 사지의 근위약과 UMN징후를 보이는 경부압박척수병증(cervical compressive myelopathy)가 ALS로 오인되는 경우도 있다. 따라서, 환자의 증상을 설명할 수 있는 다른 질병이 있는 지를 확인하는 과정(전기진단검사, 병리검사 혹은 신경영상검사 등)은 ALS를 진단하는 과정만큼 중요한 과정이라고 할 수 있다. UMN징후는 중추신경계의 네 분절(뇌줄기, 경부, 흉부 및 요천추부) 영역에서의 임상증상과 신경학적검사 소견에 기초하며, LMN징후는 임상소견과 함께 전기진단검사를 통해 추가 확인해야 한다.

사지가 침범된 ALS의 경우, 신경전도검사에서 감각신경손상없이 운동신경의 CMAP 진폭이 감소된다. MND/ALS 초기에는 정상소견일 수 있지만, 병이 진행하면서 추적검사시 CMAP 진폭은 감소하게 된다. 근전도검사는 ALS 진단에 필수적이며, ALS 초기에는 근섬유다발수축전위(fasciculation potential)만 확인되기도 하지만, 이후 양성예파(positive sharp wave)나 섬유자발전위(fibrillation potential)과 같은 활동성비정상자발전위(active abnormal spontaneous activities)/활동성탈신경전위(active denervation potentials)가 확인된다. MUAP분석시 기간이 늘어나고(long-duration)/진폭은 커지며(high-amplitude)/상이 증가(polyphasic) MUAP를 보이는 만성신경병성변화(chronic neurogenci pattern)를 확인할 수 있다. 근전도검사 소견은 일정하지 않고, 질병이 진행되면서 전기생리소견이 달라지고 다양해질 수 있음을 감안해야한다. 신경전도검사와 근전도검사는 MND의 진단뿐만 아니라, 운동신경의 손상의 정도 및 활성도를 확인할 수 있기 때문에, ALS의 신행속노 및 예후를 예측하는네 도움이 되기도 한다.

ALS는 뚜렷한 치료방법이 없는 진행성 신경퇴행성질환으로, 대증적 치료와 보존치료에 국한되는 경우가 많다. 사용 가능한 약물로는 릴루졸(riluzole)이 있지만 생존기간을 수개월 연장시키는 정도에 그친다. 연수증상이 있는 경우 음식물의 기도흡인을 예방하고 충분한 영양을 공급하기 위해서 피부경유내시경위창냄술(percutaneous endoscopic gastrostomy, PEG)을 시행할 수 있다. PEG는 주기적인 폐기능검사에서 폐활량이 정상예측치의 50% 이하로 감소되기 전에 시행하는 것이 좋다. 너무 늦게 시행되는 경우, 내시경적 시술이 불가하여 국소 혹은 전신마취하에 수술을 해야되는데, 이는 입원기간이 연장되고 감염에 노출될 가능성을 높이며, 호흡곤란이 악화될 가능성이 있다. ALS 환자는 질병 경과중 호흡곤란이 발생할 가능성이 상존한다. 따라서, ALS 진단 시점부터 주기적인 호흡기능을 평가하는 것이 중요하며, 적절한 시점부터 비침습적 인공환기(non-invasive positive pressure ventilation)를 시작해야 한다.

(2) 양성국소근위축증

양성국소근위축증(benign focal amyotrophy)은 상지 및 하지의 근위축을 동반한 근위약이 발생하여 일정기간 진행하다가 멈추며, ALS에 비해 양성 경과를 보이는 질환으로, 단일사지근위축증(monomelic amyotrophy) 또는 Hirayama병 등으로도 불린다. Hirayama병은 10~20대에 발병하여 상지에 국한된 운동신경질환을 의미하며, 더 늦은 나이에 하지를 침범하는 경우도 있어서 양성국소근위축증이 보다 포괄적인 진단명이라고 할 수 있다. 양성국소근위축증의 예후는 양호하지만, 이미 위축된 상지 혹은 하지의 근위축으로 인한 후유증상은 남게 된다.

(3) 회질척수염후증후군

회질척수염후증후군(post-polio syndrome)은 폴리오바이러스 감염에 의한 회질척수염(poliomyelitis)을 앓았던 환자의 일부에서, 15~30년 후 근육피로, 근육통과 함께 근위축이 나타나는 경우이다. 대개는 과거 척수염이 발생했던 신경분절과 당시 침범된 근육이 더 악화되나, 드물게 기존 회질척수염 증상이 뚜렷하지 않았던 곳에서도 나타날 수도 있다.

2) 유전운동신경세포병

유전운동신경세포병(hereditary MND)은 유전적 원인에 의한 MND로는 척수근위축증과 척수연수근위축증이 대표적이며, 후천성 MND 혹은 ALS와 달리 양측 대칭적인 운동신경마비증상을 보이는 경우가 많다.

(1) 척수연수근위축증

척수연수근위축증(spinobulbar muscular atrophy) 또는 케네디병(Kennedy disease)은 X-염색체에 위치한 안드로겐수용체(androgen receptor) 유전자의 돌연변이(CAG 삼핵산염기서열 반복확장)로 인해 발생한다. X-염색체연관 열성유전양식을 보이기 때문에 남자 환자에서 증상이 발현되며, 대개 30대 전후로 증상이 표현되지만 매우 서서히 진행되기 때문에 근신경계 증상 발현 후 십수년이 지난 뒤에 진단되는 경우가 흔하다. 사지의 근위축을 동반한 근위약, 근다발수축(fasciculation), 양쪽 손의 떨림(both hands tremor), 얼굴근육의 위약 및 단일수축(twitching), 혀의 근위축(tounge atrophy), 근다발수축, 삼킴장애 및 발성장애 등이 나타난다. 또한, 여성유방(gynecomastia), 발기부전/정자감소, 고환위축, 당뇨 등의 내분비계 증상이 동반된다. 감각증상은 없거나 경미하게 나타나며, 당뇨 등에 의한 이차적인 말초감각신경 손상의 가능성이 있다.

전기진단검사에서 ALS와 유사하게 탈신경전위와 신경병성변화가 확인되지만, ALS와 달리 대칭적이며 활동성자발전위의 비율은 낮고 곁신경재분포(collateral reinnervation)에 의한 만성신경성변화가 더 뚜렷하게 관찰된다. 케네디병은 유전자검사를 통해 쉽게 진단이 가능하지만, 이를 의심하지 못한 경우 단순히 양손 손떨림으로만 진단되거나 혹은 ALS로 오인되는 경우도 있다. 치료제 개발과 임상연구가 활발하게 진행중이나 근본적인 치료방법은 없으며, 대증치료 및 당뇨 등 동반질환 관리가 중요하다. 예후는 양호한 편이지만 삼킴장애로 인한 질식 및 흡인폐렴 가능성이 있으므로 주의가 필요하다.

참고문헌

1. 대한신경과학회. 신경학 2판. 서울: 범문에듀케이션, 2012.
2. 이광우. 신경과학. 서울: 범문사, 2005.
3. 석정임. 압박신경병증에서 초음파검사의 유용성. 대한신경과학회지. 2016.
4. Presston DC, Shapiro BE. Electromyography and Neuromuscular Disorders: Clinical-Electrophysiologic Correlations. Third edition. Elsevier Sounders. 2013.
5. Campbell WW. DeJong's the neurologic examination. 6th ed. Philadelphia: Lippincott Williams & Wilkins, 2005.

말초신경손상의 수술적 치료/미세수술의 기본

김광석

일반 학습목표

1. 안면마비의 원인을 이해하고 평가 및 진단을 할 수 있다.

구체적 학습목표

1. 안면신경의 해부학적 구조에 대해서 설명한다.
2. 안면마비의 원인에 대해서 설명하고 분류한다.
3. 안면마비의 임상소견, 평가 및 진단에 대해서 설명한다.
4. 안면마비의 치료에 대해서 설명한다.

1. 안면마비(Facial Paralysis)

안면마비는 선천성 또는 후천성의 원인으로 연령에 상관없이 발병하며 지배하는 안면표정근육들의 기능이 소실되어 다양하고 섬세한 안면표정이 불기능히게 되고 안면의 변형을 초래한다.

1) 해부학

(1) 안면신경

안면신경은 귓불(earlobe) 원위부의 심층에 위치하고 이하선(parotid gland)의 천부엽과 심부엽 사이를 통과하기 전에는 천층에 위치한다.

안면신경은 전두측두분지(frontotemporal branch), 관골분지(zygomatic branch), 협분지(buccal branch), 하악연분지(marginal mandibular branch)와 경분지(cervical branch)로 분지한다.

(2) 안면 표정근육

안면 표정근육은 마비되면 안면의 변형을 유발하므로 임상적으로 중요하며, 17쌍의 대칭된 근육과 1개의 구륜근으로 구성된다.

안면마비 환자에서 수술적 처치를 필요로 하는 근육은 전두근(frontalis muscle), 안륜근(orbicularis oculi muscle), 대관골근(zygomaticus major muscle), 상순거근(levator labii superioris muscle), 구륜근(orbicularis oris muscle)과 하순하제근(depressor labii inferioris muscle) 등이다.

2) 원인 및 분류

안면마비는 선천성 또는 후천성으로 발병한다.

(1) 선천성 안면마비

선천성 안면마비는 대다수가 태아의 발육 중에 천골융기(sacral prominence)의 자궁 내 압력이나 또는 출산 시 손상에 기인한다.

출생 1,000명당 2명의 빈도로 발생하고 뫼비우스증후군(Möbius syndrome, congenital oculofacial paralysis), 반안면왜소증(hemifacial microsomia) 등과 연관된다.

(2) 후천성 안면마비

후천성 안면마비는 Bell 마비, 두개강 내외의 종양, 사고 등이 원인이다.

Bell 마비는 대개 회복되지만 10% 정도에서는 후유증이 남는다.

3) 임상소견

(1) 일측성 마비

가. 전두부

마비된 측은 전두근의 마비로 이마 주름이 소실되며 눈썹하수(brow ptosis)가 발생하고 정상인 측은 전두근의 과도한 작용으로 이마의 주름이 심해지고 눈썹이 상방으로 이동하여 양측 눈썹의 높이 차이가 두드러진다.

나. 안와부

마비된 측은 안륜근의 마비로 토안(lagophthalmos)이 되고 안검거근(levator palpebrae superioris muscle)이 과도하게 작용하고 하안검의 안륜근이 마비되어 하안검이 하방으로 이동하므로 안검열(palpebral fissure)이 넓어진다.

마비된 측은 하안검이 외반되어 눈물점(lacrimal punctum)이 노출되고 협착되며 각막이 노출되어 건조하게 되므로 각막염이 발생하고 이로 인해 눈물이 반사적으로 과다하게 생성되어 누루(epiphora)가 심해진다.

마비된 측은 눈을 감을 때 완전히 감기지 않으면서 동공이 상방으로 이동하는 Bell 현상이 나타난다.

다. 협부

마비된 측의 협부는 하방으로 이동하므로 코입술주름(nasolabial fold)이 소실되고 협근의 마비로 파열음이 잘 나지 않으며 음식물이 마비측 협구(buccal sulcus)에 저장되는 경향이 있기 때문에 대부분의 환자는 정상인 측으로 저작한다.

라. 비부

마비된 측은 코벌렁임이 되지 않아 정상인 측과 대조된다.

마. 구순부

마비된 측은 구각부의 근력이 감소로 침을 흘리고 구순음을 내기 어려우며 비부와 인중이 정상인 측으로 이동한다.

(2) 양측성 마비

양측성 안면신경마비는 드물게 발생하며 침을 흘리고 무표정하기는 하지만 일측성 마비에 비해 외견상 문제가 적다.

4) 평가 및 진단

(1) 자세한 병력청취, 이학적 검사 및 전기진단검사(electrodiagnostic test)가 필요하다.

(2) 전기진단검사

목적은 신경손상의 위치와 범위를 판단하고 중추신경계와 말초신경계의 병변을 감별하며 예후를 판단하는 것이다.

안면신경이 절단되어도 약 72시간 동안은 전도성이 있기 때문에 대부분의 검사는 이 지연기(lag period)가 지난 이후에 유용하다.

가. 신경전도검사

운동신경을 자극하여 관련 근육이 수축하기까지 걸리는 시간을 측정한다.

신경손상의 정도와 신경섬유변성의 정도를 판단하는데 유용하다.

나. 근전도검사

외부로부터의 자극이 없는 상태에서 근육전위를 측정한다.

신경재분포(reinnervation) 정도를 평가하는 가장 예민한 방법이다.

다. 신경전도기록

말초신경의 전도성을 측정하고 해당 근육의 복합활동전위(compound action potential)을 기록한다.

신경의 기능장애 정도를 양적으로 측정하는데 유용하다.

5) 치료

수술하기 전에 환자와 충분히 상담하여 수술로서 안면 표정근육의 난해한 동작을 회복시키는 것은 불가능하다는 사실을 적절히 설명하고 이해시켜야 한다.

(1) 보존적 또는 비수술적 치료

안면마비 환자의 보존적 치료는 주로 눈에 적합하다.

불완전 마비나 신경손상 후 근육활동이 회복되는 경우 마사지 또는 전기적 자극과 같은 물리적 요법 등이 가능하다.

눈을 보호하고 눈의 윤활성을 유지하는 방법으로 안검테이프법(lid taping), 소프트 콘택트렌즈 착용, 측면보호용 안경 착용, 약한 눈의 강제 깜박임운동(forced blinking exercise), 안대 착용 및 일시적 검판봉합술(tarsorrhaphy), 인공눈물 또는 안연고 점안 등이 있다.

(2) 수술적 치료

환자와 충분한 상담을 통하여 요구 사항을 파악하고 각각의 마비된 부분을 개별적으로 치료한다.

가. 이마

이마거상술(brow lift)에는 눈썹 상부조직의 직접절제술(direct excision or direct brow lift), 두정절개에 의한 관혈적이마거상술(coronal brow lift with static suspension), 내시경적 이마거상술(endoscopic brow lift) 등이 있다.

나. 상안검

토안(lagophthalmos)을 교정하는 방법에는 외측검판봉합술(lateral tarsorrhaphy), 금판안검하중법(lid loading with gold prosthesis), 안검용수철법(palpebral spring), 측두근전이술(temporalis muscle transfer),

유리근이식술(free microneurovascular muscle transplantation) 등이 있다.

다. 하안검

안검외반을 교정하는 방법에는 정적현수법(static sling), 외안각 성형술(lateral canthoplasty), 수평안검단축술(horizontal lid shortening), 연골이식술(cartilage graft), 검판-결막(tarsoconjunctiva)의 쐐기형 절제술(wedge excision) 등이 있다.

라. 상구순 및 협부

미소의 재건이 주요 목표이다.

① 안면횡단신경이식술(cross-facial nerve graft)

마비된 측의 안면신경을 정상인 측의 안면신경에 연결하는 방법이다.

초기(6-12개월)의 안면신경마비를 교정하기 위해 시행하며 공여신경으로는 비복신경(sural nerve)이 흔히 사용된다.

② 유리근이식술

장기간 동안 지속된 안면신경마비를 교정하기 위한 방법이다.

공여근육으로는 박근(gracilis muscle)이 가장 흔히 사용되지만 소흉근(pectoralis minor muscle), 복직근(rectus abdominis muscle), 광배근(latissimus dorsi muscle), 단요측수근신근(extensor carpi radialis brevis muscle), 전거근(serratus anterior muscle), 대퇴직근(rectus femoris muscle), 무지외전근(abductor hallucis muscle) 등이 사용되기도 한다.

1단계(one-stage) 유리근이식술 :

유리근이식술과 동시에 유리근의 신경을 마비된 측 또는 정상인 측 안면신경 또는 마비된 측 교근신경(masseteric nerve), 설하신경(hypoglossal nerve), 부신경(accessory nerve) 등에 연결하는 방법이다.

2단계(two-stage) 유리근이식술 :

안면횡단신경이식술을 먼저 시행하고 축삭이 신경이식편을 통해 정상인 측으로부터 마비된 측으로 자라오도록 6-12개월을 기다린 후 유리근이식술을 시행하는 방법이다.

③ 국부근육전이술(regional muscle transfer)

측두근(temporalis muscle), 저작근(masseter muscle), 또는 측두근과 저작근을 동시에 전이하는 방법이다.

④ 정적현수법

정적현수법은 무표정한 상태에서 대칭이 되도록 하는 것이 목적이다.

표정을 지을 때에는 비대칭 상태가 된다.

근막, 건, 인공물질 등을 사용한다.

마. 하구순

하구순마비는 안면신경 하악연분지의 마비로 발생한다.

마비되는 근육은 주로 하순하제근이며 하구순을 하방, 외측 방향으로 움직이고 외반시키는 기능이 상실된다.

무표정한 상태에서는 눈에 띄지 않으나 표정을 지을 때에는 비대칭 상태가 된다.

교정을 위해 마비된 하구순을 생기 있게 하는 방법(신경전이술 등) 또는 정상인 측 하구순의 기능을 감소시키는 방법(근절제술, 보툴리눔 독소 주사 등) 등이 사용된다.

참고문헌

1. 표준성형외과학. 대한성형외과학회. 2판. 군자출판사, 2009.

근육 및 신경근이음부질환

남태승

일반 학습 목표

근육과 신경근이음부의 해부, 생리적 지식을 바탕으로 근육병과 신경근이음부질환의 원인과 병태생리를 이해하고, 임상양상 및 질병의 진단 과정을 이해할 수 있다.

구체적 학습 목표

1. 근육과 신경근이음부의 해부, 생리적인 기초 지식을 습득한다.
2. 근육병과 신경근이음부질환에서 보이는 임상증상과 징후를 설명할 수 있다.
3. 대표적인 근육 및 신경근이음부질환의 원인과 임상증상을 알 수 있다.
4. 근육병과 신경근이음부질환의 진단과 치료의 방법에 대해서 설명할 수 있다.

근육질환(muscle disease)

1. 골격근의 근수축

골격근은 다핵 근섬유(muscle fiber)/근세포(myocyte)로 구성되어 있으며, 사립체(mitochondria), 용해소체(lysosome) 등의 세포소기관이 있다. 근섬유는 외막인 근육속막(근초, sarcolemma)과 근세포질(sarcoplasm)로 구성되어 있고, 근세포질내에는 근원섬유(myofibril)가 있다. 근원섬유는 액틴(actin), 미오신(myosin) 등과 같은 근육잔섬유(myofilament) 단백질로 구성되어 있다.

근섬유는 모세혈관 및 신경과 함께 결합조직인 근내막(endomysium)에 의해 서로 분리되어 있다. 여러개의 근섬유들은 꾸러미 모양의 근다발(muscle fasciculus)을 형성하며, 이를 둘러싼 근육다발막(perimysium)에 의해 서로 분리된다. 여러 근다발이 합해져서 근외막(근육바깥막, epimysium)에 의해 둘러싸인 근육이 된다. 근외막은 건(tendon)으로 이어지게 된다.

근육속막, 가로세관(transverse tubule), 근세포질그물(sarcoplasmic reticulum)은 근섬유의 활동을 조절한다. 활동전위가 운동신경을 통해 운동신경종말(motor nerve terminal)로 전달되면, 화학시냅스인 신경근이음부(neuromuscular junction)를 거치고, 이후 근육속막위의 운동종말판(motor endplate)을 국소적으로 탈분극시킨다(종말판전위, endplate potential). 이후, 탈분극된 활동전위는 근육속막을 따라서 근섬유를 따라 전파되며, 근섬유를 가로지는 가로세관막을 따라 근세포질그물이 위치한 근섬유 내부까지 빠르게 퍼져나가게 된다. 즉, 가로세관막의 탈분극은 주변에 위치한 근세포질그물위의 전압작동칼슘통로(voltage-gated calcium ion channels)을 작동시켜 근세포질그물내에서 칼슘이온이(근세포질로) 방출하게 된다. 칼슘이(미오신이 액틴필라멘트에 부착될 부위를 덮고있는) 트로포미오신(tropomyosin)에 부착된 트로포닌(troponin) 단백질에 결합하면, 트로포닌의 구조변화(conformational change)가 생기게 되어서 액틴 위 트로포마이신이 이동하여 액틴필라멘트 위의 미오신결합부위(myosin binding sites)가 노출된다. 결국, 미오신머리(myosin head)는 액틴에 결합할 수 있게 되어서 연결다리(교차결합, cross-bridges)를 형성하게 된다. 미오신ATP가수분해효소(myosin ATPase)는 ATP를 빠른 속도로 분해하여 근수축에 필요한 에너지를 공급하고, 액틴은 각 미오신필라멘트 가운데 쪽으로 끌여당겨지게 되어 결과적으로 근섬유분절(근절, sarcomere)는 단축되면서 H zone과 I band는 좁아지게 되며, 최대근수축시에는 H zone은 사라지게 된다.

근육은 기능적 차이에 따라서 1형과 2형으로 분류한다. 근육세포의 다양한 활동을 유지하는데 필요한 화학적 에너지는 주로 탄수화물(혈중 포도당, 근육의 당원)과 지방산(혈중 유리 지방산, 에스터화된 지방산, 케톤체)의 대사를 통해 얻게 된다. 가장 쉽게 이용할 수 있는 에너지원은 당원(glycogen)으로 근세포내에서 합성 및 저장된다. 당원은 고강도의 운동 환경과 준최대 운동(submaximal exercise)의 시작기 동안 90% 이상의 에너지를 제공하지만, 운동이 지속되면 혈중 포도당과 유리 지방산이 근육 당원을 보충하게 된다. 휴식 상태에서 대부분의 에너지 요구는 지방산으로부터 공급된다.

2. 근육질환의 임상양상

근육질환은 근섬유의 구조 및 기능 이상을 초래할 수 있는 다양한 원인에 의해 발생하며, 근위약/근력저하의 임상증상으로 발현된다.

1) 근위약

근위약(muscle weakness)은 모든 근육질환의 공통적인 임상증상이다. 하지만, 근력저하는 근육병뿐만 아니라, 신경근이음부, 말초신경, 그리고 중추신경에 이르는 운동기능경로내의 다양한 기질적 원인에 의해서도 발생한다. 또한, 전신 피로감, 무력감, 우울증, 불안 및 약물 투여 등의 비기질적 원인은 근위약(감)을 야기할 수도 있다. 따라서, 근육질환에서 나타나는 근위약의 임상양상의 특징이 무엇인지를 알아야 한다. 예를 들어, 근육병에서는 좌우대칭 및 근위부 근위약을 보이며, 감각 및 정신상태는 정상이고, 아급성 혹은 만성 임상경과를 보이며 지속적인 근위약을 보이는 경우가 많다. 그러나, 좌우비대칭이거나 원위부를 주로 침범하는 근육병이 있으며, 주기마비(periodic paralysis)처럼 간헐적 근위약을 보이는 근육병도 있다. 따라서, 환자가 근위약을 호소하는 경우, 근육 및 신경근이음부질환을 의심하기에 앞서 자세한 병력청취 및 신체검사 등을 통해 비기질적 원인의 유무, 중추 및 말조신경의 손상 가능성 등을 배제하는 과정이 필요하다.

2) 근위축과 근육비대

근육질환은 근섬유의 직접 혹은 간접적인 침범과 손상으로 근위약이 초래되며 근위축(muscle atrophy)이 동반될 수 있다. 근위축은 후천근육병에 비해 유전근육병에서 자주 볼 수 있으며, 일반적으로 좌우대칭적 근위축을 보이며, 근위약 발생후 뒤늦게 나타나는 경우가 많다. 하지만, 근위축은 길랭바레증후군이나 운동신경세포병에서도 운동신경의 축삭손상에 의해 근위축이 동반될 수 있고, 뇌병변에 의해서 오랫동안 근육을 사용하지 못하는 경우(불사용위축, disuse atrophy)에도 관찰될 수 있다.

X-연관 근디스트로피에서 장딴지가 비대해지는 현상이 관찰되며, 선천근긴장증(myotonia congenita), 사르코이드증, 아밀로이드침착등에서도 근육비대(muscle hypertrophy)가 동반될 수 있다. 근육비대는 근육량 감소에 따른 지방대치로 비대해져 보이는 것으로, 실제 근력은 저하되어 있다(muscle pseudohypertrophy).

3) 근긴장증

근긴장증(myotonia)에서는 근육수축이후 이완(relaxation)이 지연되면서 근수축이 일정시간 비정상적으로 지속된다. 근긴장증이 특징적인 근긴장질환(myotonic disorders)은 대부분 유전자 돌연변이에 의해서 발생하며, 근디스트로피의 유무에 따라서 근긴장근디스트로피(myotonic dystrophy)와 비디스트로피근긴장증후군(nondystrophic myotonia syndrome)으로 분류된다. 근긴장증은 수의적인 근육운동 이후 잘 관찰되며(action myotonia), 근육을 고무망치로 가볍게 치면 잘 유발된다(percussion myotonia), 침근전도검사(needle electromyography, EMG)에서 특징적인 파형(waxing and waning pattern)과 소리(dive bomber sound)를 확인할 수 있다.

4) 근육통과 근육경련

일반적으로 운동을 심하게 한 경우 일시적인 근육의 통증(muscle pain, myalgia)과 근경련(muscle cramps)이 생리적으로 발생할 수 있다. 만약 가벼운 운동에도 근피로감(muscle fatigability)을 쉽게 느끼고 근육통 및 근경련이 발생한다면, 당원축적근육병(glycogen storage disease)이나 선천근긴장증(myotonia congenita)등 병적인 원인을 검토해야 한다. 근육통이 만성적이라면 섬유근통(fibromyalgia)이나 근막통증후군(myofascial pain syndrome)의 가능성도 있다. 근위약이 동반된 다발성 근육통과 적혈구침강속도 상승을 보이는 경우 류마티즘다발근통증(polymyalgia rheumatica)을 생각할 수 있다.

3. 가족력 및 유전방식

근육병의 가족력이 있는지의 여부는 유전근육병을 진단하거나 또는 원인을 밝혀가는 과정에서 중요하다. 보통염색체우성유전이거나 X-연관유전을 보이는 경우 유전근육병을 의심하기 어렵지 않지만, 간혹 근육병에 이환된 환자나 가족이 근위약을 병적으로 자각하지 못하거나 또는 부인(denial)하는 경우도 있다. 따라서, 유전근육병이 의심되는 경우 환자의 부모와 함께 친척들에 대한 병력 확인 및 신체검사가 필요하다. 보통염색체열성유전이나 산발유전(sporadic inheritance)에 의해 늦은 나이에 증상이 발생하는 경우는 유전근육병을 의심하기 쉽지 않을 수 있다. 유전방식에 따른 근육병의 예를 들면,

1) 상염색체 우성유전

1형 팔다리이음근디스트로피(limb girdle muscular dystrophies, LGMD type 1),

근긴장근디스트로피(myotonic muscular dystrophy)

얼굴어깨위팔근디스트로피(facioscapulohumeral muscular dystrophy, FSHD),

눈인두근디스트로피(oculopharyngeal muscular dystrophy, OPMD),

원위근디스트로피(distal myopathies)의 일부,

우성선천근긴장증(autosomal dominant myotonia congenita),

선천이상근긴장증(paramyotonia congenita),

가족성고칼륨 및 저칼륨주기마비(familial hyperkalemic or hypokalemic periodic paralysis), Anderson-Tawil 증후군 등.

2) 상염색체 열성유전

2형 LGMD(LGMD type 2),

선천근디스트로피(congenital muscular dystrophies, CMD),

원위근디스트로피(Nonaka myopathy, Miyoshi myopathy, and distal nebulin myopathy),

대사근육병(metabolic myopathies) 등.

3) X-염색체 의존성

X-연관근디스트로피(Duchenne/Becker 근디스트로피),

Emery-Dreifuss 근디스트로피 등.

4. 근육질환의 진단적 접근방법

임상증상이 근육병에 부합되는 경우, 질병의 경과(급성, 아급성 및 만성), 증상의 변동성 여부(지속적/고정적, 간헐적/변동적) 및 가족력 동반 여부 등을 확인한 뒤, 신체검사, 전기진단검사 및 혈액검사의 순서로 진행한다. 근육병이 의심되면 근생검 또는 유전자검사를 통해서 근육병을 확진한다.

1) 신체검사 및 신경학적 검사

객관적인 근위약의 정도를 파악하기 위해서 도수근력검사(manual muscle test)를 시행하며 좌우대칭 여부와 주요 침범부위(근위부 혹은 원위부)를 함께 평가한다. 또한, 근육량의 변화(근위축, 근육비대), 동반증상의 여부(삼킴장애, 폐활량감소, 심부정맥)등을 검토한다. 중추신경계 및 말초신경질환에 의한 근력저하를 배제하기 위해서 감각이상의 유무와 심부건반사에서 반사항진(hyperreflexia)/반사저하(hyporeflexia) 여부를 확인한다.

2) 전기진단검사

전기진단검사(electrodiagnostic test)는 근육병의 전기진단적 진단 및 근력저하의 다른 원인(특히, 말초신경질환)을 배제하기 위해서 반드시 필요하다.

(1) 신경전도검사

신경전도검사(nerve conduction study, NCS)는 근위약이 있을 때 근전도 검사에 앞서 기본적으로 시행하는 검사이다. 근육병에서 NCS 소견은 일반적으로 정상이지만, 근육병이 심하거나 근위축이 동반된 경우는, 복합근활동전위(compound muscle action potential, CMAP) 진폭이 저하된다.

(2) 침근전도검사

침근전도검사(needle electromyography, EMG)는 근육병을 진단하고 말초신경병증을 배제하는데 중요하며, 근육병의 질병활성도를 평가하는데 도움이 된다. 근육병은 운동단위활동전위(motor unit action potential, MUAP) 검사에서 작은 진폭 및 짧은 지속시간(short amplitude, short duration, SASD)의 MUAP를 보인다. 활동성(active) 혹은 진행성(progressive) 근육병의 경우, 근육병자발전위(spontaneous activity) 검사에서 양성예파(positive sharp wave)나 섬유전위(fibrillation potential)가 확인되는데, 이는 근막의 불안정성(sarcolemmal unstability)에 기인한다. 근긴장질환은 자발전위검사에서 waxing and waning pattern의 근긴장전위(myotonic discharge)가 확인된다.

(3) 반복신경자극검사

반복신경자극검사(repetitive nerve stimulation test, RNST)는 특정 신경을 반복적으로 자극한 후, (해당 신경의 지배를 받는) 근육의 반응을 확인하는 검사로, 중증근무력증 진단에 필수적인 검사이다. 또한, 비디스트로피근긴장증의 보조진단 및 아형(subtype) 분류를 위해서 활용되기도 한다.

3) 혈액학적 검사

(1) 혈청효소측정

혈청내의 근육질환 관련효소를 측정하는 것은 근육질환의 진단 및 임상경과의 추적관찰에 있어서 중요하다. 혈청 크레아틴키나아제(creatine kinase, CK)는 근육의 상태를 반영하는 가장 민감한 생물표지자(biomarker)로 진단 및 질병의 모니터링에 유용하다. 이외, 아스파르테이트아미노전이효소(aspartate aminotransferase, AST), 알라닌아미노전달효소(alanine transaminase, ALT), 젖산탈수소효소(lactate dehydrogenase, LDH), 알돌라아제(aldolase) 등도 근육병 진단에 도움이 된다. 다만, 이 효소들은 간(liver)에서도 기원하기 때문에 혈청 AST, ALT가 상승된 근육병 환자가 간질환(liver disease)으로 오인되기도 한다. 따라서, 근육병이 의심되거나 혹은 간질환의 가능성이 높지않다면 근육내 효소인 혈청 CK와 근육내 효소가 아닌 r-GTP(gamma glutamyl transpeptidase)를 평가한다.

혈청 CK는 근육병에서 일반적으로 상승(때로, 수십배에서 수백배까지도)되지만, 모든 근육병에서 CK가 높은 것은 아니며, 반대로 근육병이 아닌 경우에서도 CK는 상승될 수 있다. 따라서, 혈청 CK가 높다고 해서 바로 근육병으로 진단하거나, 정상 수치를 보인다고 해서 근육병을 배제해서는 안된다. 스테로이드근육병, 갑상선항진근육병, 봉입체근육염, 근긴장근디스트로피 및 눈인두근디스트로피 등의 일부 근디스트로피에서는 혈청 CK가 정상이거나 미약한 증가만 보인다. 또한 근위축축삭경화증/운동신경세포병, 길랭-바레증후군, 만성염증탈수초다발신경병, 회질척수염증후군 및 갑상선저하에 의한 말초신경병증에서 CK 상승을 보이기도 한다.

(2) 자가항체검사

염증근육병에서는 혈액내 자가항체가 발견되는 경우가 있으므로, 자가면역항체검사(Antinuclear antibody, ANA), 근육염 특이적 자가항체(myositis-specific antibodies) 혹은 근육염 관련 자가항체(myositis associated antibodies) 등의 유무를 확인하는 것은 염증근육병을 진단하거나 유전근육병을 배제하는데 도움이 되기도 한다.

(4) DNA 분석

과거에 임상양상, 가족력 및 근생검에 의존해서 유전근육병을 진단했다면, 최근에는 분자생물학적 검사를 통한 근육병의 진단 비율이 갈수록 높아져 가고 있다. DNA분석은 임상정보를 바탕으로 유전근육병을 특정하고 원인으로 추정되는 유전자를 타겟으로하여 직접 Sanger sequencing을 시행하여 유전변이(genetic mutation) 여부를 확인한다(target gene sequencing analysis). 그러나, 유전근육병이 의심됨에도 후보유전자를 특정하기 쉽지않은 경우도 있어서, 차세대 유전체 분석기술(next generation sequencing, NGS)을 통해 원인이 되는 유전변이를 찾기도 한다. NGS에는 단백질을 만들어내는 부분인 엑솜(exome) 전체를 분석하는 방법(whole exome sequencing, WES)과 유전체 전체를 읽어낼 수 있는 기술(whole genome sequencing, WGS)이 주로 이용된다. NGS는 짧은 시간내에 효율적으로 유전근육병을 진단하고, 가려진 후보유전자(candidate gene)중에서 원인유전자(causative gene)를 규명하는데 많은 도움이 되고 있다. 다만, 유전자검사는 과거에 비해 검사비용이 많이 줄어들었지만 여전히 고가이다. 그리고, 얻어진 대량의 DNA정보를 분석하는 과정은 전문성을 요하며, 원인유전자로 추정되는 유전자 및 변이가 근육병의 실제 원인인지를 밝혀내는 과정은 단순하지 않다.

(5) 근생검

근생검(muscle biopsy)은 근육을 체취하여 염색한 후 현미경을 통해서 병리소견을 확인하는 과정이며, 근육병을 확진하기 위해서 필요한 과정이다. 근생검은 주로 위팔두갈래근(biceps brachii muscle), 앞정강근(tibialis anterior muscle), 가쪽넓은근(vastus lateralis muscle)에서 시행한다.

근생검으로 검사대상자에게 통증과 출혈이 야기될 수 있으며, 의료진에게 근육병 진단에 필요한 충분한 병리 소견을 제공하지 못할 수도 있다. 따라서, 근생검을 시행하기 전에 이득과 위험을 충분히 고려해야 하며, 근생검전 도수근력검사와 EMG 또는 근육MRI를 시행하여 적절한 근육 체취 부위를 정할 필요가 있다. 또한, X-연관 근디스트로피, 근긴장근디스트로피, FSHD등 유전근육병은 유전자검사만으로 진단이 가능하기 때문에 근생검이 꼭 필요하지는 않다. 근생검은 다발근육염(polymyositis), 피부근염(dermatomyositis)과 같은 염증근육병이나, 염증근육병과 감별이 쉽지않은 경우, 그리고 유전자검사로 진단이 어려운 유전근육병 의심환자에서 주로 시행된다.

5. 근육병

근육병은 크게 유전근육병(inherited myopathies)과 후천근육병(acquired myopathies)로 구분한다. 유전근육병은 유전적 원인에 의해서 발생되는 근육병으로, 근디스트로피(muscular dystrophies), 비디스트로피근긴장 및 주기마비증후군(nondystrophic myotonia and periodic paralysis syndrome), 그리고 유전대사근육병(inherited metabolic myopathies) 등으로 분류한다. 후천근육병은 염증근육병(inflammatory myopathies), 내분비근육병, 그리고, 약물등에 의한 독성근병증으로 분류한다 **<표 1 참조>**.

1) 유전근육병

(1) 근디스트로피

가. 디스트로핀병

Duchenne 근디스트로피(Duchenne muscular dystrophy, DMD)와 Becker 근디스트로피(Becker muscular dystrophy, BMD)는 디스트로핀 유전자의 이상으로 디스트로핀(dystrophin) 단백이 소실되어 발생하는 디스트로핀병(dystrophinopathy)이다. DMD는 X-염색체 열성 유전으로 발생률은 출생 남아 3,500명당 1명이며, 디스트로핀 단백의 완전 소실이 원인이다. 임상증상은 대부분 5세 이전에 좌우 대칭적인 근위부 근위약이 시작되며, 하지에서 상지로 진행하는 양상을 보인다. 13세 이전에 혼자 걷기 힘들어져 휠체어에 의존하게 되며, 점차 진행하여 자리에 눕게되며, 호흡부전이나 심근병증으로 조기에 사망하게 된다. 반면, BMD는 디스트로핀단백의 부분 소실로 생기는 것으로, DMD에 비해 증상의 발현시기가 늦고 진행 속도가 느린 편이며 증상이 경미하여 16세 이후까지도 보행이 가능하기도 하며 목근육의 근력은 DMD에 비해 상대적으로 잘 유지되는 편이다. DMD처럼 장딴지근육의 가성비대와 심근병증이 동반된다.

디스트로핀병은 증상의 발현시기 및 양상, 유전 양식, 신체검사, 혈액학적 소견, 근전도 검사를 토대로 의심할 수 있다. 디스트로핀병 환자는 일어설 때 손으로 자신의 다리를 집고 일어서는 Gowers' sign을 보이며, 이러한 소견은 양측 대칭적인 근위부 근위약을 보이는 만성 근육병에서도 관찰된다. 근생검을 통한 면역조직화학염색(immunohistochemical staining) 또는 웨스턴블롯(western blot)을 통해서 디스트로핀단백의 소실 여부를 확인하기도 하지만, (근생검없이) 유전자 검사를 통해 디스트로핀 유전자의 변이여부를 확인함으로써 확정진단할 수 있다.

디스트로핀병은 근본적인 치료 방법은 없으며 증상완화에 의한 수명연장 혹은 삶의 질 개선을 목표로 한다. 약물투여 방법으로는 근력이 감소되기 전 스테로이드 투여하는 것이 유일하게 효과가 입증되었다. 하지만, 최근 DMD 환자를 대상으로 엑손 스키핑(exon skipping) 방법을 이용하여 디스트로핀 유전자 이상 부분 이후의 아미노산 서열을 회복시킴으로써, DMD의 디스트로핀 단백의 완전 소실을 부분 소실로 전환시켜 BMD에서 보이는 형태로 임상증상을 완화시키는 치료법이 임상연구중에 있다. 이외, 디스트로핀 유전자의 무의미돌연변이(nonsense mutation)에 의해 발생된 디스트로핀병인 경우는, 번역초과(read-through)를 통해 디스트로핀 단백 발현양을 늘리는 방법 등이 연구중에 있다.

나. 팔다리이음근디스트로피

팔다리이음근디스트로피(limb-girdle muscular dystrophies, LGMD)는 보통염색체유전에 의해서 발생하며, 주로 하지와 상지의 이음부(limb girdle)를 침범하여 근위부 근위약(proximal muscle weakness)과 근위축을 보이는 근디스트로피이다. 보통염색체우성소질(autosomal dominant trait)인 경우를 1형 LGMD로, 보통염색체열성소질(autosomal recessive trait)인 경우는 2형 LGMD로 분류한다.

다. 원위근디스트로피

Nonaka근육병 및 Miyoshi근육병과 같은 원위근디스트로피(distal muscular dystrophies)는 원위부의 근위약과 근위축이 두드러져, 사지골격근의 근위부 근위약 및 근위축을 보이는 LGMD, X-연관근디스트로피, 혹은 염증근육병 등 일반적인 근육병의 임상양상과는 구별된다. 원위근디스트로피는 말초신경병증으로 오인되는 경우가 있다.

원위근디스트로피는 신경전도검사(정상소견)를 통해 말초신경병증을 배제할 수 있고, EMG검사(근육병에 합당한 소견)를 통해 근육병 진단이 가능하다. Miyoshi원위근디스트로피는 dysferlin 유전자의 변이에 의해서 발생되는데, 이 유전자내의 변이는 근위부 근위약을 보이는 LGMD2B로 표현되기도 한다(phenotypic heterogeneity).

라. 선천근디스트로피

선천근디스트로피(congenital muscular dystrophies, CMD)는 대부분 보통염색체열성유전양식을 보이며, 출생시부터 근디스트로피의 증상이 발현되어 사지 근위부 및 체간 근육의 근위약과 구축을 동반한다.

마. 기타 근디스트로피

가) 근긴장근디스트로피

근긴장근디스트로피(myotonic dystrophy, dystrophia myotonica, DM)은 원인유전자에 따라 1형(DM1)과 2형(DM2)으로 구분되며 보통염색체우성유전양식을 보인다. DM1은 염색체 19q에 있는 DMPK유전자에서 CTG 반복확장(repeat expansion, 34회 이상)에 의해서 발생하며, DM2는 3번 염색체에 존재하는 ZFN9(zinc finger 9) 유전자의 CCTG 반복확장이 원인이다. DM1은 디스트로핀병 다음으로 발병율이 높고, 예후는 상대적으로 양호하기 때문에 유병율은 유전근육병 중에서 상대적으로 높은 편이다.

DM1은 발병연령 및 증상의 증등도에 따라 mild DM1, classic DM1, congenital DM1으로 분류한다. Mild DM1은 경도의 근긴장, 근육통/근경련과 백내장을 보이며 정상적인 수명을 보인다. Classic DM1은 근위축을 동반한 근위약과 저명한 근긴장을 보이며 다양한 장기의 침범 증상을 보인다. Congenital DM1은 출생시 저긴장영아(hypotonic infant)로 나타나며 CTG 반복이 1,000이상으로 확장구간이 매우 길며 삼킴장애 및 호흡장애로 발육부전을 야기하며 대략 25%의 환아는 조기 사망하기도 한다. DM1은 삼염기반복확장질환(trinucleotide repeat expansion disorders, TNR disorders)의 특징적인 소견인, 세대를 거듭할수록 질병의 중등도가 심해지고 발병연령이 낮아지는 현상(anticipation)을 보인다.

DM1은 골격근증상(근위약과 근긴장증)이외 비골격근전신증상(extra-skeletal systemic manifestations)이 동반되는 경우가 많기 때문에, 진단 및 치료시 이점을 감안해야 한다. 간략히 기술하면, a) 심장-90%이상의 DM1 환자에서 전도장애가 관찰되며, 드물게 심장박동조율기 치료가 필요한 경우도 있다. 또한, 심장근육을 침범하여 확장성 심근병증을 야기하기도 한다. b) 위장관-민무늬근육(smooth muscles) 침범에 의해 삼킴장애(dyaphagia), 변비/설사, 위장관 거짓막힘(intestinal pseudo-obstruction) 등이 동반된다. c) 눈-백내장은 대부분의 DM1 환자에서 관찰되며 비교적 이른 나이(30~40대)에 발병한다. d) 내분비-당뇨, 갑상선질환, 칼슘조절장애, 고환위축(testicular atrophy) 등이 발생한다. e) 피부-남자에서 조숙한 앞머리 탈모(frontal baldness)은 매우 흔하다. f) 인지기능 및 중추신경계-경도의 인지기능 저하 등이 동반되기도 한다.

DM1은 진행성 근긴장성 근육마비를 보이며, 특징적인 얼굴(hatchet face appearance)과 탈모, 타진근긴장증(percussion myotonia) 등이 있는 경우 의심해야 하며, EMG를 통해 근긴장방전이 확인되면 임상적으로 진단 가능하다. 유전자검사를 통해 CTG 반복확장이 확인되면 확진이 가능하며, 진단을 위한 근생검은 필요하지 않다.

나) 얼굴어깨위팔근디스트로피

얼굴어깨위팔근디스트로피(facioscapulohumeral muscular dystrophy, FSHD)는 4번 염색체 장완말

단부(4q35-qter)에서 3.3kb의 반복배열(D4Z4)의 결손{종렬반복 tandem repeat이 10개(35kb)미만, 정상인의 경우 10-100개(약 300kb 정도)의 종렬반복을 보임}으로 인해 발생하는 것으로 알려져 있다. FSHD는 보통염색체우성유전양식을 보이며, 근디스트로피중에서 디스트로핀병과 근긴장디스트로피에 이어 발병율이 높다.

임상적으로 얼굴마미, 어깨 및 위팔근육의 근위약을 보인다. FSHD는 일반적인 근육병의 임상양상과 달리, a) 좌우 비대칭적 근위약을 보이며, b) 날개어깨뼈(winged scapula)가 특징적이며, c) 하지 근위부 근력은 상대적으로 보존된다. 특징적인 임상양상, 유전방식, 근전도 검사 등을 토대로 FSHD를 어렵지 않게 의심할 수 있으며, DNA 검사를 통한 D4Z4 종렬반복 크기를 검사함으로써 확진할 수 있다.

다) 눈인두근디스트로피

눈인두근디스트로피(oculopharyngeal muscular dystrophy, OPMD)는 PABPN1유전자의 변이에 의해서 발생하며 보통염색체우성유전을 한다. 주로 40대 이후 눈꺼풀처짐, 외완근마비, 삼킴곤란이 발생하며, 진단은 특징적인 임상소견과 함께, 근생검(가장자리공포 rimmed vacuole 및 관상필라멘트 핵포함체 tubulofilamentous intranuclear inclusions)이나 유전자검사(PABPN1유전자의 GCG 삼염기의 8회 이상 비정상적인 연장)를 통해서 확진할 수 있다. OPMD는 임상증상이나 발병연령이 유사한 중증근무력증이나 사립체근육병인 만성진행외안근마비와 감별이 필요하다.

(2) 비디스트로피근긴장증 및 주기마비증후군

근섬유의 안정막전위와 활동전위는 근육속막에 위치한 각종 이온통로(ion channels)를 통한 이온의 흐름에 의해서 형성되며 조절된다. 비디스트로피근긴장증 및 주기마비증후군(nondystrophic myotonia and periodic paralysis syndrome)에서는, 골격근에 위치한 이온통로유전자(SCN4A, CLCN1, CACNA1S, KCNJ2 등)의 돌연변이에 의해 이온통로장애가 초래된다. 이는 근막흥분도(muscle membrane excitability)의 변화를 초래해서 과다흥분(hyperexcitability) 또는 과소흥분(hypoexcitability)를 야기하게 되며, 임상적으로 근긴장근경직(myotonic stiffness)와 간헐적근위약(episodic muscle weakness)으로 발현되며, 진행성 근위약, 고정적근위약(persistent muscle weakness), 근위축과 같은 근디스트로피 증상은 드물다. 이온통로병(ion channel disease) 혹은 골격근이온통로병증(skeletal muscle channelopathies)이라고도 불린다.

가. 비디스트로피근긴장증

비디스트로피근긴장증(nondystrophic myotonia, NDM)은 근긴장성 근경직, 근육통, 근경련 및 근피로가 동반되며 간헐적 근위약이 동반될 수 있다. 하지만, 근긴장근디스트로피와는 달리 진행성 근육마비나 근위축은 매우 드물며 전신침범증상이 동반되지 않는다.

NDM은 선천근긴장증(myotonia congenita), 선천이상근긴장증(paramyotonia congenita) 및 나트륨통로근긴장증(sodium channel myotonia)등으로 분류한다. 선천근긴장증은 골격근에 위치한 전압작동염소이온통로유전자(CLCN1)의 돌연변이에 의해 발병하며 보통염색체우성유전(Thomsen병) 또는 열성유전(Becker병)의 형태로 나타난다. 쉬고있던 근육을 갑자기 수의적으로 수축시킬 때 일시적인 근긴장과 함께 근육마비가 나타나지만(action myotonia and episodic transient muscle weakness), 반복적으로 움직이게 되면 이러한 증상은 호전된다(준비운동현상, warm-up phenomenon). 반면, 선천이상근긴장증은 골격근에 위치한 전압작동나트륨이온통로유전자(SCN4A)의 변이에 의해서 발생하며 보통염색체우성유전을 한다. 운동을 지속하거나 추위에 노출되었을 때 근긴장성경직이 악화(paradoxical myotonia, cold-induced myotonia)되는 양상을 보인다.

특징적인 NDM의 임상증상과 단기 및 장기운동검사(short and long exercise tests) 및 RNST를 통해 NDM을 의심하거나 NDM의 아형을 분류할 수 있으며, 이온통로유전자에 대한 유전자검사를 통해 확진이 가능하다.

나. 가족성 주기마비

가족성 주기마비(familial periodic paralysis)는 유전적인 원인에 의해 간헐적인 근위약을 보이며, 고칼륨주기마미(hyperkalemic PP, HEPP)와 저칼륨주기마비(hypokalemic PP, HOPP), Andersen-Tawil 증후군으로 분류한다. HEPP는 SCN4A 유전자의 변이에 의해서 발생하며, HOPP는 전압작동칼슘이온통로유전자(CACNA1S)에 의해서 발생되는 1형과 SCN4A 유전자변이에 의해서 발생되는 2형으로 분류된다. 즉, HOPP는 증상발현의 형태는 같지만 원인은 서로 다를 수 있다(genetic heterogeneity). 참고로, SCN4A내의 유전변이는 가족성 주기마비를 야기하기도 하지만, 선천이상근긴장증 및 나트륨통로근긴장증 등으로 발현되기도 한다(phenotypic heterogeneity). 주기마비는 갑상선항진증에서도 나타날 수 있다.

3) 유전대사근육병

유전대사근육병(inherited metabolic myopathies)은 근육 수축에 필요한 에너지 대사에 관여하는 효소의 유전자변이로 발생한다. 즉, 골격근의 기능 유지에 필요한 ATP 등의 적절한 에너지를 생성하지 못해 근육장애가 초래된다. 유전대사근육병은 운동에 의해서 간헐적인 근위약 등의 임상증상을 보이거나, 근디스트로피처럼 근위축을 동반한 고정적인 근위약으로 발현되기도 한다.

유전대사근육병을 진단하기 위해서는 근육 운동에 필요한 에너지인 ATP 생성과 관련한 주요 경로-당원대사(glycogen metabolism), 지질대사(lipid metabolism), 크레아틴인산축적(phosphocreatin store)를 이해하는 것이 도움이 된다. 당원축적근육병(glycogen storage myopathy), 지질대사에 의한 근육병(lipid storage myopathy), 사립체근육병(mitochondrial myopathy) 및 미오아데닐레이트탈아미노효소 결핍으로 분류한다.

(1) 당원축적근육병

가. 제2형 당원축적병

제2형 당원축적병(glycogen storage disease type II, GSD II, Pompe disease)는 40,000명당 1명이 발생하는 보통염색체열성유전양식을 보이는 대사근육병으로 Pompe병 혹은 acid maltase deficiency로도 알려져 있다. 용해소체내에서 당원을 분해하는 효소인 acid alpha glucosidase(acid maltase) 유전자(GAA)의 돌연변이로 인해 효소 결핍이 초래되면, 축적된 당원에 의해 비정상적으로 커진 용해소체가 근섬유의 정상적인 구조와 기능에 장애를 초래하거나, 또는 당원이 근섬유 및 주변조직에 누출되어 추가 손상을 야기한다.

GSD II는 증상의 발현시기와 중등도에 따라서 유아형과 성인형으로 구분할 수 있으며, 사지와 몸통의 진행성 골격근 위약을 보이며 호흡장애를 야기하여 사망에 이르게 된다. 골격근이나 백혈구를 이용한 효소활성도를 측정함으로써 진단하며, 거짓결핍(pseudo-deficiency) 소견이 있을 수 있으므로 GAA 유전자 분석을 통한 확진이 요구된다. 재조합효소를 이용한 효소보충요법으로 운동능력과 호흡기능을 개선시키거나 질병의 진행을 억제할 수 있다. 특히, 호흡장애로 인해 일상생활장애가 심해지거나 사망에 이르는 경우가 흔하기 때문에 GSD II 환자는 주기적인 폐기능검사가 필요하며, 폐기능 재활치료 및 인공환기치료등이 도움이 된다.

나. 제3형 당원축적병

제3형 당원축적병(glycogen storage disease type III, GSD III)은 AGL유전자변이로 인해 당원분해에 관여하는 가지제거효소(glycogen debranching enzyme)인 amylo-apha-1, 6-glucosidase, 4-alpha-glucanotransferase의 결핍이 초래되어, 골격근, 간, 심장 등 체내에 당원이 축적되어 증상이 발현되는 보통염색체열성유전질환으로, Forbes-Cori병(또는 Cori병)으로 알려져 있다. GSD III는 GSD II와 함께 고정적인 근위약을 보인다.

다. 제5형 당원축적병

제5형 당원축적병(glycogen storage disease type V, GSD V)은 McArdle병으로 잘 알려져있다. 근인산분해효소(myophosphorylase) 유전자(PYGM)변이로 근육이 필요한 에너지를 생성하지 못해서 발생하는 보통염색체열성유전질환이다. McArdle병은 운동에 의해 쉽게 피로함을 느끼며 운동못견딤, 근육통/근경련이 간헐적으로 발생하며, 미오글로빈뇨에 의한 소변색의 변화가 나타나고 심한 경우 급성 신부전이 초래되기도 한다. 주로 소년기나 사춘기에 진단되지만 뒤늦게 밝혀지기도 한다. 격한 운동의 초기에 증상이 발현되는데, 이 시기를 넘어서면 오히려 증상이 서서히 호전(second wind phenomenon)되기도 한다. 이것은 근육 운동에 필요한 에너지원이 혈중 포도당에서 자유지방산으로 변화되기 때문으로 이해된다.

McArdle병을 포함하여 대부분의 당원축적질환은 평소에는 별다른 증상이 없기 때문에, 증상을 유발시키는 검사(아래팔허혈운동부하검사, forearm ischemic exercise test)가 진단에 도움이 된다. McArdle병의 경우 운동부하유발검사에서 젖산이 증가되지 않은 패턴을 확인할 수 있는데, 이것은 당원에서 젖산이 생성되는 경로의 장애를 의미한다.

라. 제7형 당원축적병

제7형 당원축적병(glycogen storage disease type VII, GSD VII)은 PFKM 유전자변이에 의해서 인산과당활성효소(phophofructokinase)가 결핍되어 증상이 발현되는 보통염색체열성유전질환으로 Tauri병으로도 알려져 있다. 아래팔허혈운동부하검사에서 젖산증가 소견이 관찰되지 않는다.

(2) 지질축적근육병

지질축적근육병(lipid storage myopathies, LSM)은 유전변이로 인해 지질대사이상이 초래되어 골격근내 지질이 축적됨으로써 증상이 발현되는 질환으로, 때로는 약물치료로 증상을 개선시킬 수 있기 때문에 정확한 진단이 중요하다. 즉, 일차카르니틴결핍(primary carnitine deficiency, PCD)는 고용량의 L-carnitine 경구 투여로 뚜렷한 증상 개선 및 소실을 기대할 수 있으며, multiple acyl-coenzyme A dehyrogenase 결핍증의 경우 리보플라빈(riboflavin)이 효과적이기도 하다.

(3) 미오아데닐레이트탈아미노효소결핍

미오아데닐레이트탈아미노효소결핍(myoadenylate deaminase deficiency, MADD)은 서구인의 1-2%에서 나타나는(증상발현 비율은 낮음) 비교적 흔한 유전대사근육병이지만, 아시아인에서는 매우 드물다. 제1형 AMP탈아미노효소결핍(adenosine monophosphate deaminase deficiency type 1, AMPD I)으로도 불리며, 이 효소에 의해서 AMP는 IMP(inosine monophosphate)로 전환되면서 암모니아를 생성하게 된다. 따라서, MADD환자에서 아래팔허혈운동부하검사를 시행하면, 정상적인 젖산 상승이 확인되지만 암모니아는 상승되지 않는 것을 확인할 수 있다.

4) 사립체근육병

미토콘드리아는 진핵세포의 세포질내 존재하는 소기관으로, 핵내 염색체에 있는 핵DNA(nuclear DNA)와 구별되는 자신의 사립체DNA(mitohchondrial DNA, mtDNA)를 가지고 있으며 호흡 사슬의 마지막 산화과정을 담당하여 ATP를 만들어 에너지를 공급해주는 세포 내의 발전소 역할을 담당한다. 사립체근육병은 모성유전(maternal inheritance)의 경향이 있다. 즉, 난자의 세포질에는 200,000~300,000의 mtDNA가 있는데 반해 정자에는 사립체나 mtDNA가 없으므로, 후손에게 전달되는 mtDNA는 어머니를 통해 전달된 것이다. 따라서, 사립체근육병은 남녀 모두에서 발생하지만, 아버지가 사립체질환이 있어도 아버지의 mtDNA돌연변이(mtDNA mutations)가 자녀에게 전달되지는 않는다. 사립체질환이 산발적으로 발생하는 경우도 있다. mtDNA는 돌연변이를 수선할 수있는 복구기전이 거의 없기 때문에 핵DNA에 비해 돌연변이 발생율이 평균 10배이상 높다고 알려져 있다.

사립체근육병은 근육의 이상뿐만 아니라 다기관 침범에 따른 전신증상이 나타나기도 하며, 컨스-세이어증후군(Kearns-Sayre syndrome, KSS), 만성진행성외완근마비(chronic progressive external ophthalmoplegia, CPEO), 피어슨증후군(Pearson syndrome), 리증후군(Leigh syndrome), 멜라스증후군(mitochondrial encephalomyopathy, lactic acidosis, and stroke-like episodes, MELAS syndrome), 머프증후군(myoclonic epilepsy with ragged red fibers, MERRF syndrome), 사립체신경위장뇌근육병증(mitochondrial neurogastrointestinal encephalomyopathy, MNGIE), 사립체DNA결핍증후군(mitochondrial DNA depletion syndrome, MDS)등이 있다.

(1) KSS, CPEO, 피어슨증후군

KSS는 사립체단백질 형성과 산화인산화(oxidative phosphorylation)에 중요한 사립체DNA의 결손(deletion)으로 에너지 생성이 제한되어 증상이 발현된다. mtDNA 결손에 의해서 발생하는 사립체근육병으로는 KSS이외 CPEO, 그리고 피어슨증후군이 있고, 드물게 리증후군이 발생하기도 한다. KSS는 눈꺼풀처짐과 진행성외안근마비, 망막색소변성(retinitis pigmentosa), 심전도차단의 증상을 보이며, 보행실조, 청각장애, 신장질환, 인지기능장애, 당뇨 등의 전신증상이 동반된다.

CPEO는 눈꺼풀처짐과 외안근마비를 보여 안구형중증근무력증(ocular MG)과 감별이 필요하며, 드물지만 복시를 호소하는 경우도 있다. 이마근(frontalis muscle) 마비로 눈꺼풀처짐이 악화되거나 얼굴근육 침범으로 씹기 어려움이 생길 수 있고, 목과 어깨근육 등 사지의 근위약이 동반되기도 한다. 운동못견딤, 백내장, 청력장애, 말초신경병 등의 전신증상이 동반되지만 KSS에 비해 상대적으로 양성경과를 보인다. KSS와 CPEO가 20세 전후에 발병하는 것과는 달리, 피어슨증후군은 철적혈모구빈혈(sideroblastic anemia)과 외분비췌장기능이상(excrine pancreas dysfunction)을 특징적으로 하며 영아에서 치명적인 질병경과(fatal disease course)를 보인다. 하지만, 소아기(childhood)까지 생존하는 피어슨증후군에서는 KSS, CPEO와 유사한 안구증상이 관찰된다. 근생검에서 불균일적색근섬유(ragged red fiber)가 확인되며, 유전검사를 통해서 진단할 수 있다.

(2) 멜라스증후군과 머프증후군

멜라스증후군은 사립체DNA의 tRNALeu 유전자변이에 의해서 발생하며 모계유전을 따르는 유전성신경계질환으로, 사립체뇌근육병증(mitochondrial encephalomyopathy), 젖산산증(lactic acidosis) 및 뇌졸중유사에피소드(stroke-like episodes)로 발현된다. 초기증상은 전신강직간대발작, 재발성두통, 식욕부진 및 반복구토 등을 보일 수 있으며, 근육증상으로는 운동못견딤이나 근위부근위약 등이 발현되며, 감각신경난청이 흔히 동반된다.

머프증후군은 사립체 유전체의 tRNALys유전자의 돌연변이에 의해서 발생하며, 근간대경련, 전신뇌전증, 실조, 근위약, 치매 등의 증상이 발현된다. 대부분 소아기에 증상이 나타나며 청력소실, 작은키, 시신경위축, 심근병증, 월프-파킨슨-화이트증후군등의 증상이 동반된다. 근간대경련, 전신뇌전증, 실조 및 뇌생검에서 불균일적색근섬유(ragged red fibers)가 확인되면 임상적으로 진단된다.

2) 후천근육병

(1) 염증근육병

염증근육병(inflammatory myopathies)은 골격근 조직내 염증세포가 침윤되어 근위약이 발생하는 근육질환으로 결합조직병이 동반될 수 있다. 염증근육병은 산발포함체근염을 제외하면 치료가능한 경우가 많다. 근생검을 통한 근조직내 염증세포의 침윤여부를 확인한다. 하지만, 근디스트로피 환자의 근조직에서도 염증세포가 발견될 수 있으므로 염증세포 침윤이 있나는 이유만으로 염증근육병을 진단할 수는 없다. 코르티코스테로이드 또는 면역억제제 투여에도 임상적 호전이 없다면 염증근육병이 아니거나 유전근육병 등 다른 원인에 의한 근육병일 가능성을 염두에 두어야 한다. 감염염증근육병은 바이러스, 기생충 및 원충 등의 감염시 발생되는 근육병을 의미한다.

가. 특발염증근육병

특발염증근육병(idiopathic inflammatory myopathies)은 다발근염(polymyositis), 피부근염(dermatomyositis), 산발포함체근염(sporadic inclusion body myositis), 괴사근육염(necrotizing autoimmune myopathy) 및 기타로 분류된다. 산발포함체근염은 점진적으로 진행하는 양상의 국소적/좌우비대칭적인 근위약(대퇴사두근, 손가락 또는 손목굽힘근, 다리원위부 등)을 보이며, 좌우대칭적 근위부 근위약과 재발/완화의 양상을 특징으로하는 다발근염 및 피부근염과는 구별된다. 근육속막하부와 세포질내에서 테두리공포(rimmed vacuole)가 확인된다. 유전포함체근염(hereditary inclusion body myositis)은 산발포함체근염과 유사한 병리소견이지만, 대퇴사두근의 국소 침범소견없이 원위부 위주의 좌우대칭적인 근위약 및 근위축을 보인다. 유전포함체근염은 GNE유전자 변이에 의해서 발생하는 Nonaka원위근육병/distal myopathy with rimmed vacuole으로 생각된다.

나. 감염염증근육병

사람면역결핍바이러스(human immunodeficiency virus)나 사람T세포림프친화바이러스1형(human T-cell lymphotrophic virus)등은 감염염증근육병(infection-associated inflammatory myopathies)을 일

으킬 수 있으며, 다발근염과 유사한 임상양상으로 발현되며, 코르티코스테로이드 등의 면역치료에 효과가 있다. 하지만, 스테로이드는 오히려 기저질환이 악화될 가능성도 있으므로 치료시 주의가 필요하다. 또한, 항레트로바이러스제제인 지도부딘(zidovudine)이 근육병을 야기할 수 있다. 따라서, 지도부딘으로 치료중인 HIV환자에서 사지의 근위약이 발병했다면, 사람면역결핍바이러스에 의해서 발생한 감염염증근육병인지 지도부딘에 의한 독성근육병인지를 감별해야 한다.

(2) 내분비근육병

내분비근육병(endocrine myopathies)은 내분비기관(갑상선, 부갑상선, 부신등)에 발생한 질병에 의해 근육병이 초래되는 경우로 원인질환이 치료되면서 근위약도 같이 회복되는 경우가 많다.

가. 갑상선질환

가) 갑상선저하증근육병

갑상선저하증근육병(hypothyroid myopathy)은 갑상선호르몬의 저하로 인해 단백질의 합성 및 분해속도가 느려지고 해당작용(glycolysis) 등의 탄수화물대사의 장애가 초래되어 근육병이 발생할 것으로 생각된다. 근위부 근위약을 비롯하여, 근육통증/근경련, 운동못견딤 등이 발생하며, 신체검사에서 느린 건반사 및 근부종이 보일 수 있다.

나) 갑상선항진증에 의한 근육병

(가) 갑상선항진근육병

갑상선항진근육병(hyperthyroid myopathy/thyrotoxic myopathy)은 티록신(thyroxine, T4)이 과다생성되는 갑상선항진증에서 동반되는 근육병이다. 발생기전이 명확하지는 않지만, 골격근막 흥분도가 감소(sarcolemmal hypoexcitability)되거나, 분해대사(catabolism)가 항진되어 근위약과 근위축이 발생할 것으로 추정된다. 증상은 서서히 진행되는 사지 근위부 근위약, 근육통, 피로감 등이 있으며, 갑상선항진증에 대한 치료후 근육병 증상은 회복되는 경우가 많다. 하지만, 증상이 심한 경우 근위축이 동반될 수 있다.

(나) 갑상선독성눈병증

갑상선독성눈병증(thyrotoxic ophthalmopathy)은 주로 Graves병에서 발생되어 Graves눈병(Graves' ophthalmopathy)으로도 불린다. 대부분 양안에서 발생하며, 위눈꺼풀뒤당김(upper eyelid retraction)과 눈꺼풀지체(lid lag)가 발생하면서, 눈꺼풀처짐, 각막자극, 안구돌출(exopthalmos), 외안근마비가 동반된다.

(다) 갑상선독성주기마비

갑상선독성주기마비(thyrotoxic periodic paralysis)는 갑상선항진증에서 나타나는 간헐적인 근위약으로 저칼륨혈증이 동반된다. 증상은 유전변이에 의해서 발생하는 가족성저칼륨주기마비와 거의 유사하며, 하지에서 더 심하고 수시간 동안 지속되다가 저절로 회복되는 운동마비 양상을 보이고, 저칼륨혈증을 초래할 수 있는 상황(탄수화물섭취 및 운동후 휴식 등)에서 근력저하가 잘 유발된다. 갑상선독성주기마비는 동양의 남성에서 주로 발생하며, 칼슘이온통로(CACNA1S) 및 칼륨이온통로(KCNJ18) 유전자의 단일뉴클레오티드다형태(single nucleotide polymorphism)가 관련되어 있다는 보고가 있다.

나. 부갑상선질환

가) 부갑상선저하증

부갑상선저하증(hypoparathyroidism)은 저칼슘혈증은 신경과 근육의 과흥분을 유발하여 증상을 발생된다. 입과 손발의 저림증과 근경련, 손발의 근연축, 테타니(tetany)를 초래한다. 귀앞쪽에 위치한 얼굴신경을 손가락이나 망치로 가볍게 두드리면 얼굴근육이 경련(같은쪽 입술끝이 단일수축/twitching)을 일으키는 크보스테크징후(Chvostek's sign)를 관찰할 수 있다.

나) 부갑상선항진증

부갑상선항진증(hyperparathyroidism)은 부갑상선저하증과 반대로 고칼슘혈증에 의해 신경과 근육의 흥분성을 감소시켜 증상을 유발할 수 있다. 대부분의 고칼슘혈증에서 증상이 없는 경우가 많지만, 심한 경우 근위부 근위약과 피로를 보일수 있으며, 일부에서는 근위축을 동반한 근위약, 건반사항진 및 강직과 같은 소견이 있어서 운동신경원질환(motor neuron disease)와 유사한 증상을 보일 수도 있다.

다. 부신장애에 의한 근육병

가) 급성스테로이드근육병

급성스테로이드근육병(acute steroid myopathy)은 스테로이드 투여후 5~7일 이내에 급성으로 발생하며 전신마비, 호흡근마비로 나타난다. 대개 고용량의 메틸프레드니솔론 혹은 히드로코르티손의 정맥투여시 발생 위험율이 높지만, 급성스테로이드근육병의 발생빈도 자체는 매우 낮은 편이다. 메틸프레드니솔론은 중증의 사지마비 혹은 호흡마비 등이 동반된 자가면역성 염증성신경계질환에 3~5일간 정맥투여되는 약물중의 하나이다. 만약 메틸프레드니솔론 투여후에도 예상과 달리 환자의 근위약이 더욱 악화되어가는 상황이라면, 기저질환의 자연경과인지, 아니면 급성스테로이드근육병이 발병한 것인지를 감별해야 한다.

나) 만성스테로이드근육병

만성스테로이드근육병(chronic steroid myopathy)은 코르티코스테로이드의 장기사용 및 오남용과 관련되어 있으며, 상하지 근위부의 근위축을 동반한 근위약이 발병한다. 급성스테로이근육병과 달리 스테로이드 투여후 수주~수년후 발생한다. 만성스테로이드근육병은 대개 덱사메타손(dexamethasone), 베타메타손(betamethasone), 트리암시놀론(triamcinolone), 플루오로메톨론(fluorometholone)과 같은 불소화스테로이드(fluorinated steroids) 사용시 더 자주 발생하는 것으로 알려져 있다. 그러나, 프레드니손(prednisone)과 같은 비불소화스테로이드(non-fluorinated steroids)의 장기투여시에도 만성스테로이드근육병이 발생할 수 있다. 비불소화스테로이드로는 프레드니손외 히드로코르티손(hydrocortisone), 프레드니솔론(prednisolone), 메틸프레드니솔론(methylprednisolone) 등이 있다. 만성스테로이드근육병은, 근전도검사에서는 정상을 보이며, 근생검시 제2형근섬유의 선택적 위축(selective atrophy)이 관찰된다.

(3) 독성 근육병

독성 근육병(toxic myopathies)은 치료를 위해 투여된 약물이나 알코올 등의 독소(toxin)에 의해서 야기되는 근육병을 의미하며, 원인제거시 호전되거나 회복되는 경우가 많기 때문에 증상발현 초기에 독성근육병의 가능성을 의심하고 진단하여 조기에 원인을 제거하는 것이 예후에 중요하다. 독성 근육병은 유발약물에 따라 분류하거나 발생기전 및 침범기관에 따라 구분하기도 한다.

스타틴근육병(statin myopathy)은 콜레스테롤저하제인 스타틴(statin)에 의해 근육병이 야기되는 것으로, 스타틴 투여 환자의 0.1~1.0%에서 근위약이 발생하는 것으로 알려져 있다. 임상증상은, 무증상고CK혈증(asymptomatic hyperCKemia) 혹은 근육통이 동반되지만, 심한 경우 횡문근융해(rhabdomyolysis)이 발생한다.

사립체근육병-HIV감염의 치료제인 지도부딘(zidovudine)과 만성B형간염 치료제인 클레부딘(clevudine)등 항바이러스제 투여후 발생된다. 이는 치료제에 의해서 바이러스의 복제뿐만아니라 사립체의 복제도 함께 억제되면서 근육병이 발생하는 것으로 알려져 있다. 근위부 근위약 및 근통증과 피로감이 유발되며, 근생검시 사립체의 이상을 시사하는 불균일적색근섬유가 확인되며 유발 약물이 제거된 후 임상적으로 호전된다.

항미세소관근육병-콜히친(colchicine)이나 빈크리스틴(vincristine) 등은 튜불린(tubulin)에 결합하여 미세소관중합(microtubule polymerization)을 억제하여 근육병을 야기한다.

클로로퀸(chloroquine), 아미오다론(amiodarone), D-페니실라민, 알파인터페론 등에 의해서 독성근육병이 야기되기도 한다.

신경근이음부질환

1. 정상 해부와 생리

신경근이음부(neuromuscular junction, NMJ)는, 아세틸콜린(acetylcholine)이라는 화학물질의 중개에 의해서, 운동신경세포로부터 근세포로의 전기적 신호가 전달되게하는 화학시냅스(chemical synapse)이다. 즉, 전기자극이 운동신경의 시냅스이전종말(presynaptic terminal)에 이르면 전압작동칼슘통로가 열려서 칼슘이 시냅스이전종말로 유입되고 시냅스소포(synaptic vesicles)로 부터 아세틸콜린이 시냅스틈새(synpatic cleft)로 방출된다. 이후 아세틸콜린은 확산되어 근섬유의 시냅스이후근막(postsynaptic muscle membrane) 위의 니코틴성아세틸콜린수용체(nicotinic acetylcholine receptor)에 결합하면, 수용체의 이온통로가 일정시간동안 열리고 나트륨이온이 근섬유안으로 빠르게 유입되면서 근섬유막의 국소적인 탈분극(종말판전위/endplate potential)을 야기한다. 이후 근섬유내에 저장되어 있던 칼슘이온이 방출되면 근섬유는 수축하게 된다. 이때, 종말판전위의 크기는 나트륨이온의 근섬유내 유입량, 아세틸콜린수용체에 결합한 아세틸콜린의 양, 방출된 아세틸콜린의 양 및 시냅스이전종말로의 칼슘유입양 등에 의해서 결정된다. 만약 종말판전위의 진폭이 역치를 넘게되면 활동전위가 생성되며 주변 근섬유세포막으로 전파되어 근육이 수축하게 된다.

운동신경내의 아세틸콜린은 활동전위에 의해 primary store에서 시냅스로 즉각 방출되며, 시냅스이전종말로 칼슘 유입량이 많을수록 더 많은 양이 방출된다. 아세틸콜린은 secondary store 및 tertiary store에 저장되어 있어서 primary store로 아세틸콜린을 수초 내에 지속적으로 재보급할 수 있다. 시냅스이후근막은 수많은 이음부주름(junctional fold)이 있어서 아세틸콜린이 결합할 수 있는 표면적을 넓힌다. 방출된 아세틸콜린은 아세틸콜린에스테르분해효소(acetylcholinesterase)에 의해 아세트산염(acetate)과 콜린(choline)으로 바로 분해됨으로써, 근섬유내로 지속적인 나트륨 유입을 방지하고, 분해된 콜린이 시냅스이전종말로 재흡수되어 아세틸콜린으로 재포장되는데 이용된다.

2. 신경근이음부질환

신경근이음부질환(neuromuscular junction disorders)은 임상적으로 변동과 기복을 보이는 근위약(fluctuating muscle weakness)과 피로 현상(fatigability phenomenon)을 특징으로 한다. 감각신경증상 및 중추신경계 침범증상이 없이 사지의 근력저하, 외안근마비, 및 연수증상 등 운동증상만을 보여 때로 근육병으로 오인되는 경우도 있다. 신경근이음부질환은, 면역매개성(immune-mediated), 독성(toxic) 혹은 대사성(metabolic), 그리고 선천근무력증후군(congenital myasthenic syndrome)으로 분류한다. 면역매개성 신경근이음부질환으로는 중증근무력증(myasthenia gravis, MG)과 Lambert-Eaton근무력증후군(Lambert- Eaton myasthenic syndrome, LEMS)이 대표적이고, 독성/대사성 원인으로는 보툴리누스중독(Botulism), 뱀독소, 유기인산염(살충제), 고마그네슘혈증등이 있다.

1) 중증근무력증

(1) 원인 및 발생기전

중증근무력증(myasthenia gravis, MG)은 시냅스이후근막에 위치한 니코틴성 아세틸콜린수용체(AChR)에 대한 항AChR항체(anti-AChR antibody)의 공격에 의한 자가면역반응으로 발생하는 신경근이음부질환이다. 드물게, 근육특이티로신키나아제(muscle-specific tyrosine kinase, MuSK) 항체에 의해서 발생되는 경우도 있다. 혈청에서 자가항체가 발견되지 않는 중증근무력증이 10% 정도이다.

중증근무력증에서도 시냅스이전신경종말에서의 아세틸콜린 방출은 정상적이다. 다만, 중증근무력증에서는 항AChR항체가 AChR에 결합함으로써 방출된 아세틸콜린이 AChR에 결합하지 못하거나, 보체(complement)의 공격으로 아세틸콜린과 결합할 수 있는 AChR와 시냅스이후이음부주름의 파괴되기 때문에 종말판전위의 진폭이 작아지게 된다. 따라서, 시냅스이전신경종말에서 아세틸콜린 방출량이 감소하는 상황에 놓이면 종말판전위는 탈분극에 요구되는 역치를 넘기지 못하게 되고 근육 수축에 필요한 활동전위가 생성되지 못하게 된다.

(2) 임상양상

중증근무력증의 발생빈도는 20~30대의 젊은 여성과 50~60대의 남성에서 높은데, 40세를 기준으로하여 그 이전에는 여성에서, 이후에는 남성에서 호발하는 경향성을 보인다. 중증근무력증은 효과적인 면역치료제와 신경계집중치료실(neurologic intensive care unit)의 도입으로 임상악화 또는 중증근무력증위기로 인한 사망률이 감소했다.

임상증상은 주로 병적근피로(pathologic muscle fatigue)나 기복을 보이는 근위약(fluctuating muscle weakness)으로 발현되며, 정신상태를 비롯하여 감각기능 및 자율신경기능 침범 증상은 동반하지 않는다. 근육활동의 정도에 따라 증상이 발현되거나 쉽게 피로를 느끼게 되며, 휴식후 증상이 호전되는 양상을 보인다. 아침에는 근위약 증상이 경미하다가 오후에 악화되는 일중변동(diurnal variation)의 경향이 있다. 근위약 증상으로 눈꺼풀처짐과 외안근마비에 의한 복시가 흔하며, 구음장애나 삼킴장애와 같은 연수증상, 그리고 사지 근위부 근위약을 보인다. 눈꺼풀처짐은 질병 초기에는 한쪽 혹은 비대칭적인 경우가 많지만, 점차 진행되면 양쪽 대칭성으로 관찰되기도 한다.

중증근무력증은 임상양상에 따라 안구형(ocular MG)과 전신형(generalized MG)로 분류(Osserman classification)한다. 눈증상은 중증근무력증 발현시 50%이상에서 관찰되며, 질병경과중 90%이상에서 보인다. 하지만, 안구형 중증근무력증으로 시작하여 1~2년 내에 전신형으로 전환되는 경우도 많다. 최근에는 MG환자의 임상적인 상태를 표준화하고 치료에 대한 정도를 보다 객관화하기 위해 MGFA(Myasthenia Gravis Foundation of America) 분류를 이용한다.

(3) 진단

환자가 근위약과 근피로현상이 반복적으로 기복을 호소하는 경우 중증근무력증을 의심해야 하며, 신체검사를 통해서 병적근피로를 소견을 확인하고, 전기진단검사 혹은 약물진단검사, 혈액면역학검사 등을 통해 진단한다.

가. 신체검사

중증근무력증의 임상적 특징인 병적근피로현상을 신체검사를 통해 확인할 수 있다. 눈꺼풀올림근(levator palpebrae superioris)의 근위약으로 눈꺼풀처짐이 발생한 경우, 하방주시 상태에서 정면을 주시하게 했을 때 눈꺼풀처짐이 있는 쪽의 위눈꺼풀이 떨리는 Cogan's lid twitch sign을 관찰할 수 있고, 수분간 지속적으로 상방주시를 시키면 눈꺼풀처짐이 나타나는 현상을 확인할 수 있다(Simpson test). 반면, 눈둘레근(orbicularis oculi)의 근위약이 있는 경우 마치 째려보는 듯한 peek sign을 관찰할 수 있다. 진료실에서 간단히 시행할 수 있는 방법으로 얼음찜질검사(ice pack test)가 있으며, 눈꺼풀처짐이 있는 눈꺼풀위로 2분 정도 차가운 찜찔을 한 후, 2mm 이상 호전이 되면 양성(positive test)으로 판단하며 감수성과 특이성이 높아 진단적 가치가 높다. 이는 근육을 차게하면 아세틸콜린에스테르분해효소의 활성도가 감소되어 시냅스이후근섬유막에서의 EPP가 향상되게 되는 원리를 이용한 것이다.

비음증(nasal speech)이나 불분명발음(slurred speech)이 의심되는 경우 환자에게 1부터 100까지 큰 소리로 세어보게할 수도 있다. 목근육이나 사지 근위부 근육의 위약이 동반된 경우는 반복적으로 해당 근육을 사용하도록 함으로써 중증근무력증을 의심할 수도 있다. 그리고, 호흡근의 약화가 의심되는 경우 폐활량검사를 시행하여 호흡근 침범 여부를 확인한다. 중증근무력증 환자에서의 호흡증상은 간과되기 쉽지만, 임상적으로 심각하고 위험할 수 있다.

나. 전기진단검사

반복신경자극검사(repetitive nerve stimulation test/Jolly test)는 중증근무력증의 진단에 필수적이며, 단일섬유근전도(single fiber electromyography)가 이용되기도 한다. 반복신경자극검사는 초당 2~5회의 저빈도로 운동신경을 자극(low rate stimulation)한 뒤, 해당 신경이 지배하는 근육의 복합근활동전위의 진폭의 변화를 확인하는 검사이다. 저빈도자극(low-rate stimulation)으로 첫 복합근활동전위 진폭에 비해서 10%이상 반응이 감소(decremental response)되면, 중증근무력증의 가능성이 매우 높다. 하지만, 운동신경원질환이나 근긴장근디스트로피 등에서도 감소반응이 보일 수 있으며(위양성), 일부 중증근무력증(특히, 안구형)이나 치료제를 복용중인 환자에서는 감소반응이 확인되지 않을 수 있다(위음성)

다. 약물진단검사

항콜린에스터테라아제를 이용한 약물진단검사는 신경근이음부에서 아세틸콜린의 작용시간을 증가시켜 일시적인 임상적 호전 여부를 관찰하는 것이다. 작용시간이 매우 짧은 에드로포니움(edrophonium)이 이용되었지만(에드로포니움검사), 현재는 생산중단된 상태이다. 네오스티그민(neostigmine)이나 피리도스티그민(pyridostigmine)을 대신 이용하기도 한다.

검사는 약물투여전 안구증상, 사지근력 및 폐활량 등을 미리 측정한 후, 약물주사후 15분 간격으로 근력의 호전 여부를 관찰한다. 무스카린성(muscarinic) 부작용과 콜린성(cholinergic) 부작용이 동반될 수 있으므로 검사시 주의가 필요하다. 특히 치명적인 서맥(bradycardia) 등이 발생할 수 있으므로 약물진단검사중 심전도를 비롯한 환자감시가 필요하다.

라. 혈액면역학적검사

동위원소면역측정법(radioimmunoassay)를 이용해 혈청내 항AChR항체 유무를 검토하는 것으로, 검사의 민감성은 전신형 중증근무력증에서 80~90%, 안구형에서 60% 전후이다. 항AChR항체는 중증근무력증 진단적 특이도는 매우 높지만, 항체 음성이 중증근무력증을 배제하지는 못한다. 항AChR항체의 역가와 중증근무력증의 중등도간 상관관계는 적다. 중증근무력증이 의심되지만 항AChR항체 음성이라면 항MuSK항체에 검사를 고려한다.

마. 기타 검사

중증근무력증 환자의 10~15%에서 흉선종(thymoma)이 동반되므로 흉부 컴퓨터단층촬영은 반드시 시행해야 한다. 흉선종은 40대 이후에서 동반 가능성이 높고, 20~30대에서는 흉선과다형성(thymic hyperplasia)의 빈도가 더 높다. 갑상선항진증이 동반될 수 있으므로 갑상선기능검사가 필요하다. 전신홍반루프스(systemic lupus erythematosus)등이 동반될 수 있으며 예후가 불량하므로 관련 혈액검사를 시행한다.

(4) 치료

가. 항콜린에스테라아제

항콜린에스테라아제(anticholinesterase inhibitor)는 증상이 상대적으로 경미한 중증근무력증(안구형, 임상적 완화상태 등)에 사용하며, 항콜린에스테라아제 요구량이 매우 높거나 적은양에도 부작용(무스카린 및 니코틴부작용)이 있는 환자에서는 코르티코스테로이드 등 면역요법이 병행되어야 한다.

나. 코르티코스테로이드

코르티코스테로이드(corticosteroids)는 자가면역반응을 줄이기 위해서 사용되며, 전신형 중증근무력증이나 항콜린에스테라아제 투여만으로 충분한 치료효과를 얻지 못한 경우에 사용된다. 약물 투여량과 투여방법은 의사마다 조금씩 다를 수 있지만, 스테로이드는 장기간 사용하는 경우가 많기 때문에 투약시 부작용 가능성을 염두에 두고 환자의 증상을 주기적으로 관찰하여 약물을 투여해야 한다. 하지만, 부작용 발생에 대한 우려때문에 코르티코스테로이드의 투여시기를 놓치거나 투여 후 너무 빠른 속도로 감량하거나 조기에 중단해버리는 경우, 오히려 중증근무력증이 악화될 수 있다.

다. 코르티코스테로이드외 면역억제제

아자티오프린(azathioprine)은 경구용코르티코스테로이드 투여 환자에서 치료효과 증대 및 스테로이드의 부작용을 줄이거나 용량 감소를 목적으로 병행하여 사용되는 경우가 많지만, 때로는 단독투여만으로도 효과가 있어서 면역억제제중에서 가장 흔히 사용되는 약물이다. 이외, 시클로스포린(cyclosporine), 마이코페놀레이트모페틸(myocophenolate mofetil) 및 시클로포스파미드(cyclophosphamide) 등이 같은 목적으로 이용된다.

라. 면역글로불린정맥주사 및 혈장분리교환술

면역글로불린정맥주사(intravenous immunoglobulin G, IVIg)와 혈장분리교환술(plasma exchange)은 급성으로 악화된 중증근무력증 환자나 호흡부전을 동반한 근무력증위기(myasthenic crisis) 환자에서 단기간내 임상적 호전을 목적으로 주로 사용되며, 흉선절제술(thymectomy)과 같은 큰 수술을 앞두고 치료하기도 한다. 혈장분리교환술은 혈장내 포함된 지기항체를 제거하는 것으로 한번에 2~3.5L씩 2주에 걸쳐 5~6회를 격일로 시행하며. IVIG는 항AChR항체의 작용을 방해하거나 항체생산을 조절함으로써 중화시키는 등의 기전으로 2g/kg을 2~5일에 걸쳐 투여하게 된다. IVIG는 혈장분리교환술에 비해 투여방법이 쉽고, 짧은 기간내 투여할 수 있으며, 1주일 내에 효과가 나타나기 시작하고 또한, 부작용이 덜하므로 임상에서는 혈장분리교환술에 비해 선호되는 경향이 있다. IVIG는 IgA 결핍환자에서 아나필락시스가 발생할 수 있기 때문에 약물 투여전 혈청 IgA 수치를 확인해야 한다.

마. 흉선절제

흉선절제는 전신형 중증근무력증에서 적절한 치료방법중의 하나로 받아들여지고 있지만, 흉선제거만으로 중증근무력증이 완전완화(complete remission)에 이르지는 않는다. 안구형은 일반적으로 예후가 좋기 때문에 중증근무력증 치료만을 위해서 흉선절제술을 시행하지는 않는다. 하지만, 흉선종이 동반되어 있다면 중증근무력증의 형태와 무관하게 종양제거를 목적으로 수술을 시행할 필요가 있다. 흉골경유흉선절제술(transsternal thymectomy)나 흉골상접근법(suprasternal approach)이 이용되었지만, 최근에는 비디오보조흉강경수술(video-assisted thoracoscopic surgery)이 선호된다. 다만, 흉선을 완전히 세서해야할 상황이라년 흉골경유섭근법이 더 효과적이다.

(5) 근무력증위기

근무력증위기(myasthenic crisis)는 근위약의 악화, 특히 호흡근의 약화로 인해 호흡부전이 발생한 상태로서, 기관내삽관이나 기계적환기가 요구되는 상황이다. 대개 중증근무력증 발현 후 1-2년 이내에 발생하는 경우가 많지만, 처음부터 근무력증위기의 형태로 발현되어 중증근무력증으로 진단되는 경우도 있다. 최근에는 다양한 면역치료제와 신경계집중치료실의 도입으로 근무력증위기의 발생율과 그로 인한 사망율이 줄어들었다.

근무력증위기가 발생했거나 혹은 근무력증위기로 이환될 가능성이 높은 상태로 예상되는 경우, 신경계중환자실 조기입원 및 치료가 필요하며, 기관내삽관이나 기계적환기 치료가 지연되어서는 안된다. 근무력증위기 치료시, 콜린에스테라아제를 중단하여 흡인폐렴을 방지해야 하며, IVIG나 혈장분리교환술 등을 통해 근력을 빠르게 호전시킴으로써 환자가 기계적환기 및 중환자실에서 가능한 일찍 벗어날 수 있도록 해야 한다. 하지만, 호흡부전이 심한 경우는 조기기관내삽관제거(early extubation)나 환기기제거(ventilator weaning)이 어렵게 되고 중환자실 입원기간이 늘어나면서 여러 합병증이 발생할 가능성이 높아진다. 따라서, 의료진은 근무력증위기로 이환될 가능성이 높은 상태를 사전에 인지하는 것이 무엇보다 중요하다. 근무력증위기의 유발요인으로는 감염, 수술, 임신, 약물 등이 있으며, 면역치료제의 갑작스런 중단에 의해서 악화되는 경우도 있다. 근무력증위기가 임박했음을 알려주는 징후로는, 1) 심한 구마비(severe bulbar weakness), 2) 20~25mL/kg까지 감소된 폐활량, 3) 약한 기침과 가래제거를 잘 못하는 경우, 그리고 4) 역설호흡(paradoxical breathing)을 하는 경우가 있다.

(6) 신생아근무력증

신생아근무력증(neonatal myasthenia gravis)은 중증근무력증 산모에서 태어난 신생아의 일부(10~20%)에서 일시적인 근무력증상이 발생하는 것으로, 산모의 항AChR항체 수치와 관련이 있지만, 항체가 발견되지 않은 중증근무력증 산모에서 태어난 신생아에서도 중증근무력증이 발현될 수도 있다. 평균 2주에서 1달정도 지속되며 2개월 내에는 대부분 자연 회복된다.

2) Lambert-Eaton근무력증후군

Lambert-Eaton근무력증후군(Lambert-Eaton myasthenic syndrome, LEMS)는 중증근무력증에 이어 두번째로 흔한 신경근이음부질환으로 알려져 있지만, 실제 임상에서 LEMS로 진단되는 경우는 드문 편이다.

(1) 발병원인 및 발생기전

신경근이음부에서 시냅스이전의 운동신경종말의 전압작동칼슘통로에 대한 자가면역항체때문에 발생하며, 칼슘이 시냅스이전신경종말로 유입되는 양이 줄고, 시냅스로의 아세틸콜린 방출이 줄어들어, 결과적으로 근육 수축력이 감소하게 된다. 소세포폐암(small cell lung cancer)에서 동반되는 경우 대부분이지만, 유방암, 전립선암, 위암, 림프종 등 악성종양에서도 보고되는 일종의 신생물딸림증후군(paraneoplastic syndrome)이다. 소세포폐암의 소수(1~3%)에서 LEMS가 동반되며, LEMS가 폐암의 첫증상일 때도 많다.

(2) 임상양상

증상은 중증근무력증과 비슷하지만 하지 근위부 근위약이 더 심한 특징이 있다. 복시, 눈꺼풀처짐 등의 안구증상이 나타나지만 중증근무력증에 비해서 심하지는 않다. 입마름증(dry mouth)이 자주 동반되며, 변비, 발한장애(impaired sweating), 기립저혈압(orthostatic hypotension) 등의 다른 형태의 자율신경계기능이상이 동반되기도 한다. 짧은 시간동안 운동을 한 후, 오히려 근력이 호전되거나(Lambert's sign) 저하되었던 건반사가 망치를 이용해서 반복적으로 건을 두드리면 증가되기도 한다.

(3) 임상진단

중증근무력증처럼 저빈도자극의 반복신경자극검사에서 감소반응이 확인된다. 하지만, 중증근무력증과는 달리 20~50Hz의 고빈도자극에서 CMAP 진폭이 2배 이상 증가되는 반응(incremental response)을 확인할 수 있다. 운동신경전도검사에서 비정상적으로 감소된 CMAP 진폭이 확인된다. 하지만, 모든 검사근육에서 비정상적인 반복신경자극검사 소견이 보이는 것은 아니며, 또한 LEMS의 시기에 따라 모든 검사근육에서 정상적인 검사결과를 보일 수도 있다. 따라서, LEMS가 의심되는 경우 여러 근육에서 주기적인 반복신경자극검사를 시행할 필요가 있다. 흉부CT를 통한 폐암(특히, 소세포폐암) 동반여부를 확인해야 하며, 주기적인 흉부CT 추적검사와 다른 잠재된 악성종양의 동반여부를 확인해야 한다. 소세포폐암 등 암을 동반한 LEMS환자의 혈액에서는 P/Q-type VGCC에 대한 자가항체가 확인되지만, 암이 확인되지 않는 LEMS에서는 항체 확인이 어려운 경우도 있다.

(4) 치료

항콜린에스테라아제는 일부에서 근위약의 호전에 도움이 되지만 MG처럼 뚜렷한 증상 호전을 보이는 것은 아니다. 치료 효과를 위해서 고용량 투여를 고려할 필요는 없다. 3,4-디아미노피리딘(3,4-diaminopyridine, 3,4-DAP)과 구아니딘염산염(guanidine hydrochloride)는 운동신경종말에서 칼륨통로(potassium channel)을 차단함으로써 세포내 칼슘농도를 높여서 ACh 방출을 촉진시켜 LEMS 환자의 근력을 호전시키는데 도움이 된다. 이외, 증상이 심한 경우 IVIG나 혈장분리교환술 치료를 할 수 있지만, 중증근무력증과는 달리 증상 호전이 뚜렷하지 않거나, 효과가 매우 서서히 나타나기도 한다. LEMS는 신생물딸림증후군으로 생각되기에, 잠재된 기저질환(특히, 암)을 찾아내서 원인을 치료하는 것이 LEMS에 의한 근위약뿐만 아니라 자율신경계증상 등을 호전시키는데 도움이 된다.

3) 보툴리누스중독

보툴리누스중독(Botulism)은 그람양성 혐기세균인 클로스트리듐보툴리눔(clostridium botulinum)에서 생성된 독소에 의해, 신경근이음부와 자율신경계의 시냅스이전종말에서 아세틸콜린의 방출이 차단되어 증상이 발생하는 신경근이음부질환이다.

대부분 멸균처리가 부적절하게 된 통조림이나 병조림을 먹고난 뒤 발생하는데, 음식 섭취후 12~36시간 이내에 증상이 발생하며 복시와 눈꺼풀처짐과 같은 안구증상과 구음장애(dysphagia), 삼킴곤란(dyspagia) 및 발성장애(dysphonia)와 같은 연수증상이 발생하며, 특징적으로 얼굴에서 시작해서 목과 체간, 그리고 사지로 이어지는 하행운동마비(desceding motor paralysis)가 빠르게 진행하며, 심한경우 호흡근마비를 동반한다. 자율신경계침범에 따른 증상이 발생하지만, 의식과 감각신경은 정상이며 열(fever)을 동반하지 않는다. 진단은 LEMS와 유사하게 운동신경전도검사, RNST등이 도움이 되며, 혈청내에서 독소를 검출함으로써 확진할 수 있다. 다만, 실제 임상에서는 보툴리누스중독이 매우 드물어서 진단과 치료가 쉽지 않은 경우가 있다. 특히, 임상양상이 길랑바레증후군이나 중증근무력증위기 등 자가면역질환의 급성악화로 오인될 수 있는데, 면역치료에 불구하고 증상이 빠르게 악화되어 의료진을 당황하게 할 수도 있다. 치료는 항독소(antitoxin)을 주사하고, 호흡관리, 적절한 수액 및 전해질 관리, 감염예방 등의 지지치료를 한다.

〈표 1〉 근육병의 분류

유전근육병 (Inherited myopathies)	근디스트로피	X-연관근디스트로피 - Duchenne/Becker, Emery-Dreifuss MD 팔다리이음근디스트로피(LGMD) - Type 1(autosomal dominant) - Type 2(autosoaml recessive) 원위근디스트로피(distal muscular dystrophy) 선천근디스트로피(congenital muscular dystrophy) 기타(FSHD, OPMD, 근긴장근디스트로피 1형, 2형)
	비디스트로피 근긴장증 및 주기마비 증후군	비디스트로피근긴장증(nondystrophic myotonia) - 선천근긴장(myotonia congenita, MC) - 선천근이상근긴장(paramyotonia congenita, PC) 주기마비(periodic paralysis) - 고칼륨주기마비 - 저칼륨주기마비 - Andersen-Tawil증후군
	대사근육병	당원축적질환(glycogen storage diseases, GSD) - 지속근위약: Pompe병(GSD II), Cori병(GSD III) - 간헐근위약: McArdle병(GSD V), Tarui병(GSD VII) - 기타 지질축적질환(lipid storage diseases) - 카르니틴결핍증후군(carnitine deficiency) - 지방산수송장애(CPT deficiency) 미오아데닐레이트탈아미노효소 결핍 사립체근육병(mitochondrial myopathy) - Kearns-Sayre syndrome(KSS), CPEO
후천근육병 (Acquired myopathies)	염증근육병	다발근육염(polymyositis) 피부근육염(dermatomyositis) 산발봉입체근육염(sporadic inclusion body myositis)
	내분비 근육병	갑상선 질환, 부갑상선 질환 부신장애에 의한 근육병(스테로이드근육병, 쿠싱)
	독성 근육병	스타틴/지도부딘, 클레부딘 콜히친, 빈크리스틴 등 클로로퀸, 아미오다론 염증근육병-알파인터페론, D-페니실라민 등

참고 문헌

1. 대한신경과학회. 신경학 2판. 서울: 범문에듀케이션, 2012.
2. 이광우. 신경과학. 서울: 범문사, 2005.
3. 신진홍, 김대성. 유전성 근육병의 치료 연구. 대한신경과학회지. 2014.
4. Presston DC, Shapiro BE. Electromyography and Neuromuscular Disorders: Clinical-Electrophysiologic Correlations. Third edition. Elsevier Sounders. 2013.
5. Campbell WW. DeJong's the neurologic examination. 6th ed. Philadelphia: Lippincott Williams & Wilkins, 2005.

말초신경 및 근육질환의 병리

이민철 · 이경화

1) 말초신경병증

말초신경계는 12 종류의 뇌신경 및 척수신경의 운동 및 감각신경섬유로 구성되어 있다. 현미경상 축삭과 슈반세포로 구성되어 있으며, 신경속막(endoneurium), 신경다발막(perineurium), 신경바깥막(epineurium)의 섬유성 피막을 관찰 할 수 있다. 말초 신경질환의 진단은 병리조직학적 소견과 함께, 환자의 임상증상이 중요하다.

병리조직학적 진단을 위하여 동결조직을 이용한 조직화학염색, 일반 파라핀 조직의 H&E 및 LB-PAS 염색, 전자현미경 검색을 시행한다. 병리조직학적으로 진단된 말초신경질환의 빈도 <표 1>과 진단율 <표 2>는 다음과 같다.

〈표 1〉 말초신경질환의 빈도

말초신경질환	683예 조직검사의 빈도
Guillain-Barre, CIDP	66
Vasculitis	49
HMSN	25
Leprosy	10
Diabetic neuropathy-angiopathy	10
Amyloid	7
Tomaculous neuropathy	6
Paraprotein neuropathy	6
Granulomatous(non-leprosy)	4
Amiodarone neuropathy	3
Niemann-Pick disease	3
Filamentous axonopathy(disulfiram)	2
Sensory perineuritis	1
Fabry's disease	1
Fungal neuritis	1
Lymphoma	1
Chloroquine neuropathy	1

〈표 2〉 말초신경질환의 병리조직학적 진단율(N=683 cases)

	증례 수	빈도
Specific diagnosis	196	28.7
Axonal degeneration	297	43.5
Mixed axonal degeneration - demyelination	59	8.6
Focal chronic inflammation and axonal degeneration	43	6.3
Normal or minimal change	88	12.9

말초신경질환은 병변이 말초신경에 국한되어 있어도 피부 감각 및 근육기능의 이상 증상을 초래하기 때문에 근육질환과의 감별진단이 필요하다.

2) 근육병증

환자의 진단을 위하여 근생검조직의 정확한 검색이 필요하다. 근육은 대개 2.5x0.5 cm 크기로 절취하여, 곧바로 근 섬유 방향을 표시하여 생리식염수에 적셔진 거즈로 포장한 후 병리조직검사실로 이송하여야 한다. 이 과정이 잘못되면 조직판독이 아주 어렵다. 병리조직학적 진단을 위하여 동결조직을 이용한 각종 효소조직화학염색, 일반 파라핀 조직의 H&E 염색 및 가공 특수염색, 전자현미경 검색을 시행한다. 병리학적 진단은 근섬유의 크기와 유형의 변화 외에 근섬유형 결핍, 핵의 변화, 변성 및 괴사, 염증세포 침윤, 세포질내 비정상적 구조 등을 판독하여 시행한다. 최근에 발전되고 있는 유전자 및 단백질 구조 검사도 각종 선천성 또는 대사성 근질환의 진단에 중요하다.

(1) 유전근육병

유전근육병(Hereditary myopathies)은 원발성 근질환으로서 특징적인 근육퇴행위축(muscular dystrophy) 소견, 임상상과 유전자 이상을 초래하는 질환으로서 다음과 같이 분류한다 <표 3>.

〈표 3〉 근육퇴행위축의 분류

유평	빈도	유전형	임상 증상	발병 연령	조기 발병근육
Duchenne (pseudohypertrophic)	Common	XR	Severe, fatal	0-12 years	Pelvis, legs
Becker	Rare	XR	Mild	10-70 years	Pelvis, legs
Facioscapulohumeral	Relatively common	AD	Mild	10-20 years	Face, shoulders
Limb girdle	Rare	AR	Moderate	Variable	Pelvis, shoulders
Distal	Very rare	AD	Variable	Adult	Hands, feet
Myotonic	Relatively common	AD	Variable, slow progression	Usually adult	Face, tongue, extremities

1X=X-linked; A=autosomal; R=recessive; D=dominant

근육퇴행위축은 말초신경질환에 의한 근위축과 감별진단이 중요하다 <표 4>.

〈표 4〉 근육퇴행위축과 말초신경질환에 의한 근위축의 감별진단

	Neurogenic atrophy	Muscular dystrophy
Size of muscle fiber	20 um or less small angulated fiber group atrophy	random variation in size grouping(-)
Nuclear migration	increased number	increased number, central nucleus
Degenerative change of muscle fiber	absent or focal degenerative change in late stage	disappearance of muscle fiber with replacement by fat and connective tissue increased eosinophils
	preserved cross striation	loss of cross striation disorganization of myofibrils granular hyaline or vacuolar appearance
Histochemical	type grouping target fiber	preservation of myofibrils ATPase activity Focal loss of mitochondrial enzymatic activity Ring fiber
Endomysial CT/ collagenoblast/ vacuoles	absent	present
Creatinine Kinase	mild increase	severe increase
EMG	slow, acting wave	irregular

또한 임상에서 흔히 관찰되는 원발성근질환과 말초신경 장애에 의한 신경원성 근질환은 다음과 같다 <표 5>.

〈표 5〉 원발성근질환과 신경원성 근질환의 임상 및 병리소견

1. 신경원성 근질환(Neurogenic)

1) amyotrophic lateral sclerosis: selective atrophy of anterior motor root degeneration of pyramidal motor neuron
2) Gullain-Barre Syndrome: immune-mediated segmental demtelination ascending paralysis
3) Poliomyelitis: anterior horn cell destruction

2. 원발성근질환(Dystrophic)

1) Myotonic dystrophy: autosomal dominant, extramuscular system involvement, Ring fiber
2) Duchenne type: X-linked, most severe dystrophy, pseudohypertrophy
3) Becker's type: more variable rate of progression, nearly normal life span

유전성근육병의 특징적인 병리소견은 다음과 같다 <표 6>.

〈표 6〉 DMD와 BMD의 공통적인 병리조직학적 소견

(1) Variation in fiber size(diameter): due to the presence of both small and giant fibers, sometimes with fiber splitting.
(2) Increased numbers of internalized nuclei(more than 3%)
(3) Degeneration, necrosis, and phagocytosis of muscle fibers.
(4) Regeneration of muscle fibers
(5) Proliferation of endomysial connective tissue(fibrosis and fatty infiltration)
(6) Hypercontractile fibers in DMD(rare in BMD): enlarged, rounded, hyaline fibers that have lost their normal cross-striations.
- both type 1 and 2 are involved
- cardiac involvement; nonspecific interstitial ibrosis, more prominent in the subendocardial layers.

(2) 미토콘드리아뇌근육병

미토콘드리아뇌근육병(Mitochondrial encephalomyopathy)은 신체의 적혈구를 제외한 모든 세포에 존재하는 세포소기관인 미토콘드리아의 기능장애로 초래된다. 미토콘드리아는 신체 에너지의 90% 이상을 생성하여 생명을 유지하는 에너지 대사를 담당하며, 미토콘드리아 결함 시 세포 내 에너지 생성이 감소되어 세포손상과 세포사가 초래되어 미토콘드리아병이 유발된다. 또한 미토콘드리아를 생성하는 데 3,000여 개의 유전자가 필요하며, 이 중에서 미토콘드리아 DNA는 37개 유전자와 결합되어 있고, 나머지 유전자들은 세포핵과 결합되어 있어 단백질을 미토콘드리아로 전달하는 역할을 한다. 질병은 신체의 장기를 통하여 다양하게 나타날 수 있으며, 이환된 환자는 심한 임상증상을 나타낸다. 일차적으로 소아-청소년기에 시작되지만, 성인에 시작하는 경우가 점점 더 많이 보고되고 있다. 호발부위는 뇌, 심장, 간, 근육, 신장, 내분비계, 호흡기계 순서이다. 임상증상은 운동조절장애, 근쇠약감, 통증, 위장관장애, 삼키기 곤란, 성장지연, 심장질환, 간장질환, 당뇨병, 호흡기합병증, 뇌전증, 시청각장애, 젖산혈증, 감염증 등이며, 이환된 세포나 조직에 따라 다르게 나타날 수 있다.

미토콘드리아뇌근육병은 미토콘드리아DNA(mtDNA) 자체나 미토콘드리아에 존재하는 단백질이나 리보핵산의 기능을 담당하는 핵DNA(nDNA)의 선천성 또는 후천성 돌연변이에 의해 초래된다. 미토콘드리아병은 유전자와 기능의 다양성, 동일한 유전자 변이라 할지라도 환자의 장기손상에 따른 임상증상의 정도가 다르기 때문에 조기진단이 어렵다. 또한 서로 다른 미토콘드리아DNA나 핵DNA의 돌연변이에 의한 미토콘드리아병이라 할지라도 같은 임상증상을 갖는 질병으로 나타나는 경우도 있다.

뇌병증을 흔히 초래하는 미토콘드리아병은 Complex I 결핍에 의해 초래되는 질병들로서 멜라스(MELAS), 머프(MERRF), 리병(Leigh disease)이 잘 알려져 있다. 원인은 부모의 핵DNA 결손에 의한 상염색체 열성유전 질환이며, 드물게는 미토콘드리아DNA의 결손이다. 신생아나 어린이에서 임상증상이 나타날 수 있으며, 점점 더 중추신경계, 심장, 간, 근육 등 많은 에너지를 소모하는 장기를 침범한다. 적절한 치료법이 없으나, 리보플라빈, 티아민, 비오틴, 보조효소Q10, 카르니틴, 케톤생성식사 등의 대사요법과 보존적 치료를 시행하고 있다. 예후는 특정 유전자 결손, 발병 시기, 장기 침범 정도에 따라 다양하다.

가. 멜라스

멜라스(mitochondrial encephalomyopathy, lactic acidosis and stroke-like episodes; MELAS)는 뇌병증, 근육병, 젖산혈증, 뇌졸중 유사 증상인 부분마비, 인지장애와 시력손실 등의 임상증상을 나타내는 질환이다. 뇌졸중 유사 증상은 본 질환의 대표 증상이며, 때로 발작을 동반한다. 유소년기에 뇌졸중 유사 증상, 발작, 두통, 구토 등의 증상으로 시작되어, 점점 진행성 신경계 퇴행성 질환으로 나타난다. 또한 말초신경병증, 당뇨, 청력소실, 심장, 신장, 소화기 장애가 초래된다.

병리소견상 뇌경색, 혈관증식, 석회화가 관찰된다. 신경원과 혈관의 평활근에서 시토크롬C산화효소(cytochrome c-oxidase) 발현이 저하된 것으로 보아 대사장애로 인하여 초래된 것으로 생각된다. 원인은 미토콘드리아DNA의 점돌연변이 유전으로 초래되며, 현재 17개 이상의 유전자변이가 보고되어 있으며, 가장 흔한 변이는 MT-TL1(Mitochondrially encoded tRNA leucine 1) 유전자로 알려져 있다.

나. 머프

머프(myoclonic epilepsy and ragged red fibers; MERRF)는 모계 유전질환으로서 근경련, 발작, 근육병, 운동실조증의 증상을 나타낸다. 병리소견상 근육에서 특징적인 불균일적색근섬유(ragged red fibers)를 보인다. 소뇌피질과 연수의 하부올리브핵 등 기저신경원 소실이 관찰된다. 이 질환도 tRNA 돌연변이에 의해 초래된다고 알려져 있다.

다. 리병

리병(Leigh disease)은 영유아기에 젖산혈증, 수유장애, 발육저하, 발작, 안면마비, 근긴장성 저하, 쇠약감의 증상을 나타내는 치명적인 질환이다. 병리소견상 대뇌 기저핵, 시상, 시상하부에 양측성 병소가 나타나며, 다발성 대뇌손상, 경색으로 인한 해면상 변화와 혈관증식이 관찰된다. 원인은 앞에서 기술한 바와 같이 산화인산화 과정과 전자이동계에 관여하는 핵DNA와 미토콘드리아DNA의 다양한 유전자 변이이다.

(3) 염증성근육병

비감염성 염증성근육병(Inflammatory myopathy)으로서 다발근염(polymyositis), 피부근염(dermatomyositis), 포함체근염(inclusion body myositis) 등이 있다.

(4) 신경과 근육 접합부위 질환

중증근무력증(Myasthenia gravis)은 근육의 아세틸콜린 수용체(acetylcholine receptors, AChRs)를 침범하는 자가면역 질환이다. 수의근을 침범하여 근무력증을 유발하며, 감각이나 자율신경계는 정상이다. 흉선종이나 흉선 증식증 환자에서 흔히 발병된다.

그 외에 람버트 - 이튼근무력증후군(Lambert-Eaton myasthenic syndrome, LEMS), 클로스트리듐 보툴리늄(C. botulinum)독소 등이 알려져 있다.

참고 문헌

1. 대한병리학회. 병리학. 8판. 고문사, 2017.
2. 이민철 외. 신경병리학. 전남대학교출판부, 1999.
3. Dickson D and Weller RO. Neurodegeneration: the molecular pathology of dementia and movement disorders. John Wiley & Sons, 2011.
4. Kumar V, Abbas AK, Fausto N and Aster JC. Robbins and Cotran pathologic basis of disease. Elsevier Health Sciences, 2014.
5. Love S, Perry A, Ironside J and Budka H. Greenfield's Neuropathology. CRC Press, 2015.

Chapter 13

척추 및 척수질환

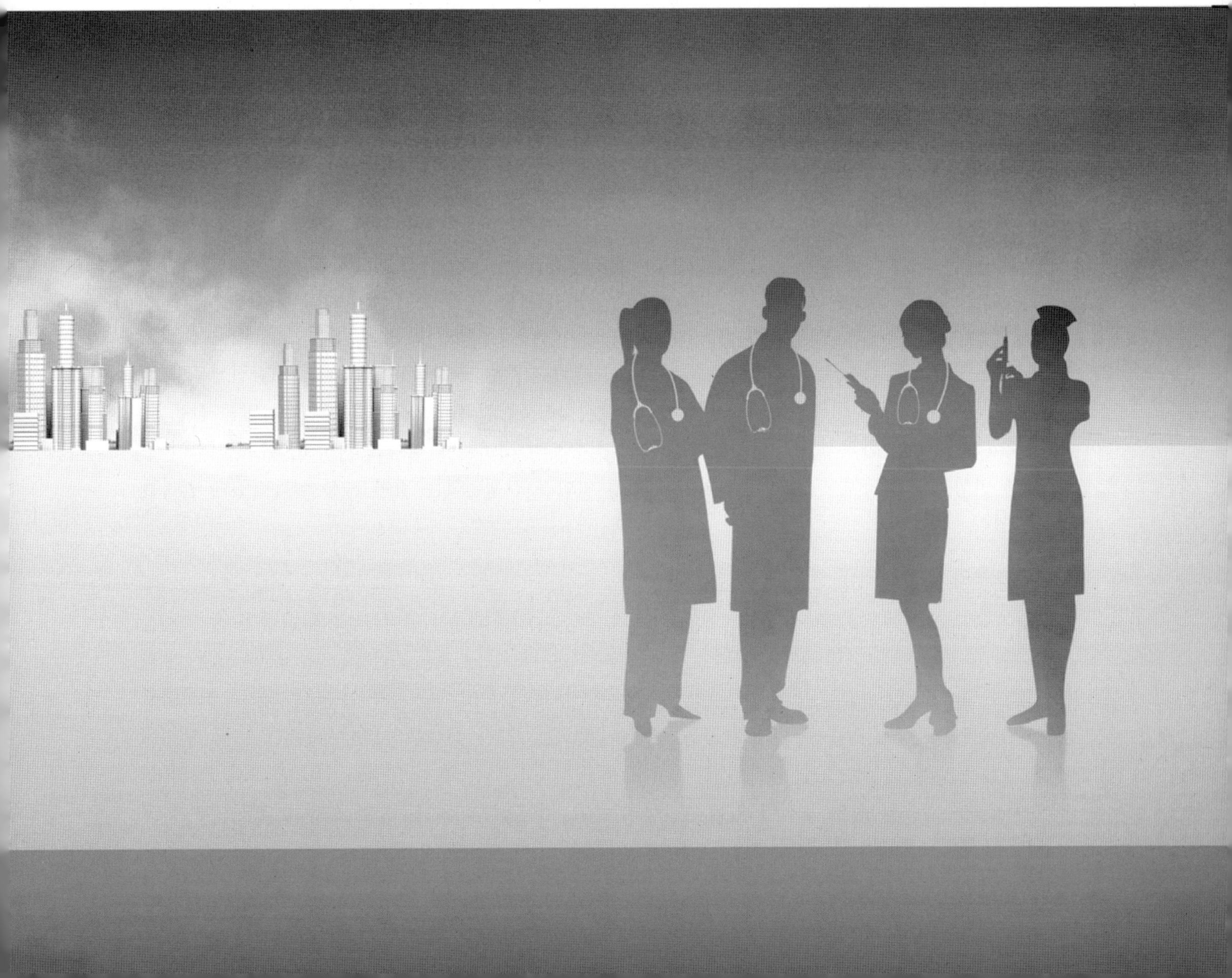

척추 및 척수질환

이정길

일반 학습 목표

1. 양성 척추질환에 대한 분류, 원인, 임상증상, 병태생리, 진단, 치료 및 예후를 이해하며 임상에 적용시킬 수 있도록 숙지한다.

1. 양성 척추질환

1) 총론, 해부학, 발생 빈도, 병태 생리

(1) 총론

가. 척추 퇴행성 변화의 이해

척추는 머리와 골반 사이를 연결하는 구조로, 뇌의 전신을 연결하는 척수 및 척수 신경을 보호하면서, 동시에 체간을 유지하고 활동하도록 만들어진 주요 구조물이다. 척추동물 중 유일하게 사람만이 서서 걷고, 뛰면서 활동하므로 양성 척추 질환은 사람에게서만 볼 수 있는 특성적인 질환이라고 할 수 있다. 사람은 태어나서 성장하고 왕성한 육체 활동을 하고 강한 신체를 유지하면서 사회활동을 하다가, 나이를 먹으면 점진적인 신체의 변화를 겪게 되고 결국 늙고 쇠퇴한다. 이런 일련의 과정이 양성 척추 질환 발생의 주요 원인 및 과정이 되므로, 이를 복합적으로 이해하는 것이 필요하다.

나. 척추의 발생과 해부학 및 퇴행성 변화

척추는 33개의 척추골과 그 사이의 섬유연골성 추간반과 관절이 서로 연결되어 있으며, 여러 가지 인대와 근육으로 다시 연결되어 체간을 유지한다. 척추체의 생성은 태생기 수주일경(태아 크기 11mm)에 척삭(notochord)에서 발생하며, 특히 수핵(nucleus pulposus)의 근간이 된다. 이 시기에는 척추체의 상단(뇌 기저부)과 하단(천추 및 미추부)이 함께 위치하므로, 이를 기억하면 출생 후 혹은 성장 후 발견되는 발생학적 병소를 이해하는 데 도움이 된다. 척추체의 성장은 보통 20세까지 계속되는 것으로 알려져 있으며, 그 이후는 소위 퇴행성 변화(degenerative change)가 점진적으로 진행된다. 퇴행성 변화의 정확한 기전을 확실하게 알려지지 않았으나, 스스로도 느낄 수 없는 작은 외상(micro trauma)이 반복적으로 발생하여 이들이 척추체의 구조물에 영향을 가하고, 이로 인하여 구조물에 변성이 초래되며, 이들이 축적되어 퇴행성 변화가 진행된다는 것이 가장 설득력있게 받아들이고 있다.

다. 척추의 병태 생리

척추체의 구조 및 기능을 이해하기 전에 척추의 운동을 이해하여야 한다. 척추의 운동은 각 추체간의 단위 운동과 이들이 묶여서 종합적인 운동을 하게 된다. 단위 운동분절(motion segment)은 추간반, 상하 척추체, 전·후종 인대, 황색 인대, 후관절 돌기, 극돌기 및 횡돌기와 이를 연결하는 연조직으로 구성된다. 사람의 척추는 24개의 운동 분절을 갖고 있으며, 최상부의 환추-축추간 운동 분절을 제외하고는 23개의 운동 분절에 추간반이 있다. 추간반(디스크)은 흔히 연골로 알고 있으나, 상하 연골판과 일부 연골성 섬유 조직이 있을 뿐, 특히 주요 기능을 담당하는 수핵(섬유륜 조직으로 둘려

쌓여 있음)의 대부분이 점액다당류 겔(mucopolysaccharide gel)로 구성된 반고체 상태이며, 다량의 수분을 함유하고 있다. 이 수핵은 퇴행성 변화에 따라 점진적으로 수분이 감소하면서 탄력 및 유연성이 감소된다. 추간반의 주요 기능은 충격 흡수(shock absorption) 기능이며, 요추부의 경우 수직 방향 하중의 약 60%를 전달하고 있으며, 따라서 추간반에 변성이 오면 하중이 분산되고, 이로 인해 주위 조직인 인대 및 관절에 변화가 생겨 퇴행성 변화가 함께 진행된다. 이러 퇴행성 변화가 주위의 척수 및 척수 신경에 영향을 주어 양성 척추 질환이 발생한다.

2) 척추간반 탈출증(Intervertebral Disc Herniation)

(1) 추간반(intervertebral disc)의 구조와 기능

추간반은 상하 척추의 추체를 연결하는 조직으로 척추에 가해지는 충격을 흡수하고, 각 방향으로의 척추 운동을 가능하게 할 뿐 아니라 과다한 운동을 제한하는 역할을 한다.

수핵은 일부 연골성 섬유(cartilaginous fibrils)와 대부분의 점액다당류 겔(mucopolysac-charide gel)로 구성된 반고체성 겔 형태로 되어 있어, 척추에 부하되는 수직 방향의 하중을 흡수하고 수평 방향으로 분산시키는 역할을 한다.

섬유륜은 12개 정도의 동심성(concentric) 섬유성 층판으로 구성되고, 추간판의 외층을 형성한다. 섬유륜 앞쪽에는 전종인대(anterior longitudinal ligament)와 후방에는 후종인대(posterior longitudinal ligament)와 붙어 있다.

연골성 종판은 주로 유리질 연골(hyaline cartilage)로 구성되어 있으며, 골성의 추체와 추간반의 이행부로 작용한다.

(2) 척추간반 탈출증의 병태 생리

수핵은 나이가 증가함에 따라 수분이 감소하여 퇴행성 변화를 일으켜 탄력성이 상실되어 굳어지고, 섬유륜은 부분적으로 갈라지면서 약해져 과다한 하중이 가해지면 굳어진 수핵이 약해진 섬유륜을 밀고 돌출되거나, 섬유륜을 뚫고 수핵 일부가 밖으로 빠져나가 척수나 신경근을 압박한다. 섬유륜의 후방은 좁고 엷은 후종인대가 중앙부만 싸고 있기 때문에 수핵은 섬유륜의 후측방, 또는 후중앙으로 쉽게 탈출되어 인접한 신경을 압박하여 증상을 일으키게 된다.

(3) 추간반 탈출증으로 인한 통증 기전

- 섬유륜 팽창으로 인한 섬유륜 외측에 존재하는 신경 자극(distension of annulus)
- 탈출된 수핵의 직접적인 신경근 또는 경막낭의 압박(mass of HNP)
- 신경근 주변의 생체내 화학적 변화(inflammatory interface)

(4) 척추간반 탈출증의 형태 및 발생 빈도

가. 탈출 방향 : 빈도는 후측방 탈출형 > 중앙 탈출형 > 내측 탈출형 > 측방 탈출형 순이다.

- 중앙 탈출형(central herniation)
- 내측 탈출형(medial herniation)
- 측방 탈출형(foraminal, far-lateral herniation))
- 후측방 탈출형(posterolateral herniation)

나. 탈출 정도 : 미만성 팽윤형, 돌출형은 후종인대 안에 내포된 형태이며(contained disc)이고, 탈출

형, 유리형은 후종인대를 이탈한 형태(non-contained disc)로 치료법에서 차이가 있으므로 방사선학적 검사로 잘 구별하여야 한다.

- 미만성 팽윤형(diffuse bulging : 섬유륜과 후종인대가 단절되지 않고 늘어난 상태)
- 돌출형(protrusion : 섬유륜은 단절되었으나, 후종인대는 보존됨)
- 탈출형(extrusion : 섬유륜과 후종인대가 모두 단절됨)
- 유리형(sequestration : 수핵의 일부가 밖으로 떨어져 나와 있음)

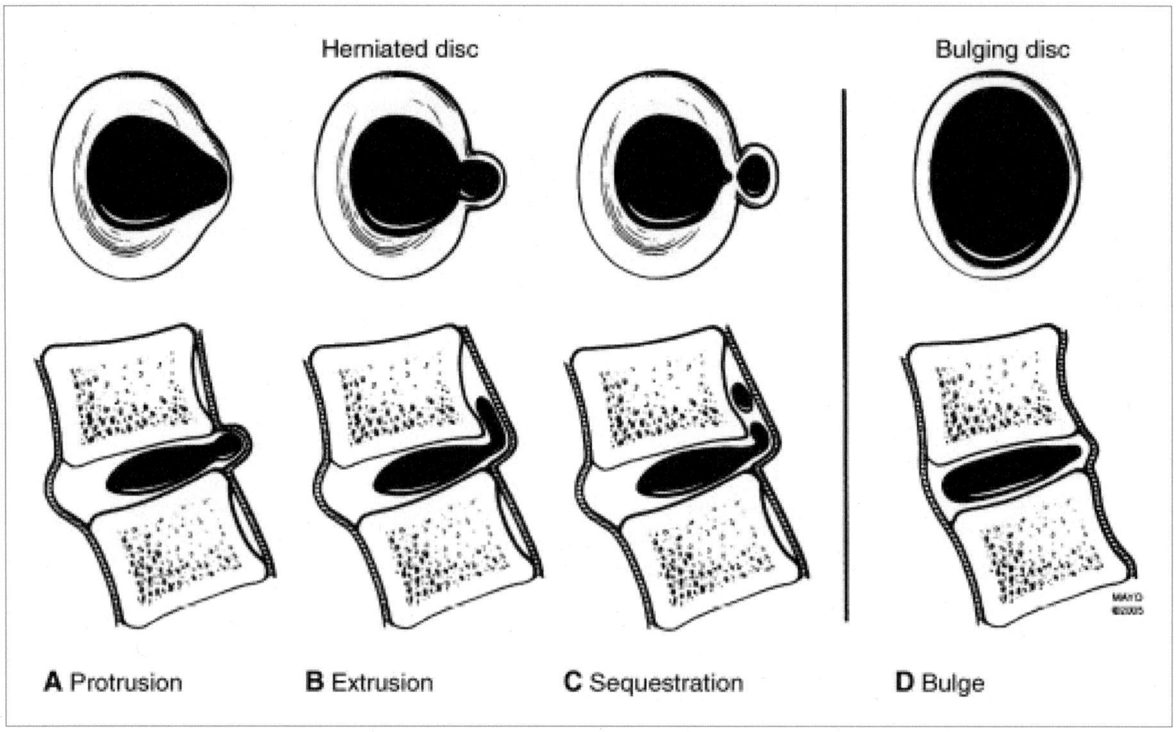

〈그림 1〉 추간반 탈출의 위치 별 유형

다. **발생 빈도** : 요추부 > 경추부 > 흉추부 순이다.

(5) 요추간반 탈출증(lumbar disc herniation)

가. **발생 부위** : L4-5와 L5-S1에서 80% 이상 발생하며, 그 외 L3-4, L2-3, L1-2 순이다.

나. **발생 연령** : 왕성한 활동을 하는 30~50대 사이에 많이 발생하나, 최근에는 10대와 20대에서도 발생 빈도가 증가하고 있다.

다. **임상 병력의 특징** : 대개 하부 요통만 호소하다가 점차 하지 방사통을 호소한다.
증상을 일으킬만한 선행 인자가 없을 경우가 60%이다.
요추의 운동, 특별한 자세, 기침이나 재채기 또는 배에 힘을 주게 되면 통증이 심해진다.
무릎, 하지를 굴곡 시키면 동통이 완화된다.

라. **부위별 증상** : 수핵 탈출은 대부분 척추관 내부에서 발생하며, 해당 신경공보다 한 단계 아래쪽 신경근을 압박한다. 그러나 신경공 외측에서 발생한 경우에는 해당 신경공의 신경근을 압박한다.

〈표 1〉 요추부 추간반 탈출 시 부위 별 증상

	요추부 추간반 탈출		
	L3-4	L4-5	L5-S1
압박 신경근	L4	L5	S1
빈도	3 ~ 10%	40 ~ 45%	45 ~ 50%
반사 저하	슬개건 반사	내슬와건 반사	아킬레스건 반사
운동 저하	대퇴사두근 (슬관절 신전)	제1족지 신전근 족하수(foot drop)	장단지근 (족저굴곡)
감각 저하	내측 족관절부 및 족부	엄지 및 족배부	족관절부 외측
통증 부위	전대퇴부	후하지부	후하지부(족관절부)

마. 진단

가) 신체 검사

다음 4가지 진단 기준이 있다.

- 하부 요통보다 하지 통증(둔부포함)이 더 심하다.
- 신경학적 증상들이 특이적이다(예 ; 해당 신경근 영역에 감각 저하).
- 현저한 하지 직거상 검사(SLRT) 변화

  하지 직거상 검사 ┐
활시위 징후 ├ → 1개 또는 복합적
반측 하지 직거상 검사 ┘
- 신경학적 징후(sign) : 근력 약화(weakness), 근육 소모(wasting), 감각 소실 (sensory loss), 반사 변화(reflex change) → 적어도 2개 이상

진단 기준 중 3개 이상이 필요하다.

신경근 압박으로 인한 통증을 객관적으로 판단하는 방법으로

(가) Naffziger test

경정맥을 압박할 때, 뇌 척수압이 증가하며 신경근을 더욱 압박하게 됨에 따라 하지 방사통이 심해진다.

(나) 하지 직거상 검사(straight leg raising test : SLRT)

슬관절을 신전시킨 상태에서 서서히 하지를 거상시켜 고관절을 굴곡시키면, 좌골 신경이 긴장되어 하지에 동통을 야기 시키는 방법으로 진단상 가장 신빙성이 있다. <그림 2>

(다) 반측 하지 직거상 검사(crossed straight leg raising test)

수핵이 척추강 중앙부로 탈출된 경우 환측 반대쪽 다리를 들면 환측의 통증이 유발되며 "Peyton sign"이라고도 한다.

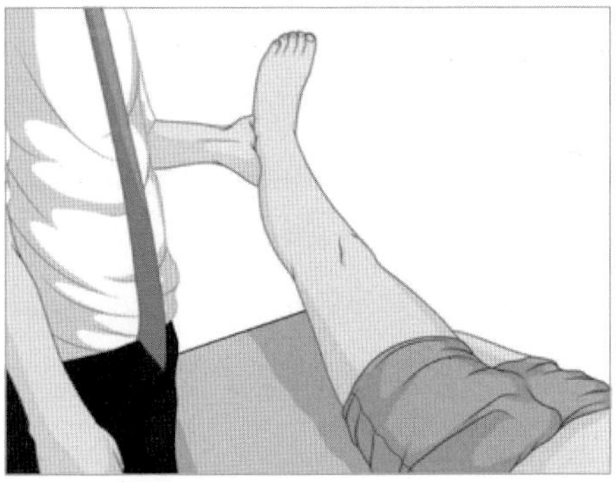

〈그림 2〉 하지 직거상 검사 (straight leg raising test : SLRT)

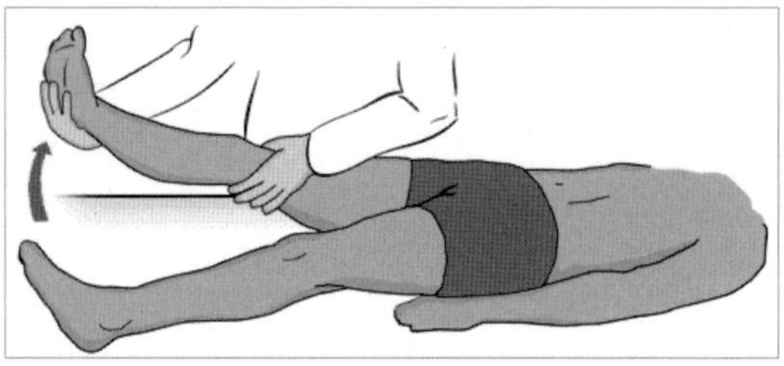

〈그림 3〉 반측 하지 직거상 검사 (crossed straight leg raising test)

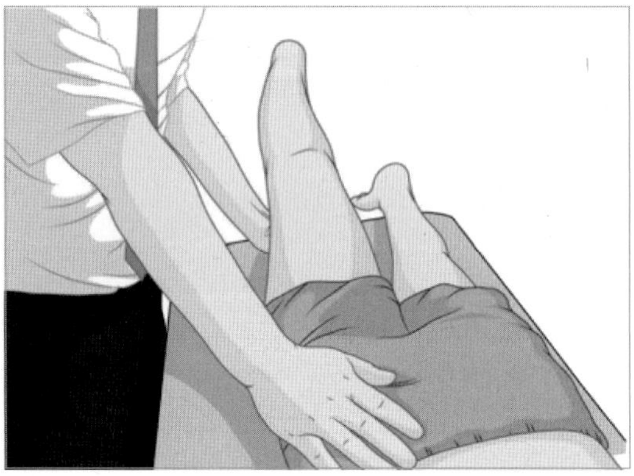

〈그림 4〉 대퇴 신장 검사(femoral stretch test)

(라) 대퇴 신장 검사(femoral stretch test)

환자를 엎드리게 한 자세에서 고관절을 신전시키면서 슬관절을 굴곡시키면 대퇴부에 통증이 악화되는데 상요추부 탈출증에서 볼 수 있다.

(마) 활시위 징후(bowstring sign)

하지 직거상 검사 도중 환자가 방사통을 느끼는 자세에서 슬관절을 굴곡 시킨 후 검사자가 슬와부의 슬와신경을 강하게 압박할 때 대퇴부 및 요추부에 통증이 발생된다.

(바) 젖힘 검사(flip test)

환자가 의자에 앉은 자세에서 통증이 있는 하지의 슬관절을 완전 신전 시킬 때 하지 방사통의 발생과 동시에 상체가 뒤로 제쳐지는 경우이다. 일종의 가상적인 검사(simulation test)로써 하지 직거상 검상에서 강한 방사통이 발생하였으나 젖힘 검사에서 방사통이 발생하지 않는다면 환자는 실제 신경근의 긴장 소인이 없는 것으로 판단할 수 있는 근거가 된다.

(사) Patrick-fabere test

고관절을 굴곡 외전 외회전(Flexion-Abduction-External Rotation)시키면 통증이 발생한다. 특히 고관절과 천장관절(sacroiliac joint)의 병변을 시사한다.

- 영상진단 검사(보조 진단법 항목 참조)
  - 요추 단순 X-선 촬영
  - 요추 CT
  - 요추 척수강조영술(myelography)
  - 척추간반조영술(discography)
  - 요추 MRI
  - 그 외 검사법 : 근전도 검사(EMG) 및 적외선 체열 검사가 있다.
- 상기 검사법 중 MRI 검사가 우수한 점은 아래와 같다.
  - T1, T2 강조영상을 통해 해부학적 구조물을 명확하게 알 수 있다.
  - 시상면(sagittal)과 축면(axial) 영상을 한꺼번에 얻을 수 있다.
  - 시상면영상에서 척수 원추부(conus)까지 잘 볼 수 있다.
  - 척추 신경공을 보다 쉽게 알 수 있어 측방 탈출형 진단에 좋다.
  - 감염, 종양, 반흔조직(scaring tissue)을 감별하는데 좋다.

바. 치료

가) 보존적 요법

(가) 침상 안정 : 진통제, 소염제, 근육 이완제를 투여한다.

(나) 골반 견인 : 섬유륜 압력을 감소시키고 추간공을 넓혀 준다.

(다) 물리 치료 : 온열치료, 맛사지, 투열요법, 초음파요법으로 동통과 경직을 감소시킨다.

(라) 요근부 운동 : 근력 강화 운동으로, 척추 부속근을 강화시켜 척추를 지지 한다.

(마) 경막외 주사 : 스테로이드를 경막 외에 주입하여, 내복약으로 조절 안되는 급성 신경근 통증에 효과적이다.

사. 수술적 요법

수술적 요법의 적응증

- 배뇨 장애를 동반하는 급성 마미총 증후군(Cauda equina syndrome)
- 보존적 요법을 시행해도 효과가 없는 경우
- 하지 근육의 운동 약화나 족하수(foot drop)와 같이 마비 증상이 있는 경우
- 견딜 수 없는 통증으로 정상 생활이 안되는 경우

가) 방법

(가) 경척추관 접근법(trans-canal approach)

요추 후궁 절제술 및 추간반 제거술(standard open lumbar laminectomy and discectomy), 현미경하 추간반 제거술(microdiscectomy), 내시경하 추간반 제거술(microendoscopic discectomy : MED)

(나) 추간반내 시술(intradiscal procedures)

화학적 수핵 용해술(chemonucleolysis), 경피적 수핵 제거술(percutaneous nucleotomy), 내시경적 수핵 제거술(endoscopic nucleotomy), 레이져 수핵 제거술(laser nucleotomy)

나) 수술 후 합병증

감염 : 요추간반염은 약 1~2% 발생한다고 보고됨. 재발 : 약 5~15% 발생한다고 보고됨. 뇌척수액루(CSF fistula), 가성수막류(pseudomeningocele). 대동맥 손상으로 인한 대량 출혈. 반사성 교감신경근이양증(reflex sympathetic dystrophy).

다) 디스크 수술 실패 증후군(failed disc surgery syndrome) : 척추수술후 증후군(Post spinal surgery syndrome)

수술 후 증상이 좋아지지 않고 그대로 이거나 또는 악화되는 상태로 평균 4% 정도 발생한다.

원인

- 잘못된 수술 전 진단 - 종양, 감염 등
- 부적합한 수술 적응증 - 신경성 환자, 보상성 환자
- 기술적인 문제점 - 신경근 손상, 추간반의 부적절한 제거, 골극이나 후관절면 비후의 불완전한 제거
- 수술 후 유착

(6) 경추간반 탈출증(cervical disc herniation)

가. 종 류

가) 연성 추간반 탈출증

수핵이 섬유륜을 뚫고 신경 조직을 압박하는 형태.

어느 연령층에서나 발생한다.

외상과 인과관계가 있다.

후측방의 구상돌기(uncinate process) 때문에 후측방보다 후중앙부에 잘 발생 되며, 수핵의 대량 탈출시 척수 압박으로 인한 척수병증을 보일수도 있다.

나) 경성 추간반 탈출증

진정한 의미의 추간반 탈출증이 아니다.

경추의 퇴행성 변화인 골극(osteophyte)의 성장이 경추 신경근을 압박함에 따라 상지 방사통을 유발하는 것이다.

구상척추관절(uncovertebral joint : Luschka's joint) 비대를 주로 동반하며, 후측 방 골극 돌출에 의한 추간공 협착과 신경근 압박이 많다.

나. 증 상

경부통 및 견갑골 내측의 흉배부 통증, 상지 방사통이 신경근 피부분절을 따라 특징적이다.

압박 받는 구조물에 따라 다음과 같은 증상이 발생할 수 있다.

- 척추 신경근 병증(Radiculopathy) - 신경근 압박
- 척수병증(Myelopathy) - 척수 압박
- 척수 신경근 척수병증(Radiculomyelopathy)

- 부위에 따른 임상 증상

〈표 2〉 경추부 추간반 탈출 시 부위 별 증상

	경추부 추간반 탈출			
	C4-5	C5-6	C6-7	C7-11
빈도	2%	19%	69%	10%
신경근 압박	C5	C6	C7	C8
건반사 저하	이두박근	이두박근 전박요골근	삼두박근	-
근력 약화	삼각근	이두박근	삼두박근	손의 고유근
감각 이상	어깨	상지 무지 전박요골측	제 2-3 손가락	제 4-5 손가락

요추부와 달리 경추부에서 추간반은 척추경과 인접하게 위치하는 해부학적 특성상 해당 신경공으로 빠져나가는 신경근(exiting nerve)에 영향을 미친다.

다. 진 단

가) 신체 검사

- Spurling's sign : 머리를 신전 시킨 후 아픈 쪽으로 고개를 돌리면서 머리를 아래로 누르면 상지 방사통이 유발되는 이는 경추간반 탈출증과 추간공 협착에 의한 신경근 압박 소견을 확인하는 가장 의미 있는 검사임.
- Lhermitte's sign : 고개를 앞으로 숙이거나 뒤로 젖힐 때에 등줄기를 따라 전류가 흐르듯 찌릿찌릿한 증상으로 척수가 전후방에서 압박 당하고 있음을 암시하며, 심한 후종인대 골화증이나 다발성 경화증 등에서 나타날 수 있음.
- Shoulder abduction test : 경추간반 탈출증 환자의 방사통이 있는 팔을 머리위로 올리게 하면 통증이 감소하거나 소실되는 경우로, 신경근 압박이나 긴장도를 판단하는 의미 있는 검사법.

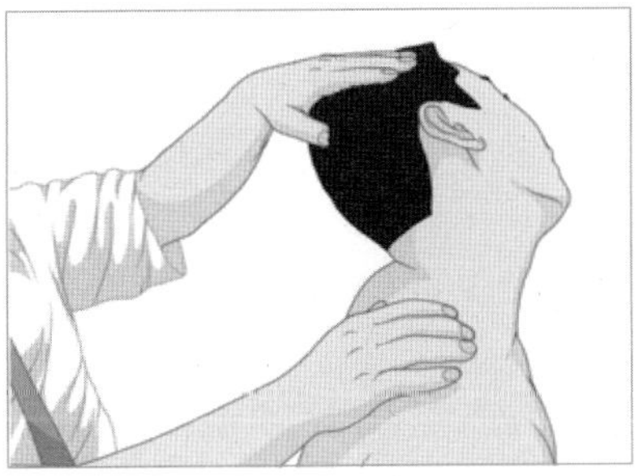

〈그림 5〉 Spurling's sign

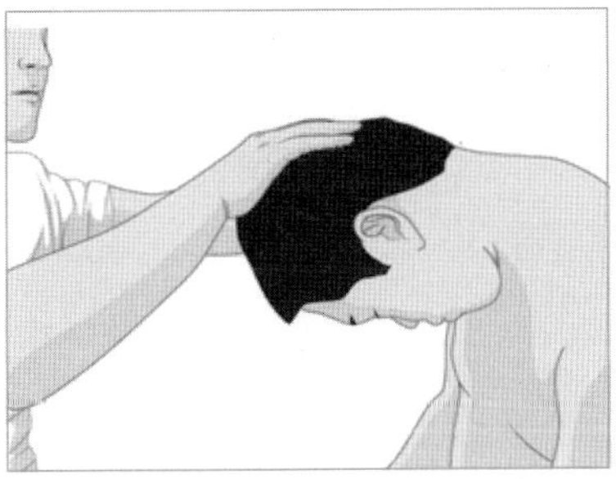

〈그림 6〉 Lhemittes' sign

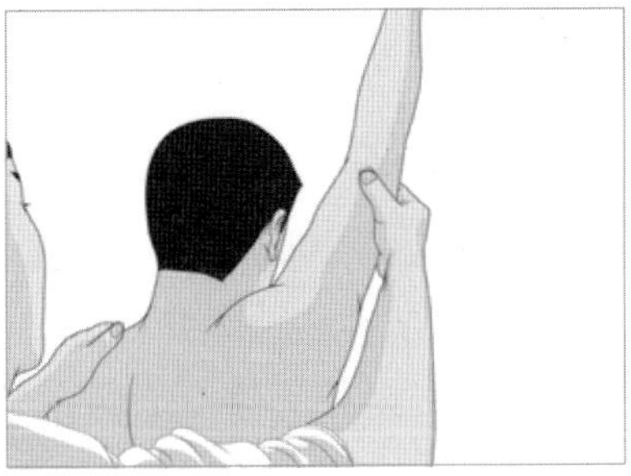

〈그림 7〉 견부 외전 검사

나) 영상진단 검사

(가) 경추 MRI

경추간반 탈출증 진단에 매우 유용한 방법이다. 특히 경추 척수내 변화를 알아내는데 유용하다.

(나) 경추 CT

추체, 추간공, 골극형태, 후종인대 골화증을 볼 수 있는데 유용하며 척수강조영제 주입 후 촬영한 CT는 신경근과 골극의 상관관계를 분석하는데 매우 유용하다.

라. 치 료

가) 보존적 치료

환자의 90%는 보존석 치료로 경부동과 상지 방사통이 호진된다.

경추 견인 치료, 근육 이완제, 진통 소염제로 약 3~6주간 시행된다.

나) 수술적 요법

(가) 전방 접근법

중앙 탈출형 수핵 탈출증이나 추간공으로 파급된 수핵 및 골극 제거에 용이하다.

수핵을 제거하고 추체간 골유합을 하는 경우와 골유합을 하지 않는 경우도 있다.

(나) 후방 접근법

주로 연성 디스크가 후측방이나 추간공을 빠져 나올 경우 할 수 있다.

목이 짧고 쇄골이 높이 위치하여 전방접근이 용이하지 못한 경우와 황색인대의 비후와 골화증이 동반된 경우에도 적합하다.

다) 수술 후 합병증

(가) 인후, 식도, 기관지 손상

(나) 성대 마비 - 반회 후두신경(recurrent laryngeal nerve) 손상

(다) 추골동맥 손상 및 경동맥 손상

(라) 뇌척수액 누수(CSF fistula)

(마) Horner's syndrome

(7) 흉추간반 탈출증(thoracic disc herniation)

가. 빈도

모든 탈출증의 0.25~0.75%에 해당하는 드문 질환이다.

주로 T8 이하에서 75% 가량 발생한다.

수핵 중앙부에서 잘 발생하는 특징이 있으며, 해부학적으로 흉척추관이 좁아서 척수 압박 증상이 다른 곳에 비해 쉽게 나타난다.

나. 임상 증상

가) 흉배부 동통 및 방사통(60%)

나) 감각 변화(23%)

다) 근력의 변화(18%)

다. 진단

자기공명 영상진단(MRI)과 척수강조영후 단층촬영(CT-myelogram)이 유용하다.

라. 치료

척수 압박 증상이 있을 경우 시행되는 방법

가) 후측방 접근법 : 늑골횡돌기 절제술(costotransversectomy), 경추경 접근법(transpedicular approach)

나) 측방 접근법 : 외측면 강외 접근법(far lateral extracavitary approach), 경흉강 접근법(transthoracic approach)

다) 내시경적 추간반 절제술(endoscopic discectomy) : 최근 매우 유용하게 시술되고 있다.

3) 척추전방전위증(Spondylolisthesis)

(1) 정의

척추체가 아래 척추체에 대해 전방으로 전위된 것을 척추전방전위증이라고 하며, 그 중 척추 후궁의 협부(pars interarticularis. isthmus)에 편측 혹은 양측에 결손이 있는 경우를 척추분리증(spondylolysis)이라고 한다.

척추전방전위증은 1854년 Kilian에 의해 명명되었는데, 그리스어의 추체(vertebra)를 의미하는 spondylos와 전위(slip)을 의미하는 olisthesis를 합친 합성어이다.

(2) 빈도 및 호발 부위

인구의 4~5%에서 발견되고, 발생 빈도는 남녀에 있어서 차이가 없다. 호발 부위로는 제5요추, 제4요추 순서로 많으며 드물게 제 3요추에서 발생한다. 특별한 증상이 없는 경우도 있어, 다른 검사 중에 우연히 발견될 수도 있다.

원인 : 분명히 밝혀진 학설은 없으나, 선천성, 발육 부전, 외상 등으로 생각된다.

가. 분류

척추전방전위증에 대해서는 다양한 분류 방법이 있으나, 현재 널리 사용되는 분류는 다음과 같다.

- 제Ⅰ형 선천형(congenital) 또는 이형성형(dysplastic)
- 제Ⅱ형 협부형(isthmic, spondylolytic)
  - 협부 결손형(isthmic defect) - 협부 신장형(elongated isthmus) - 협부 골절형(isthmic fracture)
- 제Ⅲ형 퇴행성(degenerative)
- 제Ⅳ형 외상성(traumatic)
- 제Ⅴ형 병적형(pathologic)
- 제Ⅵ형 수술후형(postsurgical)

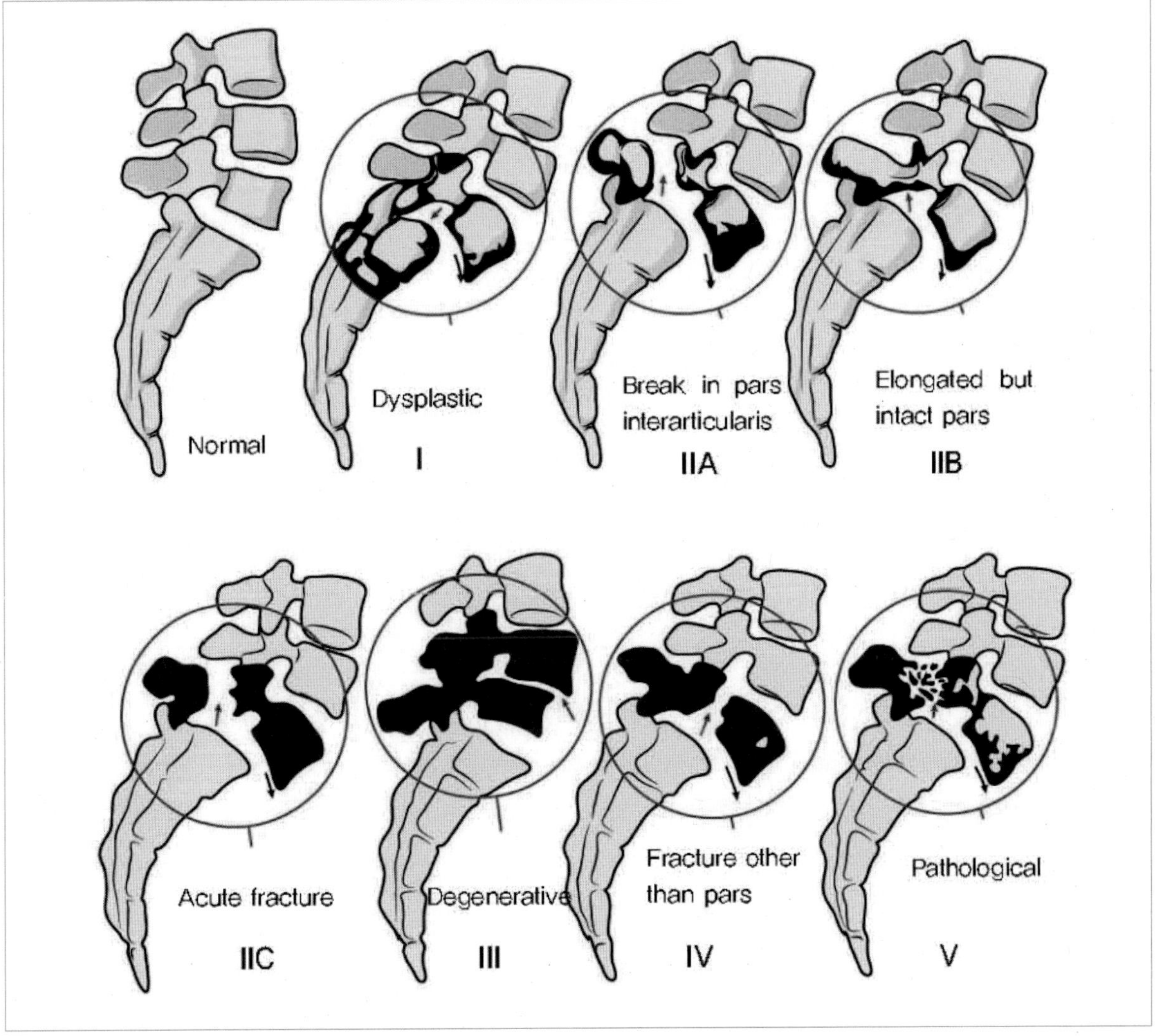

〈그림 8〉 척추 전방전위증의 분류

가) 제 I 형 : 선천형 또는 이형성형

조기에 나타나며, 청소년에서 볼 수 있다. 척추 후궁의 후관절 돌기에 선천적인 이상이나 이상발육에 의해 발생되며, 주로 상부 천추나 제 5요추에 호발한다.

나) 제II형 : 협부형

협부에 결손 등의 이상이 있어 발생하며, 세가지 아형이 있다.

- 협부 결손형(isthmic defect)

협부에 스트레스 골절(stress fracture)이 발생하여 협부가 결손되어 발생하며, 요추의 전굴 및 신전운동과 비틀림(torsion) 등의 복합 작용에 의해 척추체 전방전위가 일어난다.

- 협부 신장형(elongated isthmus)

미세한 스트레스 골절이 반복되어 협부가 길어지면서 서서히 전방전위를 일으키는 형이다.

- 협부 골절형(isthmic fracture)

외력에 의한 협부의 급성 골절이 발생한 형이다.

다) 제III형 : 퇴행성

척추의 퇴행성 변화에 기인하며, 협부의 결손 없이 척추 분절의 불안정성이 원인이며, 40세 이후, 여자에서 많이 발생한다. 호발 부위로 제4~5 요추간이 가장 많고, 다음은 제3~4요추간으로, 제5요추~제1천추간은 드물다.

라) 제IV형 : 외상형

심한 외상에 의한 척추 지지 부분의 골절의 2차적인 현상으로, 점진적 추체 전위가 일어나며, 드문 경우이다.

마) 제V형 : 병적형

종양, 감염, 골질환등에 의하여 척추의 경부, 협부, 상하 관절돌기 등이 파괴되어 발생하며, 전방전위를 일으킨다.

바) 제VI형 : 수술후형

척추 후방 감압술 시행 시 너무 광범위하게 후관절 돌기가 제거되었을 때 발생하는 경우로, 골유합술이나 내고정술을 시행하여 전위를 막아야 한다.

나. 증상

요통과 양하지로의 방사통, 근력 저하, 감각 둔화

가) 동요성 보행(waddling gait)

나) 계단 변형(step off deformity)

다) 허리의 굴절 운동 제한

성인에서는 요통과 양하지로의 방사통이 주증상이며, 하지의 근력 저하, 감각 둔화 등도 나타날 수 있으나, 소아에서는 사춘기까지 증상이 없는 경우도 있다. 이러한 증상들은 요추의 계속적인 굴신운동 같은 심한 활동이나 오랫동안 보행하거나 서있을 때, 무거운 물건을 들어 올릴 때 악화되고,

안정을 취하면 경감되거나 소실되는 것이 특징이다.

- 동요성 보행(waddling gait) : 신체 검사에서 슬근 긴장(hamstring tightness)으로 인하여 무릎을 약간 굽히고 보폭이 좁고 발가락으로 걷는 것 같은 오리 걸음을 한다.
- 계단 변형(step off deformity) : 환자를 세워 놓고 보면 하부 요추의 극돌기 부분이 움푹 패여 들어가 있고, 극돌기를 촉진하면 마치 계단의 턱을 만지는 것 같이 촉진할 수 있다.

요추 배부 근육의 강직과 슬근의 경직으로 인해 허리의 굴절 운동이 제한될 수 있다.

다. 영상진단 소견

상위 척추체가 하위 척추체의 전방으로 밀려나 있는 모습을 보인다.

개 목걸이처럼 보이는 골 결손 음영(terrier dog) : 협부형에서 척추 전위가 심한 경우에 요추부 측면상에서도 쉽게 발견되나, 심하지 않은 경우 요추 사위상(oblique view)에서 협부의 결손이 발견되는데, 목 부분이 마치 개 목걸이처럼 보이는 골 결손 음영이 나타날 경우 확인할 수 있다.

전산화 단층 촬영 : 특히 협부에 대한 관찰, 섬유연골 종괴와 신경근과의 관계를 볼 수 있는 우수한 진단 방법이다.

자기 공명 검사 : 전위 부위나 인접 부위의 추간판 상태를 알아볼 수 있고, 신경근의 압박이나 추간공 협착을 관찰할 수 있다.

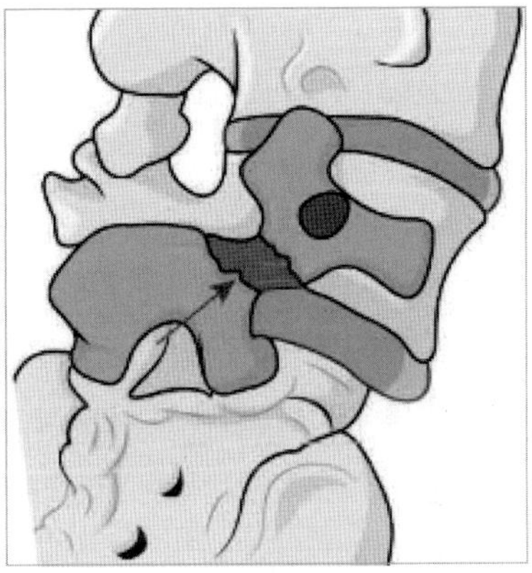

〈그림 9〉 개 목걸이처럼 보이는 골 결손 음영(terrier dog)

라. 치료

가) 치료의 목표

신경근의 압박을 경감시켜 통증을 제거하고, 콜셋 등의 외부 보조기를 이용하여 척추의 안정을 얻으며, 좋은 자세를 취하여 활동을 용이하게 하는 것이다.

나) 보존적인 방법

심한 운동의 제한, 허리 보조기 착용, 진통제, 근이완제, 요천추부 및 복근 강화 운동 등이 도움이 된다.

다) 수술의 적응증

- 보존적인 치료 후에도 증세가 호전되지 않거나 진행될 때
- 증상이 없더라도 50% 이상의 전위가 있을 때
- 성장기의 청소년에서 전위가 점차 진행되거나, 이상 보행과 자세 변형이 심할 경우

라) 수술 방법

(가) 협부 결손 복원(pars defect repair)

(나) 전방 추체간 유합술(anterior lumbar interbody fusion)

(다) 후방 추체간 유합술(posterior lumbar interbody fusion)

(라) 후외방 유합술(posterolateral fusion)

(마) 전방 또는 후방 감압술의 병행

(바) 후궁 절제와 섬유-연골 종괴를 제거하는 Gill술식

(사) 360도 고정술

최근에는 후방 감압술 후 금속으로 된 추경 나사못(pedicular screws)을 이용하여 전위된 척추를 정복-고정하고, 후측방 또는 추체간 골 유합술을 시행하는 방법과 원통형 또는 장방형으로 된 금속 cages를 이용하여 추체간 골 유합술을 시행하는 방법이 많이 사용되고 있으며, 추경 나사못을 이용한 후방 고정술과 cages를 이용한 추체간 유합술을 병용하는 360도 고정술이 널리 사용되고 있다.

4) 요추 척추관 협착증(Lumbar Spinal Stenosis)

정의

- 척추관의 단면적이 좁아져 척수관내의 척수, 말총(cauda equina) 혹은 신경근이 압박되어 하지 파행증(claudication)과 하지통이 발생하는 질환이다.

요추 척추관 협착증의 방사선학적 분류

- 절대적 협착증 : 척추관의 전후직경이 10mm 이하
- 상대적 협착증 : 척추관의 전후직경이 10-13mm 사이

요추 척추관 협착증의 국제 분류

- 선천성 척추관 협착

연골무형성증(achondroplasia)과 같이 추경(vertebral pedicle)이 짧아 척추관의 전후직경이 짧아져 발생

- 후천적 척추관 협착증

- 퇴행성 변화에 의한 것
- 선척적인 요인과 퇴행성 협착증 또는 추간반 탈출증이 혼재 된 경우
- 척추굳음증(spondylosis)이나 척추전방전위증에 의한 것
- 외상성 또는 수술후 퇴행성 변화
- 기타 질환에 의한 것(Paget's Disease, Fibrosus)

퇴행성 척추관 협착증(Degenerative spinal stenosis)의 병태생리

추간반의 퇴행성 변화 및 골극(bony spur)의 형성과 후관절(facet joint), 추궁, 황색인대 등의 변성에 의한 비후(hypertrophy)로 인하여 척추관이 전후좌우로 좁아져 발생하며 요추 과신전(hyperextension)으로 인한 후궁과 황색인대의 겹침(infolding)에 증상이 악화된다.

퇴행성 척추관 협착증의 호발 부위

제4-5 요추부에서 호발하며 제3-4 요추부, 제2-3 요추부 순서로 발생하고 제5 요추 및 -제1 천추 및 제1-2 요추에는 드물다.

(1) 임상 증상 및 징후

선천적으로 척추관이 좁으면 30~40대부터 증상이 있을 수 있으나 대부분의 퇴행성 척추관 협착증은 50~60대 이후에 높은 빈도로 발생한다. 요추 척추관 협착증에 관련한 증상은 경막관 및 척수, 말총 등의 척추관 중앙부에서 압박되는 중심성 척추관 협착(central canal stenosis) 증상 및 척추관의 외측부에서 압박되는 외측성 척추관 협착(lateral canal stenosis) 증상으로 나눌 수 있다.

특징적 임상증상

- 신경인성 간헐적 파행증(neurogenic intermittent claudication, NIC)
- 요통 및 둔부통(low back pain, buttock pain or hamstring tightness)

가. 신경인성 간헐적 파행(neurogenic intermittent claudication : NIC)

환자가 기립자세를 취하고 보행을 시작하면 양측 다리로 방사통과 저림, 감각 저하, 근력 약화가 발생하여 더 이상 걷지를 못하고 앉거나 누워 쉬면 이러한 증상이 사라지는 양상을 보인다.

나. 신경인성 간헐적 파행의 발생기전 : 보행시 동반되는 요추의 과신전으로 척추관 협착이 악화되어 말총(cauda equina)에 물리적 압박과 정맥혈의 순환저하로 발생한다.

다. 혈관성 파행증과 신경인성 파행증의 감별

〈표 3〉 혈관성 파행증과 신경인성 파행증의 감별

	자세와의 연관성	통증의 진행	증상발현
혈관성 파행증	관련 없음	원위부에서 근위부	하지 운동과 관련
신경인성 파행증	굴곡시 호전, 신전시 악화	근위부에서 원위부	요추 자세와 관련

(2) 진단

대부분은 병력의 청취 및 신경학적 검사, 방사선학적 진단으로 판정한다.

가. 신경학적 검사

나. 하지 직거상 제한

절반 정도의 환자에서 관찰되나 없는 경우도 많다.

다. 근력 약화

요추 5번 신경근의 침범이 흔하며 심부건반사는 감소되어 있는 경우가 많으나 확실한 신경학적 결손이 관찰되지 않는 경우도 많다. 이는 척추관 협착이 앉거나 누우면 완화되어 신경학적 결손 소견을 나타내지 않기 때문이다.

라. 영상 진단

가) 요추 X-선 단순촬영

나) 척수조영술

다) CT 또는 MRI

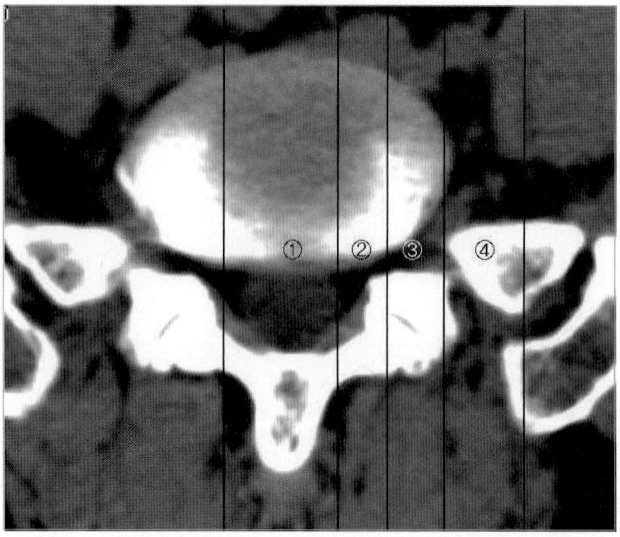

〈그림 10〉 협착증의 분류 ① 중심부 ② 관절하 ③ 추간공 ④ 추간외공

(3) 치료

가. 보존적 치료

증상이 경미하거나 발현 초기에는 약물치료, 안정, 물리치료 등을 시행한다.

나. 수술적 치료

가) 마미총 증후군(cauda equina syndrome)의 발생 가능성이 높은 경우

나) 신경학적 결손이 뚜렷하거나 또는 악화되는 경우

다) 지속적이거나 점차 증가하는 통증

다. 수술 방법

가) 후궁 절제술

경막외 및 신경근을 압박하는 구조물을 제거하는 방식으로 이루어지며 주로 후궁 절제술을 이용한 후방 감압술을 시행한다. 감압술은 후궁을 비롯하여 비후된 황색인대, 후관절의 내측, 탈출된 추간반, 골주 등을 충분히 절제하여 감압시켜야 하며, 특히 신경근 증상이 동반되면 추간공 확장술(foraminotomy)를 충분히 하여, 신경근을 감압시켜야 한다.

나) 후궁 절제술 및 유합술

광범위한 절제술로 척추 불안정이 염려될 때에는 추체간 또는 후측방 골유합술을 시행하고 금속장치를 이용하여 내고정을 동시에 시행하는 방법으로 척추의 안정도를 높이고 변형을 교정할 수 있을 뿐만 아니라 골 유합율을 높이고 수술 후 조기에 보행할 수 있는 등의 장점이 있다.

5) 후종인대 골화증(Ossification of Posterior Longitudinal Ligament : OPLL)

후종인대 골화증이라는 병명은 1964년 Terayama 등에 의하여 처음 사용되었으며, 후종인대 자체에 새로 발생한 이상 골화로 알려져 있다.

골화 원인

- 분절형 골화 : 추간반 변성, 팽윤, 수핵 탈출 등 척추증을 일으키는 국소성 인자가 관여
- 연속성 골화 : 체질, 유전적 요인, 당뇨병과의 관계, 이상 대사 인자, 성장 호르몬의 분비 이상 및 섬유증 등의 관여

발병 지역 분포

이 질환은 일본, 한국등 동양인에 많으며, 백인과 흑인에는 적은 것으로 발표되었으나, 최근 보고에 따르면, 백인과 흑인에서도 발견되는 예가 증가하고 있다고 한다.

호발 연령 및 발생 부위

40세 이후의 중년 및 노년층에서 많이 발생하며, 남자의 발병이 여자보다 많다. 경추에 호발하며 전체의 90% 이상을 차지하는데, 그 중 C5에 가장 많고, C4, C6의 순으로 호발한다. 흉추에서도 발생하나, 요추의 발생은 드물다.

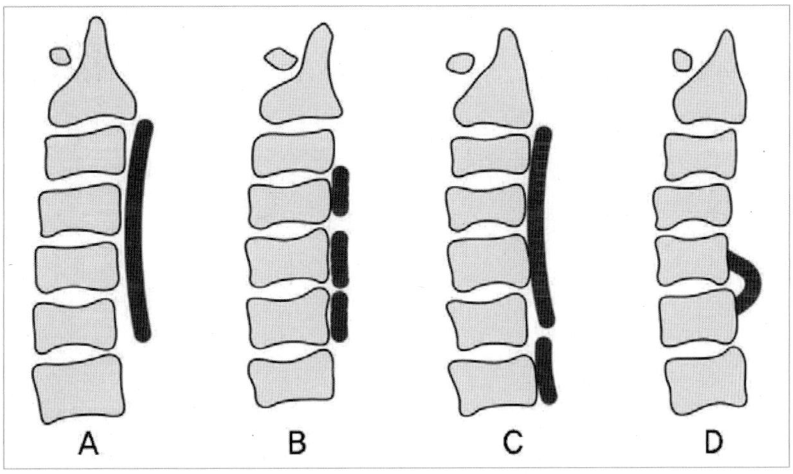

〈그림 11〉 후종인대 골화증의 분류 A. 연속형 B. 분절형 C. 혼합형 D. 기타형

(1) 임상 증상 및 징후

검사에 의하여 후종인대 골화증이 발견되었을 때, 증상이 없는 경우가 많다.

외상에 의하여 사지 마비가 발생하거나 마비가 급격히 악화되는 경우가 많은 것으로 보아 외상이 증상 유발과 인과관계가 있다고 할 수 있다. 따라서 신경학적 검사 시 경부의 타동적 과신전에 의한 위험에 각별한 주의를 요한다.

경부통이 가장 흔하며, 두중감, 두통, 상지통, 상하지의 이상 감각, 견갑부통, 체간부의 냉감 또는 열감, 요통, 하지의 냉감 등을 호소하는 예가 많다. 사지 마비가 본 질환의 특징적 징후이며, 상하지의 이상 감각, 지각 장애, 배뇨 장애 등 주로 척수 횡단성 마비 증상을 보이는 경우가 많다. 경추 후종인대 골화증의 경우 상지 건반사는 대부분 항진되며, Hoffmann 징후 등 병적 반사는 높은 비율로 양성을 나타낸다.

(2) 영상 진단

단순 X-선 검사 : 측면상에서 추체후연을 따라 이상 골화 현상을 볼 수 있으며, 측면 단층 촬영을 하면 더욱 명료한 이상 골화 현상을 볼 수 있다.

척추 전산화 단층 촬영 : 비조영 증강-CT, 척수강 조영 후 단층 촬영(CT-myelography), 3차원(three dimensional)-CT를 이용하여 이상 골화의 모양과 크기, 척추관 협착 및 척수 압박 정도를 명확히 알 수 있다.

척추 자기 공명 영상 : 이상 골화가 저밀도 음영으로 나타나며, 척수의 압박, 출혈, 부종, 위축의 정도를 보여주어 정확한 해부학적 진단, 수술 방법의 선택, 예후 추정에 많은 도움이 된다. X-선 검사 측면상에서 척추관의 전후경에 대한 골화의 두께를 비율로 나타낸 것을 척추관 협착율(spinal canal narrowing ratio)이라고 하며, 척수의 압박 정도, 신경 증상과의 상관 관계, 수술의 계획, 예후 등에 이용할 수 있다.

(3) 치료

후종인대 골화증의 치료는 척수병증, 신경근병증 등 신경 장애가 대상이 되며, 진단이 되었다고 해서 전부 치료의 대상이 되는 것은 아니고, 일상 생활 및 직장 생활에 지장을 초래하지 않는 경증이라면 경과 관찰을 하는 것이 바람직하다.

급성 통증 및 신경학적 결손 증상을 보일 때는 우선 안정 및 척추 고정 장구를 이용한 외고정 또는 견인술을 하고 소염 진통제, 근이완제, 부신피질 호르몬제 복용 등 보존적 치료를 한다.

보존적인 치료의 효과가 없고 신경학적 결손 증상이 진행되거나, 명료하게 척수 압박이 존재할 때는 수술이 적합하다. 외상 직후 중증의 척수증을 보일 때는 척수의 비가역적 손상을 예방하기 위하여 응급으로 척수 감압술을 시행하는 것이 좋다. 수술 방법은 척수 및 신경근을 압박하는 골화병소의 해부학적 형태에 따라 선택한다.

(4) 수술 방법

- **전방 접근법** : 대부분의 분절형 및 국소형의 경우 전방 접근법으로 척추체 제거술(corpectomy) 또는 추간반 제거술(discectomy)을 시행한 후, 골화 병소를 완전 적출하고 전방 추체간 골유합술을 시행하는 방법.
- **후방 접근법** : 골화 병소가 다분절에 걸쳐 침범한 연속형이나 혼합형의 경우에는 후방 감압술이 유용한데, 후궁 절제술(laminectomy)이나 후궁 성형술(osteoplastic laminoplasty)을 시행하는 방법.

6) 골다공증(Osteoporosis)과 기타 대사성 척추 질환

척추에만 영향을 끼치는 골대사성 질환은 없으나, 척추는 신체 골 조직의 상당 부분을 차지하면서 활동성 비율이 매우 높고, 직립 시에 하중이 집중되는 해부학적 위치 때문에 척추의 질환만으로 나타나는 경우가 많다. 척추 골격은 기계적 구조인 동시에 활동적 대사 조직으로 구성되어 외부로부터의 대사물질이나 기계적인 자극에 반응을 나타낸다. 이러한 반응들은 중요한 무기물의 균형과 함께 골격계의 요구에 따라 변형(remodeling) 및 치료 등에 관여하게 된다. 대사성 척추질환은 이러한 골 구조가 비정상적으로 활동하거나, 신체 환경이 골 조직 환경에 변화를 초래할 경우에 생길 수 있다.

(1) 대사성 골 질환

내분비계는 부갑상선 호르몬(parathyroid hormone), 칼시토닌(calcitonin), 그리고 비타민 D(vitamin D)의 주요 대사물인 1,25-dihydroxycholesterol의 작용에 의해 골 항상성을 유지한다.

- **부갑상선 호르몬** : 골 조직으로부터 칼슘과 인의 재흡수 증가, 신우관(renal tubules)에서의 칼슘 재흡수 증가, 신장에서의 인 재흡수 감소 등을 통해 혈중 칼슘 농도가 하강하는 것을 방지함.
- **칼시토닌** : 골 조직에서 칼슘과 인의 흡수를 낮추고, 신우관에서는 재흡수를 감소시켜 신장 내 칼슘과 인의 부적절한 상승을 막음.
- **비타민 D** : 골 내에서 이온화된 칼슘 수송 시스템을 유지시키는데, 소화관에서 칼슘, 인의 흡수를 증가시키며, 신장에서의 칼슘 재흡수를 감소시킴.

가. 골 대사

무기질 성분은 골 무게의 2/3 정도를 차지하며, 나머지는 콜라겐과 수분에 해당된다. 골 무기질은 hydroxyapatite crystals와 amorphous calcium phosphate 형태로 나타난다. 골은 골아세포(osteoblast)와 파골세포(osteoclast)의 끊임없는 작용에 의해 생성되고 재흡수되는데, 골아세포는 골 표면에 위치하여 새로운 골을 만들면서 골 간질(bone matrix) 형성에 참여하여 세포 외장액과 골 사이의 무기질 이동을 촉진하는 역할도 한다. 골아세포는 골간질에 둘러싸이며, 골세포(osteocyte)가 되는데, 이후로 계속적인 무기질 수송 등의 역할을 하게 된다. 파골세포는 골용해, 흡수에 관여하며, 골간질을 융화시키는 능력을 갖고, 칼슘과 인을 유리시켜 세포 외로 수송하는 역할을 담당한다. 이러한 전반적인 대사 작용에 이상이 생길 경우 골질환이 나타나는데, 척추체에 주로 발생하는 대사성 질환은 골연화증(osteomalacia)과 골다공증이 있다.

나. 골연화증(osteomalacia)

가) 원인

- 세포 외장액의 칼슘, 인 농도의 감소, 파골세포의 기능 이상, 콜라겐 생성 저하 등이며, 비타민 D 결핍, 인 결핍, 전신성 산성혈증, 종양, 독소, 원발성 무기질의 결핍 등
- 골연화증의 가장 흔한 원인 : 장관에서의 칼슘 및 비타민 D의 흡수 저하로, 비타민 D의 생물학적 대사물은 담즙을 통해 분비되는데, 담관루(biliary fistula)나 만성 지방변, 장 흡수 부전증(sprue), 소장의 광범위 절제 등이 있는 경우
- 만성 신질환으로 1,25-dihydroxycholecalciferol의 합성 장애, 칼슘 재흡수 장애 등이 있는 경우이다. 심각한 인 소실을 유발할 수 있는 경화성 혈관아세포종, 맥관육종, 혈관외피세포종 등의 종양이 있는 경우와 인 섭취가 부족한 채식주의자

나) 임상적 증상 : 골연화증은 종종 증세가 없기도 하지만, 병이 진행할수록 전반적인 골격계 통증과 근력 약화를 호소하게 되며, 척추체의 골절과 변형 등으로 척추 후만증(kyphosis)이 유발된다. 환자는 근위부 근력 약화와 요추부 통증에 의해 특징적인 동요성 보행(waddling gait)을 하게 된다.

다) 혈액 검사

- 과잉 칼슘혈증과 부갑상선 호르몬 증가
- 혈중 인수치는 정상이거나 약간 감소
- 2,5-dihydroxycholecalciferol의 감소
- 병이 진행되면 저칼슘혈증이 나타나며, 2,5-dihydroxycholecalciferol의 감소가 악화

라) 영상진단 소견 : 골다공증과 감별이 쉽지 않은데, 가장 특징적인 소견은 장골의 가성 골절이며 이는 골 표면에 직각으로 투과성 띠가 보이는 것이다.

마) 치 료 : 비타민 D 결핍의 경우 ergocalciferol 0.05mg 복약과 자연 혹은 인공의 자외선 노출로 치료하지만, 장관 흡수 장애는 비타민 D에 잘 반응치 않으므로, ergocalciferol 하루 5mg 섭취나 40,000~80,000IU 정맥 주사가 필요하다.

다. 골다공증(osteoporosis)

가) 호발 연령 및 빈도 : 폐경기 후 여성과 고령의 경우 남녀에 모두 호발한다.

여성의 20% 정도에서 65세 경에 이르면 골다공성 골절이 나타나며, 여성의 40%에서 골절을 한번 쯤은 경험하는데, 척추체와 고관절 골절, 그리고 콜리스 골절(Colles' fracture)이 가장 흔하다.

나) 원인

- 성 호르몬의 결핍과 노년기의 칼슘 섭취 부족
- 알코올 섭취, 흡연, 운동 부족
- 약물 : 부신 피질 호르몬, 갑상선 호르몬, 항경련제
- 유전적 요인 : Turner나 Klinefelter 증후군

다) 원발성 골다공증을 골 소실과 골절 양상에 따른 분류(Riggs와 Melton등)

- Type Ⅰ: 51-66세 폐경기 여성에게서 나타나는 골다공증
  소주골(trabecular bone)에 주로 침범되고, estrogen이 주요 원인.
- Type Ⅱ: 노인성 골다공증으로 75세 이상 노인에게 남녀 모두 발생
  주로 피질골(cortical bone)에 침범되고, vitamin D 대사의 이상이 주요 원인.

라) 골절의 치료 : 보존적 치료로써 보조기와 진통제 복용, 알맞은 영양 섭취 등이며 계속적인 통증과 척추 변형이 진행될 경우, 신경학적인 증상을 동반하는 분쇄 골절, 척추 협착의 증세와 관련된 불안정성이 보일 경우에는 수술적 치료가 적합하다.

골다공증 척추체에 고정술을 효과적으로 적용하는 방법이 수술상 문제점으로 대두되는데, 보통 척추경(pedicle) 부위를 이용하며, 천추에 가까운 척추체일수록 전방 피질골(anterior cortex)까지 고정 나사가 도달하도록 하는 것이 중요하다. 최근에는 골다공증 환자의 척추체에 골 시멘트를 이용하여 척추체를 강화하는 동시에 고정술을 시행하여 고정의 효과를 극대화하는 방법 등도 쓰이고 있다.

(가) 척추성형술(vertebroplasty) : 전신 마취하의 광범위한 수술 자체가 부담이 되는 고령의 환자들에게는 골 시멘트를 이용한 척추성형술이 널리 이용되고 있다. 척추성형술은 원래 척추체에 생긴 혈관종의 치료나 종양 침범으로 인한 골절 및 통증을 치료하고자 시작된 것으로, 현재는 골다공성 압박 골절의 치료에 광범위하게 이용되고 있으며, 그 방법도 다양하게 개발되어 환자의 상태와 요구에 따라 적절한 방법이 선택되어 시술되고 있다. 그 예로, 척추 후만성형술(kyphoplasty)은 통증을 완화하고 교정도 가능한 방법이라고 할 수 있다.

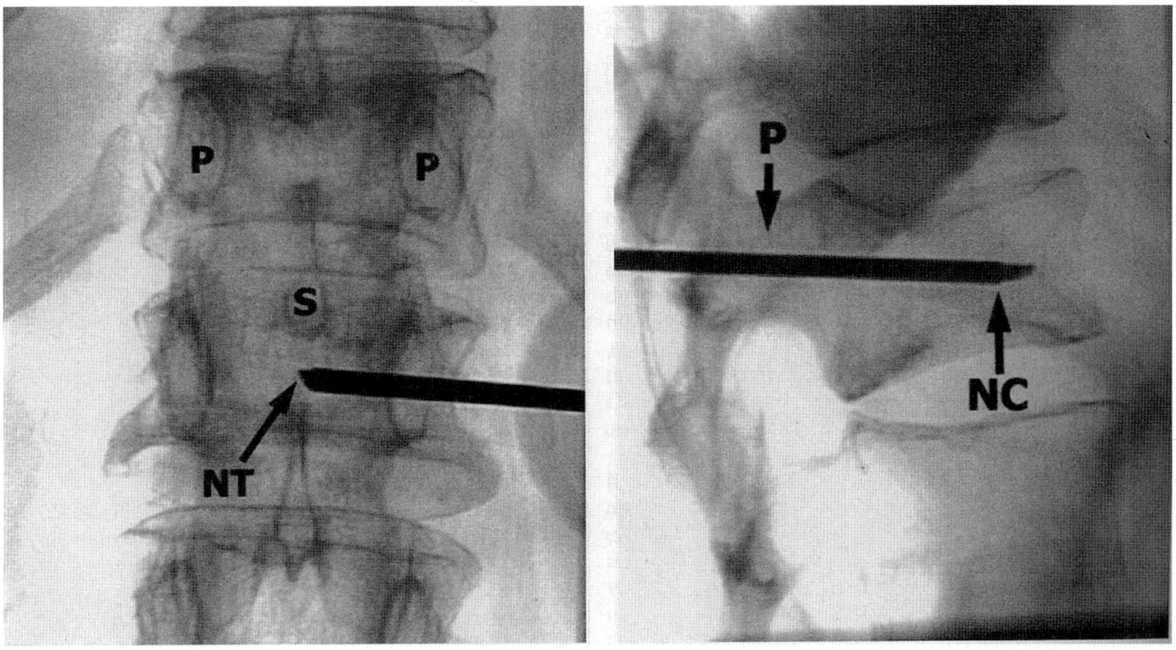

〈그림 12〉 Vertebroplasty

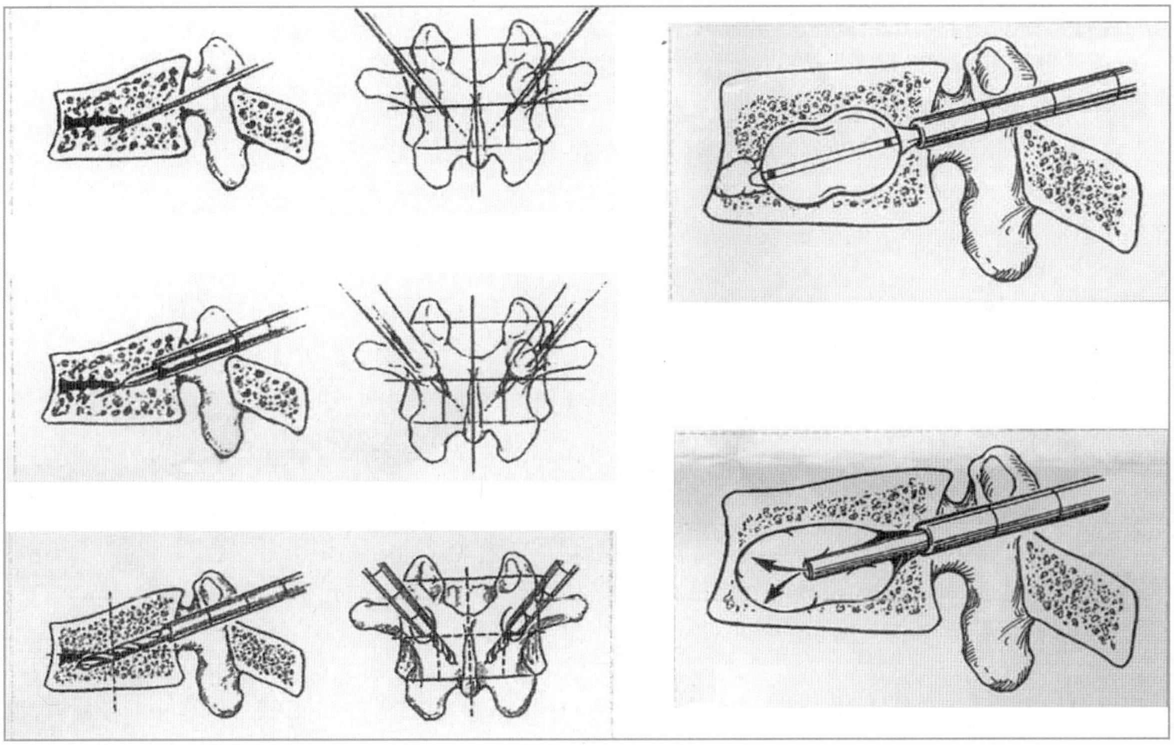

〈그림 13〉 Kyphoplasty

예방

- 적절한 하중 운동과 알맞은 칼슘 섭취가 필수
- 폐경기 후 여성은 에스트로겐과 칼슘을 적절히 섭취
- 비강 내 칼시토닌 치료 - 척추체 골밀도를 증가
- Antiosteoclastic agents - alendronate, biphosphonate
- 칼슘제 : 하루 1200 ~ 1500mg 복용 권장

(2) 파제트병(변형성골염, Paget's disease; osteitis deformans)

과다한 골아 세포와 파골 세포의 형성으로 골 용해 및 형성 조절이 안되는 병으로 연성골이 두껍게 형성되는 것을 특징으로 한다.

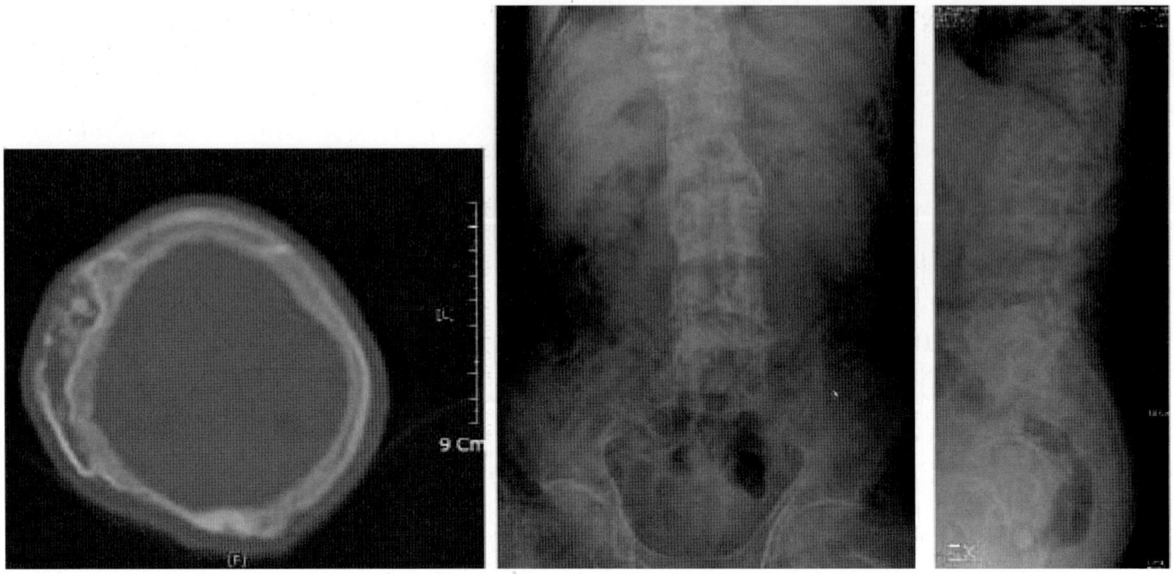

두개골에서 판간층(diploe)이 팽대해 있으며 골 침착과 골 융해가 산재되어 있다. 요천추부에서 지나친 골 흡수와 형성으로 혼란스러운 골 형성을 보이고 있다. 특히 해면골의 무질서한 골형으로 정상 골보다 골절의 빈도가 상대적으로 높다.

〈그림 14〉 파제트병 두부 CT 및 요천추부 단순 방사선 소견

가. 호발 부위 : 주로 요천골에 호발한다.

나. 원인 : 바이러스 입자와 유사한 핵 봉입체가 파골세포에서 발견되는 것으로 보아, 자발성 바이러스(slow virus)가 원인으로 생각되고 있다.

다. 임상적 증상 : 압박 골절에 의한 통증과 척추 협착에 의한 신경 압박 증세를 호소할 수 있으며, 육종성 변성을 보이는 국소 골 통증을 매우 심하게 호소하기도 한다.

라. 임상 검사

- 혈중 칼슘, 인, 마그네슘, 부갑상선 호르몬 등이 정상
- alkaline phosphatase와 acid phosphatase 농도가 현격히 증가

마. 영상소견 : 골 용해성 병변에서 용해성과 경화성이 복합되어 있는 병으로 나타나며, 추체의 비후, 압박 골절, 추체 소실 등이 관찰된다.

바. 치료 : 증상이 있는 환자만 치료하는 것을 원칙으로 하며, 심각한 척추 협착의 경우에는 감압적 후궁 절제술을 필요로 한다. 하루 100IU의 칼시토닌 투여가 가장 일반적인 치료이며, 심각한 내성이 있는 경우 biphosphonate와 mithramycin을 복합 투여한다.

7) 요추부 수술후 증후군(Failed Back Surgery Syndrome)

요추부 수술후 증후군이라함은 요추부 수술후 만족할만한 호전을 얻기에 실패한 환자가 계속적인

요통 및 다리 통증을 호소하여 진통제를 복용해야 하며 정상적인 생활복귀가 어려운 상태를 말한다. 이러한 만성요통으로 인해 재수술해야하는 경우가 약 20% 이상인 것으로 보고되고 있는데 이에 따른 환자의 고통만큼 경제적 비용도 만만치 않다. 추간반과 관련된 질환이 가장 규명하기 쉬운 원인이지만 실제적인 원인은 연부조직의 외상과 퇴행변화로 인한 근막증후군(myofascial syndrome)인 것으로 알려져 있다. 하지만 많은 환자의 경우 요통의 정확한 원인을 찾지 못하는 경우가 많고 방사선학적 소견과 일치하지 않는 경우가 허다한데, 이러한 만성요통, 또는 수술후 증후군의 원인은 여러 복합적인 원인으로 보아야 한다. 이에는 요추부 근막 구축 증후군(myofascial frozen back syndrome), 정신·사회·경제적 요인, 부정확한 진단 등이다.

(1) 해부학 및 병리

추간반은 척추체 사이에서 완충역할을 하는 연골성 관절(amphiarthroidal joint)로 중심 수핵 부위는 가해지는 압력의 조건에 자유롭게 모양을 변경시켜 주위 섬유륜으로 충격을 전달시킨다. 추간반의 이러한 생체역학적 기능 대부분을 담당하는 수핵은 그 수분함량이 태생기때 88%에서 70세에는 66%로 점차 감소하게 되는 노화과정을 밟게 된다.

소위 디스크성 요통의 원인을 과거에는 수핵이 요통을 유발하는 독성 물질을 함유하고 있다가 수핵탈출등으로 인해 요통이 시작 또는 악화되는 것으로 잘못 이해됐는데, 후일차가지(post. primary ramus)의 주요 분지인 동추골신경(sinuvertebral nerve)이 경막, 후종인대, 후소관절, 척추기립근, 섬유륜등에서 통감각신경을 받아 비국부적인 요통과 분절성 비방사통성 다리통증을 유발하게 되는 것으로 알려져 있다. 디스크의 퇴행성 변화는 초기연령부터 시작되는 정상적인 노화과정으로 수분과 proteoglycan 함량 감소와 collagen 함량 증가를 그 특징으로 한다. 이러한 수핵의 수분감소와 섬유륜의 기계적 변성으로 인해 가벼운 충격에 노출될 경우 섬유륜의 파열이 유발되며 이러한 파열은 결국 수핵 돌출등을 유발할 정도로 커지게 된다. 하지만 요통은 이러한 퇴행성 변화와 함께 동반되지 않을 수 있으며 방사통이 나타나는 경우 도리어 요통은 감소할 수 있다. 퇴행성 변화를 생체역학적으로 3분기(stage)로 구분할 수 있는데, 기능이상기(dysfunctional stage), 불안정기(unstable stage), 안정기(restabilization stage)로 나뉜다.

(2) 임상 증세

요통이나 좌골신경통(sciatica)은 다양한 병적조건에서 유발될 수 있는 만큼 복합된 증상을 서술한 것으로 보아야 한다. 요추부 수술 후 증후군의 가장 흔한 원인은 요추부 구축 증후군으로 이는 손상받은 요추부의 연부조직이 방어적으로 부동하려는 것과 관련되어 나타나는 연부조직 연축에 기인한다. 수술적 치료의 적응증은 크게 5가지의 목적으로 축약될 수 있다. 1) 압박된 신경의 감압. 2) 척추운동관절의 안정화. 3) 통증의 요인이 되는 신경구조물의 파괴. 4) 통증인식에 관계되는 신경구조의 전기적 자극. 5) 장기적인 초내(intrathecal)진통치료. 또한 만성 요통의 치료방침을 정하기 위해 환자의 통증을 크게 6가지로 분류하고 있다.

가. 근막 증후군(myofascial syndrome)

원인 규명이 어려운 다수의 경우가 해당되며 후일차가지의 지배를 받는 근인대성 연부조직의 자극이나 손상에 의해 통증이 유발되며 이는 동측다리로의 연관통을 유발한다. 보통 활동을 하면 악화되고 쉬면 증상이 호전되지만 그 반대의 경우도 있다. 과격한 운동은 증상을 악화시킬 소지가 많고 특징적인 이학적 소견은 비전형적으로 척추의 운동제한, 근육연축, 근육 압통점 존재 등이다. 사실, 운동제한을 시키면 시킬수록 통증은 악화되는 특징이 있지만, 통증을 어느 정도 극복하여 요추부의 운동범위를 충분히 회복해야 통증도 좋아지므로 이에 대한 교육이 필요하다.

나. 신경 압박 증후군(neural compression syndrome)

가장 흔한 질환은 추간반 탈출증과 척추관 협착증이며 영상 진단의 발달로 정확한 진단이 수월하지만 증상 재발의 경우가 기존의 증상과 혼합될 경우 진단이 어려워 질 수 있다. 자기공명영상이나 척수조영 전산화 단층촬영이 진단에 매우 효과적이다.

다. 기계적 불안정 증후군(mechanical instability syndrome)

요추부 운동분절의 불안정성으로 인해 물건 들기 등의 부하가 생길 경우 통증이 유발된다. 과거 수술로 인해 운동분절의 기능이 심하게 손상된 경우에 생기는데, 보통 이러한 부하를 제거하면 통증도 사라진다.

하지만 근막 증후군을 배제할 수 없으므로 일단 재활운동의 효과를 판정한 뒤에 확진을 내려야 한다. 알맞은 보조기로 진단에 도움이 될 수 있는데 이 경우 4-5번 요추와 5번요추-천추부위를 확실하게 제한할 수 있는 제품을 사용해야 한다. 어쨌든 진단은 임상에만 의존해야 하는 것이 특징이다.

라. 염증성 증후군(inflammatory syndrome)

추간판염, 골수염, 강직성 척추증 등이 해당된다.

마. 신경병성 증후군(neuropathic syndrome)

환자는 감각 소실 부위를 따라 타는 듯한 지각부전성 통증을 호소하는데, 불행히도 대부분의 원인은 의인성(iatrogenic)이다. 불필요한 추가적 수술을 방지하기 위해 정확한 진단이 매우 중요하며 향정신약물, 항우울제등의 약물 치료 등을 복합적으로 시도한다.

바. 정신사회경제성 증후군(psychosocioeconomic syndrome)

만성 요통 질환에 우울증과 신체증상화(somatization)은 매우 커다란 영향을 미칠 수 있으며 치료에 가장 영향을 줄 수 있는 정신적 질환은 인격장애이다. 또한 직장보상이나 소송건에 연관된 경우 더욱 심한 통증 및 장애와 정신적 스트레스를 호소하게 되므로 이에 대한 주의가 요구된다.

(3) 진단

자세한 병력관찰이 필수적이다. 일반적인 근골격계 검사시에는 요추부의 운동범위, 직거상검사, 고관절검사가 매우 중요하다. 기본적인 요추부 단순 X-선 촬영으로 전후면, 측면, 굴곡/신전 영상이 필수적이고 고해상의 자기공명영상이 또 하나의 필수 검사이다. 자기공명영상으로 디스크를 포함한 기본구조의 이상 유무를 확인할 수 있고 조영제 사용시 수술 후 수핵탈출재발과 경막외 섬유증등을 감별하는데 도움이 되며, 척추분절의 불안정성을 시사하는 소견도 발견 가능하다. 실제적으로 척수조영 전산화 단층촬영은 자기공명영상으로 얻은 정보 외에 다른 정보를 새롭게 주지 못한다. 근전도 등의 전기적 진단은 그리 도움이 되지 못하며 추간반 통증 유발검사와 국소마취에 의한 것도 큰 도움은 안된다.

(4) 치료

가. 재활 치료

특정한 진단에 관계없이 모든 만성 요통 환자는 재활 치료를 필요로 한다. 의사는 수술적 치료가 요구되는 상태인지 조기에 판단을 해야 하는데 크게 2가지 분명한 경우는 심각한 척추관 협착증과 요추분절의 뚜렷한 불안정성이다.

재활 치료는 조기부터 시도되어야 하는데 재활 프로그램은 환자 개개인에게 맞춰야 하며 치료 전 정신사회적인 것을 포함한 통증의 원인, 치료의 타당성등에 대한 충분한 설명이 선행되어야 한다.

나. 수술적 치료

수술의 역할은 크게 두가지의 목적으로 국한되는데 신경압박증의 감압과 요추분절 불안정성의 안정화이다. 두가지 모두 임상적 증세와 신경학적 검사가 신경방사선학적 검사소견에 부합되어야 한다.

다. 감압술(decompressive surgery)

환자가 뚜렷한 영상진단 소견과 일치하는 신경압박 증세가 있는 경우에 시행하는데, 추간반 탈출 재발, 잔여 디스크 조각, 지속적인 중앙 척수관 협착 및 추간공 협착 증세, 척수내 또한 추간공 내 신경절낭종(ganglionic cyst)등이 전형적인 질환이다. 경막외 섬유증은 매우 흔하며 증상이 없는 경우가 많다. 신경병성 통증이 함께 있는 경우 수술을 해도 증상 호전이 없을 수 있으므로 주의해야 한다.

라. 안정화 고정술(stabilization-arthrodesis surgery)

환자가 기계적인, 또는 분절성 다리통증을 호소하며 척추 불안정성이 확인된 경우에 시행한다.

전형적인 질환으로는 전방전위증, 후방전위증, 국소 측만증, 추간반 관절장애, 후소관절의 관절장애나 아탈구 또는 수술로 인한 파괴, 가성관절 등이다. 일반적으로 사용되는 유합술은 횡돌기간 유합술(posterolateral fusion), 후방 추체간 유합술(posterior lumbar interbody fusion), 전방 추체간 유합술(anterior lumbar interbody fusion)이 있다.

마. 신경병성 통증수술(neuropathic pain surgery)

아직은 제한점이 많은 수술로 신경파괴나 자극술, 척수내 약물주입법 등이 있다.

8) 척추유합술의 술기

척추유합술에는 다양한 재료가 사용될 수 있는데 자가골(autograft), 동종골(allograft), 탈광물질성 골기질(demineralized bone matrix) 등이며 다양한 척추유합 기술이 발전되었어도 성공적인 유합술을 위한 골사용의 필요성은 여전하다. 비자가골의 사용은 자가골 사용으로 인한 합병증을 줄이고 사용할 수 있는 골의 크기를 쉽게 선택할 수 잇으며 유합술 술기 자체의 효율성에 도움이 되어 많이 사용된다. 1820년에 Walther에 의해 시작된 골이식은 척추고정술의 발달과 함께 그 기술이 향상되어 왔고 현재는 골형성단백질(bone morphogenic protein : BMP)의 합성과 임상에의 적용에 주요 연구가 집중되어 있다.

(1) 유합술의 기본원칙

골유합을 이해하기 위해서는 기본적인 골성장의 생리에 대한 이해가 요구된다. 골치유 및 골유합 과정에는 기본적으로 골형성(osteogenesis), 골유도(osteoinduction), 골전도(osteoconduction)의 3과정이 포함된다. 골형성은 유합의 세포적 인자이며, 골유도는 비분화성 간엽세포를 자극하여 골아세포로 분화시키는 과정이고, 골전도는 유합술이 시행된 부위를 따라 골성장이 이루어지는 과정을 의미한다. 이 세가지를 만족시킬 수 있는 이상적인 골은 자가골 밖에 없다. 골 이식편은 압력을 받는 상태로 유합을 의도하는 부위에 부착되어 있어야 유합진행에 최적의 조건이 될 수 있는데 척추체간 유합이 이상적이며, 기구고정을 통한 부동화도 유합에 중요한 조건이다. 이밖에 골다공증등의 전신질환이나, 흡연, 그리고 스테로이드제 사용등은 유합에 크게 영향을 미칠 수 있는 인자에 해당한다.

(2) 이식재료

해면골(cancellous bone), 피질골(cortical bone) 또는 두가지 복합골이 유합에 이용되는데 자가 해면골이 가장 유합에 이상적 특성을 지니며 동종 해면골은 골전도와 제한된 골유도성을 갖는다. 하지만 해면골만으로는 하중에 견디는 역할을 할 수 없으므로 피질골을 이용하게 되는데 피질골은 골유도 및 골형성 능력이 제한되지만 압력에 저항하는 능력이 있어 보통 복합골을 추체간 유합에 사용한다. 동종골은 주로 골전도의 역할을 하며, 탈광물성 골기질은 동종골을 산에 노출시켜 골유도성을 변화를 유도한 것으로 이식편에 혼합하여 사용한다.

(3) 골채취술과 합병증

대표적인 골 제공 부위는 장골능(iliac crest), 비골(fibula), 늑골(rib)이다. 이중 장골능은 가장 풍부한 해면골 및 피질-해면 복합골의 제공자가 될 수 있으며 요구되는 유합의 성격에 따라 다양한 크기로 제공이 가능하여 가장 먼저 사용되는 곳이기도 한다. 하지만 골 제공 후 통증이나 신경 손상의 위험성이 있는 부위이므로 주의를 한다.

가. 전방장골능

이면 또는 삼면 피질골을 얻을 수 있으며 외측대퇴피신경(lateral femoral cutaneous nerve)의 손상을 피하려면 전상방 장골극에서 1인치 후방에서 피부절개를 시작한다. 골 제공자의 주요 합병증은 통증과 감각신경장애이다. 통증을 유발하는 원인으로는 외측대퇴피신경 손상, 혈종, 감염, 절개성 허니아 등이며 장골능 골절이 생긴 경우 매우 심한 통증을 호소한다. 작은 크기로 인해 주로 경추나 상부 흉추의 유합술에 이용되며 해면골도 다량으로 취득 가능하다.

나. 후방장골능

다량의 해면골과 피질골을 얻을 수 있으며 합병증은 전방의 경우와 유사하며 볼기 측방 감각을 담당하는 상둔피신경(superior cluneal nerve)을 손상하지 않도록 주의해야한다. 이 신경의 손상을 피하려면 후상방장골극에서 7~8cm 내에서 피부절개가 이루어지게 해야 한다.

(4) 임상적 활용

가. 자가골과 동종골

자가골을 사용하는 것이 가장 이상적이지만 소아나 고령 또는 골다공증 환자의 경우 골편의 양에 제한이 생길 수 있고 골 제공 부위 이환율등도 문제가 될 수 있으므로 환자 개개인에 맞게 선정해야 한다.

나. 유합술기

가) 경추

전방으로 척추체 제거술이나 디스크 제거술을 할 경우 하중 감당을 위해 피질-해면복합골을 사용하는데 다분절에 적용시 유합율이 떨어지게 된다. 효과적인 유합을 위해 척추체 말단부 피질골을 적당히 제거해야 하는데 너무 완전히 제거하면 도리어 함몰(subsidence)의 위험성이 있다. 골유합과 함께 전방 금속판 고정이 매우 일반화되어 있다. 골편 대용으로 추체간 합성물이 사용되기도 한다. 후방유합은 주로 해면골을 후방구조와 소관절 사이에 올려놓는 것이며 피질골 조각(cortical strips)도 후방유합에 사용되기도 한다.

나) 흉요추

상부 흉추 경우는 경추의 경우와 비슷한 크기의 추체이므로 장골능 골편을 이용하여 유합을 시도하지만 척추분절의 역학이 경추와 다르므로 적절한 고정술이 잘 이루어져야 효과적인 유합을 기대할 수 있다. 흉요추 인접부와 요추부는 척추체의 크기가 커서 장골능을 사용하기 어려우며 동종골환이나 합성재료를 사용하는 경우가 많다. 후방유합은 경추의 경우와 같이 표면이식이 사용될 수 있다. 요추부는 효과적인 유합이 가장 어려운 곳인데, 하중이 가장 집중되고, 척추체간 거리가 가장 넓고, 고정 자체 유지가 가장 어렵기 때문이다.

요추부에 주로 사용되는 방법으로는 횡돌기간 유합술(intertransverse process fusion), 후방 추체간 유합술(posterior lumbar interbody fusion), 전방 추체간 유합술(anterior lumbar interbody fusion)등이 있으며 이중 횡돌기간 유합술이 유합율이 높고 척수관 내로의 접근이 필요없어 안전하지만, 근육박리로 인한 출혈 및 기능장애 위험성과 즉각적인 척추분절의 안정을 얻기 어렵고 척추변형의 교정이 잘될 수 없다는 단점이 있어 후방 또는 전방 추체간 유합술이 선호되고 있다.

9) 경추성 신경근병증 및 척수병증(Cervical Spondylotic Radiculopathy and Myelopathy)

(1) 발생 기전

경추와 추간반의 퇴행성 변화에 따라 골극에 의한 신경근 압박이나, 경추 척추관 협착에 따른 척수 압박에 의해 발생하는 질환

가. 경추증(cerbical spondylosis)

경추의 노화 과정(aging process)에 따른 척추와 추간반의 생화학적 변성으로 추간반 간격의 감소, 골극 형성, 황색 인대의 비후, 추간공의 협소, 척추관의 협착 등이 유발되어, 임상 증상을 동반하는 경우를 말한다.

추간반의 변성 변화는 노화에 따른 비가역적 현상이며, 항상 증상을 유발하는 것도 아니다. 변성이 진행되면서 임상 증상이 호전되거나 소실되는 경우도 있어 경추증의 증상 발현에 추간반의 변성 등 구조적 변화 외에 신경 조직간 염증 반응 및 혈행 변화 요인 등 다른 기전이 함께 작용한다.

경추성 척수증의 병리 기전

- 골극이나 비후된 인대 등에 의한 척수의 직접 압박(static compression)
- 척수 혈관의 압박에 의한 척수 허혈증(cord ischemia)
- 척추관 협착 상태에서 경추 운동에 따른 반복적인 국지적 척수 손상(dynamic compression)

(2) 호발 연령 및 자연 경과

55세 이후 가장 흔하며, 40세 이전에는 드물다.

약 36%에서 증상의 호전을 보이며, 나머지 64% 중 38%는 증상의 변화 없이 지속되고, 26%는 악화되어 일상 생활이 어렵게 된다. 대부분 경추성 척수병증은 증상의 악화와 호전이 반복되면서 서서히 진행하는 것이 특징이다.

처음에는 증상이 가벼운 경추부 외상이나 점차적으로 악화되어 나타나기도 하고, 점차 안정되어 그대로 유지되기도 한다. 하지만 예후를 예측하기 어렵고, 대체로 시간 경과에 따라 증상이 악화되며, 저절로 좋아지는 경우는 매우 드물다.

(3) 증상 및 증후

가. 경추성 신경근병증

골극이나 구상척추 관절(uncovertebral joint)의 비후에 따른 추간공 협착으로 신경근이 압박되어 증상이 발현하는 것으로, 경추 추간반 탈출증의 증상과 동일하다. 환자의 목을 신전 후 병변측으로 회전하면 신경근 압박증상이 강화되어 상지로의 방사통이 유발되는데, 이를 Spurling's sign이라 하며, 추간공 협착으로 인한 신경근병증의 진단에 유용하다.

나. 경추성 척추병증

가) 신경근병증을 동반하기도 한다.

나) 손 근육이 위축되거나 약화되며, 제 4,5수지의 내전 및 신전이 어렵고, 의도적으로 4,5수지 내전 상태를 30초 이상 유지하지 못한다면 'finger escape sign' 양성으로 판단한다. 'Grip and release test' 는 정상적으로 10초에 20회 이상 손을 쥐고 펴기를 반복할 수 있으나, 그 이하일 경우 척수증손(myelopathy hand)을 의심할 수 있다. 따라서 섬세한 손동작(수저질, 글쓰기, 단추 끼우기)이 어렵게 된다(hand clumsiness).

다) 하지에서는 진동각 소실이나 위치각 장애로 휘청거리며 걷게 되며(unsteady gait), 근육이 뻣뻣해지고 근력이 약화되어 걷기 힘들게 된다(spastic stiffness and weakness).

라) 감각의 장애는 심하지 않지만, 모호하고, 압박 부위보다 아래 부위에 나타나고, 피부절을 따라 나타나지 않는다. 상지와 수지의 저림증을 동반하는 경우가 흔하다.

마) 대부분 건반사는 항진되어 있고(hyperreflexia), 클로누스(ankle clonus)나 바빈스키 반사(Babinski reflex)에 양성을 보일 수 있고, 상지에서는 호프만 반사(Hoffmann's reflex)와 반전 요골 반사(inverted radial reflex)를 보일 수 있다. 이는 상완 요골근 건반사는 감소된 반면, 증가된 수지 굴곡 반사 때문에 나타나는 현상이다.

바) 병이 진행된 상태에서는 방광 괄약근 장애로 배뇨 장애나 요급박증(urgency)을 보일 수 있다.

(4) 감별 진단

척수병증은 상부 운동신경원 질환(upper motor neuron disease)이나, 척수증을 유발하는 다른 병들과 감별해야 한다.

감별 진단

- 근위축성 측삭 경화증(ALS : amyotrophic lateral sclerosis)
- 다발성 경화증(MS : multiple sclerosis)
- 뇌혈관 질환(cerebrovascular disease)
- 수두증(hydrocephalus)
- 상지 신경들의 포획 증후군(entrapment syndrome)
- 흉곽출구 증후군(thoracic outlet syndrome)
- 후종인대 골화증(ossification of posterior longitudinal ligament)
- 경추 추간반 탈출증(cervical disc herniation)
- 척수 종양(spinal cord tumor)

(5) 영상진단 검사

가. 단순 X-선 촬영

골극 형성이나 배열을 확인할 수 있다. 추체 후하방의 골극에서 인접하부 경추의 극돌기 기저부까지의 가장 짧은 거리(diagonal diameter)을 측정하여, 일반적으로 10mm 이하일 경우 척수병증일 가능성이 많고 16mm가 넘으면 가능성이 낮다. 그러니 이러한 계측은 측정자에 따라 편차나 방사선관과 피사체의 거리에 따라 달라지므로 일괄적인 적용이 어려운 점이 있다. Pavlov는 경추 측방 방사선 사진에서 추체 중간 폭과 척추관 전후경의 비(ratio)가 '1' 이상이면 정상이며, '0.8' 이하일 경우 척추관 협착증이 있다고 판단하였다.(Pavlov's ratio)

나. 자기공명 영상진단(MRI)

진단에 가장 중요하며 척수 자체의 변화를 볼 수 있는 장점이 있다.

T2 강조 영상에서 척수 내 신호 증강을 보이는 경우가 있지만, 병의 심각한 정도와 예후 등과의 인과관계에 대해서는 논란이 많다.

골극이나 비후된 인대, 추간반 등에 의한 척수 압박이 실제보다 더 심해 보인다.

다. 척수강조영후 단층 촬영(CT-myelogram)

골극 등의 뼈에 대한 좀 더 자세한 정보를 알 수 있다. 척수강조영술과 동시에 시행하여 좀 더 많은 정보를 알 수 있다. 특히 3차원 재구성 단층 촬영은 구상 척수 관절이 비후로 인한 추간공의 협착 정도를 파악하는데 많은 도움이 된다.

(6) 치료

가. 보존적 치료

경추부 근경련과 통증을 경감시키기 위해 냉, 온찜질과 소염진통제, 근이완제 투여가 도움이 되며, 보조기를 사용하여 경추부 운동 범위를 줄이고, 척수의 추가적인 손상을 예방한다. 경추부 견인은 일부 환자에게 도움이 되나, 과도한 견인으로 증상이 악화되지 않도록 유의해야 한다.

나. 수술적 치료

수술적 치료는 척수나 신경근에 비가역적 손상이 오기 이전에 시행하는 것이 바람직하다.

근위축이 심하고 지팡이를 짚고도 혼자 서 있거나 걷지 못할 정도로 악화된 경우 수술을 한다하더라도 좋은 경과를 기대하기 어려우며, 좋아진다 하더라도 더 이상의 진행을 억제하고 손놀림이나 보행에 다소 호전이 오기를 기대할 뿐이다. 따라서 경추 신경근병증의 수술은 근위축으로 인한 근력 약화가 오기 이전이 바람직하며, 척수증은 수저질이나 보행장애를 보일 때 수술을 고려하는 것이 적절하다.

수술 적응증

- 보존적 치료에도 불구하고 점차 진행하는 신경근병증, 척수병증
- 일상 생활에 지장을 주는 심한 통증
- 비교적 증상의 시작이 오래되지 않은 경우(1년 이내)

다. 수술 방법

전방 또는 후방 수술 방법에 대한 약간의 논란이 있지만, 3분절 이하의 척수 압박은 전방으로 접근하는 수술을 고려해 볼 수 있고, 그 이상은 후방 감압술을 고려하는 것이 일반적이다. 일부에서는 전후방 수술을 한 번에 수술하기도 한다.

수술 접근법의 선택에서 반드시 고려해야 할 것은 경추의 만곡(curvature)이다. 아탈구나 후반 척수 감압을 한다면 호전되지 않거나, 후만 기형의 악화로 증상을 더욱 악화시킬 수 있다. 반대로 심한 경추 전만(lordosis)이 있을 경우에 후방 척수 감압을 한다면, 척수가 심하게 뒤로 전위(dorsal shifting) 되면서 신경근이나 척수 내 혈관의 견인이 심해져 신경근 기능이나 척수증이 악화될 수 있다. 이런 경우는 전방 접근법이나 제한적인 후궁 절제술을 고려해야 한다.

가) 전방 접근법(anterior approach)

구상 척추 관절의 비후로 인한 추간공 협착의 감압이나 추체 후연의 골극으로 인한 척수 압박을 제거하기 위해 시행한다.

나) 전방 경추 추간공확장술(anterior cervical foraminotomy) : 최근 전방 추간공확장술로 접근하여 추간반을 최대한으로 보존하면서 신경근과 척수 압박 요인을 제거하는 방법이 시행되고 있으며, 전만(lordosis) 굴곡이 잘 유지되는 환자의 경추 가동 분절 운동성을 보존하게 하는 큰 장점이 있다.

다) 경추 추간반 제거술 또는 추체 제거술 및 추체간 골유합술(anterior cervical discectomy or corpectomy with interbody fusion) : 경추의 전만 상태가 유지되지 못하거나, 후만(kyphosis) 변형 상태에서 척추 불안증이 예측될 경우, 적절한 전만 상태로 교정하고 경추의 안정성을 유지하기 위해 시행한다. 이 방법은 정적(static), 동적(dynamic) 척수 압박 요인을 제거하고 추간공을 확장시켜 신경근 수질 동맥의 혈행을 개선하는 효과를 거둘수 있으나, 골편 채취 부위의 통증이나 골편의 전위로 인한 합병률의 증가, 고정 분절의 상 하위 분절의 퇴행성 변화의 가속 등이 단점으로 지적되고 있다.

병변이 3분절 이하에 걸쳐 있고, 추간반 탈출이나 골극이 주병소인 경우에 적용한다.

수술 후 드물게 척수병증이 악화되는 경우가 있다.

라) 후방 접근법(posterior approach)

3분절 이상에 걸쳐 척수 압박소견이 보일 경우, 주병소가 후방에서 압박을 하는 경우, 선천적 척추관 협착증인 경우(Pavlov ratio<0.8), 신경근 증상보다는 비교적 경과가 오래된 척수증에 효과적이다. 그 외에 전방 수술이 곤란한 경우에 시행한다.

마) 후궁 절제술(laminectomy) : 광범위한 후궁 절제술은 향후 경추 후만증의 위험이 높고, 이로 인한 신경 장애의 위험이 높은 단점을 가지고 있다.

바) 후궁 성형술(laminoplasty) : 경추 불안정성과 변형이 적어 성적이 우수하다. 극돌기 중앙을 절개하여 척추관의 중앙에서 양측으로 개방하는 Kurokawa 방법과 후궁 측방을 기준으로 문을 여는 방식으로 편측으로 척추관을 개방하는 Hirabayashi 방법이 대표적이다.

후방 수술의 단점은 척수의 간접 감압일뿐 병소가 남아 있어 병의 진행 가능성이 있고, 경추의 후만 변형이 생기거나 악화될 수 있고, 수술 후 경부 통증이 심하거나 계속 잔존할 수 있다는 점이다.

제5경추 신경근병증이 유발되어 상지의 외전 운동이 어려울 수 있다. 이는 후방 척수감압으로 척수 신경이 후방으로 이동(posterior migration of cervical cord)되면서 제 5경추 신경근이 견인되어 발생한다.

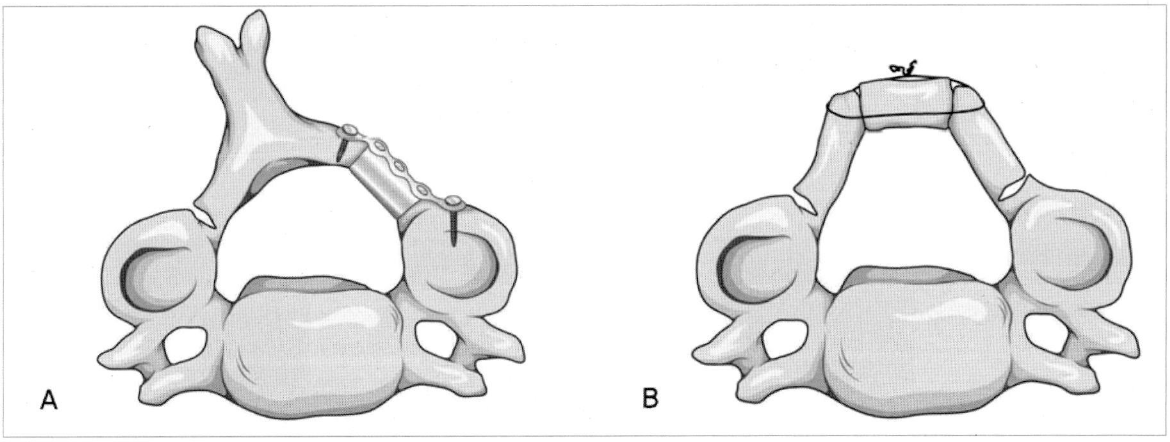

〈그림 15 A〉 Hirabayashi 방법 B. Kurokawa 방법

(7) 예후

증상의 기간이 길수록, 증세가 심할수록 경과는 나쁘다.

수술은 대체로 병의 경과를 멈추게 하며 증상의 호전을 이루지만, 일부에서는 증상의 호전 없이 나빠지는 경우도 있다.

수술 후 처음에 호전이 되었던 사람도 나중에 증상이 악화되는 경우가 있으며, 일부에서는 영상진단의 이상 소견이 발견되지 않을 수 있다.

2. 척수 및 척추 종양

1) 총론

(1) 척수 종양(spinal cord tumor)

척수 종양은 척추강 내에 발생하는 종양을 통틀어 말한다. 척수 종양은 중추 신경계 종양의 약 10~20%를 차지하는데, 동통 및 위약, 배변 장애 등의 신경학적 장애를 유발할 수 있으며, 그 위치 및 병리학적 소견에 따라 다양한 예후를 가진다.

가. 분류 및 호발 부위

발생 부위에 따른 분류

- 경막외(extradural)
- 경막내수외(intradural extramedullary : IDEM)
- 수내(intramedullary)

경막외 종양은 전이성 종양이 가장 많음.

경막내수외 종양은 신경초종(schwannoma), 수막종(meningioma) 순으로 호발.

수내 종양은 상의세포종(ependymoma), 성상세포종(astrocytoma), 혈관모세포종(heman-gioblastoma) 순으로 발생한다.

척수 종양은 흉추부에서 호발하나, 성상세포종은 경추부에, 상의세포종은 흉-요추부에 상대적으로 많이 발생한다.

나. 척수 종양의 분류

〈표 4〉 척수종양의 분류

위치	분류	
경막외 종양(60%)	전이성척추종양(50%)	
	원발성척추종양	
	기타	
경막내 종양(40%)	척수외 종양(30%)	신경초종(40%)
		수막종(40%)
		상의 세포종(15%)
		기타(5%)
	척수내 종양(10%)	상의세포종(45%)
		성상세포종(40%)
		혈관모세포종(5%)
		기타(10%)

다. 증 상

- 신경근 또는 척수의 자극, 압박 및 파괴 정도에 따른 신경학적 증상
- 자발성 진행성 동통, 근력 저하, 감각 이상, 배뇨 및 배변 장애

라. 영상 진단

가) 단순 X선 촬영

척수경의 미란(erosion), 척추경간 거리의 증가, 추간공의 확대 등의 소견이 관찰될 수 있다.

나) 척추 조영술

과거에는 많이 쓰였으나, MRI의 상용화로 거의 쓰이지 않고 있다.

다) 척추 CT

석회화 동반 여부를 확인하는데 도움이 된다.

라) 척수 혈관 조영술

혈관모세포종이 의심되는 경우 수술 전 시행하여야 하며, 혈관모세포종 진단과 수술 시 출혈을 줄이기 위하여 색전술(embolization)을 시행한다.

마) 척추 MRI

척수 종양을 진단하는데 가장 좋은 방법이다. 축상면 영상, 관상면 영상, 시상면 영상 및 조영 증강 영상을 통해 종양의 성상 및 크기, 범위, 주변의 척수와의 관련성을 정확히 알 수 있다.

마. 치료

원발성 척수 종양, 특히 양성 종양인 경우 완전 적출이 시도되어야 하며, 완전 적출이 이루어지면 신경학적 회복의 가능성이 높아지고, 종양 재발을 방지할 수 있다.

최근에는 신경초종, 수막종 등의 경막내수외 종양이나 상의세포종 등은 수술로 90% 이상 완치가 가능한 것으로 보고되고 있다. 그러나 신경 교종과 전이성 종양은 타종양보다 성적이 나쁘며, 수술 후 방사선 치료를 시행하기도 한다.

(2) 척추 종양(spinal tumor)

원발성 척추 종양과 전이성 척추 종양으로 구분할 수 있다.

가. 전이성 척추 종양

척추 종양 중 전이성 척추 종양이 가장 많다.

성인은 전이성 척추 종양이 원발성에 비하여 약 40배 정도 많다.

척추 전이를 많이 일으키는 원발성 암으로는 유방암, 폐암, 전립선암, 신장암 등이 대표적인데, 남성에게는 폐암과 전립선암이, 여성에게는 유방암이 주된 원발성 암이다. 국내는 외국에 비하여 자궁경부암, 간암, 위장관암의 전이가 상대적으로 많다.

나. 진단

가) 척추 X선 검사 : 척추경의 미란, 척추체의 파괴와 압박 골절 등을 볼 수 있다.

나) 척추 MRI : 조영 증강 영상을 포함한 MRI 검사가 gold standard이다.

다) 골 주사(bone scan), 전신 PET(positron emission tomography) : 척추체 및 기타 부위로의 원발암의 전이 여부를 확인하여 환자의 상태를 평가할 수 있다.

다. 치료

척추의 병적 골절로 인하여 심한 불안정성이 발생하거나, 신경학적 결손이 급격히 진행되는 경우, 환자의 여명이 3개월에서 6개월 이상이라고 판단되면 수술을 시행할 수 있으나, 신중히 결정해야 한다.

경피적 척추성형술(vertebroplasty)은 아직 확립되지 않았으나, 통증이 심한 병적 압박 골절의 경우 고려할 수 있다. 이외의 경우는 방사선 치료가 적절하다.

2) 경막내 척수내 종양(Intradural Intramedullary Tumor)

- 척수내에서 발생하는 여러 가지 종양
- 상의세포종(ependymoma), 성상세포종(astrocytoma), 혈관모세포종(hemangioblast- oma)이 가장 흔한 종양이며, 성인에서는 상의세포종, 소아에서는 성상세포종의 발생율이 각각 많다고 알려져 있으나, 전체적으로는 상의세포종의 발생율이 성상세포종보다 다소 높음

경막내 척수 내종양(이하 척수내 종양)은 중추신경계 종양의 2~4%를 차지하나, 1세 이하의 소아에서는 12%로 발생율이 높다.

부위별로는 경수에서 가장 흔하게 발생하고, 이어서 흉수, 요수 순이며 성별 차이는 없다.

척수 실질 내에서 발생하는 종양(발생 빈도 순)

상의세포종(Ependymoma)
성상세포종(Astrocytoma)
혈관모세포종(Hemangioblastoma)
지방종(Lipoma)
전이성 악성 종양(Metastatic cancer)
기타 교종(Other gliomas)
유피낭종 및 표피양 낭종(Dermoid & epidermoid cysts)
해면상 혈관종(Cavernoma)
신경초종(Schwannoma)
신경교세포 낭종(Neuroglial cysts)

임상 증상

- 이상 감각(paresthesia)
- 통증(특히 저녁에 심한 통증 : nocturnal pain)
- 운동 장애, 감각 장애, 배뇨 장애, 변뇨실금

척수내 종양은 완전 절제가 가능한 종양(상의세포종, 혈관모세포종, 일부 성상세포종 등)도 수술 후 신경학적 결함 발생의 위험 때문에 부분 절제만으로 수술을 끝내기도 하고, 성상세포종은 대부분 완전 제거가 사실상 불가능하므로 임상 예후가 좋지 않은 경우가 많다. 그러나 최근에는 미세 수술 현미경과 신경기능 기록장치 등을 이용하여 척수내 종양을 보다 안전하게 가능한 모두 제거하려는 노력을 하고 있다.

〈표 5〉 흔한 경막내 척수외 종양의 비교

	수막종	신경초종	신경섬유증
상대적 발생빈도	5.8	5.7	1
남:여	4-5:1	1:1	1:1
나이	40대-60대	20대-40대	10대-20대
임상발현	국소통증)신경병증	방사통	방사통
분포	흉추	전척추	전척추
염색체	22	22	17(-)
신경섬유종증	드물다	흔하다	매우 흔하다
MRI	경막꼬리	낭성변화, 추간공으로 확장	추간공으로 확대
재발률	4-8%	6-12%	12%

3) 경막 내 수외 종양(intradural Extramedullary Tumor)

경막 내 수외 종양은 경막 내에 종괴가 위치하나, 척수 실질 내에서 발생한 것이 아니라 척수 신경근, 수막, 마미총 등의 조직에서 발생하여, 신경 조직을 압박하거나 침범한 종양을 말한다. 이들 중 가장 흔한 것은 신경초 종양과 수막종으로 약 70%정도를 차지한다. 그 외 지방종(lipoma), 유피종(dermoid), 유표피종(epidermoid), 혈관종(angioma), 육종(sarcoma)등이 드물게 발생한다.

(1) 신경초종(schwannoma)

가. 빈도 및 발생부위

- **빈도** : 척수 종양 중 가장 많은 발생 비율을 보이며(25~37%), 대부분은 경막 내 수외(intradural extramedullary)에 발생하나, 드물게 경막외(10%), 또는 척수내(intramedullary)에서 발생(1%)
- **발생 연령** : 30~40대가 많고 남녀간의 발생 비율은 비슷하다. 발생 부위는 흉추부, 경추부, 요추부 순으로 빈발
- **발생 부위** : 대부분 척추 신경근의 후근(posterior root)에서 발생되나, 신경섬유종(neurofibroma)은 전근(anterior root)에서도 발생. 제1형 신경 섬유종증(von Recklinghausen 병)과 함께 발생하면 다발성으로 나타남.

나. 임상 증상 및 징후

가장 흔한 초기 증상은 신경근성 동통(radicular pain)이다. 이 종양은 대개 편측에 위치하므로, 증상은 좌우 비대칭으로 나타나는 경우가 흔하다. 밤에 통증이 심해지거나 나타나는 경향(night pain)이 있다.

요추부에 발생한 종양인 경우 초기에는 척수 신경근의 지배 영역을 따라 동통과 감각장애가 나타난다. 이후 척수의 압박이 점차 진행되면 척수의 편측 부분 손상에 의한 'Brown-Sequard syndrome'이 나타나기도 하고, 종양이 더욱 성장하여 척수를 심하게 압박하면 종양과 반대측의 척수의 기능이 마비되어 말기에는 척수 기능이 양측에서 완전 상실되고, 병소 이하 부위의 운동 및 감각 마비, 항문과 방광의 괄약근 마비 증상이 나타날 수 있다.

다. 진단

가) 척추 단순 X-선 촬영 : 척추경 내측의 미란으로 척추경간 거리가 증가하고, 아령 모양의 성장을 하는 종양에서는 추간공이 넓어진다. 이외에 척추 전만, 후만, 측만 등의 변화가 있을 수 있다.

나) 척추 CT : 척수가 전방 또는 측방으로 전위되고 종양은 척수보다 약간 고밀도의 음영으로 나타나는 경우가 많다.

다) 특징적 MRI 소견

- 대부분 경계가 명확
- T1 강조 영상 : 척수에 비해서 동일 또는 저신호 강도의 음영
- T2 강조 영상 : 척수나 뇌척수액보다 다소 높은 신호 강도
- 조영제 증강 영상 : 강한 조영 증강을 보이며<그림 16A>, 불균등한 조영 증강을 보이거나 종양 주변부가 환상 대조 강화(ring enhancement)를 보이면, 신경초 종양을 더 시사함.

약 10~15% 정도에서는 추간공(intervertevral foramen)을 따라 척추관 밖으로 아령(dumbbell)모양의 성장을 한다.

라. 치료

치료 목적은 신경 기능을 최대한 보존하면서 종양을 완전 적출하는 것인데 미세 수술요법을 사용하면 척수의 손상 없이 완전 적출이 가능하나, 신경섬유종(neurofibroma)의 경우에는 신경근을 절단해야 완전제거가 가능하다.

후궁 절제술만으로도 제거할 수 있으나, 추간공을 따라 척추관 밖으로 성장한 경우에는 전방 경유법 등 복합적인 접근법이 필요할 경우도 있다.

von Recklinghausen씨 병과 병발하여 다발성으로 있는 경우에는 증상을 나타내는 종양을 찾아서 적출을 시행한다. 예후는 수술 전 척수 신경의 손상 정도에 따라 좌우된다.

(2) 수막종(meningioma)

가. 빈도 및 발생 부위

- **호발부위** : 흉추에서 가장 흔히 발생하며(80%), 요추와 경추 순으로 발생.
- **호발 연령 및 성별** : 두개강 내 수막종과 마찬가지로 여성에서 빈발(80%)하며, 호발 연령은 40~60대.
- **발생 부위** : 대부분은 척수의 측방에 부착된 치상 인대(dentate ligament) 주위의 지주막 세포(arachnoid cap cell)에서 발생하는 것으로 추정되고, 거의 모두가 경막내 수외(intradural extramedulary)에서 발생하나, 드물게 경막 외에서도 발생.

나. 임상 증상 및 징후

동통(radicular pain)이 가장 흔한 증상이며, 초기부터 척수를 직접 압박하는 경향이 있어 신경초종에 비해서 추체로(pyramidal tract)를 손상하여, 종양이 발생한 동측의 편측 운동 마비 또는 하부 신경마비가 신경초종 보다 빨리 나타난다.

종양이 연수나 경수에 위치하면 후두부 동통, 상지 말단부 위약, 근위축 등이 나타나고, 손가락의 섬세한 운동에 제한이 생기게 된다.

다. 진단

가) 척추 CT : 척추강의 경막 외측편으로 종양이 부착되어 있는 양상으로 나타나며, 고음영으로 조영 증강이 잘 된다.

특징적 MRI 소견

- **T1 강조 영상** : 척수보다 저신호 또는 동신호 강도
- **조영제 증강 영상** : 강하고 균등한 조영 증강을 보이는 것이 특징이며, 경막과 유착된 주변부에서 방추상(tail sign) 음영<그림 16B>
- 신경 초종과 감별되는 특징은 강하고 균일한 조영 증강을 보이는 점과 T2 강조 영상에서 척수보다 저신호 강도를 보이는 것.

라. 치료

가) 수술적 치료 : 가장 중요한 치료법이며, 예후가 양호하다.

대부분의 경우 수술로써 완전 제거가 가능하나, 신경초종에 비해 성공률이 다소 떨어진다. 육안적

으로 완전 제거한 경우 10년 후 재발률은 10~15% 정도이다.

악성 소견이 없는 경우에는 방사선 치료나 화학 요법은 시행하지 않는다.

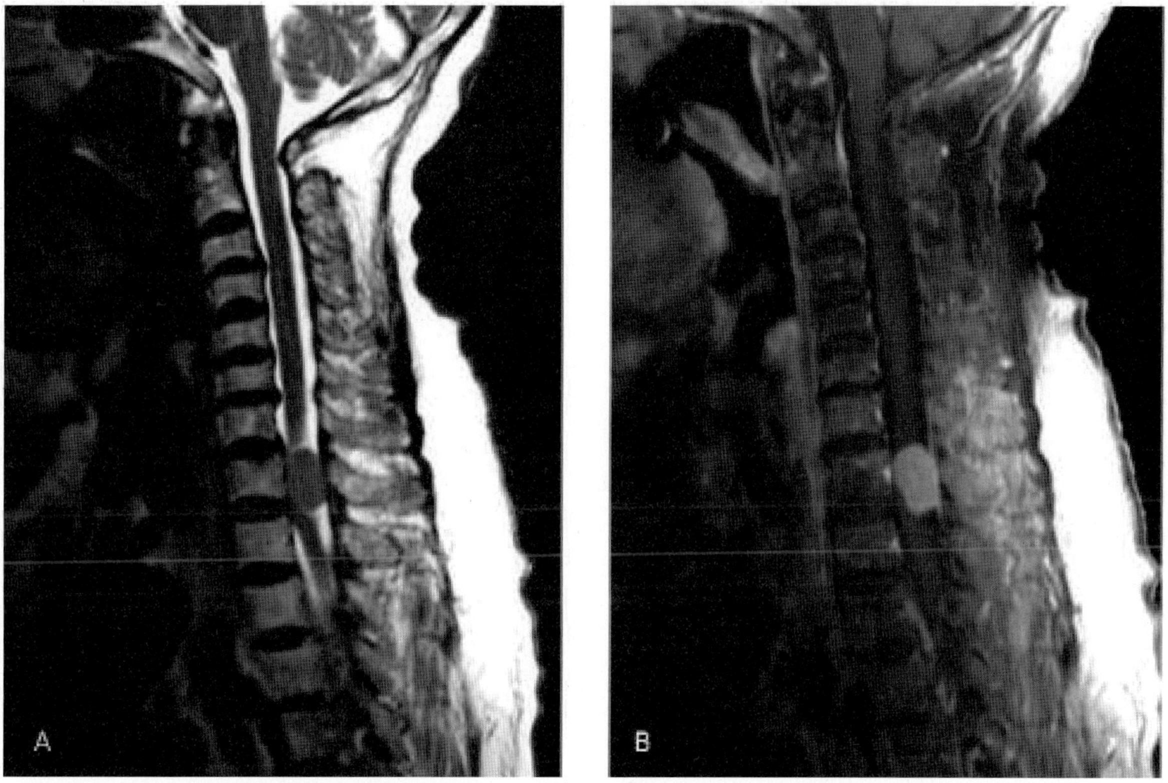

〈그림 16〉 A. T2 강조 영상에서 수막종은 신경초종양보다 더 척수에 비해 저신호 강도를 보인다.
B. 조영증가사진에서 경막 꼬리 소견이 관찰된다.

(3) 기타

가. 지방종(lipoma)

배아 형성기의 이상으로 인한 병변(dysembryogenic lesion)으로 척수 내 종양의 1%정도를 차지하며, 진성 종양은 아니다. 척추 지방종은 경막 내 지방종(intradural lipoma, 4%), 지방 척수수막류(lipomyelomeningocele, 84%), 종사 내 섬유 지방종(fibrolipoma of the filum terminale, 12%)으로 구분된다.

소아기에는 요천추부 정중부에 연부 조직의 종괴로 나타나는 경우가 많지만 피부가 함몰(skin dimple)되거나 색소 참착, 모반 형성, 피부동(dermal sinus) 등이 나타날 수 있고, 척추측만증이나 골격계의 이상을 동반하는 경우도 있다.

가) 증 상

하지의 근력이 약화되거나 감각 이상 또는 방광 기능 장애로 인한 뇨실금 등의 증상이 있으며, 성인기에는 척수 견인(tethered cord)에 의한 요통, 방사통, 보행 장애, 신경인성 방광 등의 증상이 나타날 수 있다.

나) 단순 X선 검사

척추 이분증, 척추 측만증 등의 골격계 이상이 흔히 동반

자기 공명 영상(MRI): T1 강조 영상에서 매우 높은 고신호 강도, T2 강조 영상에서는 저신호 강도의 종괴로 관찰된다.

다) 수술

종괴의 용적을 감소(debulking)시켜 개방된 신경관을 봉합하고, 연막과 경막을 재건하여 척수견인을 예방 또는 해소하는 것이 치료의 목적이다. 척수 손상의 위험성이 높은 완전 적출은 시도할 필요가 없다.

4) 척추 종양(Spinal Tumors)

(1) 진단

가. 임상 증상

- **경부통, 요배부통** : 체위나 활동과의 관계가 적으며, 진행성인 경향, 야간 동통이 특징
- **신경근 증상** : 흉추 종양의 경우 벨트처럼 감각 이상과 감각 둔마를 보이는 거들(girdle)형 통증으로 나타나며, 침범된 신경근의 기능 저하를 보임.
- **신경학적 결손** : 운동 및 감각 저하, 배뇨 및 배변 장애

가) 종양성 병변의 동통을 유발하는 기전

척추체 피진골의 팽윤 → 피질골의 희박화(thinning)와 재성형(remodeling) → 병적 골절과 척추 주위 연부 조직으로의 침윤. 급성 또는 만성 척수 압박 → 이환 부위 및 신경근의 동통과 마비유발.

나) 추간반 탈출증과의 감별점

휴식이나 횡와위로 완화되지 않고 진행성으로 악화되는 경향이 있고, 특히 야간 통증이 악화된다.

다) 척추의 변형

동통의 발현과 연관하여 대부분 척추 주위 근육의 경축(spasm)에 기인한다. 척추 측만은 유골골종(osteoid osteoma)이나 골아세포종(osteoblastoma)에 가끔 동반되어 나타나는데, 종양은 측만의 첨부(apex), 함요면(concavity)에서 발견되는 것이 보통이다.

배뇨 및 배변 장애는 척수 압박이 있는 종양 환자의 반 수 이상에서 종양의 진단 이전부터 나타날 수 있다. 압박이 척수 원추(conus medullaris) 부위에 있는 경우, 괄약근만 선택적으로 장애를 일으키는 수도 있으나, 대개의 경우는 하지의 장애가 동반된다.

나. 영상 진단

가) 단순 촬영

단순 방사선 사진은 해면골의 30-50%가 파괴된 이후에야 명확한 골 파괴 소견을 보이는 것이 통례로, 종양의 조기 진단에는 그리 큰 도움이 되지 못한다는 단점이 있다.

- **골 파괴** : 지도(geographic) 양상 → 팽창 속도가 느린 양성 종양의 특정적인 소견 : 좀 먹은 듯한(motheaten) 양상 → 보다 더 빠른 증식을 보이는 종양 : 투과성(permeative)양상 → 악성도가 높아 급격한 증식 및 파괴를 보인 병변
- **윙크하는 올빼미(winking owl) 소견** : 척추체를 침범한 종양이 한쪽 척추경의 피질을 침범하여 정상 척추경이 보이는 환상 음영을 단절시켜 보임
- **척추체의 압궤**(collapse)

나) 화농성 척추염에 의한 척추체의 압궤와 감별점

추간판은 종양의 침범에 강한 저항성을 보여 종양의 골 파괴에 의해 추체가 심하게 압궤(collapse) 된 경우에도 정상적인 간격을 유지하는 것이 상례이다. 화농성의 경우 추간판은 인접추체의 파괴와 더불어 파괴 양상을 보이고 추간판 간경이 좁아진다. 결핵성 척추염 역시 주위 연부 조직으로의 염증 전개가 있고 농양을 형성하고 있어 감별이 가능하다.

다) 골 주사(bone scan)

99m technetium은 척추의 종양성 병변의 진단에 있어 가장 민감성(sensitivity)이 높은 검사이다. 2mm 정도의 작은 신생골 형성 반응만 있어도 찾아낸다. 골 주사는 임상적으로는 의심이 가나 방사선 소견이 확실하지 않은 환자의 진단이나, 기존의 악성 질환 환자에서의 병의 파급 범위 결정에 큰 도움이 된다.

라) 전산화 단층 촬영

피질골의 상태를 가늠할 수 있는 가장 민감한 검사법으로, 종양 환자의 수술 전 검사 및 수술 계획의 수립에 큰 도움이 된다.

마) 척수강 조영술

척수강 조영술은 동적(dynamic)진단이 가능하여 완전한 조영제의 차단 소견은 신경 조직의 압박을 보여주는 단정적인 소견이나, 종양의 근위 이환 범위 결정을 위해 또 한번의 조영제 주입이 필요할 수 있다.

바) 자기 공명 영상

방사선노출이 없고 비침습적인 장점을 가지고 있어, 단일한 방법으로는 척추 종양의 진단 및 치료 계획 수립에 가장 많은 정부를 얻을 수 있는 검사법이다.

사) 혈관 조영술

종양의 혈관 분포(vascularity)와 영양 혈관(feeding vessel)이나 인접한 중요한 혈관들과의 유착 여부 및 상관관계를 알려줌으로써 수술 계획의 수립에 일조할 수 있다.

아) 생검

양성 및 악성 종양의 구분 및 감염성 질환의 단순 구분을 위해서는 주사침 생검법을 이용한다.

조직 검사를 위한 병변의 절제 및 절개 생검 시 유의 사항

- 수술 시 조직은 최대한 조심스럽게 취급하며 철저히 지혈을 시킨다.
- 정상 골 조직을 절제 하거나, 개창(fenestration)시켜서는 안 된다.
  확정적 수술의 절개 부위의 경계 너머로 종양 세포들을 확산시켜 조직을 오염시킬 수 있기 때문이다.

자) 전이성 척추 종양과의 감별 진단

- **발생 빈도** : 전이성 척추 종양은 골격계 악성 종양보다 40배나 많으며, 모든 암 환자의 50-70% 정도가 사망 전까지 골 전이가 발생.
- **환자의 연령** : 진단 당시 21세 이상인 환자의 원발성 종양은 70% 이상이 악성이며, 21세 미만인 경우 대부분은 병변은 양성.
- **병변의 위치** : 전이성과 원발성 악성 병변의 대부분은 전방(antreior)에서 발생하며, 척추경을 침범하지만 후방에만 국한된 병변은 한 분절(segment)이상이 이환되었을 경우에도 양성일 가능성이 훨씬 높음.

(2) 원발성 척추 종양(primary tumors of spine)

〈표 6〉 기원 세포별 원발성 척추 종양의 분류

기원 세포	양성 종양	악성 종양
결체 조직	섬유종	섬유육종
연골 조직	연골아세포종, 골연골종	연골육종
골 조직	유골골종, 골아세포종	골육종
척색 조직		척색종
혈관 조직	혈관종	혈관육종
골수 조직		골수종, 형질세포종
림프 조직		림프종
불명	동맥류성 골낭종	거대세포종, 유잉 육종

5) 전이성 척추 종양(Metastatic Spine Tumors)

(1) 신경학적 증상 발현 기전

48시간 내에 급격히 진행하는 급성 마비는 주로 폐암, 림프종, 신장암에 의하며, 유방암에 의한 신경 증상은 비교적 속도가 느리다. 전이암에 의한 척수의 혈행 장애는 주로 정맥 울혈(venouscongestion)에 기인한다고 생각되는데, 이는 전이암의 침윤에 의한 정맥 형성과 척수의 경막외 압박에 의해 발생한다. 정맥 울혈은 척수 내 출혈을 유발하고, 혈관 투과성을 증가시켜 척수의 부종을 일으킴으로써, 혈행 장애를 더욱 악화시킨다.

가. 전이성 종양의 치료 시 고려사항

- **종양의 종류** : 종양의 혈생성과 경도를 파악할 수 있어 수술 계획에 도움이 되며, 수술 후 보조 요법의 시행 여부를 결정.
- **신경 장애** : 신경 장애의 양태는 환자의 예후에 중대한 영향을 미치는 요소로, 정확한 파악이 필요하다. 마비의 진행 속도는 중요한 예후 인자로, 급성으로 발생하여 급격히 진행한 마비는 척수 허혈에 의한 경우 예후가 좋지 않음.
- **척추 변형 및 안정성** : 불안정성이 있는 경우 일차적인 수술적 치료가 필요.
- **이전의 치료** : 병변의 성격 규명 및 치료에 대한 감수성 여부의 파악과 수술적 치료법 결정의 참고 사항.
- **환자의 전신 상태** : 전신 상태가 나쁘면 수술적 치료는 가급적 지양함.
- **동통** : 마약성 진통제의 사용 여부의 결정과 척추 불안정의 발생으로 인한 통증의 수술 여부 판단
- **잔여 생존 기간** : 가장 중요한 인자는 종양의 종류임.

나. 치료

가) 비수술적 치료

- 비스테로이드성 소염 진통제부터 마약성 진통제까지 단계적으로 사용한다.
- 척추 불안정성으로 인한 통증이 발생한 경우 보조기를 착용한다.
- 호르몬 요법은 유방암이나 전립선암에 효과적이다.
- 화학 요법

화학 요법은 전이성 경막외 병변에 의한 신경 증상에는 일반적으로 효과가 없으며, 전신적인 질환에 대한 보조적인 치료 수단으로 간주되어야 한다.

- 방사선 요법

추체의 붕괴가 없이 심한 동통이나 신경 증상을 나타내는 환자에게 적합하다. 전립선과 림프세망계(lymphoreticular)의 종양은 방사선 감수성이 높아, 대부분의 경우 방사선치료만으로도 좋은 결과를 얻을 수 있다. 전이성 유방암은 대부분 방사선 치료에 잘 반응하지만 30% 정도는 방사선 치료만으로는 효과를 얻을 수 없다. 위장관 및 신장의 전이암은 대개 방사선 치료에 반응하지 않는다.

- 부신피질 호르몬

상대적으로 강도가 높고 염분 저류(salt retaining) 성질이 적은 dexamethasone이 주로 사용된다. 투여에는 6시간마다 4mg을 투여하는 저용량법과 처음 100mg을 한꺼번에 정주하고 매일 96mg을 4회로 나누어 3일간 투여하는 고용량법이 있다.

나) 수술적 치료

- 수술 적응증

신경학적 결함, 난치성 동통, 척추 불안정의 발생이 주적응증이며, 원발성 종양에 적합한 치료법이다. 다발성 전이의 흔적이 없이, 향후 여명 기간이 3~12개월 이상 평가되는 경우 시도하는 것이 바람직하다.

다) 수술적 치료의 종류

- 척추 감압술(spinal decompression)

추체절제술(vertebrectomy), 후궁 절제술(laminectomy), 후측방 감압술(posterolateral decompression) 등을 시행한다.

- 척추 안정술

추체의 붕괴가 50%이상이거나 추체의 50% 이상이 종양에 이환된 경우, 척추경이 파괴된 경우 및 후방 요소 전체가 종양에 의해 파괴된 경우 안정화를 필요로 한다. 기기 고정은 분절 고정(segmental fixation)을 시행하는 것이 합병증을 감소시킬 수 있다.

참고 문헌

1. 척추학 chap 6 p89 그림 6-8, 6-10, p91 그림 6-11, 6-13 p 92 그림 6-14.
2. 척추학 chap 19 p677 그림 19-3-3-2, p691 그림 19-3-4-1.
3. 척추학 chap 21 p787 그림 21-2-1.
4. 척추학 chap 18 p614 그림 18-4-1.
5. 척추학 chap 19 p660 그림 19-2-6.

척추 및 척수손상

이정길

일반 학습 목표

1. 척추 및 척수손상에 대한 역학, 원인, 기전, 분류, 진단 및 치료를 이해하며 임상에 적용시킬 수 있도록 숙지한다.

1. 척추 및 척수 손상

1) 총론·개요(빈도, 원인, 기전)

(1) 발생 빈도 및 호발 부위

가. 발생빈도

미국의 경우 외상성 척수 손상은 인구 100만명당 28~55명 꼴로(국내 통계 20.5명)발생하며, 매년 만 명의 새로운 환자가 생기고 있다. 하지만 병원에 도착하기 전에 이미 사망하는 환자의 숫자(16~30%)를 포함하면 실제 발생 빈도는 이보다도 많을 것으로 추정된다.

나. 호발 연령

척수 손상이 발생하는 평균 나이는 32세 정도이며, 남녀의 비는 4:1로 남자가 많다. 가장 많이 발병하는 연령층은 국내의 경우 20대, 40대, 30대 순이다.

다. 호발 부위

척추 골절 및 척수 손상은 경추부 손상이 약 55%로 가장 많고, 그 다음이 흉추부(약 35%), 그리고 요천추부(약 10%)의 순이다.

(2) 발병 원인 및 예후

선진 산업 사회일수록 교통사고 및 레저와 관련된 사고가 많으며, 저개발 국가일수록 추락사고가 가장 많은 원인이 된다.

예후에 영향을 미치는 가장 중요한 인자는 외상 당시의 신경학적인 결손 정도이다.

외상성 경수 손상 환자의 외상 후 3개월 동안의 사망률은 20-21%에 이른다.

사망의 주요 원인은 호흡기, 심혈관계 합병증이다. 최근 들어 이러한 사망률은 현저히 줄어드는 경향을 보이는데 척수손상 후 40년간 생존율은 사지 완전마비인 경우 70%, 하반신 완전마비는 84%, 그리고 불완전마비인 경우는 92%의 생존율이 보고되고 있다.

(3) 발생 기전

척추 및 척수 손상 기전

- 굴곡 손상(flexion injury)
- 회전 손상(rotation injury)
- 복합 손상(combined injury)
- 신전 손상(extension injury)
- 압박 손상(compression injury)

굴곡 손상이 가장 많으나 실제로 가장 많은 손상의 기전은 굴곡 - 회전 손상이다.

가. 굴곡 손상

가) 원인

자동차의 정면 충돌이나 추락 사고에서 가장 흔히 발생되며, 대게 상위 경추의 전방 전위와 하위 경추의 압박 골절을 동반함으로써 탈구 및 골절편에 의하여 척수에 심각한 손상을 유발하는 경우가 많다.

나) 방사선 소견

척추의 단순 측면 사진상에서 비교적 쉽게 진단될 수 있다. 대게 추체의 앞부분이 단순히 압박(compression)되거나, 심한 경우 방출성 골절(bursting fracture)의 소견을 보이며 상위 경추의 전방 전위와 더불어 후방의 극돌기간 인대(interspinous process ligament) 파열로 인하여 상하 극돌기 간 거리가 넓어져 있는 것을 관찰할 수 있다.

나. 신전 손상

가) 원인 : 주로 자동차의 추돌 사고나 추락사고에서 발생된다.

같은 기전의 손상을 당하여도 주로 50대 이후의 환자에서 심각한 척수 손상을 유발하게 되는데, 이들은 경추골에 퇴행성 척추증(degenerative spondylosis)이 있어 골극(osteophyte, spur)이 척추강내로 돌출되어 있어 갑자기 경추부에 과신전(hyperextension) 손상을 당하면 척수가 전방에 형성된 골극과 후방에서 척추강 내로 접혀진 황색인대 사이에 끼어 순간적으로 심한 압박을 받게 된다. 젊은 환자의 경우에는 이러한 골극에 의한 협착증의 소견이 없기 때문에 같은 기전의 손상을 당하여도 단순한 염좌(neck sprain)의 증상만을 보일뿐, 심각한 척수의 손상은 동반되지 않는 경우가 대부분이다.

나) 방사선 소견 : 신전 손상은 굴곡 손상에 비하여 추체의 골절이 없는 경우가 대부분이기 때문에 단순 척추 사진상 진단에 어려움이 있을 수 있다. 하지만 전종인대 파열이나 손상으로 인하여 추간반 앞 부분이 넓어지고, 후방의 사하 극돌기간 거리가 좁아지며, 척추 후궁이나 소관절 골절 등을 발견할 수 있게 된다.

골절의 소견이 없어도 심한 척추강 협착증이 동반된 환자가 불완전 마비의 소견을 보인다면, 신전 손상의 가능성을 먼저 생각하여야 한다.

다. 회전 손상

회전 손상의 유무를 보기 위해서는 전후상에서 극돌기가 정중선에 있는지, 비틀려져 있는지를 보아야 하고, 사위상(oblique view)에서 탈구 상태도 살펴야 한다.

2) 척수 손상(Spinal Cord Injury)

(1) 척수 손상의 병리 및 병태 생리

가. 척수 손상

일차적인 손상은 외상에 의한 척수의 직접 손상, 그 자체를 의미한다. 이는 추후의 치료에 의하여 그 손상의 정도를 변화시킬 수가 없다. 이에 반하여 이차적인 손상이란 이러한 일차적인 척수의 압박 손상 후에 발생되는 손상을 의미한다. 이러한 이차손상은 손상 후 환자의 상태, 즉 저혈압, 쇼크, 동맥 내 산소압 등의 여러 요소와 치료의 방법에 따라서 그 손상의 진행에 차이가 있기 때문에 임상적으로 중요한 의미를 갖는다. 즉, 외상에 의한 직접적인 손상은 바꿀 수가 없지만, 그 후에 발생되는 이차적인 손상은 치료에 따라 그 예후가 호전될 수도 있기 때문이다. 이차적인 손상은 척수 손상 후 수시간에서 수일에 거쳐 진행된다.

나. 이차 손상의 기전

가) 혈역학적인 변화

손상된 혈관에 의한 출혈, 혈관연축(vasospasm), 혈전형성(thrombosis), 혈관의 자가조절기능(autoregulation)의 상실로 인하여 조직에 오는 허혈성 변화나 괴사를 의미한다.

나) 생화학적인 변화

ATP의 고갈에 의한 plasma membrane failure와 그 후로 발생되는 free radical generation, lipid peroxidation, excitatory aminoacid release, cellular calcium overload의 과정을 거쳐 세포의 괴사가 촉진되는 과정을 의미한다.

다) 염증성 변화

chemokines, cytokine 및 eicosanoids의 분비 및 백혈구의 침범에 의하여 이루어지는 것으로 보고되고 있다.

척수의 이차적인 손상의 가장 중요한 소견은 척수의 부종(spinal cord edema)이다. 이러한 부종은 임상적으로 신경학적인 기능의 추가적인 악화를 초래하며 MRI 촬영상 척수 내의 강도 변화로 나타난다.

척수의 부종은 일반적으로 척수 손상 후 3~6일 후에 최고조에 달하였다가, 그 후로 수주에 걸쳐 줄어든다. 그 과정에서 점차적인 탈수(demyelination)와 축삭돌기 변성이 진행되어 종국엔 척수조직의 완전 파괴가 일어난다.

이러한 급성기의 척수의 변화와 더불어 척수 손상 후 수주가 지나면 세포 사멸(apoptotic cell death), 교질반흔형성(glial scar formation) 및 척수공동 형성의 과정을 거치게 된다.

영구적인 척수 장애를 초래하는 것으로는 척수 좌상(spinal cord contusion)이 대부분이고, 그 외에 척수 열창(laceration) 및 척수내혈종(hematomyelia)등이 있으나, 척수가 완전히 끊어지는 척수 절단(transection)은 매우 드물다.

다. 척수 진탕(spinal cord concussion)

수상 후 척수 기능, 특히 운동 및 감각 기능이 일시적으로 마비가 되었다가 24시간 이내에 자연히 회복되는 상태를 말하며, 병리학적으로는 척수에 어떤 기질적 변화도 없는 상태이다. 그러므로 수상 후 24시간 이내에는 척수 진탕과 더욱 심한 영구적 척수 손상과를 구별하기는 어려우며 척수 진탕은 뇌진탕에 비하여 매우 드물다.

(2) 척수 손상의 분류

완전 손상
불완전 손상

- 전척수 증후군(anterior cord syndrome)
- 후척수 증후군(posterior cord syndrome)
- 중심척수 증후군(central cord syndrome)
- 측방척수 증후군(lateral cord syndrome, Brown-Sequard syndrome)
- 신경근 증후군(root syndrome)

가. 완전 척수 손상

손상 부위 이하의 운동 및 감각기능이 완전히 소실된 상태를 말한다. 심부 건반사의 유무만 가지고는 완전손상과 불완전 손상을 감별할 수 없을 뿐만 아니라, 예후 판정에도 신빙성 있는 지표가 되지 못한다.

나. 불완전 손상

손상 부위 이하에서 운동 또는 감각기능이 약간이라도 남아 있는 상태를 말하며, 완전 손상 시에는 회복의 가능성이 거의 없으나, 불완전 손상 시에는 적절한 치료로 상당히 호전되는 경우가 많다.

다. 전척수 증후군(anterior cord syndrome)

- 굴곡 손상 시에 발생
- 전척추 동맥 압박이나, 척수 전방 압박
- 운동 : 추체로(corticospinal tract) 손상으로 병변 이하 부위 양측성 마비
- 감각 : 측방 추체시상로(lateral spinothalamic tract) 손상으로 병변 이하 부위 양측성 통각 및 온도각 소실, 촉감, 진동감(vibration sense) 및 위치감(position sense)은 보존

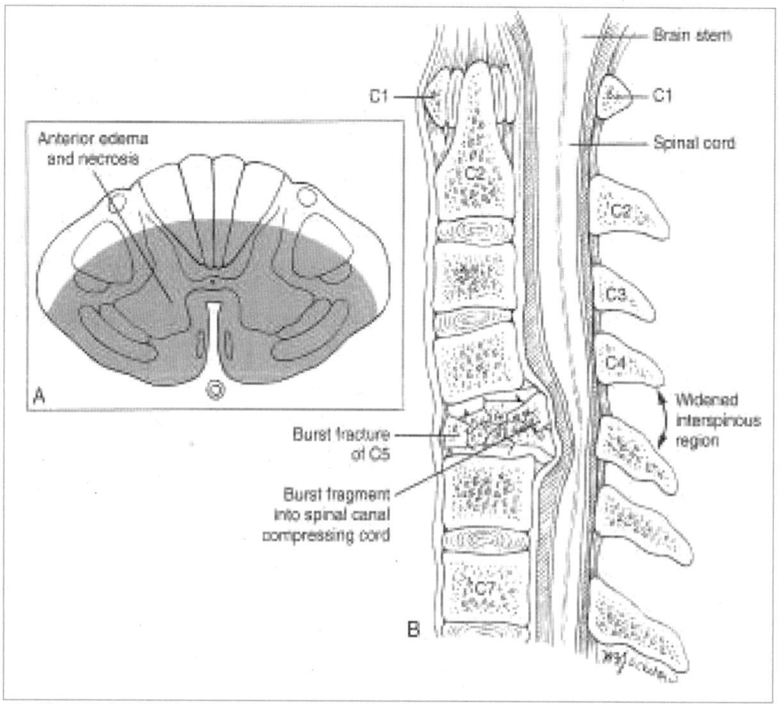

〈그림 1〉 전척수 증후군의 손상 모식도

라. 중심척수 증후군(central cord syndrome)

- 경추부 과신전 손상(hyperextension injury)
- 제 5-6-7경추부에 호발
- 척추증(spondylosis)이나, 척추관 협착증(spinal canal stenosis) 있는 중년 또는 노인
- 운동 : 상지가 하지보다 심하며 특히 상지의 말단부(손, 손가락 등)에 심한 마비
- 지각 : 양측성 통각이나 온도 감각 소실, 촉각, 진동감, 위치감 등은 부분적으로 보존
  (지각 해리 : sensory dissociation).

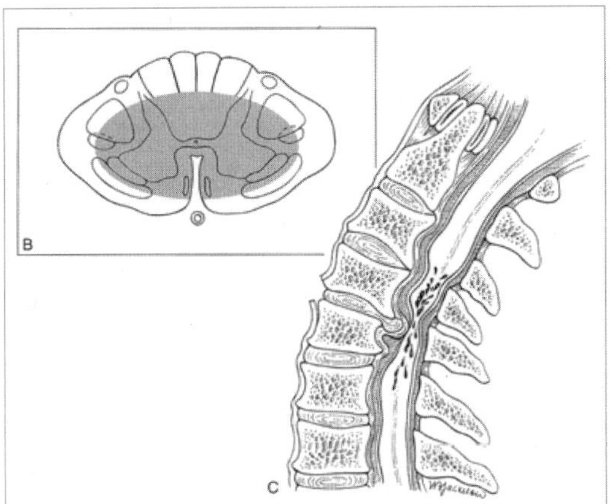

〈그림 2〉 중심척수 증후군의 모식도

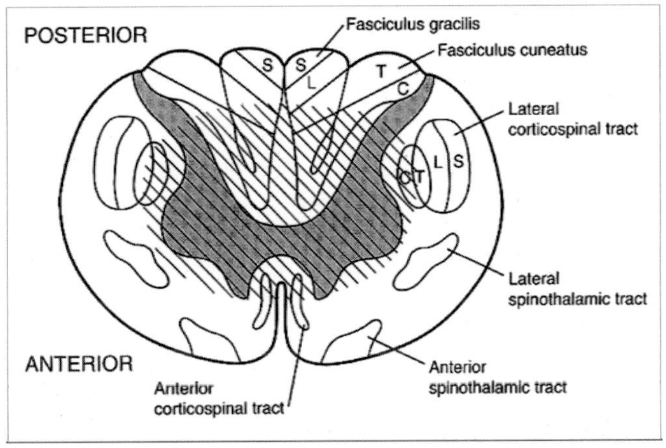

〈그림 3〉 중심척수 증후군에서 손상되는 척수 영역

마. 후방척수 증후군(posterior cord syndrome)

후방 척수동맥의 손상으로 인하여 척수 후방으로 지나가는 감각신경의 기능은 소실되나, 운동신경이나 통각은 소실이 없다. 하지만 후방 척수동맥은 양측으로 두 개가 분포하기 때문에, 동시에 손상을 받기는 어려워 실제 임상에서는 거의 관찰되지는 않는다.

바. 측방척수 증후군(Brown-Sequard syndrome)

- 자상, 총상 또는 회전 손상으로 인하여 척수의 한쪽만 손상
- 운동 : 동측 손상 이하 부위 운동마비
- 감각 : 동측 손상 이하 부위 촉감, 위치감, 진동감 소실, 반대측 이하 부위에는 통각과 온도 감각의 소실,
  손상 부위 모든 감각 소실

이러한 증상은 대개 외상의 경우보다는 척수 종양 환자에서 주로 관찰되는 소견으로, 척수손상에서는 드물게 관찰된다.

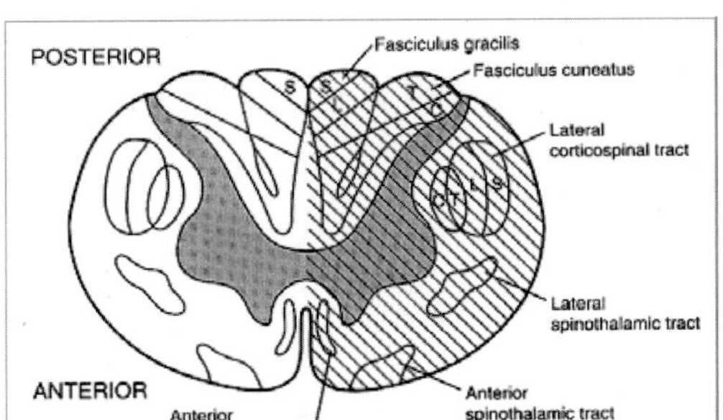

〈그림 4〉 측방척수 증후군에서 손상되는 척수 영역

Syndrome	Frequency	Description	Functional Recovery
Central	Most common	Usually quadriplegic with sacral sparing. Upper extremities affected more than lower.	75%
Anterior	Common	Complete motor deficit. Trunk and lower extremity deep pressure and proprioception preserved	10%
Posterior	Rare	Loss of deep pressure, deep pain, and proprioception.	—
Brown-Séquard	Uncommon	Ipsilateral motor deficit. Contralateral pain and temperature deficit.	> 90%

〈그림 5〉 척수 손상 증후군 별 빈도 및 특징

(3) 진단

가. 신체검사

사고에 대한 자세한 병력을 통해서 척추에 가해진 손상의 기전을 파악 척수손상 환자의 20~60%는 다른 부위의 손상(주로 두부, 흉곽, 복부)을 동반하기 때문에 척추 이외의 손상 가능성을 항상 염두에 두고 진찰을 하는 습관이 매우 중요하다. 두부손상 환자의 5~10%는 어떠한 형태든 척추 및 척수손상이 동반되어 있기 때문에, 특히 의식이 없는 두부손상에서 척추에 동반된 손상 가능성을 항상 염두에 두어야 한다.

손상 직후의 신경학적 검사는 향후 예후를 판정하는 가장 중요한 요소인 만큼 매우 세밀하고 정확하게 시행되어야 한다. 일단 전체 척추를 관찰하고 피부에 외상이 동반된 모든 부위에 대하여 손상 가능성을 염두에 두어야 하며, 비록 외관상 손상이 없더라도 각 부위별로 가볍게 눌러 보아 발견이 되지 않는 손상이 있는지를 관찰하여야 한다.

그 후에 운동력과 지각을 각 척수신경 영역별로 세밀히 검사하여야 하며 심부 건반사의 유무도 중요하다. 척수 손상의 경우 최소한 50% 이상의 환자는 초기에 척수 쇼크(spinal shock)의 양상을 보이기 때문에 이의 유무를 판정하여야 한다.

척수 쇼크란 척수손상 직후에 수상 부위 이하에서 척수 기능인 운동, 지각 및 반사 기능이 완전히 소실된 상태를 말한다. 이론적으로 볼 때, 완전 척수 손상을 당하여도 뇌의 통제를 받지 않는 하지의 반사 기능은 유지가 되어야 함에도 불구하고, 척수 쇼크 상태에서는 이러한 반사작용도 전혀 나타나지 않는다. 척추 쇼크가 발생되는 정확한 기전은 밝혀져 있지 않다. 초기에는 하위 운동 뉴우런(lower motor neuron type)의 완전 이완성(flaccid) 마비를 나타낸다. 척수 쇼크로부터 회복을 나타내는 지표는 바빈스키 징후, 항문빈사 및 구해면체 빈사의 회복이다. 대개 척수 쇼크가 끝나는 약 3~12주 후부터는 강직성(spastic) 마비로 변하고, 반사작용도 항진되는 경우가 많다. 이론적으로는 척수 쇼크로부터 완전히 회복된 후에야 척수 손상으로 인한 신경장애가 얼마나 심했는가를 정확히 알 수 있을 뿐 아니라, 그것이 중추성 상위 운동 뉴우런형(upper motor neuron type) 마비인지, 또는 말초성 하위 운동 뉴우런형 마비인지 구별할 수가 있는 것이다. 그러나 일반적으로 보아 척수 쇼크는 완전 손상이나 불완전 손상이거나 간에 예후 판정에 큰 도움이 되지 않는다고 생각되고 있다.

나. 운동 및 지각 검사

최초의 신경학적 검사 소견을 자세히 기록해 두는 것이 매우 중요하다. 이는 향후 척수 기능이 점점 회복되는지, 또는 악화되어 가는지를 비교할 수 있는 가장 중요한 지표가 되기 때문이다.

운동마비의 정도를 진단하기 위한 근력 등급

등급	정 의
0	완전마비, 움직임이 전혀 없음
1	약간의 근육 수축이 있을 정도
2	중력이 없으면 부분적 범위의 운동이 가능
3	중력에 반해서 팔, 다리를 들어 올릴 수 있으나, 저항을 가했을 때는 움직일 수 없을 때
4	저항에 반해서 팔, 다리를 움직일 수 있음
5	정상 근력

손상된 척수 부위를 중심으로 상하좌우의 모든 운동, 지각 및 반사기능을 철저히 검사하여야 한다. 운동의 정도는 근력의 등급에 의하여 평가를 한다. 이러한 근력의 평가는 정상 근력(5)을 기준으로 현재 근력(예3/5)을 표시한다.

지각 신경은 척수 각 분절(segment)이 지배하는 피부영역(dermatome)을 검사하고, 어느 분절까지 지각이 정상이고 어느 분절 이하가 지각마비인지를 확인하고, 또 통각, 촉각, 위치감각, 진동감각 등을 각각 검사한다. 기록은 피부 영역상 마지막 정상분절의 번호, 예를 들면, C5 또는 T6 등으로 표기한다.

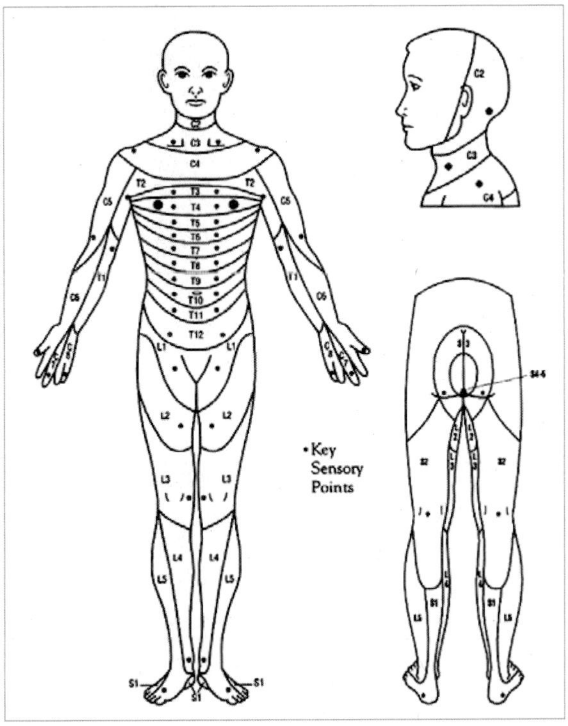

〈그림 6〉 척수의 감각 신경 분지

Level	Dermatome
C4	shoulders
C6	thumb
C7	middle finger
C8	little finger
T4	nipples
T6	xiphoid
T10	umbilicus
L3	just above patella
L4	medial malleolus
L5	great toe
S1	lateral malleolus
S4-5	peri-anal

〈표 1〉 Key sensory landmarks

Components of Motor Dermatome Functional Examinationis

Spinal cord level	Function
C5	Elbow flexors(biceps, brachialis)
C6	Wrist extensors(extensor carpi radialis longus & brevis
C7	Elbow extensors(triceps)
C8	Finger flexors(flexor digitorum profundus) to the middle finger
T1	Small finger abductors(abductor digiti minimi)
L2	Hip flexors(iliopsoas)
L3	Knee extensors(quadriceps)
L4	Ankle dorsiflexors(tibialis anterior)
L5	Long toe extensors(extensor hallucis longus)

척수손상의 정도를 평가하는 방법중 가장 정확하고 널리 사용되는 방법은 ASIA(American Spinal Injury Association) classification 이다. 이 분류법은 운동력을 평가하기 위하여 상지(C5-T1)와 하지(L2-S1)의 10개의 근육의 강도를 좌우 각각 측정을 하며, 지각은 light touch와 pinprick을 28개 피부 지각영역으로 세분하여 평가하게 되어 있다. 이러한 ASIA 분류법은 정확하기는 하나 실제 진찰에 많은 시간이 소요되기 때문에 간단하면서도 보편적으로 사용되는 분류법으로는 Frankel's classification이 있다. 이는 지각기능의 유무, 운동기능이 전혀 없는 경우, 일부 있으나 유용하지 못한 경우, 유용한 경우, 정상 등으로 비교적 간단한 분류를 하여 많이 이용되고 있다.

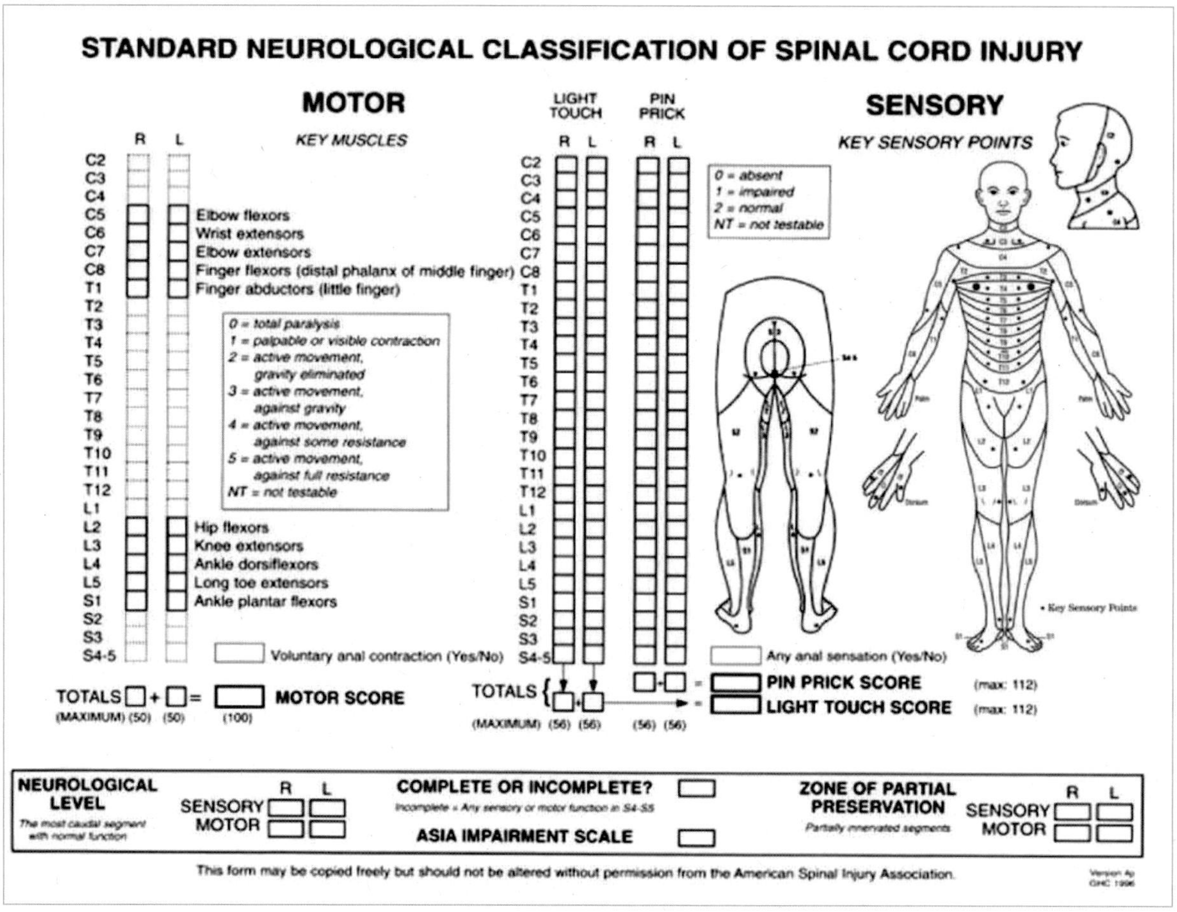
STANDARD NEUROLOGICAL CLASSIFICATION OF SPINAL CORD INJURY

MOTOR — KEY MUSCLES (R, L)
C5 Elbow flexors
C6 Wrist extensors
C7 Elbow extensors
C8 Finger flexors (distal phalanx of middle finger)
T1 Finger abductors (little finger)
L2 Hip flexors
L3 Knee extensors
L4 Ankle dorsiflexors
L5 Long toe extensors
S1 Ankle plantar flexors

0 = total paralysis
1 = palpable or visible contraction
2 = active movement, gravity eliminated
3 = active movement, against gravity
4 = active movement, against some resistance
5 = active movement, against full resistance
NT = not testable

Voluntary anal contraction (Yes/No)

TOTALS ☐ + ☐ = ☐ MOTOR SCORE
(MAXIMUM) (50) (50) (100)

SENSORY — KEY SENSORY POINTS
LIGHT TOUCH (R, L) · PIN PRICK (R, L)
C2–S4-5

0 = absent
1 = impaired
2 = normal
NT = not testable

Any anal sensation (Yes/No)

TOTALS ☐ + ☐ = PIN PRICK SCORE (max: 112)
☐ + ☐ = LIGHT TOUCH SCORE (max: 112)
(MAXIMUM) (56) (56) (56) (56)

• Key Sensory Points

NEUROLOGICAL LEVEL — The most caudal segment with normal function — SENSORY R L, MOTOR R L
COMPLETE OR INCOMPLETE? — Incomplete = Any sensory or motor function in S4-S5
ASIA IMPAIRMENT SCALE
ZONE OF PARTIAL PRESERVATION — Partially innervated segments — SENSORY R L, MOTOR R L

This form may be copied freely but should not be altered without permission from the American Spinal Injury Association.

〈그림 7〉 ASIA 척수 손상 Scale 도표

척수신경 손상의 임상 소견에 관한 Frankel의 분류

등 급	정 의
A : 완전소실	손상 부위 이하로 감각 및 운동기능의 완전 소실
B : 감각잔존	손상 부위 이하로 약간의 감각이 있으나, 운동기능의 완전 소실
C : 운동기능	유용한 정도에는 미치지 못하나, 운동기능이 일부 잔존
D : 운동유용	유용한 정도의 운동기능이 잔존
E : 정 상	신경학적 결손이나 증상이 없음

다. 항문검사

사지 또는 하지 완전마비라 하더라도 극히 일부에서는 항문 주위에 감각이 약간 남아있을 수 있는데, 이것을 엉치지각보존(sacral sparing)이라 한다. 엉치지각보존이 있을 경우는 비록 다른 모든 소견이 완전 마비에 해당되어도 불완전손상으로 분류되며, 향후 회복할 가능성이 있다. 또한 자의적으로 항문괄약근이 수축되는지도 검사한다.

구해면체 반사(bulbocavernous reflex)는 장갑 낀 손가락을 항문에 넣고 다른 손으로는 남자의 경우 음경의 귀두(glans)를, 여자의 경우 음핵(clitoris)을 건드릴 때 항문 괄약근이 수축하는지 여부를 검사한다. 수축하면 양성반응으로서 반사작용이 소실되지 않았거나, 또는 회복했다는 뜻이다.

항문반사(anal reflex)는 항문 주위를 핀으로 찌를 때 항문 괄약근이 수축하는지 여부를 관찰하는데, 좌우를 비교 검토한다.

라. 영상진단 검사

영상진단 검사의 가장 중요한 목적은 신속하고 정확하게 척추 및 척수의 손상 부위를 밝혀내는데 있다. 영상진단 검사는 척추 및 척수손상이 조금이라도 의심이 되는 경우는 반드시 시행하여야 한다. 특히 다음과 같은 경우는 자세한 검사를 해야 한다.

- 경추 및 요추부에 통증이나 압통이 있는 경우
- 신경학적인 장애가 있는 경우
- 의식이 혼미한 경우

척추손상 환자의 95% 이상이 척추의 골절이나 탈구를 동반한다. 하지만 방사선학적으로 척추의 손상이 없이 척수의 손상을 보이는 경우(Spinal cord injury without radiographic abnormalities, SCIWORA)도 있을 수 있으며, 특히 소아에서 흔히 관찰된다.

• 척수 손상 환자의 영상진단 검사에 있어서 또 다른 중요한 원칙은 손상된 척추가 최종적으로 안정하다고 확정이 되기 전까지는 불안정한 것으로 간주하고, 모든 검사를 진행해야 한다.

마. 단순 척추 촬영

어느 부위에 척추손상이 있더라도 반드시 척추 전체의 전후, 측면 및 사위상을 촬영해야 한다. 경추 또는 손상이 있을 경우 측면상에서는 반드시 제7경추까지 나오도록 어깨를 아래로 잡아당기고 찍어야 한다. 그래도 잘 안 나오면 수영 자세상(swimmers view)이라고 해서 한쪽 팔을 위로 올리고 반대 팔은 아래로 내린 상태로 측면상을 촬영하면 경추 제 6-7 및 흉추 1-2번까지 자세히 볼 수 있다.

경추 제1~2 손상이 의심되면 입을 벌린 상태로 전후 촬영하는 개구상(open mouth view)을 반드시 찍어야 제2경추체와 치상돌기(odontoid process) 및 C1~2 측방 관절을 잘 볼 수 있다.

척추의 불안정성이 의심이 되나 일반 사진상 확실치 않을 경우는 dynamic view(굴곡 및 신전상)을 시행할 수도 있다. 하지만 이 경우에는 추가적인 척수의 손상 가능성이 있으므로 반드시 의사가 환자의 척추를 서서히 움직이면서 신경학적인 소견이 악화되는지를 관찰하면서 시행하여야 한다.

바. 척추 전산화 단층 촬영

단순 촬영에서 명확한 진단에 어려움이 있거나, 잘 안 보이는 경우(상위 경추, 경흉추 이행부)의 경우에는 CT 촬영을 시행하여야 한다. CT 촬영은 골절에 대한 명확한 진단을 내릴 수 있으며, 척수강 내로 돌출된 골편 등이 진단에 있어서 MRI보다 우수하다.

사. 자기 공명 영상 촬영(MRI)

MRI는 척수 내의 혈종의 유무, 부종의 정도나 추간반의 파열, 골편의 돌출 등에 의한 척수의 손상이나 압박의 정도를 가장 정확하게 제공해 준다. 또한 다른 검사로는 알 수 없는 인대의 손상도 알 수 있다.

(4) 척수 손상의 치료

척수손상 치료의 방향은 이차적인 척수의 손상을 최대한도로 줄이고, 신경학적 기능을 최대한 회복하는데 있다. 이러한 치료의 목적은 수술적인 치료를 통하여 척수를 압박하는 골편이나 탈구를 해결하고, 신경세포 파괴의 진행되는 것을 막기 위한 척수 혈액순환 유지와 조직 내에 산소공급을 유지하는데 있다.

가. 현장에서의 처치

척수 손상 환자의 치료는 사고 현장에서부터 척추 손상의 가능성을 염두에 두고 치료를 시작하는 것이 매우 중요하다. 사고 현장에서 척추 골절 및 척수 손상이 의심되면 척추 고정용 부목 위에 환자를 반듯이 눕히고, 경추 칼라를 착용하거나 모래주머니를 양 옆에 놓아 척추가 더 이상 움직이지 않도록 고정한 후에 환자를 이송하여야 한다.

특히 불완전 마비가 있는 환자를 급히 병원으로 이송한다고 함부로 몸을 움직이면 손상부위의 척수를 더욱 다치게 해서 손상을 오히려 악화시킬 수 있으므로 주의를 요한다. 그 외에도 혈압과 호흡이 유지되도록 해야 한다.

나. 응급 처치

- 고정(immobilization)
- 저혈압 교정(hypotension, spinal shock) : 수축기 혈압 90mmHg 이상 유지
- 기도 유지(oxygenation)
- 위장관(NG tube) 삽입
- 도뇨관 삽입(Foley catheterization)
- 체온·전해질(temperature/electrolyte)유지

척수 손상의 경우 상당수의 경우에 다발성 장기의 손상을 동반하기 때문에 환자가 초기에 쇼크의 소견을 보이면 전신 손상, 흉곽 손상, 복부 장기 파열, 또는 골반이나 대퇴골 골절 등으로 출혈성 쇼크가 있는지를 일차적으로 확인해야 된다. 이러한 소견이 없다면 경수, 또는 상위 흉수 손상으로 일시적으로 혈압이 떨어져 쇼크 상태로 되는 경우가 있으므로 이를 확인하여야 한다. 일반적으로 출혈성 쇼크의 경우는 혈압이 하강하면서 맥박이 올라가지만 척수 쇼크의 경우는 혈압과 맥박이 동반 하락을 한다.

척수 쇼크일 경우에는 하지를 들어 올리고 하지에 탄력 스타킹을 입히며 혈관 수축제(dopamine)를 정맥 주사하면 호전된다. 출혈성 쇼크일 경우에는 수혈을 하면서 그 출혈 원인을 찾아 응급 처치를 하고, 필요하면 수술도 해야 한다.

경수 손상 환자의 경우 대개는 특징적인 활성 징후를 보이는데 이는 혈압, 맥박, 체온 호흡수가 모두 떨어지는 것이다. 저혈압의 원인은 교감신경의 마비 및 척수 쇼크에서 유래하는 것이며, 서맥의 원인은 교감신경 마비로 인한 부교감 신경의 상대적인 항진에 기인한다. 특히, 서맥이 40회/분 이하로 떨어질 경우에는 심장 마비를 초래할 수 있기 때문에 주의를 요하며, atropine 등의 응급처치를 요한다.

경추 또는 상위 흉추 골절 등으로 척수 손상이 발생하면 늑간신경이 마비되어 흉곽 팽창이 안 되므로, 호흡곤란이 발생한다. 이 경우 경수 C3-5에서 시작하는 횡격신경(phrenic nerve)에 의한 복식호흡만 남게 되어, 호흡이 약하고 또한 가래도 뱉어낼 수 없기 때문에 심한 호흡곤란증이 발생할 수 있다.

상위 경수가 손상된 경우는 횡격신경도 같이 손상되어 매우 심한 호흡 곤란으로 인하여 응급실에 도착하기 전에 사망하는 경우가 많다. 호흡 곤란은 곧 바로 동맥 내 산소 분압을 떨어뜨리고, 이는 이미 손상된 척수신경에 이차적인 악영향을 미친다. 그러므로 초기의 심한 호흡곤란 소견이 발견되면 산소 공급과 더불어 기관 삽입술 후 인공 호흡기로 호흡을 도와주어야 하며, 장시간 계속될 경우는 기관지 절개술을 시행하고, 인공 호흡기를 대고 가래도 자주 뽑아 주어야 한다.

완전 마비의 경우에는 가급적 빨리 도뇨관을 삽입시켜야 수액의 입출량을 맞추고, 방광의 팽창을 막으며, 위장관(nasogastric tube)을 삽입하여 장 팽창 등으로 인한 전해질 소실, 호흡 곤란 등을 막아주어야 한다.

다. 정복 및 고정

방사선 검사상 척추의 탈구나 골절에 의한 신경의 압박이 의심되면 곧 바로 정복술을 실시하여야 한다.

라. 경추 골절을 위한 두개골 견인(skull traction)

경추 골절 또는 골절-전위가 있으면 우선 두개골에 견인 장치를 부착시켜 경추를 잡아 당겨 어긋난 경추를 반듯이 제 위치에 맞추어 놓아야 한다. 견인 장치로는 과거에는 Crutchfield tongs, Gardner-Wells tongs, 또는 Cone's tongs들이 많이 사용되었으나, 요즈음은 MRI 촬영을 위하여 Graphyte-tong이 많이 사용된다.

Halo vest가 필요할 것으로 생각되는 환자는 halo ring을 이용하여 견인할 수도 있다.

굴곡 손상인 경우는 부드러운 둥근 목 받침(neck roll)을 목 밑에 넣고 경추가 신전되도록 목의 위치를 유지한다. 만약 신전 손상이면 베개를 받쳐 놓아 경추가 굴곡상태로 되도록 목의 위치를 유지하면서 견인하다.

소관절이 탈구로 완전히 어긋난 경우(locked facets)에는 견인 방법으로 정복이 잘 안되는 경우가 많으며, 최근에는 수술적 정복 및 고정술이 발달되어 있어 견인으로 인한 정복이 잘 안될 경우에는 무리하지 말고 곧바로 수술을 시행하는 것이 좋다.

마. 흉요추 골절을 위한 체위 정복술(postural reduction)

흉요추 골절의 경우는 이러한 두개골 견인술로는 효과적인 정복이 불가능하다. 흉요추 골절의 대부분은 전방 척추체의 압박 골절이 대부분이며, 이 경우 환자의 골절부위 등쪽에 베개를 위치하고 과신전 체위 정복술을 시행한다.

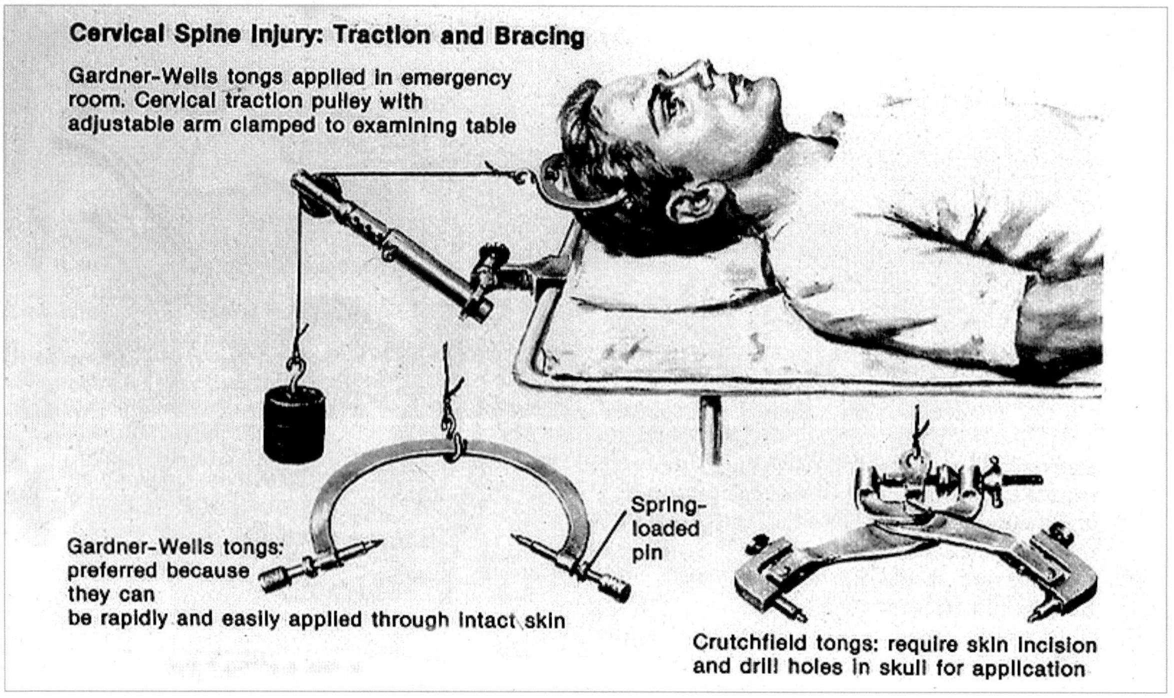

〈그림 8〉 경추 골절을 위한 두개골 견인

바. 수술적인 치료

척수 손상의 수술적 치료의 적응증

- 척추의 저위가 정복이 안되어, 척수의 압박이 계속되는 경우
- 비록 정복은 되었으나, 골편이나 파열된 추간반 탈출증 등으로 척수의 압박이 계속남아 있을 경우
- 척추가 불안정하여 추가적인 척수 손상 가능성이 있는 경우

견인술로 정복이 안 되거나, 정복이 되었어도 척수강 내의 압박이 존재하거나 불안정성이 남아 있으면 수술적인 고정술을 시행할 것인지, Halo 흉곽 고정장치(Halo-vest apparatus) 등의 외고정 장치를 이용할 것인지를 결정하여야 한다. 과거에는 골 견인술의 상태에서 8~12주간 유지를 하였지만, 이는 장기간 침상에 누워 있어야 하기 때문에 욕창 등의 합병증의 빈도가 높고 조기 재활 치료를 시행할 수 없는 등의 단점이 많아, 최근에는 가능한 한 초기 고정술을 선택하는 경향이 있다. Halo 흉곽 고정 장치는 과거에는 많이 사용하여 왔으나, 그 자체가 완전 고정이 안 되기 때문에 최근에는 수술적인 요법을 좀 더 선호한다.

척수의 압박이 계속 있는 경우는 가능한 한 조기에 수술을 시행하여 척수의 압박을 제거하고 고정을 하는 것이 좋다. 응급수술이 아닌 경우에는 척추의 불안정성이 있는지를 면밀히 판단하여, 불안정성의 정도가 심할 경우에는 수술적인 치료로, 심하지 않은 경우에는 Halo vest와 같은 외고정 장치를 착용시킨다.

사. 약물 치료

고용량 스테로이드 치료(mega dose steroid therapy)

- 척수 손상 후 8시간 이내에 30mg/kg의 methylprednisolone을 투여 이후 24시간 동안 5.4mg/kg/hr를 지속적으로 정맥 주사

다소 논란이 있지만, 현재까지는 고용량 스테로이드 치료가 이차적 신경손상을 예방하는 효과가 있는 것으로 알려져 사용되고 있다. 스테로이드 염증성 반응 및 부종을 줄임과 동시에 lipid peroxidation, excitotoxicity에 대한 억제 작용이 있는 것으로 보고되고 있다.

아. 만성기 및 합병증의 치료

가) 호흡기 치료

호흡기 치료는 급성기 뿐만 아니라 만성기에도 가장 중요한 부분을 차지한다. 대개의 경수 손상 환자는 흉곽호흡이 완전 마비된 상태이며, 가래를 뱉을 수 있는 근육 등도 모두 마비가 되어있다. 따라서 가래를 적절히 배출해 주지 못할 경우는 폐렴 및 무기폐 등의 합병증으로 사망하게 된다. 그러므로 이러한 문제점이 계속될 경우에는 기관지 절개술을 시행하여 미연에 방지를 하고 적극적인 치료에 임하여야 한다. 스스로 가래를 뱉을 수 있게 복부를 눌러주고, 가능한 초기부터 흉곽 물리치료를 시행하여야 한다.

나) 욕창 방지 및 치료

오랜 기간 마비 상태로 누워 있어야 하므로 욕창 방지를 위해 환자의 체위를 자유롭게 변동시킬 수 있는 Stryker frame이나, Egerton-Stoke Mandeville bed 등의 특수 침대가 도움이 될 수 있다. 과거에는 이러한 침대를 많이 이용하였으나 최근에는 가능한 한 조기에 수술적인 고정술을 시행하여 조기에 환자를 움직일 수 있게 하기 때문에 이러한 침대의 사용 빈도는 줄었다. 특히, 최근에는 물침대를 이용한 체위 변경만으로도 욕창을 충분히 방지할 수 있다. 욕창 방지를 위해 환자의 체위를 2~3시간마다 변경을 시켜야 한다. 일단 욕창이 발생되면 욕창 부위가 눌리는 것을 최대한 방지하면서 이차적인 염증을 방지하여야 하며, 심한 경우에는 피부 이식술을 시행한다.

다) 방광 처치(bladder care)

배뇨 기능이 마비되었으므로 초기에는 Foley 도뇨관으로 배뇨를 하는데, 상태가 안정되면 간헐적 도뇨법(intermittent catheterization)으로 방광을 훈련시킨다. 처음엔 4시간마다 도뇨를 했다가, 잔뇨량에 따라 6시간~8시간~12시간~하루 한번으로 줄여 나감으로써 자동 방광(automatic bladder)을 만들어, 소변이 차면 자동적으로 배뇨되게 도뇨 횟수를 조절한다. 이때 2시간마다 3~4분간씩 방광 부위를 가볍게 두드려 주거나 눌러서 배뇨를 돕도록 한다. 자동적으로 배뇨되면서 잔료량이 100cc이하가 되면 자동 방광이 형성된 것으로 보고 도뇨법을 중지한다.

예를 들면, 도뇨관이 막혀 배뇨가 안되거나, 또는 자동 방광이 되어 스스로 배뇨했던 환자가 다시 배뇨가 안 되어 방광이 차 있을 경우 흔히 발생한다. 드물게는 대변이 꽉 차있거나, 또는 욕창의 감염 등으로 인해서도 발생한다. 증상은 환자가 갑자기 두통을 호소하고 안절부절하거나 땀을 흘린다. 이때 혈압은 매우 높아져 있는데, 점점 혈압이 올라가 심하면 뇌출혈이 발생하여 사망하는 수도 있다. 그러므로 방광 훈련을 하고 있거나 도뇨관을 끼고 있는 환자가 갑자기 두통을 호소하면, 응급으로 도뇨관을 갈아 끼우고, 혈압 강하제나 신경 안정제 주사를 해야 한다.

자율신경 과다반사(autonomic hyperreflexia)

- 경추로부터 흉추 제6추체 사이에 손상이 있을 경우 발생하는 것인데, 척수손상 부위 하방에 대한 자극시 갑작스런 혈압의 상승, 두통 및 서맥을 나타내는 것을 말한다.

라) 대장 처치(bowel care)

초기에 마비성 장폐쇄(paralytic ileus)가 흔히 발생하는데, Levin 튜브나 항문 튜브를 삽입해 놓는다. 변비가 심하므로 매일 배변이 되도록 변비약을 투여하고, 좌욕이나 관장을 시킨다.

마) 물리 및 재활 치료

초기에는 침상에서 흉부 물리치료를 시행하여, 가래가 폐에 차는 것을 방지하고, 호흡훈련을 시행한다. 완전 마비의 경우 시간이 경과함에 따라 강직성 마비가 오는 경우가 많아 이를 적절히 풀어주어야 하며, 일부 상지에 기능이 남아 있는 근육을 최대한 강화시켜서 가능한 살아 있는 모든 근육을 최대한 활용할 수 있도록 도와주어야 한다.

3) 편타성 손상(Whiplash Injury)

편타성 손상은 경추부의 연부 조직에 대한 외상성 손상으로 골절이나 탈구, 추간판 탈출증 등의 방사선 소견을 보이지 않는 경우를 일컫는다.

기전적으로는 가속-감속 기전에 의한 힘이 경부에 전달됨으로써 일어나는데, 일차적으로는 과신전에 의해서 생긴다고 알려져 있다.

임상적인 증상은 사고 시 생기기도 하지만, 대부분은 지연성으로 수시간 및 수일 내에 발생한다. 가장 흔한 증상으로는 중심성 경부 동통(88~100%)이며, 흔히 동반 증상으로는 두통, 견갑부 주위의 방사통 및 착감각, 이명, 인지 기능 손상, 하부요통 등이다.

편타성 손상의 자연 경과는 양호하다. 별다른 처치 없이 자연 치유되는 경우가 75%에 달하고, 단지 8~12% 정도만이 만성으로 된다고 보고하였다.

4) 경추부 골절

경추의 손상은 후두골에서 제3경추까지의 상위부와 제4경추에서 7경추까지의 하위부로 구별한다.

(1) 상부 경추부 손상

상위부를 구성하고 있는 해부학적 구조물은 하위부와는 해부학적 모양 및 운동 정도가 다르기 때문에 손상 기전이 다르고, 이로 인하여 치료방법도 다르다.

환축추 안정성에는 익상인대(alar ligament)와 덮개막(tectorial membrane)이 중요한 역할을 하고, 일차적으로 안정성에 중요한 인대는 횡환추 인대이다.

상위 경추손상은 크게 1) 인대 손상 2) 골절 손상 3) 복합 손상 세 가지로 분류한다.

치료시 중요한 개념으로 순수한 골절 손상은 대부분 고정치료에 의한 자연 치유가 가능하나, 심한 골절 손상이거나 인대 손상이 동반된 경우는 수술을 원칙으로 한다.

가. 후두-환추골 탈구

발생 기전 : 고속 사고로 인해 발생. 경추부의 과굴전 상태에서 견인에 의해 척수가 압박되거나, 뇌간, 뇌신경등이 손상될 수 있으며, 추골동맥 손상에 의해서 뇌 허혈증도 나타날 수 있어 치사율이 높다.

인대의 불안정 손상으로 보존적 처치로는 치유를 기대할 수 없으며, 지연성 신경손상을 막기 위해 조기의 수술적 처치가 원칙이다. 수술 전까지 일시적인 Halo-vest의 사용이 가능하나, 정복 시도시 견인 등은 신경학적 증상을 악화시킬 수 있다. 따라서 경추 견인이나 타 경추 보조기의 사용은 금기이다.

내측두경인대
Internal Craniocervical Ligaments

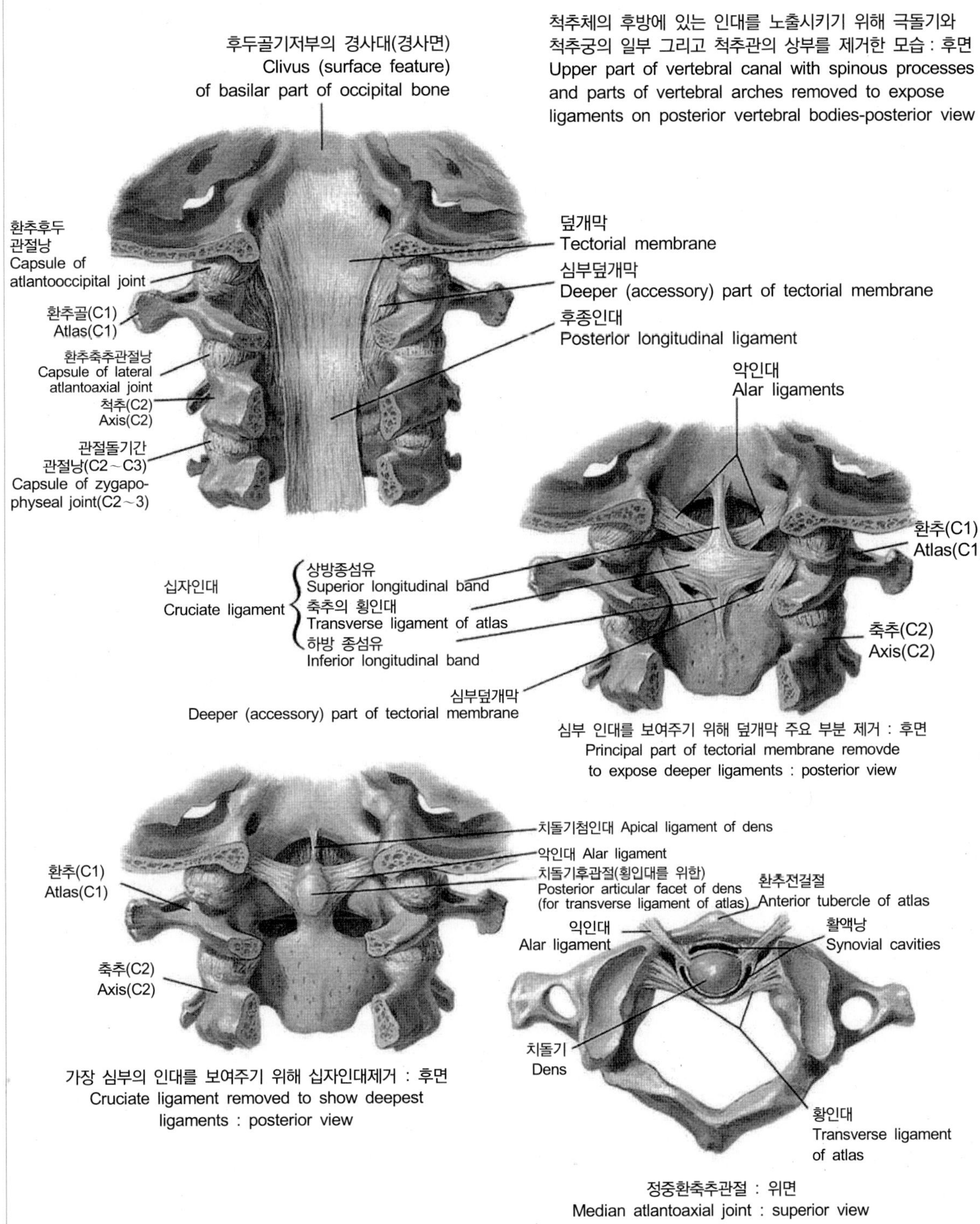

〈그림 9〉 내측 두경 인대

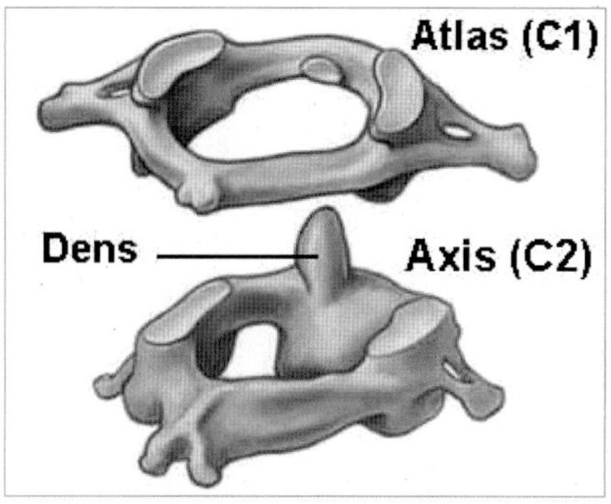

〈그림 10〉 축추골과 환추골

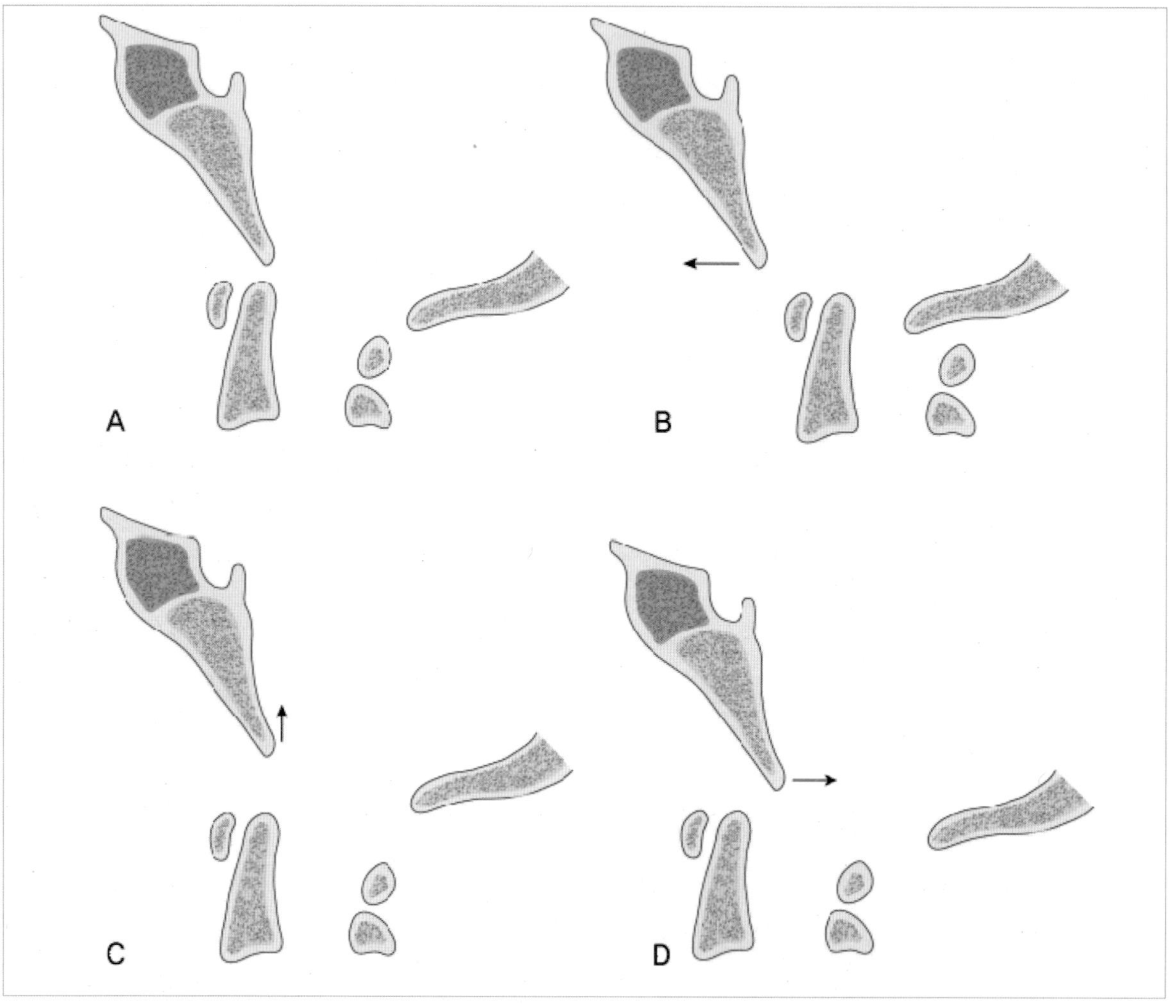

A. 정상인 B. 제1형 : 전방전위 C. 제2형 : 후두와 환추가 수직으로 분리됨. D. 제3형 : 후방전위

〈그림 11〉 환추-후두골 탈구의 분류

나. 제1-2경추간 회전성 전위

대개 소아나 젊은 층에서 발생한다. 성인의 경우 주로 교통사고, 소아의 경우 넘어지는 사소한 외상으로 발생하는데, 외상의 병력없이 발생하기도 한다.

환자는 머리를 움직일 수 없고, 사경이 되면 경부의 동통 및 후두 신경통을 호소하며, 드물게 후방순환 혈관계의 폐쇄에 의한 뇌간 및 소뇌 증상을 호소할 수도 있고, 심한 회전성 외상 후에 척수손상을 초래하여 사망할 수도 있다.

상기도 바이러스 감염 등에 의한 아탈구증이나, 선천성 사경과는 감별 진단이 필요하다.

개구(open mouth) 사진상 제1-2 경추의 외측괴(lateral mass)가 비대칭을 이루어 'wink 징후'를 보인다. 회전성 고정(rotatory fixation)인 경우 한쪽으로 고개를 약 20도 정도 기울임과 동시에, 반대편으로 약 20도 정도 회전하고 약간 앞으로 구부리는 cock robin 자세의 사경을 보인다. CT상 제 1경추가 제 2경추보다 47도 이상 돌아가 있으면 이상이 있는 것으로 진단한다.

치료 시 성인의 경우 외상 후 즉시 진단된 경우 골 견인에 의해 도수정복을 시행하고, 3개월(10-12주)간 Halo-vest를 이용하여 고정시킨다. 소아의 경우 골 견인 대신 halter 견인을 사용한다.

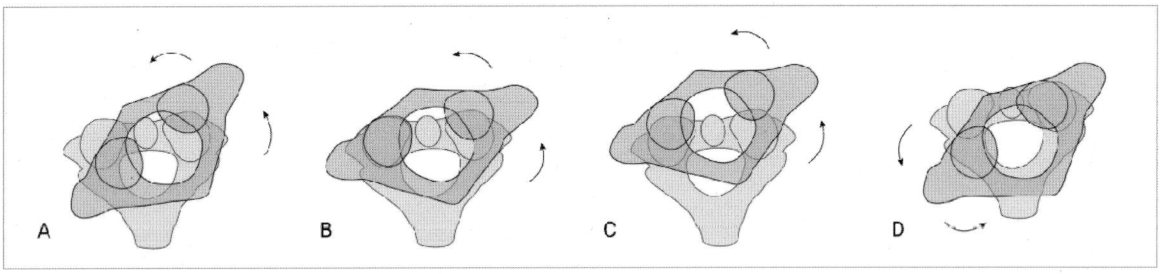

A. 제1형 : 치상 돌기가 추측(pivot) 역할을 하여 전방전위가 없는형. B. 제2형 : 한쪽 관절돌기가 추축역할을 하여 전방전위가 3-5mm 정도인 경우. C. 제3형 : 전방전위가 5mm 이상인 경우. D. 제4형 : 후방전위가 일어난 경우.

〈그림 12〉 제1-2 경추가 회전성 탈구(C1-C2 rotatory dislocation)의 4가지 형태

다. 환추 골절(atlas fractures)

환추 골절은 환추의 고리 중 가장 약한 부위인 측괴의 전, 후방에서 발생하고, 골편은 밖으로 방출되므로 척수손상이 없는 것이 보통이다. 약 반수에서 다른 경추의 동반 손상이 있다. 손상 기전에 따라 I형은 과신전에 의한 양측 후궁 골절, II형은 비대칭성 축성 압박에 의한 외측괴 골절, III형은 직접적이고 대칭적인 축성 압박에 의한 양측성 방출성 골절로 일명 Jefferson골절로 분류된다.

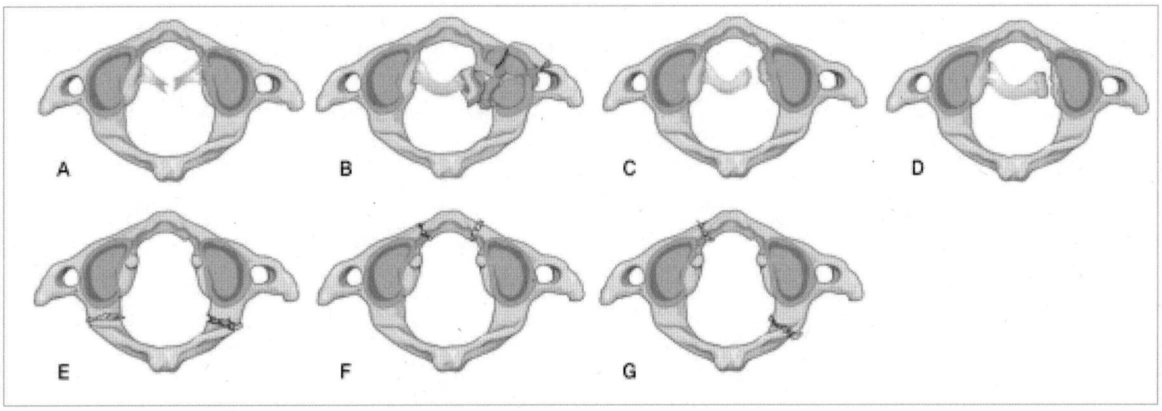

A. 4곳의 골절을 보이는 고전적인 개념의 Jefferson 골절. B. 측괴가 복잡골절이 일어나는 경우가 아주 흔한데 횡인대가 부착되는 골결절이 떨어져 횡인대가 기능을 하지 못해 제 1-2경추간 불안정성이 생긴다. C-G. 안정성을 가지는 골절: 편측 환 골절(C), 선상골절(D), 후궁골절(E), 전궁골절(F), or 동측과 반대측이 동반된 골절(G) 안정

〈그림 13〉 환추 골절의 여러 가지 형태

라. 진단 : 개구(open mouth) 촬영이나 CT에서 측괴가 축추의 상관절면과 후두과에 대하여 측방 전이를 보이며, 측면상에서 환추의 후궁 골절이 보일 수 있다. 측괴 골절에 있어 횡인대 손상 여부를 확인하는 것이 중요하다.

횡인대 파열 의심 소견

- 개구 사진에서 측괴들이 양측 측방전위의 합이 7mm이상
- 측면 사진상에서 환추치상골 간격 4mm이상 증가된 경우
- CT에서 횡인대 부착부의 견열 골절이 있는 경우

횡인대 파열은 불안정성을 의미하며 수술적 치료가 필요하다.

측면 사진상에서 환추치상골(Atlantodental Interval : ADI)이 5mm이상 증가 시에는 횡인대와 더불어 익상인대(alar ligament) 손상도 의심할 수 있다.

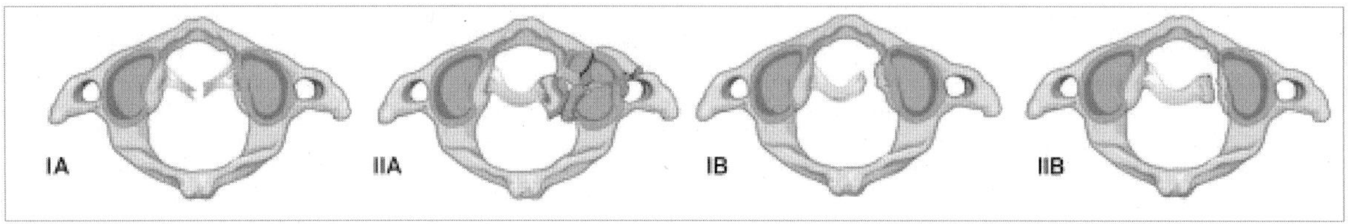

제1형은 인대파열이 발생한 1A형과 근막 부착부에 파열한 1B형으로 나눌 수 있고 제2형은 환추 외측과(lateral mass)가 복잡골절이 발생하여 횡 인대가 부착되는 골결절(tubercle)의 골절이 동반된 2A형과 외측과는 손상되지 않고 골결절이 견연골절(avulsion gracture)이 동반된 경우 2B형으로 나눌 수 있다.

〈그림 14〉 환추 횡인대 손상의 분류

마. 치료

가) 제퍼슨 골절 : 횡인대 손상이 동반된 경우는 환-축추간 유합술등의 수술적 처치가 필요하며, 횡인대 손상이 없는 안정성 골절인 경우는 Halo-vest를 통한 외고정을 2~3개월간 시행한다.

나) 후궁 골절 : 안정 골절로서 증상적 치료를 원칙으로 하고, 증상에 따라 경부 보조기등을 착용한다.

다) 외측괴 골절 : 전위가 2mm 이내로 작을 때는 경추 보조기로 치료하나, 전위가 심하거나 복합골절인경우는 손상 기전이 수직 압박이므로 견인에 의한 정복술 후 Halo-vest를 착용한다.

모든 경우에서 치료 후에는 반드시 굴곡/신전 측면 촬영을 시행하여 안정성 여부를 확인하여야 하며, 환추 골절은 치료 후에도 후두부의 동통 및 경부 운동제한이 심하다는 것을 사전에 자세히 설명한다.

바. 치상돌기 골절(odontoid process fracture)

가장 흔한 제2경추 손상이며, 굴곡 또는 신전 모두에서 발생 가능하나, 전체적으로 전방 전위가 우세한 것으로 보아 주된 손상 기전으로는 굴곡 손상으로 생각된다.

발생 : 제2경추는 2개의 추궁, 체부 및 치상돌기 등 4개의 골화 중심으로부터 발생하며, 서로는 연골판으로 연결되어 있다. 특히 치상돌기는 체부와 유합되는 시기가 3~6세까지이며, 7세까지는 환추의 모든 부분이 유합된다. 그러나 8세까지도 치상돌기와 체부와 연결이 안된 상태를 os odontoideum이라 하고, 12세까지 치상돌기와 치상돌기의 첨부가 연결이 안 된 상태를 ossiculum terminale라 불린

다. 따라서 추후 외상 등에 의한 치상돌기 골절과 구별하는데 세심한 관찰이 필요하다.

치상돌기 골절의 불유합은 제1-2경추의 불안정성을 야기하므로, 사소한 외상으로도 척수장애를 보인다. 즉, 지연성 척수장애 및 급작스런 사망의 위험이 있으므로 후방 경유 골유합술이 반드시 필요하다.

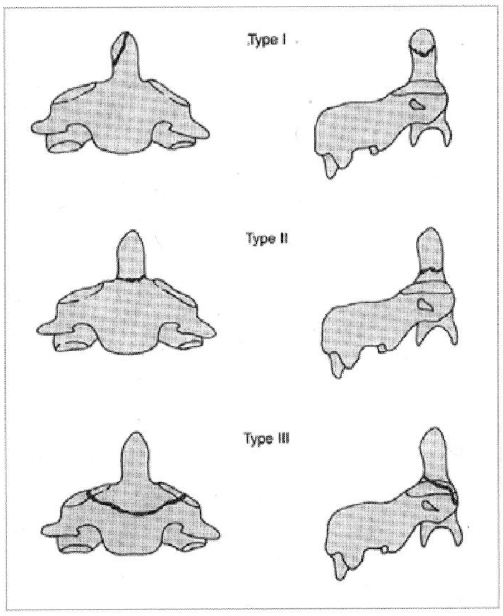

〈그림 15〉 치상돌기 골절

사. 교수형 골절(hangman's fracture, traumatic spondylolisthesis of axis)

경부의 과신전에 의한 제2경추의 관절간부의 수직, 혹은 경사골절이다. 제2경추 후궁이 추체부와 분리된 상태로 후궁이 분리되고 척추관이 넓어지기 때문에 신경학적 증상은 드물다. 때때로 추골동맥이나 경부-연수 접합부의 불가역성 손상을 보이기도 한다.

대부분 경추 보조기 장착으로 치유되나, 전종인대 파열이나 제2-3경추간의 추간반 손상이 있어 4mm 이상의 전위, 11도 이상의 각변형이 있거나, 외부고정기 장착이 실패했을 때, 제2-3 경추간 관절이 전위되어 교정이 안 될 때는 수술이 필요하다.

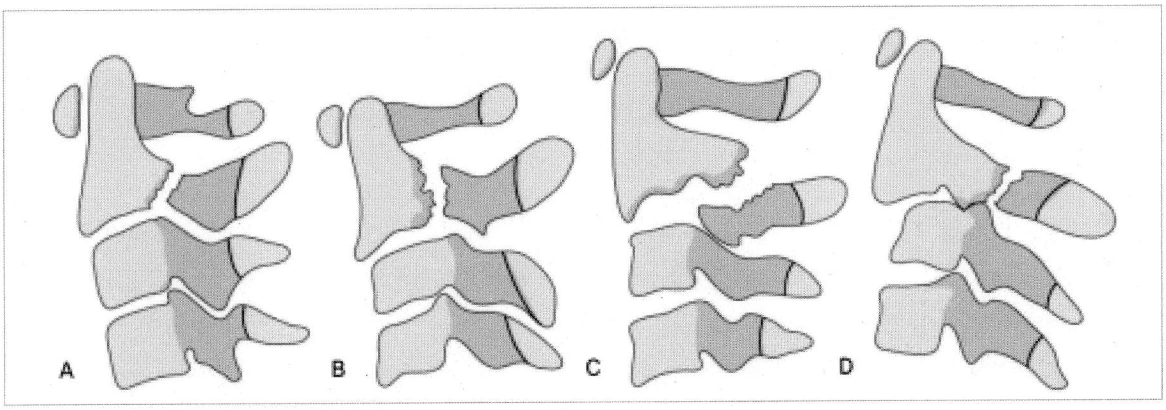

A. 제1형 : 3mm 이하의 전위만 있고 각 변형은 없는 축추의 양측 척추경 골절. B. 제2형 : 심한 각 변형과 전위도 심한 골절로 디스크 파열이 잘 동반된다. C. 제2A형 : 각변형은 심하나 전위가 없거나 심하지 않는 골절로 디스크와 전종인대 손상이 심해 만약 치료를 위해 견인을 시도할 때 과도한 견인손상도 올 수 있다. D. 제3형 : 심한 각 변형과 전위가 동반된 불안정성 골절로 제2-3 경추간 후관절 전위가 동반되는 형태로 후종인대와 디스크의 파열이 일어난다.

〈그림 16〉 축추(Axis) 교수형골절(Hangman fracture)의 분류

(2) 상부 경추부 손상의 수술적 치료

가. 후방 경유 고정술

가) 후방 후두골-경추 고정술 : 후방 제1-2경추 고정술, 후방 제1-2경추 관절 나사못 고정술 등이 있다.

나) 후방 후두골-환추-축추 고정술 : 제1경추 후궁의 구조적인 손상을 동반한 후두-환추 관절 전위 또는 제1-2경추 불안정이 적응증이다.

다) 후방 제1-2경추 고정술 : Gallie, Brooks, Sonntag 등 여러 변형된 방법을 쓰고 있다.

라) 후방 제1-2경추관절 나사못 고정술 : 제1-2경추 고정 방법보다 즉각적인 안정을 제공하고, 수술 후 외고정(Halo-vest)이 필요 없다는 장점이 있다. 그러나 이 방법은 단독으로 사용하기보다는 위에서 언급한 철사와 골 고정(bone fixation) 방법과 병합하여 사용한다. 이 방법은 제 1-2경추에 단단한 안정을 제공하나, 제1-2경추의 운동을 제한하는 단점이 있다.

나. 전방 경유 고정술

전방 치상돌기 나사못 고정술, 전방 관절 나사못 고정술로 대별된다.

가) 전방 치상돌기 나사못 고정술 : 제2형 치상돌기 골절이 있고 횡인대 손상이 없는 경우에 적절한 치료법이다. 하지만 수술 전 정목이 안 되거나 골절면이 전방으로 경사진 경우, 체형적으로 나사못 삽입 각도가 불충분한 경우는 후방 고정법을 고려해야 한다.

나) 전방 관절 나사못 고정술 : Barbour 등이 제시한 방법을 후방고정이 용이하지 않거나 실패한 경우 사용될 수 있는 방법이다. 전방 치상돌기 나사못 고정과 동일하게 수술 부위를 노출시킨 후, 나사못을 방사선 투시기를 보면서 삽입하여 고정한다.

(3) 하부 경추부 손상

하부 경추 손상(제4경추~제7경추)는 경추 손상 중 약 80%를 차지할 정도로 외상에 의해서 흔하게 발생된다. 외상으로 하부 경추에 불안정성이 있을 시에는 척수에 중대한 손상을 줄 수 있으므로 세심한 관찰 및 적절한 치료가 필요하다. 제일 흔한 경추체 골절은 제5경추에서 발생되고, 제일 흔한 아탈구는 제5-6경추 사이에서 일어난다.

가. 진단

가) 단순촬영

경추 손상이 의심이 되는 환자의 진단 시 가장 중요한 사진은 단순 방사선 측면 사진이다. 경추 손상환자의 약 80%는 단순 촬영으로 척추 손상을 진단할 수 있다.

경추골절 중 방사선 검사상 간과하기 쉬운 부위는 치상돌기와 경흉추 이행부의 손상인 데, 필요에 따라 open mouth view, 경흉추 이행부는 swimmer's view, 관절괴를 보기 위해서는 pillar view, 불안정성을 보기 위해서는 stress view 등을 촬영한다.

단순 사진상 경추 전만의 국소적 증가는 과신전 손상, 후만의 증가는 굴곡 손상, 경추체의 정렬이 안 맞으면 골절-탈구를 의심한다. 또한 후관절 회전 여부도 관찰한다.

경부의 손상으로 연부조직의 종창을 가져오는데, 제3경추의 후인두 공간이 5mm이상이거나, 제6경추의 후기도 공간이 22mm(소아는 14mm)이상일 때 의심된다.

전후방 사진에서는 측면상에서 볼 수 없는 일측성 추관절 돌기의 탈구 진단이 매우 용이한데, 척추체의 일측성 측방 편위 및 극돌기의 선열이 틀어진 경우이다. 극돌기의 선열이 틀어진 경우 회전성 아탈구를 의심할 수 있는데, 이때는 병변의 반대측으로 전위된다.

경추의 안정성을 확인하기 위해서는 측방 신전 검사, 굴곡-신전 검사 등 역동 사진(dynamic view)이 필요한데, 이때에는 반드시 환자가 의식이 있어야 한다. 인대 손상이 의심되나 아탈구의 소견이 없는 경우에 굴곡-신전 촬영이 특히 유용한다.

나) 전산화 단층촬영

경추 손상의 15~20%는 단순 촬영으로 이상 소견이 관찰되지 않는데, 이런 경우 CT가 유용하다. 특히, CT는 후관절 골절과 상위 경추의 골절을 진단하는 데 용이하다.

골절편에 의한 척수강의 압박 여부를 알 수 있다.

다) 자기공명영상

척수의 형태나 인대 손상, 추간판 손상 및 전위, 연부조직 손상 등 정확한 진단이 가능하여 척추 손상 시 매우 유용한 진단법이다. 척수 손상시 진단은 T2 강조영상이 좋으며, 척수 내 혈종 및 부종 등을 관찰할 수 있어 환자의 치료 및 예후 판단의 근거가 된다.

나. 불안정성(instability)

임상적 경추의 안정성 기준

- 운동 분절이 생리적 부하상태에서 전위도거나 변형이 안 일어날 것
- 손상 회복 단계에서 전위 및 변형이 진행되지 않을 것
- 신경조직의 압박이나 손상이 진행되지 않을 것

Panjabi와 White 등은 실험을 통해 불안정성을 임상적으로 진단할 수 있는 조사 항목을 주창하였는데, 외측면 단순 촬영상 시상면의 전위가 3.5mm이상, 상대적 각변형이 11도이상등 총 5점 이상의 경우 불안정성으로 규정하였다.

경추 하부에 있어 불안정성에 대해서는 흉추부 손상에서와 같이 Denis의 삼주론을 인용하여 설명한다. Denis에 의한 삼주설은 전주, 중주, 후주로 나눈 분류로, 전주는 전방 종인대, 추체 전방 2/3, 섬유륜 전방부이고, 중주는 척추체 후방 1/3, 섬유륜 후방부로 구성되며, 후주는 후관절, 신경궁 및 후방 인대군으로 분류된다. 삼주론은 외상 시 척추에 작용하는 기본적 힘의 방향은 굴곡, 신전 및 회전으로 전주, 중주, 후주에 대해서 각각 압박 또는 견인력으로 작용하고, 이때 각 부분에서 골 및 추간판은 압박력에 저항하고 섬유륜 및 인대는 견인력에 저항한다는 이론이다.

다. 유형별 치료

경추 손상에 대한 분류법은 저자에 따라 여러 가지 있으나, 하부 경추손상을 대상으로 분류한 Allen 분류법이 많이 이용된다.

이 분류법에 의하면 1) 압박-굴곡 손상, 2) 압박-신전 손상, 3) 견인-굴곡 손상, 4) 측굴곡 손상, 5) 견인-신전 손상, 6) 수직-압박 손상으로 분류되며, 이 중 전자 세 가지 손상이 가장 흔히 발생한다.

라. 압박-굴곡 손상(compression-flexion)

전체 하부경추 손상의 20%를 차지하며, 주로 제 4-5, 5-6 경추 부위에서 발생한다. 압박-굴곡 손상은 손상 중증도를 파악하여 5단계로 구분하는데, 전-하방으로 작용하는 힘에 의해서 발생하며, 단순히 추체의 상전면에 압박 손상부터 척추가 붕괴되면서 골절된 추체 일부가 척추강 내로 전위되는 손상까지 일어난다.

치료는 환자의 신경학적 상태, 척추강 안으로 골편 및 추간판 전위 유무, 굴곡변형의 원상회복 가능성, 나이 및 신체적 상태에 따라 결정한다.

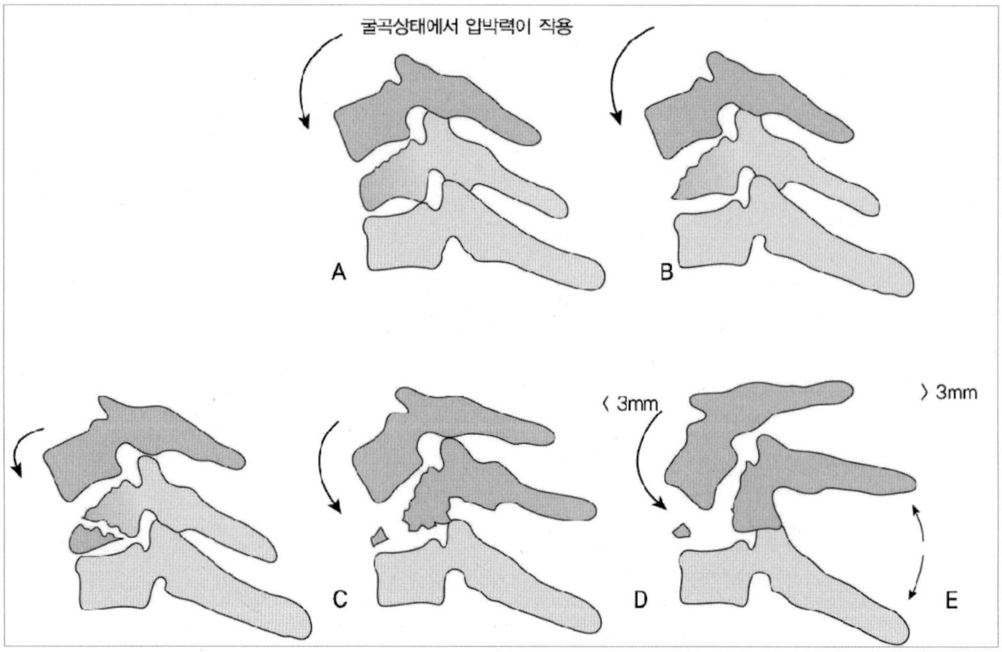

A. 제1단계. B. 제2단계. C. 제3단계. D. 제4단계. E. 제5단계

〈그림 17〉 **압박-굴곡 손상**(compression-flexion injury)

가) 추체의 설상 압박골절

전위가 없는 경우(3단계), 3mm 이내의 전위가 있는 경우(4단계), 가장 심한 단계인 5단계는 후주의 손상이 같이 동반된 경우이다. 이러한 경우 MRI 촬영으로 후방인대의 파열 및 후주 손상 여부를 확인하여 치료 방향을 결정하여야 하는데, 후주가 보존된 경우는 Halo-vest만으로 충분하나, 손상이 있는 경우는 추후 후만 변형의 가능성이 높으므로 골유합술 시행 후 Halo-vest를 채운다.

나) 수직-압박 손상(vertical compression)

방출성 골절이 일어난다. 추체가 분쇄되어 골편이 척추관 내로 전위되는 형태로서, 3단계에 해당된다. 신경학적 증상이 없는 경우는 후방경유 골유합술 후 Halo-vest가 유용하지만, 신경학적 증상이 있는 경우는 전방 감압 및 골유합술을 시행하고, 필요에 따라 후방 골유합술도 병용 시행하여야 한다.

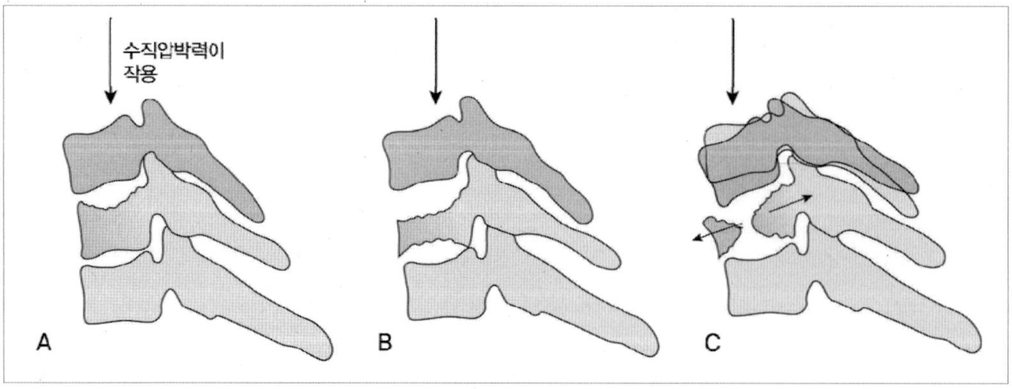

A. 제1단계. B. 제2단계. C. 제3단계

〈그림 18〉 **수직 압박 손상**(vertical compression injury)

다) 견인-굴곡 손상(distraction-flexion)

굴곡된 상태에서 후두부에 압력이 작용한 상태로, 후방 전위를 일으키는 압박 굴곡 손상과 차이점은 추체의 전방 전위가 일어난다는 점이다. 경추 손상의 약 40%를 차지하는 제일 흔한 손상으로, 4단계로 구분된다.

하부 경추에서 광범위하게 일어나며, 다른 유형에 비하여 신경근 손상이 많다. 치료는 손상 형태, 척수손상, 신경근 손상, 환자의 나이 및 전신 상태 등을 고려하여 결정해야 한다.

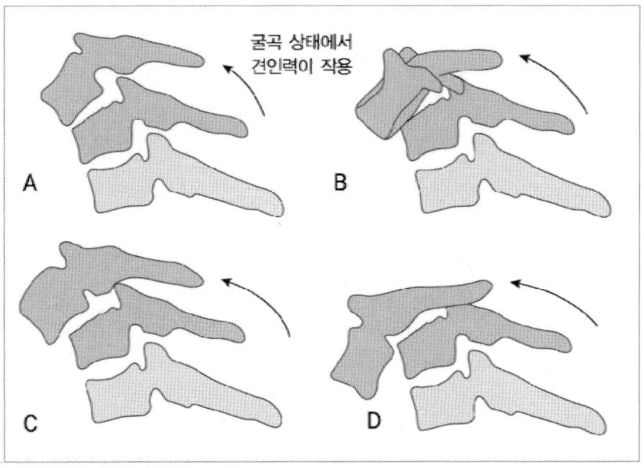

A. 제1단계. B. 제2단계. C. 제3단계

〈그림 19〉 견인-굴곡 손상(distraction-flexion injury)

라) 편측 후관절 탈구(unilateral facet dislocation)

신경손상의 유무와 관계없이 정복 전에 MRI를 검사하여 척수강 내로 추간판 및 종판의 파열 유무를 관찰한다. 단지 경부통만 있고 추간반 탈출이 없는 경우는 외고정을 3개월간(8~12주) 시행한다. 신경학적 증상이 있거나 도수 정복이 안 뒤 경우는 후방접근에 의한 후관절 제거술 및 고정술을 시행한다.

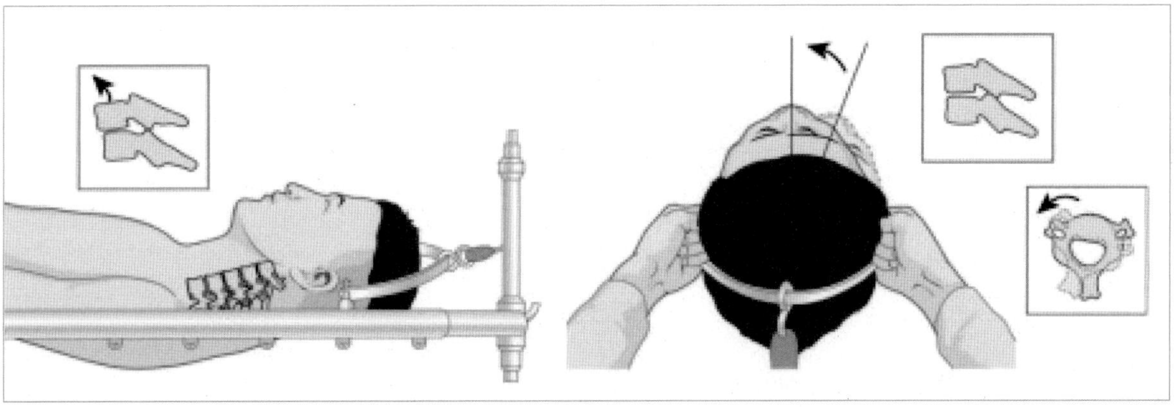

두개 견인은 척추를 신연(distraction) 시킬 수 있으나 정복(reduction)이 되지 않을 수 있다. 이때 경추를 굴곡시키면 정복이 되지 않더라도 좀 더 신연력을 주게 되고 탈구된 방향으로 반대측으로 30~40도 정도를 기울이면 탈구를 풀 수 있으면(unlocking) 이후 경추를 신전(extension)을 시키면 정복이 완성된다. 양측 후관절 탈구는 일반적으로 힘이 더 적게 들면 경부 신연 및 굴곡으로 탈구를 풀고 어깨에 롤(roll)를 넣어 신전시키거나 편측 후관절 탈구 정복의 방법을 양측으로 시행한다.

〈그림 20〉 편측 후관절 탈구의 두개 견인 및 도수 정복 방법

마) 양측 후관절 탈구(bilateral facet dislocation)

편측 탈구에 비하여 견인술에 의하여 쉽게 정복되지만, 매우 불안정하여 지속적인 견인술 또는 Halo-vest로 치료하는 경우 재탈구가 잘된다. 신경학적 손상이 불완전한 경우라도 도수정복을 시행하지 말고 견인에 의한 정복을 시도하기 전에 CT또는 MRI로써 추간반 탈출 여부를 확인한, 후 확인이 되면 전방접근법으로 원인 등을 제거하면서 견인을 하고, 해결이 안 되면 이차적으로 후방접근을 시행한다. 완전 척수 손상을 동반한 경우 견인을 통한 후관절 탈구 정복을 시도하고, 정복이 된 경우는 Halo-vest로 외고정하며, 정복이 안 된 경우는 후방접근을 통해서 정복한 후, 고정을 시도한다.

마. 하부 경추 손상의 치료

가) 보존적 치료

골절 및 탈구의 정복을 위해서 도수 정복술과 두개골 견인술이 이용되는데, 도수 정복술은 신경근 마비나 불완전 척수손상이 발생할 가능성이 있기 때문에 현재는 두개골 견인술이 많이 이용된다. 두개골 견인술에는 halter, Crutchfield, 또는 Gardner-Wells tongs 및 halo-ring을 이용하는 방법들이 있다.

감압 및 정복을 시도한 후 신경의 압박과 안정성의 침해가 없다면, 6-12주간 외부고정기로 치료한다.

견인방법

- 처음 시작 : 견인하는 무게는 머리 무게에 약 10파운드를 더한 후, 골절부까지 각 분절당 5파운드씩을 증량하여 산출
- 관절 돌기가 교착되어 정복이 안 되는 경우는 최고 45-50파운드를 넘지 않도록 함
- 주기적인(5~10분 간격)단순 촬영, 상위 경추손상 환자와 경추 척추증 환자의 경우는 주의
- 일단 정복이 되면 15-20파운드로 유지

나) 수술적 치료

불안정성을 동반한 하부 경추 손상의 수술 목적은 신경손상 예방, 신경 감압, 신경 손상회복을 극대화하고, 치료 후 발생하는 불안정 예방 및 조기 재활치료 등이다.

5) 흉요추부 골절

(1) 흉요추 손상의 일반적인 특징

가. 흉추부

흉추는 경추부나 흉요추 이행부에 비하여 상대적으로 골절이 적으며, 골절이 발생하여도 안정골절인 경우가 많다.

안정적인 이유

- 흉추부가 해부학적으로 늑골에 둘러싸여 있어 외상에 직접 노출되지 않음
- 축상 부하(axial loading)의 경우에도 외부의 압력이 늑골로 분산됨
- 척추가 주변 늑골과 강한 인대로 보호되어 같은 외력에 대하여 상대적으로 저항력이 큼

흉추 손상의 특징으로는 경추에 비하여 축추 후관절면의 방향이 좀더 수직으로 위치하여(facet joint sagittal orientation)회전 손상의 빈도가 적고, 상대적으로 굴절과 신전 손상의 가능성이 많다. 이러한 생체 역학적인 특징으로 인하여 흉추의 손상은 골조직에 국한되는 경우가 더 많고, 이대 손상을 동반한 심각한 전위나 탈구는 상대적으로 적다.

흉추는 경추와 요추에 비하여 상대적으로 척수신경이 통과하는 척수강의 크기가 작기 때문에 일단 심각한 골조직의 손상이 발생되면 작은 척수강 내로 돌출된 골편이나 탈출된 수핵에 의하여 척수 손상이 일어날 확률이 크며 대개의 경우는 완전 손상을 일으킨다.

Bohlman의 보고에 의하면 상위 흉추 손상의 5/6는 완전손상이었으며 불완전 손상을 보인 1/6의 경우는 대개가 전척수동맥 증후군의 임상소견을 보였다. 또한 제4-8흉수부는 혈관 공급이 상대적으로 적은 부위여서 완전 손상의 가능성을 더 높게 한다.

나. 흉요추부 및 요추부

흉요추부(제11흉추-제2요추)는 경추 손상 다음으로 척추 손상이 잘 발생되는 부위이다. 이는 흉골과 늑골에 견고하게 고정되어 있는 흉추가 하부의 많은 움직임이 있는 요추로 연결되는 부위이며, 흉추 후만과 요추 전만의 두 골곡이 이행되는 부위이기 때문이다.

약 1/3에서 척수 및 마미신경총의 손상을 동반하여 하지마비가 빈발된다. 외상 후에 급성 불안정성이 발생될 확률이 흉추부에 비하여 높기 때문에 외과적 고정술이 필요한 경우가 많다.

상위 흉추부 척수 손상 시 주요 문제는 척수 손상이며, 신경근의 손상은 임상적인 의미가 없는데 반하여, 흉요추부 이하의 손상은 신경근의 손상에 의한 마미신경총의 손상이 중요한 의미를 갖는다. 하요추부의 골절은 그리 흔하지는 않지만, 심각한 축성 부하와 굴곡이 있을 경우에 발생한다.

(2) 흉요추부 골절의 진단

가. 영상진단

가) 단순 방사선 촬영

척추 손상의 진단에 가장 기본적인검사로 척추골의 이상 유무, 각변형 등을 확인할 수 있지만, 충분한 진단적 정보를 제공하지 못하고 상위 흉추의 경우 어깨 등에 가려서 측만상에서 진단의 오류를 범할 가능성이 높으므로 정밀 검사를 추가적으로 시행하여야 한다.

불안정성이 의심되는 경우는 굴곡 및 신전 측면상을 촬영을 해야 하지만, 이차적 손상의 위험이 있으므로 주의를 요한다.

나) 전산화 단층촬영

골절이 발견되면 척추 전산화 단층촬영을 시행한다. CT는 골절의 손상 정도를 확인할 수 있는 가장 정확하고 기본적인 검사로, 골편의 척추강 내로의 침범, 척추궁의 골절, 후관절의 손상여부를 판단할 수 있다.

다) 자기공명영상촬영

신경학적 증상이 있는 경우 척수의 내적 손상 양태 및 범위, 척추관의 손상이나, 골절편이 척추강 내로 전위되어 있는 경우 이들과 척수와의 관계를 잘 보여준다.

척수 내의 손상을 잘 반영하므로 자기공명영상에서 척수의 손상 양태와 신경학적 기능의 회복 사이에 직접적인 관련이 있다는 보고에 신빙성을 제공하고 있고, 손상 양태의 조기 진단이 가능함으로써 향후 치료의 방침과 예후를 판정하는데 많은 도움을 주고 있다.

(3) 흉요추 골절의 분류

현재 가장 기본적인 분류는 1983년 Denis에 의한 삼주설(three column theory)적 분류이다.

The basic modes of failure of the three columns of the spine in the four major types of spinal injury

Type of fracture	Columns		
	Anterior	Middle	Posterior
Compression	Compression	None	None
Burst	Compression	Compression	None
Seat-belt	None or Compression	Distraction	Distraction
Fracture-dislocation	Compression Rotation, Shear	Same	Same

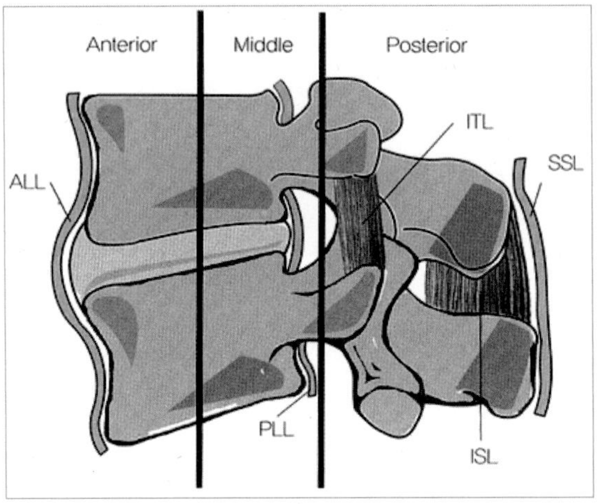

〈그림 21〉 압박 골절

가. 쐐기 압박 골절

척추 골절 중 가장 흔한 유형(58%)으로, 특히 흉추는 후관절면의 형태학상 후만의 굴곡을 하고 있어서 상대적으로 전,후굴이 용이하므로 심한 전굴력에 의한 이 형태의 굴절이 흔하다. 대부분의 경우 전주에만 골절이 국한되어 있는 안정 골절이지만, 여러 분절의 압박골절이나 단일 분절이라도 50%이상 압박률을 지닌 경우, 후주의 부분적인 인대의 손상이 동반된 경우는 불안정성을 보인다.

나. 파열 골절

흉요추 이행부에서 자주 발생되는 형태로 축성 부하가 중심축에 직접적인 압박을 주어 생기고, 일반적으로 후방 구조물의 파열 등의 형태를 동반한 불안정성을 보여 진행성 신경학적 증상의 유발빈도가 높아 수술적 처치가 필요하다. 하지만 후방 구조물의 연속성을 유지하고 있는 경우에 있어 안정성을 보인 경우도 있다.

다. 안전띠 손상

Chance 골절이라고도 불리우는데, 즉 전종인대의 전방에 위치한 중심축을 중심으로 굴곡이 일어나 모든 척추에 강력한 견인력으로 수평적 파열 손상이 발생하여, 전주에는 경도의 손상을 보이고 중주와 후주에는 심한 손상을 보이는 경우이다. 대부분의 경우는 수술적 처치가 필요하지만, 일부에서는 과신전형 외부 보조기에 의한 안정성 유지로 호전되는 경우도 있다.

라. 굴곡-견인 손상

안전띠 손상과 기전 자체에는 별다른 차이는 없으나, 근본적인 차이는 전방 종인대의 후방에 위치한 중심축을 중심으로 굴곡이 일어나 전주는 압박으로, 중주 및 후주는 견인으로 손상되는 것으로, 삼주 모두가 손상된 불안정 골절이다.

마. 골절-탈구 손상

혼합적 힘에 의해 삼주의 모든 조직에 손상이 발생되어, 척추의 안정성을 유지할 수 있는 해부학적 구조물이 남아 있지 않아, 부정렬이 발생한다. 대개의 경우에 있어 상위 척추의 심각한 전이가 발생되며 골절도 동반된다.

(4) 흉요추 골절의 치료

치료의 원칙은 올바른 척추 정렬을 유지하여 안정성을 보장하고, 신경증상이 있는 경우 최대한 극대화시키며, 가능한 한 조기에 기동 및 재활을 함으로써 생활의 질적 향상을 도모하는 것이다. 따라서 환자의 신경학적 상태 및 척추의 기계적 안정성 여부가 치료 방법을 선택하는 지침이 되는 주요 소견들이다.

가. 일반적인 원칙

신경학적 증상이 있는 경우 대부분 수술적 처치가 필요한데 수상 후 3~4일 이내에 신속한 시술을 시행함으로써 조기 보행 및 이차적인 손상을 방지하는 데 노력한다.

환자가 신경 증상이 전혀 없는 경우에는 단지 척추의 기계적 안정성을 치료를 하고 수술을 하더라도 신경 감압술을 시행할 필요가 없지만, 부분 신경마비 및 골편의 척추관 침범이 있는 경우에는 신경 감압술을 시행하여야 한다.

나. 보전적 치료

경도의 압박 골절, 횡돌기 골절, 골조직을 통과하는 Chance 골절 및 척추관 침범이 심하지 않고 불안정성이 없는 파열 골절 경우 등이 좋은 보존적 적응증이 되지만, 추적 검사에서 골유합이 불안정하면 수술적 치료를 고려하여야 한다.

다. 수술의 치료 원칙 및 적응증

흉요추부 골절의 수술 목적

- 신경압박에 대한 신경감압
- 추체의 불안정성에 대한 안정유합
- 심각한 각변형이 있는 경우 교정

수술여부 결정에 있어 가장 먼저 고려되어야 하는 것은 척추강 침범이 어느 정도일 때 수술을 시행하는 것이 적절한가 하는 점이다.

여러 저자들의 보고를 종합해보면, 50% 이상의 압박이 있을 때 신경학적 장애가 발생된다는 것이 일반적인 견해이고, 이러한 보고를 기초로 해보면 이 정도의 압박이 있으면서 신경학적 장애가 있다면 감압술을 바로 시행하는 것이 옳으며, 그것도 48시간 이내에 시행되어야 예후가 양호하다 할 수 있다.

라. 수술법의 선택

흉요추부의 골절 시 골편의 척추관 침범의 정도가 접근법의 기본 지침이 될 수 있다. 침범정도가

50%이하이면 견인술을 통한 후방고정술, 50%이상이면 직접적인 전방 접근에 의한 감압 및 고정술을 우선 고려한다.

일반적으로 흉요추부 손상 환자의 75%는 척추강 침범을 보이는 골절이면서 신경 불완전 손상을 보이므로 일차적으로 전방접근법이 우선시된다. 또한 후방 구조물의 손상이 없는 경우는 해당된다.

후방고정물이 손상된 경우는 후방접근법이 시행되어야 하고, 이차적으로 골편의 침범 정도에 따라 전방접근법이 고려될 수 있다.

Chapter 14

신경계 감염질환

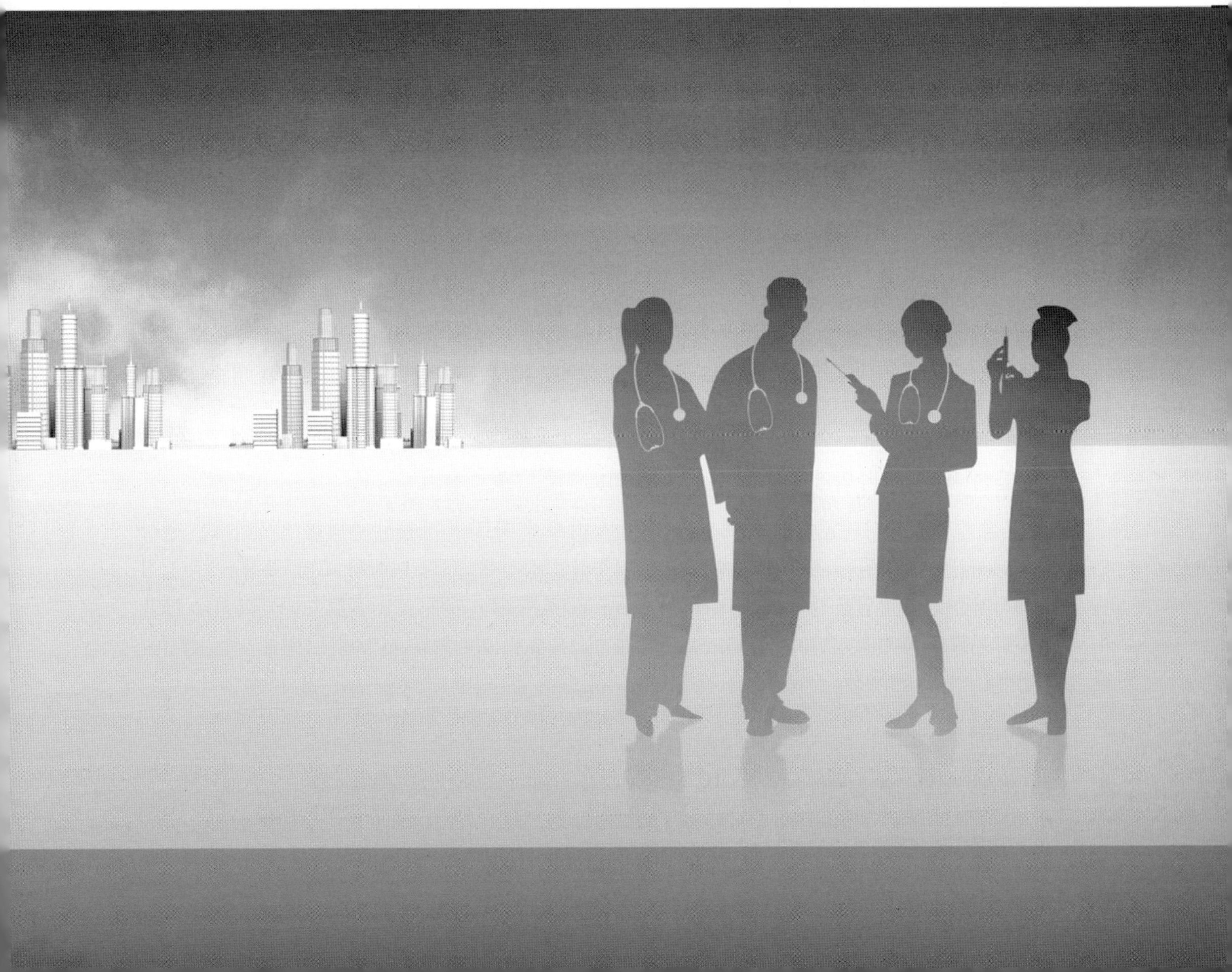

신경계 감염질환

박만석

일반 학습목표

1. 전반적인 뇌 감염성 질환의 특수성은 이해하고, 뇌 감염성 질환의 분류, 원인, 임상증상, 병태생리, 치료 및 예후를 이해한다.

구체적 학습목표

1. 각종 신경계 감염질환의 뇌척수액 소견을 숙지한다.
2. 급성 세균성 뇌막염의 연령에 따른 원인 및 치료를 설명한다.
3. 급성 세균성 뇌막염의 항생제 선택, 합병증을 설명한다.
4. 신경계 결핵의 임상 양상, 감별진단, 치료와 합병증을 설명한다.
5. 신경계 매독의 진단과 치료법을 설명한다.
6. 신경계 감염을 일으키는 대표적인 진균의 종류를 열거한다.
7. 급성 뇌염을 일으키는 바이러스를 열거한다.
8. 헤르페스 바이러스성 뇌염의 임상 증상, 진단 및 치료법을 숙지한다.
9. 신경계를 침범하는 프리온단백 질환을 설명한다.

신경계의 감염성 질환은 여러 미생물에 의해 야기된다. 중추신경계 중 감염성 질환이 발생하는 부위는 뇌수막, 뇌 혹은 척수 조직, 뇌혈관 등이다. 신경계의 감염성 질환은 질환의 발생 부위에 따라 뇌수막염, 뇌염 혹은 척수염, 혈관염 등으로 분류될 수 있고, 원인 미생물에 따라 세균성, 바이러스성, 진균성, 결핵성 등으로 구분한다.

1. 세균성 감염

뇌수막염은 뇌, 척수 조직을 둘러싸고 있는 뇌막에 염증이 발생한 질환으로, 뇌척수액에 비정상적인 백혈구의 증가가 특징적 소견이다. 뇌막은 연막(pia), 거미막(arachnoid), 경막(dura) 3 부분으로 구성되있다. 세균성뇌막염은 거미막밑공간과 뇌실의 뇌척수액 그리고 거미막 자체에 심한 염증을 발생시킨다.

1) 급성 세균성 뇌수막염(급성 화농성 뇌수막염)

세균성 수막염 증상의 중등도가 매우 높고 발현 속도가 빠르다. 세균성 수막염 입원환자는 증상 발현 24시간이내 입원한 경우가 대부분이다. 대표적인 증상은, 38도 이상의 고열, 두통, 경부강직과 의식저하다. 수막염균 수막염(Neisseria meningitis) 경우에는 피부 점상 출혈이 나타나기도 한다. 항생제 치료를 적절히 받지 못한 경우, 의식 혼미, 혼수가 심해지고 사망에 이르게 되는 심각한 질환이다.

(1) 역학 및 병인

가장 흔한 원인균은 헤모필루스 인플루엔자(H. influenza) b형(45%), 폐렴구균(18%), 뇌수막구균

(14%) 등이다. 연령과 관련하여 뇌수막염을 유발하는 병원체로는 신생아에서는 그람 음성 간균 혹은 그룹B 연쇄상구균(Group B Streptocci), 영유아에서는 헤모필루스 인플루엔자(H. influenzae)나 뇌수막구균, 성인에서는 폐렴구균(S. pneumoniae), 수막염균(N. meningitidis), 리스테리아 모노사이토제니스(L. monocytogenes), 포도상구균(Staphylococcus) 등이 있다. 복합감염은 드물지만 신경외과적 수술, 두부 관통상, 근접 신생물에 의한 두개골이나 척추의 침식, 뇌농양의 뇌실내 파열 등이 있을 때 나타날 수 있다. 최근의 감염은 헤모필루스 인플루엔자 b형 백신의 영향으로 아동기의 헤모필루스 인플루엔자 감염이 감소하고, 면역억제자 등에서 리스테리아 모노사이토제니스 등의 감염이 증가하고, 병원감염 등에 의해서 그램 음성 간균, 연쇄상구균, 포도상구균 등에 의한 감염이 증가하는 경향이 있다. 혈행성 전이가 가장 빈번한 세균의 진입경로이며, 해부학적인 결손을 통한 상기도나 피부로부터의 직접적인 진입(두개골 골절 등)이 가능하고 비인강내 세정맥을 통한 두개내 통과로 세균이 뇌수막에 감염될 수 있다.(경막 침범 → 경막하 공간 → 뇌)

(2) 임상 증상

발열, 심한 두통, 구토, 의식장애, 경부경직(Brudzinski, Kernig sign) 등 수막과민상태 징후(meningeal irritation sign)가 나타난다. 폐렴구균, 인플루엔자 뇌수막염의 경우 반신마비, 연하곤란, 시력 장애와 같은 국소 뇌징후(focal neurologic sign)가 25%에서 발생할 수 있다. 이외에, 경련, 뇌신경 침범 증세, 뇌부종, 유두부종이 원인균에 따라 발생한다. 신생아 뇌수막염은 출생후 1개월에 가장 빈번히 발생하며 남아에서 발병율이 여아에 비해 3배 높다. 원인 병원체에 따라 특징적인 임상증상이 발현하는데, 수막염균성 수막염(Meningococcal meningitis)의 경우 병세가 빨리 진행되고 유행성이며, 체부의 하단부에 자반성 발진(Purpuric rash)가 발생하며 심한경우 순환성 허탈에 빠질 수 있다. 폐렴구균성 수막염의 경우, 귀, 부비동의 감염이 선행하고 판막성 심장 질환, 알코올 중독환자에서 발생하는 경우가 많다.

(3) 진단

뇌척수액검사는 세균성수막염 진단에 필수적이다. 뇌척수액 검사를 통해 원인균을 동정하고 항생제 감수성 테스트를 시행한다. 뇌척수액이 혼탁하거나 또는 화농양상을 보이거나, 단백이 증가하고 당이 감소한 경우, 그리고 다형핵백혈구 증가가 저명한 경우 세균성 수막염을 강력히 시사한다. 뇌종양이나 뇌농양 등 뇌압증가를 일으키는 병변이 동반될 경우 뇌척수액검사시 뇌탈출(brain herniation)의 위험이 있으므로 요추천자에 앞서 뇌 영상촬영이 반드시 선행되어야 한다.

뇌척수액 검사는 CT, MRI 등으로 종괴 등의 뇌탈출(herniation)의 위험이 없음을 확인 후 시행한다. 일반적으로 뇌척수액검사는 치료기간 동안에는 다시 시행하지 않지만, 치료 종료 후 1-2일 내에도 호전을 보이지 않는 경우 재검사를 고려해볼 수 있다. 세균성 수막염을 99% 이상 확신하는 경우는, 포도당 < 34mg%, 뇌척수액/혈당 < 0.23, 단백질 > 220mg%, 백혈구 > 2,000/uL, 중성구 > 1,180/uL 소견이 뇌척수액에서 관찰되는 경우이다. 일반적인 세균성 뇌수막염의 뇌척수액 소견은 중성구 우세(80%이상)의 다구증(100~10,000/uL), 압력 상승(180mmH_2O 이상), 단백질 증가(> 45mg/dL), 포도당 감소(< 40mg/dL) 이다.

〈표 1〉 신경계 감염의 뇌척수액 소견

질환	압력(mmH_2O)	세포수(mm^3)	단백질(mg/dl)	포도당(mg/dl)
정상	50-180	< 5	< 45	> 45
세균성 수막염	증가	수백-수천 (다형백혈구)	100-500	< 40
결핵성 수막염	증가	25-100(림프구) (드물게 500이상)	100-200	< 45
바이러스성 수막염	정상 혹은 약간 증가	5-수백개 (림프구)	정상 혹은 약간 증가	정상
크립토코쿠스 수막염	증가	0-800	20-500	< 45

(4) 치료

뇌척수액 검사가 나오기 전 정맥 항생제 투여를 시작한다. 아직 원인균이 밝혀지지 않았으므로 경험적 항생제 요법을 시행하게 되며 연령에 따른 경험적 항생제 치료는 <표 2>와 같다. 급성기 항생제 치료 후 세균으로부터 지질다당질(lipopolysaccharide), 테이코산(teichoic acid) 등이 나와 염증반응을 일으키는 경우가 있는데 이는 뇌부종을 야기할 수 있다. 이 경우 스테로이드를 사용하여 뇌부종을 줄이고 염증반응을 감소시킬 수 있다. 항생제치료와 더불어서 환자의 기도유지, 수액공급, 경련방지 등 기본적이니 지지치료가 매우 중요하다.

〈표 2〉 세균성 뇌막염의 연령에 따른 경험적 항생제 사용

연령	항생제
0-4주	Cefotaxime + ampicillin
4-12주	3세대 cephalosporin + ampicillin
3개월-18년	3세대 cephalosporin + vancomycin(±ampicillin)
18-50년	3세대 cephalosporin + vancomycin(±ampicillin)
> 50년	3세대 cephalosporin + vancomycin + ampicillin
면역기능저하	Vancomycin + ampicillin, ceftazidine
기저두개골 골절	3세대 cephalosporin + vancomycin
외상, 외과수술	Vancomycin + ceftazidme
뇌척수액 단락	Vancomycin + ceftazidine

의심되는 균주에 대해 살균작용(bactericidal)이 있는 항생제를 선택해야 한다. 임상적인 단서에 근거하여, 균주를 확인하기 위한 검사 전에 치료가 시작되어야 한다. 전체 치료기간 동안에 경정맥으로 약물 주입하며, 환자의 상태가 개선되더라도 약물 용량을 줄이거나 약물투여 기간을 단축하지 않는다. 원인이 불확실한 세균성 뇌수막염이라면 신생아는 암피실린(ampicillin)과 아미노글리코시드(aminoglycoside) 또는 세포탁심(cefotaxime)을, 소아는 암피실린(ampicillin)과 클린다마이신(Clindamycin) 또는 세프트리악손(ceftriaxone) 또는 세포탁심(cefotaxime)을, 성인은 암피실린(ampicillin)과 세포탁심(cefotaxime) 또는 세프트리악손(ceftriaxone)을 시도해볼 수 있다. 원내 감염이거나 원인균으로 내성이 있는 그램음성

간균, 황색포도상 구균, 혈장응고효소(coagulase) 음성 포도상 구균, 페니실린 내성 폐렴구균이 의심된다면 처음부터 반코마이신(vancomycin)을 고려해야 한다. 치료의 기간은 수막염균은 환자가 열이 떨어진 후 5내지 7일간, 헤모필루스 인플루엔자는 10일(열이 떨어진 후 최소한 7일 이상), 폐렴구균은 10내지 14일간, 그램 음성 간균은 최소한 3주 이상은 치료해야 한다. 항생제 외 다른 치료로, 뇌부종에는 만니톨(mannitol) & 덱사메타손(dexamethasone)을 사용하며, 뇌압상승 경우 과호흡(PaCO2 25-32mmHg)을 일시적으로 시행해 볼 수 있다. 덱사메타손(dexamethasone) 정맥 투여가 신경학적 후유증 발생을 감소시킨다는 보고가 있다.

(5) 예후

치료한 뇌수막염에서 전체적인 사망률은 헤모필루스 인플루엔자와 뇌막염균 뇌수막염에서 5-10%, 폐렴구균 뇌수막염에서 15-30%(25%), 그리고 그램 음성 간균에서 20-30%로 보고된다. 영아와 노인에서 높은 사망률을 보이며, 신생아는 40-75% 사망률 그리고, 회복하더라도 50%에서 휴우증을 나타낸다. 불량한 예후를 시사하는 인자들로 고령, 다른 감염 부위가 존재, 동반된 질환(백혈병, 알콜중독, 당뇨, 두부 외상 등)이 있거나, 24시간 내에 간질 발작이 있거나, 적절한 치료가 지연되는 경우가 있다.

2) 레지오넬라(Legionella) 감염

원인균은 Legionella pneumophilia 이다. 임상 증상은 폐렴, 고열, 의식 변화, 다양한 신경학적 증상이 보이고 뇌척수액은 정상이과 뇌영상에서도 이상 소견이 없는 경우가 많다. 하지만, 7-10일 정도 후 혈청에서 레지오넬라 세균에 대한 항체 양성 반응이 나올 수 있으며, 치료는 에리트로마이신(erythromycin, EM, 0.5~1.0g)을 3주 동안 정맥주사한다.

3) 마이코플라스마(Mycoplasma) 감염

원인균은 Mycoplasma pneumonaie이다. 연관된 신경학적 이상으로는 다발성 신경염, 뇌신경염, 급성 근염, 횡단성 척수염(transverse myelitis), 급성파종뇌척수염(ADEM, acute disseminated encephalomyelitis) 등이 있다. 검사실 소견으로 호흡기계 배양검사, 혈청 및 뇌척수액에서 항체 양성 반응이 나온다. 뇌척수액에서 혈구 증가(lymphocyte, monocyte), 단백 증가 소견이 관찰된다.

4) 리스테리아 모노사이토젠스(Listeria monocytogens)

면역억제제를 사용중인 환자에서 호발한다. 임상 증상은 다른 세균성 뇌수막염 또는 국소 뇌염과 유사하며 혈액과 뇌척수액 세균 배양으로 확진한다. 치료는 암피실린(ampicillin)과 토브라마이신(tobramycin)을 사용한다.

2. 신경계 결핵성 감염

결핵성 신경계 감염은 뇌염을 동반한 뇌막염 형태로 나타나며, 면역력이 저하된 환자나 노인에게서 발병률이 높은 기회감염이다. 병의 진행은 빠르며, 지주막 주위 염증과 더불어 뇌기저를 따라 삼출물을 분비한다. 그 결과 뇌신경 장애나 수두증을 유발할 수 있고 혈관염을 일으켜 혈전에 의한 뇌경색을 유발시킬 수 있다. 20%에서 결핵종(tuberculoma)가 관찰된다.

1) 결핵성 뇌막염

(1) 역학

기회감염으로 HIV 감염, 알콜 남용, 약물 중독과 관련해서 유병률이 증가하고 있다. 다른 장기(폐, 골, 신장)에 활동성 결핵의 증거가 있는 환자에서 발병이 높고, 과거에 비해서 최근에는 성인 환자가 증가하는 경향을 보인다. 병원균은 결핵균(Mycobacterium tuberculosis), 소결핵균(Mycobacterium bovis)이며, 병리학적 소견으로 산재된 결핵종(tubercles)과 진한 삼출물, 그리고 삼출물에 의한 뇌신경병증, 동맥염에 의한 뇌경색, 비교통성 수두증이 관찰된다.

(2) 임상증상

화농성 뇌막염보다 진행이 늦다. 두통, 기면, 혼미, 뇌수막 자극 증상을 동반한 발열과 뇌신경병증(안구 운동 마비, 안면 마비, 청력 소실) 등의 국소 신경학적 장애가 나타난다. 치료하지 않은 경우 4~8주 이내에 치명적인 결과를 초래할 수 있다.

(3) 진단

뇌척수액 검사에서 뇌압상승, 백혈구 증가(50~500/uL 정도, 임파구 우세), 단백 증가(100-200mg%), 혈당 감소(<40mg%, >세균성 뇌수막염) 소견이 관찰된다. Ziehl-Neelsen 염색 양성소견이 뇌척수액 침전물에서 확인되고, 뇌척수액 결핵균 배양을 통해 확진 가능하다. CT, MRI 와 같은 뇌영상에서 뇌압 상승, 수두증이 관찰되고 뇌막염증소견 및 결핵종을 관찰할 수 있다.

(4) 치료

약제 내성 때문에 복합처방을 사용하고 6개월 내지 12 개월 이상 장기치료를 요한다. 치료 약제로 이소니아지드(INH, isoniazid; 5-10mg/kg), 리팜핀(RMP, rifampin; 600mg/d 성인, 15mg/kg/d 소아), 에탐부톨(EMB, ethambutol; 15mg/kg/일), 에티오나미드(ETA, ethionamide; 750-1000mg/일), 피라진아미드(pyrazinamide, PZA; 30-50mg/kg/일)를 사용한다. 이소니아지드는 단독으로 가장 효과적인 약이며 신경병증의 위험이 있어 피리독신(pyridoxine, 50mg/일) 를 함께 복용한다. 결핵 치료제중 혈액뇌장벽(BBB, blood brain barrier)를 통과하는 약물은 이소니아지드(INH), 에탐부톨(ETA), 피라진아미드(PZA) 이다. 코르티코스테로이드(corticosteroid)는 뇌거미막밑 차단 등의 위급한 상황에서 사용할 수 있다.

(5) 예후

빠른 진단이 생존에 가장 중요하며, 전체적인 사망률은 10%에 이른다. 치료가 지연되어 혼수 상태가 되면 사망률이 약 50%로 높아진다. 신경학적 후유증이 생존자의 20-30%에서 발생하며, 지적 저하(intellectual retard), 정신의학적 이상(psychiatric disturbance), 반복되는 경련(recurrent seizure), 시각이나 안구 운동의 이상(visual and oculomotor disorder), 청력 소실 혹은 반신마비(hemiparesis)등이 후유 장애로 남을 수 있다.

3. 신경매독

매독균(Treponema pallidum)에 의해 발생하는 성병이다. 매독균은 접종 후 3-18개월 후에 중추신경계를 침범한다. 수막염은 전체 매독환자의 25%에서 발생하며, 대개 무증상이지만, 드물게 뇌신경 기능장애, 경련, 일과성 허혈발작 등이 나타나는 증상성 수막염이 발생할 수 있다. 무증상 수막염은 뇌실질 손상으로 이어지지 않고 스스로 호전되기도 하지만, 일정 기간 무증상으로 있다가 결국에 뇌실질 손상을 유발하는 경우가 있다. 그러므로, 무증상 신경매독 환자는 반드시 적절한 치료를 받아야 한다. 증상성 뇌매독은 페니실린(penicillin) G 정주치료를 10-14일 시행한다. 무증상 신경매독환자는 페니실린(penicililin) G 2-4 백만 단위를 10-14일 동안 매일 근주하고 적어도 3년 동안 반복적인 뇌척수액 검사를 받아 1년 이상 정상치를 보일 때까지 치료해야 한다.

4. 신경계 바이러스 감염

바이러스 감염의 경로는 호흡기, 구강-위장관, 구강-생식기 점막, 태반 등을 통한 경로가 많다. 증상은 열, 두통, 수막자극 징후를 보일 수 있고, 심한 경우 의식저하, 경련, 사망할 수 있다. 바이러스 수막염 및 뇌염을 일으킬 수 있는데 헤르페스 바이러스가 대표적인 원인 바이러스이다. 이외, 아급성경화범뇌염(subacute sclerosing panencephalitis), 진행다초점백질뇌병증(progressive multifocal leukoencephalopathy), 크로이츠펠트-야콥병(Creutzfeldt-Jakob disease, CJD) 등 슬로우바이러스(slow virus)와 프리온(prion)에 의한 만성 바이러스 감염이 있다.

1) 바이러스 수막염

급성 무균성 뇌막염의 가장 흔한 원인이다. 열, 두통, 수막자극 징후를 보이고, 근육통, 구역, 구토 및 기면, 졸음이 올 수 있다. 뇌신경마비나 발작과 같은 국소신경학적 징후는 바이러스 수막염에서 잘 나타나지 않으며, 이러한 뇌실질 침범 증상이 있는 경우는 수막염 보다는 뇌염을 의심해야 한다.

(1) 역학

엔테로바이러스(enterovirus)가 대부분이며, 콕사키바이러스(coxsackievirus)와 에코바이러스(echovirus)가 80% 를 차지한다. 드물게, 2형 단순헤르페스바이러스(herpes simplex), 림프구 맥락뇌막염 바이러스, 볼거리 바이러스(mumps virus) 등이 원인이 되는 경우가 있다. 임상적으로 원인 바이러스를 구별할 수는 없으나 자세한 문진, 병력청취를 통해서 원인 바이러스와 관련한 정보를 얻을 수 있다. 호흡기, 위장관계 증상, 감염성 질환의 가족력, 수막염 증상이 가족성으로 발병했는지 여부, 여행력 등을 물어보아 해당 원인 바이러스를 유추해 볼 수 있다. 그리고, 콕사키바이러스의 경우 발진을 동반하는 경우가 있으므로, 철저한 신체검사가 원인 바이러스 규명에 도움을 줄 수 있다.

(2) 진단

뇌척수액검사 소견이 매우 중요하다. 전형적 소견은 정상 혹은 약간 상승된 뇌압, 임파구성 백혈구 증가증, 정상 혹은 약간 증가된 단백질, 정상 뇌척수액 당은 수치이다. 아주 드문 경우로, 에코- 9 바이러스에 감염된 경우에 초기 다핵형 중성구 증가가 보일수 있지만, 일반적으로 48시간 이후까지도 뇌척수액에서 다핵형 중성구 증가가 관찰된다면, 바이러스 수막염보다는 세균성 혹은 다른 신경계 감염원인이 있는지 고려해야 한다. 특이 소견으로, 림프구 맥락뇌막염 바이러스 경우에 임파구성 백혈구가 1,000 이상으로 증가할 수 있고, 볼거리 바이러스 경우 뇌척수액 당 수치가 정상보다 감소할 수 있다. 이런 경우 진균성 수막염, 결핵성 수막염, 리스테리아 감염등과 감별이 중요하다. 감별진단으로 부분적으로 치료된 세균성 수막염(partially treated bacterial meningitis), 수막주변 부위의 감염(parameningeal infection), 진균성 수막염, 결핵성 수막염, 종양의 수막전이, 사코이드증과 같은 비감염성 염증성 질환에 의한 수막염, 마이코플라스마, 리스테리아와 같은 기타 감염성 수막염 등이 있다.

(3) 치료

대증적 치료로도 예후는 매우 좋은 편이다. 두통을 조절하기 위해 진통제를 사용할 수 있고 필요한 경우 뇌압 조절제를 쓸 수 있다. 수일이 지나도 열이 떨어지지 않거나 새로운 뇌신경징후가 나타나는 경우는 바이러스 수막염이 아닐 수 있으므로 이차 뇌척수액검사 시행을 고려한다.

2) 바이러스성 뇌염

수막염과 달리 뇌염은 뇌실질(brain parenchyme)에 염증성 변화가 나타나며, 가끔은 척수나 신경뿌리까지 침범하여 뇌척수염(encephalomyelitis), 뇌척수신경뿌리염(encephalomyeloradiculitis)을 일으킨다. 두통, 고열, 수막자극징후(meningeal irritation sign)과 다양한 의식수준 저하가 나타나고 섬망, 지남력 장애가 빈번하다. 발작(seizure)이 나타나고, 환각, 초조, 성격변화, 행동장애 등 정신병적 상태가 되는 경우도 있다. 염증 발생 부위에 따라 다양한 국소신경학적 장애(focal neurologic deficit)가 발생할 수 있으며, 언어장애, 조화운동불능, 뇌신경마비가 대표적이다. 시상하부-뇌하수체축이 침범된 경우에는 체온조절이상, 요붕증, 항이뇨호르몬부적절분비증후군(SIADH, syndrome of inappropriate antidiuretic hormone) 등이 발생할 수 있다. 뇌염의 원인 바이러스는 다양한 종류이지만 제대로 밝혀내기가 어려운 경우가 많다 단순헤르페스바이러스, 수두바이러스, 엔테로바이러스가 비교적 자주 관찰되는 바이러스성 뇌염의 원인이다. 이외, 특정 지역에서 계절적으로 발생하는 뇌염은 우리나라에서 흔한 일본뇌염을 일으키는 플라비바이러스(flavivirus)가 대표적이다.

(1) 단순 헤르페스바이러스 뇌염

가장 흔하면서도 매우 심각한 예후를 보이는 급성뇌염으로, 유행 시기나 지역이 없다. 1형(type I) 단순헤르페스바이러스가 원인이며, 2형(type 2) 단순헤르페스바이러스는 생식기 주위 헤르페스 감염이 있는 어머니에게 태어난 신생아에 급성 뇌염을 야기할 수 있다. 서서히 발생하는 발열, 두통, 발작, 혼미, 혼수 등이 나타난다. 환각(냄새, 미각), 성격변화, 정신병적 행동이나 섬망, 언어장애, 반신마비 및 관자엽발작(temporal lobe seizure) 양상 등 관자엽과 이마엽의 하내측부를 침범한 증세가 동반될 수 있다. 발작이 멈추지 않아 간질중첩증(status epilepticus)에 이르는 경우도 있고, 혼수에서 깨어난 후 심한 기억장애를 호소하는 경우도 있다. 뇌압은 증가되며 드물게는 천막이탈(tentorial herniation)이 발생할 수 있다. 뇌척수액에서 임파구성 백혈구증가증 및 단백질 증가 소견이 보이며, 질병의 초기에는 정상적인 뇌척수액검사 소견을 보이는 경우도 있으므로 주의를 요한다.

관자엽과 이마엽에 주로 병변이 관찰된다. 관자엽은 아래와 안쪽부위, 이마엽은 아래-안쪽 부분에 출혈성 괴사소견을 보인다. 이처럼 병변분포가 특이하므로 뇌영상 촬영으로 비교적 쉽게 진단을 내릴 수 있다. 이런 특이한 병변분포는 단순헤르페스바이러스가 삼차신경절(trigeminal ganglia)에 잠복하고 있다가 활성화 된후, 수막(menginges)을 지배하는 신경섬유를 따라 침입하여 퍼져나가기 때문일 것으로 생각된다. 뇌파검사에서 관자엽에서 일정하게 나타나는 편측성 고전위 예파 혹은 서파복합체(lateralized periodic high-voltage sharp or slow wave complexes)가 초당 2-3회 나타나면서, 뇌염증상이 동반되는 경우 단순 헤르페스바이러스 뇌염을 강하게 시사한다. 뇌영상검사에서 관자엽과 이마엽 아래부분에 이상소견이 관찰되는데, CT에서 저음영 병변을 볼수 있고, MRI에서는 T2강조영상에서 고신호강도, T1강조영상에서 저신호강도 및 부종, 출혈 양상을 관찰할 수 있다. 바이러스가 복제되는 발병 초기에 뇌척수액 중합효소연쇄반응(PCR, polymerase chain reaction)를 이용하여 단순헤르페스바이러스 항원을 검출할 수 있다. 그리고, 뇌생검을 시행하여 바이러스를 배양하거나 형광항체법으로 조직내 바이러스를 입증하는 방법이 있다. 진단은, 주로 임상양상, 뇌척수액검사소견 그리고, 특징적 뇌병변을 보이는 뇌영상소견으로 이루어진다.

항바이러스제제 아시클로버(acyclovir)를 투여하여 사망률과 이환율을 낮출 수 있다. 아시클로버는 매일 30mg/kg를 정주하는데 10-14일 동안 투여한다. 아시클로버는 비교적 안전한 제제이므로 질환이 의심되면 바로 투여를 시작하고, 추후 임상양상과 검사소견이 다른 질환을 시사할 때 중단할 수 있다. 하지만, 아시클로버 투여 후 드물게 신장기능저하소견이 발견되므로 관심을 갖고 신장기능을 감시해야 한다. 적절한 시기에 항바이러스제게 투여를 받지 못한다면 매우 높은 치사율 및 합병증을 보이며, 질환의 예후는 내원 당시 의식 수준, 나이와 관련이 있다.

(2) 일본뇌염

발열, 두통 오심, 구토 등의 전구증상이 며칠동안 나타나며, 이후 의식장애, 경축, 근긴장이상, 손떨림, 발작 등이 따라온다. 발작은 주로 어린이 환자에서 흔하며 뇌영상촬영상 시상, 중간뇌, 기저핵 부위에서 병변이 관찰된다. 뇌척수액은 뇌압상승, 임파수성 백혈구 증가증, 단백질 증가(50-100 mg/dL) 소견이 보인다. 늦여름, 초가을에 많이 발병하며 주로 어린이에게 흔하다. 진단은 발병 4-5일째 바이러스를 분리배양하거나 뇌조직에서 형광항체법으로 바이러스항원을 확인하는 것이지만, 현실적으로 어렵다. 따라서, 혈청학적 진단에 의존하게 되는데, 뇌척수액에서 IgM항체를 검출하거나 혈청에서 IgG 항체가가 4배이상 증가하면 진단이 가능하다. 사망률은 30% 정도이며, 생존자 50%에서 마비, 간질, 지능저하 등의 심각한 후유증을 보인다. 지속적 고열, 발작 및 뇌부종에 대한 적절한 치료가 시행되지 않는다면 사망 가능성이 매우 높아진다. 예방으로는 불활성화도니 사백신(killed vaccine)을 사용한다.

3) 대상포진

수두바이러스에 의해 발병하며, 수두 감염 후 감각신경절에 잠복해있던 수두바이러스가 면역이 떨어진 상황에서 재활성화 되면서 질환이 발생한다. 면역기능이 저하된 림프종을 비롯한 악성종양 환자에서 발병율이 높다. 병리학적으로는 척수 및 뇌신경의 감각신경절에 급성 염증성 반응이 관찰된다. 임상적으로는, 수포성 피부발진(vesicular cutaneous eruption), 뿌리통증(root pain)이 특징이며 드물게 감각 혹은 운동 마비가 나타날 수 있다. 발진이 있기 전 권태감, 열감 혹은 국소 통증을 호소하기도 하고, 침범된 피부분절에 가려움, 저림, 작열감이 있은 후 수포성 발진이 나타나는 경우도 있다. 통증과 이상감각은 한 달 이내 대부분 호전되지만, 약 30% 환자에서 수개월 수년 동안 지속되는 통증을 호소하는 경우도 있다. 자주 침범되는 피부분절은 흉부 피부분절 특히, T5-T10 분절이 흔하며, 다음으로 머리목 분절의 눈 대상포진이 흔하다. 머리목 분절에 발생하는 대상포진의 경우 뇌염이나 지연성 뇌혈관염이 드물게 발생할 수 있고, 흉부 대상포진은 국소성 척수염을 야기할 수 있다. 진단은 피부생검에서 수두바이러스를 확인하거나 초기 수포기저부를 긁어얻은 조직에서 다핵 거대세포를 확인하여 진단한다. 치료로, 급성기에는 진통제와 연고를 사용하여 통증 조절을 하고, 아시클로버를 수포가 생긴후 48시간 이내 사용하여 통증기간을 단축하고 수포를 빨리 없앨 수 있다. 대상포진 후 신경통(postherpetic neuralgia)는 대상포진 후 발생하는 신경통증이며 발병은 아시클로버 투여 여부와 관련이 없는 것으로 보고된다.

4) 레트로바이러스(retrovirus)에 의한 후천성면역결핍증(AIDS)

동성연애자, 양성애자, 약물중독자, 혈우병환자, 에이즈 산모로부터 태어난 영아에서 자주 발생하며, 성접촉, 주사바늘 등에 의한 직접 접종 등이 흔한 전파방식이다. 에이즈-치매 복합질환(AIDS-Dementia complex)의 경우, 인지장애, 운동장애, 행동장애가 나타난다. 환자는 기억력과 집중력이 떨어지고 서동증, 보행장애, 운동실조와 더불어 동기결어, 언어장애 등의 소견을 보인다. 이와 같은 증상을 보이면서 특별한 원인 질환이 없으며, HIV 감염 검사에 양성인 경우 에이즈치매복합질환을 진단할 수 있다. 치료는, 대증치료와 아지도티미딘(azidothymidine, AZT or zidovudine)이 있다.

5. 프리온질환

매우 드문 치명적인 퇴행성 신경질환의 하나로 해면모양뇌병증(spongiform encephalopathy)라고도 한다. 사람에게 발생하는 프리온질환인 크로이츠펠트야콥병은 매년 평균 백만명당 1명 정도로 발생하며, 발병 후 1년 이내 사망한다. 치매와 간대성근경련(myoclonus)이 특징적인 임상증상이며, 50-75세에 발병율이 높다. 크로이츠펠트야콥병은 발병원인에 따라 4가지 유형으로 나눈다. 산발성 크로이츠펠트야콥병이 85% 정도로 흔하고, 가족성 크로이츠펠트야콥병은 10-15% 정도이다. 가족성은 프리온 단백을 코딩하는 유전자(prion protein gene)의 특이적 돌연변이가 원인이다. 의원성(iatrogenic) 크로이츠펠트야콥병은 1-2% 정도인데, 환자의 뇌하수체에서 유래된 각종 성장호르몬제제, 환자 수술에 이용된 수술도구의 재사용, 또는 환자로부터 유래된 조직이나 장기이식으로 발병한다. 마지막, 변종 크로이츠펠트야콥병(new variant of Creutzfeldt-Jakob Disease)은 소해면뇌병증(bovine spongiform encephalopathy; 광우병)에 걸린 쇠고기를 섭취함으로써 발병하는 것으로 보고된다.

크로이츠펠트야콥병의 진단은 임상증상, 뇌파소견, 뇌자기공명영상소견이 도움이 되며, 뇌척수액에서 14-3-3 단백질을 확인함으로써 진단가능하다. 가장 정확한 진단은 뇌조직생검을 통해 해면형뇌병증을 확인하는 것이다. 치료는 현재까지 보존적치료외 특별한 치료법은 없는 상태이다.

6. 신경계 진균 감염

진균감염은 면역기능이 저하된 경우에 발생하며, 장기이식, 후천성면역결핍증(AIDS), 면역억제치료, 만성질환 및 장기적인 스테로이드 치료자 등에서 호발한다. 장기적 스테로이드 치료자는 candidiasis, 후천성면역결핍증 환자는 Cryptococcus neoformans, Histoplasma capsulatum 감염이 흔하고, 장기이식 환자는 Cryptococcus neoformans, Aspergillus fumigatus 감염이 흔하다. 매우 드물게 건강한 성인에서도 크립토콕쿠스(Cryptococcus) 뇌막염이 발병할 수 있다.

1) 크립토콕쿠스 네오포르만스(Cryptococcus neoformans)

조류 배설물에 노출된 후 발생한 폐렴 양상으로 인체감염이 일어난다. 감염이 전신으로 퍼질 때 중추신경계로 파종이 잘 일어나며, 뇌척수액은 진균이 번식할 수 있는 좋은 배지 역할을 한다. 흔한 증상은 두통, 발열, 오심, 구토, 무기력증 및 의식변화다. 뇌척수액 검사에서 임파구증가증, 단백질 증가 및 당 농도 감소 소견이 관찰되며, 크립토콕쿠스 항원 양성 반응, 그람염색 및 인디아 잉크 검사법을 이용한 크립토콕쿠스 네오포르만스 진균 확인을 통해 확진할 수 있다. 치료로 amphotericin B(0.5mg/kg/day) 정맥주사와 경구 flucytosine(25mg/kg, 4회/일) 투여를 6주간 시행한다. 후천성면역결핍증 환자 경우 amphotericin B(0.5mg/kg/day) 정맥주사 치료를 적어도 2주간 시행한 후 fluconazole (400mg/day) 경구투여를 10-12주 시행한 후 뇌척수액 배양검사에서 음성이 나오면 억제요법으로 fluconazole 200mg/kg 경구투여를 평생 시행한다.

2) 아스페르길루수 푸미가투스(Aspergillus fumigatus)

두부 수술 및 외상으로 직접 유입되거나 면역력 저하 환자에서 혈행성으로 중추신경계 삼염을 일으키는 경우가 많다. 뇌동맥을 침범하여 혈전을 형성하므로 뇌경색이 발생할 수 있다. 치료는 amphotericin (0.8-1.0 mg/kg/day) 정맥투여와 flucytocine(100mg/kg/day, 4회/일)를 병합 사용한다.

7. 신경계 기생충 감염(Parasitic infection)

중추신경계 감염 원인이 되는 기생충은 원충류(protozoa)에서는 말라리아(malaria), 톡소플라즈마 (toxoplasma) 등이 있고, 윤충류(helminthes)에서는 신경낭미충증(neurocysticercosis), 뇌폐흡충증 (neuroparagonimiasis), 중추신경계 고충증(cerebral sparganosis) 등이 있다. 이 중 가장 흔한 중추신경계 기생충 감염으로 알려진 신경낭미충증에 대해 알아보고자 한다.

1) 신경낭미충증(neurocysticercosis)

신경낭미충증은 유구조충(Taenia solium)의 유충(larva)인 유구낭미충(cysticercosis)이 중추신경계를 침범하여 발생한다. 유행 지역은 한국, 중국을 비롯한 아시아 및 중남미, 아프리카, 인디아 등이며 이 질환이 토착화된 지역에서는 성인 발병 간질의 주요원인이다. 인체 감염은 유구조충의 알에 오염된 음식, 덜 익혀진 돼지구이, 인분에 오염된 물이나 채소를 먹음으로써 이뤄진다. 유구낭미충은 심한 염증반응을 일으켜 급성기 뇌질환으로 발전할 수도 있고, 혹은 약한 염증반응만을 일으켜서 수년간 뇌 안에서 생존할 수도 있다. 유구낭미충의 구조는 두절(scolex)과 소포벽(vesicular wall)로 구성되었고, 유구낭미충이 군을 이루는 경우 포도낭미충증(racemose form of neurocysticercosis)라고 부른다. 유구낭미충증은 뇌를 침범한 후 여러 단계를 거치게 되는데, 소포단계(vesicular stage), 콜로이드 단계(colloidal stage), 과립단계(granular stage), 석회화 단계(calcified stage)가 대표적이다. 과립단계에 이르러서는 피막이 두꺼워지고 두절부분 석회화가 시작되어 이 시기의 유구낭미충은 죽은 상태가 되고 이후 최종 석회화 단계로 넘어간다. 국소신경학적 증상, 간질발작, 지능저하, 두통, 구토, 뇌졸중

등이 나타나며, 뇌영상촬영으로 병변 확인이 가능하고 뇌척수액에서 항체를 확인하여 진단한다. 치료로, albendazole이 1차약물로 추천되며 15mg/kg/day로 8-30일 동안 사용한다. 이외 praziquantal 50mg/kg/day 용량을 15일간 사용 가능하다. 약물투여 초기에 염증반응으로 인한 부작용을 줄이기 위해 dexamethazone을 함께 사용할 수 있다. 외과적 처치와 항경련제 사용 여부는 뇌영상 및 임상양상에 따라 결정한다.

참고문헌

1. 대한신경과학회. 신경학. 2nd ed. 군자출판사, 2011:615.
2. Boisse L, Gill MJ, Power C. HIV infection of the central nervous system: clinical features and neuropathogenesis. *Neurol Clin* 2008;26:799-819.
3. Garcia HH, Del Brutto OH. Neurocysticercosis: updated concepts about an old disease. *Lancet Neurol* 2005; 4:653-661.
4. Kennedy PG. Viral encephalitis. *J Neurol* 2005;252:268-272.
5. Lee KB, Choe GY, Kim HJ, Kim HW, Chi JG, Choe KW, et al. AIDS Dementia Complex: Report of an autopsy case. *J Korean Neurol Assoc* 2000;18:472-475.
6. Lukehart SA, Hook EW 3rd, Baker-Zander A, et al. Invasion of the central nervous system by Treponema pallidum: implications for diagnosis and treatment. *Ann Intern Med* 1988;109:855-862.
7. Mueller NH, Gilden DH, Cohrs RJ, Mahalingam R, Nagel MA. Varicella zoster virus infection: clinical features, molecular pathogenesis of disease, and latency. *Neurol Clin* 2008;26:675-697.
8. Ropper AH, Samuels MA. Adams and Victor's principles of neurology, 9th ed. New York:McGraw-Hill Inc, 2009:686-707.
9. Rowland LP, Pedley TA. Merritt's neurology. 12th ed. Philadelphia: Lippincort Williams & Wilkins, 2010;129-227.
10. Tunkel AR, Hartman BJ, Kaplan SL, Kaufuman BA, Roos KL, Scheld WM, et al. Practice guidelines for the management of bacterial meningitis. *Clin Infect Dis* 2004;39:1267-1284.
11. Wadsworth JD, Collinge J. Update on human prion disease. *Biochim Biophys Acta* 2007;1772:598-609.

외과계 감염질환

김인영

학습목표

1. 신경계 세균성 감염의 호발 원인 균주를 안다.
2. 세균성 뇌막염의 임상증상 및 뇌척수액 검사실 소견을 안다.
3. 뇌농양의 원인, 영상소견, 감별진단 및 치료 방침을 이해한다.
4. 뇌낭미충증의 영상 소견, 감별진단 및 치료 방침을 이해한다.
5. 결핵성 결절 및 뇌막염의 임상소견, 뇌척수액 검사실 소견을 안다.
6. 척추 감염의 발생원인, 호발균주, 임상증상, 영상 소견을 알고 치료방침을 이해한다.

신경계의 감염성질환은 약물치료가 우선이다. 그러나, 신경계라는 특수성 때문에 질환의 진단 자체 및 적절한 약제 선택을 위해 수술적인 방법이 필요한 경우가 있고, 뇌압상승을 포함한 신경학적 이상 발생시 수술적인 방법을 이용한 급성기 치료가 필요한 경우가 있다. 이 장에서는 주로 이런 상황들에 대하여 원인 균주별로 기술을 하였다.

1. 세균성 감염(Bacterial Infection)

1) 두개골 골수염(Osteomyelitis of the Skull)

(1) 원인

개방성 두부 손상(Open head injury) 후에 오는 경우가 많고 부비동염이나 두피 농양으로부터 파급되는 경우도 있다.

(2) 임상 양상

국소적인 통증, 부종을 보이며 국소 압통 및 두통을 동반할 수 있다. 천천히 진행하는 양상을 보이며 심할 때는 외부 두피 쪽으로 농이 배출되는 경우도 있다. 내부 쪽으로 경막외 농양 등이 동반되는 경우도 있다.

(3) 영상 의학 소견

단순 엑스레이 상 초기에는 두개골의 변화가 없다가 수주 경과 후에 병소가 나타나며, 염증이 진행되면 단순 두개골 영상에서 주위가 불규칙하게 얼룩진 병변(mottled appearance)이 보이고, MRI T1 강조영상에서 지방골수(fat marrow)신호 강도가 국소적으로 감소된다. 골주사 검사(bone scan)가 더 예민하다

(4) 원인균

Staphylococcus aureus가 가장 흔하며 Staphylococcus epidermidis도 원인균이 될 수 있다.

(5) 치료

치료의 원칙은 debridement 이다. 가급적 진단 후 즉시 수술을 시행해야 하고, 수술은 육안상으로

정상 두개골이 나올 때까지 감염된 두개골을 완전히 제거해야 하며, subgaleal 또는 epidural abscess 및 granulation tissue도 모두 제거한 후, 적절한 항생제를 8~12주에 걸쳐 투여한다. 수술 후 두개골 결손에 대한 두개골 성형술(cranioplasty)은 감염 증상이 소실된 후 최소한 6개월 이상 경과 후에 시행해야 한다.

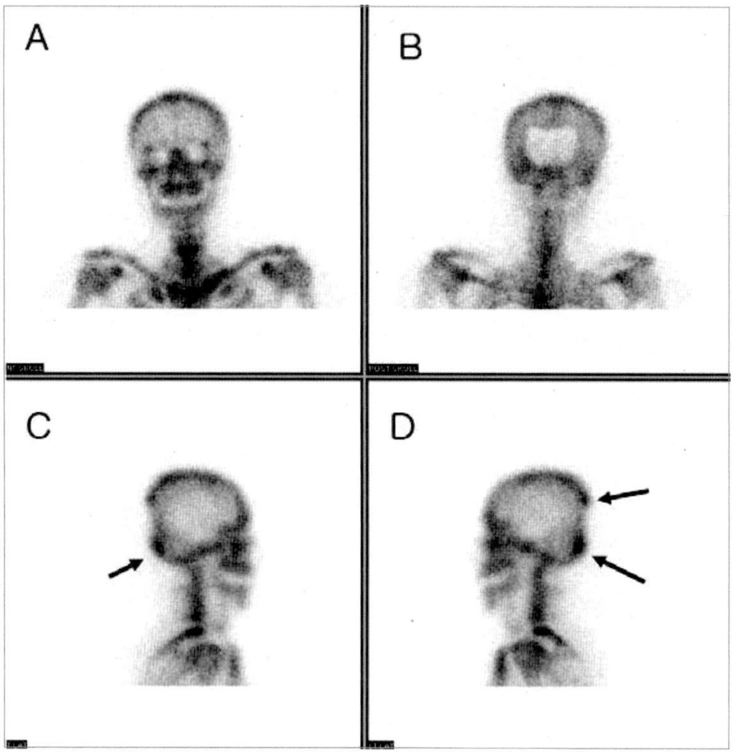

〈그림 1〉 3개월 전 외상에 의한 개방성 두개골 골절 있어서 응급으로 후두부 두개골 절개술 시행한 환자의 골주사(bone scan) 영상이다. 수술 당시 두개골 절개술한 골 결손 부위를 확인할 수 있으며(B), 골결손 부위 상하의 두개골 변연부에 동위원소의 hot uptake(화살표들)를 보여 두개골 골수염으로 진단하였다.

2) 경막외 농양(Epidural Abscess)

(1) 원인

경막외 농양은 상당히 드물고 골수염, 두개골 또는 두피에 이물을 이식하거나, 두개 관통상 후 두개골 내면과 뇌경막 사이에 농, 또는 육아 조직이 생기는 것이며, 원인균은 황색 포도알균이 가장 많다.

(2) 임상 증상

일차적 창상이 치유된 후에 나타나며, 대개 외상 수주 후 발열, 두통과 함께 국소, 또는 전신 증상을 동반한다. 농양이 점차 증가하면 두개강 내압이 상승하게 되고, 병소측 대뇌 반구의 압박으로 반신 마비, 실어증 등 국소 신경학적 징후가 나타날 수 있다. 농양은 일반적으로 뇌경막을 통과하지 못하여, 뇌척수액 소견은 대부분 정상이다.

(3) 진단

단순 두개골 영상에서 국소적인 골수염의 소견이 보이며, CT나 MRI에서 조영제 주입 후 농양의 주위가 조영증가되는 소견이 나타난다.

(4) 치료

농양에 대해 수술적 배농 및 세척을 실시하고 감염성 육아 조직이 있으면 제거한다. 두개골 골수염이 동반된 경우에는 감염된 두개골을 충분히 절제한다.

3) 외상 후 뇌막염

뇌척수액루를 동반한 두개골 복잡 골절이 가장 많고, 그 외로는 개방성 뇌 손상, 두개저 골절 후 또는 두부 개방 창상이 일단 치유된 후 다시 발병하는 경우이다. 두부 외상의 빈도에 비해 상대적인 발생률은 낮은 편이다. 발생은 외상 2주 이내에 발병하는 경우가 많으며, 원인균은 주로 비강 내에 존재하고 있는 그람 양성과 음성균 모두가 될 수 있다.

4) 수술 후 세균성 뇌막염

(1) 원인

원인균은 Staphylococci와 Gram-negative enteric bacilli 등이며, 수술직전 예방적 항생제 투여로 발생 빈도는 1% 내외에서 보고되고 있다.

(2) 임상 증상

열과 두통, 구토, 경부 강직, 의식 저하 들을 특징으로 하고, 국소적인 신경학적 이상소견들은 일반적으로 잘 나타나지 않는다. 임상증상은 서서히 발현하고, 초기에는 경미한 양상을 보이는 경우가 많다.

(3) 진단

확진은 뇌척수액 검사(CSF examination)로 다형핵 세포(polymorphonuclear cell): 1,000cells/mm^3 이상, 당(glucose): 30mg/dL 이하, 단백(protein): 200mg/dL 이상이면 세균성 뇌수막염 진단이 가능하다. 적절한 항생제 치료 선택을 위해 체취한 뇌척수액에 대한 그람 스태인 및 세균 배양검사를 시행한다.

(4) 치료 및 예후

치료의 원칙은 원인균을 밝혀내고 효과적인 항생제를 사용해야 된다는 것이며, 원인균이 확정되기 전이라도 세균성 뇌막염이 의심되면 즉시 항생제를 사용해야 한다. 두부 손상 후 발생되는 경우에는 원인이 되는 병변인 뇌척수액 비루가 지속되는 경우에는 수술로 이 부위를 막는 치료를 해야 한다.

5) 경막하 축농(Subdural Empyema)

(1) 원인

경막하 공간은 모두 연결되어 있고 항생제가 잘 통과하지 않는 부위이므로, 이 부위에 감염이 발생되면 진행이 빠르고 뇌농양이나 피질 정맥의 혈전(cortical vein thrombosis)들을 형성하여 급격하게 뇌압이 상승될 수 있으므로 응급으로 치료를 시작해야 한다.

대부분의 경우 부비동염과 유양돌기염과 같은 인접 병소로부터 파급되며, 외상 후 발생될 수도 있다. 가장 흔한 원인균은 호기성 사슬알균과 황색 포도알균이다.

(2) 임상 증상

대부분 환자에서 전격적인 임상 소견을 보인다. 주 증상은 발열, 두통, 경부강직, 반신 마비들이 나타나며, 의식 장애와 뇌전증이 발생될 수도 있다. 뇌탈출의 가능성 때문에 요추 천자는 금기이다.

(3) 진단

CT에서 초생달 모양의 저음영 병소가 보이고, 조영제 주입으로 이 병소 연접 경막의 조영증강이 관찰된다. MRI에서는 T1강조영상에서 저음영으로, 그리고 T2강조영상에서 고음영의 병변 소견이 관찰되며, 조영증강시 병소의 연접 경막이 조영 증강된다.

(4) 치료

응급 상황으로 판단하고 가능한 신속하게 수술로서 배농하고, 항생제 투여를 해야 한다. 뇌전증 예방을 위해 수술 후 항경련제 투여를 한다. 적극적인 치료를 하더라도 치료 후 약 반수에서 신경학적 장애와 뇌전증의 가능성이 있다.

7) 뇌농양

(1) 원인

과거에는 연쇄상 구균, 포도상 구균, 장내균, 폐렴구균 등이 가장 흔한 원인균이었으나 근래에 와서 항생제의 광범위한 사용, 면역 결핍증 환자의 증가 등으로 소간균, 혐기성 연쇄상 구균이 가장 흔한 원인균으로 보고되며, Nocardia균, 진균, 기생충의 빈도도 높아지고 있다.

감염 경로를 보면 중이염이나 부비동염에서 직접 또는 뇌피질, 뇌경막의 정맥을 통하여 감염되거나 두부의 관통상이나 두부 수술후의 합병증으로 혈류를 통한 패혈성 색전을 통하여 또는 아급성 세균성 심내막염이나 선천성 심장병 그리고 면역 기능이 저하된 경우에 주로 발생하며 상당수에서는 감염 경로가 밝혀지지 않는 경우도 있다.

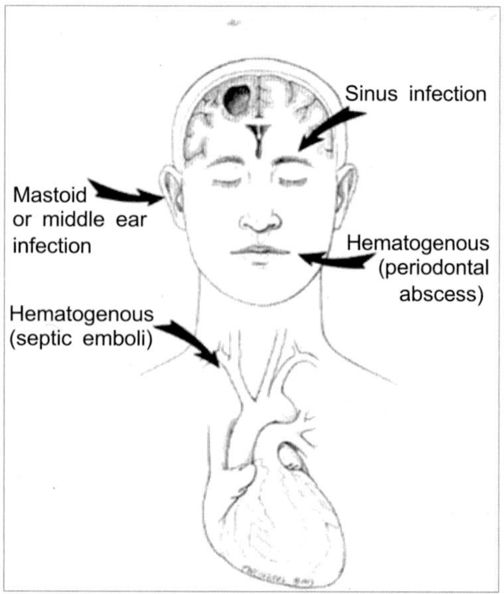

〈그림 2〉 뇌농양의 감염 원인 및 경로

(2) 증상

중이염에서 발생된 경우에는 주로 측두엽이나 소뇌에 생기고, 부비동염이 원인인 경우는 대부분 전두엽에 발생되며 가끔 측두엽이나 터키안(sella)에도 생긴다. 혈류를 통해서 파급된 경우가 최근 증가되고 있다. 대부분 다발성이거나 뇌의 깊은 곳에 위치하고 처음 진단시 경계가 확실치 않은 특징이 있어 예후가 좋지 않은 편이다.

증상 발현과 진단까지의 기간은 75%에서 2주 이내이며 가장 흔한 증상은 점차 심해지는 두통으로 70-95%의 환자에서 나타나며 주로 오심과 구토를 동반한다. 뇌전증이 30-50%의 환자에서 나타나고 반수의 환자에서 미열이 나타나지만 39도 이상의 고열은 드물다. 국소적 신경학적 장애를 일으킬 수 있으며 반신마비, 언어장애, 시야 결손 등을 흔히 볼 수 있다.

병원에 올 당시 절반 이상에서 의식 장애가 있으며 처음 의식의 정도가 환자의 예후에 가장 중요하다. 환자의 상태가 급격히 악화될 경우에는 측두엽 구부(uncus)나 소뇌편도의 허니아, 농양의 뇌실내 또는 뇌지주막하강 내로의 파열, 또는 농양내 출혈 등을 의심하여야 한다.

(3) 진단

두개골 X-선 촬영상 부비동이나 유양돌기에서 감염의 원발부위가 발견될 수 있다. 뇌 CT나 MRI로 뇌농양의 위치와 피막 형성의 정도까지 알 수 있다. CT와 MRI 모두에서 초기의 뇌염(cerebritis) 시기에는 염증에 준하여 CT에서는 저음영, T1강조 MRI에서는 저신호 강도가 보이나, 농양의 벽이 형성되면서 조영제 주입 후 병소 경계부에 조영 증가가 나타난다. 이와 같이 조영증강 CT나 MRI에서 환형 조영 증강(ring enhancement), 또는 변연부 조영 증강(rim enhancement)이 보일 경우에는 경우는 교모세포종, 전이성 뇌종양, 오래된 뇌혈종, 뇌낭미충증 등과 감별진단이 꼭 필요하다.

말초혈액 검사상 백혈구의 증가와 ESR, CRP 상승을 볼 수 있다. 요추 천자는 두개강내압 상승으로 인한 뇌 허니아가 일어날 가능성이 있어서 금기이다.

(4) 치료

균주에 적합한 항생제의 선택이 가장 중요한데 이를 위해서는 항생제를 투여하기 전에 뇌정위적 방법으로 뇌농양을 배농하는 것이 초기 뇌압의 감소와 정확한 균주의 채취에 아주 중요하다. 수술 직후 일반적으로 광범위 항생제를 병용 투여하며, 배농된 농에서 원인균이 배양된 경우에는 감수성 검사에 따라 적절한 항생제를 선택하여 6-8주간 충분히 투여한다.

초기 혼수상태의 의식상태, 농양의 뇌실내 파열(intraventricular rupture), 다발성 뇌농양이 보일 때 불량한 예후를 보인다.

8) 뇌실염(ventriculitis)

(1) 원인

션트(shunt)나 배액술(ventricular drainage) 등과 관련하여 발생되는 경우가 가장 흔하다. 주 원인균은 그람 양성균으로서 표피포도알균과 황색포도알균이다. 이 중 가장 흔하게 발생되는 션트 감염은 절반에서 수술 후 2주 내에 발생하며, 대부분 인접 피부의 균이 원인이 된다.

(2) 임상 증상

대부분의 경우에서 초기 증상이 뚜렷하지 않고, 뇌막염 증상은 드물게 나타난다. 일반적으로 발열, 구토, 감각 변화들이 나타나고, 션트 기기의 기능 부전들이 동반되어 나타날 수 있다

(3) 치료

션트나 다른 뇌실과 연결된 기기들의 기능에 이상이 있으며 발열을 동반한 환자에서는 뇌척수액 검사를 시행하고, 배양 검사를 하여 그 결과를 토대로 적절한 항생제를 투여해야 한다.

항생제 투여는 전신적으로, 그리고 국소적으로 투여할 수 있으며 병행할 수도 있으나 션트 감염에

의한 뇌실염의 치료는 어려운 경우가 많다. 따라서 일단 중요한 치료는 기존의 뇌실내의 기구를 제거하는 것이다. 이후 항생제 치료를 하면서 주기적으로 요추 천자를 하여 일단 3일 연속해서 뇌 척수액이 깨끗하다면(sterile), 추가로 항생제를 10~14일 사용한 후 새로운 션트 기구를 설치한다.

2. 바이러스성 감염(Viral Infection)

1) 후천성 면역 결핍증

HIV-1(human immune deficiency virus type 1)이다. 초기 감염에 의한 증상인 두통, 뇌염, 뇌막염, 뇌병증(encephalopathy), 또는 척수 병증(myelopathy)을 보이며, 이러한 증상들은 수주 내에 호전된다. 반복적으로 나타나기도 하며 두통, 발열 및 뇌막 증후 및 척수병증 소견이 나타난다. 감염 후기에는 HIV-1 뇌병증과 척수병증 및 이차적 병증에 의한 신경학적 문제들이 발생한다.

다른 바이러스나 기생충에 의한 기회 감염증들의 원인균 및 질환들은 거대세포바이러스(Cytomegalovirus), 단순 헤르페스 Ⅰ, Ⅱ(herpes simplex virus Ⅰ, Ⅱ), 수두포진바이러스(varicella zoster virus), 톡소플라스마성 뇌염(toxoplasma encephalitis), 진행성 다초점성 백색질 뇌증(progressive multifocal leukoencephalopathy) 등이다.

진단 및 치료시에는 환자의 과거력과 신경학적 검사가 시행되어야 하며 뇌척수액이나 병변에서 HIV-1 바이러스가 배양되기도 한다. 특히 HIV 환자에서 급성 신경학적이상 소견 발생시 CT 및 MRI 등으로 2차 기회 감염 여부를 확인해야 하며, 병소 확인시 뇌 정위 생검(stereotactic biopsy)을 시행하여 그 결과에 따라 치료를 시행한다.

2) 단순 포진 뇌염(Herpes simplex encephalitis)

헤르페스 바이러스에 의해 발생되며, 현재 중추신경계 감염 중 가장 광범위하고 치명적인 바이러스 감염이다. 일반적 증상으로 고열, 성격 변화, 경련, 연하곤란, 자율신경계 장애, 반신 마비, 운동실조, 의식 변화가 나타난다. 국소성 간질이 흔하게 나타나는데, 일반적으로 어른보다는 어린이에서 많이 발생한다.

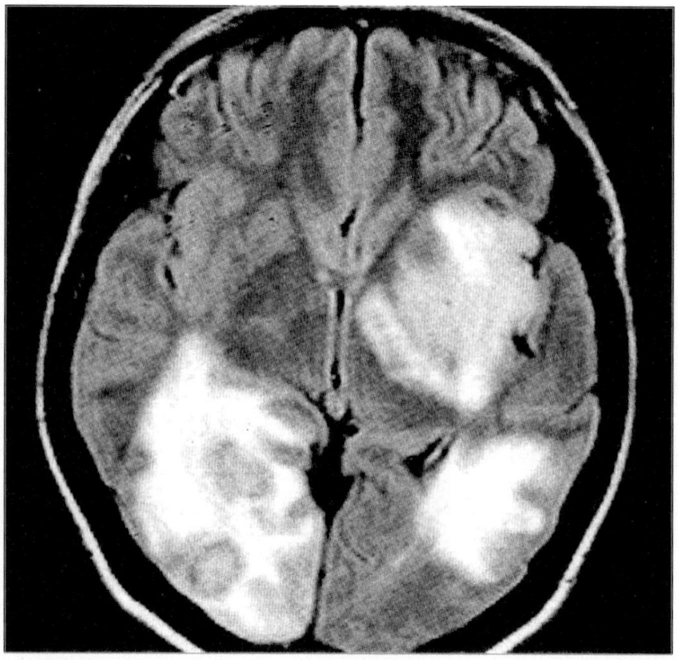

〈그림 3〉 HIV 환자에서 2차성으로 발생한 진행성 다초점성 백색질 뇌증 (progressive multifocal leukoencephalopathy)의 뇌 MRI

뇌척수액 검사에서 보통 백혈구 수의 증가와 단백 수치가 현저하게 상승되며, CSF polymerase chain reaction (PCR)으로 확진한다. 또한 뇌파 검사가 중요하며, 측두엽에 국한된 주기적 고압 파형은 전형적인 소견이다. Acyclovir를 이용한 치료 시 사망률과 이환율이 감소되는데, 가장 효과적인 결과를 얻기 위해서는 환자가 반혼수 또는 혼수 상태에 빠지기 전에 치료가 이루어져야 한다. 따라서, 진단 당시 환자의 의식 수준, 질병 기간, 나이는 중요한 예후 인자들이다.

3. 기생충 감염(Parasitic Infection)

1) 뇌 낭미충증(Cerebral cysticercosis)

(1) 원인

유구조충(Taenia solium) 유충의 중추신경계 감염증이며, 사람이 중간 숙주가 되었을 때 중추 신경계 감염이 발생한다. 중추신경계에서는 뇌실질내, 뇌실 내와 뇌수조 내에 존재하게 되며, 부위에 따라 치료 및 예후에 밀접한 관계를 가진다.

(2) 임상 증상

낭성 병변이 주를 이루며, 주로 뇌실질에서 발견된다. 이 낭종 내부에, 고해상도 CT나 MRI에 보이는 분리되어 있는 유충인 두절(scolex)이 들어 있다. 유충이 죽으면 낭종은 삼투압 조절 능력을 잃어 급속도로 커져서, 주변부 뇌 조식에 대한 압력이나 염증 반응을 유발하기도 한다. 이러한 염증 반응으로 유충은 석회화된다. 발견되는 장소에 따라 뇌실질형, 지주막하형, 뇌실내형, 터어키안내형(intrasellar type), 척추형 등의 여러 형태로 구분된다.

(3) 진단

오염된 음식이나 자가 감염 여부에 대한 과거력을 알아내는 것이 중요하다. 혈청과 뇌척수액에서 기생충 항원에 대한 항체 검사를 하면 진단에 도움이 될 수 있다. 효소결합면역흡착검사(enzyme-linked immunosorbent assay: ELISA)는 높은 민감도를 보이고 항체의 역가가 높을수록 감염의 심한 정도와 관계 있다고 알려져 있다. 또한, 조영증강 CT나 MRI에 환형 조영증강(ring enhancement)을 보이며 이는 진단에 아주 중요하다. 그러나 이런 소견들은 전이성 뇌종양, 교모세포종, 뇌농양 등과 감별진단이 반드시 필요하다.

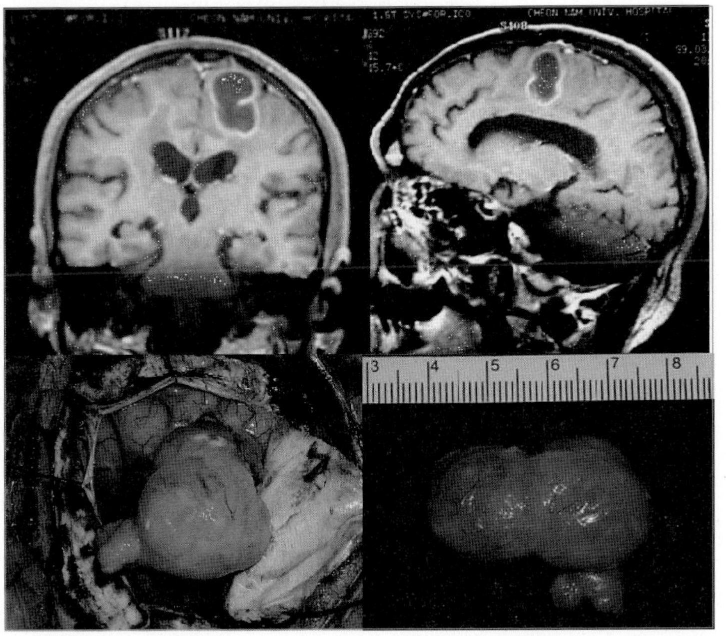

〈그림 4〉 뇌낭미충증의 수술전 조영 증강 MRI 영상들 및 수술 소견

(4) 치료

Praziquantel이나 Albendazole은 강력한 항기생충 약제로, 90% 이상의 환자들에서 뇌실질내 낭미충증에 치료 효과를 보인다. 뇌실내 낭종을 가진 환자들은 뇌척수액 경로의 폐쇄로 갑자기 악화될 수 있어 직접적인 낭종제거나 뇌실 단락술 등의 수술적 치료가 필요한 경우도 있다.

2) 뇌 폐흡충증(Cerebral paragonimiasis)

(1) 원인

폐흡충(Paragonimus westermani)에 의한 감염이며, 드물지만 주로 측두엽, 후두엽에 많이 발생한다.

(2) 임상 증상

초기인 수막 뇌염기에는 주로 수막염 증상을 일으켜 국소 발작, 구토, 수막 자극 증상, 두통이 나타나며, 제2기인 육아종기에는 괴사성 물질과 충난을 둘러싸는 육아종이 형성되어 시야 결손, 시력 감퇴 및 시신경 위축, 감각 장애, 반신 마비 등이 나타난다. 제3기인 기질화 및 석회화기에는 육아종의 중심부가 괴사되어 국소적인 농양을 형성하면서 수개의 병소가 합쳐져 수 cm 크기의 병소를 형성하고 석회 침착이 일어나기도 한다.

(3) 진단

단순 두개골 영상에서 만성인 경우 비누 거품 모양의 석회 침착이 다발성으로 나타난다. CT소견은 다발성으로 석회화된 둥근 결절, 특히 저음영의 태로 둘러싸인 것을 볼 수 있으며, 뇌실의 변화가 관찰된다. MRI에서는 감염된 피질구(cortex sulci)의 확장(widening)과 신경교증(gliosis)이 관찰되어 CT보다 더 도움이 된다.

(4) 치료

Praziquantel 등의 약물 치료로 좋은 효과를 볼 수 있으나, 만성인 경우에는 약물 효과가 떨어져 육아종이나 낭종의 병변을 직접 제거하는 것이 바람직하다.

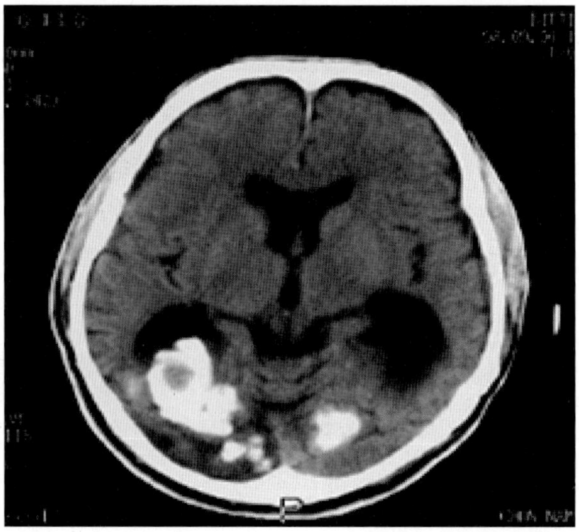

〈그림 5〉 뇌 폐흡충증(Cerebral Paragonimiasis) 환자의 CT에서 관찰되는 다발성 석회화 병변

3) 뇌스파르가눔증(Cerebral sparganosis)

(1) 원인

열두조충(Diphyllobothrium) 또는 Sirometra의 유충(lava)인 고충(spargana)에 의해 감염된다. 중간숙주가 뱀, 쥐, 개구리로 이들의 날고기를 먹었을 때 발생한다. 주로 전두엽과 시상동 인접부의 두정엽에 잘 발생하는 것으로 알려져 있다.

(2) 임상 증상

급성기에는 열, 오열, 홍반(erythema), 부종, 백혈구증가증(leukocytosis), 호산구증가증(eosinophilia) 등이 나타나고, 뇌 증상으로는 두통 및 발작 증세를 보인다.

(3) 진단

혈정학적 검사는 비특이적이고, 일반적인 검사실 검사로는 진단이 어렵다. CT나 MRI에서는 회백질을 따라 다발성 저음영 영역, 일측성 뇌실 확장과 뇌 위축증, 산재하는 석회화 결절 등을 관찰할 수 있다. 가끔 기생충의 뇌 안에서의 이동(migration)을 MRI에서 확인할 수 있다.

(4) 치료

효과적인 치료 약제는 없으며, 상대적으로 수술적 치료가 비교적 효과적이다.

4. 육아종증(Granulomatous disease)

1) 결핵성 결절(Tuberculoma)

(1) 원인

뇌와 뇌막의 결핵은 최근 다시 증가하는 추세이다. 이는 후천성 면역 결핍증, 암환자의 생존률 증가, 평균 수명의 증가에 의한 면역력이 저하된 환자 및 노령인구 증가와 연관이 있는 것으로 보여진다. 두개강내 결핵성 결절은 몸의 다른 부분, 대부분 폐에서 발생한 결핵성 병변에서 혈류를 타고 전파된다.

(2) 임상 증상

증상과 징후는 다른 두개강내 종양과 유사하다. 60% 이상에서 간질, 국소적 신경 결손 및 두개내압 항진, 전신 무력감, 과다 발한, 발열 등을 보인다.

(3) 진단

적혈구 침강 속도는 50% 미만에서 증가하며, 환자의 반 수 정도에서는 뇌척수액 소견이 정상인 경우가 있으나, CT나 MRI 에서 주변 조직에 종괴 효과를 동반하는 저밀도 음영의 종괴를 보이고, 이는 조영 촬영 시에 현저한 조영 증강을 보인다. 다발성 소견이 보일 수도 있다.

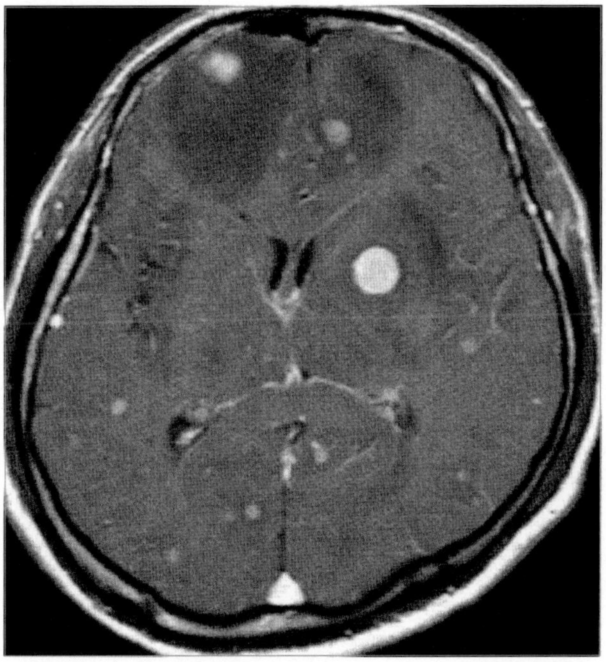

〈그림 6〉 전신 임파종으로 치료중인 환자에서 다발성으로 발생한 결핵성 뇌 결절들을 보여주는 조영증강 MRI

(4) 치료

대부분 결핵성 뇌결절은 항결핵제로 치료될 수 있으나, 항결핵제를 투여하기 전 정확한 조직학적 진단을 얻는 것이 좋다. 수술적 제거는 종괴 효과로 인한 두개내압 항진을 보이는 환자들과 약물 치료에 반응하지 않는 병소들을 가진 환자들에게 필요하다. 약물 치료는 대개 Isoniazid, Rifampin, Pyrazinamide, Ethambutol이 쓰이고, 치료 기간은 9-12개월 이상이다.

2) 결핵성 뇌막염(Tuberculous Meningitis)

(1) 원인

결핵성 뇌막염은 이전에 발생한 뇌피질 병소에서 파급된다고 알려져 있다.

(2) 임상 증상

초기 증상은 일반적인 세균성 뇌막염과 비슷한 증상으로 수주간의 두통, 혼미한 의식 및 뇌막 자극 증상들을 보인다. 약 1/4의 환자들에서 화농성 기저부 뇌막염과 이차적인 뇌부종이 발생하고, 5~10%에서 시신경-시교차의 뇌지주막염이 발생한다. 드물게는 다발성 뇌신경 마비가 발생한다. 감염성 혈관염으로 인한 뇌경색도 발생할 수 있으며, 결핵성 결절과 동반되는 경우도 드물지 않다.

(3) 진단

뇌척수액 소견으로는 현저한 임파구 증가(100~500/mm^3)가 일반 세균성 뇌막염과 감별진단을 할 수 있는 중요한 차이점이다. 단백 증가(100~500mg/dl), 당분 저하는 일반 뇌막염 소견과 비슷하다. 뇌척수액 도말 검사상 결핵균이 발견되는 경우도 있지만 결핵균의 DNA를 검출해 내기 위한 PCR(Polymerase chain reaction)이 결핵균의 조기 확진에 도움이 된다.

(4) 치료

치료를 받지 않으면 4~6주 후에 사망하는 것으로 알려져 있다. 따라서 결핵성 뇌막염이 의심되는 경우 일단 약물 치료를 시작하면서 확진 하는 것이 좋으며, 치료 약제와 기간은 결핵성 결절의 치료와 크게 다르지 않다.

5. 척추와 척수 감염(Infection of the Spine and Spinal Cord)

주로 황색포도알균(Staphylococcus aureus)이 원인이며, 주 증상은 통증, 압통, 발열, 및 감각 저하 및 마비 증상 등의 척수 압박 증상이다. 검사실 검사상 백혈구 증가, ESR 상승 등이 관찰되며, 단순 방사선 사진, CT, MRI 등의 여러 영상의학적인 진단 방법이 있으나 최근 정립된 가장 좋은 영상 진단 방법은 조영증강 MRI이다. 치료 방법으로는 항생제 투여, 외과적 감압술, 배농술 등이 있다.

1) 화농성 척추 골수염(Pyogenic Vertebral Osteomyelitis)

(1) 원인

직접적인 척추 외상, 주위 조직으로부터 감염, 혈행성 감염 등이다

(2) 임상 증상

수주 내지 수개월 전부터 발생한 척추통증과 발열이 발생하며, 해당 부위에 압통(tenderness)을 호소한다.

(3) 진단

혈액 검사 소견에서 백혈구 증가와 ESR 상승을 보이며 단순 척추촬영, CT, MRI 등으로 진단 가능하다.

(4) 치료

절반이상에서 적절한 항생제 투여로 치료 가능하지만, 적절한 항생제 선택을 위한 척추 생검이 필요한 경우도 있다.

2) 척추 경막외 농양(Spinal Epidural Abscess)

(1) 원인

척수 경막외 마취, 요추 천자, acupuncture 후에 발생한 합병증 이후에 올 수 있으며, 당뇨병, 만성 신부전증, 손상된 면역 적응력, 알콜중독, 악성 종양 등이 소인성 인자들이다. 수술 후 또는 외상 후 합병증 등도 원인이 될 수 있다.

(2) 증상

병소 부위에 배부통(back pain)과 발열이 있고, 농양의 압박 정도에 따라 척수 허혈이 오면서 척수 압박 증상으로 감각 저하나 마비 증상이 나타나기도 한다.

(3) 진단

단순 척추 영상에서 골 침식(bone erosion), 척추 함입(vertebral collapse), 추간반 변화, 척추 주위 감염 등의 소견을 보인다. CT, MRI 등으로 90% 진단 가능하며, 특히 조영증강 MRI가 진단에 중요하다.

(4) 치료

척수 압박 소견이 있을 때에는 가능한 속히 척추 후궁 절제술(laminectomy)과 배농술을 시행해야 한다. 감염원으로부터 균배양이 가능할 때는 적절한 항생제를 선택하여 사용하며 균배양 검사를 하기 어려운 상황이면 광범위 항생제를 즉시 투여한다. 골수염의 동반이 없는 경우 3-4주, 골수염 동반 시 6-8주간 항생제를 투여한다.

참고문헌

1. H. Richard Winn. Youmans and Winn Neurological Surgery. 7th edition. 2016. Section 1 / Part 7 / Chap 36, 39 // Section 10 / Part 4 / Chap 290.
2. 대한신경과학회. 신경학 교과서 3판. 2017. Chap 21.
3. 대한신경외과학회. 신경외과학 교과서 4판. 2012. Chap 7.
4. 대한신경손상학회. 신경손상학 교과서 2판. 2014. Part 1 / Chap 15.
5. 대한정위기능신경외과학회. 정위기능신경외과학 교과서. 2017.
6. 대한척추신경외과학회. 척추학 교과서 2판. 2013. Chap 16.